MW01286962

بُ ..

Hitti's Pocket Medical Dictionary

قاموس حتّي الطبّي

للجيب

إنكليزيّ ـ عربيّ

وَضْع
د. يُوسُف حِتّي و أحمَد الخَطيب

مكتبة لبنان ناشرون

مكتبة لبنان ناشرون

ص.ب : ١١-٩٢٣٢ – بيروت، لبنان

طبـع فـي لبـنان

Hitti's Pocket

Medical

Dictionary

English - Arabic

By
Dr. Yusuf Hitti
Ahmad Al-Khatib

Librairie du Liban *Publishers*

Librairie du Liban *Publishers*

P. O. Box: 11-9232 Beirut Lebanon

Associated companies, branches and
representatives throughout the world

First edition, 1988
New Impression 2012
BN 9953-1-0235-X
Printed in Lebanon

The authors wish to thank Messrs W B Saunders Company for permission to use the colour plates of **Dorland's Pocket Medical Dictionary** in this publication.

تمهيد

«قاموس حِتّي الطبّي، أشهرُ من أن يُعرَّف، فقد كان طَوالَ رُبْع القَرْن الماضي المَرْجِعَ الأوفى لِدارسي الطبِّ والعُلوم الطبِّية باللغة العَربية. وقد كانَ لدائِرة المعاجم في مكتبةِ لُبنان شرفُ نَشْر هذا المعجمِ وإصدارِه في أربعِ طَبَعاتٍ مُتعاقِبَة كانت كُلُّ واحدةٍ منها تُضيف إلى سابقاتها دِقّةً وتَنْقيحاً ليظَلَّ القاموسُ وافياً بالغاية التي أمْلَت وَضْعَه ولِيَبْقَى دُستورَ الأُسرةِ الطبِّية المتَمشّي مع رُوحِ العَصْر وتقَدُّمِ العُلوم الطِّبِّيَّةِ وتِقاناتِها في الوطَن العَربيّ.

وقد ارتأينا ضَرورةَ إعادَة النَّظر جَذْرِيًّا لتَحديث مادَّة المُعجم أمامَ التطَوُّر الذي يَكادُ يكونُ يوميًّا في مختلف المجالات والاختِصاصات الطِّبِّيَّة. واستعَنَّا في ذلك بالطَّبعات الأحدث للمعاجم الطِّبِّيَّة العالمية التي سبقَ أن استَخْدمنا طبَعاتها السابقة، كما بمعاجمَ طِبِّيَّة أخرى صدَرتْ حديثاً، وكذلك استَرْشَدْنا بالإنجازات المُسْتَجِدَّة لِمجَامِع اللغة العربية في القاهرة ودِمَشْق وبَغداد وعمّان ومكتَب تَنْسيق التعريب في الرِّباط بإشراف المُنظَّمَة العربية للتربيةِ والثقافةِ والعُلوم ولاِتِّحاد الأطِبَّاء العرب. واقتضى ذلك إعادةَ صَفِّ المادّة المُعجميَّة وتَوزيعها بنَسَقٍ جَديد حرَصْنا على أن يأتي بيِّناً دقيقَ المُرادِفات مَضْبُوطاً بالشَّكْلِ.

أما أُسلوبُنا في وَضْعِ المُرادفات العَرَبيَّة فقد أوفَيْناه شرحاً في الطَّبعَات السابِقة، ونَقْتَطِفُ في ما يَلي بالتصَرُّف المُناسب شَذَراتٍ من تلك المُقدِّماتِ لِتبْيان ذلك.

«إن أفُقَ لُغتِنا الشاسعَ، الذي لم يَعجِزْ عن استيعابِ المُنجزات الحضاريّةِ اليونانية والفارسيَّة والسِّريانيةِ والهِنْدية على أيـدي مُتَرجمي دارِ الحِكمـة قديمـاً، لن يعجِـزَ عن استيعاب المُنْجـزات العِلمية والحَضـاريّة ومُسمَّيـاتِها في عَصْـرنـا الحـاضِر. فمجـالُ الاشتقاق فَسيـح، ومجالُ النَّحْت وارِدٌ، وامكـانـاتُ التعـريب أضْحَت مأنوسةً، وإحياءُ الكلماتِ الطبيـةِ الضائعـةِ في بُطون المعـاجمِ والكُتب هو أمرٌ سيَرى القارئُ الكريمُ أنَّا لم نُغفِلْه».

واستَنَـدْنا في تَعـريب هذه المُصـطلحات أو تـرجَمَتها إلى مَـراجـعَ كثيـرةٍ مُخْتلفـةٍ ـ منها الكتبُ الـطبيةُ القـديمةُ التي وضَعهـا العلمـاءُ والحكمـاءُ العَـربُ والمُستَعْربونَ، ومنهـا مؤلفاتُ أسـاتِذَة الـطبِّ في القَصْر العَيْني بِمِصْـرَ وأساتـذةِ الكُلِّية السورية الإنجيلية (المعروفة اليـوم باسم الجـامعة الأمـريكية في بيـروت) التي كانت تُدَرِّس عُلومَ الطِّبِّ والصَّيْدَلة باللغة العربيـة منذ إنشـاءِ مَدرسـة الطبِّ فيها سنة ١٨٦٧ حتى سنة ١٨٨٢.

ومن هـذه المراجـع أيضاً مَنْشـوراتُ المجمـع العلمي العـربيِّ في دِمَشق ومجمـع اللغة العـربية في القـاهرة والمجمـع العِلْمي العراقي. وقـد رجَعْنا إلى مُؤلَّفاتٍ أخرى وضَعها علماءُ عَـرَبٌ أفرادٌ منهـا «معجم العُلوم الطبيـة والطبيعيـة» للدكتـور محمد شـرف و«معجم الألفاظ الـزراعيـة» لـلأمير مُصـطفى الشهـابي و«معجم أسمـاء النبات» للدكتـور أحمد عيسى و«معجم المصـطلحـات الـطبيـة الكثيـر اللغات» الـذي عرَّبـه الأساتـذة مُرشـد خاطِـر وصَـلاح الـدين الكـواكبي وحَمدي الخياط.

«وقـد جرَيْنـا على القواعـد والأصول المُتَّبَعَـة في صِياغـة المُصـطلحـات الجَـديدة بين عُلمـاء اللغةِ العـربية وأعضـاءِ مَجامعهـا. واتَّبَعْنا النُّظُمَ المُتعلِّقـة بالتعريب والنَّحْت والتركيب المَزْجي والإشتِقاق من أسماءِ الأعيان وصِيَغِ أسماءِ الآلةِ وقِياسيَّة المصادرِ الصناعيةِ وجَـوازِ جَمْع المَصْـدر وصَوغَ فُعـال وفَعَل لِلدّاءِ

وَردِّ الكلمـاتِ الأعجمية المُقْتَبسـة من العَـربيـة إلى أُصـولهـا وكتـابـةِ عـددٍ من المُصطلحات الأجنبية الخفيفةِ على السَّمع بحُروف عربية، واعتمـدْنا الاشتقـاقَ من الجُـذور العربيـة التي تُؤاتي المَعْنى المَقْصود وآثَـرْنا في كُـلِّ حالٍ الفصيـحَ المُعجميَّ أو المُرجَّحَ من الألفاظِ والمُصطلحاتِ العربية على غيرها».

«سيُـلاحظ القـارىءُ أنَّـا أحيـانـاً كثيـرةً نُـورِدُ عِـدَّة مُـرادفـاتٍ للمُصـطلح الإنكليزي الواحِد، وهذا عائدٌ إلى تشَعُّب المعـاني وتبايُنِهـا من جِهَةٍ، ولإعـطاء الباحث مجالاً رَحْباً لانتِقاء اللفْظِ المـرادِف الذي يُـريدُ للمعنى المَقصـود. ولنا وَطيدُ الأمَل بألَّا يَطُولَ الوقتُ الذي تتحقَّقُ فيه فِكرةُ توحيدِ المُصطلحات العـربيَّةِ فيُكْتَفى بمُصْـطَلَحٍ واحِدٍ لِلْمُسَمَّى الـواحـدِ والمَعْنى الـواحـدِ ليُعَمَّمَ في جميـعِ الأقطارِ العربيَّة». ونَلْفِتُ القارىء الكريم إلى أنّا في إعـطاء المُقابـلات العربيَّـة فصَلْنـا المُرادِفَ عن سـابقِه بفـاصِلةٍ، وحيث يختلِفُ المعنى عن سالفِـه فَصلْناه بنُقطةٍ • أمَّا المادَّةُ بعد الشَّرْطةِ فهي شِرْحٌ أو تحديدٌ للفظ أو العِبارة التي تَسْبقُها.

وقـد حَرَصْنـا على إدراج أشْهر السَّـوابِق واللواحِق اللاتينيَّـةِ واليونـانيَّةِ في مَواقِعها ألِفبائيًّا من المُعجم مع إعطاء مَعانيها العَـربيَّة المُختلفـة. فهٰذه الجُـذورُ اللغـويَّةُ وثيقـةُ الترابُطِ بـاللغةِ العِلْميـة ولا سِيَّمـا في العلومِ الـطبِّيَّـة، بحيث إنّ حوالى خمسةٍ وسَبْعين في المئة من مُصطلحاتِها تحـوي هذه الجـذورَ بشَكْلٍ أو بـآخَر، فهي بـالتالي أسـاسيَّةٌ في فَهْم طبيعـةِ المُصْـطَلحِ إلى جـانِبِ مُقـابِله أو مَدلُولِـهِ العربيِّ المُـرادِف، كما إنَّ مَعـرفةَ هَـذه السَّوابِق واللواحِق ضَـروريَّةٌ في تَعَرُّفِ مَعْنى المُصطلحاتِ المُسْتَحْدثَـةِ التي قد يَقَـعُ عليها القـارىءُ في نَشْرَةٍ أو مَطْبُوعةٍ دَوْرِيَّةٍ ولا يَجِدُ لها مُقابلاً حتَّى في أحْدَثِ المعاجم.

«وقد تساهَلْنا في تَعريب الكثير من الألفاظ المُشتَقَّةِ من اللاتينيَّة واليُونـانية بـالنَّظَرِ لِسعَـةِ انتِشارهـا وكَثْرَةِ استِعْمـالهـا بين الأطبـاءِ على الصَّعِيـدَيْنِ القَـومي والعالَمي، ولا يَخْفى أن إدخالَ المُعَرَّباتِ يـزيدُ العـربيَّةَ غِنًى وسعـةً على سَعَة،

ويُلطِّفُ من حِدَّة الاختلافاتِ الواقعِيَّةِ في انتِقاءِ تَرْجَمة الألفاظ التي تَنْتَمِي إلى مَصادرَ مُتنوِّعة؛ بالإضافة إلى أنّا نتوقَّعُ أنَّ لُغَتنا ستَهْضِمُ هذه الألفاظَ وتتمثَّلُها كما فَعلتْ بالألفاظِ السِّريانية واليُونانية التي دَخلَتْها قديماً».

وإكمالاً للفائدة، فقَد ارتأينا إصدارَ طبعةِ الجَيْبِ المُوجَزَةِ هذه إلى جانب الطبعة الجديدة المُوَسَّعَةِ ليتَسَنَّى لِلطُّلابِ حَمْلُها مَعهم، وخِدْمةً للراغبين في الحُصولِ على مَرْجعٍ طِبِّيٍّ مُختَصَرٍ للمُرادفاتِ العربيَّة التي تُقابِلُ ما يَعْتَرِضُهُم في أعمالهم أو تَرْجماتهم من مُصطلحاتٍ طِبِّيَّة إنكليزية.

وأنَّا لنأمُلُ أن يَسْتَمِرَّ «قاموس حِتِّي الطبِّيّ»، المُطَوَّلُ والمُوجَزُ دُستوراً مُعجميًّا رائداً في خِدْمَةِ طُلَّابِ العُلومِ الطِّبِّيَّة والعُلماءِ وسائِرِ العامِلينَ في حُقولِ العِلْم والثَّقافة، والله المُوَفِّق

المؤلِّفان

A, a

a- , an- سابِقة بمعنى «بِدُون ، لا»

AA, aa رَمزٌ صَيدَليٌّ مَعناه «مِن كِلَيهما» أو «مِن كُلٍّ مِنها»

aasmus رَبْو

ab- سابِقة بمَعنى «مِن ، بَعيد أو مُنفَصِلٌ عَن»

abacterial لاجُرثومي

abactio إجهاضٌ مُفتَعَل أو مُحدَث

abactus venter, induced abortion إجهاضٌ مُحدَث ، إجهاضٌ مُفتَعَل

abaissement خَفض · تَنكيس

abalienation = abalienatio mentis خَبَل ، شُرودُ الفِكر

abapical بَعيدٌ عن الذّروة

abarognosis عَمَهُ الوَزن ، فَقدُ تَقديرِ الثِّقْل

abarthrosis = diarthrosis مَفصِل سَلِس · مَفصِل مُتَحَرِّك

abarticular بَعيدٌ عن المَفصِل

abarticulation, diarthrosis خَلعُ المَفصِل · مَفصِلٌ سَلِس

abasia اللاخَطْو ، أَيْن ـ عَدَمُ القُدرة على المَشي لِعَيبٍ في الإنسِجام · تَعَثُّف

paralytic ~ اللاخَطوُ الشَّلَليّ .

abasic لاخَطْويّ ، مُتَعَثِّف ، غيرُ قادِرٍ على المَشي

abate يُخمِد · يَخْمُدُ ، يَخِفُّ

abatement خُمود ـ خِفَّةُ الأَلَم والأعراض

abatic = abasic لاخَطْويّ

abaxial = abaxile مُجانِبُ المِحوَر ، مُباعِدٌ لِلمِحوَر ، بَعيدٌ عن المِحوَر

abbreviation اختِصار

abdomen بَطن

acute ~ اِلتِهابٌ بَطنيٌّ حادّ

abdominal بَطنيّ

~ aneurysm أُمُّ الدَّمِ البَطنيَّة

~ bandage ضِمادٌ بَطنيّ

~ binder حِزامٌ بَطنيّ

~ cavity التجويفُ البَطنيّ

~ gestation حَمْل بَطني

~ pains آلامٌ بَطنيَّة

~ pregnancy حَمْلٌ بَطني

~ wall جِدار بَطنيّ

~ zones مَناطِقُ بَطنيَّة

abdominalgia وَجَعُ البَطن ، أَلَمُ البَطن

abdominocentesis بَزْلُ البَطن

abdominocystic بَطنيّ مَراريّ

abdominohysterectomy استِئصال الرَّحِم البَطني

abdominohysterotomy بَضعُ الرَّحِم البَطني

abdominoperineal بَطنيٌّ عِجانيّ

abdominoposterior بَطنيٌّ ظَهري ـ بَطنُ الجَنين باتّجاهِ ظَهر الأمّ

abdominoscopy تَنظيرُ البَطن

abdominothoracic بَطني صَدري

abdominous مِبطان ، بارِزُ البَطن

abdominovaginal بَطْنيّ مَهْبِليّ
abduce يُبعِد ، يُقْصي
abducens (nerve) (العَصَب) المُبْعِد ، المُبَعِّد · العَصَب الجُمْجُمِي السادِس
~ oculi مُبْعِدة العَين : عَضَلةُ العَينِ المُستَقيمة الجانِبيَّة
abducent مُبَعِّد ، بادّ ، مُبْعِد
abduct يُبْعِد ، يُبِدّ
abduction تَبْعيد أو تبعُّد ، بَدّ ، إبْعاد
abductor مُبْعِد ، مُبْعِدة · خاطِف
abenteric خارِجٌ أو بَعيد عن الأمعاء
aberrant زائغ · ضالّ
~ artery الشِّريانُ الزائغ أو الضالّ
aberratio = **aberration** زَيْغ ، زَيَغان ، انحِراف
aberration زَيَغان أو زَيغ · خَلَلٌ عَقْليٌّ أو نَمائيّ
chromatic ~ زَيغٌ لَوني
chromosome ~ زَيغ صِبْغي
emotional ~ زَيغٌ انفِعالي
mental ~ زَيَغان أو تَيَهان عَقلي
spherical ~ زَيغٌ كُرَوي
aberrometer مِقياسُ الزَّيغ
abeyance تَعليق · تَعطُّل
abient مُبتَعِد ، سَلْبيٌّ الاستِجابة (لِلتنَبُّه)
Abies التَّنُّوب ـ جِنسُ شَجَرٍ من الصنوبَريّات
abiogenesis, abiogeny تَوَلُّد عَفْوي · التَوَلُّد الذاتي
abiology اللاحَياتيَّة · اللاعُضويَّة
abiosis قُصور الحَيَوية ، نَقصُ الحَياةِ أو عَدَم الحَياة · قُصور التغذِيَة
abiotic مُضادٌّ لِلحَياة · لا حَياتي
abiotrophy قُصورُ التغذِيَة · تَغذِية لا حَيَويَّة
abirritant مُخَفِّفُ التخريش · مُلَطِّف
abirritative مُلطِّفٌ أو مُخَفِّف التخريش
ablactation فَطْم · فِطام
ablate يَجتُّ ، يَجُذّ ، يَقلَع
ablatio = **ablation** انفِصال · اجتِثاث ، قَلْع ، جَذّ
~ placentae انفِصالُ الشُّخْد ، انفِصالُ المَشيمة
~ retinae انفِصال الشَبَكيَّة
ablepharia = **ablepharon** = **ablephary** المَرَط ، اللاجَفْنيَّة ، غَيبةُ الأجفان ـ كُلّيّاً أو جُزئيّاً
ablepharous أمرَط ، عَديمُ الأجفان
ablepsia = **ablepsy** عَمًى ، لا رُؤية
abluent مُنَظِّف ، غَسُول
ablution غُسْل · وُضوء
ablutomania هَوَسُ الغُسل
abneural مُجانِبُ المِحوَر العَصَبي · بَطْنيّ ، بَعيدٌ عن الجِهاز العَصَبي المَركَزي
abnormal غيرُ سَويّ ، لاقِياسيّ ، شاذّ
abnormalism, abnormality = **abnormity** لاسَويَّة ، شُذوذ
abolition انمِحاء ، بُطلان ، اِمِّحاء
abomasitis اِلْتِهابُ المِنْفَحة
abomasum = **abomasus** المِنْفَحة · الإنفحة ـ المَعِدةُ الرابِعة في المُجتَرّات
aborad = **aboral** بعيدٌ عن الفَم ، مُجانِبُ الفَم أو مُقابِل الفَم
abort يُجْهِض · يَقمعُ (سَيرَ المَرَض)
abortient مُجْهِض ، مُجَهِّض (مُسقِط)
abortifacient مُجهِض ، مادَّة مُجهِضة
~ drugs العقاقيرُ المُجهِضة
abortion إجْهاض ، إنْقاط · إيقافُ حَدَثٍ طَبيعيّ أو مَرَضيّ
~ menace نَذيرُ الإجهاض
accidental ~ إجهاضٌ حادِثي
artificial ~ إجهاض صُنعي
criminal ~ إجهاض جِنائي
habitual ~ إجهاض مُعاوِد أو مُتكَرِّر
imminent ~ إجهاض مُنذِر أو وَشيك
incomplete ~ إجهاضٌ ناقِص
induced ~ إجهاض مُفتَعَل أو مُحدَث
inevitable ~ إجهاض حَتْميّ
justifiable ~ إجهاض مُبَرَّر، إجهاض مُسَوَّغ
missed ~ إجهاضٌ فائت (والجَهيضُ مُستَكِنّ)

natural ~ إجهاضٌ طَبيعيٌّ

provoked ~ إجهاضٌ مُفتَعَل أو مُحدَث

therapeutic ~ إجهاضٌ عِلاجِيٌّ

threatened ~ إجهاضٌ مُنذِر أو مُهَدِّد

tubal ~ إجهاضٌ بُوقِيٌّ

abortionist إجهاضِيٌّ – مُتَعاطي الإجهاض

abortive جَهيض • لم يَبلُغ الاكتِمال • قامِعٌ نَيْرَ العِلَّة

abortus شَدَخٌ ، جَهيض ، سِقْط (طُرْح)

abouchement تَفَمُّم ، مُفاوَهة أو تَفاوُه

aboulia = **abulia** اللّاإرادة ، نَقصُ الإرادةِ أو فَقدُها

abrachia = **abrachiatism** غَيبةُ الذِّراعَين

abrachius مَعدومُ الذراعَين

abradant = **abrasive** ساحِج ، كاشِط

abrade يَنسَحِج ، يَكْشِط

abrasio = **abrasion** كَشْط ، سَحْج ، انسِحاج

~ corneae سَحْجُ القَرنِيَّة

~ dentium, dental abrasion تَأَكُّلُ السِّنّ ، سَحْجُ السِّنّ

abrasor مِكشَط ، مِحَكّ

abreaction تَنفيسٌ ، انفِراغ – استِرجاعٌ (لِلتَّنفيس)

abrosia عَوَزُ الطعام

abruptio = **abruption** انفِصام • انفِصالٌ مُفاجِىء

~ placentae انفِصالُ المَشيمةِ الباكِر

abscess = **abscessus** خُراج

acute ~ خُراجٌ حادٌّ

alveolar ~ خُراج دُرْدُري أو سِنْخي

amebic ~ خُراجٌ أميبي ، خُراج زُحاري

cold ~ خُراجٌ بارِد ، لاطِئة

embolic ~ خراجٌ صِمّي

extradural ~ خراجٌ خارِجَ الجافية

gravitation or gravity ~ خراجٌ ثِقَلِي

hot ~ خراجٌ حادٌّ التِهابي

hypostatic ~ خراجٌ جَوّال

ischiorectal ~ خُراج وَرِكيٌّ مُستَقيمي

mammary ~ خُراجٌ ثَدْيي

point of ~ رأسُ الخُراج ، عَينُ الخُراج

pyemic ~ خُراج قَيحَميّ

retropharyngeal ~ خُراج خلفَ البُلعُوم

superficial ~ خُراجٌ سَطحيٌّ

wandering ~ خُراج جَوّال

abscission قَطع ، إزالةٌ بالقَطع ، استِئصال

absconsio تَجْويف ، أو جَوف عَظْميٌّ ، حُقٌّ مَفصِلي

absence غَيبة ، غِياب

absinth الأفسَنْت – شَرابٌ طارِدٌ لِلدّودِ من الأفسَنْتين

absolute صِرْف ، مُطْلَق

absorb يَمُصّ ، يمتَصّ

absorbefacient مُساعِد أو مُسَبِّب الامتِصاص

absorbent ماصّ ، مَصّاص

absorptio = **absorption** امتِصاص

absorptiometer مِقياسُ الامتِصاص

absorption امتِصاص

intestinal ~ امتِصاصٌ مِعَوي

parenteral ~ امتِصاصٌ حَقْني ، امتِصاصٌ لا مِعَوي – عن غيرِ طَريق الجِهاز الهَضْمي

absorptive مَصّاص ، ماصّ

abstergent مُنَظِّف ، مُنَقٍّ

abstinence تعَفُّف ، امتِناع ، عِياف ، انقِطاع

abstract خُلاصة ، سُلافة ، مُستَخلَص

abtorsion خَزَر ، انحِرافُ العَينَيْن

abulia = **aboulia** اللاإرادة • ضَعفُ الإرادة

abundance وَفْرة

abuse سُوء استِعمال ، إفراط

abutment دِعامة • مُتاخَمة ، مُحاذاة

Acacia سَنْط ، أقاقيا ، أكاسيا

acalcerosis, acalcicosis نَقصُ الكِلْس ، فاقةُ الكَلْسيوم ، عَوَز الكَلْسيوم

acalculia اللاحِسابيَّة – فَقْد المَلَكةِ الحِسابيَّة

acampsia القَسَط ، اللاانْثِني ، تَصَلُّبٌ أو تَيَبُّس في الأعضاء

acantha حَسَكة ، شَوكة • الصُّلْب ، العَمودُ الفَقاري

acanthaceous ذو حَسَك ، شائك

acanth(a)esthesia حِسٌّ شَوكي ، حِسُّ التشوُّك

Acanthia lectularia بَقُّ الفِراش

acanthion حُسَيكة ، شُوَيكة

acantho- سابقة بمعنى «حَسَكة» أو «شَوكة»

Acanthocephala المُشوَّكةُ الرأس ، الشائكةُ الرأس – دِيدانٌ طُفيليّةٌ شائكةُ الرأس

acanthocephaliasis داءُ مُشوَّكات الرأس

acanthocheilonemiasis داءُ الخَيطيّاتِ الشَّفويّة الشائكة

acanthocyte كُرَيّة حَمْراء مُشوَّكة

acanthocytosis وُجودُ الكُرَيّات الحُمْرِ المُشوَّكة ، داءُ الخَلايا الشائكة

acantholysis انحِلال حَسَكي ، انحِلالُ الشوكيّة – ضُمورُ وسُقوط طَبَقة الجِلد الحَسَكيّة

acanthoma وَرَمٌ حَسَكي ، شَوكُوم ، وَرَم شَوكي

acanthopelvis = acanthopelyx حَوضٌ شائك

acanthosis شُواك ، تكَثُّر حَسَكي – تغَلُّظ طَبَقة الجِلْد الشوكيّة أو الحَسَكيّة

~ nigricans شُواكٌ أسوَد

~ seborrhoeica, ~ verrucosa شُواك زُهامي

acanthotic شائك ، حَسَكي

acanthulus مِلْقاطُ الشَّوك (والأجسامِ الغَريبة مِن الجُروح)

acapnia نَقصُ ثاني أُكْسيد الكَرْبون في الدم ، اللادُخانيّة

acarbia نَقصُ بيكَربُونات الدم

acardia غَيبةُ القَلْب

acardiohemia عَوَزُ أو افتِقارُ الدم في القَلب

acardiotrophia ضُمورُ القَلْب

acariasis = acaridiasis إقراد ، كَثْرةُ القُراد • داءُ الحَلَم ، داءُ حِكَّة القُراد

acaricide قاتِلُ الحَلَم

acarid حَلَمة ، قُرادة ، حَمَكة

Acaridae الحَلَم ، القُراد ، الحَمَك

acarinosis, acariosis داءُ الحَلَم • إقراد

acarodermatitis التِهابُ الجِلْد الحَلَمي

acaroid قُراداني – شَبيهٌ بالحَلَم أو القُراد

acarophobia رُهاب الحَلَم ، رَهْبة القُراد

Acarus الحَلَميّات – جِنسُ الحَلَم أو القُراد

acarus حَلَمة ، قُرادة ، حَمَكة

~ scabiei حَلَم جَرَبي

acaryote غيرُ مُنَوّى • خَليَّة غيرُ مُنوّاة

acatalepsia = acatalepsy قِلَّةُ الفَهْم أو عَدَمُه • التشكُّك في التشْخِيص

acatamathesia كَلالُ الإدراك ، عَدَمُ فَهْمِ الكَلام – عُطْلٌ في قُوى الإدراك

acataphasia مُعاياة ، صُعوبةُ التَّعبير

acatastatic غيرُ مُستَقِرّ

acathectic ضَعيفُ الاحتِباس

acathexia سُلاس ، تَسَلُّس ، اللااحتِباس ، صُعوبة الاحتِباس

acathisia = akathisia صُعوبةُ القُعودِ أو تعَذُّره

acaudal = acaudate عَديمُ الذنَب ، لاذَنَبيّ

acauline عَديمُ الساق

accelerant = catalyzer وَسيط ، حافِز

acceleration تَسارُع ، تَعْجيل

accelerator مُعَجِّل ، مُسَرِّع

accentuation اشتِداد

acceptor مُتَقبِّل

accès pernicieux نَوبةٌ وَبيلة ، نَوبةٌ خَبيثة – مَلاريا

accessory = accessorius إضافي ، مُلحَق ، لاحِق

accident طارِئ ، عارِض

~-prone مُستَهدَفٌ لِلحَوادث

cerebral vascular ~, apoplexy عارِضٌ وِعائي دِماغي ، داءُ الصَّرْع ، داءُ السَّكتة ، نُقْطة

serum ~s عَوارِضُ المَصْل

accidental عَرَضيّ ، طارِئ

~ haemorrhage نَزْف عارِض

accidentally عَرَضاً ، صِدفة ، اتِّفاقاً

accipiter ضِمادة صَقْريَّة – تُشبهُ مِخلَبَ الصَّقْر لِتَضْميد الأنْف

acclimatation = acclimation = acclimatization تأقلم ، أقلمة
accommodation تكيُّف أو تكييف ، مُهايأة ، تهيُّؤ
~ of the eye تكيُّف أو تكييفُ العَيْن
accommodative مُتكيِّف ، مُتهايِئ
accommodometer مِقياسُ التكييف
accouchement وِلادة ، توليد
~ à terme وِلادة لِتَمام وتِمام
~ forcé وِلادة قَسْريَّة
accoucheur مُوَلِّد
accoucheuse قابِلة ، (داية)
accrementition تزايُدٌ مثلي – النموُّ المُماثِل المُتزايد
accretio التِصاقٌ غيرُ طَبيعي
~ cordis التِصاقُ القَلْب
accretion نموٌّ طَبيعيٌّ ، ازدِيادٌ سَويٌّ • تَلاصُق ، تضامٌّ • كُتلة متجمّعة
accumulation تَراكُم ، تجمُّع
accumulator مِرْكَم ، مُدَّخِرة ، مُجَمِّع
accuracy دِقَّة ، إحْكام ، ضَبْط ، إتْقان
acedia السَّوداء ، الاهتِمام – اضطِرابٌ عَقْليٌّ سَوداوي
acellular لاخَلَوي
acelomate لاجَوفي ، مَعدُومُ الجَوفِ العامِّ ، مُصْمَت
acenesthesia عَدَمُ الانشِراح
acentric لامَركَزي ، بِلا مَركَز
acephalia = acephalism = acephaly عَدَمُ الرأسِ أو غَيبتُه ، اللارَأسيَّة
acephalobrachia عَدَمُ الرأس والذراعَيْن
acephalocardia عَدَمُ الرأس والقَلْب
acephaloch(e)iria عَدَمُ الرأس واليَدَيْن
acephalocyst كُيَيْسٌ مائي بِدونِ رَأس
acephalopodia عَدَمُ الرأس والقَدَمَيْن
acephalorachia عَدَمُ الرأس والصُّلْب
acephalostomia عدمُ الرأس مع فَمٍ جانِبي
acephalothoracia عَدَمُ الرأسِ والصَّدْر
acephalous عَديمُ الرأسِ ، لارأسَ لَه
acephalus مِسخٌ عَديمُ الرأس
acephaly = acephalia عَدَمُ الرأس
aceratosis نَقص التقرُّن ، نَقصُ النَّسيج القَرْني
acervuline مُكوَّم ، متجمِّع (كَبعض الغُدَد)
acervuloma, psammoma وَرَم رَمْلي
acervulus (cerebri) رَمْلُ الغُدَّة الصَنوبَريَّة
acestoma كُتلة حُبَيبات
acetabular حُقِّي
acetabulectomy قَطْعُ الحُقّ
acetabuloplasty تَقويمُ الحُقّ ، رَأبُ الحُقّ
acetabulum الحُقّ ، الوَقْبة
acetanilide أنِليد الخَلّ ، أسِيتانِليد
acetate = acetas خَلّات ، مِلحُ حَمْض الخَلّ
acetic خَلِّي
~ acid الحَمْضُ الخَلِّي ، حَمْضُ الخَلّ
acetify يُحَمِّض ، يُخَلِّل
acetolysis انحِلالٌ خَلِّي – انحِلالٌ بحامِض الخَلّ
acetometer = acetimeter مِقياسُ الخَلّ
acetone = acetonum خَلُّون ، أسِيتون
acetonemia تخلّوُنُ الدم ، خَلُّونيَّة الدم
acetonuria بِيلَة خَلُّونيَّة • تخلّوُن البَوْل
acetous خَلِّي
acetum خَـلّ
acetyl أستيل ، خَلِّيل
acetylation تأسْتُل ، أسْتَلة
acetylcholine أستِيل كُولين
acetylene الأسِيتيلين
acetylsalicylic acid = aspirin حامِضُ خَلِّيل الصَّفصاف – الأسبيرين
achalasia اللاإرتِخاء • قَبَب – قُصورُ استِرخاءِ عَضَلاتِ الجِهاز المَعِدي المِعَوي
ache وَجع ، ألَمٌ ثابِت ، ألَم مُستَمِرّ • يُؤلِمُ ، يُوجِعُ
acheilia, achilia فَقْدُ الشَّفة • عَدَم الشَّفةِ أو الشفتَيْن
acheilous عَديمُ الشَّفتَيْن ، فاقِدُ الشفتَيْن
acheiria = achiria فَقْد اليَد أو اليَدَيْن
acheiropodia فَقْدُ اليَدَيْن والقَدَمَيْن

acheirous فاقِدُ اليَدَيْن (أو اليَد)
acheirus جَنينٌ فاقِدُ اليَد أو اليَدَيْن
Achilles أخِلِّس ، أخِيل
~ reflex مُنعَكَسُ أخِلِّس
~ tendon وَتَرُ أخِلِّس ـ وَتَرُ العُرقوب
achillobursitis التِهابُ جِرابِ العُرقوب
achillodynia ألَم في وَتَر أخِلِّس
achillorrhaphy رَفْو وَتَر أخِلِّس
achillotenotomy = **achillotomy** قَطْعُ وَتَر أخِلِّس
achilous = **acheilous** عَديمُ الشفَتَيْن (أو الشَّفة)
achiria = **acheiria** فَقْد اليَد أو اليَدَيْن
achlorhydria اللاكلُورِدْريَّة ، عَدَمُ حُموضةِ الكلُوريد (في العَصير المَعِدي)
achloride لاكلُوري
achloroblepsia = **achloropsia** عَمَى الأخضَر
acholia عَدَمُ الصَّفْراء
acholic مَعدومُ الصَّفْراء
acholuria بَوْلٌ لاصَفْراوي ، بِيلةٌ لاصَفراوِيَّة
achondroplasia; **chondrodystrophia foetalis** الدحْدَحة ، نَقصُ التَعَظُّمِ الغُضروفي ، السَّغَلُ الغُضروفي الجَنيني
achordal = **achordate** عَديمُ الحَبْل الظَّهْري
achoresis انكِماشُ التجْويف العُضوي
Achorion فُطْر القُشار ، عَديماتُ الغِشاء
achrestic لا استِعمالي ، لا استِخدامي
achroacyte = **a lymphocyte** كُرَيَّة لِنفاوِيَّة
achroacytosis = **achro(i)ocytosis** تكَثُّر الكُرَيَّات اللِّمفيَّة
achroiocyth(a)emia = **achreocythemia** نُدرةُ يَحْمورِ كُرَيّات الدم
achroma فَقْدُ اللون ، نُصولُ اللون
achromacyte = **achromatocyte** كُرَيَّة بدونِ لَون ـ كُرَيرةٌ فاقِدة اللون
achromasia لا تلَوُّنِيَّة ، عَدَمُ التلَوُّن
achromata عَمَى الألوانِ الكامِل
achromat(e) أعْمَى الألوان ، أعْمَى اللَّون
achromatic لا لَوني ، فاقِدُ اللَّون
achromatin = **achromin** أكْروماتين ـ جُزْءٌ من نَواة الخَلِيَّة غيرُ متلَوِّن
achromatism اللالَونِيَّة
achromatocyte كُرَيَّةٌ حَمراء فاقِدة اللون
achromatolysis انحِلالُ الأكْروماتين
achromatophilia = **achromophilia** الاستِعصاءُ على الصِّباغ ، اللااصطِباغيَّة
achromatopia, achromatopsia عَمَى اللَّون ، عَمَى الألوان الكامِل ، تَسْكير
achromatosis عَدَمُ الاصطِباغ ، فَقْدُ التلَوُّن
achromatous عديمُ اللون ، لالَوني
achromaturia بَوْلٌ عَديم اللون ، بَوْل رائق
achromia اللالَونِيَّة ، نُصولُ اللون
achromic عَديمُ اللون ، باهِتُ أو ناصِلُ اللون
achromoderma = **achromodermia** غَيبةُ لَونِ الجِلْد أو زَوالُه ، تَلَهْوُق
achromophil = **achromatophil** غيرُ مَيّالٍ لِلاصطِباغ ، لاصَبُوغ
achromotrichia زَوالُ لَونِ الشَّعْر ، شَيْبُ الشَّعْر
achylia = **achylosis** اللاعُصارِيَّة ، فَقْد الكَيْلوس
achylous عادِمُ الكَيلوس · ناضِبُ العُصارة
achymia = **achymosis** عَدَمُ أو فَقْد الكَيموس
achymous ناقِصُ الكَيموس
acicular إبْري ، إبْريُّ الشَّكل
acid حامِض ، حَمْض
acetic ~ حَمْضُ الخَلّ
acetylsalicylic ~ حَمْضُ خَلِّيل الصَّفْصاف
benzoic ~ حَمْضُ الجاوي
carbolic ~ حَمْض الكَربوليك
carbonic ~ حامِضُ الكَرْبون
cholic ~ حامِضُ الصَّفْراء
citric ~ حامِضُ الليمون
fatty ~ حَمْضٌ دُهْنيّ
hydrochloric ~ حامِضُ الايدْرُوكلُوريك

malic ~ حَمْضُ التُّفاح
nitric ~ حامِضُ النِّتريك
nucleic ~ حامِضُ النَّواة ، حَمض نَوَوي
oleic ~ حامِضُ الأوليك ، حَمضُ الزَّيتيك
oxalic ~ حَمْض الحُمّاض
picric ~ حَمْضُ المُرّ
ribonucleic ~ حمضٌ رِيبي نَوَوي
salicylic ~ حامِض الساليسيليك
sulphuric ~ حَمْضُ أو حامِضُ الكِبْريتيك
tartaric ~ حامِضُ الدُّرْدِيّ ، حَمْض الطَّرْطَر
uric ~ حَمْض البَوْل

acidaminuria بيلةٌ حَمضيَّة أمينيَّة

acid(a)emia حَمْضَنة الدم ، حُموضَةُ الدم ، حَمْضَمِيَّة

acid-fast = acid-proof عَصِيُّ الحَمْض ، صامِد لِلحَمْض

acidic حامِضي ، حَمْضي

acidifiable يُحَمَّض ، قابلُ الحَمْضَنة

acidifier مُحَمِّض

acidify يُحَمِّض ، يُحَمْضِن

acidimeter مِقياسُ الحُموضة ، المُستَحمِض

acidimetry قِياسُ الحَوامِض ، تَقديرُ الحَوامِض

acidism = acidismus حَمْضَنة

acidity حُموضة

acidocyte كُرَيَّةٌ أو خَلِيَّة حَمْضِيَّة

acidocytopenia نَقصُ الأيوزينُوفيلات ، قِلّة الكُرَيّات الحَمضيَّة ـ أليفات الأيُوسين

acidocytosis كَثْرةُ الكُرَيّات الحَمضيَّة ، كَثْرةُ الحَمِضات (أليفاتِ الأيُوسين)

acidology عِلْمُ التطبيقاتِ الجِراحيَّة

acidophil = acidophile إلْفُ الأصباغ الحَمضيَّة ، حَمِضة

acidophilous = acidophilic أليفُ أو مُحِبُّ الأصباغِ الحَمضيَّة أو سَهْلُ الاصطِباغ بِها

acidosis الحُماض ، التحَمْضُن ـ زِيادةٌ في حُموضة الدم أو نَقصٌ في قِلوِيَّتِه

metabolic ~ حُماضٌ أيْضيّ
respiratory ~ حُماض تنَفُّسيّ

acidosteophyte زائدةٌ عَظْمِيَّة مُدبَّبَة

acid-proof = acid-fast صامِدٌ لِلحامِض ، عَصِيُّ الحَمْض

acidulated مُحَمَّض

acidulous مُزّ ، قَليلُ الحَمْض

acidum = acid حَمْض ، حامِض

aciduria بِيلة حَمْضِيَّة

aciduric متحَمِّلُ الحَمْض

acinesia = akinesia انقِطاعُ الحَرَكة

aciniform عِنَبِيُّ الشَّكْل

acinitis اِلْتِهابُ العِنَبات ، التِهابٌ غُدِّي عِنَبي

acinose = acinous مُعَنَّب ، عِنَبي ، عُنقودي

acinous عِنَبي

acinus عِنَبة ، يِنْخ • قُصَيصٌ غُدِّي

acladiosis الأكلاديَة ، تَقَرُّحُ الجِلْد الفُطْري

aclasia, aclasis الخَثَل ، عَدَمُ تَصَنُّع العَظْم • استِمرارُ الوَضْعِ المَرَضي في البِنْية

aclastic خَثَلي • لا كاسِر ـ غيرُ كاسِرِ الشُّعاع أو النُّور

acleistocardia بَقاءُ الثُّقْبة البَيضيَّة

aclinic عَديمُ الرَّغبة

acme بُرَحاء • أوْج

acne العُدّ أو العُدَّة (حَبُّ الشَّباب)

~ ephebica عُدُّ الصِّبا (حَبُّ الشَّباب)
~ indurata العُدُّ الجاسِيء
~ keloid العُدّ الجُدَري ، العُدّ الجِلْباني
~ papulosa عُدٌّ حَطاطي
~ rosacea الوَرْديَّة ـ العُدّ الوَرْدي
~ varioliformis عُدٌّ جُدَرِيُّ الشكل
~ vulgaris, common ~ العُدُّ الشائع

acneform = acneiform عُدِّيُّ الشكل

acnegenic مُسَبِّب العُدّ

acne(i)form عُدّاني . شَبيهُ العُدّ

acnemia فَقْدُ الساقَيْن • ضُمورُ عَضَلَتي الساقَيْن أو الرَّبْلَتَيْن ، ضُمورُ بَطْنِ الساق

acnitis سُلٌّ نِكروزي حُطاطي

acoelomate = acelomate = acelomatous مُصْمَت ، عَديمُ الجَوف

acology مَبْحَثُ الأدوية والعِلاجات

acolous عَديمُ الأطراف

acomia جَرَد ، لا شَعْر ، صَلَع
aconite أقونيط ، بيش ، (عُشبة) خانِق الذئب
aconitine أقونيطين – قِلْواني سامّ
aconuresis الإبالةُ اللاإراديَّة (انسِياقُ البَوْل)
acorea فَقْدُ البُؤبؤ أو غَيبتُه
acoria النَّهَم ، عَدَمُ الشبَع ، الاستِجاعة
acormus عَديمُ الجِذْع – مَسيخٌ ذو جِذْع بَدْئي
acou- سابقة تعني «السَّمْع» أو «سَمْعيّ»
acou(a)esthesia حِسُّ السَّمْع
acoumeter = acou(t)ometer مِقياسُ السَّمْع
acousma هُلاسٌ سَمْعي ، صَوتٌ وَهْمي
acousmatagnosis عَمَه سَمْعي ، طَرَشُ العَقْل ، عَدَمُ تَمييز الأصوات
acousmatamnesia نَساوة سَمْعيَّة ، نِسيان سَمْعي
acoustic سَمْعي ، صَوْتي
acousticophobia رُهابُ الصَّوت ، رَهْبة الأصوات
acoustics الصَّوتيّات ، السَّمْعيّات
acoustigram, acoustogram مُخَطَّط سَمْعي
acquired = acquisitus مُكتَسَب
~ immunity مَناعة مُكتَسَبة
~ immunodeficiency syndrome = AIDS مُتلازِمة العَوَز المَناعي المُكتَسَب – إيدْس
acragnosis = acro-agnosis عَمَهُ الأطراف ، فَقْدُ التَحَسُّس الطرَفي
acral أطرافيّ ، متعلِّقٌ بالأطراف
acrania اللاقِحْفيَّة ، غَيبةُ الجُمْجُمة
acranial لا قِحْفي ، عَديمُ الجُمْجُمة
acranius عَديمُ الجُمْجُمة
acratia وَنًى ، عَجْز ، فَقْدُ القُوَّة
acraturesis صُعوبة التَّبْويل أو الإبالة
acrisia جَهْلُ المَرَض
acritical عَديمُ البُحْران
acro- سابقة بمَعْنى «طَرَف ، نِهاية ، ذُرْوة»
acro-agnosis عَمَهُ الأطراف ، فَقْدُ التحَسُّس الطَّرَفي
acro-an(a)esthesia خَدَرُ النِّهايات ، خَدَرُ الأطراف
acro-arthritis رَثْيَةُ النِّهايات ، رَثْيَةُ الأطراف
acro-asphyxia زُراقُ النِّهايات ، اختِناقُ الأطراف
acro-ataxia أتاكْسِيا النِّهايات ، هَزَعُ النِّهايات
acrobystiolith حَصاةُ القُلْفة
acrobystitis التِهابُ القُلْفة
acrocentric طَرَفيُّ المَركز ، طَرَفيٌّ القُسيمة المَركزيَّة
acrocephalia = acrocephly تأنُّف الرأس – جُمْجُمةٌ مَخروطيَّة الشَّكل
acrocephalic مُؤنَّف الرأس ، مَخْروطُ الجُمْجُمة ، مُسَنَّم
acrocephalosyndactylia تأنُّفُ الرأس مع تكَفُّف الأطراف – تشَوُّهٌ خِلْقي
acrochordon زَنَمة ، ثُؤلولٌ مُذَنَّب
acrocinesis = acrokinesia شِدَّة الحَرَكة
acrocontracture تَقَفُّع الأطراف
acrocyanosis زُراقُ النِّهايات ، زُراقُ الأطراف ، ازرِقاقُ الأطراف
acrodermatitis التِهابُ جِلْدِ الأطراف
~ continua, ~ perstans التِهابُ جِلْدِ الأطرافِ المُستَمِرّ
~ enteropathica التِهابُ جِلدِ الأطرافِ المِعَوي
acrodermatosis جُلادُ الأطراف ، داءُ النِّهايات الجِلدي الطَّفحي
acrodolichomelia عَدَمُ تَناسُقِ طُول الأطراف– اليَدَيْنِ والقَدَمَيْن
acrodynia وَجَعُ الأطراف ، مُضاضُ الأطراف ، ألَمُ النِّهايات
acroedema أُوديما الأطراف
acroesthesia ألَمُ الأطراف ، وَجَعُ النِّهايات ، حَسّاسيَّةُ الأطراف ، تَحَساسُ الأطراف
acrogenous نامٍ مِنَ القِمَّة
acrogeria شُياخُ الأطراف ، تشَيُّخُ النِّهايات
acrognosis مَعرِفة النِّهايات ، مَعْرِفةُ الأطرافِ بالحِسّ
acrohyperhidrosis عُراقُ الأطراف ، غَزارةُ عَرَقِ النِّهايات

acrohypothermy = acrohypthermia بُرودةُ النِّهايات ، بُرودةُ الأطراف
acrokeratosis تَقَرُّن الأطراف
acrokinesia = acrocinesis حَرَكة مُتزايِدة (اضطِرابيَّة)
acromacria = arachnodactyly طُولُ الأطراف مَع رُفعِها
acromastitis التِهابُ الحَلَمة ، التِهابُ حَلَمة الثَّدي
acromegalia = acromegaly العَبَل ، القِرواحيَّة ، ضَخامةُ الأطراف
acromelalgia = erythromelalgia أَلَمُ النِّهايات
acromelic مُتعَلِّق بالنِّهايات ، طَرَفيّ
acromicria = acromikria صِغَر الأطراف- اليَدَيْن والقدَمَيْن
acromioclavicular أخرَميّ تَرقُويّ
acromiocoracoid أخرَمي غُرابي
acromiohumeral أخرَمي عَضُدي
acromion (scapulae) أخْرَم ، قِمَّةُ الكَتِف
acromionectomy قَطْعُ الأخرَم
acromioscapular أخرَمي كَتِفي
acromiothoracic أخرَمي صَدْري
acromphalus بُروزُ السُّرَّة ، نُتوءُ السُّرَّة
acromyotonia = acromyotonus تَوَتُّرُ عَضَلاتِ الأطراف
acronyx غَرَزُ الظُّفر ، انغِراز الظُّفر
acro-osteolysis انحِلالُ عِظامِ الأنامِل
acropachy تعَجُّر الأصابع ، تَدَبُّس الأصابع
acropachyderma ثَخَنُ جِلدِ النِّهايات ، ثِخَنُ جِلد الأطراف
acroparalysis شَلَلُ الأطراف
acropar(a)esthesia نَمَلُ الأطراف ، تشَوُّشُ حِسِّ النِّهايات ، مَذَلُ الأطراف
acropathology مَرَضُ الأطراف
acropathy اعتِلالُ النِّهايات ، مَرَضُ الأطراف
acrophobia رُهابُ المُرتَفَعات
acroposthitis التِهابُ القُلْفة
acroscleroderma تَيَبُّس الأصابع
acrosclerosis = acroscleriasis تَصَلُّب النِّهايات ، شُزازُ الأطراف
acrosome جُسَيم طَرَفي ، قَوْنَس - كِساءُ رأسِ الحُيَيِّ المَنَوي
acrosphacelus مُواتُ النِّهايات
acrotic سَطْحي ، مُتعَلِّق بالسَّطح · ضَعيفُ النَّبْضِ أو عَديمُه
acrotism ضَعفُ النَّبْض أو فَقدُه
acrotrophoneurosis سُوءُ التغذِيَةِ العَصَبيِّ في الأطراف
acrylic أكريليّ
act عَمَل ، فِعل ، صَنيع
compulsive ~, imperious ~ فِعلٌ قَسْريٌّ أو اضطِراريٌّ
imperative ~, impulsive ~ فِعلٌ اندِفاعيٌّ أو مُحَرَّضٌ عَتَهِيّاً
ACTH أ·س·ت·ه· - الهُرْمُون الكُظْريُّ القِشْري الاغتِذائيّ - حاثَّةُ القِشْرة
actin أكتِن - بروتينٌ عَضَلي
actinic أكتيني · شُعِّي - شُعاعي ، سافِع ، كيميائيُّ التأثيرِ الشُّعاعي
~ rays أشِعَّة أكتينيَّة
actinicity = actinism الشُّعاعيَّة ، الأكتينيَّة
actinism = actinicity الأكتينيَّة ، السَّفْعُ الشُّعاعي : التأثيرُ الكِيماويُّ للأشِعَّة
actino- بادِئة مَعناها «شُعاعيّ»
actinobacillosis داءُ العُصَيّات الشُّعاعيَّة
actinocutitis التِهابُ الجِلْد الأكتيني أو السَّفْعي - بِسَبَب أشِعَّة رُونتجِن
actinodermatitis = actinocutitis التِهابُ الجِلدِ الشُّعاعي - مِن أشِعَّة إكْس
actinogenics مَبْحَثُ الإشعاع
actinogram مُخطَّطٌ إشعاعي · رَسْم إشعاعي
actinography, roentgenography التَصْويرُ الشُّعاعي ، التَّصْويرُ الرونتجني
actinology مَبْحَثُ الطاقة المُشِعّة
actinolyte جِهازُ الأشِعّة فَوقَ البَنَفسَجيَّة · مادَّةٌ تتأثَّرُ بالضَّوء
Actinomyces الفُطْر الشُّعِّي - الشُّعَيَّة

actinomycin أكتِنومَيْسين
actinomycoma وَرَم فُطري شُعّي
actinomycosis فَطَر شُعّي ، فُطار شُعّي
actinoneuritis التِهابُ الأعصابِ الشُّعاعي
actinophytosis داءُ الفُطور الشُّعاعيَّة العُقديَّة
actinoscopy تَنظير شُعاعي
actinostereoscopy تَنظير شُعاعي مُجَسَّم
actinotherapy = actinotherapeutics
الاستِشْعاع ، المُعالَجة الشُّعّية ، المُداواة الشُّعاعيَّة
actinotox(a)emia الانسِمامُ الشُّعاعي
action فِعْل
buffer ~ فِعْلٌ دَرْئي
cumulative ~ فِعْل تَراكُمي
local ~ فِعلٌ مَوضِعي
reflex ~ فِعلٌ انعِكاسي ، فِعل مُنعَكِس
thermogenic ~ فِعل مولِّد لِلحَرارة
trigger ~ فِعلٌ زِنادي
activate يُنَشِّط
activation تَنْشيط ، فاعِليَّة
activator مُنَشِّط
active نَشيط ، فاعِليّ ، فاعِل
~ immunity مَناعة فاعِلة
~ treatment مُعالَجة فَعّالة
activity نَشاط ، فاعِليَّة
radio-~ النَّشاطُ الإشعاعيّ
actual فِعْليّ ، حَقيقيّ
acu- سابِقة بمعنى «إبْرة» أو «إبْريّ»
acuclosure السدُّ بالإبْرة ، إيقافُ النزْفِ بالإبْرة
acuity حِدَّة
~ of vision, visual ~ حِدَّةُ البَصَر
aculeate شائك
acuminate مُذَلَّق ، مُستَدِقّ . مُؤنَّف
acupressure = acupression الضَّغطالإبْري
acupuncture النخْزُ أو الوَخْزُ الإبْري
acus إبْرة . ناتِىءٌ إبْريُّ الشَّكل
acusection القَطْعُ الإبْري – بالإبْرةِ الكَهرَبائيَّة الجِراحيَّة
acusector مِقْطَع إبْري
acute حادّ

~ abdomen أعراضٌ بَطْنيَّة حادَّة
acuteness حِدَّة
acutorsion الفَتْلُ بالإبْرة
acyanoblepsia = acyanopsia عَمَى الأزرَق
acyanotic لازُراقي
acyclia اللادَوَران – تَوَقُّف دَورانِ سَوائلِ البَدَن
acyesis عَدَمُ الحَمْل ، عُقْم (نِسائي)
acylation تَأسيل ، حَمْضَلة
acystia غَيبةُ المَثانة ، فَقْدُ المَثانة
ad. اختِصارٌ مَعناه «أضِفْ» يُستعمَل في كِتابة الوَصْفات (الطبيَّة)
adacrya نَقصُ الدَّمْع ، فِقْدان الدَّمْع
adactylia = adactylism = adactyly
اللاإصبَعيَّة ، انعِدامُ الأصابِع
adactylous عَديمُ الأصابع
adamantine مِينائيّ – مُتَعَلِّق بمِيناءِ الأسنان
adamantinoma, adamantoblastoma
وَرَمٌ مِينائي ، مِيناؤوم
adamantoblast جَذْعة أو أرُومة مِيناء السِّن
adamantoblastoma وَرَمُ أرومةِ الأسنان
adamantoma = adamantinoma
وَرَم مِينائي ، مِيناؤوم
Adam's apple الحَرْقَدة ، القَرْدَحة ، القَرْدوحة – بَرْزة الحَنْجَرة
adaptation المُلاءَمة . التَكَيُّف أو التَكْييف ، التهايُؤ أو التَهْيئة ، التلاؤم
dark ~ تَهايُؤ الظَّلام ، مُلاءَمةُ الظلام
light ~ مُلاءَمةُ النُّور
retinal ~ مُلاءَمة الشَبَكيَّة ، تَهايُؤ الشَبَكيَّة
adapter مُهايِىء ، مُلائم ، لُؤْمة
adaptometer مِقياسُ المُلاءَمة
add يُضِيف . أضِفْ
addict مُدْمِن ، مُنكَبّ . يُدْمِن
addiction إدْمان ، اسِتحْواذ ، تَيْم العَقاقير
alcohol ~ إدمانُ الكُحول
drug ~ إدمانُ العَقاقير ، إدمانُ الأدوِيَة
addictologist خَبيرٌ بمُعالَجة الإدمان
addictology مَبْحَثُ الإدمان ، مَبْحَث تَيْم العَقاقير

addisonism الأديسونيَّة
Addison's disease مَرَض أديسُن ، داءُ أديسُون
additive إضافة ، مادَّة مُضافة
adducens oculi مُقَرِّبةُ المُقْلة ـ عَضَلةُ العَيْنِ المُستَقيمةُ الإنسيَّة
adducent مُقرِّب
adduction تَقْريب ـ جَرٌّ باتِّجاهِ الوَسط ، الضَّك
adductor مُقَرِّب ، مُقَرِّبة
~ muscle العَضَلة المُقرِّبة
adelphotaxis = **adelphotaxy** إيلاف ، تَرْتيب
aden- سابِقة بمَعنى «غُدَّة» أو «غُدِّيّ»
adenalgia غُداد ، وَجَعُ الغُدَد
adenasthenia وَهَنٌ غُدِّي
adendric = **adendritic** لاغُصْني
adenectomy اسْتِئْصالُ الغُدَّة ، نَزْعُ الغُدَّانيَّات
adenia غَدَد ، إغْداد ، تَضَخُّم غُدِّي
adeniform غُدِّيُّ الشَّكل
adenine أدِنين
adenitis التِهابُ الغُدَّة ، التِهابُ الغُدَّة اللِّمفيَّة
adeno-, aden- سابِقة بمَعنى «غُدَّة» أو «غُدِّيّ»
adenoacanthoma وَرَمٌ غُدِّي حَرْشَفي شَوكي
adenoblast أرُومةٌ أو جَذَعةٌ غُدِّيَّة
adenocarcinoma وَرَمٌ غُدِّيٌّ سَرَطاني ، سَرَطانة غُدِّيَّة
adenocele وَرَمٌ غُدِّي كِيسي
adenocellulitis التِهابٌ هَلَلي غُدِّي
adenochondroma غُضْروم غُدِّي ، وَرَمٌ غُضْروفي غُدِّي
adenocyst = **adenocystoma** وَرَمٌ غُدِّيٌّ كِيسيٌّ أو مُتَكَيِّس
adenocyte خَلِيَّة غُدِّيَّة
adenodynia أَلَمُ الغُدَد ، وَجَع غُدِّي
adeno-epithelioma ظِهارُوم غُدِّي ، وَرَمٌ ظِهاري غُدِّي
adenofibroma وَرَم لِيفي غُدِّي
adenofibrosis تَلَيُّف غُدِّي ، لُيافٌ غُدِّي
adenogenous غُدِّيُّ المَنْشأ
adenography تَصْويرُ الغُدَد (شُعاعيًّا) ، وَصْف الغُدَد
adenohypersthenia فَرْطُ النَّشاط الغُدِّي
adenohypophysis النُّخاميَّة الغُدِّيَّة ، النُّخامَى الغُدِّيَّة
adenoid غُدّاني ، غُدّانيَّة
adenoidectomy استِئْصال الغُدّانيّات ، خَزْعُ النامياتِ الغُدّانيَّة
adenoidism الغُدّانيَّة
adenoiditis التِهابُ الغُدّانيَّة
adenoids الغُدّانيّات ، النامِيات
adenoleiomyofibroma لِيفُوم عَضَلي غُدِّي ، وَرَمٌ لِيفي عَضَلي غُدِّي
adenologaditis رَمَدُ الوَليد ـ التِهابُ غُدَدِ العَين والمُلتَحِمة
adenology مَبْحَثُ الغُدَد
adenolymphoma وَرَمٌ لِمْفي غُدِّي ، لِمْفُوم غُدِّي
adenoma وَرَم غُدِّي ، غُدُّوم
acidophilic ~ وَرَمٌ غُدِّي حَمْضي
~ sebaceum وَرَم غُدِّي دُهْني
basophilic ~ وَرَمٌ غُدِّي قاعِدي
bronchial ~ وَرَم غُدِّي شُعَبي أو قَصَبي
adenomalacia لِينُ الغُدَد
adenomammectomy خَزْعٌ غُدِّي ثَدْيي ـ استِئْصالُ النَّسيج الغُدِّي من الثَّدْي
adenomatoid شَبيهُ الوَرَم الغُدِّي ، وَرَمي غُدّاني ، غُدُّ ونامي
adenomatome مِقطَع الغُدَد
adenomatosis وُرامٌ غُدّاني ، إغْداد
adenomatous غُدُّومي ، وَرَمي غُدِّي
adenomyoma وَرَمٌ عَضَلي غُدِّي ، عَضَلُوم غُدِّي
adenomyometritis التِهابُ الرَّحِم التَنَسُّجي
adenomyosarcoma غَرَنٌ عَضَلي غُدِّي
adenomyosis عُضال غُدِّي ، إغْداد عَضَلي
adenomyxoma مُخاطُوم غُدِّي ، وَرَمٌ مُخاطي غُدِّي
adenoncosis تَوَرُّمٌ غُدِّي ، وَرَمُ الغُدَّة
adenoneural عَصَبي غُدِّي

adenopathy اعتِلالٌ غُدّي ، اعتِلالُ العُقَدِ اللّمفيَّة أو اللّنفاويَّة
adenopharyngitis التِهابُ اللوزَتَيْن والبُلْعوم
adenophlegmon, phlegmonous adenitis فِلغْمُون غُدّي
adenophthalmia التِهابُ العَين الغُدّي
adenosarcoma غَرَنٌ غُدّي ، وَرَم غُدّي لَحْمي
adenosclerosis تَصَلُّب الغُدَّة ، تَصَلُّب غُدّي
adenosine أدِنُوسين
~ triphosphate ثالِث فُسْفات الأدِنوسين
adenosis داءٌ غُدّي ، إغْداد ، غُداد
adenotomy بَضْعُ الغُدَّة ، شَقُّ الغُدَّة او استِئْصالُها
adenotonsillectomy استِئْصال اللوزَتَيْن والغُدّانيّات
adenous غُدّي
adenovirus حُمَة غُدّانيَّة ، حُمَة غُدّيَّة
adeps شَحْم ، شَحْمُ الخِنْزير
~ lanae شَحْمُ الصُّوف ، دُهْنُ الصُّوف
adequate وافٍ ، مُطابِق
adermia نَقْصُ أو غَيبةُ الجِلْد
adermotrophia ضُمورُ الجِلد
ADH (anti-diuretic hormone) أ٠د٠ه ـ هُرْمون مُضادٌ لِلإبالة
adhere (to) يلتَصِق (بِ) ، يُلاصِق
adherent مُلتَصِق
adhesiectomy, adhesiotomy بَضْعُ الالتِصاقات
adhesion التِصاق ٠ لاصِقة
pleural ~ التِصاقُ الجَنْبة
primary ~ التِصاقٌ أوّلي
secondary ~ التِصاقٌ ثانَوي
adhesiotomy بَضْعُ الالتِصاق ، خَزْعُ أو قَطْعُ الالتِصاقات
adhesive لَصِق ، لَزِج
adiactinic غَيرُ نَفوذٍ لِلأشِعّة
adiadochocinesia = **adiadochokinesia** فَقْدُ تَناسُق الحَرَكات ، لاتَناوُبيَّة الحَرَكات
adiaphoresis قِلَّةُ العَرَق أو عَدَمُه
adiaphoretic مُخَفِّفُ العَرَق
adiastole اللاانبِساط ، عَدَمُ الانبِساط

adiemorrhysis = **adiaemorrhysis** تَوَقُّفُ دَورانِ الدمِ الشَّعْري ـ تَوَقُّف دَورانِ الدم
adip- , adipo- سابِقة بمَعنى «شَحْمي» أو «دُهْني»
adipectomy خَزْعُ الشَّحْم
adipic شَحْمي ، دُهْني ، وَدَكي
adipocele قِيلة شَحْميَّة ، أُدْرة دُهنيَّة
adipocere شَمْعٌ شَحْمي ، وَدَكُ الأموات
adipogenesis تشَحُّم ، تكَوُّن أو تَكوينُ الشَّحْم
adipogenic = **adipogenous** مُشْحِم
adipoid شَحْماني
adipokinesis تَحْريكُ الشَّحْم
adipolysis حَلُّ الشَّحم ، انحِلالُ الشَّحم
adipolytic حالُّ الشَّحْم
adipoma = **lipoma** وَرَم شَحْمي ، شَحْموم
adipometer مِشحام ، مِقياسُ الشَّحم
adiponecrosis نَخَر شَحْمي
~ neonatorum نَخَر شَحْمي وَليدي
adipopexis = **adipopexia** ، اختِزانُ الشَّحم ، تَثبيتُ الشَّحم
adiposalgia ألَمُ الشَّحْم ، ألَمٌ شَحْمي
adipose شَحْمي ، وَدِك ، شَحِم
adiposis شُحام ، تَشْحام ، شَحَم ، تَشَحُّم
~ dolorosa شُحامٌ مُؤلِم ، التَشَحُّم المُؤلِم
adiposity = **obesity** شَحامة ، تشَحُّم ، بَدانة
adipostat ناظِمُ الشَّحْم
adiposuria بِيلة شَحميَّة ، بَوْلٌ دُهْني
adipsia, adipsy ٠ اللاعَطَشيَّة ، عَدَمُ العَطَش ٠ اللاسُهاف
aditus دِهْليز ، مَدْخَلٌ أو مَنْفَذ٠ مَجْرى الغار
~ ad antrum مَدْخَل الغار
~ ad pelvis مَدْخَلُ الحَوض
~ vaginae مَدخلُ المَهْبِل
adjacent مُتاخِم ، مُجاوِر
adjunct تابِع ، إضافي
adjustment إحْكام ، ضَبْط ٠ تكَيُّف ، تَهايُؤ
occlusal ~ إحكامُ انطِباقِ الأسنان
adjustor ضابِط ، مُحكِم
adjuvant مُساعِد
ad libitum وَقْتَ ما يُريد ، (حَسَبَ الكَيْف)

administer (medicine) يُعطي (دَواءً)
admit (to hospital) يُدخِلُ (لِلمُعالَجة في المُستَشفى)
adnate مُتَّحِدٌ خِلقةً ، نامٍ مَعاً ، مُنْدَمِج
adnerval = adneural صَوبَ العَصَب
adnexa تَوابِعُ ، مُلحَقاتٌ ، لَواحِق
~ oculi تَوابِعُ المُقلة ، مُلحَقات المُقلة
~ uteri مُلحَقاتُ الرَّحِم
adnexectomy خَزْعُ التوابع
adnexitis التِهابُ تَوابِعِ الرَّحِم
adnexopexy تَثبيتُ التوابِع ـ عَمَليَّةُ تَثبيتِ المَبيض والبُوق
adolescence اليَفَع ، اليَفاعه ، المُراهَقة
adolescent يافِع ، مُراهِق • يَفَعي
adoral صَوبَ الفَم ، باتِّجاهِ الفَم أو بِقُربِه
ADP (adenosine diphosphate) أدينُوسين ثُنائيّ الفُسْفات
adrenal كُظري • مُجاوِرُ الكُلْيَة • الكُظْر
~ cortex قِشْرة الكُظْر
~ gland الكُظْر ـ الغُدَّة المُحاذِية لِلكُلْيَة
adrenalectomy استِئصالُ الكُظر ، خَزْعُ الكُظْر
adrenalin كُظْرين ، أدرينالين ـ اسمٌ تِجاريٌ لِلإبينِفْرين
adrenalitis التِهابُ الكُظْر
adrenalopathy = adrenopathy عِلَّة كُظريَّة
adrenergic أدرينالِيُّ الإثارة ، أدرينالِيُّ الفِعْل
adrenic كُظري
adrenin أدرِنين ، حاثَّةُ نُخاعِ الكُظْر . هُرْمون الكُظْر
adrenocortical قِشْري كُظري
adrenocorticomimetic مُحاكي فِعْلِ قِشْرةِ الكُظْر
adrenocorticotrop(h)ic مُحَرِّضُ قِشْرة الكُظْر
adrenocorticotrop(h)in أدرينوكورتيكوترُوبين ، هُرْمون حافِزُ قِشْرةِ الكُظْر
adrenocorticotropic مُنَبِّهُ قِشْرِ الكُظْر
adrenogenous كُظْرِيُّ المَنْشأ

adrenolytic كابِحُ الأدرينالين ، حالُّ الأدرينالين
adrenomegaly تَضَخُّم الكُظْر أو الكُظْرين
adrenopathy = adrenalopathy اعتِلالُ الكُظْر
adrenopause تَوَقُّف نَشاطِ الكُظر
adrenoprival مَحْرومُ الكُظْر
adrenotrop(h)ic مُحَرِّضٌ كُظْري ، مُحَرِّضُ الكُظْر ، مُنَبِّه كُظْري أو مُنَبِّه الكُظْر
adsorbent مُمْتَزٌ ، مازٌّ ، مُجتَذِبٌ أو جاذِب
adsorption امتِزاز ، لُزوب ، استِجْذاب
adsternal مُجانِبُ أو قُرْبَ القَصّ
adtorsion انقِلابُ العَيْنَيْن
adult بالِغ ، راشِد
adulterant شائبة ، مادَّةٌ مَذْق ، زَغَل
adulteration مَذْق ، زَغْل ، شَوْب ، (غِشّ)
adultery الزِّنا ، الزِّنى
advanced مُتَقَدِّم ، مُقَدَّم (جِراحيّاً)
advancement تَقديم ـ تَقْديمُ العَضَلة في الحَوَل
advantages مَزايا
adventitia بَرّانيَّة ـ الطَّبَقةُ البَرّانيَّة لِشِريان
tunica ~ الطَّبَقةُ الطارِئة
adventitial بَرّانيّ ، مُتَعَلِّق بِبَرّانيَّة الأوعية
adventitious عارِضة ، دَخيلة ، عَرَضي ، طارِئ
adynamia, asthenia وَنى ، وَهَن ، عَدَمُ القُوَّة
adynamic, asthenic وانٍ ، واهِن ، عَديمُ القُوَّة
Aedes إيدِس ، الزاعِجة ـ بَعوضٌ يَنقُلُ حُمّى الضَّنْك والحُمّى الصَّفْراء
aerasthenia وَهَنُ الهَواء ـ يُشاهَد في الطيّارين
aerate يُهَوِّي
aerated مُهَوّى
aeration تَهْوِيَة ، تَعريضٌ لِلهَواء • احتِواء
aeremia استِهْواءُ الدم
aerenterectasia الرِّيحة ـ انتِفاخُ المَصارِين بالغازاتِ أو الهَواء
aeriform شَبيهٌ بالهَواء ، غازِيٌّ
aero-asthenia, aeroneurosis وَهَنُ الهَواء ، عُصابُ الهَواء

Aerobacter الحَيَوائيّات ، الراجِبيّات الحَيَوائيّة
aerobe, aerobium حَيْهَوائي ، حَيَوائي
facultative ~ حَيْهَوائي مُخَيَّر
obligate ~ حَيْهَوائي مُجْبَر
aerobic حَيَوائي ، حَيْهَوائي ، مُعتاشٌ بِالهَواء
aerobiosis الحَيْهَوائيَّة ، الحَياةُ بالهَواء
aerobiotic حَيْهَوائي ، مُعتاشٌ بالهَواء
aerocele قِيلة هَوائيَّة ، أُدْرَةٌ هَوائيَّة
aerocolia, aerocoly انتِفاخُ القُولُون ، رِيحُ القُولون
aerocolpos رِيحُ المَهْبِل – انتِفاخُ المَهْبِلِ بالغاز أو الهَواء
aerocystography تَصْويرُ المَثانة الغازي
aerocystoscopy تَنْظيرُ المَثانة الهَوائي
aerodontalgia = aero-odontodynia وَجَعُ الأسنان الهَوائي أو الارتِفاعي
aero-embolism السُّدَّة الهَوائيَّة ، انصِمامٌ هَوائي
aerogastria رِيحُ المَعِدة ، أرياحُ المَعِدة ، انتِفاخُ المَعِدة الهَوائي
aerogen مُوَلِّدُ الغاز ، مُكَوِّنُ الغاز – بَكْتيريا غازِيَّة
aerogenic = aerogenous مُوَلِّدُ غاز
aerogram مُصَوَّر هَوائي – رَسْم رُونْتجِنيّ لِعُضو نُفِخَ بغاز
aerohydrotherapy مُداواةٌ بالماء والهَواء
aeromedicine طِبُّ الطيَران ، الطِّب الجَوِّي
aeropathy اعِتلالٌ هَوائي – مسَبَّبٌ عن تغَيُّراتِ الضَّغْط الجَوِّي
aerophagia = aerophagy ابتِلاعُ الهَواء ، بَلْعُ الهَواء
aerophil مَيّال لِلهَواء ، أليفُ الهَواء
aerophilic = aerophilous مَيّال لِلهَواء ، مُحتاجٌ إلى الهَواء ، أليفُ الهَواء
aerophobia رُهاب الهَواء ، رَهْبة الهَواء
aerophore حامِلةُ الهَواء – آلةٌ لِعِلاجِ الاختِناق الرِّئوي
aeropiesotherapy المُعالَجة بالهَواء المَضْغوط
aeropleura = pneumothorax استِهْواء الجَنْبة

aerosol ضَبُوب ، رُذاذة ، حُلالة هَوائيَّة
~ therapy مُعالَجة ضَبوبيَّة ، مُداواةٌ رَذِّيَّة
aerosolization رَذٌّ ، تَرْذيذ ، تَضْبيب – تَكْوينُ حُلالةٍ هَوائيَّة
aerospace medicine طِبُّ الفَضاء
aerotherapy = aerotherapeutics المُداواةُ بالهَواء ، الاستِهواء
aerothorax, pneumothorax استِهواءٌ صَدْري ، هَواءٌ صَدْري ، رِيحٌ صَدْريَّة
aerotitis = aero-otitis التِهابُ الأذُن الهَوائي
aerotropism انتِحاءٌ هَوائي ، التجاذُبُ الهَوائي أو المَيل لِلهَواء
aero-urethroscope مِنْظار المَبال الهَوائي
aesculapian أسكُولابيُوسيّ ، طَبيب
Aesculapius أسكُولابيُوس – إلهُ الشِّفاء
staff of ~ عَصا أسكُولابيُوس – شِعارُ المِهَن الطبِّيَّة
aether = ether أثير
(a)etiology مَبْحَثُ أسبابِ المَرَض
afebrile لاحُمَّوِي – بِلا حُمّى
afetal لاجَنين ، لاجَنينيّ
affect شُعور . يُؤَثِّر في
affected (with) مُصابٌ (بِ)
affection آفة ، عِلَّة . عاطِفة
afferent وارِد ، مُورِد ، ناقِلٌ إلى المَركَزِ أو إلى الداخِل
affinity أُلْفة ، مُجاذَبة
affirmation جَزْم ، تَوكيد ، إثْبات
affliction ابتِلاءٌ (بِ) . إصابة (بمَرَضٍ أو ابتِلاء)
afflux بَيْغ ، وُرُود ، فَيْض
affluxion = afflux حَشْد ، احتِشاد ، بَيْغ
affusion صَبّ ، سَكْب
afibrinogenemia نَقْصُ مُوَلِّد اللِّيفين في الدَّم
after-action فِعلٌ تِلْوِيّ
after-birth السُّخْد وأغشِيَتُه . مَلاكيع – السُّخْد والأغشية المَطْروحة من الرَّحِم بعدَ الوِلادة (الخَلاص)
after-brain دِماغٌ تِلْوِيّ ، الدِّماغُ المُؤخَّر

after-care عِناية تِلْوية ، عِناية تالية (بالناقِهين)
after-cataract سادٌّ تِلْويٌّ أو ثانَويٌّ
after-image الشَّبَح ، الصُّورة التِّلْويَّة
after-movement حَرَكة تِلْويَّة
after-pains طَلْقٌ تِلْوي ، آلامٌ تِلْويَّة ، الخَوالِف ـ آلامُ بعدَ الوِلادة
after-perception إدْراك تِلْوي
after-sensation احساسٌ تِلْوي
after-taste طَعْم تِلْوي ، مَذاقٌ تِلْويٌّ
after-treatment مُعالَجة تِلْويَّة
after-vision رُؤْية تِلْويَّة
agalactia = agalactosis انقِطاعُ الحَليب ، نَقْصُ الدِّرَّة ، شَصَص ، شُصوص
agalorrhea شَصَص ، شُحٌّ أو انقِطاعُ سَيْل الحَليب
agamic = agamous لامَشيجي ، لاتَزاوُجي
agammaglobulinaemia فَقد كُرَيِّين غاما في الدمّ
agamogenesis = agamogony تَكاثُرٌ لا تَزاوُجي ، تَناسُل غيرُ جِنْسي أو لامَشيجي
agamont = schizont أُقْسُومة (ج. أقاسيم أو أُقسُومات)
aganglionic لاعُقْدِيّ
aganglionosis لاعُقدِيَّة ـ انعِدامُ الخَلايا العُقْدِيَّة
agar آغار ـ مادَّة غَرَويَّة تُستَعمَلُ لِتَجْميد المُستَنبتات
agar-agar, agar آغار آغار ، آغار
agaric فُطْر ، غارِيقون
agastric عَديمُ المَعِدة
age عُمْر أو سِنّ . عَهْد . يَهْرَمُ ، يَشيخُ
  achievement ~ العُمْر التَّحصيلي
  bone ~ العُمر العَظْمي
  chronological ~ العُمر الزمَني
  mental ~ العُمر العَقْلي
  physiological ~ العُمر الفِسيُولُوجي
agenesia = agenesis قُصورُ النمُوّ ، نَقْصُ التكَوُّن . عَنانة ، عُقْم
agenitalism تَطَوُّش ـ حالةٌ ناجِمة عَن نَقصِ مُفرَزاتِ الغُدَد التناسُلِيَّة
agent عامِل . عامِلٌ مَرَضي
  catalytic ~ عامِل حَفّاز
  reducing ~ عامِلٌ مُرجِع أو مُختَزِل
agerasia شَيخُوخة زاهِية ، مَظهَرُ الصِّبا في مُسِنّ
ageusia = ageustia اللاذَوقيَّة ، ضَعفُ أو فَقْد الذَّوق، عُطْلٌ في حاسَّةِ الذَّوق، اللاتَذَوُّق
agger كَدْس ، بَرْزة ، نابِرة
  ~ nasi نابِرة أنْفيَّة
  ~ valvae venae نابِرةُ صِمام الوَريد
agglomerated مُتَكوِّم ، مُتَكتِّل
agglutinability تَلازُنيَّة ، رَصُوصيَّة
agglutinant مُلْزِن ، راصّ
agglutination تَلازُن . تَراصّ
  acid ~ تَلازُنٌ حَمْضي
  cross ~ تَلازُن مُتَصالِب
  group ~ تَلازُنٌ زُمَري ، تَراصٌّ زُمَري
  intravascular ~ تَلازُن داخِلَ الأوعية
  platelet ~ تَراصُّ الصُّفَيحات
  spontaneous ~ تَلازُنٌ تِلقائي
agglutinative مُلْزِن ، راصّ ، لازِن
agglutinin = agglutinator مُلزِن . راصَّة ـ جِسمٌ ضِدِّي يُكَتِّلُ إحدى مُكَوِّنات الضدّ
  flagellar ~ مُلزِن سَوطي
  group ~ مُلزِنٌ زُمَري . راصَّة زُمَريَّة
  somatic ~ مُلزِن جَسَدي ، راصَّة جَسَديَّة
agglutinogen لَزين ، مُستَرِصَّة ، مُوَلِّدُ المُلْزِنات أو الراصّات
agglutinogenic = agglutogenic مُوَلِّدُ المُلْزِنات ، مُوَلِّد الراصّات
agglutinophilic سَهْلُ التراصّ . سَريعُ التلازُن
agglutinoscope مِنظارُ اللزانة ، مِنظارُ التراصّ
agglutometer مُلَزِّنة . المُلَبِّدة
aggravation تَفاقُم
aggregate يُكَدِّس . مُكَدِّس . كُدادَة
aggregation تَكَدُّس ، تَكَوُّم . تَجَمُّع
aggression عُدْوان ، اعتِداء . هُجوم
aggressive عُدْواني ، مُعْتَدٍ
aging الكِبَر ، التقَدُّم في العُمْر

agitated هائج ، مُضطرِب
agitation هِياج ، نَفْض ، خَضّ
agitographia كِتابة هِياجيَّة ـ تسرُّع في الكِتابة مع إغفال بعضِ الكَلِمات أو مَقاطِعِها
agitophasia = agitolalia التسرُّع في التكلُّم ، نُطقٌ هِياجي
aglandular لاغُدّي
aglaucopsia = aglaukopsia العَمى الأخضَر
aglobulia = aglobuliosis = aglobulism نَقصُ الكُرَيّات الحُمْر
aglossia لالِسان ، غَيبةُ اللسان ، عَجزُ النُّطق
aglossostomia غَيبةُ اللّسان مع فَتحِ الفَم
aglutition صُعوبةُ الابتِلاع ، عُسْرُ البَلْع
agmatology مَبْحَث الكُسور ـ كُسور العَظم
agminated مُتكدِّس أو مُكدَّس ، مُتراكِم
agnail = hangnail السُّعاف ، الظُّفْرُ المُعلَّق ، السأَف
agnathia اللافَكّيَّة ، غَيبةُ الفَكّ أو الفَكَّيْن
agnathus عَديمُ الفَكّ ، مَعدومُ الفَكِّ السُّفلي
agnogenic مَجْهولُ السَّبَب أو الأصْل
agnosia عَمه ، عَدمُ الدِّراية ، فَقدُ التحسُّس
auditory ~ عَمَهُ السَّمْع
tactile ~ عَمَهُ الحِسّ
visual ~ عَمَهُ البَصَر
-agogue لاحِقة بمَعنى «مُدِرّ»
agonad عَديمُ القُنْد ، عَديمُ المِنْسَل ، عَديمُ الغُدَد التناسُليَّة
agonadal لاقُنْدي ، مَعدومُ المِنْسَل ، مَعدومُ الغُدَد التناسُليَّة
agonal احتِضاري ، مُتعلِّق بالنَّزْع
agonist (muscle) (عَضَلة) شادَّة
agony = agonia أسىً ، شِدَّةُ الألَم ، الاحتِضار ، النَّزْع ، (سَكْرَةُ المَوت)
agoraphobia رُهاب السَّاح ، رَهْبة الخَلاء ، رَهْبة الفَضاء
agrammatism = agrammatica لُكْنة ، عُجْمة ، اللانَحْويَّة
agranular لاحُبَيبي
agranulemia, agranulocytosis فَقْدُ المُحبَّبات الدمويَّة ، داءُ فَقْدِ الكُرَيّاتِ المُحبَّبة أو نُدرة مُتشكِّلات النَّواة
agranulocyte كُرَيَّة غيرُ مُحبَّبة
agranulocytopenia, agranulocytosis نَقصُ الكُرَيّات المُحبَّبة ، نُدرة المُحبَّبات
agranuloplastic غيرُ مُكوِّنٍ خَلايا مُحبَّبة
agranulosis = agranulocytosis فَقْدُ المُحبَّبات ـ نُدرة مُتشكِّلاتِ النَّوى
agraphia = agraphy اللاكِتابة ، فَقْدُ التعبيرِ كِتابةً ، فَقْدُ الكِتابة
absolute ~, ~ atactica, literal ~ اللاكِتابةُ المُطلَقة
acoustic ~ اللاكِتابة السَّمْعيَّة (الإملائيَّة)
cerebral ~, mental ~ اللاكِتابة الفِكْريَّة
motor ~ اللاكِتابة الحَرَكيَّة
optic ~ اللاكِتابة البَصَريَّة (نَقْلاً)
verbal ~ اللاكِتابةُ الكَلِماتيَّة
agraphic لاكِتابي ، فاقِدُ الكِتابة
agravic لاجاذِبي ـ خاصٌّ بانعِدامِ الجاذِبيَّة
~ illusion تخيُّل لاجاذِبي
agremia = agraemia تَنقْرُس الدم
agriothymia جُنون وَحْشي ، شَراسة وَحْشيَّة
agrius مُستَعصٍ ، بَرِّيّ
agromania هَوَسُ العُزْلة
agrypnia أرَق
agrypnocoma سُباتٌ أرَقي
agrypnotic = agrypnode مُؤرِّق ، أرَقي
ague نافِض ، بُرَداء ، قُشَعْريرة
agyria نَقْصُ التلافيف ، اللاتِلافيف
ahypnia = ahypnosis سُهاد ، عَدمُ النَّوم
aid إسعاف ، يُساعِدُ
first ~ إسعافٌ أوَّلي
hearing ~ مُعينة سَمْعيَّة ، عَوْن سَمْعي
speech ~ مُعينة نُطقيَّة ، عَوْن نُطْقي
aidoiomania غُلْمَة
AIDS = acquired immunodeficiency syndrome إيدْس ـ مُتناذِرةُ العَوَزِ المَناعيِّ المُكتَسَب

ail يَمْرَض ⋅ يُوجِع
ailment عِلَّة ،وَعْكَة، مَرَض
ainhum اختِناقُ الأُصْبَع ـ مَرَضٌ في الزُّنوج يَتَمَيَّزُ باختِناق وسُقوطِ أحَد الأصابِع
air هَواء
~ bed سَريرٌ هَوائي
~ hunger عَوَزُ الهَواء
~ sickness دُوارُ الطَيَران
complemental ~ الهَواءُ المُتَمِّم
reserve ~ الهَواءُ الاحتِياطي
residual ~ الهَواءُ الثُمالي
tidal ~ الهَواء المَدِّي
airborne مَحْمُولٌ أو مَنْقول بالهَواء
airbrasive ساحِجٌ هَوائي ، ساحِج بالهَواء
akaryocyte = **akaryota** = **akaryote** كُرَيَّة غيرُ مُنَوَّاة
akatamathesia = **akatanoesis** عَدَمُ الفَهْم
akathisia اللاجُلوسِيَّة ، قَلَقُ القُعود ، زَلَز
akinesia = **akinesis** لاحَرَكِيَّة ، شَلُّ الحَرَكة ، فَقْدُ الوَظيفة الحَرَكيَّة
akinesthesia فَقْدُ حِسِّ الحَرَكة
akinetic لاحَرَكي ، مَعدومُ الحَرَكة
akoria شَرَهُ القابِلِيَّة ، عَدَمُ الشَّبَع
ala غُرْض ، جَناح
~e nasi غُرْضا الأَنف ، خُنابا الأَنف
~ ossis ilii جَناحُ الحَرْقَفي
~ ossis sphenoidalis جَناحا العَظْم الوَتَدي
alactasia عَوَزُ اللاكْتاز
alalia البَكَم ، اللانُطْق ، فَقْدُ النُّطْق ، البَكامة
alalic أبْكَم
alar جَناحيٌّ ⋅ إبْطيٌّ
alastrim, paravariola النَّبْخ ، جُدَرِيٌّ الزَّنج ، نَظيرُ الجُدَري
alba أبْيَض ـ مادَّةُ النُّخاع البَيضاء
albedo بَياض
~ retinae بَياضُ الشَّبَكيَّة ، الوَذَمة الشَبَكيَّة
albefaction تَبييض ، قَصْر
albicans أبْيَض ، أحَدُ الأجسامِ البِيض
albiduria بِيلةٌ بَيضاء

albinism = **albinismus** = **albinoism** المَهَق ، البَهَق ، الإغراب ، الحُسْبة
albino, albinotic أمْهَق ، أبهَق ، مُغرِب
albinuria = **albiduria** بِيلة بَيضاء ، بَوْل أبيض
albuginea الغِلالة البَيضاء ، الطَّبَقة البَيضاء
albugineotomy شَقُّ الغِلالة البَيضاء ـ لِلخُصْية
albugineous مُبَيَضٌّ ، ابيضاضي
albuginitis التِهابُ الغِلالة البَيضاء ، التِهابُ النَّسيجِ الأبْيَض ، التِهابُ المِحْفَظة البَيضاء
albugo الوَكْتَة ـ في العَين ⋅ البَرَج ـ ظَليليَّة أو لَطْخة قَرْنيَّة ⋅ الحِقـاب او الفُوف ـ في الظُّفر
albumen; albumin آحٌ ، آحِين ، آحُ البَيْض
albumin آح ، زُلال ، آحِين ، ألْبُومين
egg ~ آحُ البَيْض
serum ~ آحُ المَصْل ـ ألبُومينُ المَصْل
albuminaturia كَثْرة الزُّلالِ في البَوْل
albuminemia كَثْرة زُلالِ الدّم
albuminimeter = **albumimeter** = **albuminometer** مِقياسُ الزُّلال
albuminoid زُلالانيّ
albuminolysis انحِلالُ الزُّلال
albuminoptysis زُلالُ اللُّعاب ، لُعابٌ زُلالي
albuminoreaction تَفاعُلٌ زُلالي
albuminosis الزُّلاليَّة ، الألْبُومِينيَّة
albuminous زُلاليّ ، آحيني ، آحِيّ
albuminuria بِيلةٌ آحِيَّة ، بَوْلٌ زُلالي
functional ~ بِيلة آحِيَّة وَظيفيَّة ـ لامَرَضيَّة
neurotic ~ بِيلة آحِيَّة عُصابيَّة
postural ~ بِيلة آحِيَّة وَضْعيَّة
albuminuric خاصٌّ بالبِيلةِ الزُّلاليَّة
albumoid زُلالاني ، نَظيرُ الزُّلال ، آحانيّ
albumoscope مِكشافُ الزُّلال ، مِكشافُ الآح
albumose = **albuminose** زُلالوز ، آحُوز
albumosuria بِيلةٌ آحُوزيَّة
alcapton = **alkapton** ألْكَبْتُون
alcaptonuria بِيلةٌ الكَبْتُونيَّة
alcohol كُحْل أو كُحُول ، غَوْل

absolute ~ كُحُولٌ صِرْف
denatured ~ كُحول مَشُوب
dihydric ~ كُحولٌ ثُنائي
ethyl ~ كُحول إثيلي
methyl ~ كُحولٌ مَثيلي
alcoholemia كُحوليَّة ، تَغَوُّلن الدم أو تَكَحْلُله
alcoholic كُحولي ، غَوْلي · سِكّير
alcoholism الكُحوليَّة ، الغَوْليَّة
alcoholization التكَحْلُل ، الكَحْلَلة
alcoholize يُكَحْلِل ، يُعالِج بالكُحول
alcoholomania الوَلَع بالكُحول
alcoholometer مِقْياس الكُحول
alcoholometry تَقْديرُ الكُحولات
alcoholysis الكَحْلَلة
aldehyde أَلْدَهيد ، غَوْليد
aldosterone أَلْدُوستيرون
alembic الإنْبيق – آلةٌ لِلتقْطير
alemmal عَديمةُ الغِمْد – لِيفة عَصَبيَّة
Aleppo boil حَبَّة حَلَب ، دُمَّل حَلَب
alert مُتَيَقِّظ ، مُتَنَبِّه
aletocyte كُرَيَّة جَوّالة
aleukemia = **aleucemia** فَقْدُ أو نَقْصُ كُرَيّات الدم البِيض
aleukemic مُتعلِّق بنَقْص الكُرَيّات البِيض · ناقِصُ الكُرَيّات البِيض · لاابْيِضاضي
aleukia فَقْد الكُرَيات البِيض · فَقْدُ لُوَيحات الدم
aleukocytic عَديمُ الكُرَيّات البِيض
aleukocytosis = **aleucocytosis** البَيَض – نُدرة الكُرَيّات البِيض
alexeteric تِرْياق ، مُدافِع
alexia اللاقِرائيَّة ، عَمَهُ المَكتُوبات
motor ~ اللاقِرائيَّة الحَرَكيَّة
optical ~ لاقِرائيَّة بَصَريَّة
alexic أَعْمَهُ
alexipyretic مُضادُّ الحَرارة . دافِعُ الحُمّى
algae طَحالِب ، أُشْنِيّات (في الشام)
algal طُحْلُبي ، أُشْني
algedonic مُؤلِمٌ ومُفْرِح
algefacient مُبَرِّد ، مُصْقِع
algesi-, alge-, algo- سابِقة بمَعنى «أَلَم» أو «وَجَع»
algesia التحَسُّس بالألَم ، حِسُّ الألَم ، تألُّم
algesic = **algetic** مُؤلِم ، مُوجِع
algesimeter = **algesiometer** مِقياسُ حاسَّةِ الألَم ، مِقياسُ الوَجَع
algesiogenic مُحْدِث الألَم
algesthesia = **algesthesis** حِسُّ الألَم ، الشُّعور بالوَجَع
algetic مُوجِع ، مُؤلِم
-algia لاحِقة بمَعنى «أَلَم» أو «وَجَع»
algicide مُبيدُ الطَّحالِب ، مُتلِفُ الأُشنات
algid صَقيعي ، صاقِع
alginuresis بَوْل مُؤلِم ، تبَوُّلٌ مُؤلِم
algiomuscular عَضَلي مُؤلِم
algo- سابِقة بمَعنى «أَلَم» أو «وَجَع»
algogenesia = **algogenesis** تَكَوُّن الألَم أو حُصُولُه ، تَوَلُّد الوَجَع
algolagnia الشَّبَق الألَمي
active ~, sadism شَبَقٌ إيلامي ، سادِيَّة
passive ~, masochism شَبَقٌ تألُّمي ، ماسُوشيَّة
algometer مِقياسُ الألَم
algometry قِياسُ الألَم
algophilia = **algophily** حُبُّ الإيلام – نَوعٌ من الفَساد الجِنْسي
algophobia رَهبةُ الألَم ، رُهابُ الألَم
algopsychalia أَلَمٌ نَفْساني – سَوداءُ مُرعِبةٌ مع مَيلٍ لِلانتِحار
algor قُشَعْريرة
~ mortis قُشَعريرةُ المَوت ، بُرودةُ المَيِّت
algospasm تَشَنُّج مُؤلِم
alible مُغَذٍّ ، مَريء
alien غَريب · عَديمُ الأهليَّة
alienation مَسٌّ ، جُنون ، خَلَل
alienism جُنون ، الخَلَلُ العَقْلي
alienist طَبيبٌ عَقْلي
aliform جَناحِيُّ الشكل
alignment = **alinement** تَنْظيم ، تَخْطيط
aliment غِذاء

alimentary غِذائي ، طَعامي ، هَضمي
~ canal or tract القَناةُ الغِذائيَّة أو الهَضميَّة
alimentation تَغْذِيَة ، إطْعام
artificial ~ تَغْذِية صُنعيَّة
forced ~ تَغْذِيةٌ قَسْرِيَّة
rectal ~ تَغذِية مُستَقيميَّة
alimentotherapy المُداواةُ الغِذائيَّة
alinjection تَكْرارُ الحَقْن
aliphatic دُهْني أو شَحْمي
alkalemia = alkalaemia تَقَلْوُن الدم ، ازدِيادُ قِلْويَّة الدم
alkalescent قِلْيِيّ ، قِلْوي
alkali قِلْي ، مادَّة قِلْويَّة
alkaligenous مُكَوِّن قِلْوِيّات ، مُقْلٍ
alkalimeter مِقياسُ القِلْويَّة
alkaline قِلْوي
alkalinity القِلْويَّة
alkalinization التَّقْلِية ـ التَقَلّي
alkalinize = alkalize يُقَلْوِن
alkalinuria بيلة قِلْويَّة ، بَوْل قِلْويّ
alkalipenia نَقصُ القِلْويَّة
alkalization التَقَلّي ـ التَّقْلية
alkalize يُقَلْوِن ، يَجعلُه قِلْويّاً
alkalogenic مُقَلْوِن ، مُقْلٍ
alkaloid = alcaloid قِلْوانيّ ، شِبْقِلْي ، نَظيرُ القِلْي ، قِلْويد
alkalosis = alcalosis القُلاء
compensated ~ قُلاءٌ مُعَوَّض
metabolic ~ قُلاء أيضيّ . قُلاءٌ استِقلابيّ
respiratory ~ قُلاء تَنَفُّسي
alkaluria بيلة قِلْويَّة . بَوْل قِلْويّ
alkapton أَلْكَبْتُون . قازِمٌ قِلْوِيّ
alkaptonuria بَوْل أَلْكَبْتُوني ، بيلة أَلْكَبْتُونيَّة
alkylating agent عامِلُ أَلْكَلة
allachesthesia تَحَسُّسٌ مُخالِف ـ شُعورُ اللَّمْس في غيرِ المَكان المَلْموس
allantoic لَقانِقي
~ membrane الغِشاء اللقانِقي ، غِشاءٌ سُجُقي
allantoid سِقاءاني ، لَقانِقاني ، نَظيرُ المِنْبار
allantois السِّقاء ، اللقانِقي ، المِنْبار
allel = allele أَلِيل ، مُضادّ ، حَليل ـ إحدى جِينَتَيْن مُتَضادَّتَي الصِّفات
allelic أَلِيلي ، حَليلي
allelism = allelomorphism التخالُفُ الوِراثي ، تَقارُبُ الشكْل أو تَضادُّه وِراثيّاً
allelomorph = allele حَليل ، مُتَقابِلٌ او مُتَقارِب الشَّكْل
allelomorphism التخالُف الوِراثي ، تَقابُلُ الشكل أو تَقارُبُه (وِراثيّاً)
allenthesis إدخالُ مادَّةٍ غَريبة ـ في الجِسم
allergen آرِج ، مُوَلِّد الأَرَجيَّة أو الاستِهداف ، باعِثَةُ التجاوُب أو الاستِهداف . مُستأرِج
allergenic مُؤَرِّج ، باعِثُ الأَلِرْجية
allergia = allergy أَرَجيَّة ، آلِرْجيا ، استِهداف ، تَحَسُّسيَّة
allergic أَرَجيّ ، أَلِرْجيائي ، استِهدافي ، مُؤَرِّج
~ asthma رَبْوٌ أَرَجيّ
~ dermatitis التِهابُ الجِلد الاستِهدافي
~ rhinitis, hay fever التِهابُ الأنفِ الاستِهدافي ، حُمّى الكَلأ
allergid جِلديَّة أَرَجيَّة
allergin مُؤَرِّج ، آرِج
allergization تأرِيج ، أَلِرْجيائيَّة
allergodermia مَرَض جِلْدي أَلِرْجيائيّ
allergology مَبْحَثُ الاستِهداف ، الأَرَجيّات
allergosis أُراج ، داءٌ أَلِرْجيائي
allergy = allergia = allergie الأَرَجيَّة ، أَلِرْجية ـ آلِرْجيا ، الاستِهداف
allesthesia = allachesthesia الحِسُّ المُتَبايِن ، التَحَسُّس بمَكانٍ آخَر
alleviate يُخَفِّف ، يُلَطِّف ، يُسَكِّن
Allium فَصيلةُ الثُّوم
allo- سابقة بمعنى «التبايُن» أو «الاختِلاف»
allo-antigen = iso-antigen مُستَضِدٌّ إسْوِيّ
allocheiria = allochiria تَماثُل مَعكوس ، حِسٌّ مَعكوس ، شُعورٌ مَعكوس
allochetia = allochezia تَغَوُّط من غَيرِ الشَّرَج ، إفْراغٌ لاغائِطي

allochroic مُتَبَدِّل اللون
allochromasia اختِلافُ اللون ـ اختِلافُ لَونِ الجِلد أو الشَّعْر
allodromy اختِلافُ النَّظْم ، اختِلافُ النَسَقِ القَلْبي
allo-eroticism = allo-erotism شَبَقٌ مُغايِر
alloesthesis = allachesthesia اختِلافُ الحِسّ ، تَعاكُس الحِسّ
allogamy إخْصابٌ خَلْطي ، إلْقاح مُختَلِف
allogotrophia اختِلافُ التغذِيَة
allograft طُعْم مُبايِن ـ ليس مِن تَوأمٍ طَبيق
allokeratoplasty تَطْعيمُ القَرْنيَّة المُغايِر
allokinesis = allokinesia حَرَكة مُنفَعِلة ، حَرَكة انعِكاسيَّة
allolalia خَبَلُ الكَلام ، الغَمْغَمة
allometropia انكِسار مُتَبايِن
allomorphism تَغيُّرُ الشَّكْل ـ تَبَدُّلُ الشَّكلِ دُونَ الجَوهر
allopath = allopathist مُمارِسُ المُداواةِ المُغايِرة
allopathy المُداواةُ المُغايِرة
allophasis هَذَر ، هَذَيان
alloplasia, heteroplasia التركيبُ المُغايِر ، اختِلافُ التَّرْكيب
alloplasty التقويمُ المُغايِر ، الرأبُ المُغايِر
allopolyploidy اختِلافُ مَجمُوعاتِ الصِّبغِيّات
allorhythmia خَلَلُ النَّظم
allorhythmic مُختَلُّ النَّظم ، مُختَلُّ النَّسَق
allotopia مَوضِع مُغايِر
allotransplantation غَرْزٌ مُغايِر
allotriogeustia فَسادُ الذَّوق
allotropic مُتآصِل
allotropism = allotropy التآصُل
allotype نَمَطٌ أليليّ
alloxuria بِيلة بُورينيَّة
alloy أُشابة ، مَزيجٌ مَعدِني ، سَبيكةٌ خَليطة
alloying = alloyage تأشِيب
allyl ثُومي ، ألِّيل
almond لَوز
almoner مُشرِفٌ أو مُعاوِن اجتِماعي (يستَقْصي أحوالَ المَرضى وإعاناتِهم)
Aloe الصَّبّار ، الصَّبِر ، الأَلْوَة
aloetic صَبّاري
alogia عِيٌّ الكَلام ، حُبسة الكَلام ، اللاتكَلُّم
aloin صَبرِين
alopecia حاصَّة ، مَعَط ، صَلَع ، المَعَر ، مَرَط
~ areata, ~ circumscripta حاصَّةٌ بُقْعيَّة ، الصَّقَع
~ capitis totalis صَلَعُ الرأسِ الشامِل
~ cicatrisata حاصَّة نَدْبيَّة
~ follicularis حاصَّةٌ جُرَيبيَّة
~ prematura صَلَعٌ مُبَكِّر
~ senilis صَلَعُ الشَّيخُوخة
~ symptomatica حاصَّةٌ عَرَضيَّة
~ totalis حاصَّة شامِلة ـ تشمُلُ الجِسمَ كُلَّه
~ toxica حاصَّة سُمّيَّة
alopecic حاصّ ، مُمْعِط • أحَصُّ ، حَصّاءُ
alpha أَلْفا
~ particles دَقائقُ أَلِفيَّة ، جُسَيماتُ أَلْفا
~ rays أشِعَّة أَلْفا
alphodermia = alphosis اللااصطِباغُ الجِلْدي
alphos الوضَح ـ نَوعٌ من البَرَص أو الصدَفيَّة
alter يُنوِّع ، يُغيِّر
alterant = alterative مُنَوِّع ، مُغَيِّر
alternans مُتناوِب
alternating مُتعاقِب ، مُتناوِب
alternation تناوُب ، تَعاقُب
~ of generations تَناوُبُ التناسُل ، تَعاقُب الأجيال
alternative بَديل ، خِيارٌ بَديل • تَناوُبي
altitude sickness مَرَضُ الارتِفاع
alum, alumen الشَّبُّ
aluminosis = aluminosis pulmonum تَترُّبٌ أو تَغبُّر شَبِّي ، تَترُّبُ الرِّئة الأَلُوميني
aluminum = aluminium أَلُومينيوم ، مَعدِنُ الشَّبّ
alveoalgia أَلَمُ السِّنْخ (بعدَ خَلْع السِّنّ)

alveobronchiolitis التِهابُ الشُّعَيباتِ والحُوَيصِلات الرِّئويَّة
alveolar دُرْدُري ، نُخروبي ، سِنْخي
~ canal القَناةُ السِّنخِيَّة
~ glands الغُدَدُ السِّنخِيَّة
~ process الشاخِصة الدُّردُريَّة
alveolate ذو نَخاريب ، مُنَخْرَب ، ذو سُنُوخ
alveolectomy استِئْصال السِّنخ ، قَطْعُ السِّنخ
alveoli دُرادِر ، سُنوخ ، أسناخ
~ pulmonis أسناخٌ رِئَويَّة
dental ~ الدُّرادِر ، السُّنُوخ أو الأسناخُ السِّنِّيَّة
alveolingual, alveololingual لِساني سِنْخي
alveolitis التِهابٌ دُرْدُري – التِهابُ الأسْناخ
alveolodental سِنْخي سِنِّي
alveololabial سِنْخي شَفَوي
alveololingual سِنْخي لِساني
alveolopalatal حَنَكي سِنْخي
alveoloplasty تَقويم السِّنْخ ، رَأْبُ السِّنْخ
alveolotomy شَقُّ السِّنْخ
alveolus سِنْخ ، دُرْدُر ، حُجَيرة ، نُخْروب
alveus شَكْوَة ، جُفَينة ، بُوَيْطَة
alvine كَرْشيٌّ ، بَطْنيٌّ ، سُرْميٌّ
alymphia فَقْدُ أو نَقْصُ اللِّمف
alymphocytosis فَقْد أو نُدْرة الكُرَيّات اللِّمفيَّة
amaas = alastrim أُمَيهة ، طَفَح جِلْديٌّ مُعْدٍ • جُدَريُّ الزَّنج ، النَّبْخ
amacrine = amakrine عَديمُ الزَّوائِدِ الطويلة ، عَديمُ الأَلياف الطويلة
amalgam مُلْغَم – مَزيجُ مَعادِنَ أحَدُها زِئبَق
~ plugger مِدَكُّ المُلْغَم
amalgamate يُلْغِم ، يَمْزُجُ بالزِّئبق
amalgamation التَلْغُم ، مَلْغَمة ، إلْغام
amara المُرِّيّاتِ
amaroid المُرّ
amastia الضَّهى ، اللاثَدْيِيَّة ، غَيبة الثَّدْي
amathophobia رَهْبة الغُبار ، رُهابُ الغُبار
amaurosis كُمْنَة – عَمًى بدُونِ آفَةٍ ظاهِرةٍ في العَين
congenital ~ الكَمَه الخِلْقي

amazia = amastia اللاثَدْيِيَّة ، الضَّهى
amber عَنْبَر – راتينجٌ أَصْفَرُ من الأشجارِ الكَرَزيَّة ، كَهْرَمان
ambi- سابقة بمعنى «عَلى الجانِبَيْن ، كِلا ، كِلْتا»
ambidexter = ambidextrous أَضْبَطُ ، أعْسَرُ يَسَرٌ ، مَنْ يَستَعمِلُ كِلتا اليَدَيْن
ambiguous مُلتَبِس ، مُبهَم
ambilateral مُتعلِّق بالجانِبَيْن
ambilevous غيرُ أَضْبَط – لا يُحسِنُ استِعمالَ كِلتا اليَدين
ambiopia = diplopia الشَّفْع ، ازدِواجيَّةُ الرُّؤية
ambisexual = ambosexual خُنثَى
ambivalence تَكافُؤ الضِّدَّيْن ، التناقُضُ الوِجْداني
ambivalent مُتَكافِئُ الضِّدَّيْن
amblyacousia = amblykusis كَلالُ السَّمْع
amblyaphia كَلالُ اللَّمْس
amblygeustia كَلالُ الذَّوْق
Amblyomma الحلَميّاتُ كَليلَةُ العَيْن
amblyopia الغَمَش ، الكَمَس ، الغَطَش
alcoholic ~ غَمَشٌ كُحولي
~ ex anopsia الغَمَش التعَطُّلي
colour ~ عَمى الألوان ، غَمَش لَونيٌّ
nocturnal ~ غَمَشٌ لَيلي
uraemic ~ غَمَشُ تَبَوْلُن الدم
amblyopiatrics مُعالَجة الغَمَش
amblyoscope مِخْزار ، مِقياسُ الخَزَر
ambo = ambon حَلْقة الغُضْروف الليفي (للعِظام الطِّوال)
amboceptor مُتَقَبِّلٌ مَثْنَويٌّ – رابِطُ المُتَمِّمِ للجِسْم المُضادّ
ambosexual = ambisexual ثُنائيُّ الجِنْس
ambulance سَيّارةُ إسْعاف ، مِنْقَلة
ambulant سَيّار ، جائل ، جَوّال
ambulatory سَيّار ، انتِقالي ، مُتَنَقِّل
ameba = amoeba الأمِيبَة أو الأميبا ، المُتَمَوِّرة ، المُتَحَوِّلة ، المُتَمَوِّر ، المُتَحَوِّل

amebiasis = amebiosis داءُ الأميبة ، داءُ المُتَمَوِّرات
hepatic ~ داءُ الأميبة الكَبِدي
intestinal ~ داءُ الأميبة المِعَوِيَّة
amebic = amoebic أميبيٌّ ، مُتَمَوِّر ، تَمَوُّريّ
amebicidal = amebicide مُبيدُ الأميبة
amebiform أميبيُّ الشَّكل
amebocyte خَلِيَّة أميبيَّة
ameboid شِبْهُ الأميبا ، أميبانيّ
ameboma وَرَم أميبي
amebula أميبة صَغيرة ، مُتحوِّلة صَغيرة
ameburia بِيلة أميبيَّة
amelia اللاطَرَفِيَّة ، غَيبةُ أحَدِ الأطراف أو كُلِّها
amelioration تَحَسُّن ، تَلْطيف
ameloblast جَذَعة المِينا ، أرُومة المِيناء
ameloblastoma, adamantinoma وَرَمُ أرومةِ المِيناء ، وَرَمٌ سِنِّي مِينائي
amelogenesis تكَوُّن المِيناء
~ imperfecta تكَوُّن المِيناء الناقِص
amelus مِسخٌ عَديمُ الأطراف (اليَدَيْن أو الرِّجْلَيْن)
amenia غَيبةُ الحَيْض
amenorrhea, amenorrhoea الضَّهى ، انقِطاعُ أو عَدَمُ الطَّمْث
absolute ~, primary ~ ضَهًى مُطلَق ، ضَهًى بَدْئي
emotional ~ ضَهًى انفِعالي
lactation ~ ضَهى الإرْضاع
pathological ~ ضَهًى مَرَضي
primary ~ ضَهًى أوَّلي
secondary ~ ضَهًى ثانَوي (انقِطاعُ الطَّمْث لِمَرَض أو تغَيُّر بِيئي)
amenorrheal مُتَعَلِّق بانقِطاع الطَّمْث ، ضَهَويّ
amentia بَلاهة ، سَخافة العَقْل ، سُلاس ، هَبَل
amential مُتعَلِّق بالبَلاهة ، أبْلَهُ ، أهْبَلُ
ametria غَيبةُ الرَّحِم
ametrometer مِقياسُ قِصَرِ البَصَر أو طُولِه
ametropia خَلَل الانكِسار ـ تِيهُ البَصَر
ametropic مُختَلُّ الانكِسار ، تائهُ البَصَر

amicrobic, abacterial غيرُ مِكروبي ، لاجُرثُومي
amidase أميداز ، خَميرٌ نَشَويٌّ
amide أمِيد ـ مُرَكَّب عُضْوي نُشادري
amidin أمِيدين ـ حُبَيبة نَشَوِيَّة
amimia اللاإيمائيَّة ـ فَقْدُ قُوَّةِ التعْبير بالإيماء أو بالإشارة
amine أمين ـ مُرَكَّب كِيمياوي نُشادري
amino أمينو ـ مَجْموعةٌ أمينيَّةٌ وَحيدةُ التعادُل
~-acids حَمْضَمينات ، الحُموض الأمينيَّة
amino-acidemia حَمضَمينيَّةُ الدم ـ وُجودُ الحُموض الامينيَّة في الدم
amino-aciduria بِيلة حَمْضَمينيَّة ، بِيلةُ الحُموض الأمينيَّة
amitosis الانقِسامُ اللافَتيلي ، الانقِسام اللاخَيطي ، انقِسامُ الخَلِيَّة المُباشِر
amitotic ذو انقِسامٍ مُباشِر
ammeter أمِّيتر ، مِقياسُ التيَّار الكَهْرَبائي
ammonemia = ammoniemia وُجودُ النُّشادِر في الدم ، دَمٌ نُشادِري
ammonia أمُّونيا ، نُشادِر أو نُوشادر
ammoniac نُشادِر ، فَناوُشَّق ـ صَمْغٌ راتِنجيٌّ زَنِخ من الفَصيلة الخَيمِيَّة
ammoniacal أمُّونياكي ، فَناوُشَّقي ، نُشادِري
ammoniated مُمتَزِج مع الأمُّونيا ، مُنَشْدَر
ammonium الأمونيوم ـ جَذْرُ النُّشادر
ammoniuria بَوْل نُشادِري ، بِيلة نُشادريَّة
ammotherapy المُداواة بالرَّمْل ـ بالحَمَّامات الرَّمْلِيَّة
amnesia نِسْيان ، نَساوة ، هُقاع ـ فَقْدُ الذاكِرة
anterograde ~ نَساوة لاحِقة ، نِسْيانُ الحَوادِث الحاصِلة بعدَ المَرَض
auditory ~ حُبْسة سَمْعِيَّة
lacunar ~ نَساوة فَتْرِيَّة
logophonic ~, verbal ~ نِسْيان لَفظي ، نِسيان شَفَوي
olfactory ~ نَساوة الشَّمّ ـ فِقدانُ تعَرُّفِ الرَّوائح

retroactive ~, retrograde ~
نَساوة السابِق ـ نِسيانُ الحَوادِث الحاصِلة قبلَ وُقوعِ المَرَض المُسَبِّب للنِّسيان

visual ~ نَساوة بَصَرِيَّة ـ عَمَهُ الكَلِماتِ والأشياءِ التي سَبَقَ رُؤيتُها

amnesic نِسْياني • فاقِدُ الذاكِرة ، نَساوي

amnestic مُفْقِد الذاكِرة ، نِسياني ، مُنَسٍّ

amniocentesis بَزْلُ السَّلَى ، سَحْبُ الصَّاء ـ سَحْبُ عَيِّنة من سائل السَّلَى للفَحْص

amniography تَصْوير النُّخْط ـ تَصْوير الرَّحِم الحامِلة بالأشِعَّة بعدَ حَقْنِ النُّخْط بمادَّة ظَليلة

amnion السَّلَى ، الأمنِيُون ، السابِياء ـ الغِشاءُ المُبَطِّنُ المَشيمة والمُفْرِزُ النُّخط ، الرَّهَل

amnionitis التِهابُ السَّلَى او الرَّهَل

amniorrhexis تمزُّقُ السَّلَى ، انشِقاقُ الأمنِيُون

amniorrhoea سَيَلانُ النُّخْطِ أو شُرودُه

amnioscopy تَنْظيرُ السَّلَى

amniotic أمنِيُوني ، سابِيائي ، سَلَوِي

~ fluid النُّخْط ، الصَّاء ، الصَّاءة ، سائلُ السَّلَى

amniotome مِبْضَعُ السابِياء

amniotomy شَقُّ السَّلَى ، شَقٌّ أو تَمْزيقُ الأغشِيَة الجَنينيَّة

amoeba = **ameba** أميبة ، أميبا ، مُتَحَوِّلة ، مُتَمَوِّرة

amoebiasis = **amebiasis** الأميبِيَّة ، داءُ المُتَحَوِّلات أو داءُ المتمَوِّرات

am(o)ebic أميبيّ ، تَمَوُّريّ

~ dysentery زُحار أميبي

amorphia, amorphism اللابِلَّوريَّة ، اللاشَكْلِيَّة

amorphous لاشَكْلي ، عَديمُ الشَّكْل ، غيرُ متبَلْور

amotio retinae انفِصالُ الشَّبَكِيَّة

amour propre الاعتِزازُ بالنفْس

AMP (adenosine monophosphate)
أدينُوسين أُحادِيُّ الفُسفات

amperage أمبيريَّة

ampere أمبير ، وَحْدةُ قِياسِ التيَّار الكَهرَبائي

amperemeter, ammeter
مِقياسُ الأمبير ، أمِّيتَر

amphemerous يَوميّ

amphetamine أمفيتامين

amphi- سابِقة بمعنى «كِلا» أو «مِن كِلا الجِهَتَيْن أو الجانِبَيْن»

amphiarthrosis مَفْصِل ارتِفاقي ، الفَخَخ

Amphibia القَوازِب ـ واحِدُها قازِب ، البَرْمائيّات ذَواتُ الحَياتَيْن ـ كالضَّفادِع

amphibious = **amphibian** بَرْمائي ، قازِب

amphibolic = **amphibolous**
مُلتَبِس ، مُبْهَم • ذو إنْذارٍ مُريب ، مُتقالِب

amphicelous مُقعَّر الوَجْهَيْن أو الجانِبَيْن

amphichromatic = **amphichroic**
ذو لَوْنَيْن

amphicrania أَلَمُ جَنْبَي الرأس

amphicyte خَلِيَّة جانِبيَّة ـ الخَلِيَّة التي تَكْتَنِفُ الخَلِيَّةَ الدِّماغيَّة الشَّوكيَّة العُقَديَّة

amphigenetic نامٍ من الجِهَتَيْن ، مُكَوَّنٌ أو ناشِيء من شِقَّيْن

amphikaryon نَواة مُزدَوِجة

amphimixis امتِزاجُ العَناصِر الوِراثيَّة ، اتِّحادُ نَوى الجَنين أو نَوى الجُرثومة

amphitheatre مُدَرَّج

amphithymia الإعياءُ والزُّهُوُّ ـ حالَةٌ نَفْسِيَّةٌ ازدِواجِيَّة

amphitrichous = **amphitrichate**
ذو سَوطَيْن مُتقابِلَيْن ، مُتَقابِلُ السِّياط

ampho- سابِقة تَعني «كِلا الاثنَيْن»

ampholyte مُنحَلٌّ كَهرَبائي حَمْقَلي

amphophilic = **amphophil** يصطَبِغُ بكِلا الصِّباغَيْن ـ الحَمْضي أو القِلْوي

amphoric جَرِّي ، خَزَفي • قِدْري ، زَلْعي

~ breath sounds صَوتُ نَفَسٍ قارُوري

~ resonance رَنينٌ خَزَفي أو قِدْري

amphoteric = **amphoterous** حَمْقَلي ، ذو تَفاعُلَيْن حامِضي وقِلْوي

amphotericity = **amphoterism**
الحَمْقَلية ، الحَمْضيَّة القِلْويَّة

amphotony تَوَتُّر الاثنَيْن ـ الوُدّي والتانهي
ampicillin أمْبيسِلين
amplification تَوسُّع ، تمدُّد ، تَكْبير ، تَضْخيم
amplifier مُوسِّع ، مُكَبِّر ، مُضَخِّم
amplitude سَعة ، مَدَى
ampoule = ampul = ampule
أُنبُورة ، أُنبُولة ، قارُورة • حُبابة ، مَجْلة
ampulla أُنبُولة ، أمبُولة • مَجْل ، مَجْلة
~ of the bile duct أمبُولة قَناة الصَّفْراء
~ of the lacrimal canaliculus
أمبُولة القَناة الدَّمعيَّة
~ of the rectum, ~ recti
أمبُولة المُستَقيم ، مَجْلة المُستَقيم
~ of the vas deferens أمبُولة الأَسْهَر
ampullar أمبُولي ، حُبابي
ampullate أمبُوليُّ الشَّكل
ampullula أُنبُولة صَغيرة ، مُجَيلة
amputated مَبْتُور
amputation بَتْر
amputee مَبْتور ـ مَن بُتِرَ عُضْوٌ مِنه
amulet حَميلة ، حِرْز ، عُوذَة
amusia اللاموسيقيَّة ، نِسيانُ اللَّحْن أو النَّغَم
amyasthenia = amyosthenia
الوَهْنُ العَضَلي ، ضَعف القُوَّة العَضَليَّة
amyelia غَيبةُ الحَبْل الشَّوكيّ
amyelic = amyelous عَديمُ الحَبْل الشَّوكي
amyelineuria عُطْلٌ أو شَلَل شَوكي
amyelinic عَديمُ النُّخاعِين • عَديمُ الغِمْدِ النُّخاعيّ
amyelonic عَديمُ النِّقْي ، عَديمُ الحَبْلِ الشَّوكيّ
amyelotrophy ضُمور الحَبْل الشَّوكي
amyelus عَديمُ الحَبْل الشَّوكي
amygdala, tonsil لَوزةُ الحَلْق ، اللَّوزة (بِنْتُ الأُذُن)
amygdaline لَوْزي
amygdalolith حَصاة لَوْزيَّة أو في اللوزة
amygdalotome مِقطَع اللوزة ، مِقَصَّلة اللوزة
amyl أمِيل ، نَشا
amylaceous نَشَوِيّ
amylase نَشواز ، أمِيلاز ، خَمير نَشَويّ
amylemia نَشَويَّة الدم ، وُجودُ النَّشا في الدم
amylene أمِيلين
amylo- سابِقة بمعنى «نَشَويّ»
amylodyspepsia تُخَمة النَّشَويّات
amylogenesis تكَوُّنُ أو تَوَلُّد النَّشا
amylogenic مُوَلِّد النَّشا
amyloid نَشوانيّ ، نَشوِيد ، نَظيرُ النشا
amyloidosis النَّشوانيَّة ، داءٌ نَشواني
amylolysis تَحالٌّ أو انحِلالُ النشا
amylophagia أَكْلُ النَّشا ، التِقامُ النشا
amylopsin أمِيلوبْسِين ، خَميرةٌ بَنكرِياسيَّة
amylorrhea إسْهالٌ نَشويّ ، غائطٌ نَشَوي
amylose أمِيلوز ، مُرَكَّبٌ نَشَوي
amylosis نُشاء ، فَسادٌ زُلالاني
amylum نَشا ـ نَشاء
amyluria = amylosuria بَوْلٌ نَشَوي
amyocardia ضَعْفُ عَضَل القَلْب
amyoplasia قُصور التعَضُّل
amyostasia ارتِعاشٌ عَضَلي
amyosthenia وَهَنٌ عَضَلي
amyotonia وَنًى عَضَليّ ، فَقْد التوَتُّر العَضَلي
~ congenita وَنًى عَضَلي خِلْقي
amyotrophia = amyotrophy
الضُّمور العَضَلي ، الوَنَى العَضَلي ، ضُمورُ العَضَل
amyxia اللامُخاط
amyxorrhea اللامُخاطيَّة
an- سابِقة بمعنى «بدُون» أو «لا»
ana = aa مِن كُلٍّ
ana- سابِقة بمعنى «إلى فَوق ـ إلى خَلْف ـ إلى الزِّيادة أو التَّكْرار»
anabasis ارتِفاع ، تَفاقُم المَرَض
anabiosis الرَّجْعة ، إحياء ، عَودةٌ لِلحَياة
anabolergy الطاقةُ الابتِنائيَّة ، العَمَل الابتِنائي
anabolic بِنائي ، ابتِنائي
anabolism ابتِناء ، بِناء
anabolite = anabolin مُبْتَنى ، مُرَكَّبٌ ابتِنائيّ ـ مُتطَوِّرةُ البِناء أو حَصيلَتُه
anabrotic اِتِّكاليّ

anacatharsis قُياءٌ أو قَيْءٌ شديد ، قُياآت

anacholia نَقصُ الصَّفراء

anacidity اللاحُموضيَّة ، عَدَمُ الحَمْض

anaclitic اتّكاليّ

anacousia = anakusis عَدَمُ السَّمْع ، طَرَشٌ كامِل ، الصَّلَخ

anacrotic مَثْلُومُ أو مُسَنَّن القِمَّة ـ قِمَّةُ رَسْم النَّبْض

anacrotism تَثَلُّم أو تَسَنُّن القِمَّة ـ شُذوذٌ في رَسْم النَّبْض

anacusia = anacousia = anacusis = anakusis الصَّلَخ ، الطَّرَشُ الكامِل

anadenia عَدَمُ الغُدَد ، اللاغُدِّيَّة ، قُصورٌ غُدِّي

~ ventriculi غَيبةُ أو قُصورُ غُدَد المَعِدة

anadicrotism ازدِواجيَّة المَنْحَى الصاعِدِ لِلنَّبْض ، مُضاعَفة ازدِواجِ النَّبْض

anadipsia سُهاف ، غَلَل

anadrenalism = anadrenia قُصورُ النَّشاطِ الكُظْري

anaemia = anemia شُحاب ، أنيمِيَة ، فاقَةُ الدَّم ، فَقْرُ الدم (أُنْظُر أيضاً : anemia)

anaerobe لاحَيَوائي ، لاهَوائي ، مُعتاشٌ بدُونِ هَواء ـ أي بِدُون وُجودِ الأُكسجين الطَّليق

anaerobic لاحَيَوائي ـ يَعتاشُ في الأماكِنِ الخالية من الأُكسِجين الطَّليق

anaerobiosis الاعتِياشُ اللاهَوائي ، اللاحَيَوائيَّة

anaerogenic قامِعُ تَوَلُّد الغاز

anaerosis اللاتَنَفُّس ، تَقَطُّع التَنَفُّس

anaesthesia = anesthesia الخُدار ـ إبطالُ الإحْساس بعَقّار ، التَبْنيج (أُنْظُر أيضاً : anesthesia)

anaesthetic مُخَدِّر

local ~ مُخَدِّر مَوضِعيّ

anaesthetist أخِصائيُّ التخْدِير

anagenesis تَجَدُّد الأنسِجة ، تَعْويضُ الأنسِجة

anakusis = anac(o)usia, anacusis عَدَمُ السَّمْع ، الصَّلَخ ، طَرَشٌ كامِل

anal شَرْجيّ ، إسْتيّ

analbuminemia لاآحِيَّة ـ لاآحِيَّة الدم ، قِلَّةُ زُلال الدم

analeptic ناعِش ، مُنَشِّط ، مُقَوٍّ ، مُنْعِش

analgesia لاألَم ، تَسْكين ، بُطْلانُ الألَم (أُنْظُر أيضاً anesthesia)

analgesic = analgetic مُسَكِّن

analgia عَدَمُ الألَم ، لاألَم ، غَيبةُ الألَم

analgic بِدونِ ألَم • لايَشعرُ بالألَم

anallergic لامُؤرِّج ، لاأليرجيّ ، لاأليرجِيائيّ

analogous مُماثِل ، مُتَشابِه ، مُضاهٍ

analogue قَرِين ، مُماثِل ، مُشابِه ، مُضاهٍ

analogy مُضاهاة ، مُماثَلة ـ التَّشابُه بالوَظيفةِ والمَظْهَر لا بالأصْل • القِياس

analysand المُحَلَّل نَفْسانيّاً

analysis تَحْليل

chromatographic ~, chromographic ~ التَّحليلُ الكرُومُوغرافيّ او الكرُوماتُوغرافي

colorimetric ~ التَّحْليل اللَّونيّ

gasometric ~ التحليلُ الغازيّ ـ بقِياسِ كَمِّيَّة الغاز المُنبَعِثة

gravimetric ~ التحليلُ الوَزْني

qualitative ~ التحليلُ الكَيْفي أو النَّوعي

quantitative ~ التحليلُ الكَمّيّ

volumetric ~ التحليلُ الحَجْمي

analyst مُحَلِّل

analytic = analytical تَحْليليّ

analyzer مُحَلِّل ـ مَنْشورٌ لِقياس استِقْطابِ الضَّوء أو زَيغِه

anamnesia, anamnesis إذِّكار • ذاكِرة • سَوابِقُ المَريض ـ المَعلوماتُ عن المَريض

anamnestic مُذَكِّر ، مُتَعَلِّق بالذاكِرة ، مُنَبِّه الذاكِرة ، إذِّكاريّ

Anamniota عَديماتُ السَّلَى

anamniotic عَديمُ السَّلَى

anamorphosis التَشَكُّل التصاعُديّ ـ التطَوُّرُ التصاعُدي (في تطَوُّر السُّلالات) • تَصْحيحُ الصُّورة المُعْوَجَّة بِمِرآة مُقَوَّسة (في البَصَريّات)

ananaphylaxis, antianaphylaxis اللااستِهْدافيّ ، مُضادُّ الإعوار

ananastasia التقاعُد ـ عَجْزُ الوُقوفِ أو النُّهوض من مَحلِّ الجُلوس
anandria عُنَّة ، عِنِّينيَّة ، فَقدُ الرُّجوليَّة
anangioplasia ضِيقُ لَمْعة الشَّرايين
anapeiratic بسَبَبِ كَثْرة الاستِعمال ، مُستَعْمَلٌ كثيراً
anaphase الطَّوْرُ الانفصالي ، الطَّور البِنائي ، طَوْرُ التباعُد ـ في الانقِسام الفَتيلي
anaphia عَجْزُ اللَّمْس ، فَقد حِسِّ اللمْس
anaphoresis قِلَّة العَرَق
anaphoria زَيَغان بَصَريٌّ ـ زَيَغانُ مِحْوَرَي البَصَر فَوقَ السَّطحِ الأُفُقي
anaphrodisia الجُفور ـ فَقْدُ شَهْوة الجِماع ، فَقْدُ الباه
anaphrodisiac مُجْفِرة ، مُضعِفُ شَهْوة الجِماع
anaphylactia العَواريَّة ، الاستِهدافيَّة
anaphylactic تأقِيٌّ ، إعْواريٌّ ، استِهْدافيٌّ
anaphylactogen مُعْورة ، مِعْوار ، مُسَبِّبُ الاستِهْداف
anaphylaxin, sensibilisin مُحَسِّس ، باعِثُ الحَساسيَة ، مُحَسِّسَة
anaphylaxis إعْوار ، عُوار ، تَحَساس ، استِهداف ، فَرْطُ الحَساسية ، تَأَقٌ
anaplasia, anaplastia الكَشَم ، التحَوُّلُ الراجِع ، الارتِداد
anaplastic كَشْميٌّ • مُقَوِّم ، مُهَيْكِل • مُرَقِّع
anaplasty التقويمُ ، التَّصْنيع ـ الرَّأبُ الجِراحيُّ (التَّرْقيع)
anaplerosis الترْميم أو التعْويضُ عن مَفْقود
anapnograph مُسَجِّلُ التَنَفُّس ـ آلة
anapnometer مِقياسُ التنَفُّس
anapophysis نُتَيئة ، ناتِيءٌ إضافيٌّ
anaptic عاجِزُ اللَّمْس
anarithmia لاحِسابيَّة
anarthria العُقْلة
anasarca استِسْقاء ، تَرَبُّل ، استِسْقاءٌ عامٌّ
anasarcous مُستَسْقٍ
anastaltic عَقُول ، مُعْفِص ، قابِض
anastatic مُستَرجِعٌ لِلعافية
anastigmatic لاأُنْقطي ، لااستِجْمي ، غيرُ مُصابٍ بحَرَج البَصَر
~ lens عَدَسةٌ مُصَحَّحةُ اللاأُنْقطيَّة
anastole انكِماش
anastomose يفَمِّم ، يُفاغِم ، يُفاوِه ، يُفاغِر
anastomosis تَفاغُر ، تَفاغُم ، تَفَمُّم ، مُفاغَمة ، مُفاغَرة
arteriovenous ~ تَفاغُم وَريدي شِرْياني
intestinal ~ تَفاغُر مِعَويٌّ
anastomotic تَفاغُمي ، تَفاغُري ، تَفَمُّمي
anatherapeusis المُداواةُ بجُرْعاتٍ مُتَصاعِدة
anatomic = anatomical تَشريحيٌّ
anatomist مُشَرِّح ، خَبيرٌ أو مُختَصٌّ بالتَّشْريح
anatomy عِلْمُ التَّشْريح ، فَنُّ التشْريح
applied ~ التَّشْريحُ التَّطْبيقي
comparative ~ التشريحُ المُقارَن
descriptive ~ التشريحُ الوَصْفي
gross ~, macroscopic ~ التشريحُ العِياني
microscopic ~ التشريحُ المِجْهَري
regional ~ التشريحُ الناحِيٌّ
veterinary ~ التشريحُ البَيْطَري
anatoxin اللاتُكْسين ، ذِيفان مُعَطَّل(بالفُورمالين)
anatricrotism ثُلاثيَّةُ الدَّقّات ـ شُذوذٌ في رَسْم النَّبْض بحَيثُ يَظهَرُ في الضِّلْع الصاعِدِ ثَلاثُ مَوجاتٍ أو ثَلاثةُ فُروضٍ إضافيَّة
anatriptic عِلاجٌ أو عَقّار لِلدَّلْك
anatrophic مانِعُ الضُّمور أو مُصلِحُه
anatropia زَيَغانٌ عُلْوي
anaxon = anaxone عَديمةُ المِحْوَر ـ خَلِيَّةٌ عَصَبيَّة بدُون مِحْوَر
anazoturia نَقْدُ أو نَقص النِّتْرُوجين في البَوْل • نَقصُ بَولَةِ البَوْل
anchorage مَرْسى • إرْساء ـ تَثْبيتُ عُضْوٍ زاحِل
ancillary مُساعِد
ancipital ذو رَأسَيْن أو ذو حَدَّيْن
ancon مَرْفِق ، مِرْفَق
anconagra نِقْرِس المَرفِق
anconal = anconeal مِرْفَقي
anconitis التِهابُ المِرْفَق

Ancylostoma = Ankylostoma
الأنكِلُوسْتوما ، المَلْقُوَّة ، عَقْفاءُ الفَم
ancylostomiasis = ankylostomiasis
داءُ المَلْقُوّات ، داءُ الأنكِلُوسْتوما
ancyroid أنْجرانيّ ، نَظيرُ المِرساة
andriatry = andriatrics طِبُّ الذُّكور ، طِبُّ الرِّجال
andr(o)- سابِقة بمعنى «ذَكَر» أو «ذُكُوريّ»
androcyte, spermatid خَلِيَّة ذَكَرِيَّة ، نُطَيْفَة ، حُجَيْرَةٌ مَنَوِيَّة
androgen مِذكار ، مُنَشِّطُ الذُّكورة
androgenic = androgenous مُوَلِّدُ الذُّكورة
androgyne خُنْثَى
androgynism = androgyneity = androgyny الخُنوثة ، خُنْثِيَّة ، خُنوثةٌ أُنْثَوِية كاذِبة
androgynous خُنْثَويّ ، مُذَكَّر مُؤَنَّث
android = androidal
نَظيرُ الذَّكَر ، ذَكَرانيّ
andrology عِلْمُ الذُّكور – مَبْحَثُ البِنْيَةِ الذَّكَرِيَّة وأمراضِ الرِّجالِ خاصَّةً التناسُلِيَّة مِنها
andropause إياسُ الذُّكور
androphobia كُرْهُ الرِّجال ، رَهْبة الرِّجال
androsterone أندرُوستِيرون – هُورمون ذَكَريّ في بَوْل الرِّجال والنِّساء
anematosis أنيمْيا عامَّة ، شُحابٌ عامّ
anemia = anaemia شُحاب ، فَقْرُ الدم ، أَنِيميا أو أَنِيمِيَة ، فاقَةُ الدم
- acute ~ أنِيمَة حادَّة
- aplastic ~ فَقْرُ الدمِ اللاتَنَسُّجي
- deficiency ~ أنِيمَةُ العَوَز
- essential ~ الأنيمية الأصْلِيَّة ، فاقَةُ الدمِ الأساسِيَّة
- h(a)emolytic ~ أنيمية انحِلالِيَّة
- hookworm ~, ancylostomiasis أنيمية المَلْقُوّات
- hypochromic ~ أنيمَةٌ ناقِصَةُ الصِّباغ
- local ~ أنيمية مَوضِعِيَّة
- megaloblastic ~ أنيمية ضَخْمَةُ الأرُومات
- normocytic ~ أنيمية سَوِيَّةُ الكُرَيّاتِ – مَع قِلَّتِها
- nutritional ~ أنيمية غِذائِيَّة
- pernicious ~ أنيمية وَبِيلة
- physiological ~ أنيمية فِسيُولوجِيَّة
- primary ~ أنيمية أوَّلِيَّة
- secondary ~ أنيمية ثانَوِيَّة – تالِيَةٌ لِمَرَضٍ أو نَزْف
- sickle cell ~ (in Negroes) الأنيمية المِنْجَلِيَّة الخَلايا (في الزُّنوج)

anemic = anaemic فَقيرُ الدَّم ، شاحِبٌ لِفَقْرِ الدم
anemogenic مُسَبِّبُ الشُّحاب
anemometer مِقياسُ سُرعةِ الرِّياح ، مِزْياح
anemotrophy فَقْرُ أو نُقْصانُ اغتِذاءِ الدم
anencephalia = anencephaly اللادِماغِيَّة ، غَيْبَةُ المُخّ
anenergia تَعطُّل ، فَقْدُ الطّاقة
anepia العِيّ ، حُبْسَةُ الكَلام
anergasia تَعطيلُ النَّشاط ، فَقْدُ الفاعِلِيَّة
anergic عَطِيل ، عَديمُ النَّشاط ، واهِن
anergy = anergia وَهَن ، تَعطُّل ، عَدَمُ التجاوُب المَناعيّ
aneroid لا سائليّ ، خالٍ من السَّوائل
anerythrocyte كُرَيَّةٌ حَمْراء عَديمةُ اليَحْمور
anerythroplasia عَدَمُ تَكَوُّن الكُرَيّات الحُمر
anerythropsia = anerythroblepsia
عَمَى اللَّونِ الأحْمَر
anesthecinesia = anesthekinesia
فَقْدُ الحِسِّ وقُوَّةِ الحَرَكة
anesthesia = anaesthesia الخُدار – الخَدَر المَرَضي ، التَّخْدير – بُطْلانُ الحِسِّ بعَقّار ، تَبْنيج ، (بَنْج)
- basal ~ تَخديرٌ أساسيّ ، خُدار قاعِديّ
- caudal ~ تَخديرٌ عَجُزيّ ، خُدار ذَنَبيّ
- epidural ~ تَخْديرٌ فوقَ الجافِيَة ، تَخْديرٌ خارِجَ الجافِية (الأُمّ الجافِيَة)
- general ~ تَخديرٌ أو خُدار عامّ ، تَبْنيجٌ عامّ
- hypothermic ~ خُدارٌ تَبْريديّ

inhalation ~ تَخْديرٌ اسْتِنْشاقيّ
intravenous ~ تَخْدير وَريدي
local ~ خُدار مَوْضِعي
regional ~ خُدارٌ ناحِي
sacral ~ تَخْدير عَجُزي
spinal ~ تَخْدير شَوكي
surface ~ تَخديرٌ سَطْحي
anesthesimeter مِقياسُ المُخَدِّر
anesthesiologist طَبيبُ التَّبْنيج
anesthesiology مَبْحَثُ التخْدير ، عِلْمُ التَّخْدير
anesthetic مُخَدِّرة · تَخْديري ، تَبْنيجي
local ~ مُخَدِّر مَوْضِعيّ
anesthetist مُخَدِّر ، مُبَنِّج ، بَنّاج
anesthetization إبْطالُ الحِسّ ، تَخْدير
anesthetize يُخَدِّر
anetoderma انحِلالُ الجِلْد ، ضُمورُ الجِلْدِ ورَخاوَتُه ، ضُمور الجِلْدِ المُبَقَّع
aneuploidy اختِلالُ الصِّيغة الصِّبْغيَّة
aneuria اللاعَصَبيَّة ، نَقْصُ التنبُّه العَصَبي
aneurysm أمُّ الدَّمِ · أُمْدَم · أنورِسْما
ampullary ~ أُمْدَم أمبُوليَّة
arterio-venous ~ أُمْدَم شِريانيَّة وَريديَّة
bacterial ~, mycotic ~ أمُّ الدم الجُرثوميَّة
embolic ~ أُمْدَم صِمِّيَّة · أمُّ دَمٍ بِداديَّة
fusiform ~ أمُّ دَمٍ مِغْزَليَّة
sacculated ~ أمّ دَم كِيسيَّة
valvular ~ أمّ دَم مِصْراعيَّة
aneurysmal = **aneurysmatic** أُمْدَميّ ، أنورِسْمي ، أم دَميّ
aneurysmectomy قَطْعُ أمِّ الدَّم
aneurysmoplasty تَقْويمُ أو رَأبُ أمِّ الدَّم
aneurysmorrhaphy رَفوُ الأنورِسما ، خِياطةُ أمِّ الدم
aneurysmotomy شَقُّ أمِّ الدم
anfractuosity ثَلْمٌ أو أُخْدود مُخّي
angeitis = **angiitis** التِهابُ الوِعاء ـ التِهابُ وِعاءِ الدَّم أو وِعاءِ اللِّمْف
angi- , **angio-** سابِقة بمَعنى «وِعاء» أو «وِعائيّ»

angialgia وَجَعُ العُروق
angiasthenia وَهَنُ العُروق
angiectatic مُتوسِّعُ العُروق أو الأوْعية
angiectomy قَطْعُ أو نَشْرُ العُروق ، قَطْعُ الوِعاء
angiectopia انزِحالُ الوِعاء أو العِرْق
angiitis التِهابٌ وِعائيّ
angileucitis = **angioleucitis** التِهابُ الأوعية اللِّمفاويَّة
angina خُناق ، ذُبْحة ، ذُباح
~ diphtheritica ذُباح خُناقيّ ، خانُوق
~ of effort ذُبْحة جُهْديَّة ـ تَزُولُ بالرّاحة
~ pectoris الذُّبْحة الصَّدْريَّة ، خُناقُ الصَّدر
anginal خُناقِيّ ، ذُبْحِيّ ، ذُباحيّ
anginiform شَبيهٌ بالذُّبْحة
anginoid ذُباحيّ ، ذُباحانيّ
anginophobia رَهْبة خُناق الصَّدر ، رُهابُ الذُّبْحة الصَّدْريَّة
anginous = **anginose** مُصابٌ بالذُّبْحة
angio- سابِقة بمَعنى «وِعائيّ» أو «وِعاءُ الدم»
angio-ataxia تَوَتُّرٌ وِعائي غيرُ نظاميّ
angioblast, angioderm أرُومة الوِعائيَّة
angioblastoma وَرَمُ الأرُومة الوِعائيَّة
angiocardiogram رَسْمُ القَلْب والأوعية الدمَويَّة
angiocardiography تَصْويرُ القَلْبِ وأوعيةِ الدم ـ شُعاعيّاً
angiocarditis التِهابُ القَلْبِ والأوْعيةِ الكُبْرى
angiocholecystitis التِهابُ المَرارةِ وقَنَواتِ الصَّفْراء
angiocholitis التِهابُ قَنَوات الصَّفْراء
angioclast مِضْغاطٌ وِعائي ، مِضْغَطُ الوِعاء
angiocyst كِيسٌ وِعائيّ
angiodermatitis التِهابُ أوعيةِ الجِلْد
angiodynia = **angialgia** وَجَعٌ عِرْقيّ
angio-edema خَزَبٌ وِعائي
angiofibroma وَرَمٌ وِعائي لِيفي
angiogenic وِعائيُّ الأصْل
angioglioma وَرَمٌ دِبْقيٌّ وِعائي
angiogram مُخَطَّطُ الأوعِيَة ، صُورةٌ وِعائيَّة
angiography تَخْطيطُ الأوعِية · تَصْويرٌ وِعائيّ

angiohemophilia, pseudohemophilia
ناعُورٌ وِعائيّ ، هِيموفيليا كاذِبة
angiohyalinosis تزَجُّجُ الأوعِية ، حُؤولُ الأوعِية الشَّفافي ، السُّحال الشفّاف لِلأوعِية
angioid وِعاءآني دَموي ، نِظيرُ وِعاءِ الدَّم
angioinvasive مُجْتاحُ العُروق ، مُجْتاحُ الأوعِية
angiokeratoma = angiokeratosis قُرانٌ وِعائيٌّ ، وَرَمٌ تقَرُّنيٌّ وِعائيٌّ
angiokinetic مُحَرِّكُ الأوعِية
angiolipoma وَرَمٌ وِعائي دُهْني
angiolith حَصاةٌ وِعائيّة
angiology مَبْحَثُ الأوعِية أو العُرُوق
angiolupoid ذَأبةٌ وِعائيّة ـ لَطْخة جِلْديّة تدَرُّنيّة
angiolysis انحِلالُ العُروق أو الأوعِيَة
angioma; pl. angiomata وَرَمٌ وِعائيّ أو عِرْقيّ ، وِعاؤوم ، عِرْقُوم ، ج. أوْرام وِعائيّة
encephalic ~ وَرَمٌ وِعائيٌّ دِماغيّ
lymphatic ~ وَرَم وِعائي لِمْفي
serpiginous ~ وَرَمٌ وِعائي ثُعْباني
spider ~ وَرَم وِعائي عَنْكَبي
telangiectatic ~ وَرَمٌ وِعائي توَسُّعي
angiomalacia رَخْوَدةُ الأوعِية
angiomatosis وُرامٌ وِعائي
angiomatous وَرَمي وِعائي
angiomegaly عَرْطَلَّة الأوعِية
angiomyocardiac خاصٌّ بعَضَلات القَلْب والأوعِيَة الدَمَوِيَّة
angiomyoma وَرَمٌ عَضَليٌّ وِعائيٌّ
angiomyoneuroma وَرَم عَصَبي عَضَلي وِعائي
angiomyosarcoma غَرَنٌ وِعائي عَضَلي
angiomyxoma وَرَم مُخاطي وِعائي
angioneurectomy جَذْعُ الأوعِيَةِ والأعصاب
angioneuro-edema خَزَبٌ عِرْقي عَصَبي
angioneuroma, glomangioma وَرَمٌ عَصَبيٌّ وِعائيٌّ ، عَصَبُوم وِعائيّ
angioneuromyoma وَرَم وِعائيٌّ عَصَبيٌّ عَضَليٌّ
angioneurosis الشُّوائشُ العَصَبي الوِعائي
angioneurotic وِعائي عَصَبي
angionoma تآكُلُ أو تَقَرُّحُ الأوعية
angioparalysis, angioparesis
شَلَلُ الأوعِية ، خَذَلُ الأوعية
angiopathy اعتِلالٌ وِعائي
angioplasty رَأبٌ وِعائي ، تَقويمٌ وِعائي
angiopoiesis تكَوُّن الأوعِيَة
angiopressure ضَغْطُ الشِّريان
angioreticuloma وَرَم شَبَكي وِعائي أو دَمَوي
angiorrhaphy رَفو وِعائي ، خِياطةُ الأوعية
angiorrhexis تمزُّق الوِعاء
angiosarcoma غَرَنٌ وِعائيّ
angiosclerosis تصَلُّبٌ وِعائي
angiosclerotic مُتصَلِّبُ الأوعية
angioscope مِنظارٌ وِعائي ، مِجْهَرُ الشُّعَيرات
angioscopy تَنْظير الأوعية
angioscotoma عُتْمةٌ وِعائيّة
angioscotometry قِياسُ العُتْمة الوِعائيّة
angiosis = angiopathy اعتِلالُ العُروق
angiospasm شَنَجٌ وِعائي ، تَشَنُّج العُروق
angiospastic مُتعَلِّق بتَشَنُّج العُروق
angiostaxis تأهُّبٌ نَزْفي ، ناعُور
angiostenosis ضِيقُ الأوعِية ، تَضَيُّق وِعائي
angiosteosis تكَلُّس وِعائي
angiostomy تَفْميم وِعائي ، مُفاغَرة وِعائيّة
angiostrophe = angiostrophy
فَتْلُ الوِعاء ـ لِوَقْفِ الدَّم
angiotelectasis تمَدُّد العُروق
angiotensin أنجيوتِنْسين ـ مُوَتِّر وِعائي
angiotitis التِهابُ أوعيَةِ الأُذُن
angiotomy خَزْعُ الأوعِية ، تَشريحُ العُروق
angiotonia = vasotonia توَتُّرٌ وِعائيّ
angiotonin = hypertensin مُوَتِّر عِرْقي
angiotribe مِهْراسٌ وِعائي ، جَفْتٌ وِعائي
angiotripsy هَرْسٌ وِعائي ، رَضْخُ الأوعِيَةِ أو هَرْسُها أو رَهْسُها ـ لِوَقْفِ النَّزْف
angiotrophic مُتعَلِّقٌ بتَغْذِية العُروق
angitis = angiitis التِهابٌ وِعائي
angle زاوِيَة
acromial ~ زاوِيةُ الأخْرَم
axial ~ زاوِيةٌ مِحْوَرِيَّة

convergence ~	زاوِيةُ التقارُب
critical ~	الزاوِيةُ الحَرِجة
deviation ~	زاويةُ الانعِطاف أو الانحِراف
facial ~	زاويةٌ وَجْهيَّة
incidence ~	زاويةُ السُّقوط
reflection ~	زاويةُ الانعِكاس
refraction ~	زاويةُ الانكِسار
visual ~	زاويةُ الرُّؤية ، زاويةٌ بَصَرِيَّة
angor	كَرْب ، أسًى ٠ خُناق ، ذُبْحة
~ animi	حِسُّ المَوت
~ pectoris	ذُبْحة صَدْرِيَّة
angstrom	أنْغِسْتروم ـ جُزء مِن مِئَة مِليون مِن السَّنتيمتر
angulation	تَزَوٍّ
angulus = angle	زاوِيَة
anhaphia = anaphia	فَقْدُ حِسِّ اللَّمْس
anhedonia	عَدَمُ الانشِراح ، فَقْدُ اللَّذة
anhematopoiesis, anhematosis	نَقْصُ تكَوُّن الدم
anhemolytic	غيرُ حالَّةٍ لِخَلايا الدم
anhidrosis	الصُّلاد ، اللاتَعَرُّق ، الصَّلَد
anhidrotic	مانِعُ العَرَق ، حابِسُ العَرَق ، صَلُود
anhydrase	أنْزيم مائيّ
anhydration	عَدَمُ الإماهة ، التجْريدُ مِنَ الماء
anhydremia	عَدَمُ تَميُّهِ الدَّم ، نَقْصُ ماءِ الدم
anhydride	أندريد ، بِلا ماء
anhydrous	لامائيّ ، خَالٍ من الماء
anhypnosis = anhypnia	قِلَّةُ النَّوم ، أرَق
anianthinopsy	عَدَمُ تَمْييزِ الألوان البَنَفْسَجيَّة
anicteric	لايَرَقانيّ
anideus	مَسيخٌ عَديمُ الشَّكْل
anidrosis = anhidrosis	اللاتَعَرُّق
anilide	أنِيليد ـ مُرَكَّب نِيليّ
aniline	أنِيلين ، النِّيل
anilinism	الانسِمامُ النِّيلي
anilinophil = anilinophile	صَبُوغٌ بالأنِيلين
anilism	الانسِمامُ بالأنِيلين
anima	النَّفْس ، الرُّوح
animal	حَيَوان
control ~	حَيَوانُ مُقارَنة ، حَيَوانٌ شاهِد
normal ~	حَيَوانٌ سَوِيّ
animalcule	دُوَيبة ، حُيَيْوين ، حُوَين
animation	حَياةٌ ٠ إنْعاش ، إحْياء
suspended ~	حَياةٌ مُعَلَّقة
anion	أنيُون ، شارِدة سالِبة (أو صاعِدة)
aniridia	لاقُزَحيَّة ، غَيْبَةُ القُزَحِيَّة
anischuria	سَلَسُ البَوْل
anise	أنِيسُون ، يانَسُون
aniseed	بِزْرُ الأنِيسُون
aniso-	سابِقة بمعنى «عَدَم التَّساوي»
aniso-accommodation	تَفاوُتُ التكَيُّف
anisochromatic	مُتَفاوِتُ اللون
anisochromia	تَفاوُت التلَوُّن ، عَدَمُ تَساوِي اللَّون ـ أي لَوْن الكُرَيّات الحُمر
anisocoria	تَفاوُت البُؤبُؤَيْن
anisocytosis	تَفاوُت الكُرَيّات الحُمر
anisodactylous	غيرُ مُتَساوي الأصابع
anisogamy	تَبايُن الأمشاج
anisognathous	مُخْتَلِف الفَكَّيْن
anisohypercytosis	فَرْطُ تكاثُر الكُرَيّاتِ البِيض مع عَدَم تَساوي نِسْبَةِ خَلاياها المُعتَدِلة
anisohypocytosis	نَقصُ عَدَد الكُرَيّاتِ البِيض مع عَدَمِ تَساوي نسبةِ خَلاياها المُعتَدِلة
anisokaryosis	تَفاوُت النَّوى
anisomastia	تَفاوُت الثَّدْيَيْن
anisomelia	عَدَمُ تَساوي الأطرافِ المُزدَوِجة
anisometropia	تَفاوُت الانكِسار في العَيْنَيْن
anisometropic	مُخْتَلِفُ الانكِسارِ في العَيْنَيْن
anisopia	تَفاوُت الرُّؤية ـ اختِلافُ البَصَرِ في العَيْنَيْن
anisopiesis	اختِلافُ الضَّغْط ـ الضَّغْط الشِّريانيّ
anisosphygmia	اختِلافُ النَّبْض
anisotonic	غيرُ مُتَساوي التوَتُّر
anisotropic, acolotropic	غيرُ مُتَساوي الاتِّجاه ، مُتبايِنُ الخَواصّ
anisuria	عَدَمُ انتِظامِ البَوْل
ankle	كاحِل ، عُرْقوب ، عَقِب
~ clonus, ~ jerk	رَجْفةُ الوَتَرِ العُرقوبيّ

ankylo- سابقة بمعنى «مَحْنِيّ» او «مَعْقُوف» . وكذلك «اِلْتِصاق» أو «قَسَط»
ankyloblepharon اِلْتِصاقُ الجَفْنَيْن ، الرَّتَع
ankylocheilia = ankylochilia اِلتِصاقُ الشفَتَيْن
ankylodactylia اِلتِصاقُ الأصابع
ankyloglossia اِلتِصاقُ اللِّسان ، قَيْدُ اللِّسان
ankylomele مِسْبارٌ مُنْحَنٍ
ankylophobia رَهْبَة القَسَط ـ التصَلُّب أو التَيَبُّس في الأعْضاء
ankylopoietic قَسَطِيّ ، مُسَبِّب القَسَط
ankyloproctia ضِيقُ الشَّرْج ، تَضَيُّق الشَّرْج
ankylosed = ankylose مَقْسُوط ، مَجْسُوء
ankylosis القَسَط ، الجُسْأة
artificial ~ قَسَطٌ صُنْعِيّ
bony ~ قَسَط عَظْمي
false ~ قَسَطٌ كاذِب
fibrous ~ قَسَط لِيفي
true ~ قَسَطٌ صَحيح ـ عِظامُ المَفْصِل فيهِ مُلتَحِمة
Ankylostoma = Ancylostoma انكِلُوسْتوما ، المَلْقُوّات ، المَعْقوفاتُ الفَم
ankylostomiasis داءُ المَلْقُوّات
ankylotic قَسَطِيّ ، مَقْسُوط
ankyroid خُطّافانِيّ ، أعْقَفُ ، أحْجَنُ
anneal يُلَدِّن
annectent مُوصِل ، رابِط ، واصِل
Annelida الحَلْقِيّات ـ العَلَقُ والخَراطين
annual حَوْلِيّ ، سَنَوِيّ ، عامِيّ
annular حَلْقِيّ ، حَلْقِيُّ الشَّكْل ، كَعْكِيّ
annulorrhaphy رَفْوُ الفَتْق
annulus حَلَدة ، حَلْقة ، طَوْق
anochlesia آخِذة ، جُمود
anochromasia فَقْدُ الاصطِباغ ، نَقْصُ التلْوين
anoci-association اشتِراكٌ غيرُ مُضِرّ
anococcygeal شَرْجِيّ عُصْعُصِيّ
anodal مَصْعَدي ، قُطْبي إيجابي
anode مَصْعَد ، القُطْب الإيجابي ـ في الكَهرَباء
anodontia الدَّرَد ، الدَّرَم ، عَدَمُ الإسنان
anodontism الدَّرَد ، عَدَمُ الإثْغار
anodyne مُسَكِّنُ الألَم ، مُخَدِّر
anodynia اللاألَم ، الانعِتاقُ من الألَم
anoesia, anoia غَباوة ، عَدَمُ الفَهْم
anomalo- سابِقة تَعني «غَيْر سَوِيّ ـ غَيْر مُنْتَظَم»
anomalopia رُؤْيَة غيرُ سَوِيَّة
anomaloscope مِكْشافُ شُذوذِ الرُّؤْيَة
anomalous غيرُ سَوِيّ ، غيرُ مُنْتَظَم ، شاذّ
anomaly شُذوذ ، لاانتِظامِيَّة ، لاقِياسِيَّة
anomia اللاتَسْمِيَة ، فَقْدُ الأسماء
anonychia اللاظُفرِيَّة ، غَيْبَةُ الأظافِر
anonymous غُفْل ، عَديمُ الاسم
anoopsia اِنشِمارُ العَيْن ، حَوَلٌ لِأعلى
Anopheles بَعُوضَةُ الأَجَمِيَّة ، النامِس
anophelicide مُبيدُ بَعُوضِ الأَجَمِيَّة
anophelifuge طارِدُ النامِس ، مُهَرِّبُ البَعُوض
anophthalmia = anophthalmos الكَمَه ، فَقْدُ المُقْلة أو المُقْلَتَيْن
anopia عَجْزٌ أو ضَعْفُ النَّظَر ، غَيْبَة العَيْن
anoplasty تَقْويمُ الشَّرْج
anopsia اِنشِمارُ البَصَر ، الغَطَش
anorchia = anorchism عَدَمُ الخُصْيَتَيْن
anorchid خَصِيّ ، عَديمُ الخُصْيَتَيْن
anorchidism, anorchism غَيْبَة الخُصْيَتَيْن
anorectal شَرْجِيّ مُسْتَقيمِيّ
anorectic عَيُوف ، قَهِم ، قَهَمِيّ
anorexia قَهَم ، قِلَّةُ الشَّهوةِ لِلطَّعام
anorexigenic قامِه ، مُقْهِم
anorganic لاعُضْوِي ، لاأحْيائي
anorgasmy إكْسال ، لاعُسَيْلة ، اللاإيغاف
anorthography فَقْدُ قُدرةِ الكِتابة الصَّحيحة
anorthopia اِلْتِواءُ البَصَر ، رُؤيةٌ غيرُ مُقَوَّمة
anorthosis اللانُعوظ ، اللاانتِصابيَّة
anoscope مِنظارُ الشَّرْج
anoscopy تَنظير الشَّرْج
anosmia = anosphrasia اللاشَمِّيَّة ، الخَشَم ـ فَقْدُ حاسَّةِ الشَّمّ ، خُشام
anosmic = anosmatic أخْشَمُ ، عَديمُ الشَّمّ
anosognosia جَهْلُ المَرَض ، عَمَهُ المَرَض

anospinal شَرَجيّ شَوكيّ
anostosis نَقصٌ عَظميّ، نَقصُ النمُوّ العَظميّ
anotia القَطَش ــ غَيبة الأُذُنَين خِلقَةً ، كُشمة
anotropia حَوَلٌ عُلوِي
anotus أَقطَش ــ مِسْخٌ عديمُ الأُذُنَين
anovaginal شَرَجيّ مَهبِليّ
anovaria = anovarism اللاَمَبيضيَّة ، غَيبةُ المَبيض
anovesical شَرَجي مَثاني
anovular لاإباضيّ ، لابُوَيضيّ
anovulation انقِطاعُ الإباضة
anovulomenorrhea حَيضٌ لا إباضيّ
anoxemia لا أُكسِيميَّة ، نَقصُ أُكسِجين الدم
anoxemic لا أُكسِيمي ــ (دم) ناقِصُ الأُكسِجين
anoxia لا أُكسِيَّة ، عَوَزُ الأُوكسِجين
  altitude ~ لا أُكسِيَّة المُرتَفعات
  anaemic ~ نَقصُ الأُكسِجين الأنيمي
anoxic ناقِصُ الأُكسِجين
ansa عُروَة
  ~ cervicalis, ~ hypoglossi
  عُروةُ تَحتَ اللِّسان ، عُروةُ العَصَب تَحتَ اللِّسان
  ~ peduncularis, Henle's ~
  عُروةُ السُّوَيقة ، عُروةُ هِنلي
ansiform عُروِيُّ الشَّكل
ansotomy قَطعُ العُروة ــ أي العُروة العَدَسيَّة في الدِّماغ
ant- , anti- سابقة بِمَعنى «ضِدّ» أو «مُضادّ»
antacid مُضادُّ الحُموضة ، مادَّةٌ مُعَدِّلةُ الحُموضة
antagonism تَضادّ ، خُصومة ، عِداء ، تَناقُض
antagonist ضادَّة ، مُضادّ ، مُقاوِم ، ضَدِيد
antalgic = antalgesic ضِدُّ الألَم ، مُسَكِّن
antalkaline مُعَدِّل القِلوِيَّة
antaphrodisiac مُخفِر ، مُضعِفُ الغَريزةِ الجِنسيَّة
antasthmatic مُضادٌّ لِلرَّبْو
ante- سابِقة بمعنى «قَبْل» ــ زَماناً ومَكاناً
antebrachial ساعِديّ
antebrachium الساعِد ، الذِّراع
antecedent مُقَدِّمة ، سابِق ، سالِف
ante cibum قَبْلَ الأكْل
antecubital أمامَ المِرْفَق
antefebrile قَبْلَ الحُمَّى
anteflexio = anteflexion الخَنَث ، الانحِناء أو المَيْل إلى الأمام
antelocation زَحْلٌ إلى الأمام
antemetic مانِعُ القَيْء ، مُضادُّ القَيْء
ante mortem قَبْلَ المَوت
antenatal قَبْلَ الوِلادة
antenna زُبانَى ، قُرَيْن استِشعار ، قَرْنٌ لامِس
ante partum قَبْلَ الوِلادة
antepulsion اندِفاعٌ أمامي
antepyretic قَبْلَ الحُمَّى
anterior أماميّ
antero- بادِئة بمَعنى «أماميّ»
anteroclusion إطْباق أماميّ
antero-external أماميّ خارِجيّ ، أماميّ وَحْشِيّ
anterograde مُتَّجِهٌ إلى الأمام
antero-inferior أماميّ سُفليّ
antero-internal أمامي داخِلي ، أمامي إنْسِي
anterolateral مُقَدَّمي جانِبي ، أمامي وَحْشي
anteromedian أمامي وَسَطي
anteroposterior أمامي خَلْفي ، مُقَدَّمي مُؤَخَّري
antero-superior مُقَدَّميّ عُلويّ
anterotic مُضعِفُ الباه
anteroventral مُقَدَّمي بَطْني ، أمامي بَطْني
anteversion الانثِناء ، الانقِلابُ إلى الأمام
anthelix = antehelix مَحَنُ الأُذُن ، وَتَرة أو وُتَيْرةُ الأُذُن
anthelmint(h)ic ضِدّ الدِّيدان ، طارِدُ الدِّيدان
anthemorrhagic مانِعُ النَّزْف ، مُوقِفُ النزف
anthology عِلْمُ الأزهار
anthorisma تَوَرُّم مُنتَشِر أو غيرُ مَحْدُود
anthracemia تَكَرْبُنُ أو تَفَحُّم الدم ــ الاختِناقُ بأوَّلِ أُكسِيد الكَربون . تَجَمُّرُ الدم
anthracia التَجَمُّر
anthracic جَمْريّ
anthracosilicosis رُمالٌ فَحمي ، رَبْوُ المُعَدِّنين
anthracosis فُحام ، السُّحارُ الفَحْميّ

anthracotherapy المُداواةُ بالفَحْم ، الاستِفْحام
anthrax الجَمْرة ، ذُبال
pulmonary ~ = woolsorters' disease الجَمْرة الرِّئويَّة ، مَرَضُ الصوّافِين
anthrophobia كُرْهُ البَشَر ، رَهْبةُ الناس
anthropo- سابِقة بمَعنى «رَجُل» أو «إنسان» أو «بَشَريّ»
anthropoid شِبْهُ الإنسان ، الشِّقّ
anthropology عِلْمُ الإنسان ، مَبْحَثُ طَبائع البَشَر ، عِلْمُ السُّلالات
anthropometry قِياسُ الإنسان ـ دَرْسُ مَقاييس أجْزاءِ جِسم الإنسان لِلمُقارَنة المِعياريَّة
anthropophilic مُحِبُّ البَشَر ، مُولَعٌ بالبَشَر (كبعضِ أنواعِ البَعُوض)
anthropophobia رَهْبةُ المُجتَمَع البَشَري
anthropozoonosis داءٌ حَيَواني بَشَري
anthropozoophilic وَلُوعٌ بالإنسان وبالحَيَوان
anti- سابِقة تَعني «ضِدّ» أو «ضَدِيد» أو «مُضادّ»
antiacid مُضادُّ الحُموضة
antiagglutinin ضِدّ المُلْزِن ، مُضادُّ الرّاصَّة
antiallergic مُضادُّ الأرجِيَّة
antianaphylaxis مُضادُّ الإعْوار
antianemic ضِدُّ الأنيميا ، مُضادُّ الشُّحاب
antiantibodies ضِدُّ الأجسامِ الضِّدِّيَّة
antiarthritic مُضادّ التِهابِ المَفاصِل
antiasthmatic مُضادُّ الرَّبْو
antibacterial ضِدّ الجَراثيم
antibechic مُضادّ السُّعال ، عِلاجٌ لِلسُّعال
antibiosis تَصادٌّ · تَضادٌّ حَيَويّ
antibiotic صادَّة ، مُضادٌّ حَيَويّ ، مُرْدٍ
antibiotics مُضادّاتٌ حَيَويَّة ، مُرْدِيات
broad-spectrum ~ مُضادّاتٌ حَيَويَّة وَسيعة
antibody جِسمٌ مُضادّ ، ضِدّ ، جِسمٌ ضِدِّي
anaphylactic ~ ضِدٌّ تأقي ، مُضادُّ الإعوار
heterogenetic ~ ضِدٌّ مُغايِرُ المَنْشأ
inhibiting ~ ضِدٌّ مُثَبِّط
neutralizing ~ ضِدٌّ مُعادِل ـ يخَفِّفُ أو يَقضي على الأثَر أو المُسَبِّب
antibrachium ساعِد ، ذِراع

antibromic مُزيلُ الرَّوائحِ الكَريهة ، مُتْفِل
anticachectic مُضادُّ الدَّنَف
anticalculous ضِدُّ الحَصَى
anticarcinogenic = **anticarcinogen** مُضادُّ التَسَرْطُن ، مانِعُ نمُوِّ السَّرطان
anticarious ضِدّ التَسَوُّس
anticatarrhal ضِدّ الزُّكام
anticathode مُقابِلُ أو نَظيرُ القُطْبِ السَّلْبي
anticholagogue مُضادُّ إفرازِ الصَّفْراء
anticholinergic مُضادُّ إفرازِ الكُولين
anticipation اِستِباق ، تَوَقُّع
anticlinal مُنْحَدِر في جِهَتَيْن مُتَقابِلَتَيْن
anticoagulant مُضادُّ التَجَلُّط ، مانِعُ التَخَثُّر
anticoagulin مانِعةُ التَخَثُّر
anticodon مُقابِلةُ الرامِزة
anticomplement مُضادُّ المُتَمِّم ، ضِدُّ المُتَمِّمة
anticonceptive = **contraceptive** مُضادُّ الحَبَل ، مانِعُ الحَبَل
anticonvulsant مُضادّ الاختِلاج
anticus مُقَدَّم ، أمام ، أماميّ
antidepressant ضِدُّ الكَآبة ، مُضادُّ الاكتِئاب
antidiabetic مُضادُّ السُّكَّري ، مُضادُّ الدَّيابيطِس
antidiabetogenic مُضادُّ تَنَشُّؤ السُّكَّري
antidiarrheal مُضادُّ الإسْهال ، مانِعُ الإسْهال
antidinic مُضادُّ الدُّوار ، مانِعُ الدُّوار
antidiuresis كَبْتُ إفرازِ البَوْل ، زُرام
antidiuretic مُضادُّ الإبالة ، مَزْرَمة ، زَرّام
antidotal = **antidotic** تِرْياقيّ · دِرْياقيّ
antidote تِرْياق ، مُضادُّ السُّمّ
antidromic مُعاكِسُ التَوْصيل
antidysenteric مُضادُّ الزُّحار
antiemetic مُضادُّ القَيْء
anti-enzyme مُضادُّ الخَميرة ، مُضادُّ الأنزيم
antiepileptic مُضادُّ الصَّرْع
antifebrile ضِدٌّ أو مُخَفِّفُ الحُمّى
antifermentative مُضادُّ التخَمُّر
antifungal مُضادُّ الفُطْر · ضِدُّ الفُطر
antigalactic مانِعُ اللبَن ـ مُخَفِّفُ إفرازِ اللبَن
antigen مُوَلِّدُ المُضادّ ، مُستَضِدّ ، مُوَلِّدُ الضِّدّ

blood-group ~s مُستَضِدات الزُّمَر الدَمَويَّة
specific microbic ~ مُستَضِدّ نوعي مِكرُوبي
therapeutic ~ مُستضِدٌ عِلاجيّ
antigenic مُستَضِدِّي
antigenicity استِضداد ، توليدُ المُضادّ
antigenophil مَيّالٌ لِمُوَلِّدات المُضادّ
antihelix = anthelix وَتَرة أو وُتَيْرة الأُذُن
antihelmintic طارِدُ الدِّيدان ، مُضادٌّ الدِّيدان
antihemagglutinin مُضادٌّ المُلزِنِ الدمَوي
antihemolysin مُضادٌّ حالِّ الدم
antihemolytic مانِعُ انحِلالِ الدم
antihemophilic ضِدٌّ الناعُور
antihemorrhagic مُوقِفُ النَّزف ، ضِدٌّ النَّزف
antihidrotic = anhidrotic مانِعُ العَرَقِ أو مُخَفِّفُه
antihistamine مُضادٌّ الهِسْتامين
antihydropic مُخَفِّف الاستِسْقاء
antihypertensive ضِدٌّ فَرْطِ التَوتُّر ، مُهْبِطُ الضَّغط العالي أو مُعاكِسُه
anti-inflammatory ضِدٌّ الالتِهاب
antiketogenesis ضِدٌّ تَوَلُّدِ الأجْسامِ الخَلُّونيَّة
antilithic ضِدٌّ الحَصَى
antilobium وَتِدُ الأُذُن ، حاجَّةُ الأُذُن
antiluetic ضِدٌّ السِّفْلِس
antilysis كَبْتُ الانحِلال ، مَنْعُ الانحِلال
antilytic مانِعُ الانحِلال
antimalarial ضِدٌّ البُرَداء ، مُضادٌّ لِلمَلاريا
antimere قُسَيمة عَمُوديَّة
antimetabolite مُضادَّةُ الأَيْض ، ضِدٌّ المَنْيفة
antimetropia تَفاوُتُ نَظَرِ العَيْنَيْن
anti-microbial = anti-microbic مُتلِفُ المِكروبات ، مُضادٌّ الجَراثيم
antimonic, antimonious إثْمِدي
antimony = antimonium أنتيمون . إثْمِد
antimycotic ضِدٌّ الفُطْر
antinarcotic مانِعُ التَّخدير
antineoplastic ضِدٌّ نُمُوِّ الأورام
antinephritic ضِدٌّ الآفاتِ الكُلويَّة
antineuralgic مُضادٌّ الألَمِ العَصَبي
antineuritic مُضادٌّ التِهاب الأعصاب
antinion قُطْبُ الجَبْهة ، الجَبين
antiovulatory ضِدٌّ الإباضة
antioxidant ضِدٌّ المُؤَكْسِد
antioxidation ضِدٌّ التأكْسُد
antiparasitic ضِدّ الطُّفَيليّات
antiparastata غُدَّتا كُوبَر
antipathy مَقْت ، نُفور ، نُفْرة
antiperiodic ضِدٌّ الدَّوريَّة ـ ضِدٌّ المَلاريا
antiperistalsis التحَوِّي المُعاكِس
antiperistaltic مُضادٌّ التمَعُّج ، ضِدٌّ التحَوِّي
antiperspirant مُضادٌّ العَرَق ، ضِدٌّ العَرَق
antiphlogistic ضِدٌّ الالتِهاب والحُمَّى
antiplastic ضِدٌّ التنَسُّج ، مُعيقُ الالتِئام
antipneumococcic مُتلِفُ المُكَوَّرات الرِّئويَّة
antiprecipitin ضِدٌّ المُرَسِّبة
antiprothrombin ضِدٌّ البروثرومبين ـ يَمْنَعُ تَحَوُّلَه إلى ثرُومبين
antiprotozoal = antiprotozoan ضِدٌّ الأوالي ، مُتلِفُ الأوالي الحَيَوانيَّة
antipruritic = antipsoric مُضادٌّ الحِكَّة
antipsychosis مُضادٌّ الذُّهال
antipyic, antipyogenic مانِعُ التَقَيُّح
antipyresis المُداواةُ بِمُضادّات الحُمَّيات
antipyretic مُفلِعُ الحَرارة ، ضِدٌّ الحُمّى
antipyrotic نافِعٌ لِلحَرْق ، ضِدٌّ الحُروق
antirabic ضِدٌّ الكَلَب
antirachitic ضِدٌّ الرَّخَد
antiradiation ضِدٌّ الإشْعاع
antirheumatic ضِدٌّ الرَّثْيَة ، نافِعٌ لِلروماتِزم
antiscabious ضِدٌّ الجَرَب
antiscorbutic ضِدٌّ الحَفْر ، مُضادٌّ البَثَع
antisensitization ضِدٌّ التحْسِيس
antisepsis تَطْهير ، مَنْعُ العُفونة . مَنْعُ الفَساد
antiseptic مانِعُ العُفونة ، مانِعُ الإنْتان . مُطَهِّر
antiserum مَصْلٌ مُضادّ ، مَصل ضِدِّي
antisialagogue = antisialic مانِعُ التلَعُّب ، مُنَشِّفُ الرِّيق
antispasmodic مُضادٌّ التشَنُّج ، ضِدٌّ الشَنُّج

antispastic ضِدُّ التَشَنُّج ، مُضادُّ الشَّنَج
antistaphylococcic مُضادُّ المُكَوَّراتِ العُنْقودِيَّة
antistreptococcic مُضادُّ المُكَوَّراتِ العِقْدِيَّة
antistreptolysin مُضادُّ الحالّاتِ العِقْدِيَّة
antisudoral = antisudorific مُضادٌّ أو مُخَفِّفُ التَعَرُّق
antitetanic ضِدُّ الكُزاز
antithenar مُقابِلُ أَلْيَةِ اليَد أو القَدَم ، أشجَعُ الخِنْصِر ، ضَرَّة
antithrombin مُضادُّ الخُثْرِين ، مانِعُ التَخَثُّر
antithyroid ضِدُّ الدَّرَق ، مُضادّ نَشاطِ الدَّرَقِيَّة
antitoxic مُضادُّ التُّكْسِين ، تِرْياق ، ضِدُّ السُّمّ
antitoxin = antitoxinum اللاتُّكْسِين ، ضِدُّ التُّكْسِين ، ضِدُّ الذِّيفان
diphtheria ~ تِرْياقُ الخُناق
tetanus ~ تِرياقُ الكُزاز
antitragus وُتَيْدةُ الأُذُن ، مُقابِل الوَتَدة ، حَجَّة ، مَرْزَة ـ حَدَبَة صِماخ الأُذُن
antitreponemal ضِدُّ اللولَبِيّات
antitrope صِنْو ـ العَينان صِنْوان • جِسْمٌ ضِدِّي
antituberculotic, antituberculous ضِدُّ السُّلّ ، مُضادُّ السُّلّ
antitumorigenic مُضادُّ تَوَلُّد الأورام
antitussive مُخَفِّف السُّعال ، ضِدّ السُّعال
antityphoid ضِدُّ التيفوئيد ، واقٍ من التيفوئيد
antivenene = antivenin = antivenom ضِدُّ الزَّبِيب ، مُضادٌّ لِسُمِّ الأفاعي
antivenereal ضِدُّ الزُّهْرِيّ
antiviral = antivirotic مُضادُّ الحُمَات
antivirus ضِدّ الحُمَة ، ضِدُّ الفِيروس
antixerophthalmic ضِدُّ جَفَف العَيْن
antixerotic مُضادُّ الجَفاف
antodontalgic مُزِيلُ أَلَمِ الأسنان
antral غارِيّ ، جَيْبِيّ
antrectomy استِئْصالُ الغار ـ غارُ الخُشّاء
antritis اِلْتِهابُ الغار
antro- سابِقة بمَعنى «غار» أو «غاريّ»
antrobuccal غارِيّ فَمَوِيّ
antroduodenectomy قَطْعُ الغار والعَفَج
antrodynia = antronalgia أَلَمُ الغار ـ غار الفَكّ
antronasal غارِيّ أَنْفِيّ
antropyloric غارِيّ بَوّابِيّ
antroscope مِنْظارُ الغار
antroscopy تَنْظيرُ الغار أو الجَيْب
antrostomy تَفَمُّم الغار ، مُفاوَهة الغار
antrotomy شَقُّ الغار
antrotympanitis التِهابُ غار الخُشّاء والطَّبْلة (في الأُذُن الوُسطى)
antrum غار ، جَيْب
~ of Highmore = maxillary sinus غارُ هَيمُور ـ جَيْبُ الفَكِّ العُلوي
mastoid ~ = mastoid cavity الغارُ الخُشّائيّ ، غارُ الخُشّاء ـ الجَوفُ الخُشّائيّ
pyloric ~ الغارُ البَوّابيّ
tympanic ~ الغارُ الطَّبْليّ
anuclear لا نَوَوِيّ ، عَديمُ النَّواة
anulus = annulus حَلْقة
anuresis = anuria زُرام ، انقِطاعُ البَوْل
anuria زُرام ، انقِطاعُ البَوْل ، صَرْي
anuric زُرامِيّ ، مُتَعَلِّق بانقِطاع البَوْل
anus شَرْج ، شَرَج ، إسْت ، السُّرْم
artificial ~ شَرَج صُنْعِي
imperforate ~ شَرَجٌ غيرُ مَنْقوب ، شَرَج مَسْدود
anvil = incus السَّنْدان ، العَلاة
anxiety = anxietas قَلَق ، ضِيق ، حَيْرة
anxiolytic مُزِيلُ القَلَق
anxious قَلِق
anydremia = anhydremia نَقْصُ ماءِ الدم
aorta الوَتِين ، الأَوْرَطي ، الأبْهَر
abdominal ~ الوَتِين البَطْني
thoracic ~ الوَتِين الصَّدْري
aortal وَتِيني ، أَوْرَطي ، أَبْهَري
aortarctia تَضَيُّق الوَتِين
aortectasia = aortectasis تَمَدُّد الوَتِين
aortic = aortal وَتِيني ، أَوْرَطي ، أَبْهَري
aortitis التِهابُ الوَتِين أو الأَوْرَطي

aortoclasia تمزُّق الوَتين ، انفِجارُ الأوْرْطيّ
aortogram رَسْمُ الوَتين ، صُورة الأبْهَر
aortography تَصْوير الوَتين – شُعاعيّاً
aortolith حَصاة الوَتين
aortopathy اعتِلالُ الوَتين
aortorrhaphy خِياطةُ الأوْرْطي ، رَفْوُ الوَتين
aortosclerosis تَصَلُّب الأوْرْطي أو الوَتين
aortostenosis ضِيقُ الوَتين أو الأوْرْطي
aortotomy شَقُّ الوَتين
apancrea غَيْبة البانْكِرياس
apandria بُغْض الرِّجال ، كُرْهُ الذُّكور
apanthropia = **apanthropy** كُرْهُ الناس ، اعتِزالُ الناس ، حُبُّ العُزْلة والخَلْوة
apareunia عَجْزُ الجِماع ، اللاجِماعيَّة
aparthrosis = **diarthrosis** مَفْصِل سَلِس
apathetic, apathic لا مُبالٍ ، غيرُ مُكتَرِث
apathism خُمول ، بَلادة
apathy جُمودُ الحِسّ ، خُمول
apellous خَتين ، عَديمُ القُلْفة
apenteric = **abenteric** خارِجَ الأحْشاء
apepsia سُوءُ الهَضْم ، اللاهَضْم أو بُطْلانُه
aperient مُلَيِّن ، مُسْهِلٌ خَفيف
aperiodic لا دَوْري ، غيرُ مُنتَظِمِ الحُدوث
aperistalsis اللاتَمَعُّج ، عَدَمُ التحَوِّي
aperitive مُفَتِّح ، مُشَهٍّ ، مُقَبِّل · مُسْهِل
apertura = **aperture** مَنْفَذ ، فُتْحة
apex قِمَّة ، ذِرْوة ، أَوْج
~ beat ضَرْبةُ القِمَّة ، دَقَّة الذِّرْوة
~ cordis, ~ of heart قِمَّة القَلْب
Apgar score مَجْموعُ أبْغار – لِتَحديدِ الوَضْعِ العامّ لِلوَليد بعدَ الوِلادة
aphacia = **aphakia** اللابَلُّوريَّة ، غَيْبةُ عَدَسة العَيْن
aphagia عُسْرُ الازدِراد
~ algera رَفْضُ الطعامِ لألَمِ البَلْع
aphagopraxia صُعوبة البَلْع
aphakia = **aphacia** اللابَلُّوريَّة ، عَدَمُ البَلُّوريَّة ، غَيْبةُ العَدَسة
aphalangia اللاسُلامَيات ، غَيْبةُ السُّلامَيات

aphantobiont خُبَيٌّ فَوتَ مِجْهَريّ – حُمَةٌ أو فِيروسٌ رَشيحيّ
aphasia الحُبْسَةُ – فَقْدُ قُوَّة التعبيرِ بالكَلامِ أو الكِتابة أو الإيماء ، عدمُ النُّطْق
acoustic ~, auditory ~ حُبْسةٌ سَمْعيَّة
amnesic ~, amnestic ~ حُبْسة نِسْيانيَّة
anomic (or nominal) ~ حُبْسةُ التسْمِية
conduction ~, commissural ~ حُبْسة النَّقْل ، حُبْسة مَوصِليَّة
mixed ~ حُبْسة مُخْتَلِطة – حَرَكيَّة حِسِّيَّة
motor ~ حُبْسة حَرَكيَّة
optic ~ حُبْسة بَصَريَّة – عَدَمُ تعرُّفِ المَنْظور
sensory ~ خَرَسٌ حِسّي ، حُبْسة حِسِّيَّة
aphasiac, aphasic أحْبَسُ ، مُصابٌ بالحُبْسة
aphemia فَقْدُ النُّطْق ، إكْناب ، صُمات
aphemic فاقِد النُّطق
aphephobia رَهْبة المُلامَسة أو اللَّمْس
aphilopony تَقاعُس ، حُبُّ البِطالة
aphonia لا صَوْتيَّة ، فَقْدُ الصَّوت ، صُمْتة
~ paralytica لا صَوتيَّة شَلَليَّة
hysteric ~ لا صَوتيَّةٌ هِسْتيريَّة
aphonic لا صَوتيّ ، فاقِد الصَّوت ، صَموت
aphoresis عَدَمُ تَحَمُّل الألَم · بَتْرٌ أو فَصْل
aphose عدمُ النُّور – حِسٌّ ظِلِّي في خَطِّ البَصَر
aphot(a)esthesia وَهَنُ حِسِّ النُّور
aphrasia حُبْسة الجُمَل ، الفَدَم
aphrenia عَتَه ، خَبَل
aphrodisia الشَّبَق
aphrodisiac ناعُوظ ، مَغْلَمة ، مَنْعَظة
aphronesia عَتَه
aphtha (usually aphthae) قُلاع
aphthoid نَظيرُ القُلاع ، قُلاعانيّ
aphthosis القُلاعيَّة ، قُلاع
aphthous قُلاعِيّ
~ fever حُمّى قُلاعيَّة
aphylaxis عَدَمُ المَناعة
apical قِمّي
apicectomy = **apiectomy** خَزْعُ القِمَّة · قَطْعُ أو استِئْصالُ الجَذْر – مِن الأسنان

apicitis اِلْتِهابُ القِمَّة
apico- سابِقة بمعنى «قِمَّة» أو «ذُرْوة»
apicoectomy = apicotomy جَذْعُ القِمَّة
apicolysis وَهَط القِمَّة ـ قِمَّة الرِّئة
apicostomy فَغْرُ القِمَّة
apituitarism اللانُخامِيَّة
aplacental عَديمُ السُّخْد ، لا سُخْدي
aplanatic لا زَيْغيّ ـ مُصَحِّحُ الزَّيغ الكُرَويّ
aplasia اللاتَنَشُّج ، تعَطُّل أو توَقُّف النُمُوّ
aplasmic لا هَيُوليّ
aplastic لا تَنَشُّجي ، لا نُمُوِّيّ ، لا اِستِنْساجيّ
apleuria فَقْدُ الأَضْلاع
apnea = apnoea البُهْر ، انقِطاعُ النَّفَس
apneumia فَقْدُ الرِئتَيْن ـ خِلْقةً
apneusis بُهْر شَنَجي ـ انقِطاعُ النَّفَس الشَّنَجي
apobiosis المَوتُ الفِسيُولوجيّ
apocarteresis الانتِحارُ بالصَّوم
apochromat عَدَسة لا مُزيغة
apochromatic لا لَوني ، لا مُزيغ
apocope بَتْر ، قَطْع ، جَزْم
apocrine (غُدَّة عَرَقِيَّة) فارِزة ، فارزة مُفتَرَزة
apocrustic عَقُول ، قابِض
apodal لا قَدَمي ، عَديمُ القَدَمَيْن
apodia اللاقَدَمِيَّة ، غَيْبة القَدَمَيْن ، فَقْدُ القَدَم
apoenzyme = apoferment
صَميمُ الخَميرة ـ الجُزْءُ البُروتينيّ مِنها ، صَميمُ الأنْزيم
apogee ذُرْوة ، قِمَّة ـ طَوْرُ اشتِداد المَرَض
apolar لا قُطْبي
apolepsis انقِطاعُ الإفراز
apomorphine أبومُورفين ـ قِلْويدٌ بِلَّوريّ ـ من مُشتَقّات المُورفين
aponea = aponia عَدَمُ الأَلَم ، خُلُوُّ الأَلَم
aponeurectomy قَطْعُ الصِّفاق ، خَزْعُ صِفاق العَضَل
aponeurorrhaphy رَفْوُ الصِّفاق
aponeurosis الصِّفاق ، اللِّفافة ، السِّفاق
aponeurositis التِهابُ الصِّفاق
aponeurotic صِفاقيّ
aponeurotome مِخْزَع الصِّفاق
aponeurotomy قَطْعُ الصِّفاق ، بَضْعُ الصِّفاق
aponia الانعِتاقُ أو الخُلُوّ من الأَلَم
aponic مُخَفِّفُ الأَلَم أو التَّعَب
aponoia = amentia ضَعْفُ العَقْل
apophysial = apophyseal نُتُوئيّ ، ناتِيء
apophysis حَيْد ، نُتُوء او ناتِيء ، شاخِصة
basilar ~ حَيْدٌ قاعِديّ ، نُتوء قاعِدي
apophysitis اِلْتِهابُ الشاخِصة ، اِلتِهابُ الحَيْد
apoplectic سَكْتي ، مُصابٌ بالسَّكْتة
apoplectiform = apoplectoid ـ سَكْتاني شَبيه بمَرَض السَّكْتة
apoplexy = apoplexia السَّكْتة · نَزْفٌ فُجائي غَزير (ضَرْبةُ دَم)
abdominal ~ نَزْف بَطْنيّ
cerebral ~ السَّكْتةُ المُخِّيَّة أو الدِّماغيَّة
embolic ~ سَكْتة صِمِّيَّة
thrombotic ~ سَكْتة خُثارِيَّة
aporioneurosis عُصابٌ جَزَعيّ
aposia اللاعَطَش ، عَدَمُ أو فَقْدُ العَطَش
apositia عُزوفٌ عن الطَّعام ، اعتِياف
apositic مُضْعِفُ الاشتِهاء
apostasis بُحْرانُ المَرَض ، انتِهاءُ المَرَض
apostem = apostema خُراج
aposthia لا قُلْفة ، غَيْبةُ القُلْفة ، اللاقُلْفيَّة
apothanasia إرْجاءُ المَوت ، إطالةُ العُمْر
apothecary أَجْزائي ، صَيْدَلي ، عَطّار
apothem(e) راسِب أو رُسُوب
apotripsis إزالةُ ظَليلةِ القَرْنيَّة
apparatotherapy المُعالَجة بالآلِيّات
apparatus جِهاز ، آلة
~ lacrimalis, lacrimal ~ الجِهازُ الدَّمْعي
central ~ الجِهازُ المَرْكَزي ـ المُرَيْكِزُ والجُسَيم المَرْكَزي
Golgi ~ جِهازُ غُولْغي
urogenital ~ الجِهازُ البَوْلي التناسُلي
apparition شَبَح
appendage زائدة ، مُلْحَق ، تابِع
appendalgia أَلَمُ الزائدة

appendectomy = **appendicectomy** اسْتِئْصالُ الزّائِدة ، نَزْعُ أو قَطْعُ الزائدة
appendicitis اِلْتِهابُ الزائدة ، اِلتِهابُ الزائدةِ الدُّودِيَّة
acute ~ اِلتِهابُ الزائدة الحادّ
chronic ~ اِلتِهابُ الزائدة المُزْمِن
obstructive ~ اِلتِهابُ الزائدة الانسِدادي
suppurative ~ اِلتِهاب الزائدة الصَّدِيدي
appendiclausis انسِدادُ الزائدة
appendicocele فَتْقٌ زائدي
appendico-enterostomy مُفاغَمة الزائدةِ بالمَعْي ، تَفَمُّم زائدي مِعَوي
appendicolithiasis = **appendolithiasis** تَحَصّي الزائدة ، داءُ الزائدة الحَصَويّ
appendicolysis نَزْعُ الزائدة والالتِصاقات
appendicopathia = **appendicopathy** اعتِلالُ الزائدة
appendicosis داءُ الزائدة الحُؤوليّ
appendicostomy مُفاغَرة الزائدة
appendicular زائِديّ
appendiculoradiography تَصْويرُ الزائدة شُعاعيّاً
appendix زائِدة
auricular ~ زائدةُ أُذَينة القَلْب
epiploic ~s الزوائد الثَّرْبِيَّة
vermiform ~ الزائدة الدُّودِيَّة
apperception إدْراكٌ حِسّي • إدراكٌ بالتَّرابُط ، وَعْيٌ استِبْطاني
apperceptive مُدْرِك
appestat ناظِمُ الشَّهِيَّة ـ مركزٌ تحتَ المِهاد
appetite اشتِهاء ، تَوْق ، قابِليَّة ، شَهِيَّة
appetition نُزوع ، اشتِياق
applanation تَسَطُّح ، تَبْسيط
appliance طَبيقة ، طِباق ، جِهازٌ طِباقيّ أو تَطْبيقيّ
application تَطْبيق
applicator مُطَبِّق
applied تَطْبيقيّ
apply يُطَبِّق • يستَخْدِم • يَنْشُر (على)
appointment مَوْعِد • تَعْيين
apposition تَراكُب ، دَمْج • مُصاقَبة
appreciation تَقْدير
apprehension تَصَوُّر ، تَوَجُّس
approach دُنُوّ ، اقتِراب • مَأْتى
approximal قَريب ، مُتَقارِب
approximate يُقَرِّب • مُقَرَّب ، تَقْريبيّ
apraxia خَرَق ، عَمَهٌ حَرَكي ، لا أدائيَّة
apraxic عَمَهيّ ، خَرَقيّ ، لا أدائيّ
aproctia رَتَقُ الشَّرَج • غَيْبَةُ الشَّرَج
apron مِئْزَر ، مِئْزَلة
pudendal ~, Hottentot ~ – مِئْزَرٌ حَيائيّ بِذْلة حَيائيَّة طَبيعيَّة أو صُنعيَّة
aprophoria عَجْزُ النُّطْق
aprosexia عدمُ الالتِفات ، عدمُ الانتِباه
aprosody كلامٌ رَتيب
aprosopia غَيْبة الوَجْه
apselaphesia نُقصان اللَّمْس
apsithyria صُماتٌ هِسْتيري ـ تُفقَدُ فيه القُدرَةُ على الكَلام والهَمْس
apsychia اللّاإدراك ، فَقْدُ أو نَقْصُ الإدراك
apsychosis عَدَمُ التفكير ، عَدَمُ الإدراك
aptitude لِياقة ، أهْلِيَّة ، استِعداد
physical ~ لِياقةٌ بَدَنيَّة
aptyalia = **aptyalism** الطَّلَى ، نَشَفانُ الرِّيق ، انقِطاعُ او نَقصُ اللُّعاب
apus عَديمُ القَدَمَيْن
apyetous = **apyous** غيرُ متَقَيِّح • بدُونِ صَديد
apyretic لا حُمَّوي • لا حَرُوري
apyrexia لا حُمّى • انقِطاعُ الحُمّى
apyrexial لا حُمّي ، مُنقَطِعُ الحُمّى
apyrogenic غيرُ مُوَلِّد لِلحُمّى
aqua ماء
~ anisi ماءُ الأنِيسُون
~ bulliens ماءٌ مُغْلًى
~ destillata ماءٌ مُقطَّر
~ fortis ماءُ النار ـ اصطِلاحٌ أُطلِقَ على حامِض النِّتْريك
~ frigida ماءٌ بارِد

~ pluvialis	ماءُ الأمطار ، ماءُ المَطَر
~ rosae	ماءُ الوَرْد
~ sterilisata	ماء مُعقَّم
~ tepida	ماءٌ فاتِر
aquapuncture	حَقْنُ الماء - تَحْتَ الجِلْد
aquarium	مَماهة ، مَرْبًى مائيّ
aquatic	مائي ، مَناقِعيّ أو مستَنْقَعيّ
aqueduct	قَناة
aqueductus	قَناة
aqueous	مائيّ ، ذو ماء
~ humor of the eye	رُطوبةُ العَيْنِ المائيَّة ، الخِلْطُ المائي
aquocapsulitis	التِهابُ مِحْفَظةِ الخِلْط المائي
aquosity	المائيَّة
aquula	قُنَيَّة ، جُدَيْول ، مُوَيْه
arabin	أرابين أو عَرَبين - حامِضُ العَرَبيك
arachis oil	زَيتُ الفُسْتُق
arachnephobia	رُهابُ العَناكِب
Arachnida	العَنكَبوتِيّات أو العَناكِب - فَصيلةُ العَنكَبوت
arachnidism	التَسَمُّم العَنكَبُوتي
arachnitis	الِتهابُ العَنكَبُوتيَّة
arachno-	سابِقة تَدُلُّ على العَلاقة بِـ «العَنْكَبوت أو العَنكَبوتيَّة»
arachnodactylia = arachnodactyly	عَنكَبيَّة الأصابِع ، الأصابِع العَنكَبوتيَّة
arachnoid	شُعِّي ، عَنْكَبوتاني ، نَظيرُ نَسيجِ العَنكَبوت · الغِشاءُ العَنكَبوتي
~ mater or membrane	العَنكَبوتيَّة · الغِشاء العَنكَبوتي
arachnoidal	شُعِّي ، عَنْكَبوتي ، عَنكَبُوتاني
arachnoidea	العَنكَبوتيَّة ، أو الغِشاءُ العَنكَبوتيّ
~ encephali	العَنكَبوتيَّة الدِّماغيَّة
~ spinalis	العَنكَبوتيَّة النُّخاعيَّة
arachnoiditis = arachnitis	اِلْتِهابُ العَنكَبوتيَّة ، اِلتِهابُ الغِشاءِ العَنكَبوتي
arachnopia	العَنكَبوتيَّة مَعَ الأمِّ الحَنُون
arbor	شَجَرة · تَرْكيبٌ على شَكْلِ شَجَرة
~ alveolaris	شَجَرة سِنْخيَّة
~ vitae	شَجَرةُ الحَياة
~ vitae cerebelli	شجَرةُ الحَياة المُخَيْخِيَّة
~ vitae uterina	شجَرةُ الحَياة الرَّحِميَّة
arboreal	شَجَريّ
arborescent	مُشَجَّر ، مُتَشجِّر
arborist	شَجَّار ، عالِمٌ بالأشجار
arborization	تشَجُّر ، تَشَعُّب ، غُصون
arboroid	شَجَرانيُّ التفَرُّع
arbovirus (arthropod-borne virus)	أربُوفيرُوس - حُماتٌ تَنقُلُها المَفصِليّات
arc	قَوْس
reflex ~	قَوسٌ انعِكاسيَّة
arcade	قَوْساء ، قَنْطَرة ، طاقٌ ، سِلْسِلةُ أقواس
arcate	مُقَوَّس
arch	قَوْس
aortic ~	قَوسُ الوَتين ، قوسٌ أبْهَريَّة
branchial ~	قوسٌ غَلْصَميَّة ، قَوسُ الخَيْشوم
dental ~	قَوس سِنِّيَّة
hemal ~	قَوس دَمويَّة
nasal ~	قوسٌ أنفيَّة
palatal ~	قوسٌ حَنَكيَّة
plantar ~	قَوْس أخْمَصيَّة
pubic ~	قوسُ العانة
vertebral ~	قوسٌ فِقَريَّة
zygomatic ~	قوسٌ وَجْنيَّة ، قَوسُ العارِضيَّة
arch-, archi-	سابِقة بمعنى «بَدْئيّ» أو «بَدائيّ»
archaic	قَديم ، بَدائيّ
archebiosis	نُشوءُ الحَياة التِّلقائي أو البَدائي
archegenesis	التَوَلُّد العَفْوي أو الأصلي
archencephalon	الدِّماغُ البَدائي
archenteron	المِعى البَدائيّ ، الرَّبَضُ البَدائيّ
archeocyte	خَلِيَّة بَدائيَّة
archepyon	قَيْحٌ مُتجَبِّن
archetype	نَمَط أصليّ
archiblast	الأرُومة البَدائيَّة أو الجَذَعة الأُولى
archiblastoma	وَرَمُ الأرومةِ البَدائيَّة
archicyte	بُدَيئيَّة ، خَلِيَّة بَدائيَّة - بَيْضة مُلَقَّحة
archigaster	القَناةُ الهَضْميَّة الأُولى
archigastrula	مُعَيْدَة بَدائيَّة

archigonocyte خَلِيَّة قُنْدِيَّة بَدائيَّة
archikaryon نَواة بَدائيَّة
archimorula تُوَيْتَة بَدائيَّة ، التُوتة الأُولى
archinephron = **pronephros**
الكُلْيَةُ الأُولى ، الكُلْيَة البَدائيَّة
archipallium العَباءة البَدائيَّة – فَصٌّ
الدِّماغ الشَمِّي
archiplasm, archisome الجِبْلة البَدائيَّة
archistome = **blastopore** فُوهةُ الأرومة ،
الفَمُ البَدْئي ، مَسَمُّ الأُرَيْمة
architis اِلْتِهابُ الشَّرَج
archo- سابِقة تَدُلُّ على العَلاقة بِـ «الشَّرَج
والمُسْتَقيم»
archocele فَتْقٌ شَرَجيّ
archoptosis = **arcoptoma** هُبوطُ المُسْتَقيم،
سُقوطُ الإسْت
archorrhagia نَزْفٌ شَرَجي ، نَزْفٌ من المُسْتَقيم
archorrhea سَيَلان شَرَجيّ
archosyrinx ناسُور شَرَجي ، مِحقَنة شَرَجيَّة
arciform مُقَوَّس . قَوْسيُّ الشَّكْل
arctation تَضَيُّق
arcuate مُقَوَّس
arcuation تَقَوُّس
arcus = **arch** قَوْس
~ dentalis قَوسُ الأسنان
~ palatini قَوسُ الحَنَك
~ senilis قَوسُ الشَّيخُوخة ، القَوسُ الشَّيخيَّة
ardanesthesia = **thermanesthesia**
تخَدُّرٌ حَرُوري ، فَقْدُ الحِسِّ الحَروري الأَلَمي
ardent حارٌ ، حام . مُتَلَهِّف
ardor حُرْقة . حَرٌّ شَديد . رَغْبة مُلِحَّة
~ urinae حُرقة البَوْل
area باحَة ، ناحِية ، مِنْطَقة
aortic ~ باحة أبْهَريَّة
~ cochleae باحةُ قَوقَعيَّة
~ cribrosa الباحةُ الغِرباليَّة أو المِصْفَويَّة
~ opaca باحة مُعْتِمة
~ pellucida الباحة الصافِيَة
germinal ~ باحة إنْتاشيَّة

mitral ~ باحَةٌ تاجيَّة
motor ~ باحة حَرَكيَّة
olfactory ~ باحة شَمِّيَّة
pulmonary ~ باحة رِئويَّة
vestibular ~ باحة دِهْليزيَّة
areatus مُبَقَّع
areflexia فَقْدُ المُنعَكِسات ، اللاّانعِكاسيَّة
arenaceous رَمْليّ
arenation المُعالَجة بالرَّمْل السُّخْن ، الاستِرْمال
arenoid رَمْليّ ، رَمْلاني – يُشبِه الرَّمل
areola, areole لُعْوَة ، هالَة ، خَلال
~ mammae, ~ papillaris لُعْوة ، هالَةُ
الثَّدي ، سَعْدانَةُ الثَّدي . لُمْعة
umbilical ~ هالةُ السُّرَّة
areolar هاليّ . خَلالي
~ tissue نَسيجٌ خَلاليّ ، نَسيجٌ هاليّ
areolitis اِلْتِهابُ اللُّعْوة ، اِلْتِهابُ هالة الثَّدي
areometer المِسْيَل – مِقياسُ الثِّقْل النَّوعيّ
لِلسَّوائل
Argas البَرام – نَوعٌ من القُراد اللاسِع
argentaffin أَلِيفُ الفِضَّة
~ cells خَلايا أليفةُ الفِضَّة
argentaffinoma وُرامُ أليفةِ الفِضَّة
argentation تَفَضُّض
argentic, argentous فِضِّيك ، فِضِّي
argentous فِضِّي ، فِضُّوز
argentum فِضَّة ، لُجَين
argil, argilla عَضار ، صَلْصال
argillaceous صَلْصالي ، طُفالي
arginine آرجِنين
argon الأرْجون – عُنْصُرٌ غازيٌّ في الهَواء
argyremia تَفَضُّض الدَّم
argyria = **argyriasis** = **argyrism** =
argyrosis التَسَمُّم بأملاحِ الفِضَّة
argyric فِضِّي . مُتَعَلِّق بالفِضَّة
argyrophil = **argentophil** سَهْلُ الاصطِباغ
بالفِضَّة . مَصْبوغ بالفِضَّة
arhigosis عَدَمُ الشُّعور بالبَرْد . فَقْدُ حاسَّة البَرْد
arhinia = **arrhinia** عَدَمُ الأنف ، اللاّأنف

arhythmia, arrhythmia اللّانَظْميَّة ، عَدَمُ النظْم ، عدَمُ الاتِّساق
ariboflavinosis عَوَزُ الريبُوفلافين
arithomania = arithmomania هَوَسُ العَدّ ، وَلَعُ العَدّ
arm عَضُد ، ذِراع
armamentarium = armarium جُعْبة المُداواة ، عُدَّة أو حَقيبة الطَّبيب
armpit = axilla حُفْرةُ العَضُد ـ الإبْط
Arnica زَهْرةُ العُطاس
aroma عِطْر ، رائحة عِطْرِيَّة ، شَذا ، فَوْعة
aromatic عِطْري
arousal إثارة ، استِحْثاث
arrachement قَلْع ، نَزْع
arrange يُنَظِّم ، يُرَتِّب ، يُعِدّ
arrector مُقِفّ ، ناصِبُ الشَّعْر
arrest تَوَقُّف ، وُقوف ، ضَبْط ، إيقاف
cardiac ~ تَوَقُّفُ القَلْب ، وُقوفُ القَلْب
epiphyseal ~ تَوَقُّف المُشاش
maturation ~ توقُّف النُّضْج
arrested مُتَوقِّف ، مَوقوف ، مَحْجوز
arrhenic زِرْنيخيّ
arrhenoblastoma = arrhenoma وَرَم جُرثوميّ ذُكرانيّ ، وَرَمٌ مِذْكار
arrhigosis = arhigosis عَدَمُ حِسِّ البَرْد
arrhinencephalia غَيْبةُ أنفِ الدِّماغ
arrhinia = arhinia غَيْبة الأنْف
arrhythmia لا نَظْميَّة ، عدَمُ الانتِظام
respiratory ~, juvenile ~ لا نَظْميَّة تَنَفُّسيَّة ، لا نَظْميَّة حَدَثيَّة
arrhythmic لا نَظْمي ، غيرُ انتِظامي
arrhythmokinesis حَرَكة لا نَظْميَّة
arseniasis الانسِمامُ بالزِّرْنيخ
arsenic = arsen(i)um الزِّرْنيخ
arsenical = arsenic زِرْنيخيّ
arsenious, arsenous زِرْنيخوز ، زِرْنيخي
arsenism تَسَمُّم زِرْنيخي مُزْمِن
arsenotherapy المُداواةُ بالزِّرنيخ
artefact = artifact تبَدُّل صُنْعي ، خادِع

Artemisia أرْطاماسِيا ، حَبَقُ الراعي
arteria شِرْيان (أنْظُر : artery)
arterial شِرْياني
arterialization تَشَرْيُن ـ تحَوُّل الدَّم الوَريديّ إلى دَمٍ شِرياني
arteriarctia ضِيقُ الشِّريان
arteriasis تَنَكُّسٌ شِرياني
arteriectasia = arteriectasis تمَدُّدُ الشَّرايين
arteriectomy قَطْعُ الشِّريان (أو جُزءٍ منه)
arteriocapillary شِرْيانيّ شَعْريّ
arteriofibrosis تَلَيُّف شِريانيّ
arteriogram مُخَطَّطٌ شِرياني ـ صُورةُ الشِّريانِ الشُّعاعيَّة
arteriography تَصْويرُ الشَّرايين ـ شُعاعيّاً
arteriola شُرَيْن ، شُرَيِّن
arteriolar شُرَيِّني ، شُرَيْني
arteriole = arteriola شُرَيِّن ، شُرَيْن
arteriolith حَصاة شِريانيَّة
arteriolitis اِلْتِهابُ الشُّرَيِّنات ، التِهابٌ شُرَيْني
arteriology مَبْحَثُ الشَّرايين
arteriolonecrosis نَخَرٌ شِرياني
arteriolosclerosis تَصَلُّبُ الشُرَيِّنات
arteriolosclerotic تَصَلُّبي شُرَيْني
arteriomalacia تلَيُّن الشَّرايين
arteriometer مِقياسُ الشَّرايين ـ لَمْعة الشِّريان
arteriomotor مُحَرِّكٌ شِريانيّ
arteriomyomatosis داءُ الأورامِ العَضَليَّةِ الشِّريانيَّة
arterionecrosis نِكْرُوز الشَّرايين ، نَخَرٌ شِرياني
arteriopalmus نَبَضانُ الشِّريان ، نَقْفٌ شِرياني
arteriopathy اعتِلالٌ شِريانيّ
arteriophlebotomy فَصْدُ الشَّرايين
arterioplasty تَقْويم الشَّرايين ، رَأبُ الشِّريان
arteriopressor مُوَتِّرٌ شِرياني ، رافِعُ ضَغْطِ الشَّرايين
arteriorrhaphy رَفْوُ الشِّريان ـ خِياطَتُه
arteriorrhexis تمَزُّق الشِّريان

arteriosclerosis	تَصَلُّبُ الشَّرايين
~ obliterans	تَصَلُّبٌ شِريانيٌّ سادٌّ أو مُسِدٌّ
diffuse ~	تَصَلُّب شِريانيٌّ مُنتَشِر
nodular ~	تَصَلُّبٌ شِرياني عُقَدي
peripheral ~	تَصَلُّب شِرياني مُحِيطي
senile ~	تَصَلُّبٌ شِرياني شَيْخوخي
arteriosclerotic	تَصَلُّبيٌّ شِريانيٌّ
arteriosity	الشَّرْيَنَة
arteriospasm	تَشَنُّجُ الشِّريان ، شَنَجٌ شِريانيٌّ
arteriostenosis	تَضَيُّق الشَّرايين
arteriostrepsis	فَتْلُ الشِّريان
arteriotomy	شَقُّ الشِّريان ، فَصْدُ الشِّريان
arteriotony	تَوَتُّر شِرياني ، ضَغْطُ الدم
arterious = arterial	شِرْيانيٌّ
arteriovenous	شِريانيٌّ وَريديٌّ
arterioversion	كَفُّ الشِّريان ـ قَلْبُ جِدارِهِ جِراحيّاً لِوَقْف النَّزْف
arteritis	اِلْتِهابٌ شِرياني ، اِلتِهابُ الشِّريان
~ deformans	اِلتِهابُ الشَّرايين المُشَوِّه
~ obliterans	اِلتِهابُ الشَّرايين المُسِدّ
temporal ~	اِلتِهابُ الشِّريان الصُّدْغي
artery	شِرْيان
acetabular ~	شِريانٌ حُقِّي
afferent ~	شِريان وارِد
brachial ~	شِريان عَضُدي
bronchial ~	شِريانٌ قَصَبي
buccal ~	شِريان شِدْقي
carotid ~	الشِّريانُ السُّباتي
celiac ~	شِريانٌ جَوْفي
cerebellar ~	شِريان مُخَيْخي
cerebral ~	شِريان مُخِّي
cervical ~	شِريانٌ رَقَبي
common carotid ~	الشِّريانُ السُّباتي العامّ
common iliac ~	الشِّريان الحَرْقَفي
coronary ~	الشِّريانُ التاجي ، الشِّرْيانُ الإكْليلي
cystic ~	شِريانٌ مَراري
deferential ~	شِريان أَسْهَري
end ~	شِريانٌ طَرَفي
esophageal ~	شِرْيانٌ مَريئيّ
facial ~	شِريانٌ وَجْهي
femoral ~	شِريان فَخِذي
frontal ~	شِرْيانٌ جَبْهي
gastric ~	شِريان مَعِدي
hypogastric ~	الشريانُ الخَثَلي
iliac ~	الشريانُ الحَرْقَفي
innominate ~	الشِّريانُ الغُفْل
intestinal ~	شِرْيانٌ مِعَويّ
jejunal ~	الشِّريانُ الصائِمي
lacrimal ~	شِريانٌ دَمْعيّ
lingual ~	شِريانٌ لِسانيّ
lumbar ~	الشريانُ القَطَني
maxillary ~	شِريان فَكّي
mental ~	شِريان ذَقَني
occipital ~	شِريانٌ قَفَوي أو قَذالي
ophthalmic ~	شِريان عَيْني
ovarian ~	شِريانٌ مَبيضي
palpebral ~	شِريان جَفْني
pericardial ~	شِريانٌ تامُوري
perineal ~	شِريانٌ عِجاني
plantar ~	شِريانٌ أَخْمَصي
popliteal ~	شِريان مَأْبِضي
pubic ~	شِريانٌ عانِي
pulmonary ~	شِريان رِئَوي
radial ~	شِريان كُعْبُري
ranine ~	شِريانٌ لِساني
renal ~	شِريانٌ كُلْوي
scrotal ~	شِريانٌ صَفَني
splenic ~	شِريانٌ طِحالي
sternal ~	شِريان قَصِّي
subclavian ~	شِريان تحتَ التَّرْقُوة
testicular ~	شِريانٌ خُصَوي
ulnar ~	شِريان زَنْدي
umbilical ~	شِريانٌ سُرِّي
urethral ~	شِريانٌ إحْليلي
uterine ~	شِريانٌ رَحِمي
vaginal ~	شِريانٌ مَهْبِلي
vertebral ~	الشِّريانُ الفِقْري

arthr- بادِئة بمَعنى «مَفْصِل» أو «مَفْصِليّ»

arthragra نِقْرِس

arthral مَفْصِليّ

arthralgia البَدَل ، أَلَمُ المَفْصِل ، ظُلاع ، قُفاص ، أَلَمٌ مَفْصِليّ

arthralgic بَدِل ، مُصابٌ بأَلَمٍ مَفْصِليّ ، قُفاصِيّ

arthrectomy خَزْع المَفْصِل ، قَطْعُ المَفْصِل

arthresthesia إحْساسٌ مَفْصِلي

arthrifluent مَفْصِليُّ الإمْداد

arthritic رَثْيَويّ ، مُتَعَلِّق بالتِهابِ المَفْصِل

arthritide جِلْدِيَّة نِقْرِسيَّة أو رَثْيِيَّة

arthritides = pl. of arthritis الرَّثْيات – اِلْتِهابُ المَفاصِل (بِصيغةِ الجَمْع)

arthritis التِهابُ المَفْصِل ، الرَّثْيَة

acute ~ التِهابُ المَفْصِل الحادّ

acute rheumatic ~ رَثْيَة رُوماتِزْمِيَّة حادَّة

~ deformans, rheumatoid ~ التِهابُ المَفْصِل المُشَوِّه ، التِهابُ المَفصِل الرَّثْياني

~ fungosa, white tumor التِهابُ المَفصِل الكَمْئي ، وَرَمٌ أَبْيَض

atrophic ~ التِهابُ المَفصِل الضُّموري

chronic ~ التِهابُ المَفصِل المُزْمِن

degenerative ~ التِهابُ المَفصِل التَنَكُّسي

gonococcal ~, gonorrhoeal ~ التِهابُ المَفاصِل السَّيَلاني

gouty ~ التِهابُ المَفاصِل النِّقْرِسي

hemophilic ~ التِهابُ المَفاصِل الناعُوري

hypertrophic ~ التِهابُ المَفصِل الضَّخامي

infectious ~ التِهابُ المَفاصِل المُعْدِي

rheumatic ~ التِهابُ المَفاصِل الرَّثْياني

arthritism قُفاص ، تأَهُّبٌ مَفصِلي

arthro- سابِقة بمَعنى «مَفْصِل» أو «مَفْصِليّ»

arthrocace تَلَفٌ مَفْصِليّ تامّ ، نَخَر المَفصِل

arthrocele تَوَرُّم مَفصِلي

arthrocentesis بَزْلُ المَفصِل

arthrochalasis فَكَكُ المَفصِل

arthrochondritis اِلْتِهابُ الغُضْروفِ المَفصِلي ، التِهابُ غَضاريفِ المَفصِل

arthroclasia فَكٌّ المَفصِل

arthroclisis قَسَطُ المَفْصِل ، جُسْأَةُ المَفصِل

arthrodesia = **arthrodesis** تَيَبُّسُ المَفصِل ، إيثاقُ المَفصِل

arthrodia مَفصِل مُسَطَّح

arthrodic joint مَفصِل انْزِلاقي

arthrodynia أَلَمُ المَفصِل ، ظُلاع

arthrodysplasia خَلَل مَفصِليّ – وِراثِيّ

arthro-empyesis تَقَيُّح مَفصِليّ

arthrogram صُورةُ المَفصِل – بالأشِعَّة

arthrography تَصْوير المَفصِل. وَصْفُ المَفاصِل

arthrogryposis انحِناءُ المَفصِل

arthrokatadysis انخِسافُ المَفصِل

arthrokleisis جُسْأَةُ المَفصِل ، قَسَط مَفصِليّ

arthrolith حَصاةٌ مَفصِليَّة

arthrology عِلْمُ المَفاصِل ، مَبْحَث المَفاصِل

arthrolysis تَحْريرُ المَفصِل ، حَلُّ المَفصِل

arthrometer مِقياسُ المَفصِل

arthrometry قِياسُ المَفصِل

arthroncus تَوَرُّمُ المَفصِل

arthroneuralgia أَلَمُ المَفصِل العَصَبيّ

arthronosos داءٌ مَفصِليّ ، داءُ المَفاصِل

arthropathy = **arthropathia** الاعتِلالُ المَفصِليّ ، اعتِلالُ المَفصِل

neurogenic ~ اعتِلالٌ مَفْصِليٌّ عَصَبيُّ المَنْشأ

arthrophyma تَوَرُّم المَفصِل

arthrophyte نَبْتَةٌ مَفصِليَّة – جِسمٌ غَريبٌ في المَفصِل

arthroplasty تَقْويمُ المَفصِل ، رَأْبُ المَفصِل

arthropneumoroentgenography = **arthropneumography** تَصْوير رُونْتجِنيٌّ لِلمَفاصِلِ المُهَوّاة

arthropod مَفصِليّ – حَيوانٌ مَفصِليُّ الأطْراف

Arthropoda المَفْصِلِيّات ، مَفصِليّاتُ الأرجُل

arthropodan = **arthropodic** = **arthropodous** مَفصِليُّ الأرجُل ، مَفصِليّاني

arthropyosis تَقَيُّحُ المَفصِل

arthrosclerosis تَصَلُّبٌ مَفصِليّ . تَصَلُّبُ المَفاصِل

arthroscope مِنظارُ المَفاصِل

arthroscopy تَنْظيرُ المَفاصِل

arthrosis فُصال ، داءُ المَفاصِل

~ deformans فُصالٌ مُشَوِّه

arthrospore بَوْغ مَفْصِلي ، بُزَيرة مَفصِليَّة

arthrosteitis اِلْتِهابُ عِظامِ المَفصِل

arthrostomy فَغْرُ المَفصِل ، مُفاوَهة المَفصِل

arthrosynovitis التِهابُ أغشِيَةِ المَفصِل الزُّلاليَّة

arthrotome مِبْضَعُ المَفصِل

arthrotomy شَقٌّ أو بَضْعُ المَفصِل

arthrotropic مُنْتَحٍ لِلمَفصِل ، مُنحازٌ للمَفصِل

arthroxesis كَحْت المفاصِل

artiad عُنْصُر زَوجيُّ التكافُؤ ، أُسٌّ شَفعيّ

article مَفصِل صَغير ، فَصْلة

articular مَفصِليّ

articulate يتَمَفْصَل · يتَلَفَّظُ بِوُضوح

articulated مُتَمَفْصِل

articulatio = **articulation** تَمَفْصُل · مَفْصِل

articulation مَفْصِل · تَمَفْصُل · تَلَفُّظ

balanced ~ مَفصِل مُوازَن

ball-and-socket ~ مَفصِل كُرَويّ

carpal ~s مَفاصِل رُسْغيَّة

condylar ~ مَفْصِل لُقْمي

cubital ~ مَفصِلُ المِرْفَق

humeroradial ~ مَفصِل عَضُديّ كُعْبُريّ

incudostapedial ~ مَفْصِلٌ سَنداني رِكابي

interphalangeal ~s مَفاصِلُ بينَ السُّلامَيات

intertarsal ~s مَفاصِلُ بين رُصْغيَّة

radiocarpal ~ مَفصِلٌ كُعْبُري رُسْغي

sacroiliac ~ مَفْصِل عَجُزي حَرْقَفي

talocrural ~ مَفصِل كَعْبيّ ساقِيّ

temporomandibular ~ مَفصِلٌ صُدْغي فَكّي

tibiofibular ~ مَفصِل ظُنْبُوبي شَظَوي

trochoidal ~ مَفصِلٌ بَكَرانيّ

articulator مُفَصِّل · مِطْبَق ، مِفْصَلة

hinge ~ مِفصَلة رَزِّيَّة ، مِطْبَقٌ رَزِّيّ

articulatory لَفْظي ، تَلَفُّظي

articulo mortis على حافَّةِ المَوْت ، تَلَفُّظُ المَوت

artifact, artefact إزْب ، خادِع · تَبَدُّلٌ صُنْعيّ

artificial صُنْعيّ ، اصطِناعيّ ، مُفْتَعَل

~ respiration تَنَفُّس اصطِناعيّ

arytenoepiglottic = **aryepiglottic** = **aryepiglottidean** طِرْجَهاريّ مِزْماريّ

arytenoid = **arytaenoid** طِرْجَهاري ، طِرْجَهالي ، كُوزاني ـ شِبْهُ الكُوز أو الإبْريق

~ cartilage الغُضْروفُ الطِّرْجَهاري

arytenoidectomy قَطْعُ الطِّرْجَهاري

arytenoiditis اِلْتِهابُ الغُضْروفِ الطِّرْجَهاري

arytenoidopexy تَثْبيتُ الطِّرْجَهاري

arythmia = **arrhythmia** اللاّانتِظاميَّة

asafetida = **asafoetida** حِلْتِيت أو حِلِّيت ـ صَمْغٌ راتِنَجيٌّ مِن نَباتٍ هِنْدي

asbestos الأَسْبَسْتوس ، الإسْبَسْت ، الحَجَرُ الفَتيلي ، الحَريرُ الصَّخْري

asbestosis الإسْبَسْتيَّة

ascariasis الصَّفَر ، داءُ الأسكارِيس ، داءُ الصَّفَريّات

ascaricide مُبيدُ الصَّفَر ، مُبيدُ الأسكارِيس

ascarid أسْكاريد ، صُفْرة أو صَفَريَّة

Ascaridae الصَّفَريّات

ascaridiasis = **ascaridosis** الصَّفَر ، داءُ الأسكارِيس ، داءُ الصَّفَريّات

Ascaris الأسكاريس ، الصَّفَر

~ lumbricoides الصَّفَريّ الخَراطِينيّ · دُودُ الصَّفَر الأسْطُواني

ascaris الصَّفَري ، أسْكاريس

ascending صاعِد

~ colon القُولُونُ الصاعِد

ascensus صُعُود

~ uteri صُعُودُ الرَّحِم

ascites حَبَن ، بِقْي ، اِسْتِسْقاءٌ بَطْنيّ ، اسْتِسْقاء

chylous ~ حَبَنٌ كَيْلُوسي

fatty ~, ~ adiposus حَبَن شَحْمي

ascitic أَحْبَنُ ، حَبَني

ascocarp ثَمَرٌ كِيسي ، ثَمَرٌ زِقّي

Ascomycetes الفُطْرِيّاتُ الزِّقِّيَّة أو الجُعَيْبيَّة

ascorbate مُرَكَّبٌ إسْكُوربي

ascospore بَوْغٌ زِقّي ، بَوغٌ جُعَيْبي أو قُرَيبي

ascus زِقّ ، جُعَيْب ، قُرَيْبة

asecretory عَدِيمُ الإفراز
asemia إستبهام ، عَدَمُ الإيماء ـ عَجْزُ استِعمالِ أو تفهُّمِ الكَلام أو الإشارات
asepsis طُهْر · تَطهير
aseptic طاهِر ، لا فَسادي
asepticism قَواعِدُ الجراحة الطاهِرة ، التطَهُّر
asepticize يُطَهِّر
asexual لا جِنْسي ، لا تَناسُلي ، لا شِقّي
asexuality اللاّجنسيَّة
asexualization الخَصْي ، الخِصاء ، التَّعْقير
ash رَماد
bone ~ رَمادُ العَظْم
asialia نَشَفانُ الرِّيق ، نَقصُ أو فَقْدُ اللُّعاب
Asian flu الرَّشح الآسْيَوي
Asiatic cholera الهَيْضة الآسْيَويَّة
asitia عِيافُ الطعام ، اِقْتِهاء
asomnia = insomnia الأرَق
asonia صَمَمُ النَّغَم
Asparagus هِلْيَون
aspecific لا نَوْعي
aspect مَنظَر ، هَيْئة ، سَحْنة ، وَجه
aspergillosis, aspergillomycosis داءُ الرشاشِيّات ، داءُ الرَّشاشِيّاتِ الفُطْري
Aspergillus الرَّشاشِيّات ـ فُطورٌ مَوجودةٌ في صِمْلاخِ الأُذُن وفي الأنف والرِّئتَيْن
~ fumigatus الرشاشِيّاتُ الدَّخْناء
~ niger الرشاشِيّاتُ السَّوداء
aspergillus رَشاشيَّة
aspermatogenesis اللاّإنْطاف ، عَدَمُ تَوَلُّدِ الحَيَوانات المَنَويَّة
aspermia = aspermatism اللاّمَنَويَّة ، اللاّنُطْفيَّة ، انعِدامُ المَنِيّ
aspersion رَشٌّ
asphyctic = asphyctous مُختَنِق ، اختِناقيّ
asphygmia اِختِفاءُ النَّبْض
asphyxia اِخْتِناق ، إِنْفِكْسِيا
~ carbonica اختِناقٌ بِغازاتِ الكَرْبون
~ livida اختِناقٌ أزْرَق
~ neonatorum اختِناقُ الوَليد
~ pallida اِخْتِناقٌ شُحُوبيّ ، الاِخْتِناقُ الشاحِب
local ~ اختِناق مَوضِعي
asphyxial اختِناقيّ ، مُتعَلِّق بالاختِناق
asphyxiant خانِق ، خَنّاق
asphyxiate يَخْنُق
asphyxiation اِخْتِناق ، اِنْخِناق · الخَنْق
Aspidium سَرْخَس ـ نَبات
aspirate يَسْفُط ، يَشِفّ ، يَرْشِفُ · يتنفَّسُ
aspiration الشفّ ، الرَّشْف ، السَّفْط
aspirator رَشّافة ، مِمَصَّة ، شَفّاطة ، سَفّاطة
aspirin أسبيرين ـ حَمْضُ خَلِّيل الصَّفْصاف
asplenia غَيْبة الطِّحال
asporogenic لا بَوْغيّ ، لا يُوَلِّدُ أبواغاً
asporous لا بَوْغي ، لا بُزَيْري
assay رَوْز ، رَزْن ، مُقايَسة ، مُعايَرة
biological ~ رَوْزٌ حَيَويّ
microbiological ~ رَوزٌ جُرثومي
radioimmunological ~ رَوزٌ مَناعي شُعاعي
assimilable مَثُول ، قابِلُ التمَثُّل
assimilation; anabolism تَمْثيل ـ تحَوُّلُ الطعامِ إلى نَسيجٍ حَيٍّ ، ابتِناء
assistance مَعُونة ، مُساعَدة ، عَوْن
associable مُؤانِس · قابِلُ التداعي
association رَبْط ، مُشارَكة ، تَرابُط · تَداعٍ
~ of ideas تَداعي الأفكار ، مُشارَكةُ الأفكار
assonance تَجْنيسُ الأحرُف ـ أثناءَ التكَلُّم
astasia اللاّوُقوف ، عَجزُ الوُقوف
~ abasia لا وُقوف ولا خَطْو
astatic عاجِزٌ عن الوُقوف
asteatosis = asteatodes اللازُهْميَّة ، نُقصانُ المَوادِّ الدُّهْنيَّة
aster = astrosphere نَجم ـ المَرْحَلةُ النَّجْميَّة ، كَوْكَب
astereognosis عَدَمُ الاحتِساس ، عَمَهُ التجْسيم
asterion كُوَيْكِب
asternal لاقَصّيّ ، غيرُ مُتَّصِلٍ بالقَصّ
asternia اللاقَصّيَّة ، غَيْبةُ القَصِّ ـ خِلْقةً
asteroid نَجْماني ، نَجْميُّ الشَّكل ، كَوْكَباني
asthenia الوَهَن

neurocirculatory ~ وَهَنٌ عَصَبِيٌّ دَوَرانيّ
asthenic واهِن ، وَهَني
asthenocoria وَهَنٌ بُؤبُؤي
asthenometer مِقياسُ الوَهَنِ العَضَلي
asthenophobia رَهْبةُ الوَهَن
asthenopia الحَسَر ، إرْهاقُ البَصَر ، وَهَنُ البَصَر
accommodative ~ الحَسَر التَكَيُّفي
muscular ~ الحَسَر العَضَلي
asthenopic مُرهَقُ البَصَر ، حَسَري
asthenospermia وَهَنٌ مَنَوي
asthma الرَّبْوُ ، النَّسَمة
bronchial ~ الرَّبْوُ القَصَبي ، الرَّبو الشُّعَبي
cardiac ~ الرَّبو القُلابي أو القَلْبي
symptomatic ~ رَبْوٌ عَرَضي أو أعراضي
asthmatic رَبْويّ · مَرْبُوء
asthmogenic مُوَلِّد الرَّبْو ، مُسَبِّبُ الرَّبْو
astigmagraph كاشِفةُ اللااستِجْمِيَّة
astigmatic لا استِجْمي ، لا نُقْطي
astigmatism = **astigmia** اللّاستِجْمِيَّة · اللانُقطيَّة أو اللّابُؤرِيَّة ، حَرَجُ البَصَر
astigmatoscopy فَحْصُ اللّاستِجْمِيَّة
astigmic مُصابٌ باللّاستِجْمِيَّة · لا نُقطيّ
astigmometer مِقياسُ اللااستِجْمِيَّة
astomatous لا ثَغْريّ ، عَديمُ الفَم
astomia, astomus فَقْدُ أو غَيبةُ فُوهةِ الفَم
astragalar قَعْبي ، كَعْبي
astragalectomy استِئْصالُ القَعْب ، قَطْعُ الكَعْبي
astragalocalcanean كَعْبي عَقِبي ، قَعْبي عَقِبي
astragaloscaphoid قَعْبي زَوْرَقي
astragalotibial قَعْبي ظُنْبُوبي
Astragalus القَتاد – نباتٌ بَقْلي
astragalus الكَعْبي ، القَعْب
astraphobia = **astrapophobia** رَهْبة البَرْق
astriction تَقَبُّض ، قَبْض ، رَبْط ، عَقْل
astringent قابِض ، عَقُول ، دَواءٌ قابِض
astro- سابِقة بمَعنى «نَجْم» أو «نَجْميّ»
astroblast أَرُومةُ النَّجْمِيَّة
astroblastoma وَرَمُ الأرُوماتِ النَّجمِيَّة
astrocele وَفْرةٌ نَجمِيَّة أو كَوكَبِيَّة
astrocyte خَلِيَّةٌ نَجمِيَّة أو كَوْكَبِيَّة
astrocytoma وَرَمُ الخَلايا النَّجْمِيَّة
astroglia الدِّبْقُ العَصَبي النَّجْمي
astroid شِبْهُ النَّجْمة ، نَجْماني
astrokinetic مُحَرِّك نَجْمي – مُتَعَلِّق بحَرَكاتِ الجُسَيمات المَرْكَزيَّة
astrosphere الكُرة النَّجْمِيَّة ، نَجْم
astyclinic مُستَوصَف بَلَدي
asyllablia اللّامَقطَعِيَّة
asylum مَلْجَأ ، مَأْوى
lunatic ~ بِيمارِسْتان
asymbolia عَمَهُ الرُّموز ، اللّارَمْزِيَّة ، اللّاإيماء
asymmetric, asymmetrical لا مُتَماثِل ، لا مُتَناظِر ، عَديمُ التناسُق
asymmetry اللّاتَماثُل ، اللاتَناظُر ، عَدَمُ تَناسُق
asymptomatic لاعَرَضي ، لاأعراضي
asynchronism اللّامُواقَتة
asynchrony اللاتَواقُت ، اللّاتَزامُن
asynclitism تَوارُب ، جَنْبَةُ الرأسِ الوَرْبِيَّة
asyndesis اللّاارتِباط
asynechia اللّااستِمرار ، انقِطاع
asynergic عَديمُ التآزُر
asynergy = **asynergia** اللّاتآزُر ، اللاتَعاوُن
asynesia غَباوة ، بَلادة
asynodia عَنانة ، عِنَّة
asynovia نَقصُ إفرازِ الغِشاء المَصْلي
asystematic غيرُ مُنتَظِم
asystole = **asystolia** اللّاانقِباضِيَّة ، انقِباضٌ ناقِصٌ أو غيرُ مُكتَمِل ، استِرخاءُ القَلْب
asystolic لاانقِباضيّ ، عَديمُ الانقِباض
atactic = **ataxic** رَنَحيّ ، لاانتِظامي
atactiform رَنَحاني ، رَنَحيُّ الشَّكل
atactilia فَقْدُ حِسِّ اللَّمْس
ataractic مُطَمْئِن ، اِطْمِئْناني
ataraxia = **ataraxy** طُمَأنينة ، عَدَمُ مُبالاة
ataraxic = **ataractic** مُطَمْئِن
atavic = **atavistic** مُتَأَسِّل – راجِعٌ إلى الأصْل
atavism تَأَسُّل – وِراثةٌ راجِعة
atavistic = **atavic** مُتَأَسِّل

ataxia = **ataxy** رَنَح ، اللّاانتِظام ، الهَزَع ، تخَلُّج ، خَلَجان ، تهَزُّع ، ترَنُّح
cerebellar ~ رَنَح مُخَيْخي
cerebral ~ رَنَح مُخِّيّ
hereditary ~ رَنَح وِراثي
ocular ~ رَنَح مُقْلي ، رَأرَأة
spinocerebellar ~ رَنَح شَوكي مُخَيخي
ataxiagram رَسْمٌ أو مُخَطَّط رَنَحي
ataxiagraph مِرْسَمة الرَّنَح
ataxiaphasia عدمُ تَنْسيقِ الجُمَل
ataxic رَنَحي ، لاانتِظامي ، هَزَعي ، تخَلُّجي
ataxiophobia = **ataxophobia** رَهْبة الرَّنَح
ataxy = **ataxia** الرَّنَح ، اللاانتِظام ، الهَزَع
atelectasis انخِماص ، هُمودُ الرِّئة
atelectatic انخِماصيّ ، مُنْخَمِص
ateleiosis = **ateliosis** طَفالةٌ نُخاميَّة
atelencephalia عَدَمُ تَكامُل الدِّماغ
atelia طَفالة التَّكوين ، اللّااكتِمال
ateliotic طُفولِيُّ التكوين ، غيرُ مُتَكامِل
atelo- سابِقة مَعناها «ناقِص» أو «غيرُ كامِل»
atelocardia قَلْبٌ ناقِص
atelocephalous رَأسٌ ناقِص
atelocheilia شَفَةٌ ناقِصة
atelocheiria يَدٌ ناقِصة ، يدٌ غيرُ مُكتَمِلة
ateloglossia نَقصُ تَكَوُّن اللِّسان
atelognathia نَقصٌ في الفَكّ
atelomyelia نَقص في الحَبْل الشَّوكيّ
atelopodia عَيْبٌ خِلْقيٌّ في القَدَم
ateloprosopia عَيْبُ تَكامُلِ الوَجْه
atelorachidia عَدَمُ تَكامُلِ الصُّلْب
atelostomia نَقصٌ في الفَم
athelia غَيْبة الحَلَمات الثَّديَّة
athermancy اللّاإنْفاذيَّة
athermanous لاإنفاذي ، مُحتَفِظٌ بالحَرارةِ (الإشعاعيَّة)
athermic بدُونِ حُمّى
athermosystaltic غيرُ قَلوصٍ بالبَرْد أو بالحَرارة ـ كالعَضَلات المُخَطَّطة
atherogenesis التعَصُّد ، تكَوُّنٌ تَعَصُّديّ
atherogenic مُعَصِّد ، مُسَبِّبُ التَعَصُّدِيَّة
atheroma تعَصُّد الأوعية ، عَصيدة
capillary ~ تعَصُّدُ الأوعيةِ الشَّعْريَّة
atheromatosis التَعَصُّديَّة ، عُصاد
atheromatous مُتَعَصِّد ، تعَصُّدي
atheronecrosis تنَكْرُزٌ أو نَخَر تعَصُّدي
atherosclerosis تصَلُّب عَصيدي ، عُصاد
atherosis تَصَلُّبٌ عَصيدي ، عُصاد ، تَصَلُّب تعَصُّدي
athetoid كَنَعاني ، نَظيرُ الكَنَع ، مُصابٌ بالكَنَع
athetosis الكَنَع ـ حَرَكاتٌ تَمَعُّجيَّة مُستَمِرَّةٌ في اليَدَيْن والقدَمَيْن
athlete's foot شُعْفَةُ القَدَم
athrepsia = **athrepsy** الضَّوى ، السَّغَل ، الهُزال ، اضطِرابُ التَغْذِيَة
athreptic سَغِل ، سَغَليّ
athrombia اللّاتجَلُّط
athymia اللّاتُوتَة ـ غَيْبةُ الغُدَّة التُّوتيّة • لا شُعور ، نَقْصُ أو ضَعْف العَقْل
athymic قانِط ، ضَعيفُ العَقْل
athymism اللّاتُوتِيَّة
athyreosis = **athyrea** = **athyroidation** اللّاتَدَرْقُن ، قُصورُ الدرَقيَّة
athyria غَيبةُ الدَّرَق ، اللّاتَدَرْقُن
athyroidism = **athyreosis** اللّاتَدَرْقُن
athyrotic لا تَدَرْقُني
atlantad صَوْبَ الفَهْقة أو باتِّجاهها
atlantal فَهْقيّ
atlantoaxial فَهْقيٌّ مِحْوَريّ
atlanto-occipital فَهْقي قَفَوي ، فَهْقي قَذالي
atlanto-odontoid فَهْقيّ فائقيّ
atlas الفَهْقة ـ الفقَرة العُنقيَّة الأُولى
atlo-axoid فَهْقيّ مِحْوَرانيّ
atloido-occipital فَهْقيّ قَذاليّ
atmiatrics الاستِبْخار ، المُعالَجة بالأبْخِرة
atmocausis = **atmokausis** المُداواةُ بالبُخار الساخِن ، استِبْخار
atmograph مِرْسَمة حَرَكاتِ التَنَفُّس
atmometer مِقياسُ التبَخُّر ، مِقياسُ البُخار
atmos ضَغْطٌ جَوِّيٌّ عِياريّ

atmosphere جَوٌّ
atmospheric جَوِّيّ
atmospherization تَحَوُّلُ الدَّمِ الوَريديّ إلى دَمٍ شِرياني
atmotherapy المُداواةُ بالبُخار
atocia عُقْمُ النِّساء ، عُقْر
atom ذَرَّة ، ذُرَيرة ، الجَوهَرُ الفَرْد
atomic ذَرِّيّ
atomization إرْذاذ ، ذَرّ ، رَشّ
atomizer مِرَذَّة ، مِرْذاذ ، مِذَرَّة ، مِرَشَّة
atonia = **atony** استِرخاء ، تَراخٍ ، وَنًى
atonic = **atonied** مُستَرخٍ ، مُتَراخٍ ، خائر
atonicity وَنًى ، اللاَّقُوَّة ، الاستِرخائيَّة
atony استِرخاء ، وَهَن ، خَوَرٌ ، وَنًى ، انحِطاط
atopen مُحْدِثُ الاستِشراء
atopic في غير مَوضِعِه · استِشرائي · فَرْط إحساسيّ
atopognosia عَمَهُ التَوضِيع ، جَهْلُ المَوضِع
atopomenorrhoea طَمْثٌ بَديل
atopy تأتُّب ، فَرْط الإحساسيَّة الوِراثيَّة
atoxic لا سُمِّيّ ، غيرُ سامٍّ ، لا تَكْسِيني
ATP (adenosine triphosphate) ثالِثُ فُسْفات الأدينُوسين
atrabiliary سَوْداويّ
atraumatic لا كُلُومي
atremia عَدَمُ الرُّعاش
atrepsy = **athrepsia** السَّغَل أو الضَّوَى
atreptic سَغَليّ
atresia رَتَق ، اللاتَثَقُّب ، الانسِدادُ الخِلْقي
aortic ~ رَتَق أبهَريّ
~ folliculi رَتَقٌ جُرَيبيّ
tricuspid ~ رَتَقُ الصِّمام الثُّلاثي
atresic = **atretic** رَتَقيّ ، مَرْتوق ، غيرُ مَثقوب
atreto- سابِقة بمَعنى «رَتَق» أو «انسِداد»
atretoblepharia اِلْتِصاقُ المُلتَحِمَتَيْن
atretocystia رَتَقُ المَثانة ، انسِدادُ المَثانة
atretogastria انسِدادُ المَعِدة
atretopsia عَدَمُ انثِقابِ البُؤبُؤ

atria = pl. of atrium أُذَينات – ج· أُذَينة
atrial أُذَيني · رَدَهيّ ، دِهْليزيّ
atrichia الصَّلَع · غَيبةُ الأَسْواطِ أو الهُدْب
atrichosis = **atrichia** مَرَطٌ ، مَعَط
atrichous أمْرَطُ ، أصْلَعُ ، عَديمُ الشَّعْر
atriomegaly ضِخَمُ الأُذَين
atrionector العُقدة الجَيْبِيَّة الأُذَينيَّة
atrioseptopexy تَثْبيتُ الحاجِز الأُذَينيّ
atriotome مِبْضَع الأُذَينة
atriotomy بَضْعُ الأُذَينة – فَتْحُ أُذَيْنِ القَلْب
atrioventricular أُذَينيّ بُطَيْنيّ
atrium أُذَينة – أُذَيْنُ القَلْب · دِهْليز ، رَدْهة
atrophia ضُمور
~ cordis ضُمورُ القَلْب
atrophic ضُموريّ ، ضامِر
atrophied ضامِر
atrophoderma ضُمورُ الأدَمة ، ضُمورُ الجِلد
atrophodermatosis داءُ الضُّمور الأدَمي
atrophy = **atrophia** ضُمور
acute yellow ~ الضُّمورُ الأصْفَر الحادّ
disuse ~ ضُمورُ عَدَمِ الاستِعمال
muscular ~ الضُّمور العَضَلي
pathological ~ ضُمورٌ مَرَضيّ
pressure ~ ضُمورٌ انضِغاطيّ
progressive muscular ~ الضُّمورُ العَضَليُّ المُتَزايِد
atropine أتْرُوبين
atropinization عِلاجٌ بالأتْرُوبين · انسِمامٌ بالأتْرُوبين
attachment رابِط ، ارتِباط · مُرتَكَز
attack هَجْمة · نَوْبة
attenuant مُرَقِّق ، مُلَطِّف ، مُخَفِّف
attenuate يُرَقِّق ، يُخَفِّف ، يُلَطِّف
attenuated vaccine لَقاحٌ مُلَطَّف
attenuation استِرْقاق ، تَوْهين ، تَلْطيف
attic عُلِّيَّة الطَّبْلة
atticitis التِهابُ العُلِّيَّة
atticoantrotomy شَقُّ العُلِّيَّة والغار
atticomastoid عُلِّيٌّ خُشّائيّ

atticotomy شَقُّ عُلِّيَّة الطَّبْلة
attitude وَضْعة ، وَضْع · مَوقِف
attraction جَذْب ، جاذِبيَّة
capillary ~ جَذْب شَعْري
attrition بِلًى بالحَكّ ، تَأكُّلٌ بالاحتِكاك
atypia اللاّنَمَطيَّة
atypical لا نَمَطيّ ، لا نَمُوذَجيّ
audi-, audio- سابِقة بمَعنى «سَمْعيّ» أو «سَمْع»
audibility مَسْموعيَّة
audible مَسْمُوع
audile سَمْعيّ
audimutitas, congenital aphasia بَكَمٌ ، خَرَسٌ خِلْقيّ
audiogenic صَوتيُّ الأصْل ، صَوتيُّ المَصْدَر
audiogram مُخطَّط السَّمْع
audiography تَخْطيط السَّمْع
audiologist خَبيرٌ بعِلَلِ السَّمْع
audiology مَبْحَث السَّمْع ، عِلْمُ السَّمْع
audiometer مِقياسُ السَّمْع ، مِسْماع
audiometry قِياسُ السَّمْع
audiovisual سَمْعيٌّ بَصَريّ
audition الاستِماع ، الإصْغاء ، حِسُّ السَّمْع
auditive سَمْعيّ
auditory سَمْعيّ
~ meatus الصِّماخُ السَّمْعيّ
~ nerve العَصَبُ السَّمْعيّ
Auerbach's plexus ضَفيرةُ أويرْباخ
augmentation ازدِيادٌ ، تَزْييد ، زِيادة
augnathus ذو فَكٍّ سُفليّ إضافيّ
aula هالةُ التَّلْقيح · الصَّحْن
aura أَوْرَة ، نَسَم ، نَسْمة ـ حِسٌّ شَخْصيٌّ يَسبِقُ نَوبةً اشتِداديَّة
aural أوْريّ ، نَسَميّ · أُذُنيّ
aurantiasis البُرتُقاليَّة ـ التلَوُّن البُرتُقاليّ
aureomycin أوريُومَيْسين
auriasis = chrysiasis الانْسِمامُ بالذَّهَب
auric ذَهَبيّ
auricle الأُذَيْنة · الصِّوان ـ صِوانُ الأُذُن
auricula أُذَيْنَة ـ القَلْب · صِوانُ الأُذُن
auricular أُذَينيّ · أُذُنيّ
auriculare نُقْطة صِيوان الأُذُن
auricularis أُذُنيّ ، أُذَينيّ
auriculotemporal أُذُني صُدْغي
auriculoventricular أُذَيني بُطَيني
aurid, auride ذَهَبيَّة ـ طَفْحٌ ذَهَبيّ
auriform أُذُنيُّ الشَّكْل
aurinasal أُذُنيّ أنفيّ
auripuncture ثَقْبُ طَبْلة الأُذُن أو نَخْزُها
auris الأُذُن ، الأُذُن بكامِلِها
~ externa الأُذُن الخارِجيَّة
~ interna الأُذُن الداخِليَّة
~ media الأُذُن الوُسْطى
auriscope مِنظارُ الأُذُن
aurotherapy المُداواةُ بالذَّهَب · الاستِذْهاب
aurum الذَّهَب
auscultate = auscult يَتَسَمَّع ، يَستَمِع ، يُصْغي
auscultation تَسَمُّع ، إصْغاء
auscultatory تَسَمُّعيّ ، استِماعيّ
autacoid نَظيرُ الغُدَّة الصَّماء ، دَواءٌ تِلقائيّ
autarcesis المَناعة الذاتيَّة أو التِّلقائيَّة
autemesia قَيْءٌ وَظيفيّ ، قَيْءٌ ذاتيّ أو تِلقائيّ
authenticity أصالة ، صِحَّة
autism فُصْم ذاتيّ ، اِنطِواءٌ على الذّات
autistic فُصاميّ ذاتيّ · ذاتيُّ التَّرْكيز
auto- سابِقة بمَعنى «ذاتيّ» أو «تِلقائيّ»
auto-activation التَّنْشيطُ الذاتيّ أو التِّلقائيّ
auto-agglutination تَلازُنٌ ذاتيّ ، التَراصُّ الذاتيّ أو التِّلقائيّ
autoagglutinin مُلزِنٌ ذاتيّ
autoallergy أرَجيَّة ذاتيَّة
auto-analysis التَحْليلُ الذاتيّ أو التِّلقائيّ
autoanaphylaxis الإعْوارُ الذاتيّ ، التأقُّ الذاتيّ
autoantibody جِسْمٌ مُضادٌّ ذاتيّ ، ضِدٌّ ذاتيّ
autoantigen مُوَلِّدُ ضِدٍّ ذاتيّ
auto-antitoxin تِرْياقٌ ذاتيّ
autocatalysis الحَفْزُ الذاتيّ

autocatheterism تَقَثْتُرٌ ذاتيّ أو تِلْقائيّ
autochthonous مَكانيُّ النَّشْأة ، أصِيل
autocinesis = autokinesis تحَرُّك اختِياريّ
autoclasis تَزَعْزُع ذاتيّ
autoclave مِعْقام مُوصَد ، مُوصَدة
autoconduction النَّقل الذاتيّ
autocystoplasty تَقويمُ أو تَرْقيع المَثانة الذاتيّ
autocytolysis = autolysis اِنْحِلالُ الخَلايا الذاتيّ أو التِّلقائيّ ـ انحِلالٌ ذاتيّ أو تِلقائيّ
autodermic جِلْديّ ذاتيّ ـ مِن جِلْدِهِ
autodestruction تَدْميرٌ ذاتيّ
autodigestion الاِنْهِضامُ الذاتيّ
autodiploidy الصِّبْغيَّة الذاتيَّة أو التِّلْقائيَّة
autoecholalia تَرْديدُ الكَلِمات الذاتيّ
autoecic = autoecious وَحيدُ العائِل
auto-eroticism = auto-erotism غُلْمة ذاتيَّة أو تِلْقائيَّة
autogamy التلْقِيحُ الذاتيّ أو التِّلْقائيّ
autogenesis التكَوُّن أو التوَلُّد الذاتيّ أو التِّلْقائيّ
autogenous = autogenetic مُتَوَلِّدٌ ذاتيّاً
~ vaccine لَقاحٌ ذاتيُّ التكوين
autognosis التشْخِيصُ الذاتيّ أو التِّلْقائيّ
autograft مَطْعومٌ ذاتيّ ، طُعْم ذاتيّ
autografting, autotransplantation التطْعيمُ الذاتيّ ، الغَرْزُ الذاتيّ
autogram مُسْتَنْسَخ ، أثَرٌ ذاتيّ
autographism اِرْتِسام ذاتيّ
autoh(a)emagglutination تَلازُنٌ دَمَويٌّ ذاتيّ ، تَراصٌّ دَمَويّ ذاتيّ
autoh(a)emagglutinin مُلْزِنٌ دَمَوي ذاتي
autoh(a)emolysin حالٌّ دَمَوي ذاتي
autoh(a)emolysis اِنْحِلالُ الدَّمِ الذاتيّ
autoh(a)emotherapy طِبابُ الدَّمِ الذاتيّ
autoh(a)emotransfusion الإصفاقُ الذاتيّ
autohydrolysis الحَلْمَهة العَفويَّة أو التِّلقائيَّة
autohypnosis التنْويمُ الذاتيّ
autoimmune ذاتيُّ المَناعة
autoimmunity مَناعة ذاتيَّة
auto-immunization التمْنيعُ الذاتيّ

auto-infection خَمَجٌ ذاتيّ ، إنْتانٌ ذاتيّ
auto-infusion تَسْريب ذاتي ، حَقْن ذاتي
autoinoculation التلْقيحُ الذاتي
autointoxicant سُمٌّ ذاتيّ
autointoxication انسِمامٌ ذاتيّ
autoisolysin مُحَلِّل ذاتي مُتَماثِل
autokeratoplasty تَقويمُ القَرْنيَّة الذاتيّ
autokinesis التحَرُّكُ الذاتيّ
autokinetic مُتَحَرِّكٌ ذاتيّاً ـ لِوَحْدِه
autolavage غَسْلٌ ذاتيّ
autolesion أذًى ذاتيّ ، الإيذاءُ الذاتيّ
autologous ذاتيّ
autolysate حاصِلُ التَّحالّ
autolysin مُذَوِّب ذاتي أو تِلْقائي
autolysis انحِلالٌ ذاتي أو تِلْقائي
autolytic حالٌّ ذاتيّ ، مُحَلِّلة ذاتيَّة
automatic تِلْقائيّ
~ coordination الاِنْسِجامُ التِّلْقائيّ
automaticity تِلْقائيَّة
automatism التِّلقائيَّة ، السُّلوك التِّلقائيّ
ambulatory ~ تِلْقائيَّةُ السَّيْر
automatograph مِرْسَمة الحَرَكاتِ اللاّاختِياريَّة
automnesia التذَكُّر العَفْوي ، تَذَكُّر ذاتي
autonarcosis التخَدُّر الذاتي
autonomic ذاتيّ ، تِلْقائيّ • مُسْتَقِلّ
~ nervous system الجِهازُ العَصَبيّ المُسْتَقِلّ
autonomotropic مُنْحازٌ لِ (أو وَثيقُ الترابُطِ بِ) الجهاز العَصَبي المُسْتَقِلّ
autonomous مُسْتَقِلٌّ وَظيفيّاً ، مُسْتَقِلٌّ ذاتيّ
autonomy اسْتِقْلال ذاتيّ
auto-oxidation التأَكْسُد العَفْوي
autopathy اعتِلالٌ عَفْويّ
autopepsia, autodigestion الهَضْمُ الذاتيّ
autophagia = autophagy هُزال ، تأَكُّلٌ ذاتيّ ، اِلْتِهامُ الذات
autophilia العُجْب ، أنانيَّة مَرَضيَّة ، وَلَعٌ ذاتيّ ، النَّرْجِسيَّة
autophobia رُهابُ الانفِراد ، رَهْبةُ الوَحْدة
autophonomania هَوَسُ الانتِحار

autoplast = autograft رُقْعةٌ ذاتيَّة – طُعْم ذَوَويّ
autoplastic مُقَوَّم ذَوَوي أو ذاتي
autoplasty رَأْبٌ ذاتي ، تَرْقيعٌ ذاتي
autoploid ذاتيُّ الصِّبغيَّة – ذو مَجْموعةِ صِبْغيّاتٍ ذاتيَّة
autoploidy مَجْموعةُ الصِّبغيّاتِ الذاتيَّة
autopsia in vivo تَشريحٌ استِقصائي
autopsy = autopsia تَشريح الجُثَّة ، فَحْصُ الجُثَّة ، فَتْحُ الجُثَّة
autoradiography تَصْويرٌ إشعاعيّ ذاتيّ
autoregulation اِنْتِظامٌ ذاتي ، تَنْظيمٌ ذاتي
autorrhaphy رَفْوٌ ذاتي
autoscope مِنظارٌ ذاتي
autosensitization تَحْسيسٌ ذاتي
autosepticemia إنْتانُ الدَّمِ الذّاتي
autoserotherapy المُعالَجةُ المَصْليَّة الذّاتيَّة
autoserum مَصْلٌ ذاتي
autosexualism العِشْقُ الذاتيّ ، النَّرْجِسيَّة
autosite التَّوْأمُ المُهْتَلَك – المُتَطَفَّل عَلَيه
autosmia الشمُّ الذاتيّ ، شَمُّ الرائِحةِ الذاتيّ
autosomal صِبْغيٌّ عاديّ
autosome صِبْغيٌّ جَسَديّ ، جُسَيم صِبْغي عاديّ
autosuggestibility الإيحائيَّة الذاتيَّة
autosuggestion الإيحاءُ الذاتيّ
autosynnoia التأمُّلُ الذاتي
autosynthesis تناسُلٌ ذاتي ، تَخليقٌ ذاتي
autotemnous مُنْقَسِم ذاتيّاً
autotherapy الشِّفاءُ العَفْويّ ، الشِّفاءُ الذاتيّ
autotomy البَتْرُ الذاتي ، الجَذْعُ الذاتي
autotopagnosia جَهْلُ التَوَضُّعِ الذاتي
autotoxemia تَسَمُّم ذاتي ، اِنْسِمام ذاتي
autotoxicosis الاِنْسِمامُ الذاتي
autotoxin تُكْسينٌ ذاتيّ – سُمٌّ ذاتيّ
autotransfusion الإصْفاقُ الذاتي ، نَقْلُ الدَّمِ الذاتي
autotransplant غِرْسةٌ ذاتيَّة ، طُعْم ذاتي
autotransplantation غَرْسٌ ذاتي
autotrophic مُغْتَذٍ ذاتيّ ، ذاتيُّ الاغْتِذاء

autovaccination تَطْعيمٌ ذاتيّ ، تَلْقيحٌ ذاتيّ
autovaccine لَقاحٌ ذاتي
autoxidation تأكْسُد عَفْويّ ، تأكْسُد ذاتيّ
aux- , auxo- سابِقة بمَعنى «نُمُوّ» أو «تَزايُد»
auxanology مَبْحَثُ النمُوّ ، عِلْمُ النمُوّ
auxesis تَزايُد حَجْميّ
auxetic مُنَمِّيةُ الحَجْم • نامٍ حَجْماً
auxiliary مُساعِد ، مُعاوِن
auxiliomotor مُنَشِّطُ الحَرَكة ، مُساعِدُ الحَرَكة
auxilytic مُقَوّي الانحِلال
auxin أوكْسِين ، مُنَمٍّ ، مُكَبِّر
auxocardia اِنْبِساطُ القَلْب ، ضِخَمُ القَلْب
auxochrome مِصْباغ ، مُزَوِّد اللون
auxocyte الخَليَّة النامِيَة أو المُنَمِّية
auxodrome سَيْرُ النمُوّ
auxoflore = auxoflur مُقَوّي الوَمَضان
auxohormone فِيتامين
auxology عِلْمُ نُمُوِّ الكائنات ، مَبْحَثُ النمُوّ
auxometer = auxiometer مِقياسُ النمُوّ
auxotherapy المُعالَجةُ التعويضيَّة
auxotonic شَديدُ التوَتُّر
auxotroph زائدُ الاغتِذاء
avalvular عَديمُ المَصاريع
avascular لا وِعائيّ
avascularization اللاتَوَعِيَة ، اللاوِعائيَّة – قَطْعُ الدَّم بالضَّغْط أو الانضِغاط
aversion مَقْت ، تَبْغيض ، تَنْفير
~ therapy المُعالَجةُ بالتنْفير (أو بالتَّبْغيض)
avian مُختَصٌّ بالطُّيور ، طَيْريّ
aviation medicine طِبُّ الطيَران
avirulent لا فَوْعيّ
avitaminosis اللافيتامينيَّة ، عَوَزُ الفِيتامين
avitaminous = avitaminotic ناقِصُ الفِيتامين ، مَحْرومُ الفيتامين
avivement إنْضار ، إنْضارُ الجُرح
avoid يَتَجَنَّب ، يمتَنِعُ عن
avulsion نَتْش ، قَلْع ، جَعْف
axanthopsia = axanthopsis عَمَى الأصفَر
axial = axile مِحْوَريّ

axifugal مُتَّجِهٌ بَعيدًا عَنِ المِحْوَر
axilla إبْط ، عِطْف
axillary إبْطِيّ
axio- بادِئة بمَعنى «مِحْوَريّ»
axiobuccal مِحْوَريّ شِدْقِيّ
axiolabial مِحْوَريّ شَفَوِيّ
axiolingual مِحْوَريّ لِسانيّ
axiomesial مِحْوَريّ وَسَطِيّ
axion النُّخاعُ والحَبْلُ الشَّوكيّ
axio-occlusal مِحْوَريّ إطْباقيّ
axioplasm جِبْلَةُ المِحْوَر العَصَبيّ
axiopulpal مِحْوَريّ لُبِّيّ
axipetal = axopetal مُتَّجِهٌ نَحْوَ المِحْوَر
axis المِحْوَر · الفايِق ـ الفَقارةُ العُنقيَّة الثانية
~ cylinder مِحْوَرُ العَصَب
~ traction الجَذْبُ المِحْوَريّ
optical ~ مِحْوَرٌ بَصَريّ
sagittal ~ مِحْوَرٌ سَهْميّ
visual ~ مِحورُ الرُّؤية
axodendrite تَشَجُّراتُ المِحْوَر العَصَبي
axofugal مُتَّجِه بَعيدًا عن المِحوَر
axolemma غِمْدُ المِحْوَر العَصَبي
axolysis اهتِراءُ المِحْوَر العَصَبيّ
axon = axone مِحْوَرُ العَصَبة ، مِحْوار
axoneme الخَيْط المِحْوَريّ
axoneuron = axoneure العَصَبة المِحوَريَّة
axopetal مُتَّجِهٌ نَحْوَ المِحْوَر ، مُقَرِّبٌ لِلمِحوَر
axoplasm المُصَوِّرة المِحوَريَّة
axospongium إسْفَنجَةُ المِحْوَر العَصَبيّ
axostyle الإبْرة المِحوَريَّة
azoic لا حَياتيّ ، مُجَرَّد من العُضْويّات الحَيَّة
azoospermia اللاّنُطْفيَّة ، اللاّمَنَويَّة
azote آزُوت ، النِّتْروجين
azotemia = azotaemia أزُوتيميا ، تَنَتْرُجُ الدم
azotize يُنَترِجُ ، يَمْزُجُ أو يُشْبِعُ بالنِّتْروجين
azotometer مِقياسُ الآزوت
azotorrhea ازدِيادُ المَوادِّ النِّتروجينيَّة في البِراز
azoturia بِيلَةٌ آزوتيَّة
azure لازَوَرْد
azurophilic أَلِيفُ اللاّزَوَرْد
azygos مُفْرَد ، لازَوْجيّ
azygous مُفْرَد ، لازَوْجيّ ـ غيرُ مُزدَوِج
azymia لاخَميريَّة ، غَيْبةُ الخَميرة
azymic لاخَميريّ ، لاتخَمُّريّ
azymous غيرُ مُختَمِر ، فَطِير

B, b

Babesia بابيزيا ـ طُفَيليٌّ حَيوانيّ من الأوالي يتطَفَّلُ على كُرَيّات الدَّم الحُمْر في المَواشي
babesiasis = **babesiosis** البابيزيَّة : داءُ البابيزيا
Babinski's phenomenon or **reflex** ظاهِرةُ بابِنْسكي ، مُنعَكَسُ بابِنْسكي
baby طِفْل
blue ~ طِفْلٌ مُزرَقّ ، رَضيعٌ أزرَق
baccate, bacciform عِنَبيُّ الشَّكْل
Bacillaceae العَصَويّات ، فَصيلةُ العَصَويّات
bacillar = **bacillary** باسِيلي ، عَصَوي
bacillemia = **bacillaemia** عُصاءُ الدم ، تعَضُون الدم ، عَصَويَّةُ الدم ، عُصَيْميَّة
bacilli عُصَيّات ، باسِيلات
bacilliform عَصَويُّ الشَّكْل
bacillogenous عَصَويُّ المَنْشأ
bacillophobia رُهابُ المِيكروب
bacillosis عُصاء ، داءُ العُصَيّات
bacilluria بِيلةٌ عَصَويَّة ، تعَضُون البَوْل
Bacillus عُصَيَّة ، باسِيل ، عَصَويَّة
~ anthracis عُصَيَّةُ الجَمْرة
~ coli عُصَيَّةُ القُولون
~ dysenteriae عُصَيَّة الزُّحار
~ mallei عُصَيَّةُ الرُّعام
~ pneumoniae العُصَيَّة الرِّئويَّة
~ tetani عُصَيَّة الكُزاز
~ typhosus عُصَيَّة تِيفيَّة
bacillus عُصَيَّة ، باشِلُّس
bacitracin باسِيتراسين ، مُضادَّةُ الباسِيل
back ظَهْر ، قَفا
backache وَجَعُ الظَّهْر ، أَلَمٌ ظَهْري
backbone الصُّلْب ، العَمودُ الفَقاري ، السِّيساء ـ عَظْمُ الظَّهْر
background الخَلْفيَّة
backing ظِهار ، مِسْنَد
backknee = **genu recurvatum** تقَوُّسُ الرُّكبة الخَلْفي
bacteremia = **bacteraemia** بَكتِرميا ، جَرْثَمةٌ أو تجَرْثُم الدم
bacteria = pl. of bacterium بَكتِريا أو بَكْتيريا ، جَراثيم ، راجِبيّات
parasitic ~ البَكْتيريا الطُّفَيليَّة
virulent ~ بَكتِريا فاتِعة
bacterial بَكتيري ، جُرْثومي
bactericidal مُبيدُ البَكتيريا ـ يَقْتُل الجَراثيم
bactericide مُبيدُ البَكتيريا ، عَقّارٌ قاتِل لِلجَراثيم
specific ~ مُبيدُ البَكتيريا النَّوعي
bacterid طَفْحٌ بَكتيري ، طَفْحٌ جِلْدي جُرثومي
bacteriemia = **bacteremia** بَكتِرميا ، تجَرْثُم الدم
bacteriform جُرثوميُّ الشَّكْل ، شِبْهُ البَكتيرية
bacterin لَقاحٌ بَكتريويّ ، بَكتِرين
bacterination البَكْتَرة ، التَّلقيحُ بالبَكتِريا
bacterioagglutinin مُلْزِنُ البَكتِريا

bacteriocidin قاتِلُ البَكتِريا ، مُبيدُ البابِيلّات

bacterioclasis تَزَعْزُع البَكتِريا ، تَفَتيتُ البَكتِريا أو تَجَزُّؤها

bacteriodiagnosis التَّشْخيصُ الجُرثومي

bacteriogenic = bacteriogenous بَكتيريُّ المَنْشأ أو الأصْل

bacteriohemolysin حالٌّ بَكتيريّ لِلدَّم

bacterioid عَصَواني ، بَكتِرياني ، جُرثُماني

bacteriologic = bacteriological جُرثوميّ ، بَكتِريولوجيّ

bacteriologist بَكتِريولوجي ، جَراثيمي

bacteriology عِلْمُ البَكتِرية ، البَكتِريولوجية ، عِلْمُ الجَراثيم

bacteriolysant, bacteriolysin حالٌّ الجَراثيم ، حالٌّ البَكتِريا

bacteriolysis حَلٌّ البَكتِريا أو انحِلالُ البَكتِريا

bacteriolyze يَحُلُّ الجَراثيم

bacteriopexia, bacteriopexy تَثْبيتُ البَكتِريا

bacteriophage لاقِمُ أو مُلتَقِمة البَكتِريا

bacteriophagia = bacteriophagy اِلتِقامُ البَكتِريا ، اِلتِهامُ الجَراثيم

bacteriophagology مَبْحَثُ مُلتَقِمات البَكتِريا

bacteriophobia رَهْبة الجَراثيم ، رُهابُ البَكتِريا

bacteriophytoma وَرَمٌ جُرثومي أو بَكتِريَوي

bacterioprotein بْرُوتين البَكتِريا

bacterioscopic مُتعَلِّق بمِجْهَريَّة البَكتِريا

bacteriosis البَكتِرية ، داءٌ بَكتِريي

bacteriosolvent مُذيبٌ جُرثوميّ

bacteriostasis تَوقيفُ الجَراثيم - تَوقيفُ نمُوِّها ، رُكودُ البَكتيريا ، كَبْحُ البَكتِريا

bacteriostat مُوقِف الجَراثيم - مُوقِفُ نمُوِّها وتَكاثُرِها · كابِحٌ للبَكتِريا

bacteriostatic كابِحُ البَكتِريا

bacteriotherapy المُعالَجة البَكتِريويَّة ، المُداواةُ بالجَراثيم

bacteriotoxic سامٌّ لِلبَكتِريا - ذِيفانٌ جُرثومي

bacteriotoxin ذِيفانٌ جُرثومي ، سُمٌّ بَكتِريائي · تُكسين بَكتِريائيّ

bacteriotropic مُنْتَحٍ للجَراثيم

bacteriotrypsin أنزيمٌ بَكتِرياني ، خَميرةٌ جُرثوميَّة

bacterium جُرثوم ، بَكتيرية ، عُصَيَّة ، جُرثومة ، راجِبيَّة

bacteriuria تَجَرْثُم البَوْل · بِيلةٌ جُرثوميَّة

bacteroid جُرثُمانيّ ، بَكتيريانيّ ، نَظيرُ البَكتِريا ، نَظيرُ الجَراثيم ، عَصَوانيّ

Bacteroidaceae العَصَوانيّات

Bacteroides العَصَوانيَّة ، البَكتِريانيَّة

bacteroidosis داءٌ بَكتِريانيّ أو جُرثُمانيّ

bacteruria = bacteriuria بِيلَة جُرثوميَّة

baculiform عَصَويُّ الشَّكل

bag جِراب ، كِيس

~ of waters الحِوَلاء - أغشيةُ النُّخط ، سَوابِ - مُفرَدُها سابِياء

ice-~ كِيسُ ثَلْج

balance تَوازُن · مِيزان

acid-base ~ تَوازُن حَمْضي قاعِدي

genic ~ التَّوازُن الوِراثي أو الإنسالي

balaneutics مَبْحَثُ الحَمّامات العِلاجيَّة

balanic حَشَفيّ ، قُلْفَويّ

balanism المُعالَجة بالفَرازِج أو بالفَتائل

balanitis اِلتِهابُ الحَشَفة

balano- سابِقة بمعنى «حَشَفيّ» أو «حَشَفة»

balanoblennorrhoea سَيلان حَشَفيّ

balanocele فَتْقُ الحَشَفة

balanochlamyditis اِلتِهابُ الحَشَفةِ والبَظْر ، اِلتِهابُ قُلْفة البَظْر والقَلَنْسوة

balanoplasty تَقْويمُ الحَشَفة ، رَأبُ الحَشَفة

balanoposthitis اِلتِهابُ الحَشَفة والقُلْفة

balanopreputial حَشَفيّ قُلْفَويّ

balanorrhagia اِلتِهابُ الحَشَفة القَيْحيّ

balanticidal قاتِلُ الزِّقِّيّات

balantidiasis = balantid(i)osis البلانْتيديَّة ، داءُ الزِّقِّيّات ، داءُ القِرْبيّات

Balantidium الزِّقِّيّات ، القِرْبيّات

~ coli القِرْبيّات القُولونيَّة ، الزِّقِّيّات القُولونيَّة

balanus حَشَفة - حَشَفةُ القَضيب أو البَظْر

balbuties تَمْتَمة ، لَجْلَجة ، فَأْفَأة

bald أَصْلَعُ ، أَجْلَحُ
baldness صَلَعٌ ، نَعَرٌ ، جَلَح أو جَلَه
ball كُرَة
~ and socket joint مَفْصِلٌ حُقِّيّ
~ of the foot الضَّرَّة
ballism = ballismus دَفْعٌ ، انقِذاف ، قَذْف ـ حَرَكة انتِفاضِيَّة
ballistocardiogram مُخَطَّط القَلْب الدَّفْعِيّ أو الزَّفْنِيّ
ballistocardiograph مِخطاطُ القَلْب الزَّفْنِيّ
ballistocardiography تَخطيطُ القَلْب الزَّفْني
ballistogram مُخَطَّطٌ زَفْني
ballistograph مِخْطاطٌ زَفْني
ballistophobia رُهابُ القَذائف
balloon نُفّاخة ، نَفيخة
ballotable نَهُوز ، يَستَجيبُ لِلنَّهْز
ballottement نَهْز
abdominal ~ نَهْزٌ بَطْنيّ
direct ~ نَهْز مُباشِر
renal ~ نَهْزُ الكُلْوة
balm بَلْسَم ـ عَقّار مُلَطِّف • حَبَق
balneary مُستَحَمَّة ، مَركَزٌ أو مُؤسَّسة للاستِحْمام
balneology عِلْمُ الحَمّامات
balneotechnics المُعالَجة بالحَمّامات
balneotherapy = balneation = balneotherapeutics المُعالَجة بالحَمّامات
balneum حَمّام
~ arenae حَمّامُ رَمْل
~ calidum حَمّامٌ ساخِن
~ frigidum حَمّام بارِد
balsam بَلْسَم ، بَلْسام
balsamic بَلْسَمي
band شَريط ، عِصابة ، رِباط ، قَيْد
absorption ~ شَريطُ امتِصاص
anchor ~ شَريطُ إرْساء ـ للتَّثْبيت
plaster ~ رِباطٌ مُجَبَّس
bandage ضِماد أو ضِمادة ، عِصابة • يُضَمِّد
adhesive ~ ضِمادة لاصِقة
circular ~ ضِمادة دائرِيَّة
compression ~, pressure ~ عِصابةٌ ضاغِطة
elastic ~ ضِمادة مَرِنة
gauntlet ~ ضِمادةٌ قُفّاز
plaster ~ عِصابةٌ جِبْسِيَّة
protective ~ عِصابة واقِيَة
spica ~ ضِمادةٌ مُتَصالِبة
suspensory ~ عِصابةٌ مُعَلِّقة ، عِصابةُ تَعْليق
bandager مُضَمِّد ، عَصّاب
bane سُمّ
bang, bhang, bangue قِنَّبٌ شائع ، حَشيشة
bank مَصْرِف ، مُستودَع ، بَنْك
blood ~ مَصْرِفُ الدم ، بَنْكُ الدم
eye ~ مَصْرِفُ عُيون ، بَنْكُ العُيون
bar بار ـ وَحْدةُ ضَغْط مِقدارُها ضَغْطٌ جَوِّيّ • سِلْكٌ أو شَريطٌ مَعدِنيّ
baragnosis جَهْلُ الأوزان ، عَدَمُ مَعْرِفة الأوزان
barb أَسَلة ـ زائدةٌ قَرْنِيَّة • بُرائِل
barbaralalia عُسْرُ التكَلُّم
barbiers بارْبيرز ـ مَرَضٌ عَصَبيّ مُنتَشِر في الهِنْد • بِري بِري
barbitalism = barbituism = barbiturism البَرْبيتُوريَّة ، التَسَمُّم البَرْبيتُوري
barbiturate باربيتُورات ـ عَقّارٌ مُسَكِّنٌ أو مُنَوِّم
barbituremia بَرْبيتُورِيَّة الدم
barbotage بَطْبَطة ، بَقْبَقة
barbula-hirsi الشُّوَيْشَة ـ الشَّعْرُ النابِت على وَتَرةِ الأُذُن وجِوارِها
baresthesia حِسُّ الوَزْن
baric مُتَعَلِّق بالباريُوم
baritosis الباريُوميَّة ، السُّحار الباريُوميّ
barium باريُوم ـ عُنْصُر مَعدِنيّ من الفِئة القِلْوِيَّة
~ enema حُقْنة الباريُوم
~ sulphate كِبْريتاتُ الباريُوم
bark لِحاء ، قِلْف ، قِشْرة • يَكْشِطُ ، يَجْلُفُ
barley شَعير
Barlow's disease الحَفَر الطِّفْلي ، داءُ بارلُو
baro- سابِقة بمعنى «وَزْن» أو «ضَغْط»
baroceptor مُستَقْبِلٌ ضَغْطيّ

barognosis مَعرِفةُ الأوزان · إدراكُ الوَزْن
barograph مِرْسَمةُ الضَّغْط
barometer مِضْغَط أو مِضْغاط ـ مِقياسُ الضَّغْط ، المِرواز
barometrograph مِقياسُ الضَّغْط الذاتيّ
baro-otitis, barotitis اِلتِهابُ الأُذُن الضَّغْطي
barophilic أليفُ الضَّغْط العالي
baroreceptor مُستَقبِلٌ ضَغْطيّ
barosinusitis اِلتِهابُ الجُيوبِ الضَّغْطي
barospirator مِنفَسة بالضَّغط ـ جِهازُ تَنفُّسٍ بتَغْيير الضَّغْط
barotaxis = **barotropism** اتِّجاهٌ ضَغْطي
barotitis اِلتِهابُ الأُذُن الضَّغْطي
∼ media اِلتِهابُ الأُذُن الوُسْطى الضَّغْطي
barotrauma كَلْمُ الضَّغط ، أذىً ضَغْطي
Barr body, sex chromosome جُسَيمُ بار ، صِبغيَّة جِنسيَّة
barren عَقيم ، قاحِل
barrier عائِق أو عائِقة ، سَدّ ، حِجاز ، حائل
blood-brain ∼ حائل دَمَوي دِماغي
placental ∼ حِجاز سُخْدي ، حائل سُخْدي
Bartholin's glands غُدَد بارثُولين ـ الغُدَدُ الدِّهليزيَّة الكُبْرى
bartholinitis اِلتِهابُ غُدَدِ بارثُولين
baruria بَوْلٌ ثَقيل
baryencephalia ثِقَلُ الفَهْم
baryesthesia = **baresthesia** حِسُّ الوَزْن
baryglossia اللَّفَف ، ثِقَلُ اللِّسان
barylalia عُسْرُ التكلُّم
baryphonia عُمْقُ الصَّوت (ثِخَنُ الصَّوت)
baryta = **barytes** باريتا ، طِينٌ ثَقيل
barythymia ملَنْخُوليا ، السَّوداء ، كآبة
basad صَوْبَ القاعِدة
basal قاعِدي ، أساسي
∼ metabolic rate (B.M.R.) مُعدَّلُ الأيْض الأساسي
∼ metabolism أيْضٌ أساسي ، استِقْلاب أساسي
basaloma سَرطانٌ قاعِديُّ الخَلايا
base قاعِدة ، أساس
Basedow's disease, exophthalmic goitre مَرَض بايزدُو ، السِّلْعة الجُحوظيَّة
basement membrane غِشاءُ القاعِدة
baseplate صَفيحةٌ قاعِديَّة
bas-fond قَعْر
basial = **basialis** أساسيّ ، قاعِديّ
basialveolar قاعِديّ سِنْخيّ
basiarachnitis = **basiarachnoiditis** اِلتِهابُ القاعِدة العَنكَبوتيَّة
basic قاعِديّ · مُعَدِّلُ الحَوامِض
basichromatin صِبْغين قاعِديّ
basicity قاعِديَّة ، أساسيَّة
basicranial مُتعَلِّق بقاعِدة الجُمْجُمة
Basidiomycetes الفُطْر القاعِدي البَوْغي
basidiospore بَوْغٌ قاعِديّ أو دِعاميّ
basidium دِعاميّ ، فُطْر قاعِديّ
basifacial مُتعَلِّق بقاعِدة الوَجْه
basilar قاعِديّ ، أساسيّ
basilateral قاعِديٌّ وجانِبيّ
basilemma = **basilar membrane** الغِشاءُ القاعِديّ
basilic باسِيليق ، هامّ ، بارِز
basilyst مِشْدَخُ قاعِدة الجُمْجُمة
basin البُطَين الثالِث · حَوْض · جَفْنة
basinasial قاعِديّ أنْفيّ
basioccipital قاعِدي قَذالي
basioglossus قاعِدي لِساني
basion قُوَيعِدة ـ النُّقطةُ المُتَوسِّطة لِلحافَّةِ الأماميَّة للثُّقْب الأعظَم ، نُقطةُ القاعِدة
basiotribe مِرضَخُ الجُمْجُمة ، مُفَتِّتُ الرأس
basiotripsy رَضْخُ الجُمْجُمة أو تَحطيمُها
basiphilic قَعِد ، أليفُ الأصباغِ القاعِديَّة
basiphobia رَهْبةُ المَشْي
basis أساس ، قاعِدة
basisphenoid قاعِدةُ العَظْم الوَتَديّ
basket خَليَّة سَبَتيَّة
basocyte خَليَّةٌ وَلُوعةٌ بالأساس : مُستَقْعِدة ، أسِنة
basocytopenia = **basopenia** قِلَّةُ الخَلايا القاعِديَّة : قِلَّةُ المُستَقْعِدات

basocytosis ازدِيادُ المُستَقعِدات
basograph مِرْسَمة المِشْيَة
basophil قَعِدة ، أليفةُ الأساس ، أسِسَة
basophile, basophilic, basophil
قَعِد ، أسِس ، إلْفُ الأصباغ القاعِديَّة
basophilia; baso-erythrocytosis
كَثرةُ القَعِدات ، ازدِيادُ أليفاتِ الأساس ، أسانة
basophilic = basophilous قَعِدة ، وَلوعةٌ
بالأساس ، إلفُ الأصباغِ القاعِديَّة
basophilism القَعِديَّة ، الاستِقْعاديَّة
basoplasm هَيُولَى قاعِديَّة
bastard نَغْلٌ ، غيرُ شَرْعيّ
batch فِئة
bath حَمّام ، تَحّاج
cold ~ حَمّامٌ بارِد
hip ~ حَمّام وَرِكيّ
hot ~ حَمّام ساخِن
sand ~ حمّامٌ رَمْليّ
sitz ~ حمّامٌ مَقْعديّ
sun ~ حَمّام شَمْسيّ
tepid ~ حَمّامٌ فاتِر
thermal ~ حَمّامُ الحَمَّة ـ الماءُ المَعدِنيّ الحارّ
vapour ~ حَمّامُ بُخار
warm ~ حَمّامٌ دافِىء
bathe يَغسِل ، يُحَمِّم ، يُغْتَسِل ، يستَحِمُّ
bathophobia رَهْبةُ الشَّواهِق ـ رَهْبةُ الأعماق
bathyanesthesia فَقْدُ الحِسِّ العَميق
bathycardia وُطوءُ القَلْب أو انخِفاضُه
bathyesthesia الحِسُّ العَميق
bathygastria = bathygastry
سُقوطُ المَعِدة ، مَعِدةٌ واطِئة أو هابِطة
bathypnea تَنَفُّسٌ عَميق
batonoma وَرَمٌ نَباتيُّ الأصل
batophobia رَهْبةُ الشواهِق
battered baby syndrome تَناذُر الطِّفلِ
المُعَنَّت ـ بالضَّربِ أو العُنْف
battery بَطّاريّة ، حاشِدة
bay خَليج
lacrymal ~ خَليجٌ دَمْعيّ

Bazin's disease, erythema induratum
مَرَضُ بازِين ـ حُمامَى جاسِئة
b.d. = bis die مَرَّتَين يَوميّاً
bdella عَلَقة (دُودةُ الحِكْمة)
bdelygmia عِيافُ الطَّعام ، كُرْهُ الزاد
bead خَرَزة ، حَبَّةُ السُّبْحة
beaded مُحَبَّب ، مُسَبَّح ، مُخَرَّز
~ ribs الأضلاعُ المُخَرَّزة
beak مِنْقار • القِسمُ الفَكّي لِلجِفْت
beaker قَدَح ، دَوْرَق ، كأسُ زُجاج
beam عارِضة • حُزْمة شُعاعيَّة
beard لِحْيَة
bearing-down الثِّقَلُ في الحَوض • الحَزْق
beat دَقَّة ، ضَرْبة
apex ~ ضَرْبةُ القِمَّة
dropped ~ ضَرْبة ساقِطة ـ نَبْضٌ مُتقَطِّع
ectopic ~ ضَرْبة مُنتَبِذة
premature ~ ضَرْبة مُبتَسَرة
bed سَرير ، مَضْجَع
fracture ~ سَريرُ الكُسور
bedbug بَقُّ الفِراش
bedlam مُستَشفى المَجاذيب . لَجَب
bedpan قَصْرِيَّة
bedridden, bedfast مُلازِمُ السَّرير
bedsore قَرْحةُ السَّرير ، ناقِبة ، عُقْرُ الفِراش
bedwetting سَلَسُ البَوْل الليليّ
beef لَحْمُ البَقَر
beeswax شَمْعٌ عَسَليّ
behavior سِيرة ، تَصَرُّف ، سُلوك
behaviorism السُّلوكِيَّة . التَصَرُّفيَّة
bejel البَجَل
bel بِلٌ . وَحْدَةُ شِدَّة الصَّوت
belch يَتَجَشَّأ • تَجَشُّؤ
belching تَجَشُّؤ . تَكَرُّع . الطُّلَعاء
belemnoid إبْرانيّ • ناتِىءُ عَظْمِ الزَّنْد أو ناتِىءُ
العَظْمِ الصُّدْغيّ
Bell's palsy شَلَلُ بيل ـ شَلَلُ العَصَبِ
الوَجْهيّ ، لَقْوَة
belladonna بِلّادونا ، سِتُّ الحُسْن

belly بَطْن
belonephobia رَهْبة الإبَر والدَّبابيس
belt حِزام ، زُنّار ، سَيْر
bend انحِناء ، حَنْية ، مُنْحَنى
bends; diver's paralysis التَحَنّي ـ شَلَلُ الغَوّاص
beneceptor مُتَقَبِّل نافِع
benign, benignant حَميد ، سَليم ، غيرُ خَبيث
~ tumour وَرَمٌ حَميد ـ غيرُ خَبيث
benzene, benzol بِنْزين ، بِنْزول
benzin = **benzine** = **benzene** بِنْزين
benzoate بِنْزُوات ، مِلحُ حامِض البِنْزَويك
benzoin جاوِيّ ـ راتِنج بَلْسَميّ
benzolism التَبَنْزُن ، الانسِمامُ بالبِنْزين
beriberi مَرَضُ البري بري ، زُزام
berry عِنَبة ، عُنَيْبة ، ثَمرةٌ لُبِّيَّة
berylliosis البِريليُوسيَّة ، السُّحارُ البِريليُوميّ
beryllium البِريليُوم ـ مَعْدِن ثُنائيُّ التكافُؤ
bestiality وِقاعُ البَهائم ٠ وَحْشِيَّة
beta بِيتا ، بائيّ
~ particle الدَّقيقةُ البائيَّة أو دَقيقةُ بِيتا
betacism بَأْبَأة
betatron بِيتاتْرُون ـ مُسارِعةُ إلِكتْرونات
betweenbrain المُخُّ الوَسطانيّ
bevel = **bevelling** شَطْف ، شَطْب
bezoar بادِزَهْر
bi- سابِقة مَعناها «اِثنان» أو «ثُنائيّ»
biarticular ثُنائيُّ التَمَفْصُل
bias مُحاباة ، تَحَيُّز
biauricular مُتَعَلِّق بالأُذَيْنَيْن ، ذُو أُذَيْنَتَيْن
bibasic ثُنائيُّ القاعِدة
bibliomania الوَلَعُ بالكُتُب ، هَوَسُ الكُتُب
bibulous ماصٌّ ، نَشّاف ، مُنَشِّف
bicameral ذو خِزانَتَين ، ذو حُجْرَتَين
bicapsular ذو مِحْفَظَتَين
bicarbonate بِيكَرْبونات ـ ثاني كَرْبونات
bicaudal = **bicaudate** مُزدَوِجُ الذَّنَب
bicellular ذو خَلِيَّتَيْن ، ثُنائيُّ الخَلِيَّة
bicephalus, dicephalus مِسْخٌ ثُنائيُّ الرأس
biceps ذاتُ الرأسَيْن ٠ ذو رَأسَين
~ muscle العَضَلةُ ذاتُ الرأسَين
biceptor ثُنائيُّ الرابِطة
bichloride ثاني الكلُور
bicho التِهابُ الشَّرَج الوَبائي الغَنْغَريني
biciliate ذاتُ هُدْبَيْن
bicipital مُتَعَلِّق بذاتِ الرأسَين
biconcave مُقَعَّرُ الوَجْهَيْن ، ثُنائيُّ التقعُّر
biconvex مُحَدَّب الوَجْهَيْن ، ثُنائيّ التحدُّب
bicornate = **bicornuate, bicornute** ثُنائيُّ القَرْن ، ذو قَرْنَيْن
bicorporate ذو جِسْمَيْن ، ثُنائيُّ الجِسْم
bicoudate ذو حَنِيَّتَيْن
bicuspid, bicuspidate ذو شَرَفَتَيْن ٠ سِنٌّ ذاتُ شَرَفَتَيْن ٠ صِمامٌ ذو شَرَفَتَين
b.i.d. (bis in die) مَرَّتَيْن يَومِيّاً
bidactyly ثُنائيَّة الأصابِع
biduous ذو يَوْمَيْن ، مُستمِرٌّ يَوْمَيْن
biennial مُحْوِل ، واقِعٌ كلَّ سَنَتَيْن ، مُزْدَوِج
bifid مُنْشَقٌّ ، مُنْشَطِر ، مَشْقوق
bifocal ذو بُؤْرَتَين
biforate ذُو ثَقْبَيْن
bifurcate مُنْشَعِب ، مَفْروق ، أشْعَب
bifurcation = **bifurcatio** انشِعاب ، مَفْرَق
bigemina نَبْضٌ مُزدَوِج
bigeminal = **bigeminate** مُزدَوِج ٠ تَوْأم
~ pulse نَبْضٌ مَثْنَوي ٠ نَبْضٌ مُزدَوِج
bigerminal ذو رَشيمَيْن ، ذو بِذْرَتَيْن
bilateral ذو جانِبَيْن ، في الجانِبَين
bilateralism تَناسُق أو تَماثُل الجانِبَين
bile = **bilis** المِرَّة ، الصَّفْراء
~ duct قَناةُ الصَّفْراء
Bilharzia; Schistosoma البِلْهارزيا أو البِلْهَرْسية ، المُنشَقّاتُ الجِسْم
bilharziasis البِلْهارْزِيَّة أو داءُ البِلْهارْزيا
bilharzic = **bilharzial** بِلْهارْزيّ
bilharziosis داءُ البِلْهارْزيا
bili- سابِقة بمعنى «صَفْراء» أو «صَفْراويّ»
biliary مِرِّيّ ، صَفْراويّ

bilifaction = **bilification** تكَوُّنُ المِرَّةِ أو إفرازُها
bilifecia صَفْراءُ الغائط
biliflavin بِليفلافِن – صُفرة المِرَّة
bilifuscin بِليفوسِن – صِبْغٌ مِرِّيّ
biligenesis تَوَلُّد الصَّفراء ، تكَوُّن المِرَّة
biligenic = **biligenetic** مُوَلِّد الصَّفراء
bilihumin تُرابُ الصَّفراء ، راسِبٌ مِرِّيّ
bilin مِرِّين ، بِيلين
bilious مِرِّي • مَصْفُور ، مَمْرور
biliousness مِزاجٌ صَفراوي
biliprasin صِبْغُ المِرَّةِ الأخضَرُ
bilipurpurin بِلِفُورْفورين – أُرْجُوانُ الصَّفراء
bilirachia مِرَّةُ السائِل الشَّوكِيّ
bilirubin بِليرُوبِن ، حُمْرة المِرَّة
bilirubinemia بِليروبِن الدَّم ، تَصَفُّرُ الدم
bilirubinuria تَصَفُّرُ البَوْل ، بِليروبِن البَوْل
biliuria بَوْلٌ صَفراويّ ، بِيلةٌ صَفراويَّة
biliverdin بِليفِرْدِن ، خُضْرَةُ المِرَّة أو الصَّفْراء
bilobate ذو فَصَّيْن
bilobular ذو فُصَيْصَيْن
bilocular ثُنائيُّ المَسْكَن ، ذو حَيِّزَيْن أو جَوْفَيْن
bimanual باليَدَيْن
~ palpation جَسٌّ باليَدَيْن
bimastoid خاصٌّ أو مُتَعَلِّقٌ بالخُشّاءَين
bimodal ذو قِمَّتَيْن
bimolecular ثُنائيُّ الجُزَيء
binary ثُنائيّ ، شَطْرِيّ
binaural ذو أُذُنَيْن ، نِسبَة لِلأُذُنَيْن
binauricular تابِعٌ للأُذَيْنَتَيْن ، ذو أُذَيْنَتَيْن
binder حِزام ، عِصابة
obstetric ~ حِزامُ الوِلادة – لِدَعْمِ عَضَلاتِ البَطْنِ بعدَ الوِلادة
binocular ذو عَيْنَيْن ، مُتَعَلِّق بالرُّؤية بالعَينَين
binomial ثُنائيُّ الإسم
binotic مُتَعَلِّق بالأُذُنَيْن
binovular تابِعٌ أو مُشتَقٌّ من بَيْضَتَيْن
binuclear = **binucleate** ذو نَواتَيْن
binucleolate ذو نُوَيَّتَيْن ، ثُنائيُّ النُّوَيَّة

bio- سابِقة بمعنى «حَياة» أو «حَيَويّ»
bio-assay الرَّوْز الحَيَويّ
biocenosis التعايُشُ الحَيَويّ
biochemical كِيميائيّ حَيَويّ
biochemistry الكِيمياءُ الأحيائيَّة أو الحَيَويَّة
biocidal مُتلِفُ الحَيَويَّة ، مُتلِفٌ أحيائيّ
bioclimatology عِلْمُ المُناخ الأحيائيّ
biocolloid غَرَوانيّ أحيائيّ
biodegradable يَتَحَلَّل بالبَكتِريا ، دَرُوكٌ حَيَوِيّاً
biodynamics دِيناميكيَّة الحَياة ، مَبْحَثُ القُوى الحَيَويَّة
bio-energetics مَبْحَثُ الطاقة الحَيَويَّة
biogen = **micelle** جُذَيعة ، أُرَيمة
biogenesis النُّشوءُ الأحيائيّ
biogenetic مُتَعَلِّق بتكَوُّن الحَياة
biognosis عِلْمُ الحَياة وظَواهِرِها
biograph مِخْطاطٌ حَيَويّ
biokinetics عِلْمُ الحَرَكات الأحيائيَّة
biologic = **biological** أحيائيّ ، حَيَويّ
biologicals الأدوِيَة الحَيَويَّة ، الأحيائيّات
biologist عالِمٌ أحيائي ، خَبيرٌ بِعِلْمِ الحَياة
biology البَيولوجية ، عِلْمُ الأحياء أو عِلْمُ الحَياة
bioluminescence وَمَضانٌ أحيائيّ
biolysis انحِلالُ الحَياة ، تَلَفُ الحَياة
biolytic مُتلِفُ الحَياة
biomechanics الآلِيَّةُ الأحيائيَّة
biomedicine الطِّبُّ الأحيائيّ
biometer مِقياسُ الحَيَويَّة
biometrics, biometry مَبْحَثُ القِياساتِ الحَيَويَّة • قِياسُ الحَياة
biomicroscope مِجْهَرٌ أحيائيّ
biomicroscopy التَّنْظيرُ المِجْهَرِيّ الأحيائيّ
biomutation تَبَدُّلٌ أحياني
bion حَيّ ، كائنٌ حَيّ
bionecrosis = **necrobiosis** مَواتٌ فِسيولُوجيّ ، نِكْروز أحيائيّ
bionics الإلِكْترونِيّات الحَيَويَّة
bionomics مَبْحَثُ البِيئة الأحيائيّ
bionomy عِلْمُ قَوانينِ الحَياة

bionosis داءٌ أحيائيّ
biophagism = **biophagy**
اِلْتِقامُ المَوادِّ الحَيَّة
biophore حامِلُ الحَياة ، ناقِلُ الحَيَوِيَّة
biophylactic صائِنُ الحَياة ، حارِسُ الحَياة
biophylaxis المُدافَعة الأحيائيَّة
biophysics الفِيزياءُ الأحيائيَّة ، الفِيزياءُ الحَيَوِيَّة
biophysiography البَيولُوجيا الوَصْفيَّة
biophysiology فِسيُولوجية الأحياء
bioplasia النَّماء الحَيَوي
bioplasm الجِبْلة الأحيائيَّة
bioplasmic مُتَعَلِّق بالجِبْلة الأحيائيَّة
bioplast, a cell المُتَشَكِّلة الأحيائيَّة ، خَلِيَّة
biopsy خِزْعة • اختِزاع ، فَحْصُ العَيِّنة الحَيَّة
aspiration ~ خِزعةٌ بالمَصِّ أو السَّفط
needle ~ خِزعة إبْرِيَّة
punch ~ خِزعة مِقرَضِيَّة
sponge ~ خِزعة إسفَنجِيَّة
biopyoculture زَرْعُ قَيْحٍ حَيَوِيّ
bios حَيَوِيَّة ، حَياة ، عامِلُ النُّمُوّ
biosis أحيائيَّة ، حَيَوِيَّة
biospectrometry قِياسٌ طَيفِيّ أحيائيّ
biospectroscopy فَحصٌ طَيفِيّ أحيائيّ
biostatics عِلْمُ المُوازَنات الحَيَوِيَّة
biostatistics الإحْصاآت الحَيَوِيَّة
biosynthesis تَوليفٌ أحيائي ، تَخليقٌ أحيائيّ
biota الكائناتُ الحَيَّة ، الأحيائيّات ، الحَيَوِيّات
biotaxis نَشاطُ الحَياة • تَرتيبٌ أحيائيّ
biotherapy المُداواةُ الأحيائيَّة
biotic أحيائيّ ، حَيَوِيّ
biotics مَبْحَثُ وظائفِ الأجسامِ الحَيَّة
biotin بيُوتين ـ من فِيتامينات ب المُرَكَّبة
biotomy التشريحُ الأحيائي ، تَشريحُ الأحياء
biotoxicology عِلْمُ السُّموم الأحيائيَّة
biotoxin تُكسين أحيائيّ ، ذِيفانٌ أحيائيّ
biotropism ضَعفُ المَناعة الحَيَوِيَّة
biotype طِرازٌ أحيائيّ
biovular = **binovular**
من بَيضَتَين (كالتَّوأمَين)

bipara ثُنائيَّةُ الوِلادة ـ وَلَدَتْ مَرَّتَين
biparietal نِسبةً لِلعَظمَين الجِدارِيَّيْن
biparous مُتئِم ، مُتئِمة
bipartite ذو شَطْرَين ، مُنَصَّف
~ uterus رَحِمٌ ذاتُ مَسْكَنَين
biped, bipedal ذو قَدَمَين ، مُتَعَلِّق بقَدَمَين
biperforate ذو ثَقبَين
bipolar ذو قُطبَين
bipotentiality كُمُونٌ ازدِواجيّ
bipubiotomy = **ischiopubiotomy**
شَقٌّ كِلا عَظمَي العانة
biramous ثُنائيُّ الغُصن
birefringence انكِسارٌ مُضاعَف
birefringent = **birefractive**
كاسِرٌ مُضاعَف ـ للنُّور
birth وِلادة ، تَوَلُّد • المَولُود
cross ~ وِلادة مُستَعرِضة ، مَجيءٌ بالعَرْض
head ~ وِلادة رَأسِيَّة ، مَجيءٌ بالرأس
premature ~ إخداج ، خِداج ، وِلادةُ الخَدِج
birthmark وَحمة ، شامَة
bi(s)- بادِئة بمعنى «اِثنَين» أو «ثُنائيّ»
bis in die (b.i.d.) مَرَّتان في اليَوم
bisacromial مُتَعَلِّق بالنُّتوءَين الأخرَمِيَّين
bisexual ثُنائيُّ الجِنس ، خُنثَى
bisferious ذو ضَربَين ، ذو دَقَّتَين
bisiliac بينَ العُرفَين الحَرْقَفِيَّين
bismuth البِزْمُوت
bismuthosis الانْسِمامُ بالبِزْمُوت
bispherical كُرَوِيُّ الجانِبَين ، مُحَدَّبُ الوَجْهَين
bistoury مِبزَغ ، مِبضَع ، مِشْرَط
bistratal ذو طَبَقَتَين
bisulfate ثاني سُلفات ـ ثاني كِبرِيتات
bite لَدْغٌ ، عَضٌّ ، نَكز ، لَسْعٌ •
عَضَّة • يَلسَعُ ، يَلدَغُ ، يَعَضُّ
bitemporal مُتَعَلِّقٌ بالصُّدغَين
~ diameter قُطرُ الصُّدغَين
~ hemianopia عَمًى شِقِّيٌّ صُدغانيّ
bitropic ثُنائيُّ الاتِّجاه أو الانحِياز
bitter مُرّ

bitumen الحُمَر ، القِير أو القار ، القُفر
bituminosis الحُمَرِيَّة ، السُّحار الحُمَري
biundulate ثُنائيُّ التَمَوُّج
biuret بايْيُورِت ـ مادَّةٌ من البِيلة
~ reaction تفاعُل البايْيُورِت ـ للكَشْفِ عن اليُوزِيا والبرُوتين
bivalence ثُنائيَّةُ التَّكافُؤ ، ازدِواجُ المُكافِيء
bivalent ثُنائيُّ التَّكافُؤ
bivalve ذو مِصْراعَيْن ، ذو صِمامَيْن
biventer ذو بَطْنَيْن ـ عَضَلة
biventral ذو مَعِدَتَيْن ، ذو بَطْنَيْن
black أَسْوَدُ ، أَحَمُّ
~ eye كَدْمة العَيْن
~ humor السَّوداء ـ أَحَدُ الأخلاط الأربَعة
blackhead بَثْرةٌ سَوداءُ الرأس ، نَصْل
blackout غَشْية ـ فِقْدانُ الوَعْيِ مُؤَقَّتاً
blackwater fever حُمَّى البِيلة السَّوداء
bladder مَثانة · رِكِيسٌ أو جِراب
atonic ~ مَثانةٌ وانِيَة أو مُرتَخِيَة
gall ~ المَرارة
stammering ~ مَثانة تَقَطُّعِيَّة
urinary ~ المَثانة ، مَثانةُ البَوْل
bladderworm يَرَقانة مَثانِيَّة
blain بَثْرة ، نَفْطة
bland مُلَطِّف ، تَفِه
blanket بَطّانِيَّة ، حِرام
blast عَصْف ، عَصْفة
blast-, blasto-; -blast سابِقة أو لاحِقة بمعنى «أرومة» أو «جُرثُومة» أو «جَذَعة»
blastema المادَّةُ الأرومِيَّة أو الجَذَعِيَّة
blastocele = blastocoele جَوْفُ الأُرَيْمَة
blastocyst كِيسةٌ أُرَيْمِيَّة
blastocyte خَلِيَّةٌ جُرثومِيَّة ، خَلِيَّة أرومِيَّة
blastocytoma وَرَمُ الخَلِيَّة الأرومِيَّة
blastoderm أَدَمةُ الأرومة ، أَدَمة الجُرثومة
blastodisc, blastodisk قُرْصُ الأرومة
blastogenesis تَكاثُرٌ أو تَنَشُّؤٌ أَرومِيّ
blastogenetic = blastogenic جُرثومِيّ أو أرومِيُّ التَّكْوين ، جُرثومِيّ المَنْشأ

blastolysis انحِلالٌ أرومِيّ
blastoma البلاسْتُوما ، الوَرَمُ الأرومِيّ
blastomatosis وُرامٌ أُرُومِي ، وُرام جَذَعِي
blastomatous وُرامِيّ أرومِيّ
blastomere قِطعة أرومِيَّة
Blastomyces فُطارٌ بُرعُمِيّ ، الفَطَر الجُرثومِيّ
blastomycetes الفُطور الجُرثومِيَّة
blastomycosis فَطَرٌ جُرثومِيّ ، فُطارٌ بُرعُمِيّ
blastophthoria حُؤُولُ الأرومة
blastophyllum وُرَيقة الأرومة
blastopore; anus of Rusconi مَسَمُّ الأُرَيمة ، شَرَجُ رَسْكُوني
blastosphere = blastula كُرَةُ الجُرثومة ـ البلاسْتُولة ، أُرَيْمة
blastospore بَوْغٌ بُرعُمِيّ
blastula أُرَيْمَة ، جُرَيْثِمة ، جُذَيْعَة
blastular أُرَيمِي ، جُرَيثِمي ، بلاسْتُولي
blastulation التَجَرثُم ، تَكَوُّن الأُرَيْمات
bleach يُبَيِّض ، يَقْصُر اللَّون
bleb = bulla نَفْطة ، فُقّاعة ، مَجْلة
bleed يَنْزِف · يَفْصِد
bleeder نَعِر ، نَزُوف · فاصِد
bleeding نَزْف ، فَصْد ، إدْماء · نازِف
occult ~ نَزْفٌ خَفِيّ
blemish شائبة ، لَطْخة
blenn-, blenno- بادِئة بمعنى «مُخاط»
blennadenitis التِهابُ الغُدَدِ المُخاطِيَّة
blennemesis قُياءٌ مُخاطِي ، قَيْءٌ مُخاطِي
blennogenic مُوَلِّدٌ مُخاط ، يُفرِزُ مُخاطاً
blennoid مُخاطانِيّ ، نَظِيرُ المُخاط
blennophthalmia التِهابُ المُلتَحِمة المُخاطِيّ
blennorrhagia; gonorrhea سَيَلانٌ مُخاطِيّ · التَّعقِيبة ، السَّيَلان
blennorrhea = blennorrhoea سَيَلانٌ مُخاطِيّ وافِر · داءُ السَّيَلان
blennorrheal مُتَعَلِّقٌ بالسَّيَلان المُخاطِيّ
blennostatic مُوقِفُ سَيَلانِ المُخاط
blennothorax مُخاطٌ صَدْرِيّ
blennuria بَوْلٌ مُخاطِيّ ، بِيلة مُخاطِيَّة

blephar- سابقة بمعنى«جَفْنيّ» أو «جَفْن»

blepharadenitis التِهابُ الغُدَد الجَفْنيَّة

blepharal جَفْنيّ

blepharectomy جَذْعُ آفةٍ جَفْنيّة

blepharism رَفُّ الجَفْن ، رَمْشٌ تشنُّجيّ

blepharitis التِهابُ الجَفْن

~ ulcerosa التِهابُ الأجفانِ القَرْحيّ

blepharo-adenitis = **blepharadenitis** التِهابُ غُدَد الأجفان

blepharo-adenoma بَخْص – وَرَمٌ غُدّي جَفْني

blepharo-atheroma الشُّرناق ، كِيسٌ جَفْنيّ

blepharochalasis ارتِخاءُ الجَفْن

blepharoclonus رَمَعُ الأجفان ، ارتِجاجُ الأجفان – تشنُّجُ عَضَلات العَيْن الارتِجاجيّ

blepharoconjunctivitis التِهابُ الأجفانِ والمُلتَحِمة

blepharodiastasis ابتِعادُ الجَفْنَيْن

blepharoncus وَرَمٌ جَفْنيّ

blepharopachynsis غِلَظُ الجَفْن

blepharophimosis الحَوَص – ضِيقُ مُؤَخَّرِ العَين ، ضِيقُ الفُتْحة بينَ الجَفْنَيْن

blepharoplast حُبَيبة جَفْنيَّة

blepharoplasty تَقويمُ الجَفْن ، رَأبُ الجَفْن

blepharoplegia شَلَلُ الجَفْن

blepharoptosis الإطراق ، انسِدالُ الجَفْن ، الإغضاء ، هُبوطُ الجَفْن الشَّلَليّ

blepharopyorrhea الرَّمَدُ الصَّديديّ

blepharorrhaphy رَفْوُ الجَفْن ، خِياطةُ الجَفْن

blepharospasm غَمْزٌ ، تَشَنُّج الجَفْن

blepharostat فاتِحُ الأجفان ، مُبعِدة الأجفان

blepharostenosis الحَوَص – ضِيقُ فُتْحة العَيْن

blepharosynechia الرَّسَع ، التِصاقُ الجَفْنَيْن

blepharotomy شَقُّ الجَفْن

blind أكْمَهُ ، أعمى

~ trial تَجرِبةٌ مَحجوبة – حيثُ لا المَريضُ ولا المُقيِّمُ يَعرِفان نوعَ المُعالَجة

blindness كَمَهٌ ، عَمًى

colour ~ عَمَى الألوان

day ~ الخَفَش ، عَمَى النَّهار

letter ~ عَمَهُ الحُروف

moon ~ القَمرالدَّوريّ – التِهابُالعِنَبيَّة الدَّوريّ

night ~ العَشَى – عَدَمُ البَصَر لَيلاً

psychic ~ العَمَى النَّفسانيّ

snow ~ القَمَر – جَهَرُ انعِكاسِالشَّمسِ على الثَّلج

total ~ عَمًى تامّ

word ~, dyslexia عَمَهُ الكَلِمات

blink يَغمِزُ باختِلاج ، تَطْرَفُ (العَين)

blinking غَمْزٌ غيرُ طَوْعي ، طَرْف

blister نَفْطة ، نِفطة ، مَجْلَةٌ قَرْحيَّة

blistering تَنَفُّط ، تحَوْصُل

bloat نَفْخةُ المُجتَرّات

block حَصَر ، إحصار ، حَصرة

arborization ~ حَصَرُ التَشَجُّر

bundle-branch ~ حَصَرٌ حُزَيميّ

heart ~ حَصَر قَلْبيّ

sinus ~ حَصَر جَيْبيّ

blockade انحِصار ، حِصار ، وَقْفُ العَمَل

blocking حَصْر ، إحْصار ، إرْتاج

blood دَم

~ bank بَنْكُ الدم ، مَصْرِفُ الدم

~ clot عَلَقة – جَمْعُها عَلَق ، الجُلْطة

~ clotting تجَلُّط الدم

~ count تَعْدادُ كُرَيّات الدم

~ donor واهِبُ الدَّم

~ group زُمْرَةُ الدَّم ، فِئةُ الدم

~ platelets لُوَيحاتُ الدم

~ pressure ضَغْطُ الدم

~ recipient مُتلَقّي الدم

~ substitute بَديلُ الدم

~ sugar سُكَّرُ الدم

~ test اختِبارُ الدم

~ transfusion نَقْلُ الدم

~ type زُمْرَةُ الدم ، فِئة الدم

whole ~ دَمٌ كامِل

blood-brain barrier الحِجازُ الدَّمويُّ الدِّماغي ، حاجِزٌ دِماغيّ دَمويّ

bloodless عَديمُ الدَّم ، بِدُونِ دَم

blood-letting إدماء ، فَصْد

bloodshot مُحْمَرٌّ ، مُحتَقِنٌ بالدَّم
blotch بُقعة ، لَمْعة
blue زُرْقة ، أزرَقُ
~ baby رَضيعٌ أزرَقُ ، طِفلٌ مُزْرَقّ
BMR (basal metabolic rate) مُعَدَّلُ الأيْض الأساسي
Bodo بُودو ـ الأوالي ذاتُ السِّياط
body جِسْم ، جَسَد
~ temperature دَرَجةُ حَرارة الجِسم
ciliary ~ جِسْمٌ هُدْبيّ
foreign ~ جِسْمٌ غَريب
immune *bodies* أجسامٌ مُحَصِّنة
pineal ~ الجِسمُ الصَنَوبَريّ
vitreous ~ جِسمٌ زُجاجيّ
yellow ~ = corpus luteum الجِسمُ الأصْفَر
boil حَبّة ، دُمَّل • يَغْلي • غَلَيان
Aleppo ~, Bagdad ~, oriental ~ الحَبّة الشَّرقيّة ، حَبَّةُ بَغْداد ، حَبَّةُ حَلَب
bolometer مِقياسُ الحَرارة الإشعاعيّة • مِقياسُ قُوّة نَبْضِ القَلْب
boloscope مِنظارٌ شُعاعيّ
bolus لُقْمة ، بُلْعة • حَبّة كَبيرة
bomb مِقذافٌ إشعاعيّ • قُنْبُلة
bombard يَقْصِفُ (بالأشِعّة)
bombardment قَصْفٌ (إشعاعيّ)
bond رِباط ، رابِط ، وُصلةٌ ارتِباطيّة
high-energy ~ وُصْلَةٌ عاليةُ الطاقة
bone عَظْم
~ age العُمْر العَظْمي
~ marrow النِّقْي ، مُخُّ العِظام
breast ~ = sternum عَظْمُ الزَّوْر ـ القَصّ
cancellated ~, cancellous ~ عَظْمٌ إسفَنْجيّ
cartilage ~ عَظم غُضْروفيّ
compact ~ عَظْمٌ أصَمّ
flat ~ عَظْمٌ مُسَطَّح
haunch ~ = hip ~ عَظْمُ الوَرِك
iliac ~ العَظْمُ الحَرْقَفيّ ، الحَجَبة
membrane ~ عَظْمٌ غِشائيّ
pneumatic ~ عَظْمٌ هَوائيّ
bonelet عُظَيمة
bonesetter مُجَبِّرُ العِظام
booster مُعَزِّز ، مُنَشِّط ، مُقَوٍّ
~ dose جُرْعة مُعَزِّزة
boot حِذاء
borate بُورات ـ مِلحُ حامِض البُوريك
borated مُبَوْرَق
borax البَوْرَق
borborygmus قَرْقَرةُ الأمعاء ، الجَخِيف
border حافّة ، حَدّ
boric acid حامِضُ البُوريك
boron البُورون
Borrelia بُورَلْيا ـ جِنسٌ من اللَّولَبيّات
boss حَدَبة ، ناشِزة مُستَديرة ، حَيْدة
bosselated ذو عُقَد ، ذو عُجَر
bosselation تحَدُّب • حُدَيْبَة
bot يَرَقانةُ النَّبْر : نَغَفة
botany عِلْمُ النَّبات
medical ~ عِلْمُ النَّباتِ الطِّبّي
bothridium = **bothrium** رَتَم ـ حُفرةٌ ماصّة
bothriocephaliasis داءُ المَحفورةِ الرأس
Bothriocephalus المَحفورةُ الرأس ، العَوْساء ـ دِيدانٌ شَريطيّة مَرشومةُ الرأس
botryoid عُنقودانيّ
botryomycoma وَرَمٌ عُنقوديّ
botryomycosis فُطارٌ عُنْقودي
botryotherapy المُداواةُ بالعِنَب
botulin = **botulismotoxin** بُتْيُولِن ، السُّمُّ الوَشيقيّ
botulism البُتيوليّة ، التَسَمُّم الوَشيقيّ
bouba بُوبا ـ نَوعٌ من القَرْحَة الشَّرقيّة
bougie شَمْعة ـ أداةُ تَوْسيع
bulbous ~ شَمعة بَصَليّة
filiform ~ شَمعةٌ خَيطيّة
bouginage = **bougienage** التَّوسيعُ بالشَّمعة
bouillon مَرَق ، مَرَقُ اللَّحْم
boulimia = **bulimia** الضَّوَر ، الشَّرَه
bound مُرْتَبِط ، مُتَّحِد

bouquet باقة ، عُنْقودٌ أو شِلَّة من الأوعية
bouton = button بُرْعُم ، حَبَّة ، زِرّ
~ d'orient حَبَّةُ الشَّرق
bovine بَقَريّ
bovinoid بَقَريُّ الشَّكل ، بَقَرانيّ
bovovaccine لَقاحٌ أو طُعْم بَقَريّ
bowel مِعاء ، مِعًى ، مِصْران
bowleg; genu varum فَحَج ؛ رُكْبَةٌ فَحْجاء
bowlegged أَفْحَجُ ـ مُقَوَّسُ الرِّجْل أو الرِّجْلَين
Bowman's capsule مِحْفَظة بُومان
box صُنْدوق ، عُلْبَة • يُعَلِّب
bracelet سِوار ، حَمّالة
brachial عَضُديّ
brachialgia عُضاد ، أَلَمٌ عَضُديّ
brachiocephalic عَضُديّ رَأسيّ
brachiocrural عَضُديّ فَخِذيّ
brachiocubital عَضُديّ ساعِديّ
brachiocyllosis عَقَد ، اعوِجاجُ العَضُد
brachiogram مُخَطَّطٌ عَضُديّ
brachiotomy قَطْعُ الذِّراع ، خَزْعُ العَضُد
brachium العَضُد • الذِّراع
~ pontis عَضُدُ الجِسْر ـ سُوَيقةُ المُخَيخ الوُسطى
brachy- سابِقة تعني «قَصير» أو «قِصَر»
brachybasia بُطْءُ المَشْي
brachycardia = bradycardia بُطْءُ القَلْب ـ بُطْءُ دَقَّتَي القَلْب
brachycephalia = brachycephalism = brachycephaly الصَّعَل ـ قِصَرُ الرأس
brachycephalic = brachycephalous صَعْلٌ أو أَصْعَلُ ، قَصيرُ الرأس
brachycheilia = brachychily قِصَرُ الشَّفَة
brachydactylia الكَزَم ، قِصَرُ الأصابع
brachydactyly, brachydactylia كَزَم ، قِصَرُ الأصابع
brachyglossia قِصَرُ اللِّسان
brachygnathia الزَّوَق ، قِصَرُ الفَكّ
brachymetropia الخَفَش ، قِصَرُ النَّظَر
brachymorphic قَصيرُ القامة ، رَبْعة
brachyodont أَكَسُّ ، قَصيرُ الأسنان
brachyphalangia قِصَرُ السُّلامَيات
brachyskelic قَصيرُ الرِّجْلَين
brady- سابِقة تعني «بَطيء»
bradyac(o)usia ثِقَلُ السَّمْع
bradyarthria اللَّفَف ، بُطْءُ التَلَفُّظ
bradycardia = brachycardia بُطْءُ القَلْب
bradycardi(a)c بَطيءُ القَلْب
bradycinesia, bradykinesia بُطْءُ الحَرَكة
bradydiastole بُطْءُ الانبِساط
bradyecoia بُطْءُ السَّمْع ، طَرَشٌ جُزْئي
bradyesthesia ضَعفُ الإدراك • بَلادةُ الإحساس
bradyglossia ثِقَلُ اللِّسان ، بُطْءُ التَكَلُّم
bradykinesia بُطءُ الحَرَكة
bradykinetic بَطيءُ الحَرَكة
bradykinin برادِيكِينين ـ عَقّارٌ مُوَسِّع لِلأوعية
bradylalia بُطْءُ التَلَفُّظ ، اللَّفَف (اللَّقْلَقة)
bradylexia بُطْءُ القِراءة ، بُطْء التَلَفُّظ
bradylogia العِيُّ ، بُطءُ التَكَلُّم ، اللَّفَف
bradymenorrhoea حَيْضٌ مُزْمِن أو بَطيء
bradypepsia هَضْمٌ بَطيء ، سُوءُ الهَضْم
bradyphagia بُطءُ الأكل
bradyphasia = bradyphrasia العِيُّ ، بُطءُ التَلَفُّظ ، اللَّفَف
bradyphemia بُطْءُ التَكَلُّم
bradyphrenia تَبَلُّدُ الذِّهْن
bradypnea = bradypnoea بُطْء التَنَفُّس
bradypsychia بُطءُ العَقْل ، بَلادةُ الذِّهْن
bradyrhythmia بُطءُ النَّظْم • بُطء النَّبْض
bradyspermatism الفَخْفَخة ، بُطء الإنزال
bradysphygmia بُطْءُ النَّبْض
bradytocia بُطءُ الوِلادة أو تَأَخُّر الوِلادة
bradyuria بُطءُ البَوْل
braidism, hypnotism البرايديَّة • التَنْوِيمُ المِغْناطيسيّ
braille البريلِيَّة ـ طَريقةُ كِتابةٍ وطِباعةٍ لِتَعْليم العُميان
brain = encephalon الدِّماغ ـ مُخّ

~ tumour وَرَمٌ دِماغي

brainstem ساقُ الدِّماغ

bran نُخالة ، رِدَّة

branch شُعْبة ، فَرْع ، غُصْن

branchia, gills خَياشِم ، غَلاصِم

branchial خَيْشوميّ ، غَلْصَميّ

~ arch قَوسٌ خَيْشوميّ

branchiogenic خَيْشوميُّ التكوُّن أو المَنشأ

branchioma وَرَمٌ خَيْشومي ، وَرَمٌ غَلْصَمي

branchiomere قِطعةٌ غَلْصَمِيَّة ، قُسَيمة خَيْشومِيَّة

brash حُرْقة مَعِدِيَّة

brassiere إثار ، صَدْرِيَّة ، حامِلة الثَّدْيَيْن

bread خُبْز ، عَيْش

~ mold عَفَنُ الخُبْز

breakbone fever, dengue حُمَّى الضَّنْك

breast الزَّوْر · ثَدْي ، ثُنْدُوة ـ ثَدْيُ الرَّجُل

~ cancer سَرطانُ الثَّدْي

breastbone, sternum عَظْمُ القَصّ

breast-feeding الإرْضاعُ أو الرِّضاعة

breath نَفَس ، نَسَمة

breathing تَنَفُّس

bronchial ~ تَنَفُّس قَصَبيّ

breathometer مِقياسُ التَنَفُّس

breech المِقْعَدة ، الأَلْيَتان ، المِقْعَد

~ presentation, ~ delivery
الجَيْئة بالمِقْعَدة أو بالأَلْيَتَيْن ، أَلْيَتْن

breed يُرَبِّي · نَسْل

breeding إنْسال

bregma يافوخ ، هامَة ، ناصّ

bregmatic ناصِيّ ، يافوخِيّ ، هاميّ

brephic جَنينيّ

brephoplastic جَنينيُّ التَكْوين

brephotrophic مُتَعَلِّق بتَغْذِية الوَليد أو الأطفال

brevi- سابِقة بمعنى «قَصير» أو «قِصَر»

brevicollis قِصَرُ الرَّقَبة ، قِصَرُ العُنُق

brevilineal = **brachymorphic** قَصيرُ القامة

brewer's yeast خَميرةُ الجِعَة

bridge جِسْر

arteriolovetricular ~ جِسْرٌ شُرَيْنِيّ وَريديّ

~ of the nose العِرْنين ، قَصَبةُ الأنف

fixed ~ جِسْرٌ ثابِت

removable ~ جِسْرٌ يُمكِنُ نَزْعُه (وتَرْكيبُه)

Bright's disease داءُ برايْط ، التِهابُ الكُلْيَة

brim حافَّة

brisement تَحْطيم ، تَكْسير ، تَفْتيت

British Thermal Unit (BTU)
وَحدَةُ الحَرارة البريطانيَّة

brittle قَصِم ، قَصيف ، هَشّ

broach مِبْزَل ، سَفُّود ، مُقَوِّرة

Broca's area باحَةُ برُوكا ـ مِنْطَقةٌ دِماغيَّة تَتَحَكَّم في النُّطْق

brochus أَزْوَقُ ، أَفْوَهُ ، أَشْفَهُ ، أَدْفَقُ

Brodie's abscess خُراجُ برُودي ـ خُراجٌ عَظْميّ

Brodmann's areas باحاتُ برودْمان ـ في قِشْرةِ الدِّماغ

bromate مِلحُ حامِض البرُوم

bromatology عِلْمُ الأغذية

bromatotherapy المُداواةُ بالأطعِمة

bromatoxism التَسَمُّم بالاطعِمة

bromhidrosis = **bromidrosis** السَّهك ، عَرَقٌ سَهِك أو مُصِنّ ـ كَريهُ الرائحة

bromide برُوميد

bromine البرُوم

bromism = **brominism** البرُومِيَّة · تَسَمُّمٌ برُوميّ · الانسِمامُ بالبرُوم

bromoderma التِهابُ الجِلْدِ البرُوميّ

bromohyperhidrosis فَرْطُ العَرَقِ المُصِنّ

bromoiodism الانسِمامُ البرُوميّ اليُوديّ

bromomania المَسُّ البرُوميّ

bromomenorrhea حَيْضٌ مُصِنّ

bromopnea نَفَسٌ مُنْتِن

bronch-, **broncho-** بادِئة بمعنى «شُعْبة» أو «قَصَبة» أو «شُعَبيّ» أو «قَصَبيّ»

bronchadenitis التِهابُ الغُدَد الشُّعَبِيَّة

bronchi الشُّعَب ، القَصَبات ، الشُّعَبُ الهوائيَّة

bronchia الشُّعَيْبات ، القُصَيْبات

bronchial شُعَبيّ ، قَصَبيّ

bronchiarctia ضِيقُ الشُّعْبة
bronchiectasis = **bronchiectasia**
تَوَسُّع الشُّعَب ، تَوَسُّع القَصَبات
bronchiectatic = **bronchiectasic**
متعَلِّق بتَوَسُّع الشُّعَب ، مُوَسِّع القَصَبات
bronchiloquy تَكَلُّم صَدْريّ شُعَبيّ
bronchiocele تَمَدُّد الشُّعَيبة
bronchiocrisis نَوْبة شُعَيّة
bronchiogenic شُعَبيُّ الأَصْل أو المَنْشأ
bronchiole شُعَيبة ، قُصَيبة
bronchiolectasis = **bronchiolectasy**
تَمَدُّد شُعَيبيّ ، تَوَسُّع الشُّعَيبات ، تَوَسُّع القُصَيبات
bronchioli قُصَيبات ، شُعَيبات
bronchiolitis التِهابُ الشُّعَيبات ،
التِهابُ القُصَيبات
~ fibrosa obliterans, obliterating
fibrous ~ التِهابُ القُصَيبات اللِّيفيّ السادّ
bronchiolus = **bronchiole** قُصَيبة ، شُعَيْبة
bronchiospasm شَنَجٌ قَصَبيّ أو شُعَبيّ
bronchiostenosis ضِيقُ الشُّعَب أو القَصَبات
bronchitic التِهابيّ قَصَبيّ
bronchitis التِهابٌ شُعَبيّ ، التِهابُ القَصَبات
capillary ~ التِهابُ القَصَبات الشَّعْريَّة
catarrhal ~ التِهابٌ شُعَبيّ نَزْليّ
chronic ~ التِهابُ القَصَبات المُزمِن
hemorrhagic ~ الالتِهابُ الشُّعَبي النَّزْفي
bronchium شُعَيبة ـ شُعَيبة هوائيَّة ، قُصَيبة
broncho-alveolar قَصَبيّ سِنْخيّ ، شُعَبيّ سِنْخيّ
broncho-aspergillosis داءُ الرَّشاشِيّات الشُّعَبيّ
bronchoblastomycosis
داءُ الفَطَر البُرعُمي الشُّعَبي
bronchocavernous شُعَبيّ وكَهْفيّ
bronchocele قِيلة قَصَبيَّة · سِلْعة أو دُراق
bronchocephalitis السُّعال الدِّيكيّ
bronchoconstriction تَضَيُّق قَصَبيّ
bronchoconstrictor مُضَيِّق قَصَبيّ
bronchodilatation, bronchodilation
تَوْسيعٌ قَصَبيّ ، تَوْسيعُ الشُّعبة أو الشُّعَب
bronchodilator مُوَسِّعُ الشُّعَب

bronchoegophony = **egobronchophony**
خَنينٌ قَصَبي ، صَوتٌ شُعَبي ثُغائي
bronchoemphysema نُفاخٌ قَصَبيّ
bronchoesophageal قَصَبيّ مَريئيّ
bronchoesophagology مَبْحَثُ المَريء والشُّعَب
bronchoesophagoscopy
تَنظيرُ الشُّعَب والمَريء
bronchogenic = **bronchiogenic**
قَصَبيُّ المَنْشأ ، شُعَبيُّ المَنْشأ
bronchogram صُورةُ القَصَبات ـ شُعاعِيّاً
bronchography تَصْوير القَصَبات ـ شُعاعِيّاً
broncholith حَصاةٌ شُعَبيَّة ، حَصاةٌ قَصَبيَّة
broncholithiasis التَحَصِّي القَصَبيّ
bronchomotor مُحَرِّك شُعَبيّ ـ مُغَيِّر قُطْرِ
القَصَبات
bronchomycosis فُطارٌ قَصَبيّ ، فُطارٌ شُعَبيّ
bronchopathy اعتِلال شُعَبيّ ، اعتِلال قَصَبيّ
bronchophony صَوتٌ قَصَبيّ
whispered ~ صَوتٌ قَصَبيّ مَهْموس
bronchoplasty رَأْبُ الشُّعبة أو تَقْويمُها
bronchoplegia شَلَلٌ شُعَبيّ ، شَلَل قَصَبيّ
bronchopleural قَصَبيّ جَنْبيّ
bronchopneumonia = **broncho-**
pneumonitis ذاتُ الرِّئة القَصَبيَّة ، التِهابٌ
شُعَبيّ رِئَويّ ، التِهابُ القَصَبات والرِّئة
bronchopulmonary قَصَبيّ رِئَويّ
bronchorrhagia نَزْف شُعَبيّ ، نَزْفٌ قَصَبيّ
bronchorrhaphy رَفْوُ القَصَبة ، خِياطَةُ الشُّعَب
bronchorrhea ثَرٌّ قَصَبيّ ، سَيلانٌ شُعَبيّ
bronchoscope مِنْظارُ القَصَبات
bronchoscopy تَنْظيرٌ قَصَبيّ ، تَنْظير شُعَبيّ
bronchosinusitis التِهابٌ شُعَبيّ جَيْبيّ
bronchospasm شَنَجٌ قَصَبيّ ، تَشَنُّج شُعَبيّ
bronchospirography تَخْطيطُ التَنَفُّس القَصَبي
bronchospirometer مِقياسُ التَنَفُّس القَصَبي
bronchospirometry قِياسُ التَنَفُّس القَصَبي
bronchostaxis نَزْفٌ شُعَبي ، نَزْفٌ قَصَبي
bronchostenosis ضِيقُ الشُّعبة ، تَضَيُّق القَصَبات
bronchostomy تَفَمُّم شُعَبيّ ، تَفاغُمٌ قَصَبيّ

bronchotomy بَقْ الشُّعْبة ، شَقُّ القَصَبة
bronchotracheal قَصَبيّ رُغاميّ ، شُعَبيّ رُغامَويّ
bronchovesicular شُعَبيّ حُوَيصِليّ
bronchus قَصَبة ، شُعْبة ــ الشُّعْبة الهَوائيّة
eparterial ~ القَصَبة فوقَ الشِّريان
primary ~, ~ principalis قَصَبة رَئيسيَّة
segmental ~ قَصَبة شُدْفيَّة
stem ~ القَصَبة الجِذْعيَّة
brontophobia رُهابُ الرَّعْد
brood يَحْضُن • حُضْنة • بَقْفٌ أو نَسْل
broth مَرَق ، حَساء
brow جَبْهة ، جَبين • حاجِب
~ presentation مَجيءٌ جَبْهي ــ بالجَبْهة أوَّلاً
brown أَسْمَر ، بُنّيّ
brownian movement الحَرَكة البراونيّة
Brucella البُروسِلّيات ، بُروسِلاّ
~ abortus بُروسِلاّ مُجهِضة
~ melitensis بُروسِلاّ الحُمّى المالِطيّة
brucellemia بروسِليّة الدَّم
brucelliasis = brucellosis داءُ البُروسِلّيات، حُمّى المُكَوَّرات المالطيّة
bruise, contusion كَدْمة ، رَضَّة • رَضٌّ
bruit صَوت ، حَفيف ، نَفْخة ، لَغَط
~ cardiaque حَفيف قَلْبيّ ، نَفْخة قَلْبيّة
~ de diable صَوتُ الخُذروف
~ de galop صَوتُ العَدْو
~ de moulin صَوتُ الرَّحَى ، جَعْجَعة
~ de rappel صَوتٌ طَبْليّ ، صَدى
systolic ~ نَفْخة انقِباضيّة
Brunner's glands غُدَدُ برَنَر
brush هُلْبيَّة ، فُرْشة ، فِرْجَون
bruxism صَريرُ الأسنان
bruxomania صَريرُ الأسنانِ المَسّي
bubble فُقّاعة
bubo دُبْل ، دُبَيلة ، دُبْلة
malignant ~ دُبْلٌ خَبيث ، الدُّبَيلةُ الخَبيثة ــ دُبَيْلةُ الطاعُون العُقدي (الدُّمَّلي)
bubonalgia أَلَمُ الأُربيّة ، وَجَعٌ دُبَيليّ
bubonic دُبْليّ ، دُبَيليّ
~ plague الطاعُون الدُّمَّليّ أو الدُّبَيليّ
bubonocele قِيلة مَغبنيّة ، فَتْقٌ دُبَيليّ
bubonulus دُبْل صَغير ــ دُبَيْل
bucardia = cor bovinum قَلْبٌ بَقَريّ
bucca الشِّدْق • الخَدّ
buccal شِدْقيّ ، خَدّيّ
buccilingual خَدّيّ لِسانيّ
buccinator المُبَوِّقة ، البُوقيّة ــ العَضَلة المُبَوِّقة
bucco- سابِقة بمعنى «شِدْق» أو «شِدْقيّ»
buccoaxial شِدْقيّ مِحْوَريّ
buccoclination مَيْلٌ شِدْقيّ
buccoclusion إطباقٌ شِدْقيّ
buccodistal شِدْقيّ قَصيّ
buccogingival شِدْقيّ لِثَويّ ، خَدّيّ لِثَويّ
buccoglossopharyngitis sicca التِهابُ الفَم واللِّسان والبُلعُوم الجافّ
buccolabial فَمّيّ شَفَهيّ ، شِدْقيّ شَفَويّ
buccolingual شِدْقي لِساني ، خَدّي لِساني
buccomesial شِدْقي إنْسي ــ بالنِّسبةِ لِلسِّن
buccopharyngeal فَمّي بُلعُومي ، شِدْقي بُلعُومي
buccoplacement إزاحةٌ نحوَ الشِّدْق
buccopulpal شِدْقيّ لُبّيّ
buccoversion تَحْويل شِدْقيّ
buccula لُغْد ، الذَّقَن المُضاعَفة
Buchner's funnel قِمْعُ بُخْنِر
buckling انبِعاج
bucnemia تَوَرُّم السّاق الالتِهابيّ
bud بُرْعُم ، بُرْعُمة
bronchial ~ بُرْعُمٌ شُعَبيّ
gustatory ~, taste ~ بُرعُمٌ تَذَوُّق
tooth ~ بُرعُمٌ سِنّي
budding تَبَرْعُمة ، إنْماص ، تبَرْعُم
buffer دارِئة ، فاصِل ، مادَّة حاجِزة
bug بَقَّة ــ من الحَشَرات نِصْفِ المُجَنَّحة
bulb بَصَلة • النُّخاعُ المُستَطيل • قِرْمة
auditory ~ البَصَلة السَّمْعيّة
duodenal ~ البَصَلة العَفَجيّة ، بَصَلة العَفَج
medullary ~ بَصَلةُ النِّساء
olfactory ~ البَصَلة الشَّمّيّة

bulbar بَصَلي ، ذو بَصَلاتٍ أو قُرُوم

bulbiform بَصَليُّ الشَّكل

bulbitis التِهابُ البَصَلة

bulbocavernosus muscle = **the bulbospongiosus** العَضَلة البَصَليَّة الكَهفيَّة

bulboid بَصَلانيّ

bulbonuclear بَصَليّ نَوويّ

bulbopontine بَصَليّ جِسْريّ

bulbospongiosus muscle العَضَلةُ البَصَليةُ الإسفَنْجيَّة

bulbourethral بَصَليّ إحْليليّ ، بَصَليّ مَباليّ

bulbous بَصَليّ ، ذو بَصَل أو بُصَيلات

bulbus = **a bulb** بَصَلة

~ aortae, aortic bulb بَصَلة الأبْهَر

~ oculi المُقلة ، كُرَةُ العَيْن

~ urethrae بَصَلةُ إحْليليَّة

~ vestibuli vaginae بَصَلةُ المَهْبِل الدِّهْليزيَّة

bulimia الضَّوَر ، القَشَم ، النُّهام ، الشَّهْوَةُ الكَلْبيَّة أو البَقَريَّة

bulimic قَشِم ، ذو شَهْوة كَلْبيَّة

bulla مَجْلة ، فُقّاعة (بَقْبُوقة)

~ ethmoidalis الفُقّاعة الغِرباليَّة

pulmonary ~ مَجْلة رِئَويَّة

bullate مُنَفَّط ، نَفِط ، ذو مِجال

bullous مَجْلَويّ ، فُقّاعيّ ، نُفاطيّ

~ emphysema نُفاخٌ فُقّاعي

bundle حُزْمة ، رَبْطة

atrioventricular ~ حُزْمة أُذَينيَّة بُطَينيَّة

auriculoventricular ~, ~ of His الحُزمة الأُذَينيَّة البُطَينيَّة ، حُزْمة هِس

sino-atrial ~ الحُزمة الجَيْبيَّة الأُذَينيَّة

bunion وَكْعَة ، جِرابٌ مُخاطيّ بارِز عندَ قاعِدة إبهام القَدَم

bunionectomy خَزعُ الوَكْعة ، قَطْعُ الوَكْعَة

Bunsen burner مَوْقِدُ بَنْزِن ، حارِوقُ بَنْزِن

buphthalmos = **buphthalmia** = **buphthalmus** (ox eye) اسْتِسقاءُ المُقْلة

bur = **burr** مِنْقَب ، مِسْحَل

buret = **burette** سَحّاحة ، سَتّالة

burn حَرْق ، حُرْقَة • يَحْرِق

burner حارُوق ، مِشْعَل ، مَوْقِد ، مِلْهَب

burnisher مِصْقَلة ، مِسْحَل

burrow نَقْب ، نُقْبة ، نَفَق

bursa جِراب ، صُرَّة ، كِيسٌ زُلاليّ أو آحينيّ

synovial ~ جِراب زُلاليّ مَصْليّ

bursal جِرابيّ ، صُرّيّ

bursectomy استِئصال أو قَطْعُ الجِراب

bursitis التِهابُ الجِراب أو الصُّرَّة

bursolith حَصاةُ الصُّرَّة

bursopathy اعتِلالُ الصُّرَّة

bursotomy بَضْعُ الجِراب ، شَقُّ الصُّرَّة

burst يَنْفَجِر • انفِجار ، تَفَجُّر

bursula جُرَيب ، صُرَّة صَغيرة

butter زُبْدة ، سَمْن

butterfly فَراشة

~ suture غُرْزة فَراشيّة

buttock أَلْيَة ، رِدْف ـ المُثنّى أَلْيانِ وأَلْيَتانِ

button حَبَّة • زِرّ

~-hole عُرْوة ، بَنيقة

oriental or Aleppo ~ حَبَّةُ الشَّرْق أو حَبَّةُ حَلَب ، حَبَّةٌ لَيْشْمانيَّة

butyraceous زُبْداويُّ الشَّكْل

butyrate مِلْحُ حَمْضِ البُوتيريك

butyric زُبْدَويّ ، زُبْديّ

butyroid زُبْدانيّ ـ نَظيرُ الزُّبْدة

butyrometer مِقياسُ الزُّبْدة

butyrous زُبْديُّ المَظْهَر أو القَوام ، زُبْدَويّ

buzz طَنين ، دَنين • يَطِنُّ

bypass مَجازة ، تَحْويلة ، مَمَرٌّ تَحْويل

by-product ناتِج ثانَوي ، مَحْصول ثانَوي

byssinosis السُّحارُ القُطْنيّ • (سُلُّ الحَلّاجين)

byssocausis كَيٌّ بالمُكْسة ، حَسْم بالمِيسَم

byssoid مُهَدَّب ، ذو شَراريب

byssophthisis سُحافٌ قُطْنيّ

C, c

°C. = centigrade سَنْتِغراد ، مِئَوِيّ
cabinet حُجْرة ، مَقْصورة ، خِزانة
cacanthrax الجَمْرة السارِية أو المُعْدِيَة
cacao كاكاوا ـ لَوز هِندي
cacation = defecation تَغَوُّط ، تَبَرُّز
cacatory إسْهاليّ
cacesthesia = cacaesthesis اضطِرابُ الحِسّ
cachectic دَنَفيّ ، حَرَضيّ
cachet بِرْشانة ، بِرْشامة
cachexia = cachexy الدَّنَف ، الحَرَض ، النَّهْكة
~ strumipriva دَنَفٌ سِلْعي ، نَهْكة دَرَقيَّة
~ thyreopriva دَنَفُ حِرْمانِ الدَّرَق
cachinnation قَهْقَهة مَسِّيَّة
cacidrosis السَّهَك ـ العَرَقُ الكَرِيهُ الرائحة
caco- بادِئة بمعنى «فاسِد» أو «سَيِّئ»
cacodyl كاكُوديل ـ مُرَكَّبٌ زِرْنيخيّ عُضْويّ
cacoethic خَبيث ، سَيِّئُ الطَّبْع ، طَيْشِيّ
cacogenic مَسيخُ التَّكْوين
cacogenics تَرَدِّي السُّلالة ، فَسادُ الأعْراق ـ لِسُوءِ الاخْتِيار الجِنْسيّ
cacogeusia طَعْمٌ كَرِيه
cacomelia تَشَوُّه الأطراف أو أحَدِها
cacoplastic مَمْسوخُ التَّكْوين
cacorhythmic اضطِرابُ النَّظْم
cacosmia خُلُوف ، رائِحةٌ كَرِيهة
cacostomia غَنْغَرينا الفَم ، البَخَر
cacothenics فَسادُ السُّلالة ، تَرَدِّي السُّلالة البِيئيّ
cacothymia قُصورٌ تُوتيّ أو تِيمُوسيّ ، اضطِرابُ وَظيفة التُّوتَة
cacotrophy, malnutrition سُوءُ أو اضطِرابُ التَّغْذية
cacumen قِمَّة
cadaver, a corpse جُثَّة ، جِيفَة ، شِلْوٌ
cadaveric جُثِّيّ ، جِيفِيّ
cadaverine كَدَفرين ـ مُرَكَّبٌ نِتْروجينيّ الأساس
cadaverous جِيفيّ ، جائِف ، شَبيهٌ بالجُثَّة
cade oil زَيتُ العَرْعَر
caduca هَرِم ، الساقِط ، الغِشاءُ الساقِط
Caduceus عَصا هُرْمُس ـ شِعارُ الطِّبّ ـ شِعارُ السَّلامِ والتِّجارة
caducous مُبْتَسَرُ السُّقوط ، ساقِط
caecal = cecal أعْوَريّ
caecitas = blindness العَمَى
caecum = cecum الأعْوَر ، مِمْرَغة
caesarean = caesarian قَيصَريَّة ، عَمَليَّة قَيْصَريَّة
~ section, ~ operation الشَّقُّ القَيْصَريّ ، العَمَليَّة القَيْصَريَّة
caffeine كافِين ، بُنِّين
caffeinism التَسَمُّم بالقَهْوة
cage قَفَص
thoracic ~ القَفَصُ الصَّدْريّ

caisson disease داءُ الغَوّاص ، شَلَلُ الغَوّاص (تفقُّع الدَّم)
calamine كالَامين ـ مَسْحوقٌ زِنْكِي
calamus قَصَب ، قَلَم
~ scriptorius, writer's pen قَلَمُ الكِتابة أو قَلَمُ الكُتّاب ـ شَقٌّ في قاعِ البُطَين الرابِع
calc(a)emia كِلْسِيَّة الدَّم ـ زِيادةُ الكَلْسيُوم في الدَّم
calcaneal = **calcanean** عَقِبيّ
calcaneo-apophysitis التِهابُ نُتوءِ عَظْمِ العَقِب ، التِهابُ الحَيْد العَقِبيّ
calcaneo-astragaloid كَعْبَويّ عَقِبيّ
calcaneocavus حَنَفٌ القَدَم ، حَنَفٌ عَقِبيٌّ مُقَوَّس أو أجْوَف
calcaneocuboid عَقِبيّ نَرْديّ
calcan(e)odynia وَجَعُ العَقِب
calcaneonavicular = **calcaneoscaphoid** عَقِبي قارِبي ، عَقِبي زَوْرَقي
calcaneotibial عَقِبيّ ظُنْبُوبيّ
calcaneum = **calcaneus** العَقِب ، عَظْمُ العَقِب
calcaneus عَظْمُ العَقِب
calcar مِهْماز ، قَرْن
~ pedis العَقِب
calcareous جِيريّ ، كِلْسيّ
calcarine مِهْمازيّ ، عَقِبيّ
calcariuria بِيلةٌ كِلْسِيَّة ، بَوْلٌ كِلْسيّ
calcemia كِلْسِيَّةُ الدَّم ، كِلْسَمِيَّة
calcibilia كِلسِيَّةُ المِرَّة
calcic كِلْسيّ
calcicosis السُّحارُ الكِلْسيّ
calciferol, vitamine D_2 كالْسِيفْرول ، فِيتامين د ٢
calcification تَكَلُّس
calcimeter مِقياسُ الكَلْسيوم
calcination تَكْليس ، تَكَلُّس
calcine يُكَلِّس
calcinosis كُلاس ، الداءُ الكِلْسيّ ، داءُ التَكَلُّس
~ circumscripta كُلاسٌ مُحَوَّط
~ intervertebralis كُلاسٌ بينَ الفَقار
~ universalis كُلاسٌ شامِل
calciotropism الانتِحاءُ الكِلْسيّ
calcipenia نَقصُ الكَلْسيوم
calcipenic ناقِصُ الكَلْسيُوم ، قَليلُ الكِلْس
calcipexy = **calcipexis** ـ تَثبيتُ الكَلْسيوم في النُّسُج
calciphilia المَيلُ لِلكِلْس ، أُلفَةُ الكِلْس
calciprivia عَوَزُ الكِلس
calciprivic مَحْرومُ الكِلس
calcium كَلْسيوم
~ carbonate كَرْبوناتُ الكَلْسيوم
~ sulfate, gypsum, plaster of Paris كِبريتاتُ الكَلْسيوم ، جِبْس ، لُكاتُ باريس
calciuria بِيلة كِلْسِيَّة ، تَبَوُّل كِلْسيّ
calcodynia ألَمُ العَقِب
calcoid وَرَمٌ لُبِّ السِّنّ ، وَرَمٌ كِلْسيّ
calcospherite كُرَيَّة كِلْسِيَّة
calculifragous مُفَتِّتُ الحَصاة
calculogenesis تَكَوُّن الحَصَى
calculosis الحَصَوِيَّة
calculous حَصَويّ
calculus; pl. calculi حَصاة ، ج. حَصًى وحَصَوات وحَصَيات
biliary ~ حَصاةٌ صَفْراوِيَّة
renal ~ حَصاة كُلْوِيَّة
salivary ~ حَصاة لُعابِيَّة ، قُلاح
urinary ~ حَصاة بَوْلِيَّة
vesical ~ حَصاة مَثانِيَّة
calefacient مُسَخِّن ، مُدَفِّىء
calf رَبْلة ، بَطْنٌ أو رَبْلةُ الساق
~ bone عَظْمُ الشظِيَّة
caliber = **calibre** عِيار ، مِقياس
calibration تَدْريج ، مُعايَرة
calices; pl. of calyx كُؤُوس (جَمْعُ كَأس)
caliculus = **calyculus** كُؤَيس ، كُؤَيْسة
caliectasis = **calicectasis** تَمَدُّد الكَأس ، تَوَسُّعُ كَأسِ الحالِب

caligo = caligation ضَعْفُ النَّظَر ، ضَبابُ النَّظَر
~ lentis, cataract السّادّ ، سَحابةٌ على العَدَسة ، العَدَسة الكَدِرة
caliper splint جَبيرةٌ قَدَميَّة ، جَبيرة رِكابيَّة
calipers قَدَمة ، فِرْجار الثَّخَن
calisthenics تَحْسين القَوام ، التَّقْوِيةُ او الرِّياضة المُحَمِّلة
calix = calyx كَأْس
Calliphora خَوْمَع ـ ذُبابٌ أزْرَق ، ذُبابةٌ زَرقاء
callosity = callositas جُسْأة ، ثَفَن ، ثَشَن ، كَنَب ، دُشْبُذ
callosum = corpus callosum الجِسمُ الثَّفَنيّ ، الجِسمُ الجاسِيء
callous جاسِيء ، ثَفَنيّ ، ثَشَنيّ
callus = callosity ثَفَن ، كَنَب ، جُسْأة ، ثَشَن ، دُشْبُذ (عَظْميّ)
calmative مُسَكِّن ، مُهَدِّيء
calomel كالُومِل ـ أوّل كلُور الزِّئبق
calor حَرارة
~ febrilis حَرارةُ الحُمّى
~ fervens حَرارةُ الغَلَيان ، حَرارةٌ مُرتفِعة
caloricity الحَرارِيَّة
calorie = calory كالُوري ، سُعْر ، سُعْرة ـ وَحْدةُ الحَرارة
large ~ الكالُوري الكَبير ، السُّعْر الكَبير
small ~ الكالُوري الصَّغير ، حُرَيرة ، سُعَير
calorifacient مُوَلِّد الحَرارة ، إحراريّ
calorific حَرُوريّ ، إحراريّ ، مُسْعِر
calorigenic = calorigenetic مُوَلِّد الحَرارة
calorimeter مِسْعَر ، مِسْعار ، مِقياسُ السُّعْرات
calorimetry قِياسُ الحَرارة ، المِسْعَرِيَّة
caloripuncture = ignipuncture وَخْزٌ حَراري ـ وَخْزٌ ناريّ
calory = calorie كالُوري ، سُعْر ، سُعْرة
calotte = the calva قَلَنْسُوة
calumba ساقُ الحَمام ـ نَبات
calva = calotte قَلَنْسُوة
calvaria = calvarium = the cranium القِحْف ـ الصاقُورة
calvarium القِحْف ـ الصاقُورة
calvities = calvitium صَلَع ، جَلَح
calx كِلْس ، جير ، طَبْشور ، العَقِب
calycectasis تَمَدُّد كَأسِ الكُلْوة
calycectomy جَذْعُ كَأسٍ كُلْويّ
calyculus = calycle كُؤَيْس ، كِمٌّ صَغير
calyx كَأْس ، كِمامة
camera كاميرا ، آلةُ تَصْوير ، غُرْفة ، قَمْرة
~ oculi anterior غُرفةُ العَيْن الأماميَّة
~ oculi posterior غُرفةُ العَيْن الخَلْفيَّة
camomile = chamomile بابُونَج
camphor = camphora كافُور
camphoraceous كافُوريّ ـ الطَّعْمِ والرّائحة
camphorated مُكَوْفَر
campimeter مِقياسُ المَبْصَر ، مِقياسُ ساحَةِ أو مَجالِ البَصَر
campimetry = perimetry قِياسُ المَبْصَر ، قِياسُ ساحةِ البَصَر ، قِياسُ مَجالِ البَصَر
camptocormia; campticormy; campospasm انثِناءُ البَدَن ، انحِناءُ الظَّهْر (إلى الأمام)
camptodactylia = camptodactylism = camptodactyly انثِناءُ الأصابع أو إحداها
canal = canalis قَناة
alimentary ~ قَناةُ الهَضْم
alveolar ~ القَناةُ السِّنْخيَّة
anal ~ قَناةُ الشَّرَج
auditory ~ قَناةُ السَّمْع
biliary ~s قَنَواتُ الصَّفْراء
carotid ~ القَناةُ السُّباتيَّة
crural or femoral ~ القَناةُ الفَخِذيَّة ، الفَوّارة
dental ~s قَنَواتٌ سِنّيَّة
digestive ~ القَناةُ الهَضْميَّة
inguinal ~ القَناةُ الأُرْبيَّة
innominate ~ قَناةٌ غُفْل
neural ~ القَناةُ العَصَبيَّة

semicircular membranous ~s القَنَواتُ النِّصْفُ دائريّةِ الغِشائيّة
seminal ~ قُنَيَّة مَنَويّة
spinal ~ القَناةُ الشَّوكيّة
canalicular قُنَيْويّ ـ بشَكْل القُنَيَّة
canaliculus قُنَيَّة ، نُفَيْق
~ lacrimalis قُنَيَّة دَمْعيّة
cochlear ~ قُنَيَّة القَوْقَعة
canalis = a canal قَناة
canalization تَكْوينُ القَنَوات ، تَقْنِيَة ، استِقْناء
cancellate, cancellated, cancellous مُشَبَّك ، إسْفَنْجيّ ، مُشاشيّ • هَشّ
cancellous إسفَنْجيُّ التَّرْكيب ، شَبَكيّ
cancellus شَبَكة ـ تَرْكيبٌ عَظْميّ شَبَكيُّ الشَّكل
cancer, carcinoma سَرَطان ، سَرَطان غُدّي
duct ~ سَرَطانٌ قَنَويّ
en cuirasse ~ سَرَطان دِرْعي
endothelial ~ سَرَطان بِطاني
epithelial ~ سَرَطانٌ ظِهاري
glandular ~ سَرَطان غُدّي
scirrhous ~, hard ~ سَرَطانٌ جاسِيء
smokers' ~ سَرَطانُ المُدَخِّنين
spider ~, naevus وَحْمَة ، شامَة
canceration سَرْطَنَة ، تَسَرْطُن
cancericidal مُتلِفُ السَّرَطان
cancerigenic مُسَرطِن ، مُوَلِّد السَّرَطان
cancerism تأَهُّب سَرَطاني
cancerocidal مُتلِفُ السَّرَطان
cancerogenic = carcinogenic مُسَرْطِن ، مُوَلِّد أو مُكَوِّن السَّرَطان
cancerology = cancrology مَبْحَثُ السَّرَطان
cancerophobia = cancerphobia = carcinophobia رُهابُ السَّرطان ، رَهْبةُ السَّرَطان
cancerous سَرَطاني
cancriform سَرَطانيُّ الشَّكل ، شَبيهٌ بالسَّرَطان
cancroid نَظيرُ السَّرَطان ـ سَرَطانٌ جِلْديٌّ مُتَوَسِّط الخُبْث • قَرْحة آكِلة
cancrology مَبْحَثُ السَّرَطان ، عِلْمُ السَّرَطان
cancrum = canker تَقَرُّح ، آكِلة
~ oris آكِلةُ الفَم
candela شَمْعة عِياريّة
Candida المُبَيِّضات ـ فُطور
~ albicans المُبَيِّضاتُ البِيض
candidiasis داءُ المُبَيِّضات
candle شَمْعة
canine كَلْبيّ • نابٌ
~ teeth, ~s الأنياب
caniniform نابيُّ الشَّكل
canities وَضَحٌ ، شَيْب
canker التِهابُ الفَم القُلاعي ، تَقَرُّحُ الفَمِ والشَّفَتَيْن
cannabinol زَيتُ القُنْبُس ، زَيتُ القِنَّب
Cannabis قُنْبُس ، قِنَّب • الحَشيش
~ indica قِنَّبُ الهِنْد ـ يُستخرَجُ مِنهُ مُخَدِّرُ الحَشيش أو الحَشيشة
~ sativa قِنَّبٌ شائع ، نَباتُ الحَشيشة
cannabism تَحْشيش
cannula قُصَيْبة • قُنَيَّة ، قَصَبة المِبْزَل
perfusion ~ قُنَيَّة إرْواء
cannulated مُقَنًّى ، مُجَوَّب
cannulation = cannulization إقْناء ، تَقْنِية ـ تَرْكيزُ القُنَيَّة
canthal مُوقِي
cantharides الذُّرّاح
cantharidin ذُرّاحِين
cantharidism الذُّراحِيّة ، تَسَمُّم ذُرّاحي
Cantharis ذُرّاح ، ذُرُّوح
canthectomy استِئْصالُ الماق ، خَزْعُ المُوق
canthitis التِهابُ المُوق ، التِهابُ اللِّحاظ
cantho- بادِئة بمعنى «مُوقيّ» أو «لِحاظيّ»
cantholysis = canthotomy حَلُّ المُوق
canthoplasty تَقْويم المُوق ، رَأْبُ المُوق
canthorrhaphy رَفْوُ المُوق ، خِياطةُ الماق
canthotomy شَقُّ اللِّحاظ ، شَقُّ المُوق
canthus; pl. canthi ماقٌ أو مُوق ، آماقٌ وأمواقٌ بالجَمْع
canula = cannula قُنَيَّة ، قُصَيْبة

caoutchouc كاوتشوك ، مَطّاط
cap قَلَنسُوة ، طاقِيَّة
duodenal ~ قَلَنسُوة العَفَج
enamel ~ قَلَنسوةُ المِيناء
capacitance وَساعة
capacity سَعة ، مَدَى
configuration ~ سَعةُ التَكَيُّف
respiratory ~ سَعةُ التَنَفُّس
total lung ~ سَعةُ الرِّئة الشامِلة
vital ~ السَّعةُ الحَيَوِيَّة ، المَدى الحَيَوي
capeline رِباطٌ قُبَّعي
capillarectasia تَمَدُّد الأوعية الشَّعْرِيَّة
capillaries شُعَيْرِيات ، أوعية شَعْرِيَّة
capillaritis اِلتِهابُ العُروقِ الشَّعْرِيَّة
capillarity الخاصَّةُ الشَّعْرِيَّة ، الجاذِبيَّة الشَّعْرِيَّة
capillaropathy اعتِلالُ الأوعِية الشَّعْرِيَّة
capillaroscopy = capillarioscopy التَّنْظيرُ الشَّعْرِيّ
capillary شَعْرِيّ ، شُعَيرِيّ ، وِعاءٌ شَعْرِيّ
~ attraction جَذْبٌ شَعْرِيّ
~ bronchitis اِلتِهابُ القَصَبات الشَّعْرِيَّة
capillus = a hair شَعْرة
capistration = phimosis الحَقَب ، ضِيقُ القُلْفة
capital رَئيسيّ ، خَطير
capitate رأسيُّ الشَّكْل ، هامِيّ
capitatum العَظْمُ الكَبير ، عَظْمُ الرُّسْغ الكَبير
capitellum رُؤَيْس ، رَأسٌ صَغير ، السَّطْحُ المُستَدير لِطَرَفِ عَظْم الزَّنْد الأسفَل
capitular رأسيّ ، مُتَعلِّق برأسِ العَظْم
capitulum رُؤَيْس ، عُجْرة
capping تَغْطِية ، تَعْصيب ، تَطْويق
pulp ~ تَغْطِيةُ اللُّبّ
caprice وَعْقة ، نَزْوة
capricious وَعِق ، مُتَقَلِّب
Capsicum نَباتُ الفُلْفُل ، الفُلْفُل
capsid مِحْفَظة حُمَوِيَّة ، قُفَيْصة
capsitis اِلتِهابُ المِحْفَظة
capsula = capsule مِحْفَظة ، كَبْسولة
capsular مِحْفَظي
capsulation تَمَحْفُظ
capsule = capsula مِحْفَظة ، كَبْسولة ، جَفْنة ، جُفَيْنة ، صِمادُ الدِّماغ
articular ~ مِحْفَظةٌ مَفْصِلِيَّة
auditory ~ مِحفَظة سَمْعِيَّة
Bowman's ~ مِحفَظةُ بُومان
cartillage ~ مِحْفَظة غُضروفيَّة
crystalline ~ المِحفَظةُ البِلَّوريَّة
dental ~ مِحفَظة سِنِّيَّة
internal ~ of the cerebrum الصِّمادُ المُخِّي الباطِن
malpighian ~ مِحفَظةُ مَلْبيغي
renal ~ مِحفَظةٌ كُلْوِيَّة
suprarenal ~ المِحفَظة فوقَ الكُلْوة ، الكُظْر
synovial ~ مِحفَظةٌ زَليليَّة
capsulectomy نَزْعُ أو قَطْع المِحفَظة
capsulitis اِلتِهابُ المِحفَظة
capsulolenticular مِحفَظي عَدَسي
capsuloma وَرَمٌ مِحفَظي ، مِحْفَظوم
capsuloplasty رَأبُ المِحفَظة ، تَقْويمُ المِحفَظة
capsulorrhaphy رَفْوُ المِحفَظة
capsulotomy خَزْعُ المِحفَظة ، شَقُّ المِحفَظة
capture اِلتِقاط ، أسْر
caput رَأس
~ coli, the cecum رَأسُ القُولون ، الأعْوَر
~ gallinaginis, colliculus seminalis عُرْفُ الدِّيك ـ أكَمةُ المَنِيّ
~ medusae, cirsomphalos تَمَدُّد الأوردِة حَولَ السُّرَّة
car sickness, travel sickness دُوارُ السَّفَر
caramel كَرَمِلّة ـ سُكَّر مَحْروق
caraway كَراويا
carbamide; urea كَرْباميد ، بَوْلة ، يُوريا
carbasus شاشٌ أو قُطْن ، دِسامُ الجِراحة
carbinol كُحولٌ مَتيلي ، كَرْبينول
carbo فَحْم
carboh(a)emia وُجودُ أوَّلِ أُكسيد الكَرْبون في الدَّم ، تَفَحُّم الدَّم ، تَكَرْبُن الدَّم

carboh(a)emoglobin خِضابٌ مع كَرْبون ، خِضابٌ فَحْمي أو كَرْبوني
carbohydrate هِدْرات الكَربون ، كَرْبوهيدرات ، ماآتُ الكَرْبون
carbolic acid حَمْضُ الكَرْبُوليك
carbolism تَسَمُّم بحامِض الكَرْبوليك ، انسِمامٌ فينولي
carbolize يُشَبِّعُ بالفِينول
carboluria بِيلةُ الفِينول ، بَوْلٌ فِينولي
carbon كَرْبون
~ dioxide ثاني أُكسيد الكَرْبون
~ monoxide أوَّلُ أُكسيد الكَرْبون
~ tetrachloride رابِعُ كلُوريد الكَرْبون
radioactive ~ كَرْبون مُشِعّ
carbonate كَرْبونات ، فَحْمات
carbonemia = **carbohemia** تجمُّع الكَرْبون في الدَّم ـ التَسَمُّم بأوَّل أُكسيدِ الكَرْبون ، كَرْبونيميا
carbonic acid حَمْضُ الكَرْبونيك
carbonize يُكَرْبِن ، يُفَحِّم ، يُحَوِّل إلى فَحْم
carbonometer = **carbometer** مِقياسُ الكَربون ، مِقياسُ ثاني أُكسيد الكَربون
carbonometry = **carbometry** قِياسُ الكَربون ، قِياسُ ثاني أُكسيد الكَربون
carbonuria بِيلة كَرْبونيَّة
carbonyl كَرْبُونيل
carboxyh(a)emoglobin كَرْبُوكْسِيهِمُغلوبِين ، أُكسِيَحْمور الكَربون
carboxyh(a)emoglobin(a)emia الانسِمامُ بأوَّل أُكسيد الكَرْبون
carbuncle جَمْرة ، دُمَّل كَبير
carbuncular جَمْرِيّ
carbunculosis داءُ الجَمْرة
carcass جُثَّة
carcin-, carcino- بادِئة بمعنى «سَرَطان»
carcinectomy استِئْصالُ السَّرَطان الغُدِّي
carcinogen مُسَرْطِن ، مُوَلِّد السَّرَطان
carcinogenesis تَكَوُّن السَّرَطان ، تَسَرْطُن
carcinogenic مُكَوِّنُ أو مُوَلِّد السَّرَطان
carcinogenicity التَسَرْطُنيَّة ، السَّرْطَنَة
carcinoid سَرَطَاني ، سَرَطاوي ، سَرَطاناني
carcinolysis انحِلالُ السَّرَطان ، انحِلالُ الخَلايا السَّرَطانيَّة ، إتلافُ السَّرَطان
carcinolytic حالٌّ السَّرَطان
carcinoma سَرَطانة ، كَرْسِينومة ، سَرَطانٌ غُدِّي
acinous ~ سَرَطانةٌ عِنَبيَّة
basal cell ~ سَرَطانة الخَليَّة القاعِديَّة
bronchogenic ~ سَرَطانة قَصبيَّة
~ medullare سَرَطانةٌ لُبِّيَّة
~ tuberosum سَرَطانة عُجَرِيَّة
~ villosum سَرَطانة خُلَيميَّة
colloid ~ سَرَطانةٌ غَروانيَّة
embryonal ~ سَرَطانة جَنينيَّة
epithelial ~ سَرَطانة ظِهاريَّة
glandular ~ سَرَطانةٌ غُدِّيَّة
mucinous ~ سَرَطانةٌ مُخاطيَّة
scirrhous ~ سَرَطانة صَلْدة ، كَرْسينومة جَرَذيَّة
spindle cell ~ سَرَطانةٌ مِغْزَليَّة الخَلايا
squamous cell ~ سَرَطانة حَرْشَفيَّة ، سَرَطانٌ غُدِّيّ حَرْشَفيّ الخَلايا
carcinomatosis = **carcinosis** السَّرْطَنة ، التَسَرْطُن
carcinomatous سَرَطانَوِيّ ، سَرَطانيّ
carcinomectomy = **carcinectomy** = **carcinosectomy** استِئْصالُ السَّرَطان
carcinophilic أليفُ السرَطان ، مُجتَذِب سَرَطاني
carcinosarcoma غَرَنٌ سَرَطانيّ
carcinosis = **carcinomatosis** انتِشارُ السرَطان ، الداءُ السَّرَطاني ـ السَّرْطَنة
carcinostatic كابِحُ السرَطان
carcinous = **cancerous** سَرَطانيّ
card-, cardio- بادِئة بمعنى «قَلْب» أو «قَلْبِيّ»
cardamum = **cardamon** قاقُلَّة ، هال
cardia سُدْفة ، فُؤاد ، فُؤادُ المَعِدة
cardiac قَلْبِيّ ، فُؤاديّ ، ناعِشُ القَلْب
~ arrest تَوَقُّفُ القَلْب ، سَكْتة قَلبيَّة
~ failure قُصورُ القَلْب
~ insufficiency قُصورٌ قَلْبِيّ

~ massage تَدْليكُ القَلْب

~ murmur لَغَطُ القَلْب

~ pacemaker ناظِمةُ خُطَى القَلب

~ sphincter مَصَرَّةُ الفُؤاد

~ valve صِمامٌ قَلْبيّ

cardial سُدْفيّ

cardialgia أَلَمُ المَعِدة ، أَلَمٌ سُدْفي ٠ حَرْقة القلب

cardiamorphia تَشَوُّه القَلْب

cardianastrophe انقِلابُ أو انتِقالُ القَلْبِ لِلجانِبِ الأيمَن خِلْقياً

cardianeuria ضَعْفُ التَقَوِّي القَلْبي

cardiant مُنْعِشُ القَلب

cardiasthenia وَهَنُ القَلب

cardiasthma رَبْوٌ قَلْبيّ

cardiataxia اضطِرابُ حَرَكة القَلب

cardicentesis وَخْزُ القَلْب ، بَزْلُ القَلْب

cardiectasis تَوَسُّع القَلب

cardiectomy خَزْعُ سُدْفة المَعِدة

cardinal أَوَّليّ ، هامّ ، مُهِمّ ، رَئيسيّ

cardio- سابِقة تَدُلُّ على العَلاقة بـ «القَلْب»

cardio-accelerator مُسَرِّعُ القَلْب ، مُعَجِّلُ القَلْب

cardio-active فَعّال قَلْبيّ ، مُؤَثِّر في القَلْب

cardio-angiography = **angiocardio-graphy** تَصْويرُ القَلْب والأوعية إشعاعياً

cardio-angiology مَبْحَثُ القَلبِ والأوعِيةِ الدَّمويّة

cardio-arterial قَلْبيّ شِرْيانيّ

cardiocele فَتْقٌ قَلْبيّ – انبِثاقُ القَلبِ مِن ثَقْبٍ في الحِجاب الحاجِز

cardiocentesis بَزْلُ القَلْب ، وَخْزُ القَلْب

cardiodiaphragmatic قَلْبيّ حِجابيّ

cardiodiosis تَوْسيعُ السُّدْفة

cardiodynamics الدِّيناميّات القَلْبيّة

cardiodynia وَجَعُ القَلب ، قُلاب

cardiogenesis نُمُوُّ القَلْب أو تَكَوُّنه

cardiogenic قَلْبيُّ المَنْشأ

cardiogram مُخَطَّط القَلْب

cardiograph مِرْسَمة القَلب ، مِخْطاطُ القَلْب

cardiographic تَخْطيطيّ قَلْبيّ

cardiography تَخْطيطُ القَلب

cardiohepatic قَلْبيّ كَبِديّ

cardiohepatomegaly ضَخامةُ القَلْب والكَبِد

cardioid نَظيرُ القَلْب ، قَلْبانيّ

cardio-inhibitory مُثَبِّط قَلْبيّ ، رادِعٌ قَلْبيّ

cardiokinetic مُنَبِّهُ القَلْب ، مُحَرِّكُ القَلْب

cardiolith حَصاةٌ قَلْبيّة

cardiologist طَبيبُ القَلْب ، مُتَخَصِّصٌ بالقَلب

cardiology طِبُّ القَلْب

cardiolysin حالُّ القَلب

cardiolysis تَحْريرُ القَلب – من الالتِصاقات

cardiomalacia لَدانةُ القَلْب

cardiomegalia = **cardiomegaly** ضَخامةُ القَلب ، تَضَخُّم القَلْب

cardiometer مِقياسُ قُوَّةِ القَلْب

cardiometry تَقْديرُ قُوَّة القَلب

cardiomotility حَرَكةُ القَلب

cardiomyoliposis التَنَكُّسُ الشَّحْميُّ لِعَضَلات القَلْب

cardiomyopathy اعتِلالٌ قَلْبيّ عَضَليّ

cardionecrosis تَنَكْرُز قَلْبيّ ، نَخَر قَلْبيّ

cardionector ناظِمٌ أو مُنَظِّم القَلب

cardioneural قَلْبيّ عَصَبيّ

cardioneurosis عُصابٌ قَلْبيّ

cardio-omentopexy تَثْبيتٌ قَلْبيّ ثَرْبيّ

cardiopalmus خَفَقانُ القَلب ، رَجْفةُ القَلْب

cardiopath عَليلٌ قَلْبيّ

cardiopathy = **cardiopathia** قُلاب ، اعتِلالُ القَلْب – داءٌ قَلْبيّ

cardiopericarditis التِهابُ القَلْبِ والتأمور

cardiophobia رَهْبةُ القُلاب

cardioplasty تَقْويمُ الفُؤاد ، رَأبٌ سُدْفيّ

cardioplegia شَلَلُ القَلب

cardiopneumatic قَلْبيّ تَنَفُّسيّ

cardiopneumograph مِرْسَمةُ أو مُخَطِّطةُ الحَرَكات القَلْبيّة التنَفُّسيّة

cardiopulmonary قَلْبيّ رِئَويّ

cardiopuncture وَخْزُ القَلْب ، بَزْلُ القَلْب

cardiopyloric فُؤاديّ بَوّابيّ
cardiorrhaphy خِياطةُ القَلْب ، رَفْوُ القَلْب
cardiorrhexis تَمَزُّق القَلْب ، انمِزاقُ القَلب
cardiosclerosis تَصَلُّب القَلْب
cardioscope مِنظارُ القَلْب
cardiospasm تَشَنُّجُ الفُؤاد ، شَنَجٌ فُؤاديّ
cardiosphygmogram مُخَطَّط القَلْب والنَّبْض
cardiosphygmograph مِخطاطُ القَلْب والنَّبْض
cardiosymphysis التِصاقُ أو ارتِفاقُ القَلْب
cardiotachometer مِقياسُ سُرعة دَقَّتي القَلب
cardiotherapy طِبابٌ قَلبيّ ، مُعالجَةُ أمراضِ القَلب
cardiotomy خَزْعُ القَلب ، شَقُّ القَلب
cardiotonic مُقَوٍّ لِلقَلْب
cardiotopometry قِياسُ أَصَمِّيَّةِ القَلب
cardiotoxic مُسِمٌّ للقَلب
cardiovalvulotomy شَقُّ أو خَزْعُ المِصْراع القَلْبيّ ـ التاجيّ
cardiovascular قَلْبيّ وِعائيّ ، قَلْبيّ عِرْقيّ
~ system الجهازُ القَلبيُّ الوِعائيّ
cardiovasology = **cardioangiology** مَبْحَثُ القَلْب والأوعية
carditis التِهابُ القَلب ، قُلاب
cardivalvulitis التِهابُ مَصاريعِ القَلب
care عِناية
caries نَخَر ، تَسَوُّس
dental ~ نَخَرُ الأسنان ، السّاس ، اللَّطَط
dry ~ or ~ sicca نَخَرٌ جافّ
carina أَرِينة ، جُؤْجُؤ ، سَهْمُ القَصّ
~ tracheae جُؤْجُؤ الرُّغامَى
~ urethralis vaginae = urethral ~ of vagina جُؤْجُؤ المَهْبِل الإحْليليّ
cariogenic ناخِر ، آيِلٌ لِلتَّنَخُّر
cariogenicity التَنَخُّر
carious نَخِر ، مُسَوَّس ، مَسِيس
carminative مُنَفِّس ، طارِدُ الرِّياح
carmine = **carminum** قِرْمِز ، أُرجُوان
carminophil أليفُ القِرْمِز
carneous لَحْميّ
carnification تَلَحُّم
carnivorous لاحِم ، قارِم
caro نَسيجٌ عَضَليّ ، لَحْم
carotenase أَنْزِيمٌ جَزَريّ
carotene = **carotin** كارُوتين ، جَزَرين
carotenemia جَزَرِنيمِيّة ، تَجَزُّرُن الدم
carotenodermia تَجَزُّرُن الجِلْد ـ اصفِرارُه
carotenoid جَزَرانيّ
carotenosis = **carotinosis** جَزْرَنة ، تَجَزْرُن
carotic ذُهوليّ
carotid سُباتيّ
~ artery الشِّريانُ السُّباتيّ
external ~ السُّباتيّ الظاهِر
internal ~ السُّباتيّ الباطِن
carotinemia = **carotenaemia** = **carotenemia** تَجَزُّرُن الدم ، جَزَرِنيمِيَة
carotodynia = **carotidynia** أَلَمٌ سُباتيّ
carp- , **carpo-** سابِقة بمعنى «رُسْغ» أو «رُسْغيّ»
carpal رُسْغيّ ، رِسْغيّ
carpale كَعْس ، أحَدُ عِظامِ الرُّسْغ ، عَظْمُ الرُّسْغ
carpectomy قَطْعٌ رُسْغيّ ، استِئصالُ عَظْمٍ رُسْغيّ
carphologia, carphology, crocidismus عَبَث يَدَويّ ، تَمْزيقُ الدِّثار ، نَتْف
carphology = **crocidismus** عَبَث يَدَويّ ، تَمزيقُ الدِّثار ، نَتْفٌ هَذَيانيّ
carpitis التِهابٌ رُسْغيّ
carpometacarpal رُسْغيّ سِنْعيّ ، رُسْغيّ مِشْطيّ ـ نِسبةً للرُّسْغ والمِشْط
carpoptosis = **wrist drop** استِرخاءُ الرُّسْغ ، فَتَخُ الرُّسْغ
carpus, wrist الكَعْس ، رُسْغُ اليَد ـ العِظامُ الثَّمانيةُ المُكَوِّنة للرُّسْغ ، المِعْصَم ، الشَّنْع
carrier حامِل ـ مَن يُؤوي جِسمُه جَراثيمَ مَرَضيّة
convalescent ~ حامِلٌ ناقِه
healthy ~ حامِلٌ سَليم
carrot جَزَر ـ من الفَصيلة الخَيْمِيَّة
carsickness دُوارُ السَّفَر ، دُوارُ السّارع
cartilage غُضْروف ، غُرْضُوف

articular ~ غُضروفٌ مَفصِليّ

arytenoid ~ غُضروف طِرْجَهاليّ

costal ~ غُضروف ضِلْعيّ

cricoid ~ الغُضروفُ الحَلَقيّ

elastic ~ غُضروف مَرِن أو مَطّاط

ensiform ~ الغُضروفُ الخِنْجَريّ

hyaline ~ غُضروف زُجاجيّ

reticular ~ غُضروف شَبَكيّ

thyroid ~ غُضروف دَرَقيّ

cartilaginiform = **cartilaginoid** غُضروفيُّ الشَّكل

cartilaginous غُضْروفيّ

cartilago = **cartilage** غُضروف ، غُرْضوف

carum = **caraway** كَراوِيَة ، كَرَوْياء

caruncula, caruncle لُحَيمة ، زَغْنَة

~e hymenales زَغَناتُ غِشاءِ البَكارة

~e myrtiformes لُحَيماتٌ آسِيَّةُ الشَّكْل

~ lacrimalis لُحَيمة أو لَحَصة دَمْعيَّة

caryo- بادِئة بمعنى «نَواة» أو «نَوَوِيّ»

caryophyllus = **clove** القَرَنْفُل

caryoplasm جِبْلة النَّواة

cascara كاسْكارا ، القِشْرة

~ sagrada القِشْرةُ المُقَدَّسة

case حالَة ، حالٌ ، قَضِيَّة ، عُلْبة

caseation = **caseification** تَجَبُّن ـ جُبْنِيَّة

casein كازَين ، جُبْنين

caseinogen مُوَلِّدُ الكازَين أو مُوَلِّد الجُبْنين

caseous مُتَجَبِّن ، جُبْنيّ

cassette عُلَيبة ، حافِظة ، كاسِيت

cast قالَب ، أُسطُوانة

dental ~ قالَبٌ سِنِّيّ

granular ~ أُسطُوانة حُبَيْبِيَّة

casting قَوْلَبة

castor-oil زَيتُ الخِرْوَع

castrate يَخْصي ، خَصِيّ ، طَواشي

castration خِصاء

female ~ جَبُّ المَبيضَيْن أو استِئْصالُهما

casual طارِئ ، عَرَضيّ ، اتِّفاقيّ

casualty مُصاب ، إصابة ، حَدَثٌ طارِئ

casuistics دَرْسُ الحَوادِثِ المَرَضيَّة أو إحصاؤُها ، مَبْحَثُ الحَوادِث المَرَضيَّة

cata- بادِئة تَعني «تَحْت» أو «أسْفَل» أو «ضِدّ»

catabatic مُنْحَلّ ، مُتَقَهْقِر

catabiotic مُنْحَلّ ، تَقَهْقُريّ

catabolic تَقْويضيّ ، تَبَدُّديّ ، مُقَوِّض ، انتِقاضيّ

catabolism انتِقاض ، أيْضٌ هَدْميّ ، تَقْويض

catabolite = **catabolin** نَقيضة ، مَحْصُولُ الانتِقاض ، المُنْتَقَض

catacrotic مُنخَفِضُ النَّبْضة

catacrotism انخِفاضُ النَّبْضة

catadicrotic مُثَلَّمُ هابِطةِ النَّبْض

catadicrotism تَثَلُّمُ هابِطة النَّبْض

catagenesis تَرَدٍّ

catagmatic (دَواءٌ) جابِرٌ لِلكُسور

catalepsy جُمْدة ، آخِذة ، تَخَشُّب

cataleptic جُمْدي ، مُصابٌ بالآخِذة

~ rigidity الصَّمَل الجُمْديّ

cataleptoid جُمْدُواني ، نَظيرُ الجُمْدة

catalysis حَفْز ، تَحْفيز ، وَساطة

catalyst = **catalyzer** حافِز أو حَفّاز ، وَسيط

catalytic حَفّاز ، وَسيطيّ ، دَواءٌ بَديل

catalyze يَتَوَسَّط ، يَحْفِزُ

catalyzer = **catalyzator** عامِلٌ حَفّاز ، وَسيط

catamenia الطَّمْث ، الدَّوْرة الشَّهْرِيَّة

catamenial طَمْثيّ

catamenogenic مُحَرِّضُ الطَّمْث ، باعِثُ الطَّمْث

catamnesis سَرْدُ المَرَض ـ تاريخُ المَريضِ الطِّبي مُنذُ تَرْكِ المُداواةِ لِحين الوَفاة

cataphasia تَكْرارُ اللَّفْظ ، تَرْديدُ الكَلام

cataphora سُباتٌ مُتَقَطِّع

cataphoresis الكَتْفَرة ، الغَلُّ الكَهْربائي

cataphoria انحِرافُ مِحْورِ الرُّؤْيةِ إلى أسفَل

cataphoric مُنحَرِفٌ إلى أسفَل

cataphrenia عَتَهٌ مُتَقَهْقِر

cataphylaxis تَقَهْقُر الحِراسة ـ فَشَلُ أو تَقَهْقُر الدِّفاع الطَّبيعيّ ضِدّ العَدْوى

cataplasia = **cataplasis** الرُّجْعى ، ضُمورٌ رَجْعيّ

cataplasm = cataplasma كِمادة ، لَصُوق ، لَبْخة أو لَبيخة ، ج. لَبائخ
cataplectic مُفاجِيء ، خاطِف ، جُمْدي
cataplexy = cataplexis جُمْدة ، نَوْبة أو صَدْمة فُجائيّة
cataract سادّ ، سَدّ (الماءُ الأزرق)
capsulolenticular ~ سادٌّ مِحفظيّ عَدَسيّ
progressive ~ سَدّ مُتقدِّم أو مُتزايِد
senile ~ سَدّ هَرَمي ، سادّ شَيْخُوخي
stationary ~ سادّ مُتوقِّف
zonular ~ سَدّ نِطاقي
cataracta = cataract السادّ ، السَّدّ
cataractous سَدّي ، سادّ
catarrh نَزْلة – التِهابٌ غِشائيّ مُخاطيّ
catarrhal نَزْلي
~ bronchitis التِهابُ القَصَبات النَّزْلي
~ conjunctivitis التِهابُ المُلْتحِمة النَّزْلي
~ inflammation التِهابٌ نَزْلي
catastaltic مُقيِّد ، قابِض
catastate مَحْصول التَّبدُّد
catatasis الجَذْب – مَدُّ العَظْم المَكْسور أو رَدُّ المَخْلوع
catatonia, catatony جامُود ، شُذوذُ الحَرَكة ، خُلاع
catatoniac = catatonic جامُوديّ ، خُلاعيّ
catatricrotism تَثَلُّث دَقّاتِ النَّبْض
catatropia = cataphoria انحِرافٌ إلى أسفَل – انحِرافُ مِحوَر الرُّؤيةِ إلى أسفَل
catechu كادٌ ، خُلاصةُ الكاد
catelectrotonus اِستِثارةُ التَوتُّرِ الكَهْرَبيّ النازِل – فَرْطُ اِستِثارة العَصَب عندَ المَخْرَجِ الكَهرَباويّ
catenoid = catenulate سِلْسِلانيّ ، نَظيرُ السِّلْسِلة
catgut قُصّابة ، حَمْشَة ، وَتَر
chromic or chromicized ~ قُصّابة كُرومِيّة
iodine ~, iodized ~ قُصّابة يُوديّة أو مُيوَّدة
silverized ~ قُصّابة مُفَضَّضة (لِلتَّقْوية)
Catha edulis قاتٌ – نَبات (شاي العَرَب)
cathaeresis = catheresis النَّهْك الدَّوائيّ
catharsis تَسْهيل ، تَنْظيف
cathartic مُلَيِّن ، مُسَهِّل ، هَرُور
cathectic مُتعلِّق بالتَّركيز الفِكْريّ
catheresis = cathaeresis نَهْكٌ عَقّاريّ – الضَّعْف مِن الأدوية
catheter قَثْطَر ، قِثْطار ، مِحْجاج ، قَثْطَرة
bicoudate, bicoudé ~ قَثْطَرٌ مُضاعَف التكوُّع
cardiac ~ قَثْطَر قَلْبي
indwelling ~ قَثْطَر مُستَقِرّ
winged ~ قَثْطَرٌ مُجَنَّح
catheterization قَثْطَرة
cardiac ~ قَثْطَرة أو تَنْبيبُ القَلْب
catheterize يُقَثْطِر ، يُدْخِل المِحْجاج ، يُنَبِّب
catheterostat وِعاءُ القَثاتير ، كَمّاشة القَثاتير
cathexis تَرْكيزٌ فِكْريّ تَشوُّقيّ
cathodal مَهْبِطيّ ، كاثُوديّ
cathode كاثُود ، مَهْبِط
cathodic مَهْبِطيّ ، كاثُوديّ
catholicon دَواءٌ عامّ (دَواءٌ لِكُلِّ داء)
cation هابِطة ، أيُون سَلْبيّ ، شارِدة سَلْبيّة
catling = catlin سِكِّين ذو حَدَّيْن
catoptroscope مِنظارُ النُّور الانعِكاسيّ
cauda ذَنَب ، ذَيْل
~ cerebelli دُودةُ المُخَيخ
~ equina ذَيلُ الفَرَس ، المَخْروطُ النُّخاعيّ
caudad صَوبَ الذَّنَب
caudal مُختَصٌّ بالذَّنَب ، ذَنَبيّ ، ذَيْليّ
caudate مُذَنَّب ، مُذَيَّل
caudatum النَّواة المُذَنَّبة ، الذَّنَب
caul قُفّاة ، قَفاة – جُزءٌ من السَّلى ، قَلَنْسُوة الحَميل ، الثَّرْبُ الأكبَر
cauma حَرْق ، حَرارة
caumesthesia شُعورٌ أو حِسٌّ سُخونةٍ مُحْرِقة – بالرَّغْمِ من هُبوطِ الحَرارة
causal سَبَبيّ
causalgia, thermalgia الألمُ المُحْرِق ، حُراق ، الألَمُ الحَروريّ ، ألَمٌ عَصَبيّ كاوٍ
causative مُسَبِّب

~ agents العَوامِلُ المُسَبِّبة
cause سَبَب
constitutional ~ سَبَبٌ بِنْيَوِيّ
specific ~ سَبَب نَوْعِيّ
caustic كاوٍ ، مُحْرِق
cauter مِكْواة ، مِيسَم
cauterant كاوٍ ، مادَّة كاوِية
cauterization كَيّ ، حَسْم ، وَسْم
cautery كَيّ · مِيسَم ، مِكْواة ، مِحسَمةُ الكَيّ
actual ~ كَيٌّ فِعْلِيّ
chemical ~ كَيّ كِيماوِيّ
cold ~ كَيّ قَرِّيّ أو جَمَدِيّ
electric ~ كَيّ كَهرَبائيّ
cava الوَرِيدُ الأَجْوَف · كُهوف ، تَجاوِيف
caval مُتعَلِّق بالوَرِيدِ الأَجْوَف ، أَجْوَفي
cavascope مِنظارُ الجَوف ، مِنظارُ الكَهْف
cavern, caverna كَهْف ، مَغارة
caverniloquy صَوتٌ كَهْفي
cavernitis = **cavernositis** التِهابُ الجِسمِ الكَهْفيّ أو الجِسم الإسفَنْجيّ (في الذَّكَر)
cavernoma وَرَمٌ وِعائيّ كَهْفيّ
cavernositis التِهابُ الجِسمِ الكَهْفي
cavernostomy فَتْحُ الكَهْف ـ تَصْرِيفُ كَهْفٍ مُتَقَيِّح (في الرِّئة)
cavernous مُتكَهِّف · كَهْفي
cavitation تَجْويف ، تَكَهُّف
cavitis التِهابُ الوَرِيدِ الأَجْوَف
cavity = **cavitas, cavum** جَوْف ، تَجْويف ، كَهْف
abdominal ~ المَرْبَض ، جَوْفُ البَطْن
cotyloid ~ جَوفُ الحُقّ
medullary ~ جَوفُ النُّخاع أو النِّقْي
nasopharyngeal ~ جَوفٌ أنفيّ بُلعُوميّ
oral ~ جَوفُ الفَم
pleural ~ تَجْويفُ الجَنَبة
visceral ~ تَجْويف حَشَوِيّ
cavum جَوف ، كَهْف ، جَوْفة ، وَقْبة
~ tympani جَوفُ الطَّبْل ، الأُذُن المُتوَسِّطة
~ uteri جَوفُ الرَّحِم

cavus قَدَمٌ كَبْساء أو مُقَوَّسة
cebocephalus حَميلٌ سَعْدانيُّ الرأس
cecal = **caecal** أَعْوَري ، مُتعَلِّق بالأَعْوَر
cecectomy خَزْعُ الاعوَر
cecitis = **caecitis** التِهابُ الأَعْوَر
cecocele فَتْقٌ أَعْوَرِيّ
cecocolostomy مُفاغَمةُ الأَعوَر بالقُولون
cecofixation = **cecopexy** تَثْبيتُ الأَعوَر
ceco-ileostomy مُفاغَرةُ الأَعوَر واللَّفائفي
cecopexy تَثْبيتُ الأَعوَر
cecoplication ثَنْيُ الأَعوَر ، غَبْنُ الأَعوَر
cecorrhaphy رَفْوُ الأَعْوَر ، خِياطةُ الأَعوَر
cecosigmoidostomy مُفاغَمةُ الأَعوَر بالسِّين
cecostomy تَفْميمُ الأَعوَر ، خَزْعُ الأَعوَر
cecotomy شَقُّ الأَعوَر ، فَغْرُ الأَعوَر
cecum = **caecum** الأَعوَر ، المِمْرَغة
celectome مِقْطَعة ـ آلةٌ لقَطْع الأورام
celiac = **coeliac** بَطْنيّ ، جَوْفيّ
celialgia = **celiodynia** وَجَعُ البَطْن
celiectomy استِئصالُ الحَشْو · استِئصالُ فُروعِ العَصَب التائه البَطْنيَّة
celio- بادِئة للدَّلالة على «البَطْن»
celiocentesis بَزْلُ البَطْن
celiogastrotomy شَقُّ المَعِدة البَطْنيّ
celiohysterectomy استِئصالُ الرَّحِم بِشَقِّ البَطْن ، استِئصالُ الرَّحِم القَيصَريّ
celioma = **celioncus** = **celiophyma** تَوَرُّم بَطْني ، وَرَمٌ في البَطْن
celiomyalgia وَجَعُ العَضَلات البَطْنيَّة
celiomyomectomy = **celiomyomotomy** استِئصالُ الوَرَم العَضَلي بشَقِّ البَطْن
celiomyositis التِهابُ العَضَلات البَطْنيَّة
celioparacentesis بَزْلُ البَطْن
celiopathy اعتِلالٌ بَطْنيّ
celiorrhaphy رَفْوٌ بَطْنيّ · خِياطةُ الجِدارِ البَطْنيّ
celiosalpingectomy, celiosalpingotomy استِئصالُ البُوق الجَوفيّ ـ بشَقِّ البَطْن
celioscope مِنظارُ التَّجاويف ، مِنظارٌ جَوفيّ
celioscopy تَنْظيرُ البَطْن ، تَنْظيرُ الجَوف

celiotomy شَقُّ البَطْن ، فَتْحُ البَطْن
vaginal ~ شَقُّ البَطْن مِن المَهْبِل
celitis التِهابُ البَطْن
cell, cells خَليَّة ، خَلايا
ameboid ~ خَليَّة أميبيَّة
basal ~ خَليَّة قاعِديَّة
blast ~ خَليَّة أروميَّة
columnar ~ خَليَّة عَمُوديَّة
cone ~ خَليَّة مَخْروطيَّة
connective-tissue ~s خَلايا ضامَّة
daughter ~ خَليَّة وَليدة ، خَليَّةٌ بِنْت
endothelial ~ خَليَّة بِطانيَّة
foam ~s خَلايا رَغَويَّة
ganglion ~s خَلايا عُقديَّة
germ ~s خَلايا جِنسيَّة
giant ~ خَليَّة مارِدة ، خَليَّة عَرْطَلة
goblet ~ خَليَّة قَدَحيَّة أو كأسيَّة
interstitial ~s خَلايا خِلاليَّة
mast ~s خَلايا بَدَنيَّة ـ في النَّسيجِ الضامّ
mother ~ خَليَّة أُمِّيَّة ، خَليَّة أمّ
pathologic ~s خَلايا مَرَضيَّة
reticulo-endothelial ~s خَلايا شَبَكيَّة بِطانيَّة
sickle ~ خَليَّة مِنْجَليَّة
somatic ~ خَليَّة بَدَنيَّة
tactile ~ خَليَّة حِسِّيَّة
wandering ~s خَلايا جَوّالة
cella خَليَّة ، حُجَيرة
cellicolous قاطِنُ الخَلايا
cellifugal = **cellulifugal** صادِرٌ عَن الخَليَّة ـ العَصَبيَّة
cellipetal = **cellulipetal** وارِدٌ نَحوَ الخَليَّة ـ العَصَبيَّة
cellula = **cellule** خَليَّة ، خَليَّة صَغيرة
cellular ذو خَلايا ، خَلَويّ
cellularity = **cellulosity** الخَلَويَّة
cellule خَليَّة ، خَليَّة صَغيرة
cellulicidal مُتلِف أو مُبيدُ الخَلايا
cellulitis التِهابٌ هَلَليّ ، التِهابُ النَّسيجِ الخَلَويّ
pelvic ~ الالتِهابُ الهَلَليّ الحَوضيّ
celluloneuritis التِهابُ الخَلايا العَصَبيَّة
cellulose سِليلُوز ـ المادَّةُ المُكَوِّنة لِجُدرانِ الخَلايا النَّباتيَّة ، خَلِيُّوز
cellulous ذو خَلايا ، مُرَكَّب من خَلايا
celology مَبْحَثُ الفَتْق ، عِلْمُ جِراحةِ الفَتْق
celom = **coelom** الجَوْف ـ تَجْويفُ الجِسمِ العامّ
celomic = **coelomic** جَوْفيّ
celophlebitis التِهابُ الوَريد الأجْوَف
celoscope مِنظارُ الجَوف
celosomia فَتْقٌ جَوْفيّ
celosomus مَسيخٌ مَفْتوق
celothelium = **mesothelium** الظِّهارة المُتَوَسِّطة ـ الطَّبَقة المُتَوَسِّطة
celotomy = **kelotomy** شَقُّ الفَتْق
celozoic قاطِنُ التَّجاويف ، طُفَيلي جَوْفي
cement إسْمَنْت ، مِلاط ، لِصاق
intercellular ~ مِلاطُ الخَلايا
tooth ~ مِلاطُ السِّنّ
cementicle تَكَلُّس إسْمَنْتيّ صَغير ، مُلَيْطة
cementification المِلاطيَّة ، الإسْمَنْتيَّة
cementoblast جَذَعة الإسْمَنْت ، أرومةٌ مِلاطيَّة
cementoblastoma وَرَمُ الأرومةِ المِلاطيَّة
cementoclasia انتِقاضُ مِلاطِ الأسنان
cementocyte خَليَّة مِلاطيَّة
cementoma وَرَم مِلاطيّ
cementum = **cement** إسْمَنْت ، مِلاط
cenesthesia = **cenesthesis** حِسٌّ مُشْتَرَك
cenesthesic = **cenesthetic** حِسِّيّ شُموليّ
cenogenesis التَخَلُّقُ البِنْيُّ المُسْتَحْدَث
cenotoxin = **kenotoxin** ذِيفانُ التَعَب
cenotype النَّمَطُ الأصْليّ ، النَّمَط العامّ
censor = **censur** رَقيب
center = **centre** مَرْكَز ، مَرْكَزٌ عَصَبيّ
health ~ مَرْكَزٌ صِحِّيّ
motor ~ مَرْكَزٌ حَرَكيّ
visual ~ مَرْكَزُ الرُّؤية
centesis بَزْل ، نَقْب ، نَخْز
centi- سابِقة بمعنى «جُزء مِن مِئة» أو «مِئَويّ»

centigrade سَنْتيغراد ، دَرَجة مِئَوِيَّة
centigramme = centigram
سَنْتيغرام ، جُزْءٌ مِن مِئَة مِن الغرام
centimetre = centimeter سَنْتيمتر
centinormal واحِدٌ بالمائة قِياسيّ
centipede حَرِيش ، أمُّ أرْبعٍ وأرْبَعين
centrad صَوبَ المَرْكز
central مَرْكَزيّ
~ nervous system الجِهازُ العَصَبيّ المَرْكَزيّ
centraphose عَتَمة مَرْكَزِيَّة
centre = center مَرْكز ، وَسَط
centric مَرْكَزيّ
centrifugal نابِذ ، نَبْذي ، صادِرٌ عَن المَرْكَز
~ force القُوَّةُ النابِذة
centrifugation الانتِباذ ، التَمَخُّض ، التَّنْبيذ
centrifuge النابِذة ، مِنْبَذة ، مِمْخَضة ·
يَنْبُذ ـ بالطَّردِ المَرْكَزي ، يَمْخُض
centrilobular فُصَيْصي مَرْكَزي ـ مُتعَلِّقٌ
بِمَرْكز الفُصَيص
centriole خَلِيَّةٌ دِقِّيَّة مَركزيَّة ، مُرَيكِز ـ
داخِل الجُسَيمات المَرْكَزيَّة
centripetal جابِذٌ أو جاذِب ؛ وارِدٌ إلى المَركَز
~ force القُوَّةُ الجابِذة
centrolecithal مَرْكَزيُّ المُحّ
centromere قُسَيمة مَركَزيَّة
centroplasm الجِبْلةُ المَرْكَزيَّة
centrosclerosis = centro-osteosclerosis
تَصَلُّبٌ مَركَزيّ ، تَعظُّم النِّقْي
centrosome جُسَيمٌ مَركَزيّ
centrosphere, centrosome كُرَةٌ مَركَزيَّة ·
جُسَيم مَركَزيّ
centrostaltic مُتعَلِّقٌ بِمَركَز الحَرَكة
centrotaxis تَجاذُبٌ مَركَزي
centrum مَرْكَز ، وَسَط ، جِسْمُ الفِقْرة
cephal- سابِقة بمعنى «رَأس ، قِيفال»
cephalad صَوبَ الرَّأس ، باتِّجاهِ الرَّأس
cephalalgia = cephalgia ألَمُ الرأس ،
صُداع ، رُؤاس
cephaledema أوذيما الرأس
cephalematocele = cephalhematocele
أُدْرةُ الرأس الدَمَوِيَّة
cephalemia احتِقانُ الدِّماغ ، احتِقانُ الرأس
cephalgia = cephalalgia = cephalea
صُداع ، رُؤاس
cephalhematoma = cephalematoma
وَرَمٌ دَمَويّ جُمْجُميّ ، وَرَمُ الرأس الدمَويّ
cephalhydrocele أُدْرة الرأس المائيَّة ،
استِسْقاء دِماغيّ
cephalic رَأسيّ ، قِيفاليّ
cephalin سِفالين ، رَأسِين
cephalitis = encephalitis التِهابُ الدِّماغ
cephalization النُمُوُّ الرأسي (الجَنيني)
cephalo- سابِقة تَدُلُّ على العَلاقة بِـ «الرأس»
cephalocele أُدْرة أو قَرْوَة الرأس ، فَتْقٌ جُمْجُمي
cephalocentesis بَزْلُ الرأس
cephalocyst = a cestode worm
دُودةٌ شَريطيَّة
cephalodynia صُداع ، ألَمُ الرأس
cephalogram مُخَطَّط الجُمْجُمة
cephalogyric رَأسي تَلْفيفيّ
cephalohematocele أُدْرةُ الرأس الدَمَوِيَّة
cephalohematoma وَرَمٌ دَمَويّ دِماغيّ
cephalomenia حَيْض رأسي ـ حَيْضٌ بَديلٌ
مِن الأنف
cephalomeningitis التِهابُ سَحايا الدِّماغ
cephalometry قِياسُ الرأس
cephalomotor مُحَرِّك الرأس
cephalont النَّماءُ الرأسيّ
cephalopathy اعتِلالُ الرأس
cephalopelvic رَأسيّ حُوَيضيّ أو حَوضيّ
cephalothorax صَدرٌ رأسي ، صَدْراس
cephalotome مِثْقَبُ الرأس
cephalotomy خَزْعُ الرأس ، ثَقْبُ الرأس
cephalotribe مِفْدَخ الرأس
cephalotripsy فَدْخُ الرأس ، هَرْسُ الرأس
cephalotrypesis ثَقْبُ الرأس ، ثَقْبُ القِحْف
ceptor مُتَقَبِّل
cera شَمْع ، قِير

ceraceous مِثْلُ الشَّمع ، شَمْعيّ ، قِيريّ
cerasin سِرازين ، كَرَزين
cerate = ceratum مَرْهَم شَمْعيّ
ceratin = keratin قَرَتين ـ أساسُ النَّسيج القَرْني
ceratitis = keratitis التِهابُ القَرْنيَّة
ceratohyal قَرْنيّ لاميّ
cercaria المُذَنَّبة ، قائبةٌ مُذَنَّبة
cercaricidal مُتلِفُ المُذَنَّبات
cerclage تَحْويط ، تَطْويق
cercus زائدةٌ ذَنَبيَّة ، ذَنَب
cereal حَبّ ، غِلاليّ
cerebellar مُخَيْخيّ
cerebellifugal = cerebellofugal صادِرٌ عن المُخَيخ
cerebellipetal وارِدٌ نحوَ المُخَيخ
cerebellitis التِهابُ المُخَيخ
cerebello-olivary مُخَيخيّ زَيْتونيّ
cerebellopontine = cerebellopontile مُخَيخي جِسْري
cerebellospinal مُخَيخيّ شوكيّ ، مُخَيخيّ نُخاعيّ
cerebellum المُخَيخ ، الزُّنَخ
cerebr-, cerebri-, cerebro- سابِقة بمعنى «مُخّ» أو «دِماغ» أو «مُخّيّ»
cerebral مُخّيّ ، دِماغيّ
cerebralgia = headache صُداع ، وَجَعُ الرأس
cerebrasthenia وَهَنُ المُخّ ، وَهَنٌ دِماغي
cerebration النَّشاطُ الذِّهْني
unconscious ~ عَمَلُ المُخِّ اللاشُعوري
cerebrifugal صادِرٌ عَن المُخّ ، خارِجٌ مِن المُخّ
cerebripetal وارِدٌ نحوَ المُخّ
cerebritis التِهابُ المُخّ
cerebrology عِلْمُ الدِّماغ ، مَبْحَثُ الدِّماغ
cerebroma وَرَمٌ نُخاعيّ
cerebromalacia لِينُ المُخّ
cerebromeningeal مُخّيّ سِحائيّ
cerebromeningitis التِهابُ الدِّماغ وسَحاياه
cerebro-ocular مُخّيّ مُقْليّ
cerebropathy = cerebropathia اعتِلالُ الدِّماغ
cerebropontile مُخّيّ جِسْريّ
cerebrosclerosis تَصَلُّب مُخّيّ
cerebrose سِرِبْروز ، سُكَّر مُخّيّ
cerebrosidosis شُحام مُخّانيّ
cerebrosis مُخاخ ، داءٌ مُخّي
cerebrospinal مُخّيّ شَوْكيّ ، دِماغيّ شَوكيّ
~ fever الحُمّى المُخّيّة الشَّوكيّة
~ fluid السائلُ المُخّي الشَّوكي
cerebrospinant دَواءٌ مُخّيّ شَوْكيّ
cerebrosuria; cerebral diabetes بِيلةٌ سِريبْروزيَّة ، دَيابِيطِس مُخّيّ
cerebrotomy سَلْخٌ أو تَشْريح الدِّماغ أو المُخّ
cerebrotonia تَوَتُّر دِماغي
cerebrovascular مُخّيّ وِعائيّ
cerebrum المُخّ
cerecloth قُماشٌ مُشَمَّع
certifiable يُحَتَّمُ الإعلامُ عَنْهُ
certificate شَهادة
medical ~ شَهادة طِبّيَّة
cerumen صِمْلاخ ، صُمْلوخ ، أُفّ
ceruminosis تَصَمْلُخ ، زِيادةُ الصِّملاخ
ceruminous = ceruminal صِمْلاخيّ
cervic- , cervico- سابِقة بمعنى «عُنُق»
cervical عُنُقيّ ، رَقَبيّ
~ vertebrae فَقارٌ عُنُقيّة ، فَقَراتُ الرَّقَبة
cervicitis التِهابُ العُنُق ، التِهابُ عُنُقِ الرَّحِم
cervicodynia أَلَمُ العُنُق ، وَجَعُ الرَّقَبة
cervicofacial عُنُقي وَجْهي
cervicoplasty تَقْويمُ العُنق ، رَأْبُ الرقَبة
cervicothoracic عُنُقيّ صَدْريّ
cervicovesical عُنُقي مَثاني
cervix رَقَبة ، عُنُق ، عُنُقُ الرَّحِم
~ uteri عُنق الرَّحِم
~ vesicae عُنُق المَثانة
cesarean section, caesarian operation العَمَليَّة القَيصَريَّة ، الشَّقُّ القَيْصَريّ
cestode = cestoid شَريطيَّة ، قَليدِيَّة ـ دُودة

cestodiasis داءُ الشَّريطيّات ، داءُ القَليدِيّات
chafing مَذَح – تَشَقُّق الجِلْد بالاحتِكاك
chain سِلْسِلة
chaining سَلْسَلة – في تَعْليم المَهاراتِ المُعَقَّدة
chalasia اسْتِرْخاء
chalaza خُيوطُ الآح ، خُيوطُ البَيْضة
chalazion ظَنْظاب ، بَرَد أو بَرَدة ، وَرَمٌ ظُفْرِيّ • (شُعَيرة الجَفْن)
chalcosis السُّحارُ النُّحاسيّ
chalicosis السُّحار الرُّخاميّ
chalinoplasty تَقْويمُ زَاويةِ الفَم
chalk طَباشير ، كَرْبوناتُ الكَلْسيوم
chalkitis = brassy eye التِهابٌ نُحاسي
chalybeate حَديدي (لِلمياه)
chamber حُجْرة ، غُرْفة ، خِزانه
  anterior ~ الخِزانةُ الأماميَّة
  aqueous ~ حُجرةُ الرُّطوبة المائيَّة – في العَيْن
  hyperbaric ~ غُرفةُ الضَّغْط العالي
  ionization ~ حُجْرة التأيُّن
  pulp ~ حُجرة لُبِّيَّة
  vitreous ~ حُجرة الرُّطوبة الزُّجاجيَّة – في العَيْن
chamomile بابُونَج ، حَبَقُ البَقَر
chancre قُرْح ، غَرَنة ، قَرْحة السِّفْلِس البَدئيَّة
  hard ~ قَرْحٌ صُلْب
  mixed ~ قَرْح مُخْتَلِط
  tuberculous ~ قَرْح سُلِّيّ
chancroid = soft chancre قَرْحة لَيِّنة
chancroidal قُرْحاني ، مُتَعَلِّق بالقَرْحة اللَّيِّنة
chancrous غَرَنيّ ، قَرْحيّ
change تَغَيُّر ، تَبَدُّل
change of life, menopause الضَّهى ، سِنُّ الإياس
chapped قَشِف ، مُشَقَّق ، مُفَسَّخ
character صِفَة ، خُلُق ، سَجِيَّة ، خاصَّة
  acquired ~ صِفة مُكتَسَبة ، خاصَّة مُكتَسَبة
  dominant ~ صِفة سائِدة
  recessive ~ صِفَةٌ مُتَنَحِّيَة أو صاغِرة

  secondary sex ~s خَصائصُ جِنْسيَّة ثانَويَّة
  sex-linked ~ خاصَّة مُرتَبِطة بالجِنس
characteristic مِيزة ، خاصِّيَّة • مُمَيِّز ، خاصّ
charbon الجَمْرة ، البَثْرة الخَبيثة
charcoal فَحْم نباتيّ
Charcot's joint مَفْصِل شارْكوت – مَفْصِلٌ مُعَطَّل مُشَوَّه
charlatan دَجَّال
charley horse أَلَمُ العَضَلةِ المُرَبَّعة الرُّؤوس
charpie نَسيل ، نُسالة
charring تَفْحيم ، تكَرْبُن
chart لَوحةُ بَيانات ، راسُوم • مُخَطَّط
charta = paper راسُوم ، وَرَقة
charting تَرْسيم ، تَسْجيلٌ على لَوحة البَيانات
chasma = chasmus تَأَبَة ، تَثاؤب
chaudepisse حُرْقَة البَوْل
chaulmoogra شُولمُوغرا – نَبات
cheek وَجْنَة ، خَدّ
cheil- , cheilo- سابِقة بمعنى «شَفة»
cheilalgia أَلَمُ الشَّفَة ، أَلَمُ الشفَتَيْن
cheilectropion انقِلابُ الشَّفة لِلخارِج
cheilitis التِهابُ الشَّفة ، التِهابُ الشفَتَيْن
cheilocarcinoma سَرَطانة شَفَويَّة
cheilognathopalatoschisis شَرْمُ الشَّفةِ والفَكِّ العُلْوي والحَنَكَيْن
cheilognathoschisis شَرْمُ الشَّفةِ والفَكّ
cheilophagia عَضُّ الشَّفة
cheiloplasty تَقْويمُ الشَّفة ، رَأْبُ الشَّفة
cheilorrhaphy خِياطةُ الشَّفة ، رَفْوُ الشَّفة
cheiloschisis = harelip شَرْمُ الشَّفة
cheilosis تَشَقُّق الشفَتَيْن وحَرْشَفَتُهُما
cheilostomatoplasty رَأْبُ الشَّفة والفَم
cheilotomy شَقُّ الشَّفة
cheir- , cheiro- سابِقة تَدُلُّ على العَلاقة بـِ «اليَد»
cheirocinesthesia = cheirokinesthesia تَحْساسُ حَرَكةِ اليَد
cheiromegaly ضِخَمُ اليَدَيْن ، تَضَخُّم اليَدَيْن
cheiroplasty رَأْبُ اليَدَيْن

cheirospasm تشنّجُ اليَد
chelate خُلابة
chelator مُستخلِب
chelicera تآشير
cheloid = **keloid** = **cheloma** جُدَرة ، خِلْبة ــ تضخّمٌ نسيجيٌ لِيفيّ
chemiatry المُداواةُ الكِيميائيّة
chemical كِيميائيّ ، كِيمائيّ ، كِيماويّ
chemicobiological كِيميائيّ حَيَويّ
chemicocautery كَيٌّ كِيميائيّ
cheminosis مَرَضٌ كيميائيّ
chemiotaxis = **chemotaxis** الانجذابُ الكِيميائي
chemiotherapy = **chemotherapy** المُداواةُ الكِيميائيّة
chemist عالِمٌ كِيميائي ، صَيْدَلي كِيماوي
chemistry الكِيمياء ، عِلْمُ الكِيمياء
analytical ~ الكِيمياء التَّحْليليّة
applied ~ الكِيمياءُ التَّطْبيقيّة
organic ~ الكِيمياءُ العُضويّة
synthetic ~ الكِيمياءُ التَّرْكيبيّة
chemobiotic كِيميائيّ أحيائيّ
chemocephalia = **chemocephaly** تسطّح الرأس
chemoceptor = **chemoreceptor** مُتقبِّل كِيميائي ، مُتقبِّلُ الإثارة الكِيميائيّة
chemokinesis الحَرَكة الكِيميائيّة
chemolysis انحِلالٌ كِيميائيّ
chemoprophylaxis وِقايةٌ كِيمائيّة
chemoreceptor مُتقبِّل كِيميائي ، مُستقبِلُ الإثارة الكِيميائيّة
chemoresistance المُقاوَمة الكِيميائيّة
chemosensitive مُتحسِّس كِيماويّاً
chemoserotherapy المُداواةُ الكِيميائيّة المَصْليّة
chemosis خَزَبُ المُلتحِمة ، وَذَمة المُلتحِمة
chemosmosis تحالٌّ كِيميائي
chemosurgery الجِراحةُ الكِيميائيّة
chemosynthesis تَرْكيبٌ كِيميائيّ
chemotactic مُتعلِّق بالانجذاب الكِيميائيّ
chemotaxis الانجذابُ الكِيميائيّ
chemotherapy = **chemiotherapy** = **chemotherapeutics** المُعالَجة الكِيميائيّة
chemotropism الانتِحاءُ الكِيميائيّ ، الانجذابُ الكِيميائي
cherry كَرَز
chest = **the thorax** الزَّوْر ، الصَّدْر
chestnut الكَسْتنة ، القَسْطَلة
chew يَعْلِك ، يَلُوك
chiasm تصالُب ، تقاطُع
chiasma = **chiasm** تقاطُع أو تصالُب
optic ~ التَّصالُب البَصَري
chickenpox = **varicella** جُدَريُّ الماء ، الحُماق
chigger بُشروع ، أُشْروعُ القُمَليّات
chigo = **chigoe** الشَّحّة ، بُرْغوثُ الرَّمْل
chilblain الشَّرَث ، الخَصَر
childbed نِفاس ، فَتْرة النِّفاس
childbirth وِلادة ، مَخاض
childhood صِبا
chilitis = **cheilitis** التِهابُ الشَّفة
chill عُرَواء ، قُشَعْريرة
chilo- بادِئة بمعنى «شَفة» أو «شَفَويّ»
chilomastosis = **chilomastigiasis** = **chilomastixiasis** داءُ شَفَويّات السِّياط
chiloplasty رَأْبُ الشَّفة ، تَقْويمُ الشَّفة
chimera خَيْمَر ، (تَوْأم) مُخْتَلِطُ الزُّمْرة الدمَويّة
chimerism خَيْمَريّة ، اختِلاطُ فِئة الدَّم
chin الذَّقَن
double ~ الغَبَب
chionablepsia القَمَر ــ عَمَى الثَّلْج
chir-, cheir-, cheiro- سابِقة بمعنى «يَد»
chiro- , chir- سابِقة تَدُلُّ على العَلاقة بـ «اليَد»
chirognostic مُمَيِّز جِهَتَي اليَمين واليَسار ، عَليمُ اليَد
chiromegaly ضَخامةُ اليَدَيْن
chiroplasty تَقْويمُ اليَد أو اليَدَيْن ، رَأْبُ اليَدَيْن
chiropodalgia أَلَمُ اليَدَيْن أو القَدَمَيْن

chiropodist خَبيرٌ بالأقدام
chiropody طِبُّ الأقدام ، مُعالَجةُ الأقدام
chiropractic = chiropraxis
المُعالَجةُ باليَدَيْن ، المُعالَجة اليَدويَّة
chiropractor خَبيرٌ بالمُعالَجة اليَدويَّة
chirospasm شَنَجُ اليَد ، مَعصُ الكَتَبة
chirurgenic جِراحيُّ النَّشْأة
chirurgeon = a surgeon جَرّاح
chirurgical = chirurgic جِراحيّ
chisel إزْميل ، مِنْحَت
chitin كِيتين ، دُرْعة
chlamydia المُتَدَثِّرة
chlamydospore بَوْغٌ مُتَدَثِّر ، بُزَيرة بُرْنُسيَّة
chloasma كَلَف ، بَرَش
~ gravidarum كَلَفُ الحَمْل
chloracne عُدٌّ المُكَلْوَرات ، طَفْحُ المُكَلْوَرات
chloralism اعتِيادُ الكلُورال
chloramphenicol كلُورام فِينِيكول
chlorate مِلْحُ حَمْض الكلُوريك
chloremia; chlorosis كلُوريميا ، تَكَلْوُرُ الدَّم ، تَزَيُّد كلُور الدَّم ، كلُوروز
chlorhydria كَثْرةُ حامِض الكلُوريدريك – في المَعِدة
chloric كلُوري ، مُحْتَوٍ على كلُور
chloride كلُورور أو كلُوريد
chloridimetry قِياسُ الكلُوريد – في البَوْل
chloriduria بِيلةٌ كلُوريديَّة
chlorinated مُكَلْوَر
chlorination كَلْوَرة
chlorine = chlorinum غازُ الكلُور
chloro- سابِقة تَعني «أخْضَر»
chloro-anemia أنِيميا خَضْراء ، كلُوروز
chloroblast = erythroblast
أرومةٌ خَضْراء ، جَذَعة خَضْراء
chloroform كلُوروفُورم
chloroformism اعتِيادُ الكلُوروفُورم ، الكَلْفَرة
chloroleukemia اللُّوكِيميا الخَضْراء
chloroma, chlorosarcoma خُضْروم ، وَرَمٌ أخْضَر ، سَرَطانٌ أخْضَر
chloromyeloma الوَرَمُ الأخْضَر النِّقْيِيّ
chlorophyl = chlorophyll يَخضُور ، كلُوروفيل – المادّةُ الخَضْراء في النَّباتات
chloroplast, chloroplastid جُبَيْلة اليَخْضور، صانِعةٌ خَضْراء ، بلاسْتِيدا خَضْراء
chloroprivic فاقِدُ الكلُوريد • مُسَبَّب عَن عَوَز الكلُوريد
chloropsia = chloropia رُؤْية خَضْراء
chlorosis خُضار ، داءُ الاخضِرار ، كلُوروز ، الداءُ الأخْضَر ، الرَّمَع أو الرُّماع
chloruresis تَبَوُّل الكلُوريدات ، بِيلةٌ كلُوريديَّة
chloruria بِيلة كلُوريديَّة
choana المِنْخَر الدَّاخِلي ، قِمْعُ الأنْف ، مَنْعَر
choanal قِمْعيّ
choc = shock صَدْمة
choke يَخْتَنِق ، يَغَصُّ • غَصَص ، اخْتِناق
choked-disc قُرْص مُخْتَنِق
choking اخْتِناق ، غَصٌّ ، غَصَص
cholaemia = cholemia كُوليميا ، صُفار ، تَصَفُّرن الدم
cholagogue مُدِرُّ الصَّفراء ، مُفْرِغ المِرَّة
cholaneresis وَفْرةُ أحماضِ الصَّفراء أو وَفرةُ اطِّراحِها
cholangeitis = cholangitis التِهابُ قَناةِ الصَّفْراء
cholangio-enterostomy مُفاغَمة قَناةِ الصَّفْراءِ بالأمعاء
cholangiogram صُورةُ المَجاري الصَّفْراويَّة
cholangiography تَصْويرُ الأوعيةِ الصَّفراويَّة
cholangiohepatoma وَرَمٌ صَفْراويّ كَبِديّ ، كَبدومٌ صَفْراويّ
cholangiojejunostomy مُفاغَمة قَناةِ الصَّفراءِ بالصَّائم
cholangiole صُفَيرة ، وِعاءٌ شَعْريّ صَفراويّ
cholangiolitis التِهابُ الشَّعْريّات الصَّفراويَّة
cholangioma وَرَمُ أقنيةِ الصَّفراء
cholangiostomy = cholangiotomy
فَغْرٌ صَفْراويّ ، تَفْميمُ قَناةِ الصَّفراء
cholangitis التِهابُ قَناةِ الصَّفراء

chole-, chol-, cholo- بادِئة تَدُلُّ على العَلاقةِ بِـ «الصَّفْراء»
cholechromopoiesis تَوَلُّدُ الصِّباغات الصَّفراويَّة
cholecyst كِيسُ الصَّفراء ، المَرارة
cholecystagogic = **cholecystagogue** مُفَرِّغ المَرارة
cholecystalgia أَلَمُ المَرارة ، الأَلَمُ الصَّفراوي
cholecystatony وَهَنُ المَرارة
cholecystectasia تَمَدُّد أو اتِّساع المَرارة
cholecystectomy استِئصالُ المَرارة
cholecystenteroanastomosis = **cholecystenterostomy** مُفاغَمةُ المَرارةِ بالمِعى – تَفْميمٌ مَراريٌ مِعَويّ
cholecystenterorrhaphy خِياطةُ المَرارةِ بالمِعى الدَّقيق ، رَفْوُ المَرارة بالمِعى الدَّقيق
cholecystenterostomy = **cholecysto-enterostomy** مُفاغَمة المَرارة بالمِعَى
cholecystic مَراريّ
cholecystitis التِهابُ المَرارة
cholecystocolostomy مُفاغَمةُ المَرارةِ بالقُولون
cholecystoduodenostomy مُفاغَرةُ المَرارة بالعَفَج
cholecystogastrostomy مُفاغَمة المَرارة بالمَعِدة
cholecystogram صُورةُ المَرارة – شُعاعيّاً
cholecystography تَصْويرُ المَرارة
cholecysto-ileostomy مُفاغَمةُ المَرارةِ باللُّفائفي
cholecystojejunostomy مُفاغَمة المَرارةِ بالصائمي
cholecystokinetic مُسَبِّبُ تَقَبُّضِ المَرارة
cholecystokinin هُورمونٌ مُحَرِّك المَرارة
cholecystolithiasis تَحَصِّي المَرارة
cholecystolithotripsy تَفْتيتُ حَصَى المَرارةِ في المَرارة
cholecystomy = **cholecystotomy** فَغْرُ المَرارة ، شَقُّ المَرارة
cholecystopathy اعتِلالُ المَرارة
cholecystopexy تَثْبيتُ المَرارة
cholecystorrhaphy رَفْوُ المَرارة
cholecystostomy فَغْرُ المَرارة
choledochal مُتَعَلِّق بالقَناة الصَّفراويَّة
choledochectomy بَضْعُ أو شَقُّ القَناةِ الصَّفراويَّة الجامِعة أو خَزْعُ جُزْءٍ مِنها
choledochitis التِهابُ القَناة الصَّفراويَّة الجامِعة
choledochoduodenostomy مُفاغَمةُ قَناةِ الصَّفراء بالاثْنَي عَشري
choledocho-enterostomy مُفاغَمةُ قَناةِ الصَّفراءِ بالمِعَى – تَفْميمُ قَناةِ الصَّفراء بالمِعَى
choledochogram صُورةُ القَناة الصَّفراويَّة
choledochography تَصْويرُ القَناة الصَّفراويَّة
choledocholith حَصاةُ قَناة الصَّفراء الجامِعة
choledocholithiasis تَحَصِّي القَناة الصَّفراويَّة
choledocholithotomy شَقُّ القَناة الصَّفراويَّة
choledocholithotripsy تَفْتيتُ حَصى المَرارةِ داخِلَ القَناة الجامِعة
choledochoplasty تَقْويمُ قَناةِ الصَّفراء
choledochorrhaphy رَفْوُ قَناة الصَّفراء
choledochostomy فَغْرُ قَناة الصَّفراء – الجامِعة
choledochotomy = **choledochendysis** شَقُّ قَناة الصَّفراء – الجامِعة
choledochus قَناةُ الصَّفراء – الجامِعة
cholehemia = **cholemia** دَمٌ صَفْراويّ
choleic صَفْراويّ ، مُتَعَلِّقٌ بالصَّفراء أو المِرَّة
cholelith حَصاةٌ صَفراويَّة ، حَصاةُ المَرارة
cholelithiasis التَحَصِّي الصَّفراوي
cholelithic حَصَويّ صَفْراويّ
cholelithophone مِسْبارُ حَصى المَرارة
cholelithotomy نَزْعُ الحَصى بشَقِّ المَرارة
cholelithotripsy = **cholelithotrity** تَفْتيتُ الحَصى الصَّفراويَّة ، تَفْتيتُ حَصى المَرارة
cholemesis قَيْءُ المِرَّة ، القَيْءُ الصَّفراويّ
cholemia = **cholaemia** = **cholehemia** صَفْرَمِيَّة ، صُفار ، كُوليميا ، تَصَفْرُن الدَّم
cholemic صَفْرَميّ ، كُوليميّ
cholemimetry قِياسُ الصَّفراء – في الدَّم
cholepathia اعتِلالُ مَجاري الصَّفراء

cholepoiesis تَكَوُّن المِرَّة ، تكَوُّن الصَّفراء
cholepoietic = cholepoetic مُفْرِز المِرَّة
cholera الكُوليرا ، الهَيْضة · (الهَواءُ الأصفَر)
Asiatic ~ هَيْضة آسَيَوِيَّة
~ infantum هَيْضة طِفليَّة
choleraic هَيْضيّ ، كُوليريّ
choleraphage مُلتَقِمةُ جَراثيم الكُوليرا
choleresis إفراغُ المِرَّة ، إفراغُ الصَّفراء
choleretic مُفرِز المِرَّة أو مُدِرُّ المِرَّة
choleric غَضُوب ، حادُّ الطَّبْع
choleriform هَيْضيُّ الشَّكل
cholerigenous مُسَبِّب الكُوليرا
cholerine كُوليرين ، هَيْضة خَفيفة
cholerization التَّمْنيعُ ضِدَّ الكُوليرا
choleroid هَيْضاني ، نَظيرُ الهَيْضة
cholerrhagia سَيَلانُ الصَّفْراء
cholestasis = cholestasia رُكودُ الصَّفْراء
cholestatic مُتعَلِّق برُكودِ الصَّفراء
cholesteatoma وَرَمٌ شَحْميّ كُولِسترولِيّ
cholesteatosis شُحام كُولِسترولِيّ
cholester(a)emia كُولِستريميَّة . احتِباسُ أو ازديادُ كُولِسترول الدم
cholesterin = cholesterol كُولِسترين – كُولِسترول (غَولُ المِرَّة)
cholesterinemia = cholesteremia = cholesterolemia ازديادُ كُولِسترين الدم
cholesterinuria = cholesteroluria بِيلةٌ كُولِسترولِيَّة ، بَوْلٌ كُولِستَرينيّ
cholesteroderma = xanthoderma كُولِسترولِيَّة جِلْديَّة – اصفِرارُ الجِلْد
cholesterohydrothorax استِسْقاءُ الصَّدْرِ الكُولِسترولي
cholesterol = cholesterin كُولِسترول – كُولِسترين · (غَولُ المِرَّة)
cholesterolemia = cholesteremia ازديادُ كُولِسترول الدم
cholesterolosis = cholesterosis الكُولِستيريَّة – تَكَدُّس الكُولِسترول في الجِسم
choletherapy المُداواةُ بالصَّفراء
choleuria = choluria كُولُوريا ، بِيلةٌ صَفراوِيَّة أو بِيلةٌ مِرِّيَّة ، بَوْلٌ صَفراوِيّ
choline كُولين
cholinergic كُولينيُّ الفِعْل
cholinolytic حالُّ الكُولين
cholinomimetic مُحاكي الكُولين
cholochrome صِبْغ صَفراوِيّ
cholelith = cholelith حَصاةٌ صَفْراوِيَّة
chololithiasis = cholelithiasis التَحَصِّي الصَّفراوي ، داءُ الحَصى الصَّفراوِيَّة
cholorrhea زِيادةُ إفرازِ الصَّفراء
choloscopy فَحْصُ الجِهاز الصَّفراوي
cholothorax وُجودُ الصَّفراء في الصَّدْر
choluria بِيلةٌ مِرِّيَّة ، بِيلةٌ صَفْراوِيَّة
chondral غُضْرُوفيّ
chondralgia أَلَمٌ غُضْروفيّ
chondrectomy استِئْصالُ الغُضْروف
chondrification التَغَضْرُف
chondrin غُضْرُوفين ، كُونْدِرين
chondriosome جُسَيم غُضْروفيّ
chondritis التِهابُ الغُضْروف
chondro-, chondr-, chondri-, chondrio- سابِقة بمعنى «غُضْروف» أو «غُضْروفيّ»
chondroblast أرومةٌ غُضْروفيَّة
chondroblastoma وَرَمُ الأرومة الغُضْروفيَّة
chondrocalcinosis كُلاسٌ غُضْروفي
chondroclast ناقِضة الغُضْروف . مُفَتِّتة الغُضْروف
chondrocostal غُضْروفيّ ضِلْعيّ
chondrocranium قِحْفٌ غُضْروفي
chondrocyte خَليَّة غُضْروفيَّة
chondrodermatitis التِهابٌ غُضْروفيّ جِلْديّ
chondrodynia وَجَعُ الغُضْروف ، أَلَمٌ غُضْروفيّ
chondrodysplasia نَدَنٌ غُضْروفيّ
chondrodystrophia = chondrodystrophy حَثَلٌ غُضْروفيّ . السَّغَل الغُضْروفيّ
chondro-endothelioma وَرَمٌ بِطانِي غُضْروفي
chondrofibroma وَرَمٌ غُضروفيٌّ لِيفيّ
chondrogenesis الغَضْرَفة – تَكَوُّن الغُضْروف
chondroid نَظيرُ الغُضْروف

chondrolipoma وَرَمٌ شَحْمي غُضْروفي
chondrology مَبْحَث الغَضاريف
chondrolysis انحِلالٌ غُضْروفي
chondroma غُضْروم ، وَرَمٌ غضروفي
chondromalacia تلَيُّنُ الغُضْروف
chondromatosis داءُ الأورامِ الغُضْروفيَّة ، وُرامٌ غُضْروفي
chondromatous وَرَمي غُضْروفي
chondromere قُسَيْمة غُضْروفيَّة
chondrometaplasia حُؤولٌ غُضْروفي
chondromucin = **chondromucoid** مَيُوسين الغُضْروف ، مُخاطين الغُضروف
chondromyoma وَرَمٌ عَضَلي غُضروفي
chondromyxoma وَرَمٌ غُضروفيّ مُخاطيّ
chondromyxosarcoma غَرَنٌ غُضْروفي مُخاطي
chondro-osseous غُضْروفيّ عَظْميّ
chondro-osteodystrophy حَثَلٌ غُضْروفيٌّ عَظْميّ ، تَناذُر مُوركيو
chondropathy اعتِلالٌ غُضْروفي
chondrophyte نابِتةٌ غُضروفيَّة ، نَبْتة غُضروفيَّة
chondroplast = **chondroblast** جَذَعةُ الغُضْروف ، بانِيَةُ الغُضروف
chondroplasty تَقْويمٌ غُضْروفي ، رَأْبُ الغُضروف
chondroporosis تَخَلْخُل غُضْروفيّ
chondroproteid = **chondroprotein** بُرُوتين غُضروفيّ
chondrosarcoma غَرَن غُضْروفيّ
chondrosis التَغَضْرُف أو الغَضْرَفة ــ تكَوُّنُ النَّسيج الغُضْروفيّ
chondroskeleton هَيْكَلٌ غُضْروفيّ
chondrosome, mitochondria جِسْم غُضْروفي ، حُبَيبة خَيْطيَّة
chondrosteoma وَرَمٌ عَظْمي غُضروفي
chondrosternal غُضروفيّ قَصّيّ
chondrotomy قَطْعُ الغُضْروف
chondrotrophic مُغَذٍّ غُضْروفيّ
chondroxiphoid غُضْروفي رَهابَوي
chorangioma = **chorioangioma** وَرَمٌ وِعائيّ مَشيميّ

chorda = **chord** = **cord** وَتَر ، حَبْل
~ dorsalis الحَبْلُ الظَّهْريّ
~ spermatica الحَبْل المَنَويّ
~ tympani الحَبْل الطَّبْليّ
~ umbilicalis الحَبْل السُّرّيّ ، السَّرَر
~e vocalis الأوتارُ الصَّوتيَّة
chordae; pl. of chorda حِبال ، أوتار
Chordata الحَبْليّات ــ ذَواتُ الحَبْل الظَّهْريّ
chordate حَبْلي ــ مِن الحَبْليّات
chordectomy قَطْعُ الوَتَر الصَّوتيّ
chordee الشَّدَلُ ــ أَلَمُ القَضيب واعوِجاجُه
chorditis التِهابُ الوَتَر الصَّوتيّ ، التِهابُ الحَبْل المَنَويّ
~ vocalis التِهابُ الحِبال الصَّوتيَّة
chordoblastoma وَرَمُ أَرومةِ الحَبْل الظَّهْري
chordocarcinoma = **chordoma** سَرَطانٌ حَبْلي ــ وَرَمٌ حَبْلي ، حَبْلُوم
chordoma = **chordo-epithelioma** وَرَمٌ حَبْلي ــ وَرَمٌ حَبْلي ظِهاري
chordoskeleton الهَيْكَلُ العَظْميّ الحَبْليّ
chordotomy قَطْعٌ حَبْلي ــ بَضْعُ الحَبْل الشَّوكي
chorea الكُوريا ، الرَّقَص ، الرَّقَصُ السَّنجيّ
~ gravidarum رَقَصٌ حَمْليّ
hereditary ~ رَقَصٌ وِراثيّ
choreal = **choreatic** = **choreic** رَقَصيّ ، مُتَعَلِّق بالكُوريا
choreiform شِبْهُ الرَّقَص ، رَقَصيُّ الشَّكْل
choreo-athetoid رَقَصيّ كَنَعيّ
choreo-athetosis داءُ الرَّقَص والكَنَع
choreomania وَلَعٌ جُنونيّ بالرَّقْص
choreophrasia ثَرْثَرة
chorial مَشيميّ ، مَشيمائيّ
chorio-adenoma وَرَمٌ غُدّي مَشيمي
chorioallantois لَقانِقُ المَشيمة ، مَشيمة لَقانقيَّة
chorio-angiofibroma وَرَمٌ وِعائي لِيفي مَشيمي
chorio-angioma وَرَمٌ وِعائيّ مَشيميّ
chorioblastosis تَنَشُّج مَشيميّ، نُمُوٌّ مَشيميّ زائِد
choriocapillaris طَبقة المَشيمة الشَّعْريَّة
choriocarcinoma سَرَطانةٌ مَشيميَّة

chorio-epithelioma, chorioma
وَرَمٌ ظِهاريّ مَشيميّ ، ظِهاروم مَشيميّ
choriogenesis تكَوُّن المَشيمة
chorioid = choroid طَبَقة العَيْن الوِعائيّة ، المَشيميَّة · شِبْهُ المَشيمة ، مَشيمانيّ
chorioma, chorioepithelioma
وَرَمٌ مَشيميّ ، وَرَم مَشيميّ ظِهاريّ
choriomeningitis التِهابُ السَّحايا المَشيمي
chorion مَشيماء ، مَشيمة ـ غِشاءُ الحَميل البَرّاني
~ frondosum مَشيمة خَمْليَّة
~ laeve مَشيماء مَلْساء ، مَشيمة جَرْداء
chorionepithelioma = chorioepithelioma وَرَم مَشيميّ ظِهاريّ
chorionic مَشيمائي ، مُتعَلِّق بالمَشيمة
chorioretinal مَشيميّ شَبَكيّ
chorioretinitis التِهابُ المَشيميَّة والشَبَكيَّة
chorioretinopathy اعتِلالُ المَشيميَّةِ والشَّبَكيَّة ، داءُ المَشيميَّة والشَبَكيَّة
chorista شَوَهُ انزِياحُ البَذْأة
choristoma = choristoblastoma
وَرَمٌ مُنفَصِل ـ وَرَم جَذْعيّ انفِصاليّ
choroid = choroidea المَشيميَّة ، طبَقةُ العَيْن الوِعائيّة · نَظيرُ المَشيمة ، مَشيمانيّ
~ plexus الضَّفيرة المَشيميَّة
choroidal مُتعَلِّق بالمَشيميَّة ، مَشيميّ ، مَشيمانيّ
choroidea = choroid المَشيميَّة
choroideremia خَلُّ المَشيميَّة
choroiditis التِهابُ المَشيميَّة ـ التِهابُ طبَقةِ العَيْن الوِعائيّة
choroidocyclitis التِهابُ المَشيميَّة والزائِدات الهُدْبيّة ، التِهابُ المَشيميَّة والجِسم الهُدْبيّ
choroido-iritis التِهابُ المَشيميَّة والقُزَحيَّة
choroidopathy اعتِلالُ المَشيميَّة
choroidoretinitis = chorioretinitis
التِهابُ المَشيميَّة والشَبَكيَّة
chrom-, chromo- سابِقة تَدُلُّ على العَلاقةِ بـِ «اللَّون»
chromaffin أليفُ الكرُوم
chromaffinoma وَرَمٌ أليفُ الكرُوم

chromagogue مُزيلُ الصِّباغات
chromaphil = chromaffin مَيّالٌ للتَّلَوُّنِ بالكرُوم ، أليفُ الكرُوم
chromate كرُومات ـ مِلْحُ حامِض الكرُوميك
chromatelopsia رُؤية ناقِصة لِلألوان
chromatic لَوْنيّ ، صَبُوغ ، صِبْغيّ
chromatid صِبْغيد ، شِقُّ الصِّبْغيّ ، الخَيْطُ المُلَوَّن
chromatin صِبْغين ، كرُوماتين
sex ~ صِبْغين جِنْسيّ
chromatinolysis = chromatolysis
انحِلالُ الكرُوماتين
chromatinorrhexis تمَزُّق الصِّبْغين
chromatism اصطِباغٌ غيرُ سَويّ · زَوَغانٌ لَوْنيّ
chromatize يلَوِّن
chromato- بادِئة بمعنى «لَوْن» أو «لَوْنيّ»
chromatoblast أرومة صِبْغيَّة
chromatogenous مُلَوِّن ، مُوَلِّد اللَّون
chromatogram مُستَشْرَبة ، مُخَطَّط استِشْرابيّ
chromatograph مِشْراب
chromatographic استِشْرابيّ
chromatography استِشْراب ، فَصْلٌ كرُوماتوغرافيّ
paper ~ استِشْراب وَرَقي
chromatoid صِبْغانيّ · كرُوماتيناويّ
chromatokinesis حَرَكَة الصِّبْغين
chromatology مَبْحَث أو عِلْمُ الألوان
chromatolysis = chromatolysm
chromolysis انحِلالُ أو حَلُّ الصِّبْغين
chromatolytic حالُّ اللَّون
chromatometer مِقياسُ اللَّون
chromatopathy = chromopathy
اعتِلالٌ صِبْغي · اعتِلالُ الجِلْدِ المُلَوَّن أو الاصطِباغي
chromatopexis = chromopexy
تَثبيتُ الصِّبْغ
chromatophile = chromatophil
أليفُ اللَّون ، صِبْغ
chromatophilia أُلفَةُ الصِّبْغ ، سُهولةُ الاصطِباغ
chromatophilic = chromatophilous
سَهْلُ الاصطِباغ ، أليفُ اللَّون

chromatophore حامِلَةُ اللَّون ، مُلَوِّنة
chromatophorotropic مُختَصٌّ بحَمَلة الألوان
chromatoplasm الهَيُولى المُلَوِّنة
chromatopsia رُؤيةُ الألوان ـ رُؤية مُلَوَّنة
chromatoptometer مِقياسُ إدراك الألوان
chromatoptometry امتِحانُ تَمْييز الألوان
chromatosis تلَوُّن ، اصطِباغ أو اختِضاب
chromatoskiameter مِقياسُ حاسَّةِ اللَّون
chromatosome = chromosome الصِّبْغي
chromatotropism الانتِحاءُ اللَّوني
chromaturia البَوْلُ المُلَوَّن ، بِيلةٌ مُلَوَّنة
chromesthesia إدراكُ اللَّون بالحَواسّ
chromhidrosis = chromidrosis
عُراق مُلَوَّن ، تلَوُّن العَرَق
chromicize يُشْبِعُ بمُرَكَّب الكرُوم
chromidiosis التلَوُّن الخَلَوي الكرُوماتيني
chromidium حُبَيبة مُلَوَّنة ، حُبَيبة صِبْغيَّة
chromiole حُبَيْبة كرُوماتينيَّة ، حُبَيْبة صِبْغيَّة
chromium الكرُوم ـ مَعْدِن الكرُوميوم
chromo-, chrom- chromato- سابِقة تَدُلُّ
على العَلاقة بِـ «اللَّون»
chromoblast جَذَعة لَونيَّة ، أرومةٌ لَونيَّة
chromoblastomycosis الفُطارُ البُرعُميُّ
المُلَوَّن
chromocyte خَليَّة مُلَوَّنة ، كُرَيَّة صِبْغيَّة
chromogen مُوَلِّدُ الصِّبْغ ، مُوَلِّد اللَّون
chromogenesis التوَلُّد اللَّونيّ ، التكَوُّن الصِّبْغيّ
chromogenic مُكَوِّن أو مُوَلِّد اللَّون
chromolysis = chromatolysis
انحِلالُ اللَّون
chromomere قُسَيْمة صِبْغيَّة ، قُسَيْم صِبْغيّ
chromomycosis فُطارٌ مُلَوَّن
chromonema = chromoneme
الخَيْطُ المُلَوَّن ـ خَيْطٌ مُلَوَّن في الجِسم الصِّبْغيّ
chromoparic باعِثُ اللَّون ، مُحْدِثُ اللَّون
chromopectic = chromopexic مُثَبِّت اللَّون
chromophage مُلتَهِمُ اللَّون ، مُخَرِّب اللون
chromophane خِضابُ الشبَكيَّة
chromophil = chromophile أليفُ اللون
chromophilic = chromophilous
أليفُ اللَّون ، سَهْلُ الاصطِباغ ، مُحِبُّ اللَّون
chromophobe نافِرٌ من الصِّباغ ، كارِهُ اللون
chromophobia, chromatophobia
النُّفورُ من الصِّباغ ، كُرْهُ الألوان
chromophobic نافِرٌ من اللون ، كارِهُ اللون
chromophore حامِلةُ الصِّبْغ ، صَبّاغة
chromorphoric = chromophorous
حامِلةُ الألوان ، مُتَعَلِّق بحامِلة الألوان
chromophose التحَسُّس اللَّوني ، حِسٌّ اللون
chromophytosis, pityriasis versicolor
اصطِباغُ الجِلد النَّباتي ، نُخاليَّة مُنَقَّشة
chromopsia = chromatopsia رُؤية مُلَوَّنة
chromoptometer مِقياسُ إدراكِ الألوان
chromoretinography تَصْويرُ الشبَكيَّة المُلَوَّن
chromoscopy تَنْظيرُ الألوان ـ امتِحانُ رُؤيةِ
الألوان ، تحَسُّس الألوان
chromosome صِبْغيَّة ، كرُوموسوم ، صِبْغيّ
homologous ~ صِبْغيٌّ جَنيس أو مُجانِس
sex ~ صِبْغيّ جِنْسيّ
chromosomes كرُوموسومات ، صِبْغيّات
chromotoxic مُتْلِفُ اليَحْمور ، تُكْسينيٌّ لِلَّون
chronaxia = chronaxy زَمَنة ـ وَحْدةٌ
زَمَنيَّة دُنيا لحُدوثِ التقَلُّص العَضَلي
chronaximeter مِقياسُ الزَّمَنة
chronic مُزْمِن
chronicity إزمان ، زَمانة
chrono- سابِقة بمعنى «زَمَن» أو «زَمَنيّ»
chronobiology الحَيَويّات الزَّمَنيَّة
chronognosis مَعْرِفة الوَقْت ، تَقْديرُ الأزمان
chronograph مِرْسَمة الأوقات ، مِخطاطُ الزَّمَن
chronoscope مُوَقِّتة
chronosphygmograph مُخَطِّط تَوْقيت النَّبْض
chronotaraxis اختِلاطٌ أو بَلْبَلة بالوَقت
chronotropism اضطِرابُ دَوريَّة الوَقْت
chrotoplast خَليَّة جِلْديَّة ، خَليَّة أدَميَّة
chrys- , chryso- سابِقة تَدُلُّ على العَلاقة بِـ
«الذَّهَب» أو «أملاح الذَّهَب»
chrysalis خادِرة ، اليَرَقة المُذَهَّبة ، (نَغَفة)

chrysiasis = **chrysosis** التَّذهيب ، تَرَسُّبُ الذَّهَب (في الأنسِجة)
chrysoderma تَذَهُّبٌ جِلدي ، تَذَهُّب الجِلْد
chrysotherapy المُداواةُ بالذَّهَب
chthonophagia = **chthonophagy** أكْلُ الطِّين ، التِهامُ الطِّين
chylangioma وَرَمٌ وِعائي لِمْفي
chyle كَيْلوس
chylectasia تَمَدُّدُ وِعاءٍ كَيْلوسيّ
chylemia كَيْلوس الدَّم ، كَيْلوسيَّة الدم
chylifaction = **chylification** تَكَيْلُس ، تكَوُّن الكَيْلوس
chylifactive مُكَوِّنُ الكَيْلوس
chyliferous ناقِلُ الكَيْلوس ، مُكَوِّنُ الكَيْلوس
chylification التَّكَيْلس
chyliform يُشْبهُ الكَيْلوس ، كَيْلوسيُّ الشَّكْل
chylocele قِيلة أو أُدْرة كَيْلوسيَّة – في الصَّفَن
chylocyst = **receptaculum chyli** رِكيسة كَيْلوسيَّة ، الكُيَيْس الكَيْلوسيّ
chyloderma لِمْفا الصَّفَن
chylomediastinum مَنْصِفٌ كَيْلوسيّ
chylomicron دَقيقة كَيلوسيَّة ، دِقيَّة كَيْلوسيَّة
chylomicronemia وُجود الدِّقيّات (الدَّقائق) الكَيْلوسيَّة في الدم
chylopericardium كَيْلوسيَّةُ التأمور
chyloperitoneum كَيْلوسيَّة الصِّفاق
chylophoric ناقِلُ الكَيْلوس
chylopleura جَنبة مُكَيْلَسة ، كَيْلوسيَّة الجَنَبة
chylopoiesis, chylification الكَيْلَسة ، صُنْعُ الكَيْلوس ، التكَيْلُس
chylopoietic كَيلوسيُّ الصُّنْع
chylosis الكَيْلوسيَّة
chylothorax تكَيْلُسُ الصَّدْر ، كَيْلوسيَّة الصَّدْر
chylous كَيْلوسيّ
chyluria بِيلة كَيْلوسيَّة ، بَوْلٌ كَيْلوسيّ
chymase كِيماز
chyme كَيْمُوس
chymification تكَيْمُس
chymorrhea تَرُّ كَيْموسيّ ، سَيَلانُ الكَيْموس

chymosin, rennin كَيْموسين ، كَيْموس، رَوْبة
chymotrypsin تربْسين كَيْموسي ، كيموتربسين
cicatrectomy استِئصالُ النَّدْبة ، خَزْعُ النَّدْبة
cicatrice, cicatrix نَدْبة
cicatricial نَدْبي
cicatricotomy = **cicatrisotomy** شَقٌّ أو خَزْعُ النَّدْبة ، قَطْعُ النَّدْبة
cicatrizant مُنَدِّب
cicatrization نَدَب ، إنداب ، تنَدُّب
cicatrize يَتْرُكُ نَدْبة ، يَنْدَبُ (الجُرْحُ)
cilia; pl. of cilium أهْداب – جَمْعُ هُدْبة
ciliariscope مِنظارٌ هَدَبيّ
ciliary هُدْبي ، هَدَبي
~ body الجِسمُ الهَدَبي
~ muscle العَضَلة الهَدَبيَّة
~ system الجهازُ الهَدَبيّ
Ciliata الهَدَبيّات
ciliated مُهَدَّب ، أهْدَب ، هَدْباء
ciliectomy خَزْع هَدَبيّ ، خَزْعُ الجِسْم الهَدَبيّ
cilioretinal هُدابَويّ شَبَكي ، هَدَبيّ شَبَكي
cilioscleral هَدَبيّ صُلْبي ، هُدابَويّ صُلْبَوي
ciliospinal هَدَبي نُخاعي ، هُدابَوي نُخاعي
ciliotomy شقٌّ هُدْبي – قَطْعُ العَصَب الهَدَبي
cilium هَدَب ، هُدْب ، هُدْبة ، هَدَبة
cillosis = **cillo** ارتِعاشُ الجَفْن
Cimex البَقّ – بَقُّ الفِراش
~ lectularius بَقُّ الفِراش
cimicosis التَبقُّق ، حُكاكٌ بَقِّيّ
cinching غَبْن ، طَيّ – تَقْصيرُ عَضَلة العَيْن
cinchona سِنْكُونا ، لِحاءُ السِّنكونا ، كِينا
cinchonism الانسِمامُ بالسِّنكونا ، التَسَمُّم بالكِينا
cineangiocardiography تَصْويرُ القَلْبِ والأوعية السِّينمائيّ
cineangiography تَصْويرُ الأوعية السِّينمائيّ
cinefluorography التَّصْويرُ الفَلْوَريّ السِّينمائيّ
cineplastics = **kineplasty** البَتْرُ التَّقْويميّ
cineradiography التَّصْويرُ الشُّعاعيّ السِّينمائيّ
cinerea الرَّماديَّة – المادَّةُ السِّنجابيَّة
cineritious رَماديّ ، أرْمَدُ

cingulectomy خَزْعُ الحِزام
cingulum = cingule حِزام ـ حُزْمَةُ أليافٍ مُطَوِّقة الجِسم الثَّفَني ، خَصْر
cinnamon القِرْفة
cionectomy قَطْعُ اللَّهاة ، خَزْعُ اللَّهاة
cionitis التِهابُ اللَّهاة أو الغَلْصَمة
cionotomy شَقُّ اللَّهاة او الغَلْصَمة ، بَضْعُ اللَّهاة
circadian يَوْميّ ، يَوْماويّ
circle دائرة ، حَلْقة
~ of Willis حَلْقة وِيلِّيس
circuit دارة ، دَورة
circulation دَوَران
~ time زَمَنُ الدَّوَران
collateral ~ الدَّوَرانُ الجانِبيّ الرَّدِف
coronary ~ الدَّوَران التاجيّ أو الإكليليّ
extracorporeal ~ الدَّوَران البَرّاني ـ خارِج الجِسم في رِئة أو كُلْية آليَّة
fetal ~ الدَّوَرانُ الجَنينيّ
lymph ~ الدَّوَران اللِّمْفي
placental ~ الدَّوَران السُّخْدي
portal ~ الدَّوَرانُ البابي
pulmonary ~ الدَّوَران الرِّئوي
systemic ~, greater ~ الدَّوَرانُ البَدَنيّ ، الدَّوَران العامّ أو المَجْموعيّ
circulatory دَوَرانيّ
circulus دائرة ، حَلْقة
circum- سابقة تعني «حَوْل» أو «مُحِيطٌ بِـ»
circumanal حَوْلَ الشَّرَج
circumarticular حولَ المَفصِل
circumbulbar حَولَ المُقْلة
circumcision خِتان ، قَلَف • خَفْض
circumcorneal حَولَ القَرْنيَّة
circumduction حَرَكة دائريَّة
circumflex = circumflexus مُنْعَطِف ، مُقَوَّس ، دائرٌ حَول
~ nerve العَصَبُ المُقَوَّس
circumgemmal حَولَ البُرعُم
circumlental حَولَ العَدَسة
circumnuclear حَولَ النَّواة
circumocular حَوْل العَيْن
circumoral حَولَ الفَم
circumscribed مَحْدود ، مُحاط
circumstantiality خَلْطُ الكَلام
circumvolute مَفْتول ، مَبْروم ، مَلْفوف
cirrhogenous مُلَيِّف ، يُسَبِّب السِّيروز
cirrhonosus الداءُ اللِّيموني أو الكُبادي
cirrhosis تَشَمُّع ، تَلَيُّف • لُياف الكَبِد
alcoholic ~ تَشَمُّع كُحوليّ
biliary ~ تَلَيُّف صَفْراوي
fatty ~ تَشَمُّع دُهْني
cirrhotic تَشَمُّعي ، مُتَلَيِّف • (أكْهَب ، متَشَمِّع)
cirrus صِرْم ـ فُوهةُ الشَّرِيطيّات المِنقَبيَّة
cirsectomy قَطْعُ الدَّوالي
cirsocele, varicocele قِيلة دَواليَّة
cirsodesis رَبْط الدَّوالي
cirsoid شِبْهُ الدَّوالي ، دَواليّ
cirsomphalos دَوالي السُّرَّة
cirsotome مِشرَط الدَّوالي
cirsotomy خَزْعُ الدَّوالي
cissa = pica وَحَم
cisterna = cistern صِهْريج ، حَوض
cisternal صِهْريجيّ
~ puncture بَزْلٌ صِهريجيّ
citrate سِتْرات ، مِلْح حامِض السِّتريك
citric acid حَمْضُ اللَّيمون ، حامِض السِّتريك
citronella أُتْرُجِيَّة ـ حَشيشٌ عِطْريّ
citrulline سِتْرولين ـ حَمْض أميني كَبِدي
Citrus اللَّيمون ـ الفَصيلة الحَمْضيَّة أو البُرتُقاليَّة
cittosis, citta, pica وَحَم ، شَهْوة الطِّين
clairvoyance = clairsentience الاستِبْصار ـ إدراكُ أشياءٍ بدونِ استِعمال الحَواسّ
clamp مِلْقط ، قامِط ، مِلْقاط
clap; the clap السَّيلان • مَرَضٌ زُهريّ
clarificant مُرَوِّق
clarification تَرْويق • إيضاح
clasmatocyte خَلِيَّة غُصْنيَّة • خَليَّة بَلْعَميَّة
clasmatosis التَقَصُّف الخَلَوي ، تَقَصُّف الخَليَّة
clasp مِشْبَك ، مِمْسَك

class طائفة ، صِنْف ، مَرْتَبة
classification تَصْنيف ، تَرْتيب
clastic مُزَعْزِع ، مُجَزِّىء
claudication العَرَج ، الخَمَع ، الظَّلَع
intermittent ~ العَرَج المُتَقَطِّع
claustral حاجِزيّ ، عائِقيّ
claustrophilia وَلَعُ الانعِزال
claustrophobia رُهابُ الانغِلاق
claustrum عائِق ، حاجِز
~ gutturis, ~ oris الحَفّاف ، بِذْلُ الحَنَك
~ virginale البَكارة ، غِشاءُ البَكارَة
clava نَبُّوت . حُدَيْبَةُ النَّواةِ الناحِلة
clavelization التَّلْقيح الجُدَري
clavicle = **clavicula** التَّرْقُوة ــ الناحِرة
clavicular تَرْقُويّ
claviculus ظُفَير
clavipectoral تَرْقُويّ صَدْريّ
clavus خَلَب ، ثَفَن ، عَرَن ، مِسْمار
~ hystericus خَلَبٌ هِسْتيريائيّ
clawfoot قَدَم مِخْلَبيَّة
clawhand الكَنَع ، يَدٌ مِخْلَبيَّة
clay طَفَل ، صَلْصال ، غَضار
clearance تَصْفية
cleavage انشِطار ، تَفَلُّج ، انفِلاق ، تَشَطُّر
complete ~, holoblastic ~ تَشَطُّرٌ تامّ
incomplete ~ تَشَطُّر ناقِص
cleft فَلَجٌ . أفلَجُ . فَلَحٌ ، فَلْعٌ
anal ~ فَلَحٌ شَرَجيّ
branchial ~s الفُلوج الخَيْشوميَّة
~ palate انشِقاقُ الحَنَك . فَلحُ الحَنَك
facial ~ فَلَحٌ وَجْهيّ
cleid-, cleido-, clid- سابِقة بمعنى «تَرْقُوة»
cleidagra = **cleisagra** نِقْرِس تَرْقُويّ
cleidocostal تَرْقُويّ ضِلْعيّ
cleidocranial تَرْقُوي قِحْفي
cleidorrhexis تَكْسيرُ التَّرْقُوة
cleidotomy قَطْعُ التَّرْقُوَتَيْن ــ في الوِلادة العَسِرة
cleidotripsy هَرْسُ التَّرْقُوة
cleptomania وَلَع السَّرِقة ، هَوَسُ السَّرِقة

click قَلْقَلة
climacteric إياس . إياسيّ
climacterium الإياس ، انقِطاعُ الطَّمْث
~ praecox إياسٌ مُبَكِّر
climatology عِلْمُ المُناخ
climatotherapy = **climatotherapeutics** المُعالَجة المُناخيَّة
climax ذُرْوَة ، أوْج
clinic عِيادة ، مُستَوصَف خاصّ . السَّريريّات
ambulant ~ عِيادةُ السّارِين ــ اللاسَريرِيّين
clinical سَريريّ ، مُتَعَلِّق بالسَّريريّات
clinician سُرُريّ ، سَرائريّ
clinicopathologic سَريريّ أمراضيّ
clinodactyly انحِرافُ إصَبع أو أصابِع
clinography وَصْفٌ سَريري
clinoid سَريرانيّ ، سَريريّ
clinoscope, clinometer مِقياسُ الانحِرافات
clinotherapy المُعالَجة بمُلازَمة الفِراش
clip مِشْبَك ، قامِطة . يَثبِّت بمِشْبَك
cliseometer مِقياسُ المُنحَنَيات ، المُستَميل
clition نُقْطة المُنحَدَر المُتَوسِّطة
clitoral = **clitoridean** بَظْري
clitorectomy قَطْعُ البَظْر
clitoridauxe كِبَرُ البَظْر
clitoridectomy قَطْعُ البَظْر
clitoriditis = **clitoritis** التِهابُ البَظْر
clitoridotomy خِتانُ الأُنثى . خَفْض
clitoris البَظْر . القُنْب
clitorism انتِصابُ البَظْر . ضَخامةُ البَظْر
clitoritis التِهابُ البَظْر
clitorotomy خَفْضُ (البَظْر) . خَتْنُ الأُنثى
clivis = **declivis cerebelli** المُنْحَدَر المُخَيخي
clivus مَحْدَر ، مُنحدرُ العظم الاسفيني
cloaca مَذْرَق ، مَبْرَز
cloacal مَذْرَقيّ ، مَبْرَزيّ
clonal نَسيليّ . فَسيليّ
clone نَسيلة ، وَليدٌ مَثيل لا شِقِّيّ ، فَسيل . يَتفَسَّل
clonic ارتِجاجيّ ، رَمَعيّ

clonicity رُجُوجِيَّة ، رَمَعِيَّة
clonicotonic مُرتَجٌّ ومُتَوتِّر
clonism = clonismus تَشَنُّج ارتِجاجي
clonograph مُسَجِّلة الارتِجاج
clonorchiasis, clonorchiosis داءُ المُجَزَّآتِ الخُصْيَوِيَّة ، داءُ الوَشيعات الكَبِديَّة الآسَيَويَّة
clonospasm شَنَجٌ رَمَعِي ، تَشَنُّج ارتِجاجي
clonus ارتِجاج ، رَجَفان ، رَمَع
ankle ~ رَمَع الكاحِل
clostridial مِطَثِّي ، مُتَعَلِّقٌ بالمِطَثِّيّات أو مُسَبَّب عَنْها
Clostridium المِطَثِّيّات ، المُجَزَّآت المِغْزَلِيَّة
closure غَلْق ، انغِلاق
clot دَمَة أو جُلْطَة · خُثْرة
antemortem ~ جُلْطةٌ قَبلَ الوَفاة
blood ~ جُلطة دَمَويَّة ، دَمة
heart ~ جُلْطَة قَلْبِيَّة
laminated ~ جُلطةٌ مُطَبَّقَة
postmortem ~ جُلطة بعدَ الوَفاة
clotting = clottage التَجَلُّط
cloudy غَيْميّ · غَبِش
clove القَرَنْفُل ، قَرَنفول
clubbing تَعَجُّر ، تَعَقُّف ، تَدْبيس ، تَنَبُّت
clubfoot حَنَفُ القَدَم · قَدَمٌ مُدَبَّسة
clubhand حَنَفُ اليَد ، يَدٌ مُدَبَّسة
clumping تَلَزُّن ، تَلازُن ، تَكَتُّل
cluneal أَلْيَوِيّ
clysis حُقْنة شَرَجِيَّة ، نَطْف الجَوْف
clysma = clyster حُقْنة ، حُقْنة شَرَجِيَّة
clysterize يَحْقِنُ ـ في الشَّرَج
cnemial قَصَبيّ
cnemis القَصَبة أو عَظْمُ السّاق ، الظُّنْبُوب
cnemitis التِهابُ عَظْم القَصَبة ، التِهابُ الظُّنْبوب
cnemoscoliosis زَوَرُ الرِّجْل ، زَوَرُ القَصَبة
coacervation انعِقاد ، تَقَوْصُر
coadaptation مُلاءَمة
coagglutination التلازُنُ الشامِل
coagglutinins مُلْزِناتٌ شامِلة ، راصّاتٌ شامِلة
coagulability تجَلُّطيَّة ، تخَثُّريَّة
coagulable جَلُوط ، قابِلُ التخَثُّر
coagulant مُجَلِّط ، مُخَثِّر
coagulants مُجَلِّطات ، مُخَثِّرات
coagulate يُخَثِّر ، يَتَخَثَّر
coagulation التجَلُّط ، التخَثُّر · جُلْطة ، خُثْرة
~ necrosis تَنَكْرُز تجَلُّطي ، نَخَر تخَثُّري
electric ~ تجَلُّط كَهْرَبائيّ
coagulin = coagulative مُجَلِّط ، مُخَثِّر
coagulometer مِقياسُ التجَلُّط
coagulum جُلْطة ، عَلَق · خُثْرة
coalescence التِئام ، تَلازُق ، التِحام
coaptation مُوافَقة ، تَوفيق ، تَطْبيق
coarctate يُضَيِّق · يَضْغَط
coarctation تَضَيُّق ، ضِيق · انضِغاط ، ضَغْط
coat طَبَقة ، غِلالة ، غِطاء
coating غِلاف ، طَبَقة مُغَلِّفة
cobalt كُوبَلْت
cobra صِلٌّ ناشِر ، الكُوبْرا ، حَيَّة النظّارة
coca الكُوكا ـ نَباتٌ يُستَخرَجُ مِنه الكُوكائين
cocaine = cocaina كُوكائين ـ قِلْويد بِلَّوري
cocainism الكُوكائينيَّة ، تَعاطي الكُوكائين
cocainize يُخَدِّر بالكُوكائين
cocarcinogen عَونُ المُسَرطِن
coccal مُكَوَّرِيّ
cocci; pl. of coccus المُكَوَّرات
coccidioidal granuloma, coccidiosis وَرَمٌ حُبَيبيّ كُرَوانيّ
Coccidioides الكُرَوانيّات ، الفُطور الكُرَوانيَّة
coccidioidomycosis = coccidioidosis فُطار كُرَوانيّ ، داءُ الفُطور الكُرَوانيَّة
coccidiosis الكُوكْسِديَّة ، داءُ الكُرَوانيَّة
Coccidium أُكْرِيَّة ، كُوكْسِيديَّة
coccigenic = coccigenous مُكَوَّرِيُّ المَنْشأ
coccinella قِرْمِز ، صِباغُ القِرْمِز
coccobacillary مُكَوَّرِيّ باسِلِّيّ ، عُصَوَّرِيّ
coccobacillus عُصَيَّة مُكَوَّرة ، عُصَوَّرة
coccoid مُكَوَّرانيّ ، نَظيرُ المُكَوَّرة
coccus; pl. cocci مُكَوَّرة ، ج· مُكَوَّرات
coccyalgia = coccygalgia أَلَمُ العُصْعُص

coccydynia = coccygodynia أَلَمُ العُصْعُص
coccygeal عُصْعُصيّ · عُصَصيّ
coccygectomy قَطْعُ العُصْعُص
coccygodynia = coccyodynia عَصْعَصة ، أَلَمٌ في العُصْعُص ومُحيطِه
coccygotomy خَزْعُ العُصْعُص
coccyx العُصْعُص ، العُصَص
cochineal قِرْمِز ، صِباغُ القِرْمِز
cochlea القَوْقَعة ـ حَلَزون الأُذُن الباطِنة
cochlear قَوْقَعيّ ، حَلَزونيّ ، مَحاريّ
cochleare مِلْعَقة
cochleariform مِلْعَقيُّ الشَّكْل
cochleitis = cochlitis التِهابُ القَوْقَعة
cochleovestibular قَوْقَعيّ دِهْليزيّ
cocktail خَليط ، كُوكْتيل
cocoa كاكاو
coctolabile هَرورٌ بالحَرارة
code مَدْوَنة ، مُدَوَّنة ، دُستور · رامُوز
genetic ~ رامُوز الجِينات
codeine كُودَيين ـ قِلْوانيّ من الأفيون
codex مُدَوَّنة الأدوية ، دُستورُ الأدوية
codominance سِيادةٌ مُشتَرَكة
codon رامِزة ، رامُوز
coefficient مُعامِل
absorption ~ مُعامِلُ الامتِصاص
biological ~ مُعامِل النَّشاط الحَيَوي
respiratory ~ مُعامِلُ التَنَفُّس
viscosity ~ مُعامِل اللُّزوجة
coel- بادِئة بمعنى «فَجْويّ» أو «جَوْفيّ»
Coelenterata اللاحَشْويّات ، المُجَوَّفات
coelenterate مُجَوَّفي ، لاحَشْوي
coelenteron = archenteron الهَوْش ، مِعًى ابتِدائيّ
coeliac = celiac جَوفيّ ، جُوافيّ ، بَطْنيّ
coelioscopy تَنْظيرٌ جَوفيّ
coeloblastula أُرَيمة مُجَوَّفة
coelom, coeloma جَوفٌ عامّ
coelomic جَوفيّ ، مُتَعَلِّقٌ بالجَوفِ العامّ
coenurosis داءُ السِّنيورُسيّات ، سَدَرُ السِّنيورُسيّات
Coenurus سِنيُورُس ـ يَرَقانةٌ شَريطيّةٌ مُتَعَدِّدةُ الرُّؤوس
coenzyme أَنْزيم تَميميّ ، تَميمُ الأَنْزيم
coeur القَلْب
~ en sabot قَلْبٌ قَبْقابيّ
coexcitation إثارة مُتَواقِتة
cofactor عامِل تَميميّ ، تَميمُ العامِل
cognition فَهْم ، مَعْرِفة ، استِعْراف
cognitive مَعْرِفيّ
cohabitation مُساكَنة ، مُعاشَرةُ الرَّجُلِ والمَرأة
cohesion تَماسُك ، التِحام ، تَرابُط
cohesive مُلتَحِم ، مُتَماسِك
cohobation تَكْرارُ التَّقْطير
coil مِلَفّ ، وَشيعة
coital جِماعيّ ، نِكاحيّ
coitophobia رَهْبة الجِماع ، رُهابُ الجِماع
coitus = coition جِماع
~ interruptus عَزْل ، نَغْم
colchicine كُولْشيسين ، لَحْلاحِين
Colchicum اللَّحْلاح
cold زُكام ، صُؤْد ، رَشْح ، بَرْد · بارِد
common ~ زُكام
colectomy قَطْعُ القُولون ، استِئْصالُ القُولون
coleocystitis التِهابُ المَهْبِل والمَثانة
Coleoptera مُغمَّداتُ الأجنِحة
coleotomy شَقُّ المَهْبِل
coles = the penis القَضيب
colibacillemia وُجودُ العُصَيّاتِ القُولونيّةِ في الدَّم
colibacilluria بِيلةُ العُصَيّات القُولونيّة
colibacillus العُصَيّة القولونيّة
colic قُولوني · مَغَص ، قُضاع · قَضَع
appendicular ~ مَغَصٌ زائدي
biliary ~ مَغَص أو قُضاع صَفراوي
nephritic ~, renal ~ مَغَصٌ كُلْويّ
colica مَغْص ، قُضاع
colicky مَمْغوص · مَغْصيّ
colicoplegia شَلَلُ القُولون ، قُولَنج رَصاصيّ
colicystitis التِهابُ المَثانة بالعُصَيّة القُولونيّة

coliform قُولُونيُّ الشَّكْل · شِبْهُ العُصَيَّة القُولونيَّة
coliplication غَبْن القُولون ، ثَنْي القُولون
colipuncture = **colocentesis** نَخْر القُولون
colisepsis تَعَفُّن قُولوني
colitis التِهابُ القُولون ، ذاتُ القُولون
amebic ~ التِهابُ القُولون الأميبي
~ gravis, ulcerative ~
ذاتُ القُولون التَقَرُّحيّ
mucous ~ التِهابُ القُولون المُخاطيّ
colitoxemia = **colitoxicosis**
التَسَمُّم باسيل القُولون
coliuria بِيلةُ العُصَيَّة القُولونيَّة
collagen مِغْراء ، كُولاجين
collagenosis كُلاج ، كُولاجينيَّة ، داءٌ
كُولاجينيّ أو مِغراويّ ، الهُلاميَّة
collagenous = **collagenic**
مِغْراويّ ، مُهَلْمِن ، كُولاجينيّ
collapse الوَهَط ، الفَشّ ، انخِماص ، خَمْص
circulatory ~ وَهَط دَورانيّ
lung ~ انخِماصُ الرِّئة ، فَشُّ الرِّئة
collapsotherapy استِيهاط ، المُداواةُ بالخَمْص
collar طَوْق ، قِلادة
~-bone التَّرْقُوة
collateral جانِبيّ ، رادِف
colliculectomy استِئصالُ البَرْزة المَنَويَّة
colliculitis التِهابُ الأُكَيمة المَنَويَّة
colliculus بَرْزة ، أُكَيمة ، رابِيَة ، نَبْرة
~ seminalis أُكَيْمَة مَنَويَّة
collimation استِيزاء
colliquation تَمَيُّع ، اِمِّحاق
colliquative مُمَيِّع
collodion = **collodium** كُولوديون ، غُرَيّا
colloid غَراوانيّ · شِبْغِرَاء ، غَرَوان
colloidal غَرَوانيّ
colloidin غَرَوانين
colloidoclasia = **colloidoclasis**
تَزَعْزُع الغَرَويّات أو الغَروانيّات
collum عُنُق ، رَقَبة ، ما يُشْبه العُنُق أو الرَّقَبة
~ distortum صَعَر ، انفِتالُ العُنُق

collutorium, collutory طِلاءُ الفَم ، مَضْمَضة
collyrium قَطُور ، قَطْرة
coloboma ثُلامة ، ثُلْمَة – شَقٌّ في العَيْن خِلْقِيٌّ
~ lobuli ثُلْمَةُ شَحْمةِ الأُذُن
colocecostomy = **cecocolostomy**
تَفْميم القُولون بالأعور ، مُفاغَرةُ القُولون بالأعوَر
colocentesis نَخْزُ القُولون ، ثَقْبُ القُولون
colocolic مُتعَلِّق بجُزأي القُولُون
colocolostomy مُفاغَرةُ القُولون بالقُولون
colocutaneous قُولونيّ جِلْديّ
colocynth = **colocynthis** الحَنْظَل
colodyspepsia سُوءُ هَضْم قُولونيّ
colo-enteritis التِهابٌ مِعَويّ قُولونيّ
colofixation تَثْبيتُ القُولون
colohepatopexy تَثْبيتُ القُولون بالكَبِد
cololysis حَلُّ القُولون ، تَحْرير القُولون
colon القُولون – الأمعاءُ الغِلاظ
ascending ~ القُولون الصاعِد
descending ~ القُولون النازِل
transverse ~ القُولون المُعتَرِض
colonalgia وَجَعُ القُولون
colonic قُولونيّ
colonitis = **colitis** التِهابُ القُولون
colonization التَعَشُّش
colonopathy = **colopathy** اعتِلالٌ قُولونيّ
colonopexy = **colopexy** تَثْبيت القُولون
colonorrhagia نَزْفٌ قُولونيّ
colonorrhea التِهابُ القُولون المُخاطيّ
colonoscope مِنظارُ القُولون
colonoscopy تَنْظيرُ القُولون
colony مُسْتَعمَرة – كُتْلةُ الجَراثيم المَزرُوعة
colopathy اعتِلالٌ قُولونيّ
colopexotomy تَثْبيتُ القُولون وخَزْعُه
colopexy = **colopexia** تَثْبيت القُولون
coloplication غَبْنُ القُولون
coloproctitis التِهابُ القُولون والمُستَقيم
coloproctostomy مُفاغَرة القُولون بالمُستَقيم
coloptosis تَدَلِّي القُولون ، هُبوطُ القُولون
colopuncture خَزْعةُ القُولون ، نَخْزُ القُولون

color = colour لَون
~ blindness عَمى الألوان
complementary ~s ألوانٌ مُتَتامَّة
coloration تَلْوين
colorectitis التِهابُ القُولون والمُستَقيم
colorectostomy مُفاغَرة القُولون بالمُستَقيم
colorimeter مِلْوان ، مِقياسُ اللَّون
colorrhaphy رَفْو القُولون ، خِياطةُ القُولون
colorrhea التِهابُ القُولون المُخاطيّ
colosigmoidostomy مُفاغَرة القُولون بالسِّين
colostomy فَغْرُ القُولون • شَرَجٌ اصطِناعيّ
ileotransverse ~ مُفاغَرة القُولون باللَّفائفي
colostric = colostrous لِبائيّ
colostrorrhea سَيَلان اللِّباء
colostrum لِباء
colotomy خَزْعُ القُولون ، تَفْميم القُولون
colpalgia وَجَعُ المَهْبِل
colpatresia رَتَقُ المَهْبِل
colpectasia = colpectasis تَوَسُّع المَهْبِل
colpectomy خَزْعُ المَهْبِل ، استِئصالُ المَهبِل
colpismus = vaginismus تَشَنج المَهْبِل
colpitis التِهابُ المَهْبِل
colpo-, colp- سابِقة تَدُلُّ على العَلاقة بـ «المَهْبِل»
colpocele قِيلة مَهْبِليَّة ، فَتْق مَهْبِليّ • انسِدالُ المَهْبِل
colpoceliotomy فَتْحُ البَطْن من المَهْبِل
colpocleisis قَفْلُ المَهْبِل جِراحيّاً
colpocystitis التِهابُ المَهْبِل والمَثانة
colpocystocele قِيلة مَهْبِليَّة مَثانيَّة
colpocystoplasty رَأْبُ المَهْبِل والمَثانة
colpocystotomy شَقُّ المَثانة من المَهْبِل
colpocytology (مَبْحَث) الخَلَويّات المَهْبِليَّة
colpodynia أَلَمٌ مَهْبِليّ
colpohyperplasia تَنَسُّج مَهْبِلي
colpomicroscope مِجْهَر مَهْبِلي
colpomicroscopy اسِتِجْهار المَهْبِل
colpoperineoplasty رَأْبُ المَهْبِل والعِجان
colpoperineorrhaphy رَفْوُ المَهْبِل والعِجان
colpopexy تَثْبيتُ المَهْبِل
colpoplasty رَأْبُ المَهْبِل – جِراحيّاً
colpopoiesis تَلْديم المَهْبِل ، تَكْوينُ مَهبِل
colpoptosis تَدَلّي المَهْبِل ، هُبوط المَهْبِل
colporectopexy تَثْبيت مُستَقيميّ مَهْبِليّ
colporrhagia نَزْف مَهْبِليّ
colporrhaphy رَفْوُ المَهْبِل • خِياطةُ المَهْبِل
colporrhexis تَمَزُّق المَهْبِل
colposcope مِنْظار المَهْبِل ، مِجْهار المَهْبِل
colposcopy تَنْظير المَهْبِل
colpospasm تَشَنُّجُ المَهْبِل ، تَشَنُّج المَهْبِل
colpostat مُرتَكَزٌ مَهْبِليّ ، مِثْباتٌ مَهْبِليّ
colpostenosis ضِيقُ المَهْبِل ، تَضَيُّق المَهْبِل
colpostenotomy شَقُّ تَضَيُّق المَهْبِل
colpotomy شَقُّ المَهْبِل ، بَضْعُ المَهْبِل
colpoxerosis جُفافُ المَهْبِل ، جُفوفُ الفَرْج
columella مِحْوَر مَرْكَزي • عُمَيْد ، عُمَيد
~ cochleae عُمَيد القَوْقَعة ، مِحْورُ القَوقَعة
column عَمُود
spinal ~ العَمُود الشَّوكيّ ، العَمود الفَقاريّ
vertebral ~ العَمود الفَقاريّ ، الصُّلْب
columna عَمُود
columnization = columning حَشو ، تَدْعيم
coma سُبَات ، غَيْبوبة ، تَسْبيخ
~ somnolentium, cataphora سُباتٌ مُتَقَطِّع
~ vigil, agrypnodal ~ سُبات سَهَريّ
diabetic ~ سُباتٌ سُكَّريّ ، سُبات دَيابيطِيّ
comatose سُباتيّ ، مَسْبوت
combustion احتِراق
comedo نَصْل ، عُدّ نُقطيّ ، زُؤان ، فِدام
comedocarcinoma سَرَطانة زُؤانيَّة
comes تَبيع ، مُرافِق ، رَفيق ، مُصْطَحِب
commensal مُعايِش ، مُؤاكِل ، مُطاعِم
commensalism التَّعايُش ، التطاعُم ، المُؤاكَلة
comminuted مُفَتَّت ، مَجْروش
~ fracture كَسْرٌ مُفَتَّت
comminution تَفَتُّت ، تَفْتيت ، جَرْش
commissura مَقْرَن ، مُلْتَقى ، صِوار
commissure = commissura صِوار ، مَقْرَن ، مَوصِل ، مُلتَقى

commissurorrhaphy رَفْوُ الصِّوار
commissurotomy بَضْعُ الصِّوار
common cold نَزْلَة بَرْد ، زُكام
commotio = commotion ارتِجاج
communicable سارٍ ، قابِلُ الانتِقال ، نَقُول
~ disease مَرَضٌ مُعْدٍ ، مَرَضٌ سارٍ
communicans وِصال ، صِلة · مُوَصِّل
community جَماعة ، مُجتَمَع
compact أَصَمُّ ، مُكتَنِز · مُدَمَّج
comparator مُقارِن ، مِقياسُ المُقارَنة
compartment فَجْوة ، حَيِّز ، جَوْبة
compartmentalization تَحاوُز
compatibility ائتِلاف ، مُلاءَمة ، تَوافُق
compatible مُؤتَلِف ، مُلائم ، مُوافِق
compensation مُعاوَضة ، تَعْويض
compensatory تَعْويضي ، مُعاوِض ، مُعَوِّض
competence أَهلِيَّة ، جَدارة ، كَفاءة
complaint شَكاة ، شَكْوى
complement مُتَمِّم ، مُتَمِّمة
complemental, complementary مُكمِل ، مُكَمِّلة ، مُتَمِّم
complementation تَتامّ ، إتْمام
complemented مُكَمَّل ، مُتَمَّم
complex مُرَكَّب ، مُعَقَّد · مَجموعة
auricular ~ المَجمُوعة الأُذَينيَّة
Electra ~ مُرَكَّب إلِكْترا ، عُقْدة الأبِ
inferiority ~ تَصاغُر ، مُرَكَّب النَّقْص
Oedipus ~ مُرَكَّب أوديب ، عُقْدة الأمِّ
superiority ~ مُرَكَّب العَظَمة
complexion سَحْنة ، سَحْناء
complexus-muscle العَضَلة المُرَكَّبة
compliance مُطاوَعة
complicated مُعَقَّد ، مُتَضاعِف ، مُختَلِط
complication تَعْقيد ، مُضاعَفة ، اختِلاط
component مُقَوِّم ، مُكَوِّن ، مُرَكِّب
composition تَرْكيب · مُرَكَّب
compos mentis سَليمُ العَقْل
compound مُرَكَّب
inorganic ~ مُرَكَّب لا عُضْويّ

compress رِفادة ، كِمادة · مِضغَط · يَضْغَط
compression ضَغْط ، انضِغاط
compressor ضاغِط
compulsion إجْبار ، إكْراه
compulsive مُجْبِر ، إجباريّ
conarium الغُدَّة الصَّنَوبَريَّة
conation نُزوع ، عَزْم
conative نَزْعيّ ، اعتِزاميّ
concatenate مُتَسلْسِل
concave مُقَعَّر
concavity تَقَعُّر ، تَقْعير
concavo-concave مُقَعَّر الوَجْهَيْن
concavo-convex مُقَعَّر ومُقَبَّب ، مُقَعَّر مُحَدَّب
concentrate يُرَكِّز · مَحْلولٌ مُرَكَّز ، رُكازة
concentration تَرْكيز ، تَكْثيف
concentric مُتَمَركِز ، مُتَّحِد المَركَز ، مُتَراكِز
concept مَفْهوم ، تَخَيُّل ، تَصَوُّر
conception حَمْل ، عُلوق ، إخصاب
conceptive حَمُول ، عَلُوق
conceptus مَحْصول الحَمْل
concha صَدَفة ، مَحارة · قُرَينة ، قُرَين
~ auriculae بُوقُ الأُذُن أو مَحارة الأُذُن
~ nasalis inferior قُرَينة الأنف السُّفليَّة
sphenoidal ~ مَحارة وَتَديَّة
conchitis التِهابُ القُرَينة ، التِهابُ الصَّدَفة
conclination التِواء
conclusion استِنْتاج
concomitant مُرافِق ، قَرُون · مُصاحِب
concordance تَوافُق (تَوأَمي)
concrement تَحَجُّر · حُصَّة ، كُتْلة مُتَحَجِّرة
concrescence تَنام ، نُمُوّ مُشتَرَك
concretion = concretio حُصَّة ، كُتْلة مُتَجَمِّدة أو مُتَرَسِّبة · تَجَمُّس ، لِباط
concubitus نِكاح ، تَزاوُج
concussion ارتِجاج · اهتِزاز ، هَزَّة
condensation تَكاثُف ، تَكَثُّف ، تَكْثيف
condenser مُكَثِّف ، مُكَثِّفة
condition حالَة · شَرْط
conditioning تَكْييف · إشراط

condom رِفال ، رِفْل – (قِرابُ الذَّكَر)
conductance طاقَةُ الإيصال أو النَّقْل
conduction تَوْصيل ، إيصال ، نَقْل
bone ~ تَوْصيل عَظْمي
conductivity تَوْصيلِيَّة ، ناقِلِيَّة ، مُوصِلِيَّة
conductor مُوصِل ، ناقِل ، مُوَصِّل
conduplicate مَطْوِيّ
condylarthrosis, condyloid articulation مَفْصِلِيَّة لُقْمِيَّة · مَفْصِل لُقْماني
condyle لُقْمة – حَيْدٌ مُسْتَدير في بعضِ العِظام
condylectomy قَطْعُ أو اسْتِئْصال اللُّقْمة
condyloid لُقْمانيّ ، شِبْهُ اللُّقْمة
condyloma وَرَمٌ لُقْميّ ، لُقْمُوم
~ acuminatum لُقْمُومة مُؤَنَّفة
condylotomy شَقٌّ أو خَزْع اللُّقْمة
condylus = **condyle** لُقْمة
cone مَخْروط ، كُوز
retinal ~s مَخاريط الشَبَكِيَّة
confabulation هُذاء ، خَرَف ، تَخْريف
confection = **confectio** مَعْجون ، مُرَبّى
conference مُؤْتَمَر
confertus مُلْتَقى
configuration تَشَكُّل · شاكِلة ، شَكْلٌ عامّ
confinement المَخاض · فَتْرةُ النِّفاس
conflict صِراع ، نِزاع
confluence = **confluens** مَقْرَن ، مُلتَقى
confluent مُلْتَقٍ ، مُتَلاقٍ مَع
conformation هَيْئَة · بِنْيَة
conformer قالَب
confrontation مُواجَهة ، مُجابَهة . مُقابَلة
confusion ارتِباك ، اختِلاط . بَلْبَلة
confusional ارتِباكيّ ، تَخْليطيّ
congelation انعِقاد ، انجِماد ، تَجَمُّد ، خَصَر
congenerous = **congener** جَنيس ، مُتَجانِس
congenital خِلْقيّ ، وِلاديّ
~ disease مَرَضٌ خِلْقيّ
congested مُحْتَقِن
congestion احتِقان
passive ~ احتِقانٌ مُنفَعِل ، احتِقانٌ سَلْبيّ
venous ~ احتِقانٌ وَريديّ
congestive احتِقانيّ
conglobate مُكَوَّر
conglobation تَكَوُّر ، تَكَبُّب
conglomerate مُتَراكِم ، مُتَكَتِّل ، مُكَوَّم
conglutinant مُلزِق ، مُلَزِّج
conglutination تَلازُق ، تَلَزُّج ، تَلازُب
conglutinin مُلْزِق ، مُلْزِبة
congress مُؤْتَمَر
conidiospore بَوْغ غُباريّ
conidium بَوْغ غُباريّ ، بُزَيرة غُبارِيَّة ، غُبَيْرة
coniofibrosis تَلَيُّف غُباريّ
coniometer = **konometer** مِعَدُّ الغُبار
coniosis سُحار ، داءُ التَغَبُّر ، السُّحار الغُباري
conization تَخْريط
conjugal اقتِرانيّ ، زَواجيّ
conjugate مُتَقارِن ، مُقتَرِن
obstetrical ~ مُتَقارِن قِباليّ
conjugation اقتِران ، تَزاوُج
conjunctiva المُلتَحِمة
conjunctival مُلتَحِمي
conjunctiviplasty رَأْبُ المُلْتَحِمة
conjunctivitis التِهابُ المُلتَحِمة ، رَمَد
granular ~ = trachoma
التِهابُ المُلتَحِمة الحُبَيبيّ ، حُثار ، رَمَدٌ حُبَيبيّ
conjunctivoma وَرَمُ المُلتَحِمة ، وَرَمٌ مُلتَحِميّ
conjunctivoplasty رَأْبُ المُلتَحِمة
connective ضامّ ، رابِط ، مُوصِل
~ tissue النَّسيجُ الضامّ
connector واصِل ، رابِط ، وَصيلة . وَصْلة
conoid, conoidal مَخْروطانيّ
consanguineous ذو قُرْبى ، قَريبُ الدَّم
consanguinity قُرْبى ، قَرابةُ الدَّم
conscious واعٍ ، مُدْرِك
consciousness وَعْيٌ ، شُعور ، استِبْصار
consensual تَوافُقي ، انعِكاسيُّ التَنَبُّه
conservation حِفْظ
conservative مُحافِظ ، مُحافِظٌ على صِيانةِ الصِّحَّة ، تَحَفُّظي

conserve مُرَبَّى ، أغْذِية مَحْفوظة
consolidating = consolidant
مُمَتِّن ، مُرَسِّخ • مُوَطِّد الالتِئام ، دامِل ، جابِر
consolidation تَرَسُّخ ، تجمُّد ، تَصَلُّد • التِئام
consolute مَزُوجٌ لِلغاية
constant ثابِت ، راسِخ
constipated مَعْقول ، مُصابٌ بالإمْساك
constipation إمْساك ، قَبْض
constituent مُقَوِّم
constitution بِنْيَة • تَرْكيب
constitutional بِنْيَوي • تَرْكيبي
constriction تَضَيُّق ، انقِباض ، تَضْييق ، تَخَصُّر
constrictive مُضَيِّق ، تَضَيُّقي ، صارّ
constrictor مُضَيِّق ، مُضَيِّقَة ، صارَّة ، مِصَرَّة
constructive بَنّاء ، بانٍ ، مُعَمِّر
consultant مُسْتَشار
consultation مُشاوَرة ، استِشارة
consumption استِهلاك • ضَنًى ، سُلّ ، سُلال
consumptive سُلّي ، مُضْنٍ • مَسْلول
contact مُلامَسة ، خِلاط أو مُخالَطة ، تَماسّ • شَخْصٌ مُخالِط
~ **lenses** عَدَسات لاصِقة
direct ~ = immediate ~ تَماسٌّ مُباشِر
indirect ~ تَماسٌّ غيرُ مُباشِر
contagion عَدْوَى ، سِرايَة ، سَرَيان
contagious مُعْدٍ ، سارٍ
contagium ناقِلةُ العَدْوى ، مُعْدٍ
contaminant مُلَوِّث
contamination تَلَوُّث
content مَضمون ، مُحْتَوى • فَحْوى
contiguity مُماسَّة ، قُرْب ، تَجاوُر ، مُجاوَرة ، صَقَب
contiguous مُماسّ ، صَقِب ، مُجاوِر • مُتَّصِلٌ بِـ
continence حَصْر ، احتِباس ، استِمْساك • تَعَفُّف
continent مُسْتَمسِك • عَفيف
continued دائم • مُستَمِرّ
continuous مُستَمِرّ ، مُتَواصِل • دائم • مُطبِق
~ **fever** الحُمّى المُطبِقة
contour كِفاف ، مُحيط ، حِياط ، مَحاط

contra- بادِئة بمعنى «ضِدّ» أو «مُقابِل»
contra-aperture فُتْحة مُقابِلة
contraception مَنْعُ الحَبَل ، مَنْعُ الحَمْل
contraceptive مانِعٌ لِلحَبَل
contract يَقَلَّص ، يَقْبِض ، يَتَقَلَّص • يُصابُ (بِمَرَض)
contractile قَلُوص ، مُتَقَلِّص • نابِض
contractility تَقَلُّصِيَّة ، قابِلِيَّةُ التَقَلُّص ، قَلُوصِيَّة
contraction تَقَلُّص
carpopedal ~ تَقَلُّصٌ رُسْغِيّ قَدَمِيّ
clonic ~ تَقَلُّص رَمَعِيّ
hourglass ~ تَقَلُّص مُخَصَّر
idiomuscular ~ تَقَلُّصٌ عَضَلِيّ ذاتِيّ
isometric ~ تَقَلُّص مُماثِل ، تَقَلُّص لا قِصَرِيّ
isotonic ~ تَقَلُّصٌ مُتَساوِي التَوَتُّر
contracture قُفاع ، تَقَفُّع ، قَلَص
organic ~ قُفاع عُضْوِيّ
contraextension الانبِساطُ المُقابِل
contrafissure الكَسْرُ المُقابِل • الشَقُّ المُقابِل
contra-incision شَقٌّ مُقابِل • فَتْح مُقابِل
contraindicant ناهٍ ، مانِعُ الاستِعمال
contraindications النَّواهي • مَوانِعُ الاستِعمال
contralateral مُقابِل ، على الجانِب المُقابِل
contrast تَبايُن ، تَضادّ
contrastimulant = contrastimulus مُضادُّ التَنَبُّه
contravolitional لا إرادي ، ضِدُّ الإرادة
contrecoup رَدَّةُ الصَّدْمة ، رَجْعُ الضَّرْبة
contrectation لَمْس ، جَسٌّ بالإصْبَع
control ضَبْط • تَحَكُّم • رَقابة • مُراقَبة • مُكافَحة
birth ~ ضَبْطُ أو تَحديد النَّسْل
contrusion حَشْر ، كَبْس
contunding مُرِضٌّ ، راضّ
contuse يَرُضّ
contusion, bruise رَضٌّ ، كَدْم
contusive مُرِضٌّ ، راضّ
conular مَخْروطِيُّ الشَّكْل
conus مَخْروط

~ arteriosus المَخْروطُ الشِّريانيّ
~ medullaris المَخْروط النُّخاعي
~ retinalis مَخْروط شَبَكي
myopic ~ مَخْروط الحَسَر
convalescence نَقَهٌ ، نَقاهة
convalescent ناقِه ، نَقِه
convection تَصَعُّد الحَرارة ، حُمْلان الحَرارة
convenient مُلائم ، مُناسِب ، مُريح
conventional تَقليدي ، اعتِيادي
convergence تَقارُب ، تَلامّ
convergent مُتَقارِب ، مُتَلامّ ، لامٌّ ، جامِع
conversion تَحْويل ، انقِلاب ، قَلْب
convex مُحَدَّب ، مُقَبَّب
convexity تَحَدُّبٌ . الناحِيةُ المُحَدَّبة ، تَقَبُّب
convexobasia تَحَدُّبُ القاعِدة
convexo-concave مُقَبَّب ومُقَعَّر
convexo-convex مُحَدَّب أو مُقَبَّب الوَجْهَين
convoluted مُلْتَفّ ، مُلْتَوٍ ، مُلَفَّف
~ tubules القُنَيّاتُ المُلتَوِية أو المُلْتَفَّة
convolution تَلْفيف
convulsant مُخَلِّج ، مُرَعِّص – مُسَبِّبُ الاختِلاج
convulsion اختِلاج ، خَلَجان ، ارتِعاص
clonic ~ اختِلاجٌ رَمَعيّ
mimetic ~, mimic ~ اختِلاجٌ وَجْهي
puerperal ~ اختِلاج نِفاسي
salaam ~ الاختِلاج الإيمائي
tonic ~, tonism الاختِلاج التَوَتُّري
convulsivant مُخَلِّج . اختِلاجيّ
convulsive, spasmodic اختِلاجيّ . تَشَنُّجيّ
coordination تَناسُق . تَنسيق . انسِجام . اتِّساق
coossification التَّلاحُم العَظْمي
coossify يَلْتَئِمُ بالتَّعْظيم . يَتلاحَمُ عَظْمياً
cope = coping قُوب
copiop(s)ia = kopiopia إزْهاقُ البَصَر ، القَدَع
copodyskinesia تَعَبُ الحَرَكة . سُواسٌ مِهْنيّ
copper = cuprum نُحاس
copperas قَلْقَند – كِبْريتاتُ الحَديدوز
copremesis استِفراغُ الغائط . قَيْءٌ غائطيّ
copro- سابِقة بِمَعنى «بِراز» أو «بِرازيّ»
coprolalia بُذاء ، بَذاءَةُ الكَلام
coprolith حَصاةٌ بِرازيَّة
coprology مَبْحَثُ البِراز
coproma = stercoroma وَرَمٌ غائِطيّ
coprophagy أكْلُ الغائط
coprophilia الوَلَعُ بالبِراز أو بالأوساخ
coprophobia كُرْهُ الأقذار
coprophrasia بَذاءَةُ الكَلام
coprostasis رُكودُ البِراز . رُكودُ الغائط
coprozoa أوالي أو حُيَيّات بِرازيَّة
coprozoic مُعتاشٌ على البِراز
copula جامِع . رابِط
copulation جِماع . تَزاوُج
cor = heart قَلْب . فُؤاد
~ adiposum قَلْب شَحْميّ
~ biloculare قَلْبٌ ثُنائيُّ الحُجرات
~ pulmonale قَلْب رِئَويّ
~ triloculare قَلْب ثُلاثيّ الحُجرات
coracidium زَغْباء – جَنينُ دُودةٍ شَريطيّة
coraco-acromial غُرابيٌّ أخْرَميّ
coracoclavicular غُرابيٌّ تَرْقُويّ
coracohumeral غُرابي عَضُدي
coracoid غُرابي . غُرابانيُّ المِنْقار
~ process الناتِئُ الغُرابيّ
coracoiditis التِهابُ الغُرابي
corasthma = hay fever حُمّى القَشّ
cord, chord وَتَر ، حَبْل
spermatic ~ الحَبْل المَنَويّ
spinal ~ الحَبْل الشَّوكي
umbilical ~ السُّرَر . الحَبْل السُّرّي
vocal ~s الحِبالُ الصَّوتيَّة . الأوتارُ الصَّوتيَّة
cordal وَتَريّ . حَبْليّ
cordate قَلْبيُّ الشَّكْل
cordectomy قَطْعُ الوَتَر . قَطْعُ الحَبْل
cordial قَلْبيّ . صَميميّ
cordiform قَلْبيُّ الشَّكْل
corditis التِهابُ الحَبْل المَنَويّ
cordopexy تَثْبيتُ الوَتَر الصَّوتيّ

cordotomy خَزْعُ الحَبْل · بَضْعُ الحَبْل النُّخاعي
core لُبّ ، مَرْكَزُ الشَّيء أو لُبّه · (أمُّ القَيْح)
core-, coro- سابقة تَدُلُّ على العَلاقة بِـ «بُؤْبُؤ العَيْن»
coreclisis = iridencleisis انسِدادُ البُؤْبُؤ
corectasis تَوَسُّع البُؤْبُؤ
corectomedialysis تحَزُّزٌ بُؤْبُؤيّ صُنْعيّ
corectomy بَضْعُ القُزَحيَّة
corectopia انزِياحُ البُؤْبُؤ ، حَدَقة مُنتَبِذة
corelysis تَحرِيرُ البُؤْبُؤ
coremorphosis عَملُ بُؤْبُؤ صِناعيّ
coreometer مِقْياس البُؤْبُؤ
coreometry قِياسُ البُؤْبُؤ
coreoplasty رَأْبُ البُؤْبُؤ
corestenoma congenitum ضِيقُ البُؤْبُؤ الخِلْقيّ
corium الأدَمة ، الجِلْدُ الحَقيقيّ
corn قَرْن ، ثَفَن ، مِسْمار · ذُرَة
cornea القَرْنيَّة ، قَرْنيَّةُ العَيْن
corneal قَرْنوي – نِسْبة إلى قَرْنيَّة العَيْن
corneitis الْتِهابُ القَرْنيَّة
corneoblepharon الْتِصاقُ الجَفْن بالقَرْنيَّة
corneo-iritis الْتِهابُ القَرْنيَّة والقُزَحيَّة
corneoscleral قَرْنوي صُلْبَوي
corneous قَرْنويّ ، قَرْنيّ
corneum قَرْنيَّة الجِلْد ، الطَّبَقة القَرْنيَّة
corniculate مُقَرَّن
corniculum laryngis قُرَيْنُ الحَنْجَرة
cornification تَقَرُّن
cornified مُتَقَرِّن
cornu قَرْن
 ~ Ammonis قَرْنُ آمون ، الحُصَيْن
 ~ sacrale قَرْن العَجُز – أَحَدُ قَرْنَي العَجُز
cornual قَرْنيّ ، أَقْرَن ، مُقَرَّن
cornucommissural قَرْني صِواري
corometer = coreomotor مِقْياسُ البُؤْبُؤ
corona تاج ، إكْليل
 ~ ciliaris التاجُ الهُدْبي
 ~ dentis تاجُ السِّنّ
 ~ glandis الحُوق ، إكْليلُ الحَشَفة
coronad صَوبَ القِمَّة ، صَوبَ هامةِ الرَّأس
coronal = coronalis تاجيّ · إكْليليّ هامِيّ
 ~ suture الدَّريزُ التاجيّ أو الإكْليليّ
coronale العَظْم الجَبْهي
coronaritis الْتِهابُ الشِّريانَيْن التاجِيَّيْن
coronary تاجِيّ ، إكْليليّ
 ~ arteries الشَّرايين التاجِيَّة
 ~ thrombosis خُثار إكليلي ، تَجَلُّط تاجي
coronavirus حُمَة تاجِيَّة
corone ناتِىءُ الفَكّ السُّفْلي المِنْقاري
coroner مُحَقِّقٌ في الوَفَيات الطارِئة
coronion رَأسُ الناتِىء الإكْليلي لِلفَكّ
coronoid مِنْقاريُّ الشَّكل · تاجِيُّ الشَّكْل
 ~ process الناتِىءُ الإكليليُّ لِلفَكّ
coroplasty = coreoplasty رَأْبُ القُزَحيَّة
coroscopy تَنظيرُ البُؤْبُؤ (والشَبَكيَّة)
corotomy = coretomy شَقُّ القُزَحيَّة لِصُنْع بُؤْبُؤ
corpora; pl. of corpus أجْسام – ج· جِسْم
corporeal = corporal جُسْمانيّ ، بَدَنيّ
corps جِسْم ، بَدَن · هَيئة ، فِرْقة
corpse جُثْمان ، جُثَّة ، جِيفة ، رِمَّة
corpulence, corpulency جَسامة ، بَدانة
corpus; pl. corpora جِسْم ، جُثْمان ، بَدَن
 ~ adiposum buccae الجِسم الشَّحْمي لِلخَدّ
 ~ albicans الجِسمُ الأبْيَض
 ~ amylacea جِسْم نَشَويّ
 ~ callosum الجِسْمُ الثَّفَني
 ~ ciliare الجِسمُ الهَدَبي
 ~ epididymidis جِسمُ البَرْبَخ
 ~ fimbriatum جِسْمٌ هَدَبي – خَمِل
 ~ geniculatum الجِسْم الرُّكْبي
 ~ highmorianum = mediastinum testis الجِسمُ الهَيْموري ، حَيْزوم الخُصْيَة
 ~ luteum الجِسم الأصفَر
 ~ pineale الجِسم الصَّنَوبَريّ
 ~ striatum الجِسم المُخَطَّط
corpuscle جُسَيمة ، جُسَيْم ، كُرَيَّة

blood ~s كُرَيّاتُ الدَّم
bone ~ خَليَّة عَظْميَّة
cartilage ~ خَليَّة غُضْروفيَّة
colostrum ~s خَلايا لِبَئيَّة ، جُسَيمات اللِّبَأ
red blood ~ كُرَيَّةُ دَم حَمْراء ، كُرَيرة
white blood ~ كُرَية دَمٍ بَيضاء ، كُرَيضة
corpuscular جُسَيمي ، كُرَيِّي ، كُرَيْوي
corpusculum جُسَيْمَة ، جُسَيم
correction تَصْحيح ، تَعْديل ، تَصْليح
correlation عَلاقة مُتَبادَلة ، تَرابُط
correspondence تَطابُق ، تَوافُق
anomalous retinal ~ تَوافُق شَبَكي مُعْتَلّ
harmonious retinal ~ تَوافُق شَبَكي انسِجامي
corrigent = **corrective** مُصَحِّح ، مُعَدِّل
corrosion تأكُّل ، ائتِكال ، انسِحال ، تَحاتّ
corrosive أكّال
~ sublimate السُّلَيماني ـ كلُوريد الزِّئبَقيك
corrugator مُجَعِّد ، مُغَضِّن
corset مِشَدّ
cortex قِشْرة ، قِرْف ، لِحاء
adrenal or suprarenal ~ قِشْرة الكُظْر
cerebellar ~ قِشْرة المُخَيخ
cerebral ~ قِشْرة المُخّ
~ lentis قِشْرة العَدَسة
~ renis, renal ~ قِشْرة الكُلْيَة
cortiadrenal قِشْريّ كُظْريّ
cortical قِشْريّ ، لِحائيّ ، لِحاويّ
~ hormone هُورمون قِشْريّ
corticifugal = **corticofugal** قِشْريّ صادِر
corticipetal = **corticopetal** قِشْريّ وارِد
cortico-adrenal قِشْريّ كُظْريّ
cortico-afferent قِشْري وارِد
corticobulbar قِشْري بَصَلي
corticocerebral قِشْري مُخِّي
cortico-efferent قِشْري صادِر
corticofugal = **corticifugal** قِشْري صادِر
corticoid قِشْرانيّ ، قِشْريُّ الفِعْل أو التأثير
corticopontine قِشْري جِسْري
corticospinal قِشْريّ شَوكيّ ، قِشْريّ نُخاعيّ

corticosteroid سَتيرُويد قِشْريّ
corticosterone سَتيرُون قِشْري
corticothalamic قِشْري مِهادي
corticotrophic = **corticotropic** حافِز قِشْري ، مُوَجِّه قِشْري
corticotrophin = **corticotropin** = ACTH كُورتيكوترُوفين ـ المُوَجِّهة القِشْريَّة
cortin كُورْتين ، قِشْرين ـ هُورمون كُظْري
cortisol كُورتيزول ، هِدروكُورتيزون
cortisone كُورتيزُون
coruscation تَلأْلُؤ بَصَريّ
corybantism = **corybantiasm** هَذَيانٌ جُنونيّ
corymbiform عِذْقيُّ الشَّكْل
Corynebacterium الوَتَديّات
~ diphtheriae وَتَديّاتُ الخُناق
coryza الزُّكام ، الضُّناك ، الضُّؤْد
allergic ~ الزُّكامُ الأَرَجيّ
cosmesis فَنُّ التَّجْميل
cosmetic مُزَوِّق ، مُسْتَحضَرُ تَجْميل
cosmetics مُطَرِّيات ، مُزَوِّقات
cost-, costo- بادِئة بمعنى «ضِلْع» أو «ضِلْعيّ»
costa; pl. costae ضِلْع ؛ أضْلاع بالجَمْع
~ fluctuans ضِلْع سائبة
~e spuriae الأضلاعُ الكاذِبة ، خُلُوف
costal = **costalis** ضِلْعيّ
costalgia أَلَمُ الأضلاع ، أَلَمُ الضِّلع
costatectomy = **costectomy** قَطْعُ أو استِئصال الضِّلْع
costicartilage غُضْروف الضِّلْع
costiform ضِلْعيُّ الشَّكْل
costive مُصابٌ بالإمساك
costiveness قَبْض ، إمْساك
costocervicalis muscle الضِّلْعيَّة الرَّقَبيَّة
costochondral ضِلْعيّ غُضْروفيّ
costoclavicular ضِلْعي تَرْقُوي
costocoracoid ضِلْعي غُرابي
costoscapular ضِلْعي كَتِفي
costoscapularis (العَضَلة) الضِّلعيَّة الكَتِفيَّة

costosternal ضِلْعيّ قَصّيّ
costotomy قَطْعُ الضِّلْع
costotransverse ضِلْعيّ مُسْتَعْرِض
costovertebral ضِلْعيّ فِقَريّ
cotton قُطْن
absorbent ~ قُطْنٌ ماصّ
cotyledon فِلْقة
cotyloid حُقّاني ، حُقّيُّ الشَّكْل
couching قَدْحُ السَّد • إزاحةُ البِلَّورة
cough سُعال
whooping ~ السُّعالُ الدِّيكي ، الشاهُوق
count عَدّ ، تَعْداد
blood ~ عَدُّ الدَّم ، تَعْداد دَمَوي
counter مِعَدٌّ ، عَدّاد • ضِدّ ، مُضادّ
counteraction فِعْل مُضادّ • رَدُّ فِعْل
counterextension التَّمْديد أو المَدُّ المُضادّ
counterinvestment تَضادُّ التَشَبُّث
counterirritant مُخَرِّش مُضادّ ، مُهَيِّج مُضادّ
counterirritation تَخْريش مُضادّ ، تَهْييج مُضادّ
counteropening شَقّ مُقابِل ، فُتْحة مُقابِلة
counterpoison تِرْياق ، مُضادُّ السُّمّ
counterstain صِبْغٌ مُضادّ ، مُلَوِّن مُبايِن
countersuggestion إيحاءٌ ضِدّي
coup لَفْحة ، ضَرْبة ، طَعْنة ، لَطْمة
couple يَقْرِنُ ، يَقْتَرِن • مُزْدَوِجة
coupling تَقارُن
courbature دَعْث ـ تَعَب عَضَلي • (تَكْسير)
course مَجْرى
cover-slip شَريحةٌ ساتِرة ـ غِطاءٌ زُجاجيّ رَقيق
~ test اخْتِبارُ الحَجْب ـ للكَشْف عن الحَوَل
cowperitis التِهابُ غُدَّة كُوبَر
cowpox جُدَري البَقَر ، وَقْس
coxa, ischium, hip الحَرْقَفة ، الوَرِك
~ magna وَرِك مُتَضَخِّمةُ الحَرْقَفة
~ plana الحَرْقَفة المُسَطَّحة
~ valga حَرْقَفة رَوْحاءُ ، وَرِكٌ رَوحاءُ
~ vara حَرْقَفة فَحْجاء ، وَرِكٌ فَحْجاءُ
coxalgia = **coxalgy** = **coxodynia**
وُراك ـ وَجَعُ الوَرِك ، أَلَمُ الحَرْقَفة
coxitis, coxarthria التِهابُ المَفْصِل الحَرْقَفيّ الفَخِذيّ ، التِهابُ الوَرِك
coxodynia = **coxalgia** الأَلَمُ الحَرْقَفي
coxofemoral حَرْقَفيّ فَخِذيّ ، وَرِكيّ فَخِذيّ
coxotomy فَتْحُ الوَرِك ، شَقُّ الوَرِك
crab louse قَمْلةُ العانَة
cradle قَفَص ، مَقْفَص ، مَهْد
cramp المَعَص ، العُقّال
heat ~ مَعَصُ الحَرّ
muscle ~ مَعَصٌ عَضَليّ
stomach ~ مَعَصُ المَعِدة
writers' ~ عُقّالُ الكَتَبة ، مَعَصُ الكَتَبة
crani-, cranio- سابِقة بمعنى «قِحْفيّ» أو «جُمْجُميّ»
cranial, cranialis قِحْفيّ ، جُمْجُميّ
craniectomy شَجُّ الجُمْجُمة ، قَطْعٌ قِحْفيّ
cranioacromial قِحْفيّ أَخْرَميّ
cranioaural قِحْفي أُذُني
craniocele قِيلَةٌ قِحْفيَّة ، أُدرَة جُمْجُميَّة
craniocerebral قِحْفيّ مُخّيّ ، جُمْجُميّ مُخّيّ
cranioclasis = **cranioclasm** =
cranioclasty تَشْديخ أو شَدْخ الجُمْجُمة
cranioclast مِشْداخ ، مُكَسِّرة القِحْف
craniofacial قِحْفي وَجْهي • جُمْجُمي وَجْهي
craniofenestria جُمْجُمة مُثَقَّبة
craniograph مُخَطِّط الجُمْجُمة
craniography تَصْوير الجُمْجُمة
craniolacunia جُمْجُمةٌ فَجْويَّة
craniology مَبْحَثُ الجَماجِم
craniomalacia رَخاوةُ الجُمْجُمة ، تَلَيُّن القِحْف
craniometer مِقياسُ الجَماجِم
craniometry قِياساتُ الجُمْجُمة ، قِياسُ الجُمْجُمة
craniopagus مُتَّحِدُ القِحْفَيْن
craniopathy اعْتِلالُ الجُمْجُمة ، اعْتِلالٌ قِحْفي
craniopharyngeal قِحْفيّ بُلْعوميّ
craniopharyngioma وَرَمٌ قِحْفي بُلْعومي
cranioplasty تَقْويمُ الجُمْجُمة ، رَأْبُ القِحْف
craniopuncture ثَقْبُ الجُمْجُمة
cranioschisis تَشَقُّق الجُمْجُمة ، شَقٌّ قِحْفيّ

craniosclerosis تَصَلُّب جُمْجُميّ
cranioscopy فَحْص الجُمْجُمة التَّشْخيصيّ
craniospinal جُمْجُمي صُلْبي
craniostenosis تَضَيُّق القِحْف
craniostosis تَعَظُّم الجُمْجُمة ـ تَعَظُّمُ دُروزِ القِحْف
craniosynostosis تَعَظُّم الدُّروز المُبْتَسَر ـ انسِدادُ دُروزِ الجُمجُمة المُبَكِّر
craniotabes ضَنَى الجُمْجُمة ، رَخاوةُ القِحْف
craniotome مِفْدَغ ، مِحْجاجُ الجُمْجُمة
craniotomy فَدْغ الجُمْجُمة ، ثَقْبُ القِحْف
cranitis التِهابُ القِحْف
cranium القِحْف ـ صُندوقُ المُخّ ، الجُمْجُمة
crassamentum دَمَة ، خَثْرة
crater فُوهة ، كُوب ، أُقْنَة ، قَدَح
crateriform كُوبيُّ الشَّكْل ، قَدَحيُّ الشَّكْل
craw-craw الجَرَب الخَيْطي
cream قِشْدة ، زُبْدة اللَّبَن ، رَهِيم
crease غَضَن ، ثَنْيَة
creatine كِرياتين ، لَحْمين
creatinemia كَثْرةُ كِرياتين الدَّم
creatinine كِرياتينين ، لَحْمِينين
creatinuria بِيلةٌ كِرياتينيَّة
creatotoxism التَسَمُّم باللَّحْم
crèche, day nursery مَحْضَنةُ أطفال
creeping زاحِف ، زَحْفي ، زَحْف
cremasteric مُشَمِّري ، مُتَعَلِّقٌ بالمُشَمِّرة ، مُتَعَلِّقٌ بِمُعَلِّقةِ الخُصْية
cremation التَّرْميد ، حَرْقُ الجُثَث
crena فُرْضة ، ثُغْرة أو فَلْع ، حَزّ
crenate, crenated مُفَرَّض ، مُحَزَّز
crenation تَفْريض ، تَحْزيز
crenocyte كُرَيَّة مُحَزَّزة ـ كُرَيرة مُحَزَّزة
crenocytosis كَثْرة الكُرَيّات المُحَزَّزة
crenotherapy = **craunotherapy** الاستِشْفاء بالحَمّات ، الاستِشفاءُ بالمِياه المَعدِنيَّة
creophagism = **creophagy** الطَّعام اللَّحْمي ، أَكْلُ اللُّحوم
creosote = **creasote** كِرِيزُوت

crepitant مُطَقْطِق ، مُفَرْقِع
crepitation طَقْطَقة ، فَرْقَعة
crepitus فَرْقَعة ، خَدْخَد فَرْقَعي
crescent هِلال
sublingual ~ الفَرْش ـ هِلالٌ تَحتَ اللِّسان
crescentic هِلاليّ ، مِنْجَليّ الشَّكْل
cresol كِريزول ـ فِينُول من قَطِران الفَحْم
cresomania هَوَس الإثْراء
crest قُنْزُعة ، عُرْف ، حَرْف
urethral ~ العُرْف المَبالي
creta طَبْشور
cretin قَمِيء ، فَدْم ، نَغِل
cretinism قَماءة ، فَدامة ، نَغَل
cretinoid قَمَآني ، شِبْهُ القَمِيء ، نَغَلاني
cretinous قَمِيء ، مُصابٌ بالقَماءة ، نَغِل ، فَدْم
crevice فَلْع ، شَقٌّ طُولاني
gingival ~ فَلْع اللِّثة ، فَلْع لِثَوي
crevicular فَلْعيّ ، زَلَعيّ
crib مَهْد ، سَرير
cribral غِرباليّ ، مِصْفَويّ
cribriform غِرباليُّ الشَّكْل ، مِصْفَويّ
cribrum غِرْبال ، مِصْفاة ، الصَّفيحة الغِرباليَّة
cricoarytenoid حِلْقيّ طِرْجَهاليّ
cricoid حِلْقيّ ، حَلْقانيّ ، فَتْخيّ
~ cartilage الغُضْروف الفَتْخي أو الحِلْقي
cricoidectomy خَزْعُ الغُضْروف الحِلْقي
cricopharyngeal فَتْخي بُلْعومي
cricothyroidotomy = **cricothyreotomy** شَقُّ الغُضْروف الفَتْخي الدَّرَقي
cricotomy شَقُّ الغُضروف الحِلْقي أو الفَتْخي
criminal جِنائيّ ، إجْراميّ ، مُجْرِم
~ abortion إجْهاض جِنائي
crinis شَعْر
~ capitis شَعْرُ الرَّأْس
~ pubis شَعْرُ العانة
crinogenic مُثيرُ الإفراز ، مُفرِز
cripple مُعَطَّل ، عاجِز ، كَسيح
crisis أزْمة ، نَوْبة ، بُحْران
asthmatic ~ نَوْبة رَبْويَّة

blood ~ نَوْبة دَمويَّة
febrile ~ بُحْران
oculogyric ~ نوبةُ شُخوصِ البَصر
thyroid ~, thyrotoxic ~ نوبةٌ دُراقيّة
crispation تَجعُّد ، تَعكُّف ، اكتِزاز
crista = a crest عُرْف ، قُنْزُعة ، حَرْف
~ galli عُرْفُ الدِّيك
cristal قُنْزُعي ، عُرْفي ، حَرْفي
criterion, criterium مِعيار ، مِعْيَر ، مِحَكّ
Crithidia شَعاريرُ مُثقَّبَة ـ من الأوالي الطُّفَيليَّة
critical حَرِج ، إياسيّ ، أزَميّ ، بُحْرانيّ
crochet خُطّاف
crocidismus = carphology
تَمْزيقُ الدِّثار ـ عَبَث يَدَويّ ، (نَتْف)
cross صَليب ، مُتَبادَل
crossbreeding تَهْجين
cross-eye حَوَل
crossing over تَعابُر ، عُبُور تَبادُلي
crossmatching اختِبارُ التَّوافُق ـ بينَ واهِبِ الدَّمِ ومُتَلَقّيه
cross-section مَقْطَع مُستَعْرِض ، مَقطَع عَرْضي
crossway تَقاطُع
sensory ~ التقاطُع الحِسّي
crotchet كُلاّب ، مِحْجَن ، خُطّافُ تَوليد
crounotherapy الاستِشفاءُ بالحَمّات
croup خانُوق ، صَرير ، كَرير
false ~, laryngismus stridulus
خانُوق كاذِب ، تَشَنُّج الحَنْجَرة الصَّريري
spasmodic ~ خانُوق تَشَنُّجي
croupous خانُوقيّ ، صَريريّ
croupy مُصابٌ بالخانُوق
crown = corona تاجٌ ، إكْليل
anatomical ~ تاجُ السِّنّ
artificial ~ تاجٌ صُنْعيّ
crowning تَوَجان ، جَبْنَةُ الرَّأس
crucial باتٌّ ، حاسِم ، مُصَلَّب ، صَليبيّ
cruciate مُصَلَّب
crucible بُودَقة او بُوتَقة
cruciform صَليبيُّ الشَّكل ، بشَكلِ صَليب

crude نِيْء ، خام
cruentation نَعْر ، إدْماء
cruor جُلْطة دَم
crura; pl. of crus سُوَيقات ، أفْخاذ ، مَحامِل
crural ساقِيّ أو سُوَيقيّ ، فَخِذيّ
crus مَحْمِل ، ساق ، سُوَيقة ، فَخِذ
~ cerebri مَحْمِل المُخّ ، ساقٌ مُخّيَّة
~ fornicis ساقٌ قَبْويَّة
crush هَرْس
crust, crusta جُلْبة ، وَسَف ، قِشْرة
milk ~ = crusta lactea دَواية (الرَّبَّة)
Crustacea القِشْريّات
crustae ; pl. of crusta جُلَب ، قُشُور ، وُسُوف
crutch عُكّاز ، تُكّاءة ، سِناد
crux قَوْس ، صَليب
cry عَوِيل ، صُراخ ، صَيْحة
arthritic ~, articular ~, night ~
صَرْخة ألَم المَفاصِل ، صَرْخةُ اللَّيل
epileptic ~ صَرْخة الصَّرْع
cryalgesia ألَمُ البَرْد
cryanesthesia فَقْدُ حِسِّ البَرْد ، خَدَرُ البَرْد
cryesthesia الصَّرد ـ شِدَّة الحَساسية لِلبَرْد
crymo-anesthesia التَّخْدير القَرّي
crymodynia ألَمُ البَرْد ـ ألَم رُوماتِزْميّ
crymophilia = cryophilia ألْفة البَرْد ، حُبُّ البَرْد
crymophilic = cryophilic أليفُ البَرْد
crymophylactic, cryophylactic عَصِيٌّ على البَرْد ، (بَكْتِريا) صامِدة للحَرارة الخَفيضة
crymotherapy = crymotherapeutics
طِبابة قَرِّيَّة ، المُداواةُ بالتَّبْريد ، الاستِبْراد
cryo- بادِئة تَدُلُّ على العَلاقة بِـ «البَرْد»
cryoaerotherapy المُداواةُ بالهَواء البارِد
cryobiology الحَيَويّات القَرِّيَّة
cryocardioplegia تَوَقُّفُ القَلْب الابتِراديّ أو القَرّيّ
cryocautery كَيُّ البَرْد ، كَيٌّ قَرّيّ
cryocoagulation تَخْثير قَرّي
cryoextraction الاستِخْراجُ القَرّي

cryofibrinogen مُوَلِّدُ اللِّيفين القَرِّيّ
cryogenic = cryogen مُبَرِّد ، مُوَلِّد البُرودة
cryoglobulin غلُوبولين قَرِّي ، كُرَيِّين التَّبْريد
cryoglobulinemia غلُوبولونيمَّة قَرِّيَّة
cryometer مِقياسُ البَرْد ، مِبْراد ، مِصْراد
cryopathy اعتِلالُ البَرْد
cryophilic أليفُ البَرْد
cryophylactic مُقاوِمٌ للبَرْد ، عَصِيٌّ على البَرْد
cryoprecipitate مُرَسَّب بَرْديّ
cryoprecipitation تَرَسُّب بَرْديّ أو قَرِّيّ
cryoprobe مِسبارٌ قَرِّي
cryoprotein بُروتين قَرِّي
cryoscope مِصْرادُ التَجَمُّد
cryoscopy الاستِصْراد – قِياسُ دَرَجة التَجَمُّد
cryostat ناظِمُ القَرّ ، مِضْبَطُ الحَرارة الخَفيضة
cryosurgery جِراحةٌ قَرِّيَّة ، جِراحةُ الابْتِراد
cryotherapy طِبابٌ قَرِّي ، مُعالَجة قَرِّيَّة
cryotolerant مُتَحَمِّل البَرْد ، مُتَحَمِّلُ القَرّ
crypt; crypta سَهْوة ، خَبيئة ، جُرَيْب
dental ~ جُرَيْب السِّنّ
tonsillar ~s السُّهاءُ أو الخَبايا اللَّوزيَّة
crypt- , crypto- سابِقة بمعنى «خَفِيّ»
cryptanamnesia حافِظة خَبيئة
cryptectomy خَزْعُ السَّهْوة ، وَتْقُ الخَبيئة
cryptesthesia حِسٌّ خَفِيّ
cryptic خَفِيّ ، خَبيء
cryptitis التِهابُ السَّهْوة
crypto- سابِقة تَعني «خَفِيّ»
cryptocephalus خَبيءُ الرَّأس ، ذو رَأسٍ خَفِيّ
cryptococcosis داءُ المُكَوَّرات الخَفيَّة
Cryptococcus المُسْتَخْفِية ، المُكَوَّرة الخَفيَّة
cryptogam عَديمُ الأزهار – نَباتٌ خَفِيُّ التَزَوُّج
cryptogenetic, cryptogenic خَفِيُّ المَنْشأ
cryptolith حَصاةٌ في سَهْوة ، حَصاةُ السَّهْوة
cryptomenorrhoea الحَيْضُ الخَفِيّ
cryptomerorachischisis = spina bifida occulta الصُّلْبُ المَشْقوق الخَفِيّ
cryptomnesia تَذَكُّر الخَفايا
cryptoneurous خَفِيُّ العَصَب
cryptophthalmia = cryptophthalmos = cryptophthalmus اختِفاءُ العَيْنَيْن
cryptopyic خَفِيُّ التَقَيُّح
cryptorchid = cryptorchis خَفِيُّ الخُصْيَتَيْن
cryptorchidectomy خَزْعُ الخُصْية الخَفيَّة
cryptorchidism = cryptorchism = cryptorchidy اختِفاءُ الخُصْية ، خَفاءُ الخُصْيَتَيْن
cryptotoxic سامَّة خَفيَّة ، تَكْسين خَفِيّ
cryptozoite أَوَّليٌّ خَفِيّ
cryptozygous خَفِيُّ العارِضَيْن
crystal بِلَّورة
sperm ~s بِلَّوراتٌ نُطْفيَّة ، بِلَّورات مَنَويَّة
crystalli = chickenpox الحُماق
crystallin بِلَّورين
crystalline بِلَّوريّ ، شِبْهُ البِلَّور
~ lens العَدَسة البِلَّوريَّة – خَرَزةُ العَيْن
crystallitis = crystalloiditis التِهابُ البِلَّوريَّة ، التِهابُ العَدَسة البِلَّوريَّة
crystallization التَبَلْوُر ، التَبَلُّر
crystallography عِلْمُ البِلَّورات ، مَبْحَثُ التَبَلْوُر
crystalloid بِلَّورانيّ – شِبْهُ بِلَّوريّ
crystalloiditis, phakitis التِهابُ العَدَسة البِلَّوريَّة
crystalluria بيلةٌ بِلَّوريَّة ، زِيادةُ بِلَّوراتِ البَوْل
crystalluridrosis التَبَلْوُر العَرَقيّ البَوْليّ
CSF (cerebrospinal fluid) السائلُ المُخِّيُّ النُّخاعي
cubeba = cubeb كُبابة ، حَبُّ العَروس
cubicle حُجْرة مُنفَرِدة
cubit كوبِت – وَحْدةُ قِياس (حَوالى ٥٤ سم)
cubital زَنْديّ ، مِرْفَقيّ
cubitocarpal زَنْدي رُسْغي
cubitoradial زَنْدي كُعْبُري
cubitus, ulna الزَّنْد ، المِرفَق ، عَظْمُ الزَّنْد
cuboid مُكَعَّبانيّ ، العَظْم النَّرْديّ
cuboidal خاصٌّ بالعَظْم النَّرْديّ
cuboides العَظم المُكَعَّب ، عَظْمُ النَّرْد
cucurbitula مِحْجَم ، كأسُ حِجامة
cuff كُفَّة

cuirass دِرْع ، دِرْعٌ تَنَفُّسي
cul-de-sac رَدْبة ، جَيْب ، جُرَيب ، رَتَج
Douglas' ~, recto-uterine excavation
جَيْبُ دُوغلاس ، تَقَعُّر مُستَقيمي رَحِمي
culdocentesis نَخْزُ الجُرَيب أو بَزْلُه
culdoscope مِنْظار جُرَيبي ، مِنْظار رَدْبي
culdoscopy تَنْظير جُرَيبي
Culex كُولِكس ، الخَمُوش ، قِرقِس
Culicidae فَصيلةُ البَعوض ، البَعوضِيّات
culicidal = culicide مُبيدُ البَعوض
culicifuge مُقْصي البَعوض ، طارِدُ البَعوض
culling نَزْعٌ مُنتَخَب
culmen قُنَّة ، قِمَّة – قِمَّةُ تَلِّ المُخَيخ
cult طِبابة اعتِباطيَّة
cultivation استِنْبات
cultural استِنْباتي ، زَرْعي ، ثَقافي
culture زَريعة ، مَزْرَعة ، زَرْع ، مُستَنبَت
attenuated ~ زَريعة مُوَهَّنة
pure ~ زَريعة نَقِيَّة
slant ~, slope ~ زَريعة مائلة
smear ~ زَريعة مَسْحِيَّة
stab ~ زَريعة وَخْزيَّة
tissue ~ زَريعة نَسْجِيَّة
type ~ زَريعة نَمطيَّة
culture medium مُستَنبَت ، وَسَطُ الزَّرْع
cumulative جَمْعي ، مُتَراكِم ، تَراكُمي
cumulus رُكام ، رُكْمة
~ oophorous رُكامٌ بَيضي
cuneate وَتِديٌّ ، على شَكْلِ السَّفين أو الإسفين
cuneiform وَتِديُّ الشَّكْل ، إسْفيني
cuneo-cuboid إسْفينيٌّ نَرْدِيّ
cuneonavicular, cuneoscaphoid
إسفيني زَوْرَقي
cuneus إسفين ، سَفين ، وَتِد ، فُصَيصٌ في الفَصِّ القَذاليّ
cunnilinctus التَّنْطير – لَعْقُ الفَرْج أو مَصُّه
cunnus = the vulva الفَرْج
cup كُوب ، مِحْجَم ، لَجَف – حُفْرة قَدَحِيَّة
cupola = cupula قُبَّة ، كُوَيْس
cupped مُلَجَّف ، مُقَعَّر ، كُوبيُّ الشَّكل
cupping حِجامة ، تَلَجُّف
cupraemia = cupremia تَنَحُّس الدَّم
cupric نُحاسِيك
cuprous نُحاسُوز
cuprum = copper نُحاس
cupula = cupola قُدَيح ، قُبَّة
curable قابِلُ الشِّفاء ، شَفُوء ، يُمكِنُ شِفاؤه
curage كَشْط ، كَحْت ، تَجْريفٌ إصبَعيّ
curara = curare = curari كُورار
curative شافٍ
~ treatment مُعالَجةٌ شافِيَة
curb دَخَس ، جَرَد
Curcuma, turmeric الكُرْكُم
curd رَوْب ، رَوْبة الحَليب ، خُثارةُ اللَّبَن
cure استِشْفاء ، بُرْء ، شِفاء ، يَشْفي
hunger ~ شِفاءٌ بالسَّغَب
curettage كَشْط ، كَحْت ، تَجْريف
curette, curet مِكْشَطة ، مِكْحَتة ، مِقْحَفة
curettement = curettage
كَشْط أو تَكْشيط ، تَكْحيت ، تَجْريف
curie كُوري – وَحدةُ النَّشاط الإشعاعي
curietherapy المُداواةُ بالرّاديوم
curioscopy التَّنْظيرُ الإشعاعي ، الكَشْفُ بالتَشَعُّع
curling التِواء ، تَلَفُّف
current تَيّار ، مَجْرى
alternating ~ تَيّارٌ مُتَناوِب
demarcation ~ تَيّارُ التَّحْديد
high-frequency ~ تَيّارٌ عالي التَّوَتُّر
induced ~ تَيّارٌ مُحَرَّض ، تَيّار مُستَثار
curriculum مِنهاجٌ دِراسيّ
~ vitae سِيرة
curvature = curvatura انحِناء ، تَقَوُّس
backward ~ قَعَس ، انحِناء خَلْفي
greater ~ الحَنيَّة الكُبْرى
lateral ~ بَزَخ ، انحِناءٌ جانِبي
spinal ~ انحِناءُ الصُّلْب
curve مُنْحَنى ، خَطٌّ مُنحَنٍ
frequency ~ مُنْحَنى التَّواتُر ، مُنحَنى التَّرْداد

normal distribution ~ مُنْحَنى التَّوزيع السَّوِيّ
cushion وِسادة ، مِسْنَد ، مِخَدَّة
endocardial ~ وِسادة شَغافيَّة
Eustachian ~ وِسادةُ (فُتْحة) النَّفير
cusp = cuspis شَرَفة ، رَأسٌ مُدَلَّق
cuspad نَحْوَ شَرَفةِ السِّنّ
cuspal, cuspate ذَلَقيّ ، مُؤَنَّف
cuspid نابٌ ، مُؤَنَّف ، مُدَلَّق
cuspidate مُؤَنَّف ، مُدَلَّق ، ذو شَرَفات
cutaneous جِلْديّ
cutdown فَغْر
cuticle, cuticula جُلَيدة ، البَشَرة ، قُشَيرة
cuticula = cuticle جُلَيدة ، قُشَيرة ، بُشَيرة
cuticularization جِلادة ، تَغْطية قُشَيريَّة
cuticulum بُشَيرة ، قُشَيرة ، جُلَيدة
cutireaction ارتِكاسٌ أو تَفاعُل جِلْديّ
cutis أَدَمة ، جِلْد ، الجِلْدُ الحَقيقيّ ، إهاب
~ anserina, gooseflesh جِلْدُ الوَزّ ، قُفوفُ الجِلْد
~ laxa, ~ pendula جِلْدٌ متهَدِّل رِخْو
~ marmorata جِلْد مَرْمَريّ
cutization استِجْلاد ، التَحَوُّل إلى جِلْد
cuvette مِرْكَن ، كُفَيت
cyan-, cyano- بادِئة بمعنى «أزْرَق» أو «زَرْقاء»
cyanemia زُرْقة الدَّم
cyanephidrosis = cyanhidrosis عُراقٌ أزْرَق ، تَعَرُّق أزرَق ، ازرِقاقُ العَرَق
cyanide سَيانيد
cyanoderma ازرِقاقُ الجِلْد ، زُراقُ الجِلْد
cyanogen سيانُوجين
cyanophilous = cyanophil أليفُ الأزرَق ، سَهْلُ الاصطِباغِ بالألوان الزُّرق
cyanophose نُور أزرَق
cyanopia = cyanopsia رُؤية زَرْقاء
cyanosed = cyanotic مُزْرَقّ ، زُراقي
cyanosis ازرِقاق ، زُراق
cyanotic = cyanosed زُراقي ، مُزْرَقّ
cyanuria بِيلةٌ زَرْقاء

cybernetics عِلْمُ الضَّبْط ، عِلْمُ أجهِزة التَّحَكُّم
cyclarthrodial مَداريُّ المَفْصِل
cyclarthrosis مَفْصِل مَداري
cycle دَوْر أو دَوْرة ، دارة
anovulatory ~ دَورةٌ لاإباضيَّة
asexual ~ دَورٌ لا تَزاوُجي ، دَورٌ لا تِقّي
cardiac ~ دَورةٌ قَلْبيَّة
estrous ~ دَورةٌ وَدِقة ، دورةُ وُدُوق
life ~ دَورةُ الحَياة
menstrual ~ دَورة الحَيْض
reproduction ~ دَورة التناسُل
sexual ~ دَورة جِنْسيَّة ، دَورة تَزاوُجيَّة
cyclectomy خَزْعُ الجِسْم الهَدَبي • خَزْعُ حافَّة الجَفْن .
cyclic دَوْريّ ، دَوْرَويّ ، حَلَقيّ
cyclicotomy = cyclotomy شَقُّ الجِسم الهَدَبيّ
cyclitis التِهابُ الجِسم الهَدَبي ، التِهابُ الهُدابى
cyclochoroiditis التِهابُ المَشيميَّة والهَدَبيّ
cyclodialysis تَخريرُ الهَدَبيّ
cyclodiathermy حَرْقُ الجِسم الهَدَبي
cycloduction مَطٌّ مَداريّ
cyclogram مُخَطَّط مَداري
cycloid دَوَرانيّ
cyclokeratitis = cycloceratitis التِهابُ القَرْنيَّة والجِسم الهَدَبي
cyclophoria احوِلالٌ تَدْويريّ ، حَوَلٌ مَداريّ
cyclophorometer مِقياسُ الاحوِلال المَداري
cyclophrenia = cyclothymia جُنونٌ دَوري
cyclopia اتِّصالُ العَيْنَيْن ، اتِّصال الحِجاجَيْن
cycloplegia شَلَل العَضَلة الهَدَبيَّة ، شَلَل التكيُّف
cycloplegic شالُّ العَضَلة الهَدَبيَّة
cyclops مَسيخٌ مُتَّصِل العَيْنَيْن
Cyclops بُلْعُط ، جادِف
cycloscope مِنْظارُ مَجالِ الرُّؤية
cyclosis الحَلَقيَّة الدَّورانيَّة
Cyclostomata المُستَديراتُ الفَم
cyclothymia = cyclophrenia نُفاسٌ دَوْريّ ، دَوْريَّةُ المِزاج

cyclothymiac = cyclothymic دَوْرِيُّ المِزاج ـ ذو مَسٍّ دَوْرِيّ
cyclotome مِبْضَعُ الهَدَبِيَّة ، مِبْضَعُ الجِسم الهَدَبي
cyclotomy شَقُّ الجِسم الهَدَبي ، بَضْعُ الهَدَبِيَّة
cyclotron سَيْكلُوترون ، مُسارِع نَوَوِيّ مَداريّ
cyclotropia حَوَل تَدْويري
cyema, embryo حاصِلُ الحَمْل ، جَنين
cyesiognosis تَشْخيصُ الحَمْل
cyesis الحَمْل ، الحَبَل
cyestein = cyesthein كُمْخَةُ الحَبَل
cylinder أُسطُوانة ، ماسُورة
urinary ~, urinary cast أُسطُوانة بَوْلِيَّة
cylindrical = cylindric أُسطُوانيّ
cylindro-adenoma وَرَمٌ غُدِّيٌّ أُسطُوانيّ
cylindroid نَظيرُ الأُسطُوانة • أُسطُوانة بَوْلِيَّة
cylindroma وَرَمٌ أُسطُواني
cylindrosarcoma وَرَمٌ سَرْكوميّ أُسطُوانيّ
cylindruria بِيلَةٌ أُسطُوانيَة ، بِيلَةُ الأُسطُوانات
cyllosis, clubfoot حَنَفُ القَدَم
cyme نَوْرة سَنَمِيَّة ، إزْهار مُنبَسِط
cynanche التِهابُ الحَلْق الخانِق
cynanthropy تَوَهُّم كَلْبِيّ
cynodont نابٌ ـ سِنُّ الناب
cynophobia رَهْبة الكِلاب
cynorexia القَشَم ، جُوعٌ كَلْبِيّ
cyogenic مُوَلِّدُ الحَمْل ، مُسَبِّب الحَمْل
cyophoria حَمْلٌ أو حَبَل
cyophoric حَمْلِيّ ، مُتَعَلِّق بالحَبَل أو الحَمْل
cyotrophy تَغْذِيَةُ الجَنين
cypridology مَبْحَثُ الأمراضِ الزُّهْرِيَّة
cypridopathy عِلَّة زُهْرِيَّة ، داءٌ زُهْرِيّ
cyrtometer مِقياسُ المُنحَنَيات
cyrtosis حَدَبٌ أو اعوِجاجُ العِظام • احدِيداب
cyst كِيسٌ غِشائي ، مَثانة ، كُيَيْس
adventitious ~ كِيسٌ طارِىء ، كِيسٌ بَرّاني
branchial ~ كِيسٌ غَلْصَمي
daughter ~ كِيسة ثانَوِيَّة ـ عَدَرِيَّة
hydatid ~ كِيسٌ عَدَري
neural ~ كِيسة عَصَبِيَّة
retention ~, sebaceous ~ الكِيسُ الاحتِباسي ، الكِيسُ الشَّحْمي
sebaceous ~ كِيسة زُهْمِيَّة
unilocular ~ كِيسٌ أُحاديُّ الحُجْرة
cystadenocarcinoma سَرَطانة غُدِّيَّة كِيسِيَّة
cystadenoma وَرَمٌ غُدِّيٌّ كِيسيّ
cystalgia وَجَعُ المَثانة ، المَثَن
cystauchenitis التِهابُ عُنُق المَثانة
cystectasia = cystectasy تَوسيعُ المَثانة ـ لانتِزاعِ التَحَصّي
cystectomy قَطْعُ المَثانة ـ جُزْئِيّاً أو كُلِّيّاً
cystencephalus رَأسٌ مُتَكَيِّس
cystendesis خِياطَةُ المَرارة أو المَثانة
cystic كِيسيّ ، حَوْصَلِيّ • مَراريّ • مَثانيّ
cysticercoid كِيسانِيَّة مُذَنَّبة
cysticercosis داءُ الكِيسات المُذَنَّبة
Cysticercus الكِيسةُ المُذَنَّبة
cysticolithotripsy تَفْتيتُ الحَصاةِ في المَسالِ المَراريّ
cysticorrhaphy رَفْوُ قَناةِ المَرارة
cysticotomy شَقُّ المَسالِ المَراري
cystidolaparotomy شَقُّ المَثانة بفَتْحِ البَطْن
cystidotrachelotomy شَقُّ عُنُق المَثانة
cystiferous = cystigerous مُتَكَيِّس
cystiform كِيسيُّ الشَّكل
cystine سِسْتين ـ أَحَدُ الأحماضِ الأمينِيَّة
cystinosis مَرَض سِسْتينيّ ـ سَبَبُه تَرَسُّبُ السِّستين في الأنسِجة
cystinuria بَوْلٌ سِسْتيني ، بِيلة سِسْتينِيَّة
cystis مَثانة • كِيس
cystistaxis نَضْحٌ مَثانيّ
cystitis المَثَن ، التِهابُ المَثانة
bacterial ~ مَثَنٌ جُرثوميّ
~ colli مَثَن عُنُقي ـ التِهابُ عُنُق المَثانة
cystitome مِبْضَع المِحْفَظة
cystitomy خَزْعُ المِحفَظة ـ لِعَدَسَّة العَيْن
cysto-adenoma وَرَمٌ غُدِّيّ كِيسيّ
cystoblast أَرُومةٌ كِيسِيَّة ، الجَذَعة الكِيسِيَّة
cystocarcinoma سَرَطانةٌ كِيسِيَّة

cystocele العَفَل ـ قِيلةٌ مَثانيَّة
cystochromoscopy تَنْظيرُ المَثانة المُلَوَّن
cystocolostomy مُفاغَمة المَثانة بالقُولون
cystodiaphanoscopy المُعاينةُ الشُّفوفيَّةُ الكِيسيَّة ـ مُعايَنة أحشاءِ البَطْن الشُّفوفيَّة
cystoelytroplasty رَأْبٌ مَثانيّ مَهْبِليّ
cysto-epithelioma سَرَطان ظِهاريّ كِيسيّ
cystofibroma وَرَم لِيفيّ كِيسيّ
cystogram صُورة المَثانة ـ شُعاعيّاً
cystography تَصْويرُ المَثانة ـ شُعاعيّاً
cystoid كِيسانيّ ، كِيسيُّ الشَّكْل ، نَظيرُ الكِيسة
cystolith حَصاةٌ مَثانيَّة
cystolithectomy = **cystolithotomy** استِخْراجُ حَصاةِ المَثانة (أو المَرارة)
cystolithiasis التَحَصّي المَثاني
cystolithic مُتَعلِّق بالحَصَى المَثانيَّة
cystoma وَرَمُ المَثانة • وَرَمٌ كِيسيّ أو مُتَكَيِّس
cystometer مِقياسُ الضَّغْط المَثاني
cystomorphous كِيسيُّ الشَّكْل • شِبْهُ المَثانة
cystomyxoma وَرَمٌ مُخاطيّ كِيسيّ
cystoparalysis شَلَلُ المَثانة
cystopexy تَثْبيتُ المَثانة
cystoplasty رَأْبُ المَثانة ، تَقْويمُ المَثانة
cystoplegia شَلَلُ المَثانة ، فالِجُ المَثانة
cystoproctostomy مُفاغَمةُ المَثانة بالمُستَقيم
cystoptosis هُبوطُ المَثانة ، انسِدالُ المَثانة
cystopyelitis التِهابُ المَثانة والحُوَيضة الكُلْويَّة
cystopyelography تَصْويرُ المَثانة والحُوَيضة
cystopyelonephritis التِهابُ المَثانةِ والحُوَيضة والكُلْوة
cystoradiography تَصْويرُ المَثانة الإشْعاعيّ
cystorectostomy مُفاغَمةُ المَثانة بالمُستَقيم
cystorrhagia نَزْفٌ مَثانيّ ، نَزْفُ المَثانة
cystorrhaphy رَفْوُ المَثانة ، خِياطةُ المَثانة
cystorrhea نَزْلةٌ مَثانيَّة
cystosarcoma غَرَنٌ كِيسيّ ، سَرْكوما كِيسيَّة
cystoscope مِنْظارُ المَثانة
cystoscopy تَنْظيرُ المَثانة
cystospasm تَشَنُّجُ المَثانة ، تَشَنُّج المَثانة

cystostomy فَغْرُ أو شَقُّ المَثانة
cystotomy شَقٌّ أو خَزْعُ المَثانة
cystotrachelotomy شَقُّ عُنُق المَثانة
cystoureteritis التِهابُ المَثانة والحالِبَيْن
cystoureterogram صُورةُ المَثانة والحالِب
cystourethritis التِهابُ المَثانة والإحليل
cystourethrocele قِيلةُ المَثانة والإحليل ـ في الأُنثى
cystourethroscope مِنْظار المَثانة والمَبال
cythemolysis انحِلالُ خَلايا الدَّم
cyto- سابِقة بمعنى «خَليَّة» أو «خَلَويّ»
cytobiology بَيُولوجيا الخَلايا ، الحَيَويّاتُ الخَلَويَّة
cytobiotaxis الاتِّجاهُ الخَلَويّ الحَيَويّ
cytocentrum جُسَيم مَرْكَزي
cytochemistry الكِيمياءُ الخَلَويَّة ، كِيمياءُ الخَليَّة
cytochrome صِبْغٌ خَلَوي
cytochylema عُصارةُ الخَليَّة
cytocidal = **cytocide** مُبيدُ الخَلايا
cytocinesis الحَرَكة الخَلَويَّة
cytoclasis تَزَعْزُع الخَلايا ، إتْلافُ الخَلايا
cytoclastic مُزَعْزِع الخَلايا ، مُتْلِفُ الخَلايا
cytocyst كُيَيْس خَلَويّ
cytodiagnosis تَشْخيصٌ خَلَوي
cytodieresis انقِسامُ الخَليَّة المُعْتَنِف
cytogene مُوَلِّد أو مُكَوِّنُ الخَلايا
cytogenesis = **cytogeny** تَكَوُّن الخَلايا
cytogeneticist اختِصاصيٌّ في الوِراثة الخَلَويَّة
cytogenetics الوِراثيّات الخَلَويَّة
cytogenic مُكَوِّن الخَلايا
cytogenous = **cytogenic** مُوَلِّد الخَلايا
cytoglobin كُرَيِّين خَلَويّ ، غلُوبولين خَلَوي
cytoglucopenia = **cytoglycopenia** نَقصُ السُّكَّر الخَلَوي ـ قِلَّةُ كَمِّيَّة الغلُوكوز في كُرَيّات الدَّم
cytoid خَلَوانيّ ، نَظيرُ الخَليَّة
cytokinesis الحَرَكة الخَلَويَّة
cytologic(al) خَلَويّ ، مُتَعَلِّق بمَبْحثِ الخَلايا
cytologist خَبيرٌ بعِلْم الخَلايا

cytology مَبْحَثُ الخَلايا . عِلْمُ الخَليَّة
cytolymph لِمْفُ الخَليَّة ، لِنُفا الخَليَّة
cytolysin حالَّةُ الخَلايا
cytolysis انحِلالُ الخَلايا ، حَلُّ الخَلايا
cytolytic حالٌّ الخَلايا
cytoma وَرَمٌ خَلَوي
cytomegalovirus حُمَة مُضَخِّمة للخَلايا
cytomere قُسيمة خَلَويَّة
cytometaplasia تَبَدُّل الخَلايا ـ تَبدُّل شَكْليّ أو وَظيفيّ
cytometer مِعَدُّ الخَلايا ، مِعْدادُ الكُرَيّات
cytometry تَعدادُ الخَلايا ، عَدُّ الكُرَيّات
cytomorphology مَبْحَثُ أشكالِ الخَلايا
cytomorphosis التَشَكُّل الخَلَوي
cyton = cytone خَليَّةُ العَصَبة ـ الجِسمُ الخَلَوي للعَصَبة أو العَصَبُون
cytopathic مُمْرِضُ الخَلايا ، مُعِلُّ الخَلايا
cytopathogenic = cytopathogenetic مُمْرِضُ الخَلايا ، مُسَبِّب اعتِلالِ الخَلايا
cytopathology المَرَضيّاتُ الخَلَويَّة
cytopenia نُدْرةُ الخَلايا أو قِلَّتُها ـ في الدَّم
cytophagous مُلتَقِمُ الخَلايا
cytophil = cytophilic أليفُ الخَلايا ـ يَنجَذِبُ لِلخَلايا
cytophilic أليفُ الخَلايا
cytophylactic حارِسُ الخَلايا ، حامي الخَلايا
cytophylaxis صِيانةُ الخَلايا ، حِمايةُ الخَلايا أو وِقايَتُها • ازدِيادُ النَّشاطِ الخَلَويّ
cytophyletic مُتعَلِّقٌ بالسُّلالة الخَلَويَّة
cytophysiology الفِسيولُوجيا الخَلَويَّة
cytoplasm سَيتُوبلازم ، هَيُولى الخَليَّة ، الحَشْوة
cytoplasmic سَيتُوبلازميّ ، هَيُوليّ
cytoscopy فَحْصُ الخَلايا ، تَشْخيصٌ خَلَويّ
cytosol عُصارةُ الخَليَّة ، عُصارةٌ خَلَويَّة
cytosome جِسمُ الخَليَّة ـ باستِثْناء النَّواة
cytostasis رُكودٌ خَلَوي
cytostome فَمُ الخَليَّة ، مَثْغَرُ (الأوالي)
cytotaxis اتِّجاهٌ خَلَويّ ، انتِظامٌ خَلَوي
cytotherapy مُعالَجة خَلَويَّة ، المُداواةُ بالخَلايا
cytothesis استِرْجاعُ الخَلايا ، استِعادةُ الخَلايا
cytotoxic سامٌّ للخَلايا ، مُتعَلِّق بالسُّمّ الخَلَوي
cytotoxin سُمُّ الخَلايا ، ذِيفانٌ خَلَويّ
cytotrophoblast أرُومةٌ اغتِذائيَّة خَلَويَّة
cytotropic مُوَجَّهٌ لِلخَلايا ، مُنجَذِبٌ للخَلايا
cytotropism انتِحاءٌ خَلَوي ، تَوَجُّه خَلَوي
cytozoic مُرتَبِط بالخَليَّة ، عائشٌ في الخَليَّة
cytula بَيْضةٌ مُلَقَّحة
cyturia بَوْلٌ خَلَوي ، بِيلةٌ خَلَويَّة

D, d

D = dose مُختَصَر «أُخذَة ـ جُرْعة»
D & C = dilatation and curettage توسيعٌ وكَشْط
dacnomania هَوَسُ القَتْل
dacry-, dacryo- سابِقة تَدُلُّ على العَلاقةِ بِـ «الدَّمْع»
dacryadenalgia وَجَعُ الغُدَّة الدَّمْعيَّة
dacryadenitis التِهابُ الغُدَّة الدَّمعيَّة
dacryadenoscirrhus جَرَذُ الغُدَّة الدَّمعيَّة
dacryagogue مُدِرُّ الدَّمْع . مُدَمِّع ، مُذرِفُ الدَّمْع
dacryelcosis تقَرُّحُ الكِيس الدَّمْعيّ
dacryoadenectomy استِئصالُ الغُدَّة الدَّمعيَّة
dacryoadenitis التِهابُ الغُدَّة الدَّمعيَّة
dacryoblennorrhea زُكامٌ دَمْعي ، سَيلانٌ دَمْعي مُخاطي . دُماع . غَمَص
dacryocele قِيلة دَمْعيَّة ، فَتْقُ الكِيس الدَّمْعيّ
dacryocyst المَدْمَع . الكِيسُ الدَّمْعيّ
dacryocystalgia = dacrycystalgia ألَمُ الكِيس الدَّمْعيّ
dacryocystectasia تمَدُّد الكِيس الدَّمْعي
dacryocystectomy خَزْعُ الكِيس الدَّمْعي
dacryocystis الكِيسُ الدَّمْعي
dacryocystitis = dacrycystitis التِهابُ الكِيس الدَّمْعي ، الغَرَب
dacryocystitome مِقْطَعٌ دَمْعي
dacryocystoblennorrhea التِهابُ الكِيسِ الدَّمْعيّ النَّزْليّ المُزْمِن
dacryocystocele فَتْقُ الكِيس الدَّمْعيّ أو بُروزُه
dacryocystoptosis هُبوطُ الكِيس الدَّمْعيّ
dacryocystorhinostenosis ضِيقُ قَناةِ الأنفِ الدَّمعيَّة أو قَناة الدَّمْع الأنفيَّة
dacryocystorhinostomy مُفاغَرة دَمْع أنفيَّة
dacryocystostomy فَغْرُ المَدْمَع
dacryocystotomy بَضْعُ المَدْمَع
dacryogenic مُدَمِّع . مُدِرُّ الدَّمْع
dacryohelcosis تقَرُّحُ الكِيس الدَّمْعيّ
dacryohemorrhea دَمْعٌ دَمَوي أو مُدَمَّى
dacryolith حَصاةٌ دَمْعيَّة ، حَصاةُ المَدامِع
dacryolithiasis التَّحَصّي الدَّمْعيّ
dacryoma وَرَمٌ دَمْعي . دَمْعُوم . انسِدادُ المَسالِ الدَّمْعي
dacryon المُلْتَقى الدَّمْعي . النُّقْطة الدَّمْعيَّة
dacryops حَبَن دَمْعي . عَيْنٌ دامِعة أو دَمُوع
dacryopyorrhea تَدْميع صَديديّ
dacryopyosis تقَيُّحُ الجِهاز الدَّمْعي . قُياحٌ دَمْعي
dacryorhinocystotomy بَتْرٌ دَمْعيّ أنْفيّ
dacryorrhoea سَيلانٌ دَمْعي . العَمَش . تدَمُّع
dacryosolenitis التِهابُ المَدْمَع
dacryostenosis ضِيقُ المَدْمَع
dacryosyrinx ناسُور دَمْعيّ . الغَرْب . مِحْقَنَةُ القَنَواتِ الدَّمْعيَّة . مَسالُ الدَّمْع
dactyl إصْبَع
dactyledema أُوذيما الأصابِع

dactylion = **dactylium** تكفُّف

dactylitis التِهابٌ إصْبَعيّ

dactylocampsodynia انثِناءُ الأصابِعِ المُؤلِم

dactylogram بَصْمة ، بَصْمةُ الإصْبَع

dactylogryposis اعوِجاجُ أو انحِناءُ الأصابع

dactylology التحدُّثُ بالإشارات ، التَّصْبيع

dactylolysis سُقوطُ الأصابع ، هَرُّ الأصابع

~ spontanea سُقوطُ الأصابع العَفْوي

dactylomegaly ضَخامةُ الأصابع

dactyloscopy فَحْصُ بَصَمات الأصابع

dactylospasm شَنَجٌ إصْبَعي ، تشَنُّجُ إصْبَع

dactylosymphysis, syndactylism التكَفُّف ، ارتِفاقُ الأصابع والتِصاقُها

dactylus إصْبَع

daltonism الدالتُونيَّة ، عَمًى لَوْنيّ

damage تَلَف ، عَطَب

damp غازٌ سامٌ • رُطوبة • رَطِب

damping تَخْفيف ، تَخْميد

dance رَقْص ، رَقْصة

hilar ~, hilus ~ رَقْصُ النَّقير – تنَبُّضُ الشَّريان الرِّئوي

dandruff النُّبَاغة ، الهِبْرِيَة ، قِشْرةُ الرَّأس ، وَبَغ

dartoic = **dartoid** سِلْخي ، شِبْهُ الطبَقة اللِّيفيَّة

dartos السِّلْخ – طَبقةُ الصَّفَن اللِّيفيَّة

darwinism الدارْوِينيَّة

dasymeter مِقياسُ كَثافةِ الغاز

data مَعْلومات ، مُعْطَيات ، بَيانات

dazzling باهِر ، يَبْهَرُ الأنظار

de- سابِقة بمعنى «نَزَع» أو «أنْقَصَ»

deacidification نَزْعُ الحُموضةِ أو تَعْديلُها

deactivation إهْماد ، تَعْطيل

dead مَيْت ، مَيِّت

~ space حَيِّزٌ مَيِّت ، حَيِّزٌ عاطِل

deaf أصَمُّ ، أطْرَشُ ، أبْكَمُ

~-mute أصَمُّ أبْكَمُ ، أطْرَشُ أخْرَسُ

~-mutism الصَّمَمُ والبَكَم

deafferentation تَعْطيلُ الجِذْبان المَركَزي

deafness الصَّمَم – ذَهابُ السَّمْع • الطَّرَش

boilmakers' ~ صَمَمُ عُمّالِ القَزانات

cortical ~ صَمَم قِشْريّ

functional ~ صَمَم وَظيفي

labyrinthine ~ صَمَمٌ تِيهي

musical ~ صَمَم نَغَمي

nerve ~ صَمَمٌ عَصَبيّ

organic ~ صَمَم عُضْوي

tone ~ صَمَمُ النَّغَم

transmission ~ صَمَم الناقِليَّة

deamination = **deaminization** نَزْعُ الأمين – إزالةُ المَجموعةِ الأمينيَّة

dearterialization انقِلابُ الشَّريَنة ، تَحْويلُ الدَّمِ الشَّرياني إلى دَمٍ وَريدي

death وَفاة ، مَوْت

apparent ~ مَوْتٌ ظاهِريّ

cell ~ مَوتُ الخَلايا

clinical ~ مَوتٌ سَريري

fetal ~ مَوتُ الجَنين

functional ~ مَوتٌ وَظيفي

death-rate نِسبةُ الوَفَيات

debile ضَعيف ، واهِن

debilitant, asthenic مُضْعِف ، مُوهِن

debility, asthenia ضَعْف ، دَقَل ، وَهْن

debridement إنْضار ، نَضْرُ الجُرْح

debris نُفاية ، حُطام ، أنْقاض ، فَضَلات

decalcification نَزْعُ الكِلْس ، خَسْفُ الكِلْس

decalcify يُزيلُ الكِلْس ، يُجَرِّد مِن الكِلْس

decameter عَشْرةُ أمتار

decanormal عَشَريُّ العِياريَّة ، عُشاريُّ السَّويَّة

decant يُصَفِّقُ

decantation تَصْفيق ، إبانة

decapitating قاصِل

decapitation قَصْلُ الرَّأس ، قَطْعُ الرَّأس

decapsulation نَزْعُ المِحفَظة ، قَصْع ، تَجْريد

decarboxylase نازِعةُ الكَرْبُوكسيل

decarboxylization = **decarboxylation** نَزْعُ الكَرْبُوكسيل ، تَجْريدُ الزُّمْرة الكَرْبُوكسيليَّة

decay بِلًى ، تَفَسُّخ ، انحِلال

radioactive ~ انحِلالٌ إشعاعيّ

deceleration تَقاصُر ، تَباطُؤ ، تَخْفيفُ السُّرعة
decentration انتِباذ ، إبْعادٌ أو تَنَحٍّ عن المَرْكز
decerebrate مُنتَزَعُ الدِّماغ أو المُخّ
decerebration نَزْعُ الدِّماغ ، امتِخاخ
dechloridation = dechlorination نَزْعُ الكلُور ، خَسْفُ الكلُور ، حِرْمانُ المِلْح
decholesterinization = decholesterolization نَزْع الكُولِسترول
decibel دِيسيبِل ، وَحْدة السَّمْع
decidua الساقِط ، الغِشاءُ الساقِط ، نُفاض
∼ basalis الساقِط القاعِديّ
∼ capsularis الساقِط المِحْفَظي
∼ menstrualis الساقِط الطَّمْثي
∼ parietalis الساقِطُ الجِداري
∼ vera الساقِط المُبَطِّن ـ الحَقيقيّ
deciduation طَرْحُ الساقِطة · (تَسْقيط)
deciduitis التِهابُ الغِشاء الساقِط ، التِهابُ بِطانةِ الرَّحِم الساقِطة
deciduoma ساقِطُوم ، وَرَمٌ ساقِطيّ ، وَرَمٌ نُفاضيّ
malignant ∼ وَرَمٌ ساقِطي خَبيث
deciduous ساقِط ، زائِل ، نَفْضيّ
∼ teeth الأسنانُ الزَّمَنيَّة ، الأسنانُ الرَّواضِع
decimeter دِيسيمِتر ، عُشْرُ المِتر
decinormal عُشَيري ، عُشْر السَّويّ أو العِياريّ
decipara وَلودٌ عَشْرِيَّة
declination انحِراف ، تَزَوٌّ
decline انحِطاط ، انحِدار ، هُبوط
declive مُنحَدَر ، حَدْرة
declivis cerebelli الحَدْرة المُخَيخيَّة
decoction = decoctum طَبيخ ، طُباخة
decollement انفِكاك ، انفِصال
decoloration = decolorisation التَّنصيل ، النُّصول ، الإنصال ، القَصْر
decolorize يَنصُل أو يُنَصِّل ، يَقْصِرُ ، يُزيلُ اللَّون
decompensation اللاّمُعاوَضة ، انكِسارُ المُعاوَضة
decomposition تَحَلُّل ، تَحْليل ، انحِلال
∼ of proteins تَفَكُّك البرُوتينات
decompression تَخْفيف الضَّغْط ، إزالةُ الضَّغْط
∼ sickness تَفَقُّع الدَّم ، داءُ الغَوّاص

decongestant, decongestive مُخَفِّفُ الاحتِقان ، مُزيلُ الاحتِقان
decortication تَقْشير ، قَشْر ، جَفْل ، شَذْب
decrement نَقْص ، هُبوط
decrepitation طَقْطَقة ، فَرْقَعة
decrustation قَشْر ، تَقْشير
decubation إبْلال
decubital اضطِجاعيّ ، انبِطاحيّ
decubitus استِلْقاء ، ضُجوع
∼ ulcer قَرْحةُ الاستِلقاء ، الناقِبة
lateral ∼ اضطِجاع ، استِلْقاء جانِبي
decussate يَتَقاطَعُ ، يَتَصالَبُ · مُتَصالِب
decussation = decussatio تَصالُب ، تَقاطُع صَليبيّ
∼ of the pyramids تَصالُب الأهرام
dedentition هَرُّ الأسنان أو سُقوطُها
defaecation, defecation تَغَوُّط ، تَبَرُّز
defecation تَغَوُّط ، تَبَرُّز
defect عَيْب ، شائِبة ، نَقْص ، خَلَل
congenital ∼ عَيْبٌ خِلْقيّ أو وِلاديّ
filling ∼ عَيْبٌ حَشويّ ـ في حَشْوة السِّنّ
retention ∼ خَلَلُ الاحتِفاظ أو الحِفظ
septal ∼ عَيْبٌ حاجِزيّ
defective مَعيب ، مَشُوب ، ذو شائِبة ، ناقِص ، مُختَلّ
defemination = defeminization تَخَنُّث ، زَوالُ الأُنوثة ، فَقْدُ الأُنوثة
defense دِفاع
∼ mechanism وَسيلةٌ دِفاعيَّة
deferens الأَسْهَر ، ناقِل
deferent مُوصِل ، ناقِل ؛ أسْهَر
deferentectomy قَطْعُ الأسْهَر ، استِئْصالُ الأسْهَر
deferential أسْهَريّ
deferentitis التِهابُ الأسْهَر ، التِهابُ قَناةِ المَنِيّ
deferred مُؤَجَّل
defervescence إقْلاع ، قَلَع ، إفْراق
defervescent مُقْلِعُ الحَرارة ، مُفْرِق
defibrillation ايقافُ الرَّجَفان القَلْبيّ · سَلْخُ الألياف

defibrillator مُزيلُ الرَّجفان
defibrinated مَنزوعُ اللِّيفين ، مَخْسُوفُ اللِّيفين ، مَحْرومُ اللِّيفين
defibrination نَزْعُ اللِّيفين ، خَسْفُ اللِّيفين ، زَوالُ اللِّيفين
deficiency نُقْصانٌ ، عَوَز ، فاقَة
~ disease عُواز ، مَرَضُ أو داءُ العَوَز
deficient ناقِص ، مُعْوِز
deflation تَخْوِيَة ، فَشّ
deflection انحِراف ، مَيْل
defloration افتِراع ، افتِضاض
deflorescence اختِفاءُ الطَّفْح أو زَوالُه
deformation تَشَوُّه ، تَشْوِيه
deforming مُشَوِّه
deformity = deformation تَشْوِيه ، تَشَوُّه
Sprengel's ~ تَشَوُّه سبرِنْغِل
defunctionalization تَعْطيل الوَظيفة
defundation = defundectomy
خَزْعُ القَعْر ـ استِئصالُ قاعِ الرَّحِم ومَسالِي البَوْل
defurfuration تَناثُر القُشور ـ الجِلْدِيَّة
deganglionate يَنْزِعُ العُقْدة
degeneracy استِحالِيَّة ، تَنَكُّسِيَّة
degenerate مُتَنَكِّس • يَتَنَكَّسُ ، يَتَدَنّى
degeneration = degeneratio, atrophy
تَنَكُّس ، حَرَض ، تَدَنٍّ ، حُؤول ، ضُمور
amyloid ~ فَساد نَشَويدي أو حُؤول نَشَواني
colloid ~ فَسادٌ غَرَواني ، حُؤولٌ شِبْغَري
hepatolenticular ~ تَنَكُّس كَبِدي عَدَسي
hydropic ~ فَسادٌ استِسقائي أو حَبَني
sclerotic ~ حُؤولٌ تَصَلُّبي ، تَنَكُّس شَيْخوخي
degenerative تَنَكُّسي ، مُتَنَكِّس
deglutition ابتِلاع ، بَلْع ، ازدِراد
deglutitive = deglutitory
مُتَعَلِّق بالابتِلاع ، ازدِراديّ
degradation تَدَرُّك ، نُكوص ، انتِكاثٌ جَسَديّ أو خَلَويّ • تَحَلُّل
degree دَرَجة
degustation تَذَوُّق
dehematize يُزيلُ الدَّم
dehepatized مُنتَزَعُ الكَبِد
dehiscence تَفَتُّح ، تَفَلُّق ، انفِلاق ، تَفَزُّر
postoperative ~ تَفَزُّر الجُرْح ـ بعدَ العَمَلِيَّة
dehumanization انعِدامُ الإنسانيَّة ، فَقْدُ الصِّفات الإنسانيَّة ، تَحَيْوُن
dehydrant مُزيلُ الإماهة
dehydrate يَنكُزُ ، يُزيلُ الماءَ أو الإماهةَ
dehydrated جَفيف ، ناكِز
dehydration نَكْز أو إنكاز ، اللاتَمَيُّه ، نَزْعُ الماء ، تَجْفاف ، اجتِفاف
dehydrogenase = dehydrase
خَميرةٌ مُخَتَّفِجة ـ نازِعةُ الهيدرُوجين
dehydrogenate = dehydrogenize
يَنزِعُ الهيدرُوجين
dehydrogenation نَزْعُ الهيدرُوجين ، اللاهَدْرَجة ، خَسْفُ الهَدْرَجة
dehydrogenize يَنزِعُ الهيدرُوجين
dehypnotize يُوقِظُ من النَّوم (أو التَّنويم)
deinebriating مُضادٌّ التَسَمُّم الكُحوليّ ، مُضادُّ المُسكِرات • المُعالَجة بعَقّارٍ مُضادٍّ لِلتَّسَمُّم الكُحوليّ
deinsectization إتلافُ الحَشَرات
deionization نَزْعُ التأيُّن ، نَزْعُ الشَّوارِد
déjà سابِقة بمعنى «سَبَقَ» ـ وتُستَعمَلُ هُنا بِمعنى شُعور يَسبِقُ حُدوثَ ما لَم يَحدُث فِعلاً
~ entendu سَبَقَ سَماعُه
~ éprouvé سَبَقَتْ تَجرِبتُه
~ fait سَبَق حُدوثُه
~ pensé سَبَقَ التفكيرُ فيه
~ raconté سَبَقَ إخبارُه
~ vécu سَبَق اختِبارُه ، سَبقَ عَيْشُه
~ voulu سَبَقت الرَّغبةُ فيه
~ vu سَبَقتْ رُؤيتُه ، شُوهِدَ قَبْلاً
dejecta تَبَرُّزات
dejection تَبَرُّزات ، تَبَرُّز • اغتِمام ، اكتِئاب
delacrimation تَدَمُّع وافِر
delactation فَطْم ، فِطامة
delamination فَصْلُ الصَّفائح
delayed مُؤَخَّر ، آجِل

deleterious مُتلِف ، ضارّ
deletion فَقْد ـ فَقْدٌ صِبْغيّ
deligation رَبْط ، تَرْبيط
delimitation تَحْديد
delinquency جُنوح ، تَشَرُّد
delinquent جانِح
deliquescence تميُّع ، مُيوعة ، مُيوعيَّة
deliquescent مُتَسَيِّل ، مُتَمَيِّع ، مَيُوع
deliriant هاذٍ • مُسَبِّبُ الهَذَيان
delirifacient يُسَبِّب الهَذَيان ، مُهذٍ
delirious هاذٍ ، مُصابٌ بالهَذَيان • بُطاحيّ
delirium هَذَيان ، بُطاح • (بُحْران)
afebrile ~ هَذَيان لاحُمَّويّ
~ tremens هَذَيان ارتِعاشي
febrile ~ هَذَيان حُمَّوي ـ هَذَيانُ الحُمّى ، البُطاح
delitescence فَشٌّ ، اختِفاء
deliver يُخَلِّص ، يُنَجِّي ، يُطْلِق ، يُسَلِّم
delivery وِلادة • تَخْليص ، إطلاق
~ forceps مِلْقَطُ تَوْليد ، جُفْتُ تَوليد
della = delle نُقرةُ الكُرَيَّة الحَمْراء
delousing إبادةُ القَمْل
delta دِلْتا ـ حَرْفُ الدال أو حَرْفُ الأبْجَديَّة الرُّوميَّة الرابع • فُرْجة مُثَلَّثة
deltoid مُثَلَّث الشَّكْل ، دالِيّ • الدّالِيَّة
~ muscle العَضَلة الدالِيَّة
deltoiditis التِهابُ العَضَلة الدالِيَّة
de lunatico inquirendo لَجْنةُ فَحْصِ القُوى العَقْليَّة
delusion تَوَهُّم ، تخَيُّل .
systematized ~ تَوَهُّم مُتَرابِط
demagnetize يَنْزِعُ المَغْنَطة
demarcation الحَدُّ الفاصِل ، تَحْديد
demasculinization الخُنُوثة ـ فَقْدُ صِفاتِ الرُّجوليَّة
dement = demented مَخْبول ، مَعْتوه ، خَرِف
dementia عَتَه ، عُتاه ، خَرَف ، خَبَل
~ paranoides عَتَهٌ زَوَرانيّ
~ praecox خَرَفٌ مُبْتَسَر ، عَتَهٌ مُبَكِّر ، عَتَهٌ باسِر
epileptic ~ خَرَفٌ صَرْعيّ ، عُتاهُ الصَّرْع
paralytic ~ عَتَهٌ شَلَليّ ، خَرَف شَلَلي
paranoid ~ عَتَه زَوَرانيّ أو خُلاعيّ
senile ~ خَرَف ، عَتَهٌ شَيْخوخي
demi- سابِقة بمعنى «نِصْف»
demilune هِلال ، هِلاليّ
demineralization زَوالُ التَمَعْدُن
Demodex الدُّوَيديّات ، دُودةُ الشَّحْم
~ folliculorum الدّوَيديَّة الجُرَيبيَّة
demodicidosis داءُ الدُّوَيديّات
demography السُّكّانيّات ، عِلْمُ السُّكّان
demoniac شَيطانيّ ، مَمْسوسٌ بالجِنّ
demonopathy اعتِلالٌ شَيطانيّ ، مَسٌّ عِفْريتيّ
demonophobia رُهابُ الشَّياطين ، هَيْبَة الجِنّ
demonstrator مُساعِدُ مُدَرِّس (يشْرَحُ بالمُعِينات)
demorphinization إزالةُ أو نَزْع المُورفين
demucosatio = demucosation نَزْعُ الغِشاءِ المُخاطيّ
demulcent مُطَرٍّ ، مُلَطِّف ، مُلَيِّنٌ لِلجِلْد
demustardization مُداواةُ المُخَرْدَلين
demutization تَعْليمُ الطُّرْش
demyelination = demyelinization زَوالُ النُّخاعين ، نَزْعُ النُّخاعين
denarcotize يَمْنعُ المُخَدِّرَ (عن)
denaturation مَسْخُ الخَواصِّ الطبيعيَّة ، تَمَسُّخ
denatured مُبَدَّل ، مَمْسُوخ
denaturize يمسَخُ
dendric = dendrical تَشَجُّريّ ، غُصْنيّ
dendriform مُتَشَجِّر ، غُصْنيُّ الشَّكْل
dendrite الزائِدة الشَّجَريَّة ، تَشَعُّبٌ عَصَبيّ
dendritic مُتَفَرِّع ، مُتَغَصِّن
dendroid نَظيرُ الغُصْن ، مُتَشَعِّب
dendron = dendrite تَشَعُّبٌ عَصَبيّ
denematize إزالةُ الحَبْليّات
denervate يَقْطَعُ العَصَب
denervation التَّجْريدُ من الأعصاب
dengue الضَّنْك ، حُمَّى الضَّنْك ـ أبو الرُّكَب

denidation تَجْريد ـ هَدْمُ العُشّ
denitrification نَزْعُ الأزوت ـ النَّتْروجِن
dens سِنّ · ناتِئُ الفائق
~ serotinus = wisdom tooth ضِرْسُ العَقْل
densimeter = densitometer مِكْثاف ، مِقياسُ الكَثافة
densitometry قِياسُ الكَثافة
density كَثافة ، ثِقْلٌ نَوعيّ
dent-, denti-, dento- سابِقة بمعنى «سِنّ» أو «سِنّيّ»
dental سِنّيّ
~ caries نَخَرُ الأسنان ، تَسَوُّس سِنّيّ
~ floss خَيْطُ تَنْظيف الأسنان
~ papilla حُلَيْمة سِنّيّة
~ tartar القَلَح السِّنّي
dentalgia وَجَعُ السِّنّ
dentaphone, dentiphone مِصْواتٌ سِنّيّ
dentate مُسَنَّن ، ذو أسنان
dentes; pl. of dens أسنان ـ ج· سِنّ
~ canini الأنياب
~ decidui الرَّواضِع
~ incisivi القَواطِع
~ molares الطَّواحِن ، الأرْحاء
~ permanentes الأسنانُ الدائِمة
~ premolares الضَّواحِك
dentia praecox تَسَنُّن مُبَكِر
denticle حَصاةٌ لُبِّيّة · سُنَيْن
dentification تَكْوينُ الأسنان
dentiform سِنِّيُّ الشَّكْل
dentifrice سَنُون ، مُنَظِّفٌ لِلأسنان
dentigerous حاوي أو حامِلُ الأسنان
dentilabial سِنّيٌّ شَفَهيّ
dentilingual سِنّيّ لِسانيّ
dentimeter مِقياسُ الأسنان
dentinalgia أَلَمُ العاج ، وَجَعُ عاجِ السِّنّ
dentine = dentin عاجُ السِّنّ ، سِنِّين
dentinoblast جَذَعةُ العاج ، أرومةُ العاج
dentinogenesis تَكَوُّنُ عاجِ السِّنّ
dentinoid نَظيرُ العاج ، عاجانيّ
dentinoma عاجُوم ، وَرَمٌ عاجيّ
dentinosteoid وَرَمٌ عاجيّ عَظْميّ
dentinum, dentine عاجُ السِّنّ
dentist طَبيبُ أسْنان ، أسنانيّ
dentistry طِبُّ الأسنان
dentition الإثْغار ، الإسْنان ، التَّسْنين
deciduous ~ الإسنانُ الساقِط
permanent ~ الإسنانُ الدائم
dento-alveolar سِنّيّ سِنْخيّ
dentulous ذو أسنانٍ طَبيعيّة
denture بِدْلة سِنّيّة (طَقْمُ أسنان)
complete ~ بِدْلة كامِلة
implant ~ بِدْلة مَغْرُوزة
partial ~ بِدْلة جُزئيّة
denucleated عَديمُ النَّواة ، مُجَرَّدٌ من النَّواة
denudation التَّعْرِيَة
denutrition نَقْصُ الغِذاء ، نَقْصُ أو قِلّة التَّغْذية
deobstruent مُزيلُ السَّدّ
deodorant مُتْفِل ، مُزيلُ الرَّوائحِ الكَريهة
deodorize يَدْفعُ أو يُزيلُ الرائحةَ أو يمنَعُها
deodorizer مُتْفِل
deontology آدابُ الطِّبّ ، آدابُ المِهْنةِ الطِّبّيّة
deorsum لِأدْنى ، إلى أسْفَل
deossification نَقْصُ التَعَظُّم ، فَقْدُ التعظُّم
deoxidation, deoxidization خَسْفُ الأُكْسِجين ، نَزْعُ الأُكْسِجين ، اختِزالٌ
deoxidize يَنزِعُ الأُكْسِجين
deoxygenation إزالةُ الأُكْسِجين
dependence اتِّكال ، اعتِماد ، تَعْويل
dependency اعتِماديّة ، اتِّكاليّة ، عِوَل
depersonalization تَبَدُّد أو ضَياعُ الشَّخْصيّة
depigmentation إزالةُ الاصطِباغ
depilate يَمْرُط ، يَسْمُط ، يُزيلُ الشَّعر
depilation سَمْط ، إزالةُ الشَّعْر ، مَرْط ، جَمْش
depilatory جَمُوش ، مُسْمِط ، مُمَرِّط ، مُزيلُ الشَّعر
deplete يُفَرِّغُ ، يستَنْفِدُ
depletion نَزْح ، استِنْفاد ، إفْراغ ، نَفاد

depolarization زَوالُ الاستِقْطاب ، عَدَمُ الاستِقْطاب
depolymerization إزالةُ البَلْمَرة
deposit قُرارة أو رُسوب
depot مَخْزَن ، مَدْخَر
depraved فاسِد ، مُخْتَلّ
depressant مُخَمِّد ، خافِض أو مُهبِط · مُكْئب ، مُعْيٍ
~ nerve عَصَبٌ مُخَمِّد أو مُثَبِّط
depressed مُنْخَسِف ، مُنْخَفِض · مُكْتَئِب
~ fracture كَسْرٌ مُنْخَسِف
depression إعياء ، هُمود · انخِساف · كآبة
depressive مُعْيٍ ، مُكْئب
depressomotor مُضْعِفُ الحَرَكة
depressor خافِض
deprivation حِرْمان
deproteinization إزالةُ البرُوتين
depth عُمْق
depulization إتْلافُ البَراغيث
depurant مُنَقٍّ ، مُصْلِح
depuration تَنْقِية
deradenitis التِهابُ غُدَدِ العُنُق
deradenoncus تَوَرُّم غُدَّةِ العنُق
derangement اختِلال ، خَلَل ، اضطِرابٌ عَقْليّ
dereism = derism تخَيُّليّة ، وَهْميَّة
dereistic تخَيُّليّ
derencephalocele فَتْقٌ دِماغيّ عُنُقيّ
derepression إزالةُ الكَظْم
deric أدَميّ ـ مُتعَلِّق بالوُرَيقة الظاهِرة
derivant مُحَوِّل ، مُصَرِّف
derivation اشتِقاق · تَحْويل
derivative مُشْتَقّ
derm = derma الأَدَمة ، الجِلْد
dermabrasion سَنْفَرة الجِلْد ، سَحْجُ الجِلْد
Dermacentor ناخِساتُ الجِلْد ـ نَوعٌ من القُراد
dermad صَوْبَ الجِلْد
dermal أدَميّ ، جِلْديّ
dermalaxia رَخاوةُ الجِلْد ، لِينُ الجِلْد
dermalgia = dermatalgia أَلَمُ الجِلْد

dermamyiasis داءُ الجِلْد الذُّبابيّ
dermapostasis داءٌ جِلْديّ مُتقَيِّح ، هَرٌّ الجِلْد
dermaskeleton الصَّقَل الجِلْدي
dermatalgia الوَجَعُ في الجِلْد ، أَلَمُ الجِلْد
dermatic = dermic جِلْديّ
dermatitides التِهاباتُ الجِلْد
dermatitis التِهابُ الجِلْد · التِهابُ الأدَمة
allergic ~ التِهابُ الجِلْدِ الأرَجيّ
atopic ~ التِهابُ الجِلْد التأتُّبي
contact ~ التِهابُ الجِلْد التماسّي
cosmetic ~ التِهابُ الجِلْد بالمُجَمِّلات
~ erythematosa التِهابُ الجِلْدِ الحُماميّ
~ exfoliativa التِهابُ الجِلْد التقَشُّري
~ herpetiformis التِهابُ الجِلْد الحَلائيّ أو العُقْبوليّ الشَّكل
fungoid ~ التِهابُ الجِلْد الفُطرانيّ
napkin ~, diaper ~ التِهابُ الجِلْد الحِفاظيّ
varicose ~ التِهابُ الجِلْد الدَّواليّ
dermato-, derma-, dermat-, dermo- سابِقة تَدُلُّ على العَلاقة بِـ «الجِلْد»
dermatoautoplasty رَأْبٌ جِلْديّ ذَوَويّ
Dermatobia ذُبابُ الجِلْد
dermatocele تهَدُّلُ الجِلْد ، انحِلالُ الجِلْد
dermatocellulitis التِهابُ الجِلْد والنَّسيجِ الخَلاليّ أو الهَلَليّ
dermatochalasis رَخاوةُ الجِلْد ، تمَدُّد الجِلْد
dermatoconiosis غُباريَّةُ الجِلْد
dermatocyst كِيسٌ جِلْدي ، كِيسةٌ جِلْديَّة
dermatodynia = dermatalgia أَلَمُ الجِلْد
dermatofibroma لِيفومٌ جِلْديّ
dermatofibrosis تلَيُّفُ الجِلْد
dermatogen مُكَوِّنةُ الضِّدّ الجِلْديَّة
dermatogenic = dermatogenous مُوَلِّدُ الجِلْد ، مُكَوِّن الجِلْد
dermatoglyphics مُرتَسَمُ الكَفّ
dermatograph مِرْسَمُ الجِلْد · رَسْمٌ جِلْديّ
dermatography = dermographia ارتِسامٌ جِلْديّ ، كَتُوبيَّةُ الجِلْد

dermatoheteroplasty رَأبُ الجِلْد المُغايِر
dermatoid جِلْدانيّ ، نَظيرُ الجِلْد
dermatologist طَبيبُ الجِلْد
dermatology عِلْمُ أمراضِ الجِلْد
dermatolysis لِينُ الجِلْد ، غَضَفُ الجِلْد
dermatoma وَرَمٌ جِلْديّ ، جِلْدُوم
dermatome مِقْطَعٌ جِلْديّ • شُدْفَةٌ أَدَمِيَّة
dermatomere قُسَيمةٌ جِلْديَّة
dermatomucosomyositis التِهابُ الجِلْدِ والغِشاءِ المُخاطيّ لِلفَمِ والحَلْقِ والأنْفِ والعَضَلات
dermatomyces فُطْرٌ جِلْديّ
dermatomycosis فُطارٌ جِلْدي
dermatomyiasis التِهابُ الجِلْد الذُّبابيّ
dermatomyoma وَرَمٌ عَضَليّ جِلْديّ
dermatomyositis التِهابٌ جِلْدي عَضَلي
dermatoneurosis عُصابٌ جِلْدي
dermatopathology باثُولوجيا الجِلْد
dermatopathy = **dermatonosis** = **dermatopathia** اعتِلالُ الجِلْد
dermatophobia رُهابُ الآفاتِ الجِلْديَّة
dermatophylaxis صِيانةُ الجِلْد ، وِقايةُ الجِلْد
dermatophyte فُطْرٌ جِلْديّ
dermatophytid طَفْحةٌ فُطْرِيَّة جِلْديَّة
dermatophytosis فُطارٌ جِلْدي
dermatoplasty رَأبُ الجِلْد ، تَقْويمُ الجِلْد
dermatorrhagia نَزْفٌ جِلْديّ
dermatorrhea تَعَرُّق جِلْديّ وافِر
dermatosclerosis تَصَلُّبُ الجِلْد
dermatoscopy تَنْظيرُ الجِلْد
dermatosis جُلاد ، داءٌ جِلْديّ
progressive pigmentary ~ الجُلادُ الصِّباغيّ المُتَرَقّي
dermatostomatitis التِهابُ الجِلْد والفَم
dermatotherapy مُداواةُ الجِلْد وأمراضِه
dermatotome مِقْطَع جِلْدي • شُدْفة جِلْديَّة
dermatotropic أليفُ الجِلْد
dermatoxerasia جَفافُ الجِلْد ، صَوْمَلة
dermatozoon طُفَيلي جِلْدي
dermatrophia = **dermatrophy** ضُمورُ الجِلْد
dermenchysis حَقْنٌ جِلْديّ
dermic أدَميّ ، جِلْديّ
dermis الأدَمة
dermitis التِهابُ الأدَمة
dermo-anergy عَدَمُ التَّفاعُل الجِلْدي
dermoblast أرومةٌ جِلْدِيّة ، جَذَعةُ الجِلْد
dermoglyphics مُرْتَسَم الكَفّ
dermographia, dermography, dermographism كِتابةٌ جِلْديَّة ، كَتُوبِيَّةُ الجِلْد ، ارتِسامٌ جِلْديّ
dermohemia = **dermohaemia** تَبَيُّغ الجِلْد
dermoid جِلْدانيّ ، نَظيرُ الجِلْد • كُيَيْس جِلْدانيّ
~ cyst كُيَيْس جِلْداني
dermoidectomy استِئْصالُ الكُيَيْس الجِلْداني
dermolysis انحِلالُ الجِلْد ، اهتِراءُ الجِلْد
dermomycosis فَطَر جِلْديّ ، فُطارٌ جِلْديّ
dermoneurosis عُصابٌ جِلْدي
dermonosology تَصْنيفُ الأمراضِ الجِلْديَّة
dermopathy اعتِلالُ الجِلْد أو اعتِلالٌ جِلْدي
dermophlebitis التِهابُ أورِدةِ الجِلْد
dermophylaxis صِيانةُ الجِلْد ، حِمايةُ الجِلْد
dermophyte = **dermatophyte** فُطْر جِلْديّ
dermoplasty تَقْويمُ الجِلْد ، رَأبُ الجِلْد
dermoreaction تَفاعُل جِلْدي
dermoskeleton الهَيْكَل أو الصَّقَلُ الخارِجي
dermotoxin تُكسينٌ أو ذِيفانٌ جِلْديّ
dermotropic مُنْتَحٍ لِلجِلْد ، مُنْحازٌ لِلجِلْد
dermovascular جِلْديٌّ وِعائيّ
desalivation إزالةُ اللُّعاب
descemetitis التِهابُ القُزَحيَّة المَصْليّ
descendens نازِل
descending نازِل
descensus نُزول ، حُدور ، انزِياح
~ testis انزِياح أو حُدورُ أو نُزول الخُصْيَتَيْن
description وَصْف
desensitization إزالةُ التَحَسُّس

desensitize يُزيلُ التحسُّس ، يُبْطِل التَّحَسُّس
desequestration نَزْعُ التشظِّي
desexualize يَخْصي
desiccant مُجَفِّف ، مُنَشِّف
desiccate يُجَفِّفُ
desiccation تَجْفيف ، تَنْشيف
desiccative مُجَفِّف ، مُنَشِّف
desiccator مُجَفِّف ، وِعاءُ تَجْفيف
desm-, desmo- سابِقة بمعنى «رِباط»
desmectasia = desmectasis مَطُّ الرِّباط
desmepithelium ظِهارةُ الأربِطة
desmitis التِهابُ الرِّباط
desmocyte = fibroblast أرومةٌ لِيفيَّة
desmocytoma وَرَمُ الخَلايا اللِّيفيَّة
desmodynia أَلَمٌ رِباطيّ
desmogenous رِباطيُّ الأصْل
desmography وَصْفُ الرُّبُط
desmoid وَرَمٌ رِباطيّ · نظيرُ الرِّباط ، رِباطانيّ
desmology فَنُّ الرَّبْط ، عِلْمُ الأربِطة
desmoma وَرَمُ النَّسيج الضامّ
desmon = desmone رابِطة
desmoneoplasm وَرَمٌ رِباطيّ
desmopathy اعتِلالٌ رِباطي ، آفةٌ رِباطيَّة
desmoplasia تكَوُّنُ النَّسيج اللِّيفيّ ، تَنَسُّج لِيفيّ
desmoplasic = desmoplastic مُولِّدُ نَسيجٍ لِيفي ، مُكَوِّنٌ أو مُسَبِّبُ الِتصاقات
desmorrhexis تمَزُّق الرِّباط
desmosis الرِبَطيَّة ، داءُ النَّسيج الضامّ
desmosome كُرَيَّةُ جَسْر ؛ جُسَيمٌ رابِط
desmotomy قَطْعُ الأربِطة
desoxy-sugar سُكَّرٌ منقوصُ الأكْسِجين
despeciation انحِرافُ الصِّفات النَّوعيَّة أو فَقْدُها
despumation إزالةُ الرَّغْوة ، قَشْدُ الرُّغاوة
desquamation تَوَسُّف ، تَقَشُّر
desquamative = desquamatory مُوَسِّف ، مُقَلِّس ، مُقَشِّر ، تَوَسُّفي
desternalization الانفِصالُ عن القَصّ
destructive مُقَوِّض ، مُهَدِّم ، مُدَمِّر ، مُخَرِّب
desudation رُحضاء ، كَثْرة العَرَق

detachment انفِصال ، انقِلاع
~ of the retina انفِصالُ الشبَكيَّة
detector كاشِف ، مِكْشاف ، كَشّاف
detergent مُنَظِّف
deterioration تَرَدٍّ ، تدَهْوُر · إتْلاف
determinant = determiner مُحَدِّد ، مُعَيِّن
determination تَضْميم · تَعْيين ، تَحْديد
determinism المَحْدُوديَّة · القَضاء
dethyroidism الحِرْمان الدَّرَقي
detorsion إرجاعُ الانفِتال أو إصلاحُه
detoxicate = detoxify يَنْزِعُ السُّمّ
detoxication = detoxification إزالةُ السُّمِّيَّة · عِلاجُ الإدْمان
detoxify يُزيلُ السمِّيَّة
detrition تَحاتّ ، تَفَتُّت ، سَحْل
detritus نُفايات ، حُطام ، فَضَلات ، حُتات
detruncation ضَرْبُ العُنُق ، قَطْعُ الرَّأس
detrusor دافِع · عَضَلة دافِعة أو طارِدة
detubation نَزْعُ الأُنْبوب
detumescence فَشُّ التوَرُّم · ارتِخاءُ النُّعوظ
deuteranomalopia = deuteranomaly عَمَشُ الأُخْضَر
deuteranope مُصابٌ بعَمى الأُخْضَر
deuteranopia = deuteranopsia عَمَى الأُخْضَر
deuterium الهَيدروجين الثَّقيل ، دُوتِريُم
deuteron = deuton نَواة الهيدرُوجين الثَّقيل
deuteropathic ثانَويٌّ لِعلَّةٍ أُخرى
deuteropathy اعتِلالٌ ثانَويٌّ لِآخَر
deuteroplasm الهَيُولى الثانَويَّة
deuterotocia = deuterotoky وِلادة عُذْريَّة ثَنَويَّة ـ تُنْتِجُ أفرادًا من الجِنْسَيْن
deutipara ثانِيَةُ الوِلادة
deuton = deuteron = deuterion نَواةُ الهَيدرُوجين الثَّقيل ، ديُوتُن
deutoplasm مُحّ ، جِبْلة ثانَويَّة
devasation إزالةُ التَّوْعية
devascularization إزالةُ التَّوعِيَة
development تَنَشُّؤ ، نَماء ، تَكامُل

deviance انحِرافٌ سُلوكيّ ، شُذوذ
deviant مُنحَرِف
deviation انعِطاف ، انحِراف
axis ~ انحِرافُ المِحوَر
conjugate ~ of the eyes انحِرافُ العَينَيْن المُتَقارِن
standard ~ انحِرافٌ مِعياريّ
device نَبيطة ، أداة ، جِهاز
deviometer مِقياسُ الانحِراف – في الحَوَل
devisceration نَزْعُ الأحشاء ، إزالةُ الأحشاء
devitalization إتْلافُ الحَيَويَّة ، زَوالُ الحَيَويَّة
devolution تَرَدٍّ ، تَقَهْقُر
deworming إزالةُ الدِّيدان ، طَرْدُ الدُّود
dexiocardia = **dextrocardia** قَلْبٌ أيْمَن
dexiotropic يَمينيُّ الانتِحاء
dext-, dextro- سابِقة بمعنى «يَمينيّ» أو «أيْمَن»
dexter يَمينيّ ، أيْمَن ، يُمْنَى
dextrad صَوبَ اليَمين ، باتِّجاهِ اليَمين
dextral يَميني ، أيْمَن
dextrality يَمينيَّة ، يَمْنَويَّة
dextrinosis الدِّكسترينيَّة – تَكَدُّس السكَّريديّاتِ المتَعَدّدة في النُّسُج
dextrins الدِّكسترينات – مَوادٌّ حاصِلةٌ مِن انحِلالِ النَّشا
dextrocardia قَلْبٌ أيْمَنُ
dextroclination = **dextrocycloduction** حَوَلٌ يَمينيّ ، انحِرافٌ أيْمَن
dextrocular يَمينيُّ الرُّؤية
dextroduction تَحَرُّك يَمينيّ
dextrogastria مَعِدة مُيَمَّنة
dextrogram مُخَطَّط أيْمَنيّ أو مُيامِن
dextrogyration دَوَران أيْمَنُ أو يَمينيّ ، اليَسْر
dextromanual أيْمَنُ اليَد
dextropedal أيْمَنُ الرِّجْل
dextroposition وَضْعٌ أيْمَنُ ، وَضْعٌ يَميني
dextrorotatory مُيامِن ، مُديرٌ إلى اليَمين
dextrose سُكَّر العِنَب ، دِكسْتْروز
dextrosinistral يَمينيٌّ يَساريّ ، أيْمَنُ أيْسَر
dextrosuria بيلةٌ دِكسْتْروزيّة ، دِكسْتْروز البَوْل
dextrotorsion فَتْلٌ أيْمَنُ ، لَيّ يَمينيّ
dextrotropic مُنْتَحٍ إلى اليَمين
dextroversion تَحْويلٌ أيْمَنيّ ، انقِلابٌ إلى اليَمين
di- بادِئة بمعنى «ثُنائيّ»
dia- سابِقة بمعنى «خِلال» أو «عَبْر»
diabetes الداءُ السُّكَّري ، الزَّرَب
azotic or azoturic ~ زَرَبٌ نَتْرُجي
bronzed ~ الدَّيابيطِس أو الزرَب الشَّبَهي
~ insipidus بُوالة تَفِهة أو دَيابيطِس تَفِه
~ mellitus دَيابيطِس سُكَّريّ ، الداءُ السُّكَّريّ أو الزَّرَب السُّكَّريّ
experimental ~ زَرَبٌ تَجريبيّ أو صُنْعيّ
diabetic دَيابيطيّ ، سُكَّريّ
~ coma سُباتٌ سُكَّري
diabetid طَفحة سُكَّريَّة
diabetogenic مُحدِثُ السُّكَّريّ
diabetogenous دَيابيطِسيُّ المَنْشأ
diabetometer مِقياسُ السُّكَّر – في البَوْل
diabrosis تَقَرُّحٌ ثاقِب ، انثِقابٌ قَرْحِيّ
diabrotic مُقَرِّح ، كاوٍ ، أكّال
diacele = **diacoele** – التجويفُ الوَسطانيّ – البُطَينُ الثالِث في الدِّماغ
diacetate مِلْحُ حَمْض الخَلِّ الثُّنائي
diacetemia وُجودُ حَمْض الخَلِّ الثُّنائيّ في الدَّم
diaceturia = **diaceticaciduria** = **diacetonuria** بِيلةُ حَمْضِ البَوْل الثُّنائيّ
diachylon لَزْقةُ الرَّصاص
diacid ثُنائيُّ الحَمْض
diaclasia كَسْرٌ تَقويميّ – لِتَقْويمِ العَظْم
diaclasis = **diaclasia** = **osteoclasis** عَمَليَّة كَسْرِ العَظْم – أو إعادة كَسْرِه – لتَقْويمِه
diaclast مِفْدَخ ، مِفْدَغ
diacoele = **diacoelia** التَّجويفُ المتَوَسِّط
diacrinous مُفْرِزٌ إلى الخارِج أو مُباشَرةً
diacrisis تَشْخيص ، تَعْريف • إفرازٌ مَرَضيّ
diacritic تَشْخيصيّ • مُمَيِّز
diactinic ناقِل الشُّعاعيَّة ، مُنفِذُ الإشعاع
diad ثُنائيُّ المُكافِيء • مَجموعةٌ إثْنينيّة

diadermic خِلالَ الجِلْد
diadochocinesia, diadochokinesia تَناوُبيَّة الحَرَكات (العَضَليَّة)
diagnose يُشخِّص ، يشخِّصُ المَرَض
diagnosis التَّشْخيص
clinical ~ التَّشْخيصُ السَّريري
cytological ~ التَّشْخيصُ الخَلِيَّوي
~ by exclusion التَّشْخيصُ بالنَّفي او بالاستِبْعاد
differential ~ التَّشْخيص الفارِق
laboratory ~ التَّشْخيص المِخْبَري
diagnostic تَشْخيصي
diagnostician خَبيرٌ بتَشْخيصِ المَرَض
diagnostics فَنُّ التَّشْخيص
diagram رَسْم تَخْطيطيّ ، شَكْلٌ بَيانيّ ، مُخَطَّط
diakinesis التَّحَرُّك
dial مُقَنْطَرة ، مِزْوَلة
dialysate المُنْفَرَق ، دُيالة ، المُدَيلَزة
dialysis دِيال ، الدَّيْلزة ، المَيْز الغِشائي
dialyzed مُدال ، مُدَيْلَز ، مُفَرَّق
dialyzer مِدْيال ، مِنْفاذ ، مُدَيْلِز ، مُفرِّق
diameter قُطْر
diamine الأَميناتُ الثُّنائيَّة
dianoetic صَوابيّ ، عَقْليّ
diapedesis انسِلال – انسِلالُ الدَّم عبرَ الأوعية
diaphaneity شُفوفة
diaphanometer المُستَشِفَّة ، مِقْياسُ الشُّفوفة
diaphanometry قِياسُ الشُّفوفة
diaphanoscope مِشْفاف
diaphanoscopy استِشْفاف ، تَنْظير شُفوفيّ
diaphemetric مُتعَلِّق بقِياسِ اللَّمْس
diaphoresis تعَرُّق ، تَنَضُّح ، تَفَصُّدُ العَرَق
diaphoretic مُعَرِّق
diaphragm الحِجابُ الحاجِز ، الخِلْب
diaphragma حِجاب ، حاجِز
~ pelvis الحِجابُ الحَوضيّ
diaphragmalgia أَلَمُ الحِجاب ، أَلَمٌ حِجابيّ
diaphragmatic حِجابيّ
~ hernia فَتْق حِجابيّ
~ spasm شَنَجُ الحِجاب
diaphragmatitis = diaphragmitis التِهابُ الحِجاب الحاجِز
diaphragmatocele فَتْقُ الحِجاب الحاجِز
diaphragmodynia = diaphragmalgia أَلَمُ الحِجاب الحاجِز
diaphyseal = diaphysial جَدْليّ ، مُشاشيّ ، عَمَديّ
diaphysectomy خَزْعُ المُشاش – جُزْء مِنْه
diaphysis جَدْل ، مُشاش ، ساقُ أو عَمَدُ العَظْم
diaphysitis التِهابُ الجَدْل ، التِهابُ المُشاش
diaplasis تَقْويمُ الكَسْر أو رَدُّ الخَلْع
diaplex = diaplexus الضَّفيرةُ المَشيميَّةُ لِلبُطَيْن الثالِث
diapnoic, diapnotic مُعَرِّقٌ خَفيف
diapophysis ناتِىءٌ جَنْبيّ أو جانِبيّ
diapyesis تَقَيُّح
diapyetic مُقَيِّح
diarhemia = diarrhemia مَوَهُ الدم
diarrhea = diarrhoea إسْهال ، ذَرَب
diarrheal = diarrheic إسهاليّ ، ذَرَبيّ
diarthric خاصٌّ بمَفْصِلَيْن
diarthrosis مَفْصِل سَلِس ، مَفصِل مُتحَرِّك
diarticular = diarthric مُتعَلِّق بمَفصِلَين
diaschisis فَصْم وَظيفيّ – انفِصامٌ وَظيفيّ عَصَبيّ
diascope مِنظارٌ شُفوفيّ ، مِشفاف
diascopy تَنْظير شُفوفي ، مُعايَنة شُفوفيَّة
diastalsis انعِكاس ، مُنعَكِس – تقَلُّصٌ انعِكاسيّ في أُنبُوب الهَضْم
diastaltic انعِكاسيّ ، مُنْعَكِس
diastase خَميرة ذَوّابة ، دَياستاز
diastasis انفِراق ، ابتِعاد ، انبِساط
diastatic انفِراقيّ ، انبِساطيّ
diastema = diastem فَلَج ، فُرْجة
diastematocrania فَلَجُ الجُمْجُمة
diastematomyelia = diastomyelia انشِطارُ النُّخاع
diastematopyelia حَوْضٌ أفلَجُ – خِلقةً
diaster = amphiaster التَقَطُّبُ ذو النجمَيْن

diastole انبساط ، انبساطُ القَلْب
diastolic انبساطيّ
diataxia أتاكسيا الجانِبَيْن
diatela = diatele سَقْفُ البُطَيْن الثالِث
diathermal, diathermic نَفوذٌ لِلحَرارة
diathermanous نَفُوذ لِلحَرارة ، استِحْراري
diathermic مُتعلِّق بالحَرارة النافِذة
diathermocoagulation تخثُّر بالحَرارة النافِذة
diathermy = diathermia إنْفاذُ الحَرارة
diathesis نَحيزة ، تأهُّب ، أُهْبة
hemorrhagic ~ نَحيزةٌ نَزْفيَّة
diathetic نَحيزيّ ، تأهُّبيّ ، أُهْبيّ
diatom مَشْطورة ـ أُشْنيَّة مَزْمولة
diatomic ثُنائيُّ الذَّرَّة ، مُرَكَّب من ذرَّتَيْن أو من أُشْنيّات مَزْمولة • ذو قاعِدَتَيْن
diaxon = diaxone ذو مِحْوَرَيْن
Diazepam, Valium ديازِيبام ، ڤاليُوم ـ عَقّار مُهَدِّىء
diazo- سابِقة تَدُلُّ على «ذَرَّتَيْن مِن أزوت»
diazotization التَّدْييز ، الدَّيازِيَّة ـ التَّحْويلُ إلى مُرَكَّبات دَيازويَّة
dibasic ذو قاعِدَتَيْن
Dibothriocephalus ذاتُ الحَفيرتَيْن الرأسيَّتَيْن ـ دِيدانٌ شَريطيَّة
dicelous ذو تَجْويفَيْن ، مُجَوَّف الجانِبَيْن
dicephalous = dicephalus ذو رَأسَيْن
dichorionic = dichorial ذو مَشيمَتَيْن
dichotomous ثُنائيُّ التشعُّب ، ذو شُعبَتَيْن
dichotomy = dichotomization تفرُّع ثُنائيّ ، قِسْمةٌ لاثنَيْن ، تَقسيمٌ إلى جُزأيْن
dichroic مُزدَوِجُ اللَّون
dichroism ازدِواجُ اللَّون
dichromasy تَمييزُ لَونَيْن فَقط
dichromat مُمَيِّزُ لَونَيْن ، ثُنائيُّ الرُّؤية اللَّونيَّة
dichromatic يَرى لَونَيْن فحَسْبُ ، ذو لَونَيْن
dichromatism عَمًى لَونيّ ، عَمَى الألوان
dichromatopsia رُؤيةُ لَونَيْن ـ (مِن الثَّلاثةِ الرئيسيَّة)
dichromophil(e) صَبُوغ بلَونَيْن
dichromophilism أُلفَةُ الاصطِباغ المُزدَوِج
dicliditis التِهابُ المِصْراع ـ مِصْراعِ القَلْب
dicoelous = dicelous ذو تَجْويفَيْن
dicoria ازدِواجيَّةُ البُؤْبُؤ
dicotyledon ذو فَلقَتَيْن
Dicrocoelium المتفَرِّعةُ المِعى ـ مِنَ الدِّيدان
~ dendriticum مُتفَرِّعة المِعى المُغصَّنة
dicrotic مُتَرادِفُ النَّبْض ، ذو نَبْضٍ مُزدَوِج
dicrotism تَرادُف النَّبْض ، ازدِواجُ النَّبْض
dictyoma = diktyoma شَبْكُوم ، وَرَمٌ شَبَكيّ
dictyosome جِسمٌ شَبَكيّ ، جُسَيمٌ مُشتَبِك
didactic تَعْليميّ ، مُوافِقٌ للتَّعْليم
didactylism ثُنائيَّةُ الأصابِع
didym-, didymo- بادِئة بمعنى «خُصْيَة»
didymalgia = orchialgia وَجَعُ الخُصْية
didymitis = orchitis التِهابُ الخُصْية
didymodynia = didymalgia ألَمُ الخُصْيَة
didymus خُصْية • تَوْأم
die قالَبٌ • يَموتُ
diecious ثُنائيُّ المَسْكِن • ثُنائيُّ الجِنْس
dielectric عازِلٌ كَهْرَبائي
dielectrolysis التَحَلُّلُ الكَهْرَبيّ الخِلاليّ
diencephalon الدِّماغُ البَيْنيّ ، الدِّماغُ المتَوسِّط ، سَريرُ المُخّ
dieresis تقسُّم ، افتِراق ، فَصْل ، تَفريق
diet تَنظيمُ الغِذاء • حِمْية • غِذاء
dietary نِظامٌ غِذائيّ • غِذائيّ • حِمْييّ
dietetic حِمْييّ • قُوتيّ ، غِذائيّ
dietetics القُوتيّات ، الغِذائيّات ، عِلْمُ تَنظيمِ الأغذِية
dietist, dietician, dietitian خَبيرٌ أو مُختَصٌّ بالحِمْيات ، مُدَبِّر التَّغْذية
dietotherapy المُعالَجة بالحِمْية أو بالتَّغذِية
differential تَفريقيّ ، تَمييزيّ ، تَفاضُليّ
differentiate يُمَيِّزُ ، يُفَرِّق . يُفاضِل
differentiation تَفاضُل ، تَمايُز
diffluence تَميُّع ، مُيوعة
diffraction تَشْتيت ضَوْئيّ ، انعِراج ، حُيُود

diffusate نافِذ ، مُنتَشِر
diffuse = diffused مُتشَعِّث ، مُنتَشِر
diffusible نَشُور ، سَهْلُ الانتِشار ، نَفُوذ
diffusion انتِشار ، نُفُوذ ، تشَعُّث
digametic ذو مَشيجَيْن ، ذو خَلِيَّتَيْن مُنتشِتَيْن
digastric ذو بَطْنَيْن
digastricus-muscle العَضَلة ذاتُ البَطنَيْن
digenesis تَناوُب الأنسال
digenetic مُزدَوِجُ التوَلُّد ، تابِعٌ لِلجِنْسَيْن
digest يَهْضِم
digestant هاضِم ، مُهْضِم ، مُساعِدُ الهَضْم
digestibility الانهِضامِيَّة ، سُهولةُ الهَضْم
digestion هَضْم
intercellular ~ هَضْمٌ داخلَ الخَلايا
parenteral ~ هَضْمٌ خارِجَ المِعى
digestive هاضُوم ، هَضْمي ، هَضُوم
~ tract القَناةُ الهَضْمِيَّة
digit إصْبَع ، أُصْبُع
digital أُصْبُعي
digitalin دِيجيتالين
digitalis دِيجيتاليس ، كَفُّ الثَّعْلَب (إصْبَعِيَّة)
digitalism الدَّجْتَلة ، مَفعولُ الدِّيجيتالين
digitalization دَجْتَلة ، إفْعامٌ بالدِّيجيتالين
digitate مُصَبَّع ، ذو أصابِع
digitation = digitatio تَصَبُّع ، تَصْبيع
digiti; pl. of digitus أصابِع
digitus = a finger or a toe إصْبَع
~ annularis البِنْصَر ، إصْبَعُ الخاتَم
~ manus إصْبَع اليَد
~ pedis إصْبَعُ القَدَم ، أبْخَس
diglossia ازدِواجُ اللِّسان ، لِسانٌ مُزدَوِج
dignathus ذو فَكَّيْن ، مُزدَوِجُ الفَكّ
dihybrid ذو هَجِينَيْن
dilaceration تَمَزُّق
dilatation = dilation تَوْسيع ، اتِّساع ، تَمَدُّد ، تَمْديد
~ and curettage التَّوسيع والكَشْط
gastric ~ تَمَدُّد المَعِدة
heart ~ اتِّساعُ القَلْب

dilate يُوَسِّع ، يَمُدّ ، يُمَدِّد ، يتَمَدَّد ، يتَّسِع
dilator = dilatator مُوَسِّع ، مُوَسِّعة
diluent مُخَفِّف ، مُرَقِّق ، مُذِيق • ماذِق
dilute يَمْذُق ، يُخَفِّف ، يُرَقِّق
dilution مَذْق ، تَخْفيف ، تَرْقيق
dimelia ازدِواجُ الأطراف
dimelus مَسيخٌ مُزدَوِجُ الأطراف (أو الطَّرَف)
dimension بُعْد ، قِياس
dimer مَثْنَوي ، مُرَكَّبٌ مُزدَوِجُ الصِّيغة الجُزَيئيَّة
dimetria ازدِواجُ الرَّحِم
diminuendo مُتَضائِل
diminution تَضاؤُل ، خُفوت ، إنْقاص ، خَفْض ، تَقْليل ، تَصْغير
dimorphism ازدِواجُ الشَّكْل
dimorphous = dimorphic مُزدَوِجُ الشَّكل ، ذو شَكْلَيْن
dimple رَصْعة (غَمّازة) ، نُقْرة ، نُونَة ، فَحْصَة
dinucleotide ثُنائيُّ النَوَوِيد
dinus دُوار ـ سَدَر
diocoele البُطَين الثالِث ، جَوفُ المُخِّ المتَوَسِّط
di(o)ecious ثُنائيُّ المَسْكِن
diopsimeter مِقياسُ مَسْرَحِ النَّظَر
diopter = dioptre دِيُوبْتَر ـ وَحْدةُ قِياسِ قُوَّة الانكِسار
dioptometer = dioptrometer مِقياسُ انكِسارِ البَصَر ، مِقياسُ البَصَر
dioptoscopy = dioptroscopy تَنْظيرُ انكِسارِ البَصَر ، تَنْظيرُ البَصَر
dioptrics الانكِساريّات ، بَحْثُ انكِسارِ النُّور
dioptry = diopter دِيُوبْتَر
diorthosis, diaplasis تَقْويمُ كَسْرٍ أو خَلْع
diovulatory ازدِواجُ الإباضة
dioxane دَيُوكْسان
dioxide ثاني أُكْسيد
dipeptide بَبْتِيدٌ ثُنائيّ
diphallus قَضِيبٌ مُزدَوِج
diphasic ثُنائيُّ الطَّوْر
diphonia ازدِواجُ نَغَمِ الصَّوت
diphtheria خُناق ، خانُوق ، دِفْتِرِيا

diphtherial دِفتيريائيّ ، خُناقيّ

diphtheritis خُناق ، دِفتيريا

diphtheroid خُناقانيّ ، نَظيرُ الخُناق

diphtherotoxin ذِيفانُ الخُناق

diphthongia ازدِواجُ الصَّوت

Diphyllobothrium العَوْساء ، ذاتُ الوَرَقتَيْنِ المَحفُورتَيْن – نَوعٌ من الدِّيدانِ الشَّريطيَّة

~ latum العَوْساءُ العَريضة

diphyodont ذو إثغارَيْن

diplacusis = diplacusia ازدِواجُ السَّمْع

diplegia شَلَلُ الجانِبَيْن ، شَلَلٌ مُزدَوِج

diplegic مَشلولُ الجانِبَيْن

diplobacillus بَكْتيريا مُزدَوِجة

diplobacterium بَكْتِرية مُزدَوِجة

diploblastic مُزدَوِجُ الجَذَعة ، مُزدَوِج الأرومة

diplocephalus مُزدَوِج الرأس

diplococcemia وُجودُ المُكَوَّراتِ المُزدَوِجةِ في الدَّم

diplococci المُكَوَّراتُ المُزدَوِجة ، المُكَوَّجات

diplococcus مُكَوَّجَة – مُكَوَّرة مُزدَوِجة

diplocoria ازدِواجُ البُؤْبُؤ

diploë خِلالُ اللَّوحَتَيْن ، الطَبَقةُ بينَ اللَّوحَتَيْن (في القِحْف)

diplogenesis تكَوُّنُ مِسْخٍ مُزدَوِج

diploic مُزدَوِج· مُتعَلِّقٌ بالطبَقة بينَ اللَّوحَتَيْن

diploid ضِعفاني ، ثُنائيُّ الصِّبْغيّات

diploidy ضِعفانيَّة ، ازدِواجيَّة الصِّبغيّات

diplokaryon نَواةٌ مُزدَوِجة

diplomate حائزٌ على دِبلوما ، مُجاز

diplomyelia ازدِواجُ النُّخاع

diploneural مُزدَوِجُ العَصَب

diplopia الشَّفَع ، ازدِواجُ الرُّؤية

diplopiometer المِشْفاع ، مِقياسُ ازدِواجِ البَصَر

diploscope مِكشافُ الرُّؤية بالعينَيْن

diprosopus مَسِخٌ مُزدَوِج الوَجْه

dipsesis السُّهاف ، عَطَشٌ شَديد ، غُلّ

dipsetic مُعَطِّش

dipsia عَطَش ، غُلّ – تُستعمَلُ غالِباً كَكاسِعةٍ للدَّلالةِ على السُّهاف

dipsogen مُعَطِّش ، مُوَلِّدُ العَطَش

dipsomania الكُحال ، الوَلَعُ بالمَشْروبات

dipsomanic مَهْووس بالكُحول ، مَكْحول

dipsosis, dipsesis سُهاف

dipsotherapy الاستِعْطاش ، المُداواةُ بالعَطَش

dipstick مِغْماس ، قَضيبُ غَمْس

Diptera ذَواتُ الجَناحَيْن

dipygus مَسِخٌ مُزدَوِج الحَوْض

direct رَأساً ، مُباشَرةً

~ current تَيّار مُستَمِرّ

~ proportion نِسْبة أو تَناسُب طَرْديّ

director دَليل · مُرشِد ، مُدير

dirhinic مُتعَلِّق بتَجْويفَي الأنف

dirigomotor مُوَجِّهُ الحَرَكة ، ضابِطُ الحَرَكة

disability عَجز

disabled عاجِز ، فاقِدُ الأهليَّة

disaccharides ثُنائيّات السُّكَّريد

disallergization يُعادِل أو يُبْطِل التحَسُّسيَّة

disarticulation تَشْميمٌ أو تَمّ – البَتْرُ أو الفَصْلُ المَفْصِلي ، تَفْكيكُ المَفصِل أو فَكُّه

disassimilation = dissimilation أيْضٌ هَدْميّ ، تَنْكيث ، تَضادُّ التمَثُّل

disc = disk طَبَق ، قُرْص

discharge تَصْريف ، طَرْح · ذَنَن · نَجيج

dischronation تَبَدُّلُ الوَقْت

discission قَطْع ، تَشْريط

discitis = diskitis التِهابُ القُرْص

disclination انحِرافُ العَيْنَيْن

discoblastula الأُرَيْمَة القُرْصِيَّة

discogenic = discogenetic قُرصِيُّ الأصْل

discography تَصْويرُ القُرْص

discoid = disciform قُرْصانيّ ، شَبيهُ القُرْص

discomfort انزِعاج ، عَدَمُ ارتِياح

discopathy اعتِلالُ القُرْص ، اعتِلالٌ قُرْصيّ

discoplacenta سُخْدٌ قُرْصي

discord تَنافُر ، عَدَم اتِّساق

discoria = dyscoria تَشَوُّهُ البُؤْبُؤ

discrete مُتَمَيِّز ، مُتَفَرِّدٌ أو متَفَرِّق

discrimination تَمْييز

discus = **disk**; pl. disci قُرْص
discussive = **discutient** مُشَتِّت
disdiaclast عُنصُر عَضَلي قَلُوص
disease مَرَض ، داءٌ ، عِلَّة ، سُقْم
chronic ~ مَرَضٌ مُزْمِن
constitutional ~ مَرَض بِنْيَوي
contagious ~ مَرَضٌ مُعْدٍ ، مَرَضٌ سارٍ
endemic ~ مَرَض مُستَوطِن
serum ~ مَرَض المَصْل ، مُصال
disengagement اعتِاق ، انفِكاك
disequilibrium فَقْدُ التَّوازُن ، اختِلالُ التَّوازُن ، اضطِرابُ الاتِّزان
disfigured مُشَوَّه
dish; pl. dishes طَبَق ، صَحْف – ج٠ صِحاف
Petri ~ طَبَقُ بِتْري
disimmunize يُفقِدُ المَناعة ، يُزيلُ المَناعة
disimpaction فَكُّ التَّكْنيف ، إزالةُ الانحِشار
disinfect يُطَهِّر
disinfectant مُطَهِّر ، مُبيدُ الجَراثيم
disinfection تَطْهير ، إبادةُ الجَراثيم
disinhibition إبْطالُ النَّهْي ، إلغاءُ التثْبيط
disinsection = **disinsectization** إزالةُ الحَشَرات ، إبادةُ الحَشَرات
disinsertion انفِصالُ المَغْرَز ، فَكُّ الغَرْز
disintegrating مُتَفَتِّت ٠ مُفَكِّك
disintegration تَفَكُّك ٠ انحِلال
disintegrator عامِلٌ مُفَكِّك أو مُفَتِّت
disinvagination فَكُّ الانغِماد ، رَدُّ الانغِلاق
disjoint يَفْصِل ، يَفُكُّ الاتِّصال – يَخْلَع
disjunction انفِصال ، انفِكاك
disk قُرْص ، طَبَق
articular ~ قُرصٌ مَفْصِلي
diskectomy استِئصالُ أو خَزْعُ القُرْص
diskitis التِهابُ الطَّبَق
diskogram صُورةُ القُرص – شُعاعيّاً
diskography تَصْويرُ القُرص
dislocate يَخْلَع (مَفصِلاً) ، يَفُكّ
dislocation = **dislocatio** خَلْع ، انفِكاك
dismemberment قَطْعُ الأوصال ، بَتْرُ الطَّرَف

disorder اضطِراب ، خَلَل ، وَعْكة
disorientation تَيَهان ، تَوَهان ، اضطِراب
temporospatial ~ تَوَهان زَمانيّ مَكانيّ
disoriented تائه ، تَيْهان
disparity تَبايُن ، تَفاوُت
dispensary مُستَوصَف
dispensatory دُستورُ الأدوِية
dispense يُصَيْدِلُ – يُحَضِّرُ الدَّواءَ ويُعطِيه
dispensing صَيْدَلة – وَصْفُ الأدوِية وتَوزيعُها
dispermy إخصابٌ بحَيَوانَيْن مَنَوِيَّيْن
dispersate شُتاتة ، مُستَعلَقٌ مُشَتَّت
disperse يُشَتِّت ، يُبَعثِر ، يُبَدِّد
dispersion تَبَعْثُر ، تَشَتُّت ، بَعْثَرة ٠ شُتاتة
dispersoid شُتاتانيّ ، تَبَعْثُرانيّ ، شَبيهُ الشُّتاتة
dispersonalization تَشَتُّت الشَّخصيَّة
dispireme = **dispira** انقِسامٌ حَلَزوني
displaceability الزَحْزَحة ، الانزِياحيَّة
displacement تَزَحْزُح ، انزِياح ، انفِكاك
disposable نَبُوذ ، يُنْبَذ ، طَرُوح ، يُطَّرَح
~ needle إبرةٌ نَبُوذ أو طَرُوح
disposition أُهبة ، استِعداد ، تَهَيُّؤ ، مَيْل
morbid ~ استِعدادٌ مَرَضيّ
disproportion اللاتَناسُب ، عَدَم التناسُق
disruption تَمَزُّق ، تَمْزيق
~ of wound انمِزاقُ الجُرْح
dissect يَسْلُخ ، يُشَرِّح
dissection, anatomy سَلْخ ، تَشْريح
dissector مُشَرِّح ٠ كِتابُ قَواعِد التَّشْريح
disseminated مُنتَثِر ، مُنتَشِر
~ sclerosis التَصَلُّب المُنْتَثِر
dissemination انتِثار ، انتِشار
dissimilation عَدَمُ التَمَثُّل ، أَيْضٌ هَدْمي
dissipation تَبْديد
dissociable فَكُوك ، قابِلُ التفَكُّك
dissociated مُفَكَّك ، مُتَفارِق
dissociation تَفَكُّك ، افتِراق ، تَفارُق
dissolution انحِلال ، ذَوَبان
dissolve يَحُلّ ، يُذيب ٠ يَذُوب
dissolvent حالّ ، مُذيب

dissonance الصَّحَل ـ تَنافُر النَّغَم
distad صَوْبَ الطَّرَف ، باتّجاه الطَّرَف
distal = distalis بَعيد ، قَصِيّ ، قاصٍ
distance مَسافة ، بُعْد
distemper مَرَض حَيَواني إنْتاني
distensibility تَمَدُّدِيَّة ، تَنَدُّحِيَّة
distention تَمَدُّد ، تَنَدُّح ، تَوَسُّع
distichia = distichiasis ازدِواجُ الأهدابِ وانقِلابُها
distil يُقَطِّر
distillate قُطارة ، مُستَقطَر
distillation تَقْطير
fractional ~ تَقْطير تَجزيئي ، تَقطير مُجَزَّأ
distiller مِقْطار ، مِقْطَرة
distobuccal شِدْقيّ وَحْشيّ
distomiasis = distomatosis داءُ الدِّستوما ، داءُ ذَواتِ الفُوَيهَتَيْن
pulmonary ~ داءُ الدِّستوما الرِّئَوي
distomolar رَحًى وَحْشِيَّة
distoplacement انزِياحٌ وَحْشي
distortion انفِتال ، التِواء ، اعوِجاج • تَحْريف
distoversion انحِرافٌ وَحْشي
distraction افتِراق (مَفْصِلي) ، خَلْعٌ لا ازاحي • شُرودُ الذِّهن
distress كُرْبة ، ضِيق ، ضائقة
distribution تَوزيع ، تَقْسيم ، تَوَزُّع
distrix تَفَلُّقُ الشَّعْر
disturbance اضطِراب ، تَشْويش
ditocia = distocia إتآم ، وِلادةُ تَوأمَيْن
ditokous = ditokus مُتْئِم ، مُوَلِّد بَيضَتَيْن (في المَرَّة الواحِدة)
diuresis غَزارةُ البَوْل ، دُرورُ البَول • إبالة
diuretic مُدِرٌّ لِلبَوْل ، مُبيل ، مُبَوِّل
diuria بُوالٌ نَهاري ، كَثْرةُ البَول النَّهاري
diurnal نَهاري
divagation, fugue المَرَج ، الذُّهول ـ في الكَلام والتَّفكير ، الشُّرود
divalent ثُنائيُّ التكافُؤ ، ثُنائيّ المُعادِل
divarication تَفَجُّج ، افتِراق

divergence تَفاجٌّ ، تَباعُدٌ ، خَزَر
divergent مُتفاجّ ، مُتَباعِد ، مُنفَرِج ، مُبتَعِد
diversion تَحْويل
diverticular رَتْجي ، رَدْبي
diverticulectomy استِئصالُ الرَّتْج
diverticulitis التِهابُ الرَّتْج ، التِهابُ الرَّدْب
diverticulogram الرَّسْمُ الشُّعاعي لِلرتْج
diverticulopexy تَثبيت الردْب
diverticulosis الرُّداب ، الرُّتاج ، داءٌ رَتْجي
diverticulum; pl. diverticula رَتْج ، رَدْب
division انقِسام ، تَجزِئة ، تَقْسيم
divulsion مَلْخ ، امتِلاخ
divulsor مِمْلاخ
dizygotic ازدِواجيُّ اللاقِحة
dizziness = vertigo سَدَر ، دُوار ، دُوام
dizzy سادِر ، مُصابٌ بالدُّوار
DNA = deoxyribonucleic acid – د ن ا الحامِض النَّوَوي الرِّيبي المَنْقوصُ الأُكسِجين
dochmiasis داءُ الدخْمِياس ، داءُ المَلقُوّات
docimasia اختِبار ، فَحْص
docimastic اختِباري
doctor دكتور ، طَبيب
doctrine نَظَرِيَّة ، مَذْهَب
dolicho- سابِقة تَعني «طَويل»
dolichocephalia = dolicocephaly استِطالةُ الرَّأس أو الجُمْجُمة ، تَصَفُّح الرأس
dolichocephalic, dolichocephalous طَويلُ الرأس ، مُصَفَّح أو مُستَطيل الرأس
dolichocephaly = dolichocephalism استِطالةُ الرأس ، تصَفُّح الرأس أو الجُمْجُمة
dolichoderus طَويلُ العُنُق
dolichofacial طَويلُ الوَجْه
dolichogastry استِطالةُ المَعِدة ، طُولُ المَعِدة
dolichopellic = dolichopelvic ضَيِّقُ الحَوضِ طَويلُه
dolichosigmoid طَويلُ السِّين
dolichostenomelia نَحافة النِّهايات واستِطالَتُها
dolor ألَم ، وَجَع
~ capitis وَجَعُ الرأس

dolorific مُؤلِم ، مُوجِع
dolorimeter مِقياسُ الألَم
domiciliary مَنْزِلي
~ midwife قابِلة مَنْزِليَّة
~ treatment مُعالَجة مَنْزِليَّة
dominance السِّيادة ، تغَلُّب ، تسَلُّط
dominant سائد ، غالِب ، مُسَيطِر
~ characteristic صِفة سائدة
donate يَمنَحُ ، يَهَبُ
donator = donor واهِب
donee المُعطَى
donor مُعطٍ ، مانِح
blood ~ مُعطي الدَّم ، مُتبَرِّعٌ بالدَّم
universal ~ مُعْطٍ عامّ
dope مُخَدِّر • يُخَدِّر
doraphobia رَهْبة أو خَوْف الجُلود
dormancy هُجُوع ، هَجْع ، اسِتكْنان ، سُبات
dormant مُستَكِنّ ، هاجِع ، مُسْبِت
dormifacient باعِثُ النَّوم ، جالِبُ النوم
dorsad صَوْبَ الظَّهْر ، باتِّجاه الظَّهر
dorsal ظَهْرِيّ
dorsalgia أَلَمٌ ظَهْري
dorsalis ظَهْرِيّ
dorsiflexion ثَنْيٌ ظَهْري
dorsispinal ظَهْري صُلْبي
dorsocephalad صَوبَ قَفا الرأس
dorsodynia ظُهار ، أَلَمُ الظَّهْر
dorsolateral ظَهْرِيّ جانِبِيّ
dorsolumbar ظَهْري قَطَني
dorsomedian, dorsomesial = dorsomesal ظَهْري وَسطاني ، ناصِفُ الظَّهْر
dorsoventral ظَهْرِيٌّ بَطْنِيّ
dorsum الظَّهْر
dosage مُعايَرةُ الجُرْعات ، تَقْدير الجُرعات
dose جُرْعة ، مِقدارُ جُرْعة ، أخْذَة ، وَزْمة
booster ~ جُرعة مُعَزِّزة ، جُرْعة مُسانِدة
curative ~ جُرْعة شافية
maintenance ~ جُرْعة مُداوَمة ، جُرعةُ صِيانة
maximum ~ جُرعة قُصْوى
minimal or minimum lethal ~ الجُرْعة الدُّنْيا المُمِيتة
optimum ~ جُرعة مُثْلى
dosimeter, dosemeter مِقياسُ الجُرْعة (الإشعاعيَّة)
dosimetric مُتعَلِّق بمِقياس التَّقْدير
dosimetry قِياسُ المَقادير أو الجُرعات
dot نُقْطة
dotage خَرَفٌ ، ضَعفُ العَقل الشَّيخي
double مُزدَوِج ، مُضاعَف
~ blind test تَجْرِبة التَّعْمية المُزدَوِجة – دُونَ مَعْرِفة المُعالِج أو المُعالَج
~ vision رُؤية مُزدَوِجة ، شَفْعُ النَّظَر
doublet مُزدَوِجة ، عَدَسة مُزدَوِجة
douche نُطُول ، نَطْل ، نَضْح ، ثَجّ • دُوش
douglasitis الِتهابُ رَتْج دُغْلاس
dovetail تَعْشيق – تَعْشيق غِنْفاري
dowel دِسار
down = lanugo عَقيقة ، زَغَبُ الحَميل
doxogenic ذِهْنِيُّ المَنْشأ
DPT vaccine لَقاحُ الخُناق والشاهُوق والكُزاز
drachm = dram دَرَخْمَة ، دِرْهم
Dracunculus التِّنِّينَة – دِيدانٌ حَبْليّات خَيْطيَّة
~ medinensis التِّنِّينةُ المَدينيَّة
draft جُرْعَة • سَحْب • سُفْتَجة ، حَوالة
dragée مُلَبَّسة
drain مَنْزَح ، مَصْرِف ، قَناة • يَنْزَح
drainage نَزْح ، تَصْريف ، اسِتنْضاض
capillary ~ نَزْحٌ أو تَصْريف شَعْري
dram = drachm دِرْهَم
drapetomania هَوَسُ التَشَرُّدِ أو التِّيه
drastic حاسِم • ماسِط ، مُسْهِلٌ عَنيف أو شَديد
draught = draft جَرْوع ، شَرْبَة ، جُرْعة ، وَجُور • مَجْرى هَواء
dream حُلْم ، مَنام
wet ~ احتِلام ، اسِتنْوام
drepanocyte كُرَيَّة مِنْجَلِيَّة
drepanocytic مِنْجَليُّ الكُرَيّات ، مُصابٌ بالأنيميا المِنْجَليَّة

drepanocytosis الأنيميا المِنْجَلِيَّة
dresser مُضَمِّد
dressing ضِمادة ، تَضْميد
dribbling of urine النَّغْية ، التَّنْغِية
drill مِثْقَب ، مِثْقابُ العَظْم
drip قَطْر ، تَقْطير ، تَنْقيط ، تَسْتيل
  intravenous ~ تَسْتيلٌ وَريدي
  nasal ~ قَطْرٌ أنْفي ، تَسْتيل أنْفي
drive يَدْفَعُ ، يَسُوق • دافِع ، باعِث
dromograph مُخَطِّط السُّرعة — مِقياسُ سُرْعة الدَّم
dromomania وَلَعُ الشُّرود ، مَسُّ التَشَرُّد
drop قَطْرة ، نُقْطة
  hanging ~ القَطْرة المُعَلَّقة
droplet رُذاذة ، قُطَيرة
dropper مِقْطَرة ، قَطّارة
dropsical اسْتِسقائي ، مُسْتَسْقٍ
dropsy اسْتِسْقاء
drowning الغَرَق ، الغَمَر
drowsiness وَسَن ، تَهْويم ، نُعاس
drug عَقّار ، دَواء
  ~-fast مُسْتَعْصٍ على العَقاقير
  ~-resistant مُقاوِمُ العَقاقير ، عَصِيٌّ على الدَّواء
  habit-forming ~s عَقاقيرُ مُعَوِّدة
drugstore صَيْدَلِيَّة
drum الطَّبْلة ، طَبْلة الأُذُن
drumstick مِقْرَعة الطَّبْل
drunkard سِكِّير
drunkenness سُكْر
drusen بَراريق
dry ناشِف
dualism = duality الثُّنائيَّة ، الإثْنَيْنيَّة
duct مَسال أو مَسيل ، قَناة ، مَجْرى ، مَسْلَك
  alveolar ~ المَسالُ النُّخْروبي
  cystic ~ المَسالُ المَراري
  ejaculatory ~ القَناةُ القاذِفة — لِلمَنِيّ
  lacrymal ~ مَسالُ الدَّمْع
  urogenital ~s المَسايِلُ البَوْليَّة التناسُليَّة
ductal مَسالي ، مَسيلي ، قَنَوِي
ductile مَطيل ، قابِلُ المَطْل
ductless أصَمُّ ، لا مَسالَ لَه
  ~ gland غُدَّة صَمّاء ، غُدَّةٌ لا قَنَوِيَّة
ductule = ductulus مُسَيْلَة ، قُنَيَّة
ductus = duct مَسيل ، قَناة
  ~ arteriosus قَناةٌ شِريانيَّة
  ~ choledochus قَناةُ الصَّفْراء
  ~ cysticus القَناةُ المَراريَّة
  ~ deferens القَناةُ الأُسْهَريَّة ، القَناةُ الناقِلة
  ~ ejaculatorius القَناةُ الدافِقة
  ~ pancreaticus قَناةٌ بَنْقراسيَّة
  ~ semicircularis قَناةٌ نِصفُ دائريَّة
  ~ venosus قَناةٌ وَريديَّة
dull أصَمُّ ، كَليل • غَبِيّ
dullness أصَمِّيَّة — في صَوْت القَرْع أو الدَّقّ • كُمْدة — في الألوان
dumb أبْكَمُ ، أخْرَسُ
dumping syndrome مُتَلازِمة الإغْراق
duodenal اثنا عَشري ، عَفَجي
  ~ ulcer قَرْحة عَفَجيَّة
duodenectomy اسْتِئْصالُ العَفَج ، خَزْعُ العَفَج
duodenitis التِهابُ العَفَج ، عُفاج
duodenocholecystostomy مُفاغَرةٌ عَفَجيَّةٌ مَراريَّة ، مُفاغَمةُ العَفَج بالمَرارة
duodenocholedochotomy شَقُّ العَفَج والقَناةِ الصَّفراويَّة الجامِعة
duodenocystostomy مُفاغَمةُ العَفَج بالمَرارة
duodenoenterostomy مُفاغَرةٌ عَفَجيَّةٌ مِعَويَّة
duodenogram صُورةٌ شُعاعيَّة لِلعَفَج
duodenoileostomy مُفاغَرةٌ عَفَجيَّة لَفائفيَّة
duodenojejunostomy مُفاغَرةٌ عَفَجيَّةٌ صائميَّة — مُفاغَمةُ العَفَج بالصّائم
duodenorrhaphy خِياطةُ العَفَج ، رَفْوُ العَفَج
duodenoscopy تَنْظيرُ العَفَج
duodenostomy فَغْرُ العَفَج
duodenotomy شَقُّ العَفَج
duodenum الإثنا عَشْري • العَفَج
duplication = duplicitas ثَنْي ، تَضاعُف
dura = dura mater الجافِيَة ، الأُمُّ الجافِيَة

dural = duramatral أُمجافي ، جافيّ
~ sinus مَشْبَر الجافِيَة
dura mater الأُمجافِيَة ، الأُمُّ الجافِيَة
duraplasty رَأبُ الجافية ، تقويمُ الأُمجافية
duritis التِهابُ الأُمِّ الجافية
duro-arachnitis التِهابُ الأُمِّ الجافِيَةِ والعَنكَبوتِيَّة
dust غُبار ، رَهْج ، عُفار
dwarf قَزَم
dwarfism = dwarfishness قَزامة ، إزْب
dyad ثُنائيُّ المُعادِل
dye صِبْغ ، صِباغ ، مُلَوِّن
~ test اختِبارٌ صِباغيّ
dynamic دِينامي ، دِيناميكي ، زَخْمي
dynamics الديناميّات ، مَبْحَثُ القُوَّة والحَرَكة
dynamo- سابِقة للدَّلالة على «القُوَّة» أو «الزَّخْم»
dynamogenesis = dynamogeny التَوَلُّد الدِّيناميكي
dynamogenic مُوَلِّد الزَّخْم ، دِيناميكي
dynamograph مُخَطِّط أو مِرْسَمة القُوَّة
dynamometer مِقياسُ القُوَّة العَضَليَّة
dynamoscopy فَحْصُ القُوَّة
dyne دايْن ، وَحْدَةُ القُوَّة
dys- سابِقة تَعني «عَسير ، عُسْر ، سُوء ، خَلَل»
dysac(o)usia = dysac(o)usis ثِقَلُ السَّمْع ، عُسْرُ السَّمْع
dysadaptation صُعوبةُ التَكَيُّف ، عُسْرُ التَكَيُّف
dysadrenia اضطِرابُ وَظيفةِ الكُظْر
dysaesthesia خَلَلُ الإحْساس ، شُذوذُ الإحساس
dysaphia عُسْرُ اللَّمْس ، أَلَمُ اللَّمْس
dysaptation عُسْرُ التَكَيُّف
dysarteriotony شُذوذُ ضَغْط الدَّم
dysarthria رُتَّة ، لُكْنَة ، عُسْرُ التَلَفُّظ
dysarthric رُتِّوي · مُتَعَلِّق باللُّكْنة أو الرُّتَّة · أَرَتُّ ، رَتّاءُ ، أَلْكَنُ ، لَكْناءُ
dysarthrosis شَوَهٌ مَفْصِلي ، تَشَوُّه مَفْصِلي ، اعتِلالٌ مَفصِلي · رُتَّة ، عُسْرُ التَلَفُّظ
dysautonomia خَلَلُ الجِهاز العَصَبي المُستَقِلّ
dysbarism خَلَل الضَّغْطيّة ، تفاوتُ الضُّغوط

dysbasia عُسْرُ الخَطْو ، عُسْرُ المَشْي
dysbolism اضطِرابُ التطَوُّر
dysboulia = dysbulia ضَعْفُ الإرادة
dysbulic = dysboulic مُتَعَلِّق بضَعْف الإرادة
dyscephaly تشَوُّه الرأس
dyschesia = dyschezia = dyschizia عُسْرُ التَغَوُّط ، قَبْضٌ مُؤلِم ، أَلَمُ التَغَوُّط
dyschiria عُسْرُ التَحَسُّس باليَد
dyschondroplasia عُسْرُ التَغَضْرُف
dyschromatopsia = dyschromasia عُسْرُ تَمييز الألوان ، خَلَلُ رُؤية الألوان
dyschromia تَغَيُّر لَونِ الجِلْد ، خَلَلُ الاصطِباغ
dyscinesia = dyskinesia, akinesia عُسْرُ الحَرَكة ، فَقْدُ الحَرَكات الاختِياريَّة
dyscoria تَشَوُّه البُؤْبُؤ ، خَلَلُ البُؤبؤ
dyscrasia الخَثْل ، اضطِرابُ الأخلاط ، سُوءُ المِزاج
blood ~ خَثْلُ الدَّم
dyscrasic = dyscratic سَيِّءُ المِزاج ، خَثْلي
dysdiadochocinesia = dysdiadochokinesia = dysdiadochokinesis خَلَلُ تَناوبيَّة الحَرَكات ، تَعَسُّر تَعاقُبِ الحَرَكات
dysdiemorrhysis بُطْءُ الدَّوَران الشَّعْري
dysdipsia عُسْر الشُّرْب
dysecoia كَلَلُ السَّمْع ، صُعوبةُ السَّمْع
dysenteric دُوسِنْطاري ، زُحاري
dysentery زُحار ، دوسِنْطاريا
amebic ~ الزُّحارُ الأميبي أو المتَمَوِّري
bacillary ~ الزُّحار العَصَوي
dysequilibrium خَلَلُ التوازُن
dyserethesia = dyserethism كَلَلُ التَنَبُّهِ الحِسِّي ، ضَعْفُ إثارةِ الحِسّ
dysergia حَرَكة غيرُ مُترابِطة
dysesthesia خَلَلُ الإحساس · تَحَسُّسٌ مُزعِج
dysfunction عُسْرُ الوَظيفة
dysgenesis خَلَل التكَوُّن ، نَقْصُ النمُوّ ، تَشَوُّه
gonadal ~ خَلَلُ تَكَوُّن القُنْد
dysgenic مُفسِد السُّلالة ، مُفسِدٌ عِرْقي
dysgenopathy اعتِلالُ التكَوُّن البَدَني

dysgerminoma وَرَمٌ خَلَلي إنتاشي
dysgeusia فَقْدُ المَذاق
dysglobulinemia خَلَل غلُوبلين الدَّم
dysglycemia خَلَل تحلُّوْن الدم
dysgnosia عُسْرُ الفَهْم
dysgonesis اضطِرابٌ تناسُلي وَظيفي
dysgonic ضَعيفُ النَّبْت
dysgraphia خَلَلُ الكِتابة ، عُسْرُ الكِتابة
dyshematopoiesis = **dyshemopoiesis** نَقصُ تكوُّن الدَّم
dyshidrosis = **dyshidria** = **dysidrosis** اضطِراب أو خَلَلُ التعَرُّق ، عُسْرُ التعَرُّق
dyshormonal = **dyshormonic** هُورمونيُّ الاضطِراب
dyshormonism خَلَلُ المُفرَزات الهُورمونيَّة
dyshypophysia = **dyshypophysism** اضطِرابُ النُّخاميَّة
dyskaryosis تبَدُّلات نَوَويَّة
dyskeratosis سُوءُ التقَرُّن ، خَلَلُ التقَرُّن
dyskinesia خَلَل الحَرَكة ، ضَعْفُ أو عُسْرُ الحَرَكة الاختِياريَّة
dyslalia عَيٌّ الكَلام
dyslexia عُسْرُ القِراءة ، خَلَل القِراءة
dyslipidosis = **dyslipoidosis** خَلَلُ الشَّحْمانيَّة ، اضطِرابُ التطَوُّر الدُّهْني
dyslogia خَلَل المَنْطِق ، عُسْرُ التَّعْبير
dysmasesia = **dysmasesis** صُعوبةُ المَضْغ
dysmelia تشَوُّهُ الأطراف أو طَرَفٍ واحِد
dysmenorrh(o)ea عُسْر الحَيْض ، عُسْرُ الطَّمْث
dysmenorrheic عَسيرةُ الطَّمْث
dysmetria خَلَلُ القِياس ، عُسْر القِياس
dysmetropsia خَلَلُ الرُّؤية القِياسيَّة
dysmimia عُسْرُ التَّعْبير بالإشارات
dysmnesia, impaired memory عُسْرُ التذَكُّر ، ضَعْفُ الذاكِرة أو خَلَلُها
dysmorphia تشَوُّهُ الشَّكْل ، تَشْوِهة ، عَيبٌ شَكْلي
dysmorphism تنَوُّعُ الأشكال ● تَشَوه
dysmorphophobia رَهْبة التشَوُّه ، رُهابُ التَّشَوه
dysmyotonia شِدَّةُ التوَتُّر العَضَلي
dysneuria عُطْلٌ عَصَبيّ ● كَلَلُ الحَواسّ
dysodontiasis عُسْر الإثغار
dysontogenesis عُسْر التعَضّي
dysontogenetic عَسِرُ التعَضّي
dysopia, dysopsia تعَذُّر الرُّؤية ، ضَعْفُ البَصَر ، الدَّوَش
dysorexia ضَعْفُ الاشتِهاء ، خَلْفة
dysosmia ضَعْف الشَّمّ
dysostosis خَلَلُ التعَظُّم ، سُوءُ التعَظُّم
dysoxidizable عَسِرُ التأكْسُد ، صَعْبُ الأكْسَدة
dyspareunia عُسْر الجِماع ، جِماعٌ مُؤلِم
dyspepsia التُّخْمة ، عُسْر أو سُوء الهَضْم
dyspeptic مَتْخوم ، مُتْخَم ، مُصابٌ بعُسْر الهَضْم
dysphagia = **dysphagy** عُسْر البَلْع
dysphasia عُسْر التلَفُّظ ، عُسْر الكَلام
dysphemia لُثْغة ، تَعْتَعة ، تأْتأة
dysphonia البُحَّة ، الجَشَر ، عُسْرُ التَّصْويت
dysphoria تقَلْقُل ، قَلَق
dysphrasia تحَيُّف البَيان ، عُسْر التكَلُّم
dysplasia خَلَل التنَشُّج ، نَدَن ، حَثَل نمُوّي
dysplastic مُختَلٌّ التنَشُّج ، حَثِل ، نَدِن
dyspnea = **dyspnoea** ضِيقُ النَّفَس ، الزُّلَّة ، عُسْر التنَفُّس ، عَوَزُ الهَواء ، البُهْر
dyspneic, dyspnoeic ضَيِّقُ النَّفَس ، مَزْلول ، بَهير ، عَسِرُ التنَفُّس
dyspragia ألَمُ الوَظيفة ـ ألَمُ القِيام بالوَظيفة
dyspraxia خَلَلُ التناسُق ، عُسْر الانسِجام
dysprosody عُسْر التكَلُّم
dysproteinemia خَلَلُ برُوتين الدَّم
dysrhythmia خَلَل النَّظْم ، تشَوُّش النَّظْم
dyssomnia اضطِرابُ النَّوم
dysspermia صَلادة ، عُسْرُ قَذْف المَني
dysstasia تَعَيُّف ، صُعوبةُ الوُقوف
dysstatic عُسْر الوُقوف
dyssymmetry خَلَل التناظُر
dyssynergia خَلَل التآزُر ، عُسْر الانسِجام
dyssystole اضطِرابُ الانقِباض ، خَلَل الانقِباض
dystaxia تخَبُّط الحَرَكة ، رَنَحٌ جُزْئي
dysthymia إعياءٌ عَقْلي ، غَمٌّ ، كآبة

dysthyreosis = dysthyroidea = dysthyroidism نَقْصُ وَظيفة الدَّرَق
dystocia عُسْر الوِلادة ، إعضال ، تَعْضيل
dystonia خَلَل التَوَتُّر
dystonic مُختَلُّ التَوَتُّر
dystopia = dystopy انحِرافُ أو انتِقالُ العُضْو
dystopic مُختَلُّ المَوضِع ، في غَيْر مَحَلِّه السَّوِيّ
dystrophia = dystrophy السَّغَل ، سُوءُ أو فَسادُ التغذِيَة ـ حَثَل
~ myotonica حَثَلٌ عَضَلي تَوَتُّري
dystrophic سَيِّءُ التَّغْذية ، سَغِل ، سَغَلي ، حَثَلي
dystrophoneurosis سُواشٌ عَصَبي سَغَلي
dystrophy = dystrophia السَّغَل ، الحَثَل
dystropic سَيِّءُ السُّلوك
dystropy سُوءُ السُّلوك ، سُلوكٌ غيرُ سَوِيّ
dysuria = dysuresia = dysury, retention of urine عُسْر التَبَوُّل ، اضطِرابُ البِيلة ، عُسْر البَوْل ، أُطام ، حَقَبٌ
dysuric أُطاميّ
dysury = dysuresia = dysuria اضطِرابُ البِيلة ، أُطام ، حَقَب ، عُسْرةُ البَوْل
dysvitaminosis خَلَلٌ فيتامينيّ
dyszoospermia اضطِرابُ التكَوُّنِ المَنَوِيّ

E, e

ear أُذُن
~-ache وَجَعُ الأُذُن ، أَلَمُ الأُذُن
~-drum طَبْلَة الأُذُن
~-wax الصِّملاخ أو الصِّملوخ ـ شَمْعُ الأُذُن
external ~ الأُذُن الخارِجيَّة
middle ~ الأُذُن الوُسطى
ebonation إزالةُ العَظْم ، نَزْعُ كَسْر العَظْم
ebullition غَلَيان ، فَوَران ، تأَزُّز
ebur عاج
~ dentis عاجُ الأَسنان ، الدَّنْتين
eburnation = **eburnitis** استِعاجة ، تَعَجُّجُ العَظْم
eburneous عاجِيّ ، مِثلُ العاج
ecbolic مُسَرِّعُ الوِلادة ، مُعَجِّل الوِلادة
eccentric مُجافي المَرْكز ، خارِج المَركز · غَريبُ الأَطوار
eccentropiesis ضَغْطٌ مَركزيّ ـ الضَّغط مِنَ الدّاخِل إلى الخارِج
ecchondroma وَرَمٌ غُضْروفي ـ ظاهِري
ecchondrosis = **ecchondroma** تَنَبُّر غُضْروفي ـ وَرَم غُضْروفي ظاهِر
ecchondrotome مِبْضَع الغُضروف
ecchymoma وَرَم كَدَميّ
ecchymosed مَكْدوم ، بِهِ قَرَتٌ أو مَقْروت
ecchymosis; pl. ecchymoses قَرَت ، كَدْمة
ecchymotic كَدَمي ، قَرَتيّ ، مُتَكَدِّم
eccrine مُفْرِز ، ناتِح ، مُفْرِغ ، مُفْرِغة
eccrinology = **eccrisiology** مَبْحَثُ أو عِلْمُ الإفرازات والمُفْرَغات ، مَبْحَثُ الفُضول
eccrisis إفْراغُ الفَضَلات أو طَرْدُها
eccritic مُفْرِغٌ لِ
eccyesis حَبَلٌ خارِجَ الرَّحِم
ecdemic, exotic غيرُ مُستَوطِن ، دَخيل
ecderon طَبَقةُ الجِلْد الخارِجيَّة ، الغِشاءُ المُخاطيّ
ecdysis انسِلاخ ،اسْتِلاخ ، تَبْديلُ الجِلْد · قَشْر
ECG = **electrocardiogram** مُخَطَّطُ كَهرَبائيَّة القَلْب ، مُخَطَّطُ القَلْبِ الكَهرَبائي
echino- بادِئة بمعنى «شَوْك» أو «شَوْكي»
echinococciasis = **echinococcosis** داءُ المُكَوَّرات المُشوِكة ، داءُ المُشوِكات
Echinococcus; tenia echinococcus المُشْوِكة ، المُشْوِكة الشَّريطيَّة
~ cysts, hydatid disease داءُ الكِيساتِ العُداريَّة
~ granulosus مُشوِكة حُبَيْبيَّة
Echinodermata الشَّوكِجلديّات
echinosis التَشَوُّك ـ تحَزُّزُ الكُرَيَّة الحَمْراء
echinostomiasis داءُ مُشوِكات الفَم
echinulate = **echinate** شُوَيكي ، مُشوِك ، ذاتُ أشواك
echo صَدَى

echo-acousia تَصْدِيةُ الأصوات ، صُداءٌ صَوْتي
echocardiography تَخْطيطُ صَدى القَلْب
echoencephalography تَخْطيطُ صَدى الدِّماغ
echograph مِخْطاطُ الصَّدى
echokinesia, echokinesis تَصْدِيةُ الحَرَكاتِ أو تَقْليدُها ، صُداءُ الحَرَكات
echolalia = echophrasia ، تَصْدِيةُ الألفاظ تَرْديدُ الألفاظ ، صُداءٌ لَفْظي
echomotism تَقْليدُ الحَرَكات
echopathy اعتِلالٌ إصدائي ، عِلَّةُ التَّرْديد
echotomography تَخْطيطُ الصَّدى المَقْطَعي – بأمواجٍ فَوْق سَمْعيَّة
echo-virus = enteric, cytopathic, human, orphan virus حُمَةٌ إيكُويَّة (حُمَةٌ يَتيمةٌ بَشَريَّة مِعَويَّة مُمْرِضةٌ لِلخَلايا)
eclabium الشَّتَر – انقِلابُ الشَّفة
eclampsia ارتِعاج ، شَنَجٌ نِفاسي
eclampsism التَنَبُّه الارتِعاجي
eclamptic ارتِعاجيّ ، إرْجاجيّ ، شَنَجيّ نِفاسيّ
eclectic مُقتَطِف ، مُنتَقٍ ، مُصْطَفٍ
eclecticism مَذهبُ الانتِقائيَّة ، انتِقائيَّة
ecmnesia فَقْدُ الذاكِرة ، نِسيانُ الوَقائعِ الحَديثة
ecoid صُورة الدَّم – الهَيْكَلُ اللاّلَونيُّ للكُرَيَّة الحَمْراء
ecologist خَبيرٌ بعِلْم البيئة
ecology عِلمُ البيئة ، عِلْمُ البيئات
ecomania = oikomania هَوَسٌ مَنزِليّ ، تَسَيْطُرة في البَيْت وخُنوعٌ خارِجَه
ecosite = ecoparasite طُفَيليّ مَنْزِليّ
écouvillon ماسِحة ، فِرْشاة أو قَطيلةُ تَنْظيف
ecphylaxis عَجْزُ الصِّيانة – عَجْزُ العَوامِلِ الصائنة أو الدِّفاعيَّة
ecphyma ثُؤلول ، زائدة ، فُضُولةُ جِلْد
écraseur هارِسة ، مِهْراس ، مِخْناق
ecstasy وَجْد ، ذُهول ، استِغراق ، شَطْح
ecstrophy = exstrophy شَتَر ، انقِلاب
ECT = electroconvulsive therapy المُعالَجة بالتَّخْليج الكَهْرَبائيّ

ectad صَوْبَ الخارِج ، مُتَّجِه لِلخارِج
ectal سَطْحي ، خارِجي
ectasia = ectasis اتِّساع ، تَمَدُّد ، تَوَسُّع
ectental بَرّاني باطِني
ectethmoids كُتْلَتا العَظْم الغِرباليّ الجَنْبيَّتان
ecthyma حُمَيقاء ، أُكْثيما ، بَثْرِيَّة مُتَقَرِّحة
ecthymatous أكثيمي ، حُمَيقائي
ecthyreosis فَقْدُ الغُدَّة الدَّرَقيَّة أو فَقْدُ وَظيفَتِها
ecto- سابقة بمعنى «خارِجيّ» أو «ظاهِريّ» أو «بَرّانيّ»
ectoblast, the ectoderm الأرومةُ أو الطَبَقةُ الظاهِرة أو الوُرَيقة الظاهِرة ، الأدَمة البَرّانيَّة
ectocardia قَلْبٌ مُنتَبِذ ، قَلْبٌ بَرّاني
ectochoroidea طَبَقة المَشيميَّة البَرّانيَّة
ectocolostomy مُفاغَمة القُولون أو مُفاغَرَتُه
ectocondyle اللُّقْمة الوَحْشيَّة
ectocornea طَبَقة القَرْنيَّة البَرّانيَّة
ectocyst ظِهارةُ الكِيس
ectoderm الأديمُ الظاهِر ، الأدَمة البَرّانيَّة
ectodermal أدَميّ ، مُتَعَلِّق بالأديم الظاهِر
ectodermatosis داءُ الأديم الظاهِر
ectodermosis أُدامٌ ظاهِر ، داءُ الأديم الظاهِر
ectoentad مِنَ الخارِج إلى الدّاخِل
ectoenzyme أنْزيمٌ بَرّاني
ectogenic = ectogenous بَرّانيُّ المَنْشأ
ectoglobular خارِجَ الكُرَيّات
ectolysis انحِلالُ الجِبْلة الخارِجيَّة
ectomere قُسَيمةٌ ظاهِرة أو بَرّانيَّة
ectomorph خارِجيُّ الشَّكْل
ectomorphic مُتَشكِّلٌ خارِجاً
ectomy جَذْع ، قَطْع
ectonuclear خارِجَ النَّواة
ectoparasite طُفَيليّ خارِجيّ
ectoperitonitis التِهابُ الصِّفاق الجِداري
ectophyte نَباتٌ طُفَيلي خارِجي
ectopia انتِباذ ، هِجْرة ، انتِقال
~ cordis انتِباذُ القَلْب
ectopic مُنتَبِذ ، مُنتَقِل ، مُهاجِر
~ gestation الحَمْلُ المُنتَبِذ

ectoplasm = **ectoplast** هَيُولى ظاهِرة ، الجِبْلة الخارِجيَّة أو الجِبْلة البَرّانيَّة ، الجِبْلة الظاهِرة ، البلازْما الخارِجيَّة

ectoplasmatic خارِج جِبْلة الخَلِيَّة

ectopy = **ectopia** انتِباذ ، مُفارَقة المَكان

ectoretina طَبَقة الشَبَكيَّة البَرّانيَّة

ectoscopy الفَحْصُ بالعَيْن المُجَرَّدة

ectosite = **ectoparasite** طُفَيْلي خارِجي

ectoskeleton الهَيكلُ الخارِجي

ectosteal خارِجَ العَظْم

ectostosis تَعَظُّم خارِجيّ

ectosuggestion إيحاءٌ خارِجي

ectothrix إكتوثِركس ـ فُطورٌ شَعْريَّة خارِجيَّة

ectotoxin = **exotoxin** تُكْسين خارِجي

ectozoon طُفَيلي خارِجي

ectro- سابِقة بمعنى «فَقْد» أو «غَيْبة»

ectrodactylia; ectrodoactyly فَقْدُ الأصابع ، غَيْبةُ إصبَع أو أصابع

ectrogeny فَقْدُ عُضو أو جُزْءٍ مِنْه ـ خِلْقيّاً

ectromelia غَيْبةُ أحَدِ الأطراف

ectromelus فاقِدُ طَرَف ـ مِسخٌ فاقِدُ الأطرافِ أو مُشَوَّهُها

ectrophalangia غَيبةُ السُّلامى

ectropic مَشْتورٌ لِلخارِج ، مَشْتور

ectropion, ectropium الشَّتَر ، شَتَرٌ خارِجيّ

ectrotic مُجْهِض ، مُسْقِط

ectylotic مُزيلُ الثَّآليل ، مُزيلُ الأكْناب

ectype نَمَطٌ مُنحَرِف ـ غيرُ مَألوفٍ أو عادِيّ

ecuresis التَمَيُّه البَوْلي

eczema أكْزِما ، الأكْزيما ، نَمْلة

allergic ~ أكْزيما أرَجيَّة

erythrodermic ~ الأكْزِما الحُماميَّة

moist ~ أكْزِما رَطْبة

eczematization تأكْزُم ، تَكَزُّم ، تَنَمُّل

eczematogenic مُكَزِّم ، مُسَبِّب الأكْزِما

eczematous أكْزيميّ ، نَمْليّ

edema = **oedema** وَذَمة ، خَزَب

angioneurotic ~, wandering ~ الوَذَمة العِرْقيَّة العَصَبيَّة ، الوَذَمة العَصَبيَّة الوِعائيَّة

nonpitting ~ وَذَمة لا وَهْديَّة

pitting ~ وَذَمة مُنطَبِعة ، خَزَب وَهْديّ

pulmonary ~ وَذَمة رِئَويَّة

edentate, edentulous أدْرَدُ ، عَديمُ الأسنان

edentia = **edentation** الدَّرَد ، عَدَمُ الأسنان

edentulous أدْرَدُ ، دَرْداء ـ فاقِدُ الأسنان

edge حافَّة ، حافَة

edible يُؤْكَل ، سَيِّغ أو أسْوَغ

education تَرْبية ، إرْشاد

health ~ الإرشادُ الصِّحّي

sex ~ الإرشادُ الجِنْسي

eduction استِخْلاص ، استِخْراج

edulcorant مُحَلٍّ ٠ مُعَدِّلُ الحُموضة أو الحِدَّة

EEG = **electroencephalogram** مُخَطَّطُ كَهرَبائيَّة الدِّماغ ، مُخَطَّطُ الدِّماغِ الكَهرَبائيّ

effacement طَلْسٌ ، مَحْو

effect فِعْل ، تأثير ، نَتيجة

effectiveness الفاعِليَّة ، التأثيريَّة

effector مُؤَثِّر ، مُؤَثِّرة ٠ مُستَفْعِلة

effemination تأنيث ، تَخَنيث ٠ (النَّسْوَنة)

efferent = **efferential** صادِر ، مُصَدِّر ، نابِذ

effervesce يَفور ، يَجيشُ بالفَقاقيع

effervescent فَوّار ، جَيّاش

efficiency فَعّاليَّة ، فاعِليَّة ، كَفاءة ، كِفاية

effleurage مَسَّةٌ تَدْليك ، دَلْكٌ خَفيف

efflorescence تزَهُّر ـ تَفَتُّت البِلَّورات ٠ طَفْح ـ آفةٌ جِلْديَّة

efflorescent مُتَزَهِّر ، مُتحَوِّل إلى ذَرور

effluvium نَفحة ، إنبِعاث ، تَصَعُّد ، فَوْحة

effort جُهْد ، جَهْد ، مَجْهود

effuse مُنتَشِر ، دافِق ، مُتَدَفِّق

effusion إنسِكاب ، انصِباب ، صَبيب ، اندِفاق

egesta مُبْرَزات ، مَقْذوفات ، مُفْرَغات ، غائط

egestion إبراز ، قَذْفٌ إفراغي

egg بَيْضة

ego الأنا ، الذّات

egobronchophony الثُّغاءُ الشُّعَبيّ

egocentric مَرْكَزِيُّ الذات ، مُرَكَّزٌ ذاتيّ
egoism الأنانيّة
egomania الأنانيّة المُفرطة ، أنانيّة خَبَليّة
egophony ثُغاء ، ثُغائيّة الصَّوت
egosyntonic مُنسَجِم مَعَ الأنا
egotropic مَرْكَزِيُّ الذات · ذاتيُّ التفكُّر
eidetic قارِئُ الصُّوَر بالبَصيرة
eidoptometry قِياسُ حِدَّة البَصَر
eikonometer = eiconometer مِقياسُ اختِلاف الصُّورة ـ في العَيْنَيْن
eisodic; esodic وارِد · مُتَّجِه إلى المَرْكَز
ejaculatio = ejaculation دَفْق ، إنْزال
~ praecox دَفْق مُبتَسَر ، إنْزال مُبْكِر
~ retardata دَفْقٌ مُعَوَّق ، إنْزالٌ مُعَوَّق
ejaculatory دَفْقي ، دافِق
ejaculum السائلُ المَدْفوق ، السائلُ المَقْذوف
ejecta فَضَلات ، أقْذار ـ المَوادُّ المَقْذوفة
ejection قَذْف ، إفْراغ ، طَرْح
ejector قاذِف ، طارِد
EKG = ECG مُخطَّط كَهْرَبائيّة القَلْب
elaboration اسِتْصْناع · تَنْظيم ، تَنْسيق
elastance مَرانة
elastic مَرِن ، مُمتَغِط
~ tissue نَسيجٌ مَرِن
elastica نَسيجٌ مَرِن · مارِنة
elasticity مُرونة ، تَمَغُّط
elastin = elasticin إيلاستين ، مَرِنين
elastolysis انحِلالُ النَّسيج المَرِن
elastoma وَرَمٌ مَرِن
elastometer مِقياسُ المُرونة
elastometry قِياسُ المُرونة
elastorrhexis تَمَزُّق النَّسيج المَرِن
elastosis مُران ، تَنَكُّس النَّسيج المَرِن
~ senilis, senile ~ مُرانٌ شَيْخوخي
elation زُهُوّ
elbow مِرْفَق · كُوع
elcosis = helcosis تَقَرُّح
elective انتِخابيّ ، اختِياريّ ، انتِقائيّ
electric كَهْرَبيّ أو كَهْرَبائيّ أو كَهْرَباويّ
~ convulsive therapy مُعالَجة بالتَّخْليج الكَهْرَبائيّ
~ shock صَدْمة كَهرَبائيّة
electricity الكَهْرَبا أو الكَهْرَباء أو الكَهرَبيّة
electrization تَكَهْرُب
electro-analysis التَّحْليلُ الكَهرَبائي
electro-anastomosis مُفاغَرة كَهرَبيّة
electro-anesthesia التَّخْديرُ الكَهرَبيّ
electrobioscopy فَحصُ الحَيَويَّة الكَهرَبائي
electrocardiogram (ECG) مُخطَّطُ كَهرَبائيّةِ القَلْب ، مُخَطَّط القَلْب الكَهرَبائي (مقك)
electrocardiograph مِخْطاطُ كَهرَبائيّة القَلْب
electrocardiography تَخطيطُ كَهرَبائيّة القَلْب ، تَخْطيطُ القَلْب الكَهرَبائيّ
electrocardiophonograph مُخَطِّطُ أصواتِ القَلْب الكَهرَبائيّ
electrocardioscopy تَنظيرُ القَلْب الكَهرَباوي
electrocatalysis حَفْزٌ كَهرَبائي
electrocautery مِكْواةٌ كَهرَبائيّة ، مِيسَمٌ كَهرَباويّ · كَيٌّ كَهرَبائيّ
electrochemical كَهْروكِيماويّ
electrochemistry الكِيمياءُ الكَهرَباويّة
electrocision بَضْعٌ أو خَزْع كَهرَبيّ
electrocoagulation خَثْرَبة ، تَخثيرٌ كَهرَبائي
electrocontractility القَلوصيَّةُ الكَهرَباويّة
electrocorticogram مُخَطَّطُ كَهرَبائيّةِ قِشْرة الدِّماغ
electrocorticography التَّخْطيطُ الكَهرَباويُّ القِشْريّ
electrocution الصَّعْق الكَهرَبي
electrode إلِكترود ، مَسْرًى كَهرَبائيّ
electrodesiccation التَّجْفيفُ الكَهرَبائي
electrodiagnosis التَّشْخيصُ الكَهرَباويّ
electro-encephalogram مُخَطَّطُ الدِّماغِ الكَهرَباوي . مُخطَّط كَهرَبائيّة الدِّماغ
electroencephalograph مِخْطاطُ كَهرَبائيّةِ الدِّماغ . مُخَطِّطُ الدِّماغِ الكَهرَباويّ
electro-encephalography تَخْطيطُ الدِّماغِ الكَهرَباويّ ، تَخْطيطُ كَهرَبائيّةِ الدِّماغ

electrogastrography تَخطيطُ المَعِدة الكَهرَبائيّ
electrography التَّصْويرُ الكَهرَباويّ
electrohemostasis إرْقاءٌ كَهرَباويّ
electrokymogram مُخطَّط تمَوُّجي كَهرَبائي
electrokymograph مِخْطاطٌ تمَوُّجيٌّ كَهرَبائيّ ، مِرْسَم تمَوُّجات كَهرَبي
electrolithotrity تَفْتيتُ الحَصَى كَهرَباويّاً
electrolysis الكَهْرَلة ، التحَلُّل الكَهرَبي
electrolyte كَهْرَلٌ ، مُنْحَلٌّ كَهرَباوي
electrolytic كَهْرَليّ ، مُتعَلِّقٌ بالتحَلُّلِ الكَهرَبيّ
electrolyzer مُكَهْرِل ، حالٌّ كَهرَبائي
electromagnet مِغْنَطيس كَهرَبائي
electromagnetism المِغْنَطيسيَّة الكَهرَبائيَّة
electromassage التَّدْليك الكَهرَبيّ
electromyogram مُخطَّط كَهرَبائيَّة العَضَل
electromyograph مِخْطاط كَهرَبائيَّة العَضَل
electromyography تَخْطيط الكَهرَبيَّة العَضَليَّة
electron كُهَيْرِب ، إلِكْترون ، كَهْرَب
~ microscope مِجْهَر إلِكْتروني
electronarcosis تَنْويم كَهْرَبي
electronegative كَهْرَسَلْبي ، سالِبُ الشَّحْنةِ الكَهرَبائيَّة .
electronic إلِكْترونيّ
electronics الإلِكْترونيّات ، عِلْمُ الإلِكْترونيّات
electro-oculogram مُخطَّطُ كَهرَبائيَّة العَيْن
electro-oculography تَخْطيطُ كَهرَبائيَّة العَيْن
electrophoresis كَثْفَرة ، رَحَلانٌ كَهرَبائي
electrophoretic رَحَلاني ، مُتعَلِّقٌ بالاستِشْرادِ أو الرَّحَلانِ الكَهرَبائي
electrophorus إلِكْتروفور
electrophototherapy المُعالَجةُ بالنُّور الكَهرَبي
electroplexy الصَّدْمةُ الكَهرَباويَّة
electropneumograph مُخطَّطُ التنَفُّسِ الكَهرَباوي
electropositive كَهْرَجابي ، مُوجَبُ الشَّحنةِ الكَهرَبائيَّة
electropuncture وَخْزٌ كَهرَبيّ
electroretinogram مُخطَّطُ الشبَكيَّةِ الكَهرَباويّ
electroscission قَطْعٌ كَهرَبائيّ
electroscope مِكْشاف كَهرَبي
electroshock صَدْمة كَهرَبائيَّة
electrospectrography تَخْطيطٌ طَيْفيّ كَهرَبيّ
electrostatics مَبْحَثُ الكَهرَباء الساكِنة
electrosurgery الجِراحة الكَهرَبائيَّة
electrosynthesis تَرْكيبٌ أو تَخْليقٌ كَهرَبائيّ
electrotaxis انحِيازٌ كَهرَباوي
electrotherapist = **electrotherapeutist** خَبيرٌ بالمُداواةِ الكَهرَبائيَّة
electrotherapy = **electrotherapeutics** المُداواةُ بالكَهْرَباء ، عِلاجٌ كَهرَبيّ
electrotome مِقْطَعٌ كَهرَباوي
electrotonus = **electrototonus** التوَتُّرُ الكَهرَبيّ
electrotropism = **electropism** الانتِحاءُ الكَهرَبي ، الانحِيازُ الكَهرَبي
electuary مَعْجُون ، لَعُوق
element عُنْصُر ، مُكوِّن
elementary ابتِدائيّ ، أوَّليّ
eleoma وَرَمٌ زَيتيّ أو دُهْنيّ
eleometer مِقياسُ الزَّيت
eleotherapy المُداواةُ بالزَّيت
eleothorax = **oleothorax** زَيتٌ صَدْريّ
elephantiasis الفَيَل ، الفُيال ، داءُ الفِيل
~ neuromatosa داءُ الأورامِ العَصَبيَّة الفِيليّ
~ scroti فَيَلٌ صَفَنيّ
eleutheromania الهَوَسُ بالحُرِّيَّة
elevation ارتِفاع ، مُرتَفَع
elevator رافِعة ، مِرْفَع ، مِصْعَد
eliminant حاذِف ، طارِح
elimination إنْقاط ، إطِّراح ، إفْراز
elixir إكْسِير ، سِواغٌ ، شَراب
elkoplasty = **helcoplasty** رَأْبُ القُروح
elkosis = **helcosis** تَقَرُّح
ellipsis تَرْك ، إهْمال
elliptocyte كُرَيَّة إهلِيلَجيَّة ـ حَمْراء

elliptocytosis تكثُّر الإهليلَجيّات – الأنيميا الإهليلَجيَّة
eluate شُطافة ، المُصَوَّل
eluent شاطِف ، مادَّةُ التَّصْويل أو الشَّطْف
elution شَطْف ، تَصْويل ، الفَصْلُ غَسْلاً
elutriation تَصْويل ، شَطْف
elytro- بادِئة بمعنى «مَهْبِل» أو «مَهْبِليّ»
emaciated ناحِل ، هَزيل
emaciation نُحُول ، هُزال
emailloblast = ameloblast أرومةُ المِيناء
emailloid وَرَمٌ مِينائيّ
emanation نَفيح ، ابتِعاث ، انبعاث
emanatorium مَنْفَحة – مَرْكَزُ مُداواةٍ بالمُنبَعِثاتِ الإشعاعيَّة
emancipation إعتاق ، انعِتاق
emasculation; sterilization وَهْص ، مَلْس ، بَتْرُ القَضيب ، إعْقام
embalment; embalming تَحْنيط ، تَصْبير
embedding إنْجاء ، انطِمار ، إرْساخ • تَثْبيتُ العَيِّنَة – للتَّقطيعِ المِخْبَري
embolalia = embololalia ثَرْثَرة
embole = emboly رَدُّ الخَلْع • انصِمام
embolectomy نَزْعُ السِّداد ، نَزْعُ الصِّمَّة
embolic سِداديّ ، صِماميّ ، صِمِّيّ
embolism انصِمام ، سَدَّة ، انسِداد ، صِمَّة
  pulmonary ~ انصِمامٌ رِئَويّ
embololalia, embolalia = embolophrasia حَشْوٌ كَلامي • ثَرْثَرة
embolus; pl. emboli صِمَّة ، سِداد ، صِمامة
emboly اندِغام • إدغام
embrasure كُوَّة مَشْطُوفة ، مَزْغَل
embrocation نَطُول ، طِلاء ، دَلُوك
embryectomy استِئصالُ الجَنين
embryo جَنين ، رُشَيم ، مُضْغة
embryocardia نَظْمٌ جَنينيّ – كالقَلْبِ الجَنينيّ
embryoctony إتلافُ الجَنين
embryogenesis تَكْوينُ الجَنين ، تَكَوُّنُ المُضْغة
embryogeny تَكَوُّنُ المُضْغة ، تَكَوُّنُ الجَنين
embryography وَصْفُ الجَنين
embryologist عالِمٌ بالأجِنَّة ، العالِمُ الأجِنِّي
embryology عِلْمُ الجَنين ، عِلْمُ الأجِنَّة
embryoma مُضْغوم ، وَرَمٌ مُضْغي ، وَرَمٌ جَنينيّ
embryonal, embryonic جَنينيّ ، مُضْغيّ
embryonate حاوٍ جَنيناً • مُلَقَّح • مُضْغِيُّ الشَّكْل
embryonic مُضْغيّ ، جَنينيّ
embryonization التَمَضُّغ – تَحَوُّلٌ لِلشَّكْلِ الجَنينيّ
embryonoid = embryoid مُضْغانيّ ، جَنينانيّ ، نَظيرُ الجَنين
embryopathy = embryopathia الاعتِلالُ الجَنينيّ أو المُضْغيّ
embryoplastic مُتعَلِّق بتَكْوينِ الجَنين
embryotocia إسْقاطُ الجَنين ، طَرْحُ المُضْغة
embryotomy تَقطيعُ المُضْغة أو الجَنين – لإنقاذِ الأمِّ في الوِلادة العَسِيرة
embryotoxon قَوْس الجَنين
embryotroph غِذاءُ الجَنين
embryotrophy تَغْذية الجَنين
emedullate يستَخْرِجُ النُّخاع
emeiocytosis = emiocytosis إيماس
emergency طارِئ ، عارِض
emergent طارِئ ، باغِت ، مُنبَثِق
emery سُنْباذَج ، صَنْفَرة
emesis = emesia قَيْءٌ ، قُياء
  ~ gravidarum قَيْءُ الحَبَل
emetic مُقَيِّء ، قَيُوء
emetine إمِتين – قِلْواني مِن نَباتِ عِرْق الذَّهَب
emetocathartic مُقَيِّءٌ ومُسْهِل
EMG = electromyography تَخْطيطُ كَهْرَبائيَّة العَضَل
emigration هِجْرة
eminence = eminentia بُروزٌ أو بَرْزة
  pyramidal ~ بارِزة هَرَميَّة ، بَرْزةٌ هَرَميَّة
  thenar ~ ألْيَةُ اليَد
emissary مِشْبَر ، مَشْبَرة ، مُصَدِّر
emission قَذْف ، ابتِعاث ، إصْدار
emmenagogic مُطَمِّث ، مُطْمِث
emmenagogue مُدِرٌّ أو مُنَشِّطُ الحَيْض

emmenia = **menses** الحَيْض ، الطَّمْث
emmenic مُتعلِّق بالحَيْض ، حَيْضيّ
emmenology مَبْحَث الحَيْض
emmetrope سَديدُ النَّظَر ، سَوِيُّ البَصَر
emmetropia سَدادُ البَصَر ، سَواءُ البَصَر
emmetropic سَوِيَّة النَّظَر ، سَديدةُ البَصَر
emollient مُطَرٍّ ، مُلَطِّف ، مُلَيِّن
emotion انفِعال
emotional انفِعاليّ
empathize يتقَمَّصُ مَشاعِرَ الغَيْر
empathy الشُّعورُ بمَشاعِرِ الغَيْر
emphlysis طَفْحٌ جِلْديّ
emphractic سادٌّ
emphysema نُفاخ ، أمفِزيما ، انتِفاخ
interlobular pulmonary ~ نُفاخٌ رِئَويّ بينَ الفُصَيصات ، انتِفاخٌ بين فُصَيصاتِ الرِّئة
pulmonary ~ نُفاخٌ رِئَويّ
emphysematous نُفاخيّ ، أمفِزيمائيّ ، مُنتَفِخ
empiric عُرْفيّ ، تَجْريبيّ ، مُدَجِّل
empirical تَجْريبيّ ، اختِباريّ
empiricism تَجْرِبيَّة ، تَخَبُّريَّة ، اختِباريَّة ، تَدْجيل أو دَجَل
emplastrum لَزْقة
emporiatrics طِبُّ السُّيّاح
emprosthotonos, emprosthotonus تَقَوُّس أماميّ
emptysis, hemoptysis نُفاثة ، نَفْثٌ دَمَويّ
empyema, purulent pleurisy ذُبَيلة أو دُبَيلة أو ذُبال ، ذاتُ الجَنْب القَيحيَّة ، إمبيما
empyesis تَبَثُّر قَيحيّ ، تقَيُّح
empyocele قِيلةٌ قَيْحيَّة ، أُدْرة صَديديَّة
emulgent مُصَفٍّ ، مُنَقٍّ ـ شِريانٌ أو وَريدٌ كُلْويّ
emulsification استِحْلاب
emulsifier مُستَحْلِب ـ عامِلُ الاستِحْلاب
emulsify يستَحْلِب ، يُحَوِّل إلى مُستَحْلَب
emulsion = **emulsum** مُستَحلَب
emulsoid مُستَحلَباني ، شِبْه مُستَحلَب
enamel مِيناء ، مِيناءُ الأسنان ، الطَّلْم
nanoid ~ مِيناء قَزَمانيَّة ـ رَقيقةٌ جِدًّا
enameloblast أرومةُ المِيناء ، جَذَعة المِيناء
enameloma حَبَّة مِينائيَّة ، وَرَمٌ مِينائيّ صَغير
enamelum = **enamel** مِيناء
enanthem = **enanthema** طَفْحٌ باطِني
enanthematous طَفْحيّ باطِنيّ
enanthrope سَبَبٌ باطِنيّ إمراضيّ
enantiobiosis مُعايَشة مُغايِرة ، تماثُل عَيْشي
enantiomorph = **enantiomorphous** تَماثُل صُوَري أو شَكْلي
enantiomorphic مُتماثِل شَكْلًا
enantiopathia = **enantiopathy** اعتِلالٌ مُغايِر
enarthritis التِهابُ مَفْصِل حُقّي
enarthrosis مَفْصِل حُقِّيّ
en bloc بالجُمْلة
encanthis القَمْع ـ زائدةٌ لَحْميَّة في المَاقِ الإنسيّ لِلعَين
encapsulation تَمَحْفُظ ، تَغَمُّد
encarditis = **endocarditis** التِهابُ الشَّغاف
enceinte = **pregnant** حُبْلى ، حامِل
enceliitis = **encelitis** التِهابٌ حَشَويّ بَطْنيّ
encephalalgia صُداع
encephalatrophy ضُمورُ الدِّماغ
encephalemia احتِقانُ الدِّماغ
encephalic دِماغي
encephalitic مُتعَلِّق أو مُصابٌ بالتِهابِ الدِّماغ
encephalitis التِهابُ الدِّماغ
epidemic ~ التِهابُ الدِّماغ الوَبائيّ
lethargic ~ التِهابُ الدِّماغ الوَسَني
purulent ~, pyogenic ~ التِهابُ الدِّماغ القَيْحيّ
encephalitogenic مُلْهِب الدِّماغ
encephalo- بادِئة بمعنى «دِماغ» أو «دِماغيّ»
encephalo-arteriography تَصْويرُ شَرايينِ الدِّماغ ، تَخطيطُ الدِّماغ والشَّرايين
encephalocele قِيلةٌ دِماغيَّة ، فَتْقُ الدِّماغ
encephalocoele جَوْف الدِّماغ
encephalogram مُخَطَّط الدِّماغ

encephalography تَخْطيطُ أو تَصْوير الدِّماغ
encephaloid دِماغانيّ ، نَظيرُ الدِّماغ ٠ وَرَمٌ دِماغيّ ، سَرَطانة دِماغيَّة ٠ قِيلةٌ دِماغيَّة
encephalolith حَصاةُ الدِّماغ
encephalology مَبْحَثُ وَظائفِ الدِّماغ وأمراضِه
encephaloma دِماغُوم ، وَرَمٌ دِماغيّ ٠ فَتْقٌ دِماغيّ ، قِيلة دِماغيَّة
encephalomalacia تَلَيُّن الدِّماغ
encephalomeningitis التِهابُ الدِّماغ وسَحاياه
encephalomeningocele قِيلةٌ دِماغيَّة سِحائيَّة
encephalomeningopathy اعتِلالُ الدِّماغِ والسَّحايا
encephalomere قُسيمة دِماغيَّة
encephalomyelitis التِهابُ الدِّماغ والنُّخاعِ الشَّوكي
encephalomyeloneuropathy
اعتِلالُ الدِّماغِ والحَبْل الشَّوكيّ والأعصاب
encephalomyelopathy اعتِلالُ الدِّماغِ والحَبْل الشَّوكيّ
encephalomyeloradiculitis التِهابُ الدِّماغِ والحَبْل الشَّوكي وجُذورِ الأعصاب
encephalomyeloradiculopathy
اعتِلالُ الدِّماغ والحَبْل الشَّوكي وجُذورِ الأعصاب
encephalon الدِّماغ ـ ما في الجُمْجُمة
encephalopathy = **encephalopathia**
اعتِلالٌ دِماغيّ ، عِلَّة دِماغيَّة حُؤوليَّة
encephalopsy رُؤْية دِماغيَّة
encephalopuncture وَخْزُ أو نَكْزُ الدِّماغ
encephalopyosis تَقَيُّحُ الدِّماغ ، خُراجٌ دِماغيّ
encephalorrhagia نَزْفٌ دِماغيّ
encephalosclerosis تَصَلُّبٌ دِماغيّ
encephaloscope مِنظارُ الدِّماغ
encephaloscopy تَنْظير الدِّماغ
encephalosis داءٌ دِماغيّ
encephalothlipsis انضِغاطُ الدِّماغ
encephalotomy تَشْريحُ الدِّماغ ، خَزْعُ الدِّماغ ـ إتلافُه جِراحيّاً
enchondral غُضْروفيُّ المَنْشأ
enchondroma غُضْروم داخِليّ

enchondromatosis وُرامٌ غُضْروفيّ داخِليّ
enclave مُكتَنَف ، دَمْجة ، مُكَنَّف
enclitic مُنْحَني السُّطوح ـ لِرأسِ الجَنين والحَوض
encopresis احتِباسُ الغائط
encranial داخِلَ القِحْف
encyesis حَبَلٌ سَويّ ـ طَبيعيّ عاديّ
encysted مُكَيَّس ، مُتَكَيِّس
end طَرَف ، مُنْتَهى
end-, endo- بادِئة بمعنى «باطِن» أو «باطِنيّ»
endamebiasis الأميبيَّة ، الداءُ الأميبيّ
endangiitis = **endo-angiitis**
التِهابُ بِطانة الأوعية
endangium طَبَقةُ وِعاءِ الدَّم الباطِنة
endaortitis = **endo-aortitis**
التِهابُ بِطانةِ الوَتين
endarterectomy استِئصالُ بِطانةِ الشِّريان
endarteritis التِهابُ بِطانةِ الشِّريان
~ obliterans التِهابُ باطِن الشِّريان السادّ
endarterium بِطانةٌ أو باطِن الشِّريان
end-artery شِريانٌ نِهائيّ ، شِريان انتِهائيّ
endbrain الدِّماغ الانتِهائي
end-bud = **end-bulb** البُرْعُم الانتِهائي
endeictic = **symptomatic** عَرَضيّ
endemia مَرَض مُستَوطِن ، قِرْأة
endemic = **endemial** قِرْئيّ ، مُستَوطِن
endemiology بَحْثُ الأمراضِ المُستَوطِنة
endemo-epidemic قِرْئيّ وَبائيّ
endergonic ماصٌّ لِلطّاقة
endermic داخِلَ الأدَمة ـ عَن طَريقِ الجِلْد
endermism الأدَميَّة ، المُداواةُ الجِلْديَّة
enderon أدَمة ، الجِلْد الباطِني
end-feet البَراعِم أو الأزرارُ الانتِهائيَّة
ending النِّهاية
nerve ~ نِهايةٌ عَصَبيَّة
endo-abdominal داخِلَ البَطْن
endoaneurysmorrhaphy رَفْوُ أُمِّ الدَّم
endo-appendicitis التِهابُ باطِن الزائِدة
endo-arteritis = **endarteritis**
التِهابُ باطِن الشِّريان

endobiotic مُعتاشٌ باطِني ـ مُعتاشٌ طُفَيليّاً
endoblast الأديمُ الباطِن ، الطبَقةُ الباطِنة
endobronchial داخِلَ القَصَبة ، داخِل الشُّعْبة
endobronchitis التِهابُ بِطانة الشُّعَب
endocardial شَغافيّ ، مُتعَلّق بِبطانةِ القَلْب
endocarditic مُتعَلّقٌ بذاتِ الشَّغاف
endocarditis التِهابُ الشَّغاف ، ذاتُ الشَّغاف ، التِهابُ بِطانةِ القَلْب
bacterial ~ التِهابُ الشَّغافِ البَكْتيري
mural ~ التِهابُ الشَّغاف الجِداري
plastic ~ ذاتُ الشَّغاف المُهَيكِلة
rheumatic ~ التِهابُ الشَّغافِ الرَّثَوي
valvular ~ التِهابُ الشَّغاف الصِّمامي
vegetative ~ ذاتُ الشَّغاف التنبُّتيَّة
verrucous ~ التِهابُ الشَّغافِ الثُّؤلُولي
endocardium الشَّغاف ، بِطانةُ القَلْب
endocervical مُتعَلّق بباطِن عُنُق الرَّحِم
endocervicitis التِهابُ بِطانة عُنُقِ الرَّحِم
endocervix بِطانةُ عُنق الرَّحِم
endochondral داخِلَ الغُضْروف
endocolitis التِهابُ بِطانة القُولون
endocolpitis التِهابُ بِطانة المَهْبِل
endocranial داخِلَ القِحْف
endocranitis التِهابُ بِطانة الجُمْجُمة
endocranium بِطانة القِحْف
endocrine أصَمّ ، صَمّاء ، مُتعَلّق بالغُدّة الصمّاء
~ deficiency عَوَز الغُدَد الصُّمّ
~ gland غُدَّة صَمّاء ، غُدّة لا قَنَويَّة
~ secretion مُفرَز الغُدَد الصُّمّ
~ system جُمْلة الغُدَد الصُّمّ
endocrinic = **endocrinous** صَمّاوي ، مُختَصّ بمُفرَز الغُدَد الصُّمّ
endocrinism = **endocrinopathy** الاعتِلالُ بالإفراز الداخِلي ـ الاعتِلالُ الصُّمّي
endocrinology مَبْحَث الغُدَد الصُّمّ
endocrinopathy اعتِلالٌ صَمّاوي
endocrinosis غُداد صُمّي أو صَمّاوي
endocrinotherapy المُعالَجة بمُفرَزات الغُدَدِ الصُّمّ ـ أو بمُستَحضَراتٍ صِناعيّة مِنها
endocyst بِطانةُ الكِيسة ، بِطانةُ المَثانة
endocystitis التِهابُ بِطانةِ المَثانة
endocytosis التِقامٌ خَلَويّ
endoderm = **entoderm** الأديمُ الباطِن
endodiascopy تَنظيرٌ باطِنيّ
endodontia = **endodontics** = **endodontology** مَبْحَثُ أمراضِ لُبِّ الأسنان
endodontology = **endodontics** مَبْحَثُ عِلَل لُبّ الأسنان
endo-enteritis التِهابُ بِطانة الأمعاء
endoenzyme أنْزيم داخِلي
endo-esophagitis التِهابُ بِطانة المَريء
endogamy زَواجُ الأقارب
endogastric مُتعَلّق بباطِن المَعِدة
endogastritis التِهابُ بِطانة المَعِدة
endogenous = **endogenic** = **endogenetic** داخليُّ المَنْشأ
endoglobular = **endoglobar** داخِلَ الكُرَيّات
endo-intoxication الانسِمام الداخِلي
endolarynx داخِلُ الحَنْجَرة ، جَوفُ الحَنْجَرة
endolymph(a) اللِّمف الباطِن
endolymphatic لِنْفيّ داخِليّ ، لِمْفيّ داخِليّ
endolysis انحِلالُ جِبْلة الخَليَّة
endometrectomy استِئصالُ بِطانة الرَّحِم
endometrial مُتعَلّقٌ بِبطانة الرَّحِم
endometrioma وَرَمُ بِطانةِ الرَّحِم
endometritis التِهابُ بِطانة الرَّحِم
endometrium بِطانةُ الرَّحِم
endomitosis انقِسامٌ داخِليّ
endomorph = **endomorphic** باطِنيُّ الشَّكْليَّة ، مُتعَلّق بالشَّكْليَّة الباطِنيَّة
endomyocarditis التِهابُ عَضَلة القَلْب وبِطانَتِه
endomyofibrosis لُيافُ الشَّغاف والعَضَل
endomysium غِلافُ الألياف العَضَليَّة
endonasal داخِلَ الأنف ، في باطِنِ الأنف
endoneurial غِمْديّ لِيفيّ عَصَبيّ
endoneuritis التِهابُ غِمْد الألياف العَصَبيَّة
endoneurium غِمْدُ اللِّيف العَصَبيّ

endonuclear داخِلَ النَّواة
endoparasite طُفَيلي باطِني
endopelvic داخِلَ الحَوْض
endoperiarteritis الِتهابُ بِطانة الشَّريانِ وظِهارَتِه
endopericarditis الِتهابُ بِطانة القَلْبِ وظِهارَتِه . الِتهابُ الغِشاء مُبَطِّن القَلْب والتأمور
endoperimyocarditis الِتهابُ القَلْبِ وبِطانَتِه وظِهارَتِه
endoperineuritis الِتهابُ باطِن العَصَب وغِمْدِه
endoperitoneal داخِلَ الصِّفاق
endoperitonitis الِتهابُ بِطانةِ الصِّفاق المَصْلِيَّة
endophlebitis الِتهابُ بِطانة الوَريد
endophthalmitis الِتهابُ باطِن العَين
endophyte = entophyte نَباتٌ طُفَيلي باطِني
endoplasm = endosarc هَيُولى باطِنة
endoplast نَواةُ الخَلِيَّة
endoplastic مُتَعَلِّقٌ بنَواة الخَلِيَّة
endopolyploidy انقِسامُ الصِّبغيّات الباطِني
end-organ عُضْو انتِهائي ، عُضْو طَرَفي
endorhachis = endorachis الأُمُّ الجافِيةُ الشَّوكيَّة
endorhinitis الِتهابُ بِطانة الأنف
endosalpingitis الِتهابُ بِطانة النَّفير
endosalpinx بِطانةُ البُوق ، بِطانةُ النَّفير
endosarc = endoplasm الجِبْلة الداخِلِيَّة
endoscope مِنْظار داخِلي ، مِنْظارٌ باطِن
endoscopy تَنْظير باطِن ، الاستِبْطان
endosecretory باطِنيّ الإفراز ، مُفرِز داخِلي
endoskeleton هَيكَل داخِلي ، صَقَلٌ باطِن
endosmometer مِقياسُ التناضُح
endosmosis التناضُح الباطِني أو الداخِلي
endosmotic تَناضُحي باطِني
endosperm سُوَيداء البِزْر ، السُّوَيداء
endospore بَوغٌ داخِلي
endosteitis الِتهابُ بِطانة العَظْم
endosteoma = endostoma وَرَمُ باطِن العَظْم
endostethoscope مِسْماع داخِلي
endosteum السِّمحاقُ الباطِن
endostitis الِتهابُ باطِن العَظْم
endosymbiont مُعايِش باطِني
endotendineum = endotenon باطِن الوَتَر
endothelial بِطاني ، فارِشي
endotheliocyte خَلِيَّة بِطانيَّة
endothelioma وَرَمٌ بِطاني ، بِطانُوم
endotheliomatosis تَعَدُّد وانتِشارُ الأورامِ البِطانيَّة
endotheliosis داءٌ بِطاني ، بُطان
endothelium بِطانة ـ البِطانة الوِعائيَّة الفارِشة
endothermic = endothermal ماصٌّ الحَرارة
endothermy مَصُّ الحَرارة
endothoracic داخِلَ الصَّدْر
endothrix داخِل الشَّعرة ـ فُطْرٌ نَباتي شَعْري
endothyroidopexy = endothyropexy تَثْبيتُ الدَّرَق
endotoxicosis الانسِمامُ الباطِني
endotoxin تُكْسِينٌ باطِني ، ذِيفانٌ داخِلي
endotracheal داخِلَ الرُّغامى
endotracheitis الِتهابُ بِطانة الرُّغامى
endotrachelitis = endocervicitis الِتهابُ بِطانة العُنُق ـ الِتهابُ بِطانة عُنق الرَّحِم
endo-urethral داخِلَ المَبال ، داخِل الإحليل
endo-uterine داخِلَ الرَّحِم ، في باطِن الرَّحِم
endovaccination التَّلْقيح بالفَم
endovasculitis الِتهابُ بِطانة الأوعِية
endovenous = intravenous داخِلَ الوَريد
end-plate صَفيحة انتِهائيَّة
end-product ناتِج نِهائي
endyma = ependyma بِطانةُ بُطَين الدِّماغ
enema رَحْضة ، حُقْنة
enepidermic بِواسِطة الجِلْد ، عَن طَريقِ الجِلْد
energetics مَبْحَث الطاقة
energometer مِقياسُ الطاقة
energy طاقَة ، قُدْرة
kinetic ~ الطاقة الحَرَكيَّة
potential ~ الطاقة الكامِنة

enervation انحطاط ـ نَقصُ الطاقةِ العَصَبيَّة · نَزْعُ الأعصاب ، إزالةُ الاتِّصال العَصَبي
enflagellation التَسوُّط
engagement دُمُوج ، تَداخُل
engine مَكِنة ، ماكِنة ، مُحَرِّك
englobe يُكَوِّر
engorged مُحتَقِن ، حافِل · مُتَبَيِّغ
engorgement احتِقان ، غَصَص · تبيُّغ
engram أثر ، انطِباعٌ دائم
engraphia الانطِباعيَّة
enhancement تَعْزيز
enhem(at)ospore; merozoite قُسيمة أو أُقسومة حَيَوانيَّة ـ مِن طُفَيلي المَلاريا
enkatarrhaphy خِياطة خَفيَّة ، رَفْو خَفِيّ
enophthalmos = **enophthalmus** الخَوَص ، غُؤور العَيْن
enostosis تعظُّم باطِني ـ وَرَمٌ في قَناةِ العَظْم ، تعَظُّم داخِل العَظْم
enrichment إثراء ، إغناء
ensiform سَيفاني ، خِنْجَريُّ الشَّكل
ensisternum الرُّهابة ، القَصُّ الخِنْجَري
enstrophe انقِلاب ، شَتْر
E.N.T. = **ear, nose & throat** الأُذُن والأنف والحَنْجَرة
entad صَوبَ المَرْكَز
ental داخِلي · باطِني · مَركَزي
entamebiasis الأميبيَّة ، داءُ الأميبة
Entamoeba الأميبة الباطِنة ، المُتَحَوِّلة
~ coli أميبة القُولون ، المُتَحوِّلة القُولونيَّة
~ histolytica الأميبة الحالَّةُ لِلنُّسُج
entasia = **entasis** تشَنُّج انقِباضي ، تَقَبُّض
enteral باطِني ، مِعَوي
enteralgia أَلَم مِعَوي ، مَغْص
enterectasis توَسُّع الأمعاء
enterectomy قَطْعُ الأمعاء
enterepiplocele = **enteroepiplocele** قِيلة مِعَويَّة ثَرْبيَّة ، فَتْق مِعَوي ثَرْبي
enteric مِعَوي ، مِعائي
~ coating تَغْليفٌ مِعَوي ـ ينحَلُّ في الأمعاء
~ fever الحُمَّى المِعَويَّة · حُمَّى التيفوئيد
enteritis التِهابُ الأمعاء ، التِهابٌ مِعَويّ
regional ~ التِهابُ الأمعاء الناحِيّ
entero- سابِقة تدُلُّ على العَلاقة بـ «الأمعاء»
entero-anastomosis مُفاغَرة مِعَويَّة
Enterobacteriaceae الأمعائيَّات ، البَكْتيريا الأمعائيَّة
enterobiasis داءُ الدِّيدان الدَّقيقةِ الذَّيل
enterobiliary مِعَويّ صَفْراوي
Enterobius السُّرْميَّة ، الدُّوَيدة الدَّبُّوسيَّة
~ vermicularis السُّرميَّة الدُّوَيديَّة
enterocele قِيلة مِعَويَّة ، فَتْقٌ مِعَوي · فَتْقٌ مَهْبِلي خَلْفي
enterocentesis نَخْزُ أو ثَقْبُ الأمعاء
enterochirurgia جِراحةُ الأمعاء
enterocholecystostomy مُفاغَمة المَرارةِ بالمِعى ، مُفاغَرة مِعَويَّة مَراريَّة
enterocholecystotomy شَقُّ المَرارة والمِعى
enterocinesia الحَرَكة المِعَويَّة ، التحَوِّي
enterocleisis انسِدادُ المِعى · سَدُّ المِعى
enteroclysis = **enteroclysm** رَحْضٌ مِعَوي · حُقْنة
enterococcus المُكَوَّرة المِعَويَّة
enterocolitis التِهابٌ مِعَوي قُولوني
enterocolostomy مُفاغَرة مِعَويَّة قُولونيَّة
enterocyst كِيسٌ مِعَوي
enterocystocele قِيلة مِعَويَّة مَثانيَّة
enterocystoma جِرابٌ مِعَوي مُكَيَّس
enterodynia أَلَمٌ مِعَوي
entero-enterostomy مُفاغَرة مِعَويَّة مِعَويَّة
entero-epiplocele قِيلة مِعَويَّة ثَرْبيَّة
enterogastritis التِهابٌ مِعَوي مَعِدي
enterogastrone هُورمون مِعَوي مَعِدي
enterogenous مِعَويُّ المَصْدر أو المَنْشأ
enterogram مُخَطَّط مِعَوي
enterograph مُخَطِّط مِعَوي
enterography تَخْطيطُ الأمعاء · وَصْفُ الأمعاء
enterohepatitis التِهابُ المِعَى والكَبِد
enterohydrocele فَتْقٌ مع أُدْرة مائيَّة

enteroidea الحُمَّياتُ المِعَويَّة ـ التيفوئيديَّةُ وتَظيراتُها وغَيرُها
enterokinase إنتروكِيناز ـ أنزيم مِعَوي
enterolith حَصاة مِعَويَّة
enterolithiasis التحَصِّي المِعَوي
enterology مَبْحَث الأمعاء
enterolysis تَحْرير المِعَى ـ مِن الالتِصاقات
enteromegaly = enteromegalia
ضَخامةُ المِعَى
enteromerocele فَتْق فَخِذي مِعَوي
enteromycosis فطر مِعَوي ـ داءٌ مِعَوي فُطري
enteron المِعَى ، قَناةُ الهَضْم
enteronitis = enteritis التِهابُ الأمعاء
enteroparalysis شَلَلُ الأمعاء
enteroparesis خَزَلُ الأمعاء ، خَذَلُ الأمعاء
enteropathy اعتِلال مِعَوي ، اعتِلالُ الأمعاء
enteropexia, enteropexy تَثْبيت الأمعاء
enteroplasty تَقْويم الأمعاء ، رَأْبُ المِعَى
enteroplegia شَلَل الأمعاء
enteroproctia شَرَج مِعَويّ صِناعيّ
enteroptosis = enteroptosia
تَدَلّي الأمعاء ، هُبوطُ الأمعاء
enterorrhagia نَزْفٌ مِعَوي
enterorrhaphy رَفْوُ الأمعاء ، خِياطةُ الأمعاء
enterorrhexis تَمزُّق المِعَى
enteroscope مِنْظارٌ مِعَوي
enterosepsis تَعَفُّنُ الأمعاء
enterospasm تَشَنُّجٌ مِعَوي
enterostasis رُكودٌ مِعَوي
enterostaxis نَزٌّ مِعَوي
enterostenosis تَضَيُّق الأمعاء ، ضِيقُ الأمعاء
enterostomy تَفْميمُ المِعَى ، فَغْرُ المِعَى
enterotomy شَقُّ المِعَى ـ بَضْعُ الأمعاء
enterotoxin تُكْسين مِعَوي ، ذِيفانٌ مِعَوي
enterotropic مُنْتَحٍ مِعَوي
enterovirus حُمَة أحشائيَّة ، حُمَةٌ مَعِديَّة مِعَويَّة
enterozoic مُتَعَلِّقٌ بالحُيَيِّ المِعَوي
enterozoon حُيَيٌّ مِعَوي ـ حَيَوانٌ طُفَيلي مِعَوي
enthalpy المُحتَوى الحَراريّ ، السَّخانة
enthesis تَرْكيز ، ارتِكاز
enthetic دَخيل
entiris غِشاءُ القُزَحيَّة الخَلْفي
entity كِيان ، وُجود
entoblast الأديمُ الباطِن ، الأرومةُ الباطِنة ، الجَذَعة الباطِنة • نُوَيَّة الخَليَّة الحَيَوانيَّة
entocele فَتْق باطِني
entochoroidea بِطانة المَشيميَّة
entocone الشُّرفة الخَلْفيَّة الإنسيَّة لِلطاحِنة العُليا
entocornea بِطانة القَرْنيَّة ـ غِشاءُ دِسِمت
entocranial داخِلَ الجُمْجُمة
entoderm الأديمُ الباطِن ، الأدَمة الباطِنة
ento-ectad مِنَ الباطِن لِلظاهِر
entomologist عالِمُ الحَشَرات
entomology عِلْم الحَشَرات ، مَبْحَث الحَشَرات
entomophobia رَهْبة الحَشَرات
entophyte نَباتٌ طُفَيلي باطِن
entopic مُوَضَّعٌ ، في المَوقِع المُلائم
entoptic داخِلَ المُقْلة ، في باطِن العَيْن
entoptoscope مِنظارُ باطِن العَيْن
entoptoscopy تَنْظير باطِن العَين
entoretina باطِنُ الشَبَكيَّة
entotic داخِلَ الأُذُن ، مُتعَلِّقٌ بباطِن الأُذُن
entozoon حُيَيٌّ باطِني ، طُفَيلي داخِلي
entropion شَتَرٌ داخِلي ، القَطَط
entropionize يَشْتُرُ إلى الداخِل
entropy اعتِلاج • قِياسُ الطاقةِ اللامُتاحة
enucleation فَضْع ، قَلْع • انتِزاعُ النَّواة
~ of the eye فَضْعُ العَيْن
enuresis سَلَسُ البَوْل ، بَولُ الفِراش
envelope غِلاف ، ظَرْف
environment بيئة ، وَسَط بيئي
enzootic حَيَواني قِرْني
enzygotic مُتَعلِّق بباطِن اللاقِحة
enzymatic أنزيمي ، خَمائري
enzyme أنزيم ، خَميرة ؛ أنزيماتٌ بالجَمْع
enzymic = enzymatic أنزيمي ، ما يَتعَلَّقُ بالخَميرة
enzymology مَبْحَث الخَمائر ، مَبْحَثُ الأنزيمات

enzymolysis تَحالٌّ خَميري
enzymosis تخَمُّر ، تأنْزُم
eonism, transvestitism الأيونيَّة أو اليُونيَّة – ارتِداءُ مَلابِس الجِنْس الآخَر
eosin إيُوزين ، إيُوسين – صِبْغ أحْمَر
eosinocyte خَليَّة إيوسينيَّة ، مُستَحِيمَضة
eosinopenia نُدرة المُولَعات بالإيوزين
eosinophil, eosinophile حَمِضة ، مُستَحِمِضة ، أليفة الإيُوسين ، سَهْلُ الاصطِباغ بالإيُوسين
eosinophilia كَثْرة الحَمِضات
eosinophilic = eosinophilous أليفة الإيُوزين – سَهْلة الاصطِباغ بالإيُوزين
eosinotactic = eosinophilotactic مُنْتَحٍ إيُوزيني
epactal فائض ، زائد عن العَدَد · مُقْحَم ، مُعتَرِض
eparterial فَوقَ الشِّريان
epaxial على المِحْوَر أو فَوقَ المِحوَر
ependyma = endyma بِطانة عَصَبيَّة – بِطانةُ بُطَيناتِ الدِّماغ وقَناةِ الحَبْل الشَّوكيِّ المَركَزيَّة
ependymitis التِهابُ البِطانة العَصَبيَّة
ependymoblast أرومةُ البِطانة العَصَبيَّة
ependymocyte خَليَّة البِطانة العَصَبيَّة
ependymoma وَرَمُ البِطانة العَصَبيَّة
ephebiatrics طِبُّ المُراهَقة
ephebic مُتَعَلِّق بالبُلوغ · بُلوغي · مُراهِق
ephebogenic مُتَعَلِّق بتَبَدُّلات البُلوغ
ephebology مَبْحَث البُلوغ
ephedrine إفِدرين
ephelis; pl. ephelides كَلَفة ، نَمْشة
ephemeral عابِر ، زائل ، ابنُ يَومِه
ephidrosis رُحَضاء ، فَرْطُ العَرَق
epi- سابِقة بمعنى «فوقَ» أو «عَلى»
epiblast, ectoderm الأديمُ الظاهِر
epiblastic مُتَعَلِّق بالأدَمة البَرّانيَّة · أدَمي ظاهِري
epiblepharon غَضْنة جَفْنيَّة – ثَنيَّةُ جِلْد تمتَدُّ على حافَّة الجَفْن السُّفلي
epiboly = epibole تَغَلُّف
epibulbar فَوق مُقْلي ، فَوقَ المُقْلة
epicanthal فَوق مُوقي ، فَوقَ الماق ، مُوقي
epicanthus غَضْنة مُوقيَّة
epicardia المَريءُ البَطْني
epicardium النِّخاب ، التأمورُ الحَشوي
epicoele تَجويفُ مُؤَخَّر الدِّماغ
epicondyle = epicondylus لُقَيمة ، فَوقَ اللُّقْمة
epicondylitis التِهابُ فَوقَ اللُّقمة
epicoracoid فَوقَ الناتِىء الغُرابي
epicranium فَرْوةُ الرأس ، الشَّواة
epicrisis ما بَعْدَ البُحْران ، بُحْرانٌ ثانَوي
epicritic بُحْرانيّ ثانَوي · دِقِّيُّ الحَساسية
epicystitis التِهابُ ما فَوقَ المَثانة
epicystotomy شَقُّ المَثانة فَوقَ العانَة
epicyte خَليَّة ظِهاريَّة
epidemic وَباء ، جائحة · وَبائي
epidemicity وَبائيَّة ، جائحيَّة ، الدَّوَى
epidemiography وَصْفُ الأوبِئة
epidemiology الوَبَئيّات ، عِلْمُ الأوبِئة
epiderm = epidermis البَشَرة ، ظاهِرُ الجِلْد
epidermal بَشَرَوي ، بَشَري
epidermatic; epidermatous بَشَرَوي ، مُتَعَلِّق بالبَشَرة
epidermatoplasty رَأبُ البَشَرة
epidermic بَشَرَوي ، مُتَعَلِّق بالبَشَرة
epidermicula غِشاءٌ رَقيق
epidermidosis داءٌ بَشَرَوي
epidermis; pl. epidermes = epidermides بَشَرة الجِلْد ، البَشَرة ، ج· بَشَر وأبْشار
epidermitis التِهابُ البَشَرة
epidermization تَبَشُّر · نَقْلُ الجِلْد
epidermodysplasia خَلَلُ البَشَرة ، خَلَلٌ بَشَرَوي ، تَدَنُّ البَشَرة
epidermoid بَشَرواني ، بَشَراني · وَرَمٌ بَشَرَوي – في الدِّماغ أو في السَّحايا
epidermolysis = epidermidolysis حُساك ، انحِلالُ البَشَرة

~ bullosa, hereditary pemphigus
حُساكٌ مَجْلي ، انحِلالُ البَشَرة الفُقّاعي

epidermoma ثُؤْلُول ، نامِيَة جِلْديَّة

epidermomycosis فُطارٌ جِلْدي

Epidermophyton = **epidermophyte**
فُطْرٌ بَشَرَوي

epidermophytosis فُطارُ البَشَرة

epidiascope فانُوسُ إِنْقاط – لِعَرْضِ الشَّرائح المُكَبَّرة

epididymectomy استِئْصال البَرْبَخ

epididymis; pl. epididymides البَرْبَخ ؛ ج . البَرابِخ

epididymitis التِهابُ البَرْبَخ

epididymodeferentectomy
استِئْصال البَرْبَخ والأَسْهَر

epididymo-orchitis التِهابُ البَرْبَخ والخُصْية

epididymotomy شَقُّ البَرْبَخ

epididymovasostomy خَزْعُ البَرْبَخ والقَناةُ النّاقِلة

epidural فوقَ الأُمِّ الجافية ، فَوقَ الجافية

epifascial فَوقَ اللِّفافة

epigastralgia وَجَعُ الشُّرْسُوف ، أَلَمٌ شُرسُوفي

epigastric شُرسُوفي

epigastrium الشُّرْسُوف ، لَبَّة القَلْب

epigastrius مِسْخ شُرسُوفي مُزدَوِج

epigastrocele قِيلة شُرسُوفيَّة ، فَتْق شُرسُوفي

epigastrorrhaphy رَفْوُ الشُّرسُوف

epigenetics مَبْحَث التَكَوُّن العارِضي

epiglottic = **epiglottidean** فَلْكوي ، فَلْكي ، مِزْماري

epiglottidectomy = **epiglottectomy**
قَطْعُ الفَلْكة

epiglottiditis التِهابُ الفَلْكة

epiglottis الفَلْكة ، لِسانُ المِزْمار ، غَلْصَمة

epiglottitis = **epiglottiditis**
التِهابُ الفَلْكة ، التِهابُ اللِّسان المِزْماري

epilamellar فَوقَ الغِشاء القاعِدي

epilation نَتْف ، نَسْل ، جَمْش

epilatory مُزيلُ الشَّعْر ، جَمُوش

epilemma فَوقَ الغِمْد

epilepsy = **epilepsia** الصَّرْع

akinetic ~ صَرْع لاحَراكي

jacksonian ~ صَرْعٌ جَكْسوني

major ~, grand mal الصَّرْع الكَبير

minor ~ صَرْعٌ صَغير

epileptic صَرْعيّ ، مَصْروع

epileptiform = **epileptoid** صَرْعاني

~ convulsions التَشَنُّجات الصَّرْعانيَّة

epileptogenic = **epileptogenous**
صارِع ، مُصْرِع

epileptoid = **epileptiform**
صَرْعاني ، نَظيرُ الصَّرْع

epileptology مَبْحَث الصَّرْع

epiloia تَصَلُّب عُجْري ، تَصَلُّب دَرَني

epilose أَصْلَع – بدونِ شَعْر

epimandibular فَوقَ الفَكِّ السُّفلي

epimenorrhagia = **epimenorrhea**
طَمْثٌ وافِر

epimysium غِمْدُ العَضَلة

epinephrectomy استِئْصال الكُظْر

epinephrine إِبينِفْرين ، أدرِنالين

epinephritis التِهابُ الكُظْر

epinephroma وَرَمٌ كُظْري

epinephros الكُظْر ، الغُدَّة فَوقَ الكُلْية

epineural فَوقَ الغِمْد العَصَبي

epineurium غِمْدُ العَصَب ، غِمْد عَصَبي

epinosis حالةٌ مَرَضيَّة ثانَويَّة وَهْميَّة

epionychium = **eponychium** فَوق الظُّفر

epiotic ما فَوقَ الأُذُن ، فَوق أُذُني

epipharynx البُلْعُوم الأنفي ، الحُرْقُوة

epiphenomenon ظاهِرة إضافيَّة ، ظاهِرة عارِضة

epiphora دُماع – انهِمارُ الدَّمْع

epiphrenal فَوقَ الحِجاب الحاجِز

epiphylaxis تَقْوِية المُدافَعة ، تَعْزيزُ الحَصانة

epiphyseal = **epiphysial** كُرْدوسي ، مُشاشي

epiphysiodesis إِيثاقُ المُشاشة

epiphysioid مُشاشاني ، نَظيرُ المُشاشة

epiphysiopathy اعتِلالُ المُشاشة • اعتِلالُ الغُدَّة الصنَوبَريَّة
epiphysis مُشاشة ، كُردوس • الغُدَّة الصنَوبَريَّة
epiphysitis التِهابُ المُشاشة
epiphyte نَباتٌ تَسَلُّقي ، نَباتٌ هَوائي
epipial عَلى الأمِّ الحَنون
epiplo- سابِقة بمعنى «ثَرْب» أو «ثَرْبي»
epiplocele فَتْق ثَرْبي ، قَرْوةُ الثَّرْب
epiploectomy قَطْعُ أو خَزْعُ الثَّرْب
epiplo-enterocele فَتْق مِعَوي ثَرْبي
epiploic ثَرْبي
epiplomerocele فَتْق ثَرْبي فَخِذي
epiplomphalocele فَتْق ثَرْبي سُرِّي
epiploon الثَّرْب
epiplopexy تَثبيتُ الثَّرْب
epiplorrhaphy رَفْوُ الثَّرْب ، خِياطةُ الثَّرْب
epiploscheocele قِيلة ثَرْبيَّة صَفَنيَّة
episclera ظاهِرُ الصُّلْبة
episcleritis = **episclerotitis** التِهابُ ظاهِرِ الصُّلْبة ، التِهابُ مُحيطِ الصُّلْبة
episio- سابِقة بمعنى «فَرْج» أو «فَرْجي»
episiocele قِيلة فَرْجيَّة ، فَتْقٌ حَيائي
episioclisia سَدُّ الفَرْج
episioperineoplasty رَأبُ الفَرْج والعِجان
episioperineorrhaphy رَفْوُ الفَرْج والعِجان
episioplasty رَأبُ الفَرْج • تَقْويمُ الفَرْج
episiorrhaphy رَفْوُ الفَرْج • خِياطةُ العِجان
episiostenosis تَضَيُّق الفَرْج ، ضِيقُ الشُّفْرَين
episiotomy بَضْعُ الفَرْج ، شَقُّ الفُوهةِ الفَرْجيَّة ، قَصُّ العِجان – في الوِلادة
epispadias = **epispadia** مَبالٌ فَوقاني • إحْليل فَتِيق عُلْوي
epispastic مُنَفِّط
epispinal ما فَوقَ الصُّلْب
episplenitis التِهابُ مِحفَظة الطِّحال
epistatic كابِت ، مُنْبَسِط عَلى – مُغطٍّ
epistaxis رُعاف
episternal فَوقَ القَصّ ، ما فَوقَ القَصّ
episternum النَّحْر ، أعلى القَصّ

epistropheus فِقْرةُ العُنُق الثانية ، المِحْوَر
epitendineum = **epitenon** غِمْدُ الوَتَر
epithalamus ما فَوقَ السَّرير البَصَري
epithalaxia تَوَسُّف الظِّهارة
epithelial ظِهاري
epithelialization تَظَهُّر ، تَظَهْرُن ، تَظَهُّريَّة
epithelioglandular ظِهاري غُدِّي
epithelioid ظِهاراني ، نَظيرُ الظِّهارة
epitheliolysis تَحالُّ الظِّهارة
epithelioma ظِهاروم ، وَرَمٌ ظِهاري
epitheliomatous مُتَعَلِّق بالأورام الظِّهاريَّة
epitheliopathy اعتِلالُ الظِّهارة
epitheliosis تَشَعُّب ظِهاري ، تَظَهُّر المُلتَحِمة
epithelium ظِهارة – نَقيضُ البِطانة
germinal ~ ظِهارة جُرثُوميَّة
stratified ~ ظِهارة طَبَقيَّة ، ظِهارة مُنَضَّدة
epithelization التَّظْهير ، التَّرْميمُ الظِّهاري
epithesis تَجْبير • جِبارة ، إصلاحُ التَّشْويه
epitonic فائقُ التَوَتُّر
epitrichium بَشَرة جَنينيَّة
epitrochlea البُكَيْرة ، لُقمةُ عَظمِ العَضُد الإنسيَّة
epituberculosis سُلٌّ فَوقي – وَرَمٌ لِمْفيٌّ حَنْجَريٌّ أو شُعَبيّ
epitympanic فَوقَ الطَّبْلة
epitympanum عُلِّيَّة تَجْويف الطَّبْلة – العُلِّيَّة
epityphlitis التِهابُ الزائدةِ الدُّوديَّة • التِهابُ ما حَولَ الأعوَر
epizoic طُفَيلي خارِجي حَيَواني
epizoon طُفيلي خارِجي حَيَواني
epizootic وَبائيٌّ حَيَوانيّ ، وَباءٌ حَيَوانيّ
epizootiology مَبْحَث الأوبِئة الحَيَوانيَّة
épluchage تَنضير ، إنْضارُ الجُرْح
eponychium فَوق الظُّفْر ، مُقَدَّمة الظُّفر
eponymic مَنسوبٌ لِاسْم ، مُتَعَلِّق بِاسم
epoophorectomy استِئصالُ المَبيضِ الجانِبي
epoophoron مَبيضٌ جانِبي
epornitic وَبائيٌّ طُيوري
epornosis وَباءٌ طُيوري
epulis; pl. epulides بَثْعة – وَرَمٌ لِثَوي لِيفي

epulosis نَدَب
epulotic مُنَدِّب ، مُساعِدُ النَّدَب
equation مُعادَلة
equator خَطُّ الاستِواء
equiaxial مُتَساوي المَحاوِر
equilibration مُوازَنة ـ صِيانةُ أو إبقاءُ التَّوازُن
equilibrium تَوازُن ، اتِّزان
equination التَّلْقيح بحُمَة السَّقاوة
equine خَيْلي
equinovarus, talipes equinovarus قَفَدٌ فَحَجي ، الحَنَفُ الأبخَسي القَفَدي
equinus, talipes equinus قَفَد ، حَنَف
equivalence تَكافُؤ ، تَساوي أو تَعادُل القِيمة
equivalent مُكافِىء ٠ مُتَكافِىء
eradication استِئصال ، جَثٌّ أو اجتِثاث
erasion كَشْط ، سَحْج ـ إزالةُ النَّسيج بالسَّحْج
Erb's paralysis شَلَلُ إرب
erect مُنتَصِب ، قائم ٠ يَنتَصِب
erectile ناعِظ ، نَعُوظ ، انتِصابي
erection نُعُوظ ، انتِصاب
erector مُنعِظ ، ناصِب ، مُقِفّ
eremacausis تأكسُد بَطيء
eremophobia رَهْبة العُزْلة أو الوَحْدة
erepsin إرِبْسين ـ مَجْموعةُ خَمائر مِعَويَّة
erethism احتِداد ، تَهَيُّج
erethismic احتِداديّ ، هِياجيّ
erethisophrenia تَهَيُّج عَقْلي مُفْرِط
erg إرْج ، وَحْدةُ العَمَل أو الطاقة
ergasia مُنَشِّط لِلعَمَل ، مُنَبِّه الخَلايا
ergasthenia وَهَنُ فَرْط العَمَل
ergastoplasm الهَيُولى العامِلة
ergo- بادِئة بمعنى «عَمَل»
ergo-esthesiograph مُخَطِّط الحِسّ العَضَلي
ergogenic مُكَثِّرُ العَمَل
ergograph مُخَطِّطُ الطاقةِ العَضَليَّة
ergonomics قَوانينُ العَمَل أو شَرائعُ العَمَل
ergophore وَصيلةُ أو ناقِلةُ الطاقة
ergostat مُمَرِّنة العَضَلات
ergosterol إرغوسِتِرول
ergot إرغُوت ـ فُطْر مُبيد لِبُزور الحَبّ ٠ دابِرة ، مِهْماز
ergotamine إرغوتامين ، جَوْدَرين
ergotherapy المُداواةُ بالعَمَل ، المُداواةُ بالحَرَكة البَدَنيَّة
ergotism الإرغوتيَّة ، الانسِمامُ بالجَوْدَر
erode يَحُتُّ ، يَتَحاتّ
erogenic, erogenous شَبَقي ، غُلْمي
erose مُؤتَكِلُ الحَدّ ، مُشَرْشَر
erosion = erosio تأكُّل ، تَحاتّ ، دَرَم
dental ~ القَضَم ، الدَّرَم ، تَحاتُّ الأسنان
erosive أكّال ، مُسَبِّب الائتِكال ٠ عامِلٌ أكّال
erotic شَهْواني ، شَبَقي ، مُشْبِق
eroticism, erotism شَبَق ، غُلْمة
erotize يُشْبِق ، يُسَبِّب الغُلْمة ، يُوَلِّد الشَّبَق
erotogenic شَبَقي ،مُثيرُ الشَّهْوة الجِنْسيَّة
erotology مَبْحَث العِشْق
erotomania الوَلَعُ الجِنْسي ، وَلَهٌ جِنْسي
erotomaniac وَلْهان ، ذو وَلَعٍ جُنونيّ بالجِنْس
erotopath مُعتَلٌّ شَبَقي
erotopathy اعتِلالُ الغَريزةِ الجِنْسيَّة
erotophobia رَهْبةُ الحُبِّ الجِنْسي
erotosexual شَبَقي جِنْسي
erratic تائه ، ضالّ ٠ شاذّ
errhine مُعَطِّس ، سُعوط
eructation = eructatio تَجَشُّؤ ، جُشاء
acid ~ تَجَشُّؤ حَمْضي ، حِزَّة
eruption طَفْح ٠ اندِفاع ، بُزوغ
eruptive طَفْحي ٠ اندِفاعي
erysipelas الحُمْرة
erysipelatous حُمْرَوي
erysipeloid حُمْرانيَّة ٠ حُمْراني
Erysipelothrix الشَّعرانيَّة الحُمْرانيَّة
erysiphake = erisiphake ـ مُرتَشِفةُ العَدَسة ـ آلةٌ لارتِشافِ عَدَسةِ العَيْن
erythema الحُمامَى
~ circinatum الحُمامى الحَلَقيَّة
~ induratum الحُمامى الجاسِئة
~ marginatum الحُمامى الهامِشيَّة

~ multiforme الحُمامَى المُتشكِّلة
~ nodosum الحُمامى العِقدة
~ pernio شَرَث
~ venenatum الحُمامى الذِّيفانيّة أو السُّمّيّة
erythematous حُمامَويّ ، حُماميّ
erythemogenic مُسَبِّب الحُمامَى
erythra طَفحٌ جِلديّ
erythralgia أَلَمُ الجِلد واحمِرارُه
erythrasma وَذَح ، احمِرارُ الأرْفاغ
erythremia, polycythemia vera احمِرارُ الدَّم ـ داءُ كَثرة الحُمْر
erythremomelalgia = erythromelalgia احمِرارُ النِّهايات المُؤلِم
erythrism حُمْرة ـ احمِرارُ الوَجه والشَّعْر
erythroblast أرومةُ الحَمْراء
erythroblastemia فَرْطُ الأروماتِ الحُمْر في الدَّم
erythroblastic مُتعلِّق بأرومةِ الحَمْراء
erythroblastoma وَرَمُ الأروماتِ الحُمْر
erythroblastomatosis وُرامُ الأروماتِ الحُمْر
erythroblastopenia نَقصُ الأرومات الحُمْر
erythroblastosis أُرامُ الحُمْر
~ fetalis أُرامُ الحُمْر الجَنيني
erythrocatalysis = erythrokatalysis بَلْعَمة الكُرَيّات الحُمْر
erythrochloropia = erythrochloropsia تَمييزُ الأحمَر والأخضَر
erythroclasis تَجزُّؤ أو تَكسُّر الكُرَيّات الحُمْر
erythroclastic فالِقُ الكُرَيّات الحُمْر
erythrocuprein برُوتين نُحاسي أحمَر
erythrocyanosis = erythrocyanogenia زُراقٌ إحمِراري
erythrocyte كُرَيّة حَمْراء ، كُرَيرة
erythrocythemia = erythremia داءُ فَرْطِ الكُرَيّات الحُمْر
erythrocytoblast أرومةُ الكُرَيّة الحَمْراء
erythrocytolysin حالّةُ الكُرَيّات الحُمْر
erythrocytolysis = erythrolysis انحِلالُ الحُمْر ، انحِلالُ الخَلايا الحُمْر
erythrocytometer مِقياسُ أو مِعَدُّ الكُرَيّاتِ الحُمْر
erythrocytopenia نُدرة الكُرَيّات الحُمْر
erythrocytophagy التِقامُ الكُرَيّات الحُمْر
erythrocytopoiesis = erythropoiesis تكَوُّن الحُمْر
erythrocytorrhexis تَفجُّر أو تَمزُّقُ الكُرَيّات الحُمْر
erythrocytoschisis انقِسامُ الكُرَيّات الحُمْر
erythrocytosis, hemoconcentration داءُ الكُرَيّات الحُمْر ، تكَثُّر الحُمر
erythrodegenerative مُتعَلِّق بحُؤولِ الكُرَيّات الحُمر
erythroderma = erythrodermia حُمامَى الجِلد ، احمِرارُ الجِلْد
erythrodermatitis التِهابُ الجلد الحُمامي
erythrogenesis تَوَلُّد أو تكَوُّن الكُرَيّات الحُمْر
erythrogenic مُحمِّر ، طَفْحي • مُوَلِّدُ الكُرَيّات الحُمر
erythrogonium بَزرةُ الكُرَيّة الحَمْراء
erythroid أحْمَراني ، ضارِبٌ إلى الحُمْرة
erythrokatalysis انحِلالُ الكُرَيّات الحُمر أو ذَوَبانُها
erythroleukemia ابيِضاضُ الدَّم واحمِرارُه
erythroleukosis ابيِضاضُ الكُرَيّاتِ الحُمر
erythrolysis = erythrocytolysis انحِلالُ الحُمْر ، تَحالُّ الكُرَيّات الحُمر
erythromania احمِرارُ الخَجَل
erythromelalgia = erythermalgia احمِرارُ الأطرافِ المُؤلِم
erythromelia احمِرارُ الأطراف
erythrometer مِقياسُ الاحمِرار • مِعَدُّ الكُرَيّات الحُمْر
erythromycin إريثرومَيْسين
erythron إريثرون ـ الكُرَيّات الحُمْرُ كمَجمُوع
erythroneocytosis وُجودُ كُرَيّاتٍ حُمْرٍ جَديدةٍ في الدَّم
erythroparasite طُفَيليُّ الكُرَيّات الحُمْر

erythropenia قِلّةُ الكُرَيّات الحُمْر
erythrophage مُلتقِمُ الكُرَيّات الحُمْر
erythrophagia اِلتِقامُ الكُرَيّات الحُمْر
erythrophagocytosis أَكْلُ الكُرَيّات الحُمر
erythrophagous مُلتقِم الكُرَيّات الحُمْر
erythrophil = erythrophilous
وَلُوعٌ بالأحمَر ، سَهْلُ الاصطِباغ بالأحمَر
erythrophobia كُرْهُ الأحمَر · رَهْبةُ الخَجَل
erythrophose نُورٌ أحمَر إحساسي
erythrophyll صِبْغٌ نَباتيّ أحمَر
erythroplasia التَنَشُّج الأحمَر ، التَبَقُّع الأحمَر
erythroplastid حُبَيبة حَمْراء ـ كُرَيّة
الحَيَواناتِ الثَّدْيِيّة الحَمْراء غيرُ المُنَوّاة
erythropoiesis تكَوُّن الكُرَيّات الحُمْر
erythropoietic مُكَوِّن (الكُرَيّات) الحُمْر
erythropoietin مُعَزِّزُ تكَوُّن الحُمْر
erythroprosopalgia احمِرارُ الوَجْه المُؤلِم
erythropsia = erythropia رُؤيَة حَمْراء
erythropsin = rhodopsin حُمْرة الشَّبَكيّة
erythrorrhexis = erythrocytorrhexis
انفِجارُ الكُرَيّات الحُمْر
erythrosedimentation تَثَفُّل الكُرَيّات الحُمْر
erythrotoxin ذيفانُ الكُرَيّات الحُمْر
erythruria بَوْل أحمَر ، بِيلةٌ حَمْراء
escape شُرود ، إفْلات
eschar خَشْكَريشة · خُشارة
escharotic مُخَشْكِر · خُشاري
Escherichia الإشريكيّة ـ جَراثيمُ عَصَويّة
eschrolalia = coprolalia بَذاءةُ الكَلام
esculapian = aesculapian طِبِّي
esculent يُؤكَل ، صالِحٌ لِلأكْل
esocataphoria احوِلالٌ سُفليّ إنسيّ ·
انحِرافٌ سُفلي داخِلي
esocyclophoria احوِلالٌ تَدْويري داخِلي
esodeviation انحِرافٌ للداخِل
esoethmoiditis التِهابٌ غِرْبالي باطِني
esogastritis التِهابُ بِطانة المَعِدة
esophagalgia وَجَع المَريء
esophageal مَريئي
esophagectasia = esophagectasis
تَمَدُّد المَريء
esophagectomy خَزْع المَريء
esophagism = esophagismus
تَشَنُّج المَريء
esophagitis اِلتِهابُ المَريء
esophagocele فَتْق مَريئي · تَمَدُّد المَريء
esophagodynia أَلَم المَريء
esophago-enterostomy مُفاغَرة مَريئيّة مِعَويّة
esophagogastrectomy خَزْعُ المَريء والمَعِدة
esophagogastric مَريئي مَعِدي
esophagogastro-anastomosis
مُفاغَرة مَريئيّة مَعِديّة
esophagogastroplasty رَأْبُ المَريء
والمَعِدة ، تَقْويمُ المَريء والمَعِدة
esophagogastroscopy تَنْظير المَريء والمَعِدة
esophagogastrostomy مُفاغَرة مَريئيّة مَعِديّة
esophagojejunostomy مُفاغَرةٌ مَريئيّة
صائميّة ، مُفاغَمة المَريء بالصّائم
esophagology دَرْس آفاتِ المَريء
esophagomalacia لِينُ المَريء
esophagometer مِقياسُ المَريء
esophagomycosis داءُ المَريء الفُطري
esophagomyotomy شَقٌّ عَضَلة المَريء
esophagoplasty رَأْبُ المَريء
esophagoplication غَبْنُ المَريء ، ثَنْيُ المَريء
esophagoptosis هُبوط المَريء
esophagoscope مِنظارُ المَريء
esophagoscopy تَنْظير المَريء
esophagospasm تَشَنُّج المَريء
esophagostenosis تَضَيُّق المَريء
esophagostomy فَغْرُ المَريء · تَفَمُّم المَريء
esophagotomy فَتْحُ المَريء · شَقُّ المَريء
esophagus = oesophagus المَريء
esophoria احوِلالٌ إنْسي
esosphenoiditis التِهابُ العَظْم والنِّقْي الوَتِدي
esoteric باطِني ، مُختَبِئ
esotropia القَبَل ـ حَوَلٌ مُتقارِب إنسي
esotropic قَبَلي ، حَوَلي إنسي

ESP = **extrasensory perception** إدراكٌ خارِجَ الحِسّ
ESR = **erythrocyte sedimentation rate** سُرعةُ تثقُّل الكُرَيرات
essence = **essentia** رُوح ، جَوهَر ، عِطْر
essential ضروريّ ، جَوهَريّ ، أساسيّ
~ hypertension فَرْطُ ضَغْط الدَّم الأساسي
ester إسْتَر ، مِلْحٌ عُضْوي كُحولي
esterase أنْزيم إستَري ، خَميرةٌ إستَريَّة
esterification أسْتَرة ، تأسْتُر
esthematology مَبْحَث الحَواسّ وأعضائِها
esthesia حِسّ ، شُعور ، إدراك
esthesic إدراكيّ ، إحساسيّ
esthesiology مَبْحث الحِسّ والحَواسّ
esthesiometer مِحساسُ اللَّمْس
esthesioneure عَصَبون حِسّي ، عَصَبة حِسّيَّة
esthesioneurosis = **esthesionosus** شُواشٌ عَصَبي حِسّي ، اضطِرابُ أعصابِ الحِسّ
esthesiophysiology فسيُولوجيا الإدراك
esthesodic ناقِلُ الإحساس
esthetic حِسّي ، مُتعلِّق بالإحساس • مُتعلِّقٌ بالجَمال أو بالجَماليّات
estheticokinetic حِسّي حَرَكي
esthetics الجَماليّات ، عِلْمُ الجَمال
esthiomene قَرحةُ الفَرْج المُزمِنة الفَيلِيَّة
estival صَيْفي
estivation التَّصْييف
estivo-autumnal صَيْفي خَريفي
estrogen, oestrogen مُودِق ، استرُوجين
estrogenic = **estrogenous** مُوَلِّد الوَدَقان
estrone استَرون ، ستيرويد وَدَقي
estrum وَدَقٌ راجع
estrus = **oestrus** وِداق ، وَدَق ، وَدَقان
estuarium حَمّامُ بُخار
ethane إيثان
ethanol إيثانُول ، كُحولٌ أثيلي
ether = **aether** أثير
ethereal أثيري
etherization تَخْديرٌ بالأثير
etherize يُخَدِّر بالأثير
ethical خُلُقي ، أخلاقي
ethics عِلْمُ الآداب ، عِلْمُ الأخلاق
medical ~ آدابُ الطِّبّ ، الآدابُ الطبّيَّة
ethmocarditis التِهابُ نَسيجِ القَلْب الضامّ
ethmoid غِرْبالي ، مِصْفاوي • العَظْمُ الغِرْبالي
ethmoidal غِرْبالي ، مِصفاوي
ethmoidectomy خَزْعٌ غِرْبالي
ethmoiditis التِهابُ العَظْم الغِرْبالي
ethmoidotomy شَقُّ الجَيْب الغِرْبالي
ethnic سُلالي ، عِرْقي ، إثْني
ethnology = **ethnics** عِلْم السُّلالات البَشَريَّة
ethology, bionomics عِلْم القَوانين الحَيَويَّة
etiogenic مُوَلِّد السَّبَب ، مُسَبِّب
etiolation هَبْج ـ اصفِرارٌ بحَجْب نُورِ الشَّمس
etiologic = **etiological** سَبَبي ، أسبابي
etiology السَبَبيّات ـ مَبْحَثُ أسبابِ المَرَض
etiopathology عِلْم الأمراض السَّبَبي
etiotropic مُنتَحٍ ضِدَّ السَّبَب
eu- سابِقةٌ بمعنى «طَيِّب» أو «سَوِيّ»
euangiotic وافِرُ الإمداد الدَّمَوي
Eubacteriales البَكتيريا الحَقيقيَّة
eubiotics عِلْمُ الحَياة الصحّيَّة أو العَيْش الصِّحّي
eubolism سَوِيَّةُ التطَوُّر
eucapnia سَوِيَّةُ ثاني أُكسيدِ الكَرْبون في الدَّم
euchlorhydria سَوِيَّة حامِض الكلُوريدريك ـ في المَعِدة
eucholia سَوِيَّة الصَّفْراء
euchromatin كرُوماتين سَوِيّ
euchromatopsy سَوِيَّة رُؤية الألوان
euchromosome سَوِيَّة الصِّبْغيّات
eucrasia العافِية ، حالةٌ صِحّيَّة
eudiemorrhysis سَلامةُ دَوَران الدَّم الشَّعْري
eudiometer مِقياسُ نَقاوةِ الهَواء
eudipsia عَطَش عادِيّ
eugenics = **eugenetics** = **eugenesis** تَحسينُ النَّسْل ، عِلْم تَحسين النَّسْل
eugenism سَلامةُ العَيْش ، صَلاحُ النَّسْل والبيئة
eugenist عالِمٌ بتَحْسين النَّسْل

eugenothenics تَحْسينُ النَّسْل وِراثيّاً وبيئةً
euglycemia سَوِيَّة سُكَّر الدَّم
euglycemic سَوِيُّ سُكَّر الدَّم
eugonic خَصيبُ النمُوّ
eukaryotic سَوِيُّ النَّوى
eukinesia = eukinesis الحَرَكة السَّوِيَّة
eumenorrhoea حَيْضٌ سَوِيّ أو مُنتَظِم
Eumycetes الفُطور الحَقيقيَّة
eunoia تَوَقُّد أو تيَقُّظ الذِّهْن
eunuch خَصِيّ ، طَواشِي
eunuchoid خَصِيّاني ، شِبْه الخَصِي ، طَواشِياني
eunuchoidism خَصِيّانيَّة ، طَواشِيانيَّة
euosmia رائحة طَيِّبة · شَمٌّ سَوِيّ
eupancreatism سَوِيَّة المُعَثكلة ـ وحُسْنُ أدائها
eupepsia = eupepsy جُودةُ الهَضْم
eupeptic مُهْضِم ، هاضُوم
euperistalsis تَحَوٍّ اعتِياديّ أو سَوِيّ
euphoretic جَذِل ، شَمِق
euphoria شَمَق ، ارتياحٌ ومَرَح ، نَشْوَة ، جَذَل
euphoriant شَمِق ، مُرتاحٌ جَذِل
euphoric مَرِح ، جَذِل
euplastic نَسُوج ، مُقَوِّم
euploid سَوِيُّ الصِّيغة الصِّبغيَّة
euploidy سَوِيَّةُ الصِّيغة الصِّبغيَّة
eupnea = eupnoea يُسْرُ التَنفُّس
eupraxia جُودةُ تَنْسيق الحَرَكات
eupraxic جَيِّد الاتِّساق
eupyrexia حَرارةٌ خَفيفة
eurhythmia جُودةُ الاتِّساق أو النَّظْم
eurycephalic = eurycephalous, eurycranial عَريضُ الرَّأس
eurygnathic عَريضُ الفَكّ ، ذو فَكٍّ عَريض
euryopia فُتْحة العَيْنَيْن العَريضة
eurysomatic ذو جِسمٍ عَريض
eusitia اشتِهاءٌ طَبيعيّ
Eustachian tube بُوقُ إستاخيو ، قَناةُ إستاخيو
eustachitis التِهابُ بُوق إستاخيو
eusthenia نَشاطٌ سَوِيّ
eusystole انقِباضٌ سَوِيّ ، انقِباضٌ مُنتَظَم
eusystolic سَوِيُّ الانقِباض ، مُنتَظِمُ الانقِباض
euthanasia مَوتٌ هادِيء ، مَوتٌ رَحيم · تَيْسيرُ المَوت
euthenics عِلْم تَحْسين النَّسْل ـ بتَنْظيم البيئة
euthermic مُعزِّزُ الدِّفْء ، مُساعِدُ الدِّفء
euthyroid سَوِيُّ الدَّرَقيَّة
eutocia التَّسْريح ، وِلادةٌ سَهْلة
eutrophia جُودةُ التَّغْذية
eutrophic جَيِّد التَّغْذية ، مُغَذٍّ
evacuant مُفْرِغ ، مُفَرِّغ · مُغَوِّط ، مُسْهِل
evacuation تَفْريغ · تَغَوُّط
evagination اندِلاق ، تَكَيُّس خارِجي
evaporation تَبَخُّر ، تَبْخير
even مُسْتَوٍ ، مُنبَسِط · شَفْعي
eventration تَقَبُّب ، اندِحاق
evergreen خَضِر ، دائمُ الخُضْرة
eversion شَتَف ، شَتَر ، انقِلابٌ خارِجي
evert يَشْتِر ، يَقْلِبُ
evil عِلَّة
eviration زَوَرٌ خُيَلائي تأنُّثي
evisceration نَقف ، استِخراجُ الأحشاء
evocation استِدعاء ، استِحضار
evolution تطَوُّر ، نُشوء
evulsion = evulsio قَلْع ، جَعْف ، اقتِلاع ، امتِلاخ
ex- سابِقة بمعنى «بدُون» أو «خارِج»
exacerbation سَوْرة ، اشتِداد
examination فَحْص
radiological ~ فَحْص شُعاعيّ
exania هُبوط المُسْتَقيم
exanimation فَقْدُ الوَعْي ، سُبات
exanthema, exanthem طَفْح ظاهِر ، طَفْحيَّة ـ حُمَّى طَفْحيَّة
exanthemata; pl. of exanthema طَفْحيّات
exanthrope = exanthropic خارِج جِسْم الإنسان ، مِن خارِج الإنسان
exarteritis التِهابُ ظِهارةِ الشِّريان
exarticulation تَمْيِيم ، تَمٌّ
excalation استِبْعاد

excavatio لَجَف ، تكَهُّف
excavation حَفْر ، تَقعير ، احتِفار ، اكتِهاف ٠ تكَهُّف ، لَجَف
excavator مُجوِّف ، مِحْفَر ، نَبّاشة
excementosis فَرْطُ المِلاطيَّة
excentric = eccentric مُنحَرِفٌ عَن المَركز
excerebration إخراجُ المُخّ
excernent مُسهِل ، مُفْرِغ
exchange تَبادُل ، تَقايُض ، إبْدال
excipient سِواغ ، سَوّاغ
excise يَقطَع
excision استِئصال ، قَطع
excitability إثاريَّة ، استِفزازيَّة ، استِثاريَّة
excitable يُستَثار ، سَريعُ الإثارة ، سَهْلُ الإثارة
excitant مُثير ، مادَّة مُثيرة
excitation إثارة ، استِثارة
excited مُثار ، مُستَثار
excitement إثارة ، حَثّ ، تَحْريش
excito-anabolic مُثيرُ التطَوُّر البِنائي
excitoglandular مُثيرُ نَشاطِ الغُدَد
excitomotor = excitomotory مُثيرُ الحَرَكة
excitomuscular مُنَبِّه عَضَلي
excitonutrient مُثير اغتِذائي
excitor مُحَرِّض ، مُثير ــ عَصَبٌ مُنَبِّه
excitosecretory مُحَرِّض الإفراز
excitovascular مُحَرِّض وِعائي
exclave قِطعة مَفصولة
exclusion استِبعاد ، فَصْل
excochleation غَرْف ، جَرْف
excoriation انجِلاف ، تَسَحُّج ٠ جَلْف ٠ سَحْج ، كَشْط
excrement غائِط ، مادَّة مُفرَغة ، بِراز
excrementitious بِرازي
excrescence شامِخة ، حَدَبة ٠ نَشز
excreta المُبرَزات ، المُفرَغات ٠ فَراغة
excrete يُفرِغ ، يُخرِج ، يُبرِز
excretion إبْراز ، إخْراج ، إفْراغ ٠ مُفْرَغ
excretory = excurrent إفراغيّ ، إفرازيّ
excurrent مُخْرِج ٠ مُفرِغ
excursion زَيَغان ، سُيُوح
excursive زائغ ، زَيَغاني
excyclophoria احوِلال تَدْويري خارِجي
excyclotropia حَوَلٌ تَدْويري خارِجي
excystation الإفلاتُ من الكُيَيْس
exemia نَزْعُ السائل مِن الدَّم ، فَقْدُ سائلِ الدَّم
exencephalia = exencephaly بَرّانيَّةُ الدِّماغ
exenteration استِخراج الأحشاء
exenteritis التِهابُ ظِهارة الأمعاء
exercise تَمْرين ، رِياضة
exeresis جَذّ ، نَتْخ ، استِئصالٌ جِراحيّ
exergonic مُطْلِقٌ لِلطّاقة
exesion اهتِراء ــ اهتِراءٌ سَطْحي أو ظِهاري
exfetation = exfoetation ــ حَمْلٌ خارِجي خارِجَ الرَّحِم
exfoliation = exfoliatio تَقَشُّر ٠ تَحَشُّف
exfoliative مُقَشِّر ، مُوَسِّف
exhalation انبِعاث ، تَصاعُد ٠ زَفير
exhale يَزْفِر
exhaustion استِنْفاد ٠ إنْهاك ، إعياء ، خَوَر
exhibit يُناوِلُ الدَّواء ٠ يَعْرِضُ ٠ مَعْرِض
exhibition كَشْفٌ أو عَرْض ٠ مُناوَلةُ الدَّواء
exhibitionism التعَرّي ، الاستِعْراء
exhibitionist مُستَعْرٍ ، استِعْرائي
exhilarant مُنعِش ، مُشْرِح ، مُفْرِح
exhumation نَبْشُ القَبر ــ إخراجُ الجُثَّة
exitus مَخْرَج ٠ مَوْت
exo- بادِئة بمعنى «خارِج» أو «خارِجيّ»
exobiology البيُولوجية الخارِجيَّة
exocardia = ectocardia القَلْب الخارِجي
exocardial خارِج القَلْب
exocoelom جَوْفٌ خارِجي ــ جَنيني
exocolitis التِهابُ ظِهارةِ القُولون أو مُحيطِه
exocrin(e) خارِجيُّ الإفراز ٠ المُفرَز الخارِجي
exocrinology مَبْحَث الفَرْز الخارِجي
exodeviation الانحِرافُ إلى الخارِج
exodic خارِجٌ مِن ، نابِذ أو صادِر

exodontia = exodontics مَبْحَثُ قَلْعِ الأسنان
exodontist خَبيرٌ بقَلْعِ الأسنان
exo-enzyme أنْزيم خارِجي
exogamy التزاوُجُ المُغايِر . الأباعِديَّة
exogastritis التِهابُ ظِهارةِ المَعِدة أو مُحيطِها
exogenous = exogenic = exogenetic
نامٍ مِنَ الخارِج . خارِجيُّ المَنْشأ . مُكَوَّنٌ خارِجاً
exometritis التِهابُ مُحيطِ الرَّحِم
exomphalos, umbilical hernia فَتْقٌ سُرِّي
exomysium = perimysium لِفافة العَضَلة
exopathic خارِجيُّ الاعتِلال
exopathy اعتِلالٌ من الخارِج
exophoria احوِلالٌ وَحْشي . حَوَلٌ خارِجي
exophthalmic جاحِظُ العَيْن . مُجحِظ . جُحوظِي
 ~ goitre, Graves' disease دُراقٌ جُحوظِي
exophthalmogenic جاحِظ . مُجْحِظ
exophthalmometry قِياسُ الجُحوظ
exophthalmos = exphthalmus
جُحوظ . جُحوظُ العَيْن . جِحاظُ العَيْن
exophytic نامٍ خارِجاً
exoplasm = ectoplasm الجِبْلةُ البَرّانيَّة
exorbitism تَجَحُّظُ العَيْن
exosepsis تعفُّنٌ خارِجيُّ المَنْشأ
exoserosis نَزٌّ مَصْلي . مُصالة خارِجيَّة
exoskeleton الصَّقَل الخارِجي أو الظاهِر
exosmosis = exosmose تَناضُح خارِجي
exostosectomy جَذْعُ العَرَن
exostosis عَرَن . نَبَج
exoteric خارِجيّ . ناشِئٌ أو مُكَوَّنٌ خارِجَ الجِسْم
exothermic = exothermal
رافِعُ الحَرارة . طارِدٌ لِلحَرارة . مُطلِقٌ حَرارةً
exotic دَخيل . غَريب
exotoxic مُسَمِّم خارِجيّ
exotoxin ذِيفانٌ خارِجي . تُكْسين خارِجي
exotropia حَوَلٌ وَحْشي . حَوَلٌ لِلخارِج
expander مُوَسِّع
expansion تَبَسُّط . امتِداد . تَوَسُّع
expectancy, expectation تَوَقُّع . ارتِقاب
expectant مُرتَقِب . مُنتَظِر . مُتَوَقِّع
expectation ارتِقاب . تَوَقُّع
expectorant مُنَخِّم . مُقَشِّع . مُنَفِّث
expectoration نُخامة . قُشاعة . تَنَخُّم . تَقَشُّع
expellent دافِع . طارِد
experiment اختِبار . تَجْرِبة
 control ~ تَجْرِبةُ ضَبْط
experimental تَجْرِبي . اختِباري
expert خَبير
expiration زَفير . زُفْرة . نِهاية . انقِضاء
 ~ date تاريخُ نِهايةِ الصَّلاحية
expiratory زَفيري
expire يَزفِرُ . يُخرِجُ النَّفَسَ الأخير
explant يَغرِزُ خارِجاً . غَرْزٌ دَخيل
exploration استِقْصاء . استِطلاع . استِكشاف
exploratory استِقْصائي
explorer مِكْشاف . مُستَكْشِف . مُستَقْصٍ
explosion انفِجار
explosive قابِلُ الانفِجار . مُتَفَجِّر . انفِجاري
exponent الأُسّ . الدَّليل
exposure تعرُّض . عَرْض
expression عَصْر . اعتِصار . طَرْدٌ بالضَّغط . تَعْبير (الوَجْه) . سِيماء . مُحَيّا
expressivity تَعْبيريَّة
expulsion طَرْد . دَفْع
expulsive طارِد . دافِع
exsanguinate مَحْرومُ الدَّم . مُستَنزَف
exsanguination استِنْزاف . طَرْد أو دَفْعُ الدَّم
exsanguine, exsanguineous بِدُون دَمٍ
exsection = excision قَصّ . جَلْف
exsiccant مُنَشِّف . مُجَفِّف
exsiccation تَنْشيف . تَجْفيف
exsiccative مُجَفِّف . مُنَشِّف
exsomatize يَنزِعُ مِن الجِسْم
exstrophy البَجَس . انتِكاسٌ خارِجي
exsufflation إخراجُ النَّفَس
exsufflator مِنْفاخ
extend يُمَدِّد
extender مُوَسِّع

extension انبساط ، امتداد • تمديد ، بسط
extensor باسط ، مُمَدِّد
exterior خارجيّ ، برّانيّ ، في الخارج
exteriorize يُحوِّلُ الاهتمام إلى الخارج • يكشِفُ إلى الخارج
extern = externe خارجيّ ، رِدءٌ – طَبيبٌ خارجيّ ، مُعاوِدٌ خارجيّ
external = externus وَحْشيّ ، خارجيّ
externalia القُبُل – أعضاءُ التناسُل الخارجيَّة
exteroceptor مُتقبِّل خارجيّ
exterofective مُستَجيبٌ لِلعَوامِل الخارجيَّة
extima البرّانيَّة – طَبَقةُ الشِّريان البرّانيَّة
extinguish يُطْفِئُ ، يُخْمِدُ
extirpate يَستأصِلُ ، يَجُزُّ
extirpation, excision استِئصال ، اجتِثاث
extorsion فَتْلٌ لِلخارج
extra- سابِقة معناها «خارِج عَن» أو «بالإضافَةِ إلى»
extra-articular خارِجَ المَفْصِل
extrabronchial خارِج القَصَبة أو الشُّعَب
extrabuccal خارِج الفَم
extracapsular خارِجَ المِحْفَظة
extracardial خارِج القَلْب
extracellular خارِجَ الخَليَّة
extracorporeal خارِج الجِسْم
extract = extractum خُلاصَة ، مُسْتَخرَج
extraction استِخْراج ، استِخْلاص • إنْقاف ، اقتِلاع
extractive مُستَخرَج ، مُستَخلِص
extractor مِنْتاش ، مُستَخرِج – آلةٌ للاستِخْراج
extracystic خارِجَ المَثانة
extradural خارِج الجافية ، خارِجَ الأُمِّ الجافية
extrahepatic خارِج الكَبِد
extraligamentous خارِجَ الرِّباط
extraneous دَخيل ، خارِجَ البَدَن
extranuclear خارِجَ النَّواة
extraocular خارِج المُقْلة
extraoral خارِجَ الفَم
extraperitoneal خارِجَ الصِّفاق
extraplacental خارِج السُّخْد
extrapleural خارِجَ الجَنْبة
extrapyramidal خارِج الهَرَمي
extrasomatic خارِجَ الجِسْم
extrasystole انقِباضةٌ خارِجة أو مُبتَسَرة
extrauterine خارِجَ الرَّحِم
extravaginal خارِجَ المَهْبِل • خارِجَ الغِمْد
extravasation تَسَرُّب ، تَنضاح ، نَضْح
extravascular خارِج الأوعِية
extraventricular خارِجَ البُطَين
extremity = extremitas طَرَف
extrinsic خارِجيُّ المَنْشأ
~ factor عامِلٌ خارِجيّ
extrophia = exstrophy بَجْس ، تَشَوُّهٌ باطِنيّ خِلْقيّ – بانتِكاسِ عُضْوٍ باطِني
extroversion الانتِكاسُ الخارِجي • انبِساط
extrovert = extravert مُنبَسِط ، شَغوفٌ بالأُمور البَرّانيَّة
extrude يَبْثُق ، يَقْذِفُ ، يَدفَعُ لِلخارِج • يَنبَثِقُ
extrusion بَثْق ، إخراجٌ بالدَّفع ، قَذْف
extubation انتِزاعُ الأُنبوب
exudate نَضْح ، نَتْحة ، نُضاحة • ينضَحُ
exudation نَضْح ، تحلُّب ، نُتوح ، نُتاحة
exudative عَرَقي ، نَتْحي ، نَتُوح ، نُتاحي
exumbilication فَتْق سُرِّي ، بُروزُ السُّرَّة
exuviae خُشارة ، قُشارة
eye عَيْن
eyeball المُقْلة
eyebrow حاجِبُ العَيْن ، الحاجِب
eyeglasses; spectacles نَظّارات
eyeground قاعُ العَيْن ، قَعْرُ العَين
eyelash; cilium هَدَبُ العَين ، رِمْش
eyelid الجَفْن ، جَفْنُ العَين
eyepiece عَيْنيَّة ، عَيْنيَّة المِجْهَر
eyestrain إجْهادُ العَين
eyeteeth; canines الأَنْياب
eyewitness شاهِدُ عِيان

F, f

F. = Fahrenheit ف ـ إختصار «فَرِنْهَيت»

fabism = favism الانسِمامُ بالفُول

face وَجْه ، مُحَيّا

~ lift رَفْعُ الوَجْه ـ لإزالةِ التَّجاعيد

~ presentation جَيْئَةُ الوَجْه ، مَجيءٌ وَجْهيّ

facet = facette وُجَيْه ، سُطَيْح

facetectomy خَزْع وُجَيْه الفِقْرة المَفْصِليّ

facial وَجْهيّ

~ nerve العَصَبُ الوَجْهيّ

facies سَحْنة ، مَنْظَرُ الوَجْه ، سِيماءُ الوَجْه

~ abdominalis سَحْنة المَمْغوص

~ leontina سَحْنةُ الأسَد

hippocratic ~ سَحْنة النَّزْع

facilitation تَسْهيل ، تَيْسير

faciobrachial وَجْهيّ عَضُديّ

faciocervical وَجْهيّ عُنُقيّ

facioplasty تَقْويمُ الوَجْه ، رَأبُ الوَجْه

facioplegia شَلَلٌ وَجْهيّ

facioscapulohumeral وَجْهيّ كَتِفيّ عَضُديّ

factitious صُنْعيّ ، مُصطَنَع ، مُفتَعَل

factor عامِل

extrinsic ~ عامِلٌ خارِجي

safety ~ عامِلُ الأمان

facultative اختِياريّ ، مُخَيَّر

faculty كُلِّيَّةٌ أو عُمْدةُ كُلِّيَّةٍ • مَلَكة

faecal = fecal غائِطيّ ، بِرازيّ ، نَجْوِيّ

faeces = feces خُرْء ، غائِط ، بِراز ، نَجْو

retention of ~ الأُطام

Fahrenheit فَرِنْهَيت

failure قُصور ، تَقْصير ، خَيْبة ، إخْفاق

faint إغْماء ، غَشْية • يُصابُ بغَشْية • واهِن

falcate = falciform مِنْجَليّ

falciform مِشْوَليُّ الشَّكْل ، مِنْجَليُّ الشَّكْل

falcula مِشْوَلُ المُخَيخ أو مِنْجَل المُخَيخ

Fallopian فالُوبيّ

~ tube بُوقُ فالُوب ، أُنبوبُ فالوب

fallout سُقاطٌ إشْعاعيّ ـ غُبار نَوَويّ مُتَساقِط

false زائِف ، كاذِب ، باطِل ، ضالّ

falx مِنْجَلٌ ، مِشْوَل

~ cerebelli مِشْوَلُ المُخَيخ

~ cerebri مِشْوَل المُخّ

~ inguinalis مِشْوَلُ الأُرْبِيَّة

familial أُسَرِيّ ، عائِليّ

family فَصيلة ، أُسْرة ، عائِلة ، آلٌ ، نَسَب

~ planning تَنْظيمُ الأُسرة ، تَحْديدُ النَّسْل

famine مَخْمَصة ، مَجاعة

fang مِخادّ ، جَذْرُ السِّنّ • نابٌ

fantasy = phantasy وَهْم ، خَيال

farad فاراد ، وَحْدةُ السَّعة الكَهرَباوِيَّة

faradization فَرْدَلة ، المُعالَجة الفارادِيَّة

farcinoma وَرَمٌ رُعاميّ ، وَرَمٌ سِقاويّ

farcy الرُّعام ـ مَرَضُ السِّقاوةِ الخَفيف

farina دَقيق

farinaceous نَشَويّ ، دَقيقيّ

farsighted مَديدُ البَصَر ، بَعيدُ النَّظَر ، مُطْرَح
farsightedness = hyperopia مَدُّ البَصَر ، بُعْدُ النَّظَر ، الطَّرَح
fascia لِفافة
brachial ~, ~ brachii اللِّفافة العَضُديَّة
~ cervicalis اللِّفافةُ الرقَبيَّة
iliac ~, ~ iliaca اللِّفافة الحَرقَفيَّة
pelvic ~, ~ pelvis اللِّفافة الحَوضيَّة
fascial لِفافيّ
fasciaplasty, fascioplasty رَأْبُ اللِّفافة
fascicle, fasciculus حُزْمة ، حُزَيمة
fasciculation تَحَزُّم
fasciculus, fascicle حُزَيمَة ، حُزْمة
fasciectomy خَزْعُ أو قَطْعُ اللِّفافة
fasciitis اِلتِهابُ اللِّفافة
fasciodesis رَبْطُ أو تَثْبيت اللِّفافة
Fasciola الشُّرَيطيّات ، الوَشائع
~ hepatica الشُّرَيطيَّة الكَبِديَّة
fasciola وَشيعة ، شُرَيطة
fascioliasis داءُ الشُّرَيطيّات ، داءُ الوَشائع
fascioplasty رَأْبُ اللِّفافة
fasciorrhaphy رَفْوُ اللِّفافة ، خِياطَةُ اللِّفافة
fasciotomy شَقُّ اللِّفافة أو بَضْعُها
fascitis اِلتِهابُ اللِّفافة
fast مُسْتَعْصٍ (على الإبادة أو الاصطِباغ) • راسِخ • يَصُوم
fastigium البُرَحاء ، اشتِدادُ المَرَض • قِمَّة المُخَيخ
fat دُهْن ، شَحْم • سَمين
~ embolism انصِمامٌ شَحْمي ، السِّدادُ الشَّحْمي
fatal مُهْلِك ، مُميت
fatigue تَعَب ، وَنًى ، كَلال . نَصَب
fatty دَسِم ، دُهْنيّ ، شَحْميّ . وَدَكيّ
fauces مَزْرَد ، حَلْق
faucial حَلْقي ، مَزْرَدي ، لُغْني
faucitis اِلتِهابُ الحَلْق ، اِلتِهابُ المَزْرَد
fauna وَحيش ـ المَجمُوعة الحَيوانيَّة لبَلَدٍ ما
faveolate ذو نُقَيرات ، ذو أَسناخ ، ذو عُيون
faveolus = foveola عُيَيْنة
favid طَفْحة قَرَعيَّة ، جِلْديَّة قَرَعيَّة
favism فُوال ، الانسِمامُ بالفُول
favus القُراع ، القَرَع ، قَرَعة
feature مَلْمَح ، سِرار
febricide مُقْلِعُ الحَرارة ، مُهبِطُ الحَرارة
febricity الحُمِّيَّة
febricula حُمّى خَفيفة ، حُمَيْمَى
febrifacient = febrific مُسَبِّب الحُمّى
febrifugal مُقْلِع الحُمّى ، دافِعُ الحُمّى
febrifuge مُقْلِع الحُمّى ، مُخَفِّف الحُمّى
febrile حُمِّي ، حُمَّوي • مَحْموم
febris = fever حُمّى
fecal = faecal غائِطي ، بِرازي
fecalith = faecalith حَصاةٌ بِرازيَّة
fecaloid غائِطاني ، نَظيرُ الغائِط
fecaloma = faecaloma وَرَمٌ غائِطي
fecaluria بِيلة بِرازيَّة ، بَوْل غائِطي
feces = faeces بِراز ، غائِط ، نَجْو
fecula نَشا • راسِب ، ثُفْل
feculent ثُفْلي • وَسِخ ، غائِطي
fecundate يُلَقِّح ، يُخْصِب
fecundation إلْقاح ، إخْصاب
fecundity خِصْب ، خُصوبة
feeblemindedness التَخَلُّف العَقْلي
feedback تَغْذية مُرتَدَّة ، تَلْقيمٌ راجِع
feeding إطعام ، تَغْذية
Fehling's solution مَحْلولُ فِهْلِنغ
fel صَفراء ، المِرَّة
felon دُحاس
female أُنثى
femininity الأُنوثة
feminism الأُنوثيَّة ، الاستِئْناث
feminization التَخَنُّث ، التَأَنُّث ، الاستِئْناث
femoral فَخِذي
~ artery الشِّريانُ الفَخِذي
femorocele فَتْقٌ فَخِذي
femur الفَخِذ ، عَظْمُ الفَخِذ
fenestra كُوَّة ، نافِذة
~ ovalis الكُوَّةُ البَيضيَّة أو النافِذة البَيضيَّة

~ rotunda النافِذة المُدَوَّرة أو الكُوَّة المُدَوَّرة
fenestrated مُنَوفَذ ، ذُو كُوًى أو نَوافِذ
fenestration التَنوفُذ ، التكَوِّي ، التَّثْقيب
fennel شُمْرة
ferment مُخَمِّر ، خَميرة • يَخْتَمِر ، يُخَمِّر
fermentation اختِمار ، تخَمُّر
fermentemia دَمٌ خَميريّ
fermentogen مُوَلِّدة الخَميرة
fermentum, yeast خَميرة
fern سَرْخَس • نَباتُ السَّرْخَس
ferric حَديديك ـ حَديدٌ ثُلاثيُّ التَّكافُؤ
ferropectic مُثَبِّت الحَديد
ferropexy تَثْبيتُ الحَديد
ferrotherapy المُداواةُ بالحَديد
ferrous حَديدوز ـ حَديدٌ ثُنائيُّ التَّكافُؤ
ferruginous صَدَئي ـ بلَوْنِ صَدأ الحَديد • حَديدي
ferrum حَديد
fertile خِصْب ، خَصيب
fertility خِصْب ، خُصوبة ، غَدَف
fertilization إخْصاب ، خِصْب
fertilizin مُخَصِّب ، مُخْصِب
fervescence ارتِفاعُ الحَرارة ، سُخونة
fester عَقْر ، قَرْحَةٌ سَطْحِيَّة • يَعْقُر
festinant مُخَبِّب ، مُخَدِّب
festoon عُموج ـ تَوَرُّم اللِّثَة وتَقَوُّسُها
fetal = foetal حَميلي ، جَنيني
fetalism = fetalization الحَميليَّة
fetation حَمْل ، نُمُوُّ الحَميل أو تَكَوُّنُه
feticide قَتْلُ الجَنين ، قَتْل الحَميل
fetid, foetid زَنِخٌ ، نَتِن ، أَسِنٌ
fetishism الذَّكُوريَّة أو البُدِّيَّة ، الفَتيشيَّة
fetography تَصْويرُ الحَميل ـ شُعاعيّاً
fetometry قِياسُ الحَميل
fetoplacental حَميلي سُخْدي
fetor نَتانة ، زَنْخة
~ ex ore, ~ oris نَتْنُ الفَم ، بَخَر
fetoscopy تَنْظيرُ الحَميل
fetus, foetus حَميل ، جَنين

fever حُمّى • حَرارةٌ مُرتَفِعة
aphthous ~ الحُمّى القُلاعِيَّة
enteric ~ حُمّى مِعَوِيَّة • حُمّى التيفوئيد
hay ~ حُمّى الدَّريس
recurrent ~ الحُمّى الراجِعة
rheumatic ~ رَثْيَة ، رُوماتِزم ، حُمّى رَثَوِيَّة
tertian ~ حُمّى الغِبّ
typhoid ~ التيفُوئيد
typhus ~ التيفُوس ، حُمّى التيفُوس
undulant ~ الحُمّى المتَمَوِّجة
fiber = fibre = fibra لِيفة
commissural ~s أَلْيافُ المُلتَقَيات
~ optics البَصَريّات اللِّيفيَّة أو الأليافيَّة
muscle ~s أَلْيافُ العَضَل ، أَلْيافٌ عَضَلِيَّة
projection ~s أَلْيافُ الارتِسام
reticular ~s أَلْيافٌ مُشبَّكَة أو شَبَكِيَّة
fiberscope, fibrescope مِنظارٌ أليافي
fibra = fiber = fibre لِيفة
fibremia لِفبرينيَّة الدَّم ـ وُجودُ اللِّيفين في الدَّم
fibrescope كاشِفٌ لِيفي ، مِنظارٌ أليافي
fibril = fibrilla لُيَيْفَة أو لُيَيْف
fibrillation لِيفيَّة • رَجَفان لُيَيْفي ، اختِلاجٌ لُيَيْفي عَضَلي • رَجَفان ، ارتِجاف
auricular ~, atrial ~ رَجَفان أُذَيني
ventricular ~ رَجَفان بُطَيني
fibrilloblast, odontoblast أرومةُ اللُّيَيف ، جَذَعة السِّنّ
fibrin فِبْرين ، لِيفين
fibrination تَليُّفن ، لِيفينيَّة ، لَيْفَنة
fibrinemia = fibremia لِيفينيَّةُ الدَّم
fibrinocellular لِيفينيّ خَلَويّ
fibrinogen مُوَلِّد اللِّيفين ، مُكَوِّن الفِبْرين
fibrinogenic = fibrinogenous مُوَلِّد اللِّيفين ، مُكَوِّن الفِبْرين
fibrinogenopenia قِلَّةُ الفِبْرينوجن ، نَقصُ مُوَلِّد اللِّيفين
fibrinolysin حالُّ اللِّيفين
fibrinolysis انحِلالُ اللِّيفين ، انحِلالُ الفِبْرين
fibrinolytic حالُّ اللِّيفين أو الفِبْرين

fibrinopenia نَقصُ فِبْرين الدَّم، قِلَّةُ لِيفين الدَّم
fibrinoscopy = inoscopy تَشْخيصٌ لِيفيّ
fibrinous لِيفينيّ ، فِبْرينيّ
fibrinuria بِيلة فِبْرينيَّة ، فِبْرينُ البَوْل
fibro- بادِئة بمعنى «لِيفة» أو «لِيفيّ»
fibroadenia تَكَيُّسٌ غُدّي لِيفي
fibroadenoma غُدُّومٌ لِيفي ، وَرَم غُدّي لِيفي
fibroadipose لِيفيّ دُهْنيّ
fibroangioma وِعاؤوم لِيفي
fibroblast, fibrocyte أرومةٌ لِيفيَّة
fibroblastic أروميّ لِيفيّ
fibroblastoma وَرَمُ الأرومة اللّيفيَّة
fibrocarcinoma سَرَطان لِيفي
fibrocartilage غُضْروف لِيفي أو مُلَيَّف
fibrocellular لِيفيّ خَلَويّ
fibrochondritis التِهابُ الغُضْروف اللّيفي
fibrochondroma وَرَم غُضْروفيّ لِيفيّ
fibrocyst كِيسة لِيفيَّة ، وَرَم لِيفي مُتَكَيِّس
fibrocystoma كِيسومٌ لِيفيّ ، وَرَمٌ كِيسيّ لِيفيّ
fibrocyte, fibroblast خَلِيَّة لِيفيَّة
fibrocytogenesis تَكَوُّن الخَلايا اللّيفيَّة
fibroelastic لِيفيّ مَرِن
fibroelastosis التَنَسُّج اللّيفي المَرِن
fibrogenesis تَكَوُّن الألياف
fibroglia الدِّبْقُ اللّيفيّ
fibroglioma دِبْقومٌ لِيفي ، وَرَم دِبْقي لِيفي
fibroid لِيفانيّ • وَرَمٌ لِيفيّ ، لِيفُوم
fibroidectomy استِئصالُ وَرَمٍ لِيفيّ رَحِميّ
fibrolipoma شَحْمُوم لِيفيّ ، وَرَمٌ شَحْميّ لِيفيّ
fibroma لِيفُوم ، وَرَم لِيفي
fibromatogenic مُوَلِّدُ الأورام اللّيفيَّة
fibromatoid لِيفُومانيّ ، نَظيرُ الوَرَمِ اللّيفيّ
fibromatosis وُرامٌ لِيفيّ
fibromatous مُتَعَلِّق بالأورام اللّيفيَّة
fibromectomy استِئصالُ الوَرَم اللّيفي
fibromuscular لِيفيّ عَضَليّ
fibromyectomy استِئصالُ الوَرَم اللّيفي العَضَلي
fibromyitis التِهابُ العَضَل اللّيفي
fibromyoma عَضَلومٌ لِيفيّ ، وَرَمٌ عَضَليّ لِيفيّ
fibromyositis التِهابٌ لِيفيّ عَضَليّ
fibromyotomy خَزْعُ الوَرَم العَضَلي اللّيفي
fibromyxoma وَرَم مُخاطي لِيفي
fibromyxosarcoma غَرَنٌ مُخاطي لِيفي
fibroneuroma عَصَبُوم لِيفي ، وَرَمٌ عَصَبي لِيفي
fibro-osteoma عَظْمُوم لِيفي ، وَرَم عَظْمي لِيفي
fibropapilloma وَرَمٌ حُلَيميّ لِيفيّ
fibroplasia تَلَيُّف ، التَّقْويمُ أو التَّرْميم اللّيفيّ
fibroplastic مُلَيِّف ، يُوَلِّدُ نَسيجاً لِيفيّاً
fibroplate صَفيحةٌ لِيفيَّة ـ غُضْروف مَفْصِلي لِيفي
fibropolypus مُرَجَّل لِيفي
fibropurulent لِيفيّ قَيْحيّ
fibroreticulate شَبَكيُّ الألياف
fibrosarcoma غَرَن لِيفي ، وَرَم لِيفي سَرْكُومي
fibroscope مِنْظار أليافي
fibrose يُلَيِّف ، يُكَوِّنُ أليافاً • لِيفيّ
fibroserous لِيفيّ مَصْليّ
fibrosis لُياف ، تَلَيُّف • حُؤولٌ لِيفي
cystic ~ لُيافٌ كِيسيّ
~ uteri تَلَيُّف الرَّحِم
fibrositis التِهابٌ لِيفيّ ، تَنَسُّجٌ لِيفيّ التِهابيّ
fibrothorax تَلَيُّف الصَّدْر
fibrotic مُتَلَيِّف
fibrous لِيفيّ ، ذو أليافٍ ، مُتَلَيِّف
fibula الشَّظِيَّة ـ القَصَبة الصُّغرى
fibular = fibularis شَظِيّ ، شَظَوي
field مَجال ، ساحة ، حَقْل
~ of vision مَجالُ البَصَر أو ساحَةُ الرُّؤية
figure شَكْل ، هَيْئة • عَدَد
filaceous = filamentous خَيْطيّ، ذو خُيوط
filament = filamentum خَيْط
Filaria الفِيلاريا ، الخَيْطِيّات ، الخَيْطيَّة
filariasis داءُ الفِيلاريا ، داءُ الخَيْطيّات
filaricide = filaricidal مُهْلِكُ الخَيْطيّات ، قاتِلُ الفِيلاريا
filiform خَيْطيُّ الشَّكْل ، خَيْطاني
filioparental والِديّ وَلَديّ
Filix سَرْخَس
filler حاشِية ، أداةُ الحَشْو • مادَّةُ الحَشْو

fillet شَبَكة ، عِصاب ، رِبْقة
filling حَشْوَة · حَشو ، مَلْء
film فِلْم ، غَشاوة ، قِشرة رَقيقة
filoma, filioma لِيفوم صُلْب ، وَرَم لِيفي صُلْب
filopod = filopodium شَواةٌ كاذِبة خَيطيَّة
filopressure الضَّغطُ بخَيْط
filovaricosis الدواليَّة الخَيْطيَّة
filter مِرْشحة ، مُرَشِّح ، ثِدام
filterable رَشُوح ، يُرَشَّح ، يَرتَشِحُ
filtrable, filterable رَشُوح ، راشِح
~ virus حُمَة راشِحة أو رَشُوح
filtrate رُشاحة ، راشِح
filtration تَرْشيح ، تَرَشُّح
filum خَيْط ، سِلْك
fimbria هُدْب ، خَمَل
fimbriate = fimbriated مُخَمَّل ، ذو أهداب ، هَدَبي
fimbriocele قِيلة خَمَليَّة ، فَتْق هَدَبي
finder مُوجِد ، واجِد · مِكْشاف
finger أُصْبع ، إصْبَعٌ
clubbed ~s تعَجُّرُ الأصابع
drum-stick ~ إصبَعٌ مِقرَعيَّة
index ~ إصبَع مُشيرة ، الشاهِدُ
ring ~ البِنْصِر
webbed ~ إصبَعٌ وَتْراءُ
fingeragnosia عَمَهُ الإصبَع ، عَدَمُ معرِفة الإصبَع
fingerprint بَصْمةُ الإصبَع ، بَصْمة
finger-sucking مَصُّ الأصابع
fire نار · داءُ الحُمْرة
first aid العَونُ الأوَّل ، إسعافٌ أوَّلي
first-intention القَصْدُ الأوَّل ، المَقْصَدُ الأوَّل
fission انفِلاق ، انشِطار ، انشِقاق ، انفِساخ
fissionable فَلُوق ، شَطُور
fissula شَقٌّ صَغير
fissura = a fissure شَقّ ، شُقاق ، فَلْق
fissure شُقاق أو شَقّ ، تَلَم أو فَلْح
anal ~ شُقاقٌ شَرَجي ، شُقاقُ الشَّرَج
facial ~ الشَّقُّ أو الفَلْح الوَجْهيّ
palpebral ~ الشَّقُّ الجَفْنيّ

fistula ناسُور ، ناصُور
blind ~ ناسُورٌ أعْوَر
gingival ~ ناسُور لِثَويّ
vesico-vaginal ~ ناسُورٌ مَثاني مَهْبِلي
fistulectomy خَزْعُ النّاسُور
fistulization, fistulation تَنَوْسُر ، نَوْسَرة
fistulo-enterostomy مُفاغَرة مِعَويَّة ناسُوريَّة
fistulotomy = fistulatomy بَضْعُ النّاسُور
fistulous ناسُوريّ ، مُصابٌ بالنّاسُور ، مُنَوسِر
fit نَوْبة · مُناسِب
fitness لِياقة
fixation تَثْبيت ، تَثَبُّت · الرُّؤية المَركَزيَّة
fixative مُثَبِّت
flabby خَريع ، رَهِل · هَشّ
flaccid رِخْو ، رَهِل ، مُتَرَهِّل
flagella; pl. of flagellum سِياط ، هُدُب مُهتَزَّة
flagellate سَوطيّ ، ذو سِياط ، مُسَوَّط
flagelliform سَوطيُّ الشَّكل ، ذُؤابيُّ الشَّكل
flagellosis داءُ السَّوطِيّات
flagellum سَوْط ، ذُؤابة ، هُدْبٌ مُهتزّ
flail سائِب ، مُرتَهِك
~ joint مَفْصِل مُخَلْخَل ، مَفصِل مُرتَهِك
flange حَرْف ، حافَّة
flank خاصِرة ، جَنْب ، كَشْح
flap سِدْلة ، جَزْلة ، شَريحة
flare وَهيج ، هِياجٌ نَسيجيّ
flask دَوْرَق ، قارُورة ، قُبابة
flat مُسَطَّح · غيرُ مَرِنٍ ، لا رَنينيّ
flatfoot قَدَمٌ مَسْحاء أو مُسَطَّحة ، قَدَم رَحّاء
flatulence انْدِياق ، تطَبُّلُ البَطْن
flatulent مَتَطَبِّل أو مَنتَفِخ البَطْن
flatus أرْياح ، غازات - في المَعِدة والأمعاء
flatworm دُودة مُسَطَّحة ، دُودة مَسْحاء
flavin فلافين ، صِبْغٌ أصْفَر
flavor = flavour نَكْهة ، طَعْم
flea بُرْغوث
flection = flexion انعِطاف ، ثَنْي
flesh لَحْم
goose ~ قُفوفُ الجِلْد

flex يَحْني ، يَثْني

flexibilitas cerea انثِنائيَّة شَمْعيَّة

flexibility = flexibilitas قابِليَّة الانثِناء

flexible = flexile قابِلُ الانثِناء ، لَيِّن

fleximeter مِقياسُ الانثِناء أو الانعِطاف

flexion انثِناء أو ثَنْي ، انعِطاف ، التِواء

flexor ثانِية ، عَضَلة ثانِية أو عاطِفة

flexura عَوَجة ، تَعْريج

flexure = flexura ثَنْية ، عَوَجة

sigmoid ~ الثَّنْية أو العَوَجة السِّينيَّة

flint ظِرّان ، صَوّان ، ظُرّ

floaters الطافِيات

floccillation = floccilegium = carphologia نَدْف ، نَتْف ـ عَبَث يَدَويّ

floccose نَدْفيّ ، سَبْخيّ

flocculation تَنَدُّف ، نَدْف ، تَسَبُّخ

floccule = flocculus نُدَيفة

flocculent نَديف

flocculoreaction تَفاعُل نَدْفي

flocculus نُدْفة ، نُدَيفة ، سُبَيْخة • فُصَيْصٌ نَدْفيّ في المُخَيخ

flora نَبيت ، المَجمُوعة النَّباتيَّة

intestinal ~ النَّبيتُ الجُرثُوميّ المِعَويّ

florid أحمَرُ زاهٍ ، متوَرِّد

floss خَيْط

flow تَدَفُّق ، انسِياب ، ثَرّ

flowers أزهار • عَقّار مُصَعَّد • الحَيْض

flowmeter مِقياسُ الجَرَيان ، مِقياسُ السَّرَيان

fluctuant مُتَمَوِّج

fluctuation تَمَوُّج

fluid سائِل ، مائِع

amniotic ~ النُّخْط

~ compartment حَيِّزُ السوائل

~ extract خُلاصةٌ سائلة

~ replacement إعاضةُ السوائل

fluidextract خُلاصة سَيّالة أو سائلة

fluidounce أونْصةُ السَّوائل

fluidram = fluidrachm دِرْهَمُ السَّوائل

fluke دُودةٌ مُثَقَّبة ، وُرَيقة

flumen مَجْرى ، جَدْوَل

fluorescein فلُورِسّين ، صِباغٌ وَمَضاني

fluorescence الوَمَضان ، التأَلُّق

fluorescent فَلْوَري ، مُتألِّق ، وَمَضاني ، لامِف

fluoridation, fluoridization الفَلْوَرة ، التفَلْوُر

fluoride فلُوريد ، فلُورور

fluorine الفلُور ـ عُنْصُر غازِيّ

fluorography تَصْوير فلُوري ، تَصْوير التألُّق

fluorometer مِقياسُ الفَلْوَريَّة ، مِقياسُ التألُّق

fluoroscope مِكشافُ الفَلْوَريَّة ، مِنظارُ التألُّق

fluoroscopy تَنْظير التألُّق ، تَنْظير وَمَضاني

fluorosis الانسِمامُ بالفلُور ، الداءُ الفلُوريّ

flush بَيْغ ، تَوَرُّد ، احمِرارُ الوَجْه

flutter رَفْرَفة

atrial ~, auricular ~ رَفْرَفة أُذَيْنيَّة

flux تَدَفُّق ، فَيْض • صاهِرة

bilious ~ فَيْضٌ صَفْراويّ

fly ذُبابة

tsetse ~ ذُبابةُ تِسِه تِسِه

foam رَغْوة ، زَبَد ، جُفاء

focal بُؤْريّ ، مِحْرَقيّ

focil = focile أحَدُ عِظامِ السّاعِد أو السّاق

focimeter مِكشافُ البُؤرة العَدَسيَّة

focus بُؤْرة

foetal = fetal حَميليّ ، جَنينيّ

foetid = fetid زَنِخ ، نَتِن ، آسِن

foetor = fetor نَتانة ، زَنْخة

foetus = fetus; embryo حَميل ، جَنين

fog ضَباب

foil صَفيحة ، طَلْحيَّة

fold طَيَّة ، ثَنْية

folie جُنون ، جِنَّة

folium وَرَقة

cerebellar ~ تَلْفيفة مُخَيخيَّة

follicle جُرَيْب ، حُوَيصِل

hair ~ جُرَيب الشَّعْر

follicular جُرَيبيّ ، جِرابيّ

folliculitis التِهابُ الجُرَيْبات

folliculoma جُرَيْبوم ، وَرَم جُرَيبيّ
folliculosis الجُرَيبيَّة ، كَثرةُ الجُرَيبات
folliculus = **follicle** جُرَيْب ، حُوَيصِل
~ lymphaticus جُرَيب لِمْفي
~ pili جُرَيب شَعْري
fomentation كِمادة · تَكْميد
fomes = **fomite** نَاقِلةُ العَدْوى - مِن غَيرِ الأطعِمة · عادِيَة ، أداةُ العَدْوى
fontanel, fontanelle يافُوخ ، يَأْفوخ
fonticulus يافُوخ الرَّقَبة - ثُغرةُ النَّحْرِ فوقَ القَصِّ ، اليافوخُ الصَّغير
food قُوت ، طَعام ، عُلاس ، عَلْس
~ additives مُضافاتُ الأطعِمة
~ allowance مُخَصَّصُ الطَّعام
staple ~ طَعامٌ أساسيّ
foot قَدَم
athlete's ~ سُعفةُ القَدَم
flat-~ قَدَمٌ مَسْحاءُ
~-and-mouth disease الحُمّى القُلاعيَّة
forage خَرْت ، ثَقْب
foramen ثُقْبة ، ثَقْب
~ magnum الثُّقبة العُظمى
~ ovale الثُّقبةُ البَيْضَويَّة
vertebral ~ الثُّقبة الفِقْريَّة
foraminiferous مُثَقَّب ، ذو ثُقوب
foraminulum ثُقَيب ، ثُقَيبة
force قُوَّة
forced قَسْريّ ، مُرْغَم
forceps مِلْقَط ، جَفْت
delivery ~ جَفْتُ تَوْليد
forcipate شِبْهُ المِلقَط أو شِبْه الجَفْت
forcipressure ضَغْط مِلقطي - لِوَقْف النَّزْف
forearm الذِّراع أو السّاعِد
forebrain مُقَدَّم المُخّ - الدِّماغُ الأماميّ
forefinger الإصْبَع السَّبّابة · الشاهِد
foregut المِعَى الأمامي · مُقَدَّم القَناة الهَضْميَّة
forehead الجَبْهة · الجَبين
forensic شَرْعيّ
~ medicine الطِّبّ الشَّرْعيّ
foreskin الغُرْلة ، القُلْفة
form شَكْل
formaldehyde فُورمالديهيد
formalin فُورمالين ، فُورمول
formation = **formatio** تَشْكيل ، تشَكُّل
reticular ~ تَكَوُّن شَبَكيّ
formication تَنَمُّل ، تَنْميل
formol الفُورمول
formula صِيغة ، مُعادَلة · وَصْفة
empirical ~ صِيغةٌ عُرفيَّة
molecular ~ صِيغة جُزَيئيَّة
formulary دُسْتُورُ أو كِتابُ الوَصْفاتِ الطبِّيَّة
formyl نَمْليل ، فُورميك
fornicate مُقَوَّس · يَزْني
fornication عُهْر ، زِنى
fornix قَبْو ، قَبْوة ، رِواق
~ cerebri قَبْو المُخّ
~ pharyngis قَبْوُ البُلْعوم
~ vaginae قَبْو المَهْبِل
fossa حُفْرة ، نُقْرة ، فَحْصة
acetabular ~ الحُفرةُ الحُقِّيَّة
iliac ~ الحُفرة الحَرقَفيَّة
jugular ~ الحُفرة الوِداجيَّة
navicular ~ الحُفرة الزَّورَقيَّة
temporal ~ الحُفرة الصُّدغيَّة
fossula, fossulet حُفَيرة ، نُقَيرة ، فُحَيصة
foudroyant = **fulminant** صاعِقي · صاعِق
foulage تَمْسيد - نوعٌ من الدَّلْك ، تَعْصير
foulbrood حُمّى الطَّرْد - تُصيبُ نَحْلَ العَسَل
foundation أساس ، قاعِدة
fourchet, fourchette عُوَيكِشَة
fovea نُقْرة ، حُفْرة
foveal نُقْريّ
foveate = **foveolate** ذو نُقَيرات ، مَنْقور
foveola نُقَيرة ، حُفَيرة
foveolate مُنقَّر ، بِهِ نُقَيرات
fraction جُزْء
fractional تَجزيئيّ أو تَجْزِئيّ ، جُزْئيّ
~ crystallisation تَبلُّر أو تَبَلْوُر تَجْزيئيّ

~ distillation تَقْطير تَجْزيئيّ أو تَفاضُليّ
fractionation تَجْزيء ، تَقْطيرٌ تَجْزيئيٌّ أو تَفاضُليّ
fractography التَّصوير التَّجْزيئيّ
fracture = fractura كَسْر
comminuted ~ كَسْرٌ مُفَتَّت
compound ~ كَسْر مَكْشُوف أو مَفْتوح
greenstick ~ كَسْرُ الغُصْن النَّضير ، وَصْم
impacted ~ كَسْرٌ مُكَنَّف أو مُتَناشِب
incomplete ~ كَسْر ناقِص ، الخَضَد
spiral ~ كَسْر حَلَزوني
fraenum = frenum لِجام ، عِنان
fragile هَشّ
fragilitas = fragility هَشاشة أو هُشوشة
~ crinium قَصَفُ الشَّعْر
~ ossium هَشاشةُ العِظام
fragility هُشوشة أو هَشاشة ، عُطوبيَّة ، وَهْي
fragilocyte خَلِيَّة هَشاشيَّة ، خَلِيَّة قَصِفة
fragilocytosis تَكَثُّر الخَلايا القَصِفة
fragment شُدْفة ، كِسْرة ، فُتاتة ، قِطْعة ، شَظِيَّة
fragmentation تَشَدُّف ، تَقَطُّع ، تَفْتيت
framboesia = frambesia =
framboesioma = yaws الداءُ العُلَّيْقي
framework هَيْكَل ، إنشاءٌ إطاري
frankincense بَخُور ، لُبان ، عِطْر راتِنجي
freckle نَمَش
freezing تَجْميد ، تَجَمُّد
fremitus حَسيس ، حَفيف ، اهتِزاز ، رَفيف
hydatid ~ الحَفيفُ الكيسمائيّ
tactile ~ الاهتِزازُ اللَّمْسي أو المَسّي
tussive ~ الحَفيفُ السُّعاليّ
frenosecretory لاجِمٌ أو كابِح الإفراز
frenotomy قَطْعُ اللِّجام ، قَطْعُ قَيْد اللِّسان
frenulum لُجَيم ، قَيْدٌ صَغير ، شِكال ، شُعْبة
~ labii inferioris لُجَيمُ الشَّفة السُّفليَّة
~ labii superioris لُجَيم الشَّفة العُليا
~ linguae لِجامُ اللِّسان
frenum = fraenum لِجام ، عِنان ، شِكال
frenzy جُنون ، غَضَبٌ جُنونيّ ، جِنَّةُ الغَضَب

frequency تَواتُر ، تَكَرُّر
~ distribution تَوزيعُ التَواتُر
freudian فُرُويْديّ – خاصٌّ بِـ «نَظَريَّة فُرُويْد»
friable هَشّ ، عَطُوب ، قَصِف ، فَرِيك
friction احتِكاك
frigidity فُتور ، بُرودة
frigolabile مُتلَفٌ بالبَرْد ، عَطُوب بالبَرْد
frigorific مُبَرِّد
frigostable = frigostabile ثابِتٌ عَلى البُرودة ، عَصِيٌّ عَلى البَرْد
frigotherapy الاستِبْراد ، المُداواةُ بالبُرودة
frog ضِفْدَع
frolement دَلْك ، حَفيف
frondose خَمْليّ ، ذو خَمْل
frons = front جَبْهة
frontad جابِه ، صَوْبَ الجَبْهة
frontal جَبْهي
~ suture الدَّرْز الجَبْهي
frontalis muscle العَضَلة الجَبْهيَّة
frontipetal مُستَجْبِه ، باتِّجاه الجَبْهة
frontomalar جَبْهيّ وَجْنيّ
frontonasal جَبْهي أنْفي
fronto-occipital جَبْهيّ قَفَويّ ، جَبْهيّ قَذاليّ
frontoparietal جَبْهي جِداري
frontotemporal جَبْهيّ صُدْغيّ
frost صَقيع ، صَرْد
frostbite شَرَث ، عَضَّة أو لَسْعة الجَليد
frottage النِّكاحُ بالحَفّ ، حَفّ ، احتِكاكٌ (بِمَلابِس الجِنْس الآخَر)
fructivorous ثامِر ، آكِلُ الثَّمَر
fructose = fructus فرُكتوز ، سُكَّر الفاكِهة
fructosuria بِيلة فرُكتوزيَّة ، بِيلةُ سُكَّر الفاكِهة
fruit ثَمَرة ، مَبيضُ النَّبات النامي
frustration إحْباط ، تَخْييب
FSH (follicle stimulating hormone) هُرمونُ حَثِّ الجُرَيبات
fuchsinophil = fuchsinophilic =
fuchsinophilous سَهْلُ الاصطِباغ بالفُوكسين
fucus فُوقَس – حَشيشةُ البَحْر

fugacity المَيلُ لِلشُّرود
fugue شُرود ، شُراد
fulgerize = fulgurize يَصْعَق ، يُعالِجُ بالصَّعْق أو بالإصعاق
fulgurant = fulgurating صاعِق ، بارِق
fulgurate يَصْعَق ، يُومِض
fulguration صَعْق ، إصْعاق
fulminant, fulminating; foudroyant مُداهِم ، خاطِف ، صاعِق
fulminate يُداهِم ، يُفاجِىء
fumigant مُبَخِّر ، مادَّة للتَّبْخير
fumigation تَبْخير ، تَدْخين
function = functio عَمَل ، وَظيفة
functional وَظيفيّ ، عَمَليّ
~ disorder اضطِرابٌ وَظيفيّ
fundal = fundic قَعْريّ ، قاعِيّ
fundament أساس ، أصْل · مَقْعَدة ، دُبُر
fundectomy اسْتِئصالُ القَعْر
fundiform مِقْلاعيُّ الشَّكْل
fundus قَعْر ، قاع ، قَرارة
~ oculi قَعْرُ العَيْن ، قاعُ العَيْن
~ uteri قَعْر الرَّحِم ، قاعُ الرَّحِم
funduscope مِنْظارُ القاع ، مِنْظارُ قاعِ العَيْن
funduscopy تَنْظيرُ القاع ــ قَعْر العَيْن
fundusectomy استِئصالُ قَعْرِ المَعِدة
fungal فُطْري
fungemia فُطورُ الدَّم
fungi فُطْر ، كَمْء ، فُطور ، فُطُر
fungicide مُتْلِف الفُطور ، مُبيدُ الفُطْر
fungiform فُطْريُّ الشَّكْل
fungistasis رَدْعُ أو صَدُّ نُمُوِّ الفُطور
fungitoxic سامُّ الفُطور
fungoid شِبْهُ الفُطْر ، فُطْرانيّ
fungosity تَفَطُّر ، نُمُوٌّ فُطْريّ
fungous فُطْريّ ، كَمْئيّ
fungus; pl. fungi فُطْرة ، كَمْأة ، فَقْع
funic حَبْليّ ــ مُتَعَلِّق بالحَبْل السُّرِّيّ
~ souffle نَفْخةُ السُّرر
funicle, funiculus حُبَيْل ، الحَبْلُ السُّرّي
funiculitis التِهابُ الحَبْلِ المَنَوي · التِهابٌ حَبْلي
funiculus, funicle حَبْل · السُّرّ أو الحَبْلُ السُّرّي · الحَبْلُ المَنَوي
funiform حَبْليُّ الشَّكْل
funis حَبْل · السُّرّ ، حَبْلُ السُّرَّة ، السَّرَر
funnel قِمْع
funny bone عَظْمُ الكُوع
F.U.O. (fever of undetermined origin) حُمّى مَجْهولةُ المَنْشأ
fur فَرْوة · كَمْخةُ اللِّسان
furcal شُوَيكيّ أو شوكيّ
furcula, furculum شُوَيكة ، ذاتُ الشُّعْبَتَيْن ــ في الحَنْجَرة المُضْغيَّة
furfuraceous نُخاليّ
furibund فائِر ، هائِج
furor فَوْرة ، هِياج ، غَضَب ، سُعُر
~ epilepticus فَوْرة صَرْعِيَّة
furrow أُخْدود ، تَلَم ، مِيزابة ، فَلْح ، نَقْبة
gluteal ~ شَحْر ــ المِيزابةُ بينَ الأليَتَيْن
furrowed مُتَلَّم ، مُخَدَّد
furuncle دُمَّل ، وَحْص ، بَثْرة
furuncular ذو دَمامِلَ أو دُمَّليّ
furunculoid دُمَّلانيّ ، شِبْهُدُمَّليّ
furunculosis دُمال ، تَدَمُّل ، داءُ الدَّمامِل
furunculus, furuncle دُمَّل
fuse صَهيرة ــ سِلْكٌ صَهور ، فاصِمة · ينصَهِرُ
fusible صَهُور ، قابِلُ الصَّهْر أو الذَوَبان
fusiform مِغْزَليُّ الشَّكْل
fusion اندِماج · انصِهار ، صَهْر ، إذابة
Fusobacterium مِغزَلِيَّة ، بَكْتِرِيَة مِغزَلِيَّة
fusocellular, fusicellular مِغزَليُّ الخَلايا
fusospirillary مِغْزَليّ حَلَزونيّ
fusospirillosis داءُ المِغزَلِيّات والحَلَزونِيّات
fusospirochetal مِغزَليّ لوَلَبيّ
fusostreptococcicosis داءُ المِغزَلِيّاتِ والمُكَوَّرات العِقْدِيَّة
fustigation جَلْدٌ شَبَقيّ
fusus جِرْمٌ مِغزَليّ
fututrix مُساحِقة

G, g

gadget أداةٌ ، نَبيطة
gafeira الجُذام
gag كِعام أو مِكْعَم ، مُفرِّقُ الفَكَّيْن · يتهوَّعُ
gait مِشْيَة
ataxic ~ مِشْيةٌ لا انتِظاميَّة ، مِشْية رَنَحيَّة
cerebellar ~ مِشْيةٌ مُخَيْخيَّة ، مِشْية ترَنُّحيَّة
steppage ~ مِشْيَة خَبَبيَّة ، مِشْية حَرَديَّة ـ عاليةُ الخَطْو
swaying ~ مِشْيَة تَرَنُّحيَّة
galactacrasia = **galactocrasia**
نَقيصةُ اللَّبَن ـ عَيْبٌ في لَبَن المُرضِع
galactagogue = **galactogogue**
مُدِرُّ الحَليب ، مُدِرُّ اللَّبَن ، مَلْبَنة
galactidrosis عَرَقٌ لَبَنيّ
galactoblast أرومةٌ لَبَنيَّة ، جَذَعة لَبَنيَّة
galactocele قِيلةٌ لَبَنيَّة ، كُيَيْس لَبَنيّ ، كِيسةٌ لَبَنيَّة
galactoma, galactocele قِيلة لَبَنيَّة
galactometer مِقياسُ ثِقْلِ اللَّبَن النَّوعيّ
galactophagous لابِن ، مُعتاشٌ على اللَّبَن
galactophlebitis التِهابُ الأورِدة اللَّبَنيَّة
galactophore = **galactophorous**
ناقِلُ اللَّبَن · مَسالُ اللَّبَن
galactophygous حابِسُ اللَّبَن
galactoplania = **galactometastasis**
انتِقالُ اللَّبَن ، انبثاثُ اللَّبَن
galactopoietic مُكوِّنُ أو مُولِّد اللَّبَن
galactorrhea ثَرُّ اللَّبَن ، دِرَّة ، ثَرَّةُ الحَليب
galactoschesis انقِطاعُ اللَّبَن أو احتِباسُه
galactose سُكَّرُ اللَّبَن ، لاكْتُوز ، غالَكْتوز
galactosemia وُجودُ سُكَّرِ اللَّبَن في الدَّم ، غَلَكتوزميَّة ، دَمٌ غالَكْتوزيّ
galactosis تلبُّن ، إفرازُ اللَّبَن أو تكوُّنُه
galactostasia = **galactostasis**
رُكودُ اللَّبَن . انقِطاعُ اللَّبَن
galactosuria بِيلةٌ سُكَّريَّة ، بَوْلٌ سُكَّريّ
galactotherapy المُداواةُ باللَّبَن ، الاستِلْبان
galactoxism التسمُّم باللَّبَن
galacturia بَوْلٌ لَبَنيّ ، بِيلة لَبَنيَّة
galea قَلَنْسُوة ، خُوذة
~ aponeurotica قَلَنْسُوةٌ صِفاقيَّة
galenica = **galenicals** = **galenics**
أدْوِيةٌ جالِينيَّة ـ أدوِيةٌ مُستحضَرة مِن العُضْويّات (بالمُقارَنة معَ الكِيماويّات الصِّرْفة)
galeropia = **galeropsia** رُؤْية صافية
gall; bile الصَّفْراء ، المِرَّة · عَفْصة
gallbladder المَرارة ، الحُوَيصِلةُ الصَّفراويَّة
gallop عَدْو ، خَبَب
gallstone حَصاةٌ صَفْراويَّة
galvanism غَلْفانيَّة ، كَهرَباءُ غَلْفانيَّة
galvanocautery وَسْمٌ غَلْفانيّ ، كَيٌّ غَلْفانيّ
galvanolysis انحِلالٌ غَلْفانيّ ـ كَهْرَبيّ
galvanometer مِقياسٌ غَلْفانيّ
galvanopalpation جَسٌّ غَلْفانيّ

galvanosurgery جِراحةٌ غَلْفانيَّة ـ استِعمالُ الكَهرَباء الغَلفانيَّة بالجِراحة
galvanotaxis جَذْبٌ غَلفانيّ
galvanotherapy = galvanotherapeutics المُعالَجةُ الغَلْفانيَّة
galvanothermy الاستِحْرارُ الغَلْفانيّ
galvanotropism الانتِحاءُ الغَلْفاني
gamete مَشيج ، عِرْس ، خَليَّةٌ تَناسُليَّة
gametic عِرْسيّ ، مَشيجيّ ، تَناسُليّ
gametoblast الأرومة أو الجُرثُومة المَشيجيَّة
gametocide = gametocidal مُبيدُ الأمشاج، مُتلِف الأعراس ، مُهلِك الخَلايا التناسُليَّة
gametocyte الخَليَّة المَشيجيَّة ، خَليَّة عِرْسيَّة
gametogenesis = gametogeny التَمَشُّج ، تكَوُّن الأمشاج ، تولُّد الأعراس
gametogonia = gametogony التناسُل المَشيجيّ أو الأعراسيّ
gametology مَبْحَث الأمشاج ، مَبْحَث الأعراس
gametophagia = gamophagia التِهامُ المَشيجَيْن ـ اختِفاءُ الأعراس
gamic جِنْسيّ ، تَناسُليّ
gamma غاما
gammopathy اعتِلالٌ غاميّ ، اعتِلالٌ غلُوبلينيّ
gamogenesis التناسُلُ الجِنْسيّ
gamophobia رَهْبةُ الزَّواج ، كُرْهُ الزَّواج
gampsodactylia, clawfoot تَقوُّس الأصابع ، قَدَمٌ مِخلَبيَّة
gangliasthenia وَهنٌ عُقْدي
gangliectomy = ganglionectomy نَزْع أو قَطْعُ عُقْدة ، استِئصالُ العُقدة
gangliform = ganglioform عُقْديُّ الشَّكل
gangliitis = ganglionitis التِهابُ العُقدة
ganglioblast أرومةٌ عُقديَّة . جَذَعة عُقديَّة
gangliocyte خَليَّةٌ عُقديَّة
gangliocytoma وَرَمٌ عُقْديُّ الخَلايا
ganglioma عُقْدُوم ، وَرَمٌ عُقْديّ
ganglion; pl. ganglia عُقْدة ، عُجْرة
  cervical ~ عُقْدةٌ رَقبيَّة
  ciliary ~ عُقْدة هُدابيَّة أو هُدابويَّة
  lymphatic ~ العُقْدةُ اللِّمْفيَّة أو اللَّنفيَّة
  sacral ~ عُقدة عَجُزيَّة
  solar ~ العُقدة الشَّمْسيَّة
  spinal ~ عُقدة نُخاعيَّة
  sympathetic ~ العُقدة السِّمبثاويَّة
  vertebral ~ عُقدة فِقْريَّة
ganglionated ذُو عُقَد
ganglionectomy استِئصالُ العُقْدة
ganglioneure خَليَّة عُقديَّة
ganglioneuroma عَصَبُوم عُقديّ
ganglionic عُقْديّ
ganglionitis التِهابُ العُقدة
ganglionoplegic شالٌّ عُقْديّ . شَللي عُقْديّ
gangliopathy اعتِلالٌ عُقديّ
ganglioplegia شَلَلٌ عُقْدي
gangosa تقَرُّحٌ أنفيّ حَلْقيّ
gangrene مُوات ، غَنْغَرة أو غَنْغَرينا
  dry ~ مُوات ، غَنْغَرينا جافَّة
  gas or gaseous ~ مُواتٌ غازيّ
  senile ~ غَنْغَرينا شَيْخوخيَّة
  symmetric ~ مُواتٌ مُتَناظِر
gangrenosis تَغَنْغُر
gangrenous مُواتيّ ، غَنْغَرينيّ
ganoblast = ameloblast أرومةُ المِيناء
gap فَتْرة ، فُسْحة ، فُتْحة ، فَجْوة ، فَضْوة
  auscultatory ~ هُوَّة تَسَمُّعيَّة
gargalesthesia حِسُّ النَّدْغ ، حِسُّ الدَّغْدَغة ، حِسُّ النَّغز
gargarism, gargarisma غَرْغَرة ، غَرُور
gargle غَرْغَرة ، يُغَرْغِر
gargoylism غَرْقَليَّة ، خَتَلٌ مُتعَدِّد
garrot, maillot عاصِبة ، مِكْرَبة ، قِماط
gas غاز
  inert ~ غازٌ غُفل ، غازٌ خامِل
  laughing ~ غازٌ مُضْحِك
gaseous = gasiform غازيّ
gasometer مِقياسُ الغاز ، وِعاءُ غازٍ مُدَرَّج
gasp لُهاث ، يَلْهَث
gassed مَسْمُومٌ بالغاز

Gasserian ganglion عُقْدةُ غاسِر

gaster = stomach مَعِدة

gasteralgia = gastralgia وَجَعُ المَعِدة

gastradenitis التِهابُ غُدَد المَعِدة

gastral مَعِدي

gastralgia, gastrodynia أَلَمُ المَعِدة

gastrasthenia وَهَنُ المَعِدة

gastratrophia ضُمور المَعِدة

gastrectasia = gastrectasis تَمَدُّد المَعِدة

gastrectomy استِئصالُ المَعِدة ، جَبُّ المَعِدة – خَزْعُ المَعِدة أو جُزْءٍ مِنها

gastric مَعِدي

~ juice عُصارةٌ مَعِديَّة

~ ulcer قَرْحة مَعِديَّة

gastrin غاسْتْرين ، مَعِدين – هُورمون مَعِديّ

gastritic مَمْعُود – مُصابٌ بالتِهابِ المَعِدة

gastritis التِهابُ المَعِدة

gastr(o)- سابِقة تَدُلُّ على العَلاقة بِـ «المَعِدة»

gastroadenitis التِهابُ غُدَد المَعِدة

gastroadynamic مُختَصٌّ بارتِخاء المَعِدة

gastroanastomosis مُفاغَرةُ المَعِدة

gastroatonia وَهَنُ المَعِدة ، رَخاوةُ المَعِدة

gastroblennorrhea ثَرُّ مُخاطِ المَعِدة

gastrocele قِيلةٌ مَعِدية ، فَتْقٌ مَعِديّ

gastrocnemius (muscle) العَضَلةُ التَّوأَمِيَّةُ الساقِيَّة ، عَضَلةُ بَطْنِ السّاق

gastrocoele فُتْحةُ المِعَى البَدائيّ

gastrocolic مَعِديّ قُولونيّ

gastrocolitis التِهابُ المَعِدة والقُولون

gastrocoloptosis هُبوطُ المَعِدة والقُولون

gastrocolostomy مُفاغَرة المَعِدة والقُولون

gastrocolotomy شَقٌّ المَعِدة والقُولون

gastrodiaphane مِنْوارُ المَعِدة، مِكْشافُ المَعِدة

gastrodiaphanoscopy = gastrodiaphany مُعايَنة المَعِدة الشُّفوفيَّة ، تَنويرُ المَعِدة

gastroduodenal مَعِديّ عَفَجيّ

gastroduodenitis التِهابُ المَعِدة والعَفَج

gastroduodenoscopy تَنْظير المَعِدة والعَفَج

gastroduodenostomy مُفاغَرة مَعِديَّة عَفَجيَّة

gastrodynia أَلَمُ المَعِدة

gastroenteralgia أَلَمُ المَعِدة والأمعاء

gastroenteric مَعِديّ مِعَويّ

gastroenteritis التِهابُ المَعِدة والأمعاء

gastroenteroanastomosis مُفاغَرةٌ مَعِديَّةٌ مِعَويَّة ، مُفاغَمةُ المَعِدة بالمِعَى

gastroenterocolitis التِهابُ المَعِدة والمِعَى الدَّقيق والقُولون

gastroenterocolostomy مُفاغَرةٌ مَعِديَّةٌ مِعَويَّةٌ قُولونيَّة ، مُفاغَمة المَعِدة بالمِعَى وبالقُولون

gastroenterologist طَبيبُ الجِهاز الهَضْميّ

gastroenterology مَبْحَث المَعِدة والأمعاء

gastroenteropathy اعتِلالٌ مَعِدي مِعَوي

gastroenteroplasty رَأْبُ المَعِدة والأمعاء

gastroenteroptosis تَدَلِّي المَعِدة والأمعاء

gastroenterostomy مُفاغَرة مَعِديَّة مِعَويَّة

gastroenterotomy شَقٌّ المَعِدة والأمعاء

gastroepiploic مَعِديّ ثَرْبيّ

gastroesophagitis التِهابُ المَعِدة والمَريء

gastroesophagostomy مُفاغَرة المَعِدة بالمَريء

gastrogastrostomy مُفاغَرةُ طَرَفَي المَعِدة

gastrogavage إِزْقام مَعِديّ ، تَزْقيم مَعِديّ

gastrogenous = gastrogenic مَعِديُّ المَنْشأ

gastrograph مِخْطاطٌ مَعِديّ ، مُخَطِّط مَعِديّ

gastrohelcosis تَقَرُّحُ المَعِدة

gastrohepatic مَعِديّ كَبِديّ

gastrohepatitis التِهابُ المَعِدة والكَبِد

gastroileostomy مُفاغَرة مَعِديَّة لَفائفيَّة

gastrointestinal مَعِديّ مِعَويّ

gastrojejunostomy مُفاغَرةُ المَعِدة بالصائم

gastrokinesograph مِخْطاطُ حَرَكاتِ المَعِدة

gastrolienal مَعِديّ طِحاليّ

gastrolith حَصاةٌ مَعِديَّة

gastrolithiasis التَحَصِّي المَعِديّ

gastrologist اختِصاصيٌّ بالمَعِدة

gastrology مَبْحَث المَعِدة

gastrolysis تَحْريرُ المَعِدة

gastromalacia لَدانةُ المَعِدة

gastromegaly كِبَرُ المَعِدة

gastromycosis فُطْر مَعِديّ
gastromyxorrhea سَيَلانٌ مَعِديّ مُخاطيّ
gastronesteostomy = gastrojejunostomy مُفاغَرة مَعِدية صائميّة
gastroparalysis = gastroparesis شَلَلُ المَعِدة
gastropathy اعتِلالُ المَعِدة ، اعتِلالٌ مَعِديّ
gastropexy = gastropexis تَثْبيتُ المَعِدة
gastrophotor مُصَوِّرةُ المَعِدة
gastrophrenic مَعِديّ حِجابيّ
gastroplasty رَأْبُ المَعِدة ، تَقويمُ المَعِدة
gastroplegia شَلَلُ المَعِدة
gastroplication غَبْنُ المَعِدة ، ثَنْيُ المَعِدة
gastroptosis = gastroptosia الدَّحْو ، تدَلّي المَعِدة ، هُبوطُ المَعِدة
gastropylorectomy استِئصالُ بَوّابِ المَعِدة
gastropyloric مَعِديّ بَوّابيّ
gastrorrhagia نَزْفٌ مَعِديّ – نَزْفٌ في المَعِدة
gastrorrhaphy رَفْوُ المَعِدة ، خِياطةُ المَعِدة
gastrorrhea سَيَلانٌ مَعِديّ ، ثر معدي
gastrorrhexis تَمَزُّقُ المَعِدة
gastroschisis فَلْعُ جدار البطن الخلقي
gastroscope مِنظارُ المَعِدة
gastroscopy تَنْظيرُ المَعِدة
gastrosis مُعاد – داءٌ مَعِديّ إطْلاقاً
gastrospasm تَشَنُّجُ المَعِدة
gastrospiry, aerophagy ابتِلاعُ الهَواء
gastrosplenic مَعِديّ طِحاليّ
gastrostaxis نَزٌّ دَمَويّ مَعِديّ ، نَزَزٌ مَعِديّ
gastrostenosis ضِيقُ المَعِدة ، تَضَيُّق المَعِدة
gastrostogavage إزقامٌ بناسُورٍ مَعِديّ
gastrostolavage غَسْلُ المَعِدة بناسُورٍ مَعِديّ
gastrostoma ناسُور مَعِديّ ، فُغْرة مَعِديّة
gastrostomy = gastrostomosis فَغْرُ المَعِدة ، تَفْميمُ المَعِدة
gastrosuccorrhea ثَرٌّ عُصارةِ المَعِدة
gastrotome مِقْطَعُ المَعِدة
gastrotomy شَقُّ المَعِدة
gastrotonometer مِقياسُ الضَّغْط المَعِديّ
gastrotoxin ذِيفانٌ مَعِديّ ، تُكْسِين مَعِديّ
gastrotympanites تطَبُّل مَعِدي
gastroxynsis فَرْطُ حُموضةِ المَعِدة
gastrula مُعَيْدة – الدَّورُ المُضْغيّ عَقِبَ الجُذَيعة ، الحُوَيصِلة الفُوهيّة
gastrulation تكَوُّن المُعَيدة
gatism احتِباس – مُستَقيميّ أو مَثانيّ
gauge مِعْيار ، عِيار
gauntlet قُفّاز
gauze شاش ، غَزّي
gavage تَزْقيم ، إزْقام – التَّغْذيةُ بِمِسبارٍ مَعِديّ
gaze يُحَمْلِق • حَمْلَقة
Geiger counter عَدّادُ غَيْغَر
gel = gelatum جَلّ ، هُلامة
gelasmus ضِحْكٌ هِسْتِريائيّ
gelatification تجَمُّد ، تهَلُّم
gelatin = gelatine = gelatinum هُلام ، جِلاتين
gelatinase أنزيمٌ جِلاتينيّ
gelatiniferous مُكَوِّنُ أو مُنتِجُ الهُلام
gelatinize يُجَلْتِن ، يُهَلْمِن
gelatinoid هُلامانيّ ، نَظيرُ الهُلام
gelatinous هُلاميّ ، جِلاتينيّ
gelation تجَمُّد ، هَلْمَنة
gelose, glue جَلُوز ، غِراء
gelosis جُماد – كُتلةٌ نَسيجيّة جامِدة
gemellology مَبْحَثُ التَّوائم والتَّوأمة
gemellus تَوأم
geminate, geminous تَوأميّ ، شَفع
gemini = pl. of geminus تَوائِم – جَمْعُ تَوأم
gemma; pl. gemmae بُرْعُم ، زِرّ
gemmangioma وَرَمٌ بُرعُميّ وِعائيّ
gemmation تبَرْعُم ، بَرْعَمة
gemmule بُرَيعِم ، بُرَيهِم
genal وَجْنيّ ، خَدّيّ
gene جِين ، جِينة ، مُوَرِّثة
dominant ~ جِينٌ سائد
mutant ~ جِين طافِر
recessive ~ جِينٌ صاغِر

sex-linked ~ جينٌ مُرتبط بالجِنْس
genera = pl. of genus أجْناس
general عامّ ، عُموميّ ، شامِل
~ practitioner (GP) طَبيبٌ عُموميّ
generalization تَعْميم ، شُمول
generate يُوَلِّد
generation تَناسُل ، تَوَلُّد ، تَكْوين • جيل
spontaneous ~ تَوَلُّد عَفْويّ
generative تَوَلُّديّ ، تَكْوينيّ ، تَناسُليّ
generic أجناسيّ ، جِنْسيّ ، جَنيس
genesiology مَبْحَث التناسُل ، مَبْحَث التَوَلُّد
genesis نُشوء ، خَلْق ، تَوْليد ، تَكْوين
genestatic قاطِعُ التَنَوُّع
genetic نُشوئيّ ، خَلْقيّ • وِراثيّ
~ code رامُوزُ الجينات ، رامُوزٌ وِراثيّ
geneticist اختِصاصيُّ الوِراثة
genetics عِلْمُ الوِراثة ، الوِراثيّات
genetotrophic وِراثيّ تَغَذَويّ
genetous خِلْقيّ ، وِلاديّ ـ مُنذُ الحَياة الجَنينيَّة
genial = **genian** ذَقَنيّ
genic جينيّ ، وِرْثيّ
genicular رُكْبيّ
geniculate يُشبِهُ الرُّكبة ، مُنْحَنٍ كالرُّكْبة
geniculum رُكَيبة ، رُكْبة ، حَنْيَة
genioglossus muscle العَضَلة الذقَنيَّة اللِّسانيَّة
geniohyoid ذَقَنيّ لاميّ
genion ذُقَيْن ـ نُقْطةٌ على قِمَّة الحَدَبة الذَّقَنيَّة
genioplasty التَّقْويمُ أو الرَّأبُ الذقَنيّ
genital تَناسُليّ ، مُتَعَلِّق بأعضاءِ التناسُل
genitalia, genitals أعضاءُ التناسُل
external ~ القُبُل ، أعضاءُ التناسُل الظاهِرة
genitals أعضاءُ التناسُل
genitocrural = **genitofemoral** تَناسُليّ فَخِذيّ
genitoinfectious زُهَريّ
genitoplasty رَأبٌ تَناسُليّ ، تَقْويمٌ تَناسُليّ
genitourinary بَوْلي تَناسُلي
genius عَبْقَريَّة • صِفة مُمَيِّزة
genoblast أرومةٌ تَناسُليَّة
genodermatology مَبْحَث أمراضِ الجِلْدِ الوِراثيَّة
genodermatosis داءٌ جِلْديّ وِراثيّ
genome مَجين ، كُتْلة الخِلْقة
genotype نَمَط جينيّ
genotypic مُتعَلِّق بنَمَط الوِراثة أو بمِثالِ الخِلْقة
gentian جَنْطِيان
~ violet بَنَفْسَجِيُّ الجَنْطيان ـ صِبْغ
genu الرُّكْبة ، رُكْبة
~ valgum رُكْبةٌ رَوْحاء ، رُكْبة حَنْفاء
~ varum رُكْبةٌ فَحْجاء
genual رُكْبيّ
genucubital رُكْبيّ مِرْفَقيّ
genuflexion ثَنْيُ الرُّكْبة أو الرُّكْبَتَيْن
genus جِنْس
genyantrum غارُ الفَكِّ العُلْوي ـ جَيْبُ هَيْمور
genyplasty تَقْويمُ الخَدّ
geode وَقْبة ، كَهْف
geomedicine طِبُّ البيئة والمُحيط
geopathology وَصْفُ العَلاقة الأرضيَّة بالأمراض
geophagia = **geophagism** =
geophagy = **geotragia** أكْلُ التُّراب
geotropism = **geotaxis** انتِحاءٌ أرْضيّ
geratic شَيْخوخيّ ، مُتعَلِّق بالشَّيخُوخة
geratology, gereology مَبْحَث الشَّيخُوخة
gerbil يَرْبُوع ، جَرْبُوع ـ أحَدُ القَوارِض
geriatric شَيْخُوخي ، مُتعَلِّق بأمراض الشَّيخوخة
geriatrics طِبُّ الشَّيخوخة
geriopsychosis نُفاسٌ شَيْخوخيّ ، سَبَه
germ جُرْثوم أو جُرثُومة • الحُيَيُّ الأصل
~ cell خَليَّة جِنْسيَّة ، خَليَّة تَناسُليَّة
morbid ~ جُرثُوم مُمْرِض أو جُرثُوم مَرَضيّ
German measles, rubella حَصْبة ألمانيَّة
germicidal مُبيدُ أو مُهْلِك الجَراثيم
germicide مُتْلِفُ أو قاتِل الجَراثيم
germinal جُرثُوميّ ، إنْتاشيّ ، نَتَشيّ ، رُشَيميّ
germinant نابِت ، باذِر
germination إنْتاش ، تَفْريخ ، إنْبات
germinative مُنْتِش ، مُنبِتٌ ، إنْتاشيّ

gerocomia = gerocomy = gerokomy الاعتِناءُ بالشُّيوخ ، العِنايةُ الصِّحِّيَّة في الشَّيخوخة
geroderm(i)a جِلْد شَيْخيّ أو شايِخ
gerodontics = gerodontia العِنايةُ بأسنانِ الشُّيوخ ، طِبُّ الأسنانِ الشَّيخوخيّ
geromarasmus هُزالُ الشَّيخوخة
geromorphism هَرَم شَيْخوخي مُبتَسَر
gerontal مُتعلِّق بالشَّيخوخة ، شَيْخوخيّ
gerontologist طَبيبُ الشُّيوخ
gerontology طِبُّ الشُّيوخ ، عِلْمُ الشَّيخوخة
gerontopia = senopia بَصَرُ الشَّيخوخة
gerontotherapeutics = gerontotherapy مُعالَجة الشَّيخوخة ، مُداواةُ الشُّيوخ
gestation, pregnancy حَمْل ، حَبَل
gestosis الانسِمامُ الحَمْليّ
giant عِمْلاق ، عَرْطَل ، مارِد
  ~ cell خَليَّةٌ عَرْطَليَّة
giantism, gigantism عَرْطَليَّة ، عَمْلَقة
Giardia الجِيارديّات ، حُيَيْواناتٌ أوَّليَّة سَوْطيَّة
giardiasis داءُ الجِيارديّات
gibbosity احديداب ، حَدَبة
gibbous حَدِبٌ ، أحْدَبُ ، مُحَدَّب
gid = staggers الدُّوار ـ السَّدَر
giddiness دُوار ، دُواخ
gigantism عَمْلَقة ، عَرْطَليَّة
gigantoblast أرومةٌ عَرْطَليَّة
gigantocyte خليَّةٌ عَرْطَليَّة ـ خَليَّة حَمْراء كَبيرة
gigantosoma عَرْطَلة ، عَمْلَقة
gill غَلْصَم ، خَيْشوم
ginger زَنْجَبيل
gingiva; pl. gingivae اللِّثَة ، لِثاتٌ بالجَمْع
gingival لِثَويّ
gingivalgia ألَمُ اللِّثَة
gingivectomy استِئصالُ اللِّثة
gingivitis التِهابُ اللِّثَة ، البَثَع
gingivoglossitis التِهابُ اللِّثَة واللِّسان
gingivolabial لِثَويّ شَفَويّ
gingivoplasty تَقْويمُ اللِّثَة ، رَأبُ اللِّثَة
gingivosis لُثاء ، التهابُ اللثَةِ المُزْمِن
gingivostomatitis التِهابُ اللِّثتَيْن والفَم
ginglyform رَزِّيُّ الشَّكْل
ginglymo-arthrodial رَزِّيّ مُسَطَّح
ginglymus رَزَّة ، مَفصِلٌ رَزِّي ، مَفصِل بكَريّ
girdle حِزام
  pectoral ~ المَنْكِب ، حِزامٌ صَدْريّ
  pelvic ~ حِزامٌ حَوضيّ
gizzard قانِصة أو قَوْنَصة
glabella, glabellum البُلْجة ـ مَقْطِبُ أو مَفْرِقُ الحاجِبَيْن
glabrous أجْرَدُ ، أمْلَسُ ، أمْرَطُ
glacial جَليديّ ، جَمَديّ
gladiate خِنْجَريّ ، عَلى شَكْلِ السَّيف
gladiolus, corpus sterni سُيَيْف ، الخِنْجَر ، قِطْعةُ القَصِّ الوُسطى
glair آح ، بَياضُ البَيْض
gland غُدَّة
  ductless ~s غُدَدٌ صُمّ
  lacrymal ~s غُدَدٌ دَمْعيَّة
  prostate ~ المُوثَة ، الغُدَّة البرُوستاتيَّة
  sebaceous ~s غُدَد زُهْميَّة ، غُدَد دُهنيَّة
  vulvo-vaginal ~s الكَبْن ، غُدَد فَرْجيَّة مَهْبِليَّة
glanders الرُّعام ، النَّقاوة ، (الذُّنَيَة)
glandes = pl. of glans بُظُر ، حَشَفات
glandilemma مِحْفَظة الغُدَّة ، غِلافُ الغُدَّة
glandula غُدَّة صَغيرة ، غُدَيْدة
glandular غُدّيّ
glans حَشَفة
  ~ clitoridis الطُّرْث ـ طَرَفُ البَظْر
  ~ penis كَمْرة ـ حَشَفةَ القَضيب
glare بَهَرُ النَّظَر
glass زُجاج
glasses نَظّارات
  bifocal ~ نَظّاراتٌ مُزدَوِجة البُؤْرة
glaucoma غلُوكوما ، الزَّرَق (الماءُ الأسوَد)
glaučomatous غلُوكوميّ ، زَرَقيّ
glaucosuria, indicanuria بِيلة فِضِّيَّة
glazing صَقْل ، تَزْجيج
gleet سَيَلان مُزْمِن ، وَذْيٌ

gleety سَيَلانيّ ، وَرْيِيّ
glenohumoral حُقِّيّ عَضُديّ
glenoid وَقَبانيّ ، حُقّانيّ ، شَبيهٌ بالحُقّ
glia, neuroglia دِبْق ، دِبْقٌ عَصَبيّ
gliacyte = glioeyte خليَّة دِبْقيَّة
gliding joint مَفْصِل مُنْزَلِق
glioblast جَذَعة دِبْقيَّة ، أرومةٌ دِبقيَّة
glioblastoma وَرَمُ الأرومة الدِّبقيَّة
gliocytoma وَرَمُ الخَلايا الدِّبقيَّة
glioma دِبْقوم ، وَرَمٌ دِبْقيّ
gliomatosis الداءُ الدِّبْقي ، تَدَبُّق
gliomatous دِبْقوميّ ، دِبْقيّ وَرَميّ
gliomyxoma دِبْقوم مُخاطي ، وَرَمٌ دِبْقي مُخاطي
glioneuroma دِبْقوم عَصَبيّ ، وَرَمٌ دِبْقي عَصَبيّ
gliophagia بَلْعَمة الخَلايا الدِّبقيَّة
gliosarcoma سَرْكوما دِبْقيَّة
gliosis دُباق ، الفَسادُ الدِّبقي العَصَبي
gliosome جُسَيم دِبْقيّ
glischruria بِيلة دِبْقيَّة ، بَوْلٌ دِبْقيّ
glissonitis التِهابُ مِحْفَظة غِلِسُّون
globin غلُوبِن – برُوتينُ اليَحْمور
globoid كُرَوانيّ
globular = globose كُرَيويّ ، كُرَويّ
globule كُرَيَّة ، كُرَة صَغيرة
globulin كُرَيِّين ، غلُوبولين
globulinemia غلُوبولينيَّةُ الدَّم
globulinuria بِيلةٌ غلُوبينيَّة ، بَوْل كُرَيِّيني
globulus نَواةٌ كُرَويَّة
globus كُرَة ، لُقْمة
~ hystericus لُقْمةٌ هُراعيَّة ، كُرَةٌ هِسْتيريائيَّة
~ pallidus كُرَةٌ شاحِبة أو كَمِدة
glomangioma وِعاؤومٌ كُبِّي ، وَرَمٌ وِعائي كُبّي
glomera ; pl. of glomus كُبَب – مُفرَدُها كُبَّة
~ aortica كُبَبٌ أبْهَريَّة
glomerular = glomerulose كُبَيْبيّ
glomerule, glomerulus كُبَيْبَة
glomeruli renis كُبَيْباتُ الكُلْيَة
glomerulitis التِهابُ الكُبَيْبات
glomerulonephritis التِهابُ كُبَيْبات الكُلْيَة
glomerulopathy اعتِلالٌ كُبَيْبيّ
glomerulosclerosis تَصَلُّب الكُبَيْبات
glomerulus = glomerule كُبَيْبَة أو كُبَّة
glomus كُبَّة – شِلَّةٌ أو كُتلةُ أوعِيةٍ دَمويَّة كَهْفيَّة
~ caroticum كُبَّة سُباتيَّة
~ choroideum كُبَّةٌ مَشيمائيَّة
gloss- , glosso- بادِئة بمعنى «لِسان»
glossa = the tongue اللِّسان
glossagra نِقْرِسُ اللِّسان
glossal لِسانيّ ، مُتعَلِّق باللِّسان
glossalgia, glossodynia ألَمُ اللِّسان
glossectomy قَطْعُ أو بَتْرُ اللِّسان
glossitis التِهابُ اللِّسان ، لُسان
glossocele وَرَمُ اللِّسان وبُروزُه ، أُوذيما اللِّسان
glossodynia ألَمُ اللِّسان
glossoepiglottidean = glosso-epiglottic لِسانيّ فَلْكيّ
glossohyal = glossohyoid لِسانيّ لاميّ
glossokinesthetic = glossocinesthetic مُتعَلِّق بحِسِّ الحَرَكة اللِّسانيَّة
glossolabial شَفَويّ لِسانيّ
glossolalia لَثْلَثة
glossoncus تَوَرُّم اللِّسان
glossopalatine حَنَكيّ لِسانيّ
glossopathy اعتِلالُ اللِّسان ، اعتِلالٌ لِسانيّ
glossopharyngeal لِسانيّ بُلْعوميّ
glossopharyngeus muscle العَضَلةُ اللِّسانيَّةُ البُلْعوميَّة
glossophytia الدَّحَق – اللِّسانُ الأسْوَد
glossoplasty رَأبُ اللِّسان ، تَقْويمُ اللِّسان
glossoplegia شَلَلُ اللِّسان
glossoptosis تدَلِّي اللِّسان ، انكِماشُ اللِّسان
glossopyrosis حُرْقةُ اللِّسان
glossorrhaphy رَفْوُ اللِّسان ، خِياطةُ اللِّسان
glossoscopy فَحْصُ اللِّسان
glossospasm تَشَنُّج اللِّسان
glossotomy بَضْعُ اللِّسان ، شَقُّ اللِّسان
glossotrichia لِسانٌ شَعْريّ ، لِسانٌ مَشْعَرانيّ
glottic مِزْماريّ ، زَرْدَميّ

glottis مِزْمار ، زَرْدَمة
glottitis = glossitis اِلتِهابُ اللِّسان
glottology = glossology وَصْفُ اللِّسان
glou-glou قَرْقعة ، كَرْكَرة
glucaemia, glucemia, glycemia وُجودُ السُّكَّر في الدَّم ، تحَلْوُن الدَّم
glucatonia, insulin shock وَهَنٌ سُكَّري ، صَدْمةُ الأنسولين
glucide غلُوسِيد ، سُكَّرِيَّة
glucocorticoid هُرْمونٌ قِشْرانيّ سُكَّريّ
glucogenesis تكَوُّنُ الغلُوكوز أو تكَوُّن السُّكَّر
glucogenic مكَوِّنُ السُّكَّر أو الغلُوكوز
glucohemia, glycohemia وُجودُ السُّكَّر في الدَّم ، حَلاوةُ الدَّم ، تحَلْوُن الدَّم
glucopenia = glycopenia نَقصُ السُّكَّر
glucophore ناقِلُ السُّكَّر
glucose = glucosum غلُوكوز ، سُكَّرُ العِنَب
glucoside غلُوكوزيد ، سُكَّرِيد
glucosuria بِيلة سُكَّرِيَّة ، بَوْلٌ سُكَّريّ
glutaeus العَضَلة الأَلْيَوِيَّة
glutamic acid حامِضُ الغلُوتاميك
glutamine غلُوتامين
gluteal أَلْيِيّ أو أَلْيَويّ
gluten غلُوتين ، غَروين
gluteofemoral أَلْيِيّ فَخِذيّ
gluteo-inguinal أَلْيِيّ أُرْبيّ
gluteus (muscle) العَضَلة الأَلْيَوِيَّة
glutin دابُوق ، غِراءٌ نَباتي ، غلُوتين
glutinin غلُوتينين
glutinous غَرَوِيّ ، لَزِج
glutitis اِلتِهابُ الأَلْيَة أو الكَفَل
glutoscope مِنْظارُ التلازُن
glycemia = glycaemia سُكَّرِيَّةُ الدَّم أو غلُوكوزِيَّة الدَّم
glyceride غِلِيسَريد
glycerin = glycerine غِلِيسَرين أو غِلِسَرين
glyceryl trinitrate ثُلاثِيُّ نِتْرِيلِ الغِلسَريل
glyc(o)- سابِقة بمعنى «سُكَّريّ» أو «سُكَّر»
glycocalyx كِنانٌ سُكَّريّ
glycogen غليكُوجِن ، غليكُوجين ، مُكَوِّنُ سُكَّرِ العِنَب – النَّشا الحَيَوانيّ
glycogenesis تكَوُّن الغليكُوجين
glycogenetic = glycogenous مُتعَلِّقٌ بتَكوينِ السُّكَّر
glycogenic مُتعَلِّق بالغليكُوجِن
glycogenolysis انحِلالُ الغليكُوجِن
glycogenosis الغليكُوجنيَّة ، داءُ الغليكُوجِن
glycogeusia طَعْمٌ حُلْو ، حَلاوةُ الذَّوق
glycohemia تحَلْوُن الدَّم
glycohistechia النَّسْجُ المُسَكَّر
glycol غليكُول – كُحُول ثُنائيُّ التكافُؤ
glycolipid شَحْميّ سُكَّريّ
glycolysis انحِلالُ السُّكَّر ، انهِضامُ السُّكَّر
glycolytic حالُّ السُّكَّر أو مُهْضِمُ السُّكَّر
glycometabolism استِقْلابُ السُّكَّر
glycopenia نَقْصُ السُّكَّر ، قِلَّةُ السُّكَّر
glycopexic مُدَّخِر السُّكَّر
glycopexis تَثْبيتُ السُّكَّر ، اختِزانُ السُّكَّر
glycophilia استِعدادٌ سُكَّريّ
glycopolyuria بُوالة سُكَّرِيَّة
glycoprival = glycoprivous مُجَرَّدٌ مِن السُّكَّر ، مَحْرومٌ مِن السُّكَّر
glycoprotein برُوتين سُكَّريّ
glycoptyalism اللُّعابُ السُّكَّري
glycoregulation ضَبْطُ السُّكَّر
glycorrhachia سُكَّرُ النِّساء
glycorrhea سَيَلانٌ سُكَّريّ
glycosecretory مُفرِز السُّكَّر
glycosemia = glycemia حَلاوةُ الدَّم
glycosialia لُعابٌ سُكَّريّ
glycosialorrhoea سَيَلانٌ لُعابي سُكَّري
glycoside غليكُوسيد – سُكَّر نَباتيّ
glycosometer مِقياسُ السُّكَّر – في البَوْل
glycostatic مُتوازِنُ مُستَوى السُّكَّر
glycosuria بِيلةٌ سُكَّرِيَّة ، بِيلةٌ غلُوكوزِيَّة
glycotaxis تَنْسيقُ السُّكَّر
glycotropic مُنتَحٍ لِلسُّكَّر ، جاذِبُ السُّكَّر
glycuresis بَوْلٌ سُكَّريّ ، كَثْرةُ سُكَّر البَوْل

Glycyrrhiza السُّوس ـ جُذورُ السُّوس وعِرْقُه
glykemia = glycemia سُكَّرُ الدَّم
gnat بَعُوضة ـ حَشَرةٌ بَجناحَيْنِ ، جِرْجِسة
gnath- , gnatho- سابِقة بمعنى «فكّ» أو «فكّيّ»
gnathalgia = gnathodynia وَجَعُ الفَكّ
gnathic فَكّيّ ٠ خَدّيّ
gnathitis التِهابُ الفَكّ
gnathodynamics مَبْحَث القُوى المَضْغيَّة
gnathodynamometer مِقياسُ قُوَّةِ (إطْباقِ) الفَكَّيْن
gnathodynia أَلَمُ الفَكّ
gnathology مَبْحَثُ الجهازِ المَضْغيّ
gnathoplasty تَقْويمُ أو رَأبُ الفَكّ
gnathoschisis شَرْمُ الفَكّ أو فَلْعُ الفَك
gnosia = gnosis المَعْرِفة ، التَفَهُّم
goiter = goitre دُراق ، سِلْعة
aberrant ~ دُراقٌ تائِه ، سَلعةٌ تائِهة
cystic ~ دُراق كِيسيّ
exophthalmic ~ دُراق جُحوظيّ
fibrous ~ دُراقٌ لِيفيّ
follicular ~ دُراق جُرَيبي
nodular ~ دُراق عُجَري
suffocative ~ دُراقٌ خانِق
vascular ~ دُراق وِعائيّ
goitre = goiter دُراق ، سَلْعة ، جُوتَر
goitrogen = goitrogenic مُدَرِّق ، مُوَلِّدُ الدُّراق ، مُسَبِّب السَّلْعة
goitrous دُراقيّ ، مُدَرَّق
Golgi apparatus جِهازُ غُولجي
gomphiasis تَفَكُّك الأسنان ، خَلْخَلة الأسنان
gomphosis مَفصِلٌ وَتِديّ أو مِسْماريّ ، مَرْتَج
gonacratia المَذْيُ ، سَيلانٌ مَنَويّ
gonad مِنْسَل ، المَبيض أو الخُصْية ، قُنْد
gonadal = gonadial قُنْديّ ، مِنْسَليّ
gonadectomize يَسْتأصِلُ المِنْسَل
gonadectomy استِئصالُ القُنْد
gonadogenesis تَكَوُّنُ المِنسَل ، تَكَوُّن القُنْد
gonadokinetic مُحَرِّكٌ مِنْسَلي ، مُحَرِّضُ القُنْد ، مُحَرِّك نَشاطِ المَناسِل
gonadopathy اعتِلالُ المِنْسَل ، عِلّة قُنْديَّة
gonadotherapy المُداواةُ القُنْديَّة
gonadotrophic = gonadotropic مُنَشِّط القُنْد ، مُحَرِّض قُنْديّ
gonadotrophin = gonadotropin مُنَبِّهةُ القُنْد ، مُنَشِّط مِنْسَليّ
gonads المِنْسَلان ، القُنْدان ، غُدَّتا التناسُل
gonaduct مَجْرى المِنْسَل ، قَناةُ القُنْد
gonagra = gonatagra نِقرِسُ الرُّكْبة
gonalgia وَجَعُ الرُّكْبة
gonangiectomy استِئصالُ الأَسْهَر
gonarthritis التِهابُ مَفْصِل الرُّكْبة
gonarthrocace التِهابيَّةُ الرُّكْبة ـ التَوَرُّمُ الأبْيَض
gonarthrotomy شَقُّ الرُّكْبة
gonatocele تَوَرُّم الرُّكْبة
gonecyst = gonecystis الحُوَيصِلُ المَنَويّ
gonecystitis التِهابُ الحُوَيصِل المَنَويّ
gonecystolith حَصاةُ الحُوَيصِل المَنَوي
gonecystopyosis تَقَيُّح الحُوَيصل المَنَوي
gonepoiesis تَكْوينُ المَنِي أو إفرازُه
gonioma قُندوم ، وَرَمٌ قُنْديّ ، وَرَمٌ مِنْسَليّ
goniometer مِقياسُ الزَّوايا
goniopuncture بَزْلٌ زاوِيّ
gonioscope مِنظارُ الزَّوايا ـ لِرُؤيةِ حَواشي الحُجْرة الأماميَّة لِلعَيْن
goniotomy بَضْعٌ زاوِيّ ـ لِعِلاجِ الزَّرَق الخِلْقيّ
gonitis التِهابُ الرُّكْبة
gonoblennorrhea = gonorrheal conjunctivitis التِهابُ المُلتَحِمة السَّيَلانيّ
gonocele = spermatocele أُدْرة مَنَويَّة
gonochorism التمايُز القُنْديّ
gonococcaemia, gonococcemia وُجودُ المُكَوَّرات البُنِّيَّة في الدَّم
gonococcal = gonococcic مُتعَلِّقٌ بالمُكَوَّراتِ البُنِّيَّة
gonococcus المُكَوَّرة البُنِّيَّة أو المُكَوَّر البُنِّيّ
gonocyte الخَليَّة البُنِّيَّة ـ الخَليَّةُ التناسُليَّةُ البَدْئيَّة ـ خَليَّةُ المُضْغة التناسُليَّة البَدئيَّة

gonophage مُلتقِمُ المُكَوَّرات البُنِّيَّة

gonophore عُضوٌ قُنْديّ إضافيّ

gonorrhea, gonorrhoea داءُ السَّيلان ، سَيلان (تَعقيبة) ـ الِتهابُ المَبال المُكَوَّريّ البُنِّيّ

gonorrh(o)eal سَيلانيّ ـ (تَعقيبيّ)

~ arthritis الرَّثْية السَّيلانيَّة

gonycampsis تقوُّسُ الرُّكْبة

gonyocele = gonyoncus تورُّمُ الرُّكْبة

goose flesh قُفوفُ الجِلْد

gorget مِسْحاة

gossypium قُطْن

gouge مِنْقَر ، مِظْفار

goundou = gorondou الغُندو ـ الِتهابُ السِّمْحاق العَظْميّ المُهَيكَل في الأنف

gout النِّقْرس

gouty نِقْرِسيّ ، مُصابٌ بالنِّقْرس

gown رِداءُ العَمَل ، رِداءٌ مِهْنيّ

GPI (general paralysis of the insane) الشَّلَل العامّ الجُنونيّ

Graafian follicle, ~ vesicle جُرَيبُ غراف ، حُوَيصِل غراف

gradatim بالتَّدْريج ، تَدْريجيّاً

gradient مَمال ، مُتَدَرِّج ، مَدْرُوج

graduate خِرِّيج ، مُجاز

graduated مُدَرَّج · مُخَرَّج

graft طُعْم ، رُقْعَة ، غَرْز · مَطْعوم ، لَقاح

animal ~, zooplastic ~ طُعْمٌ حَيوانيّ

skin ~ رُقْعةٌ جِلْد

grafting تَرْقيع ، تَطْعيم

grain حَبَّة · قَمْحة

gram = gramme غْرام ، جرام

-gram لاحِقة بمعنى «مُخَطَّط»

gram-mole = gram-molecule جُزَيْءٌ غراميّ

Gram-negative سَلْبيُّ الغرام ، سَلْبيٌّ لِغرام ـ لا يَصْطَبِغُ بِصِباغ غرام

Gram-positive إيجابيُّ الغرام ، إيجابيٌّ لِغرام ـ يَصْطَبِغُ بِصِباغ غرام

grand mal الصَّرْعُ الكَبير

granula حَثْرة ، حُبَيبة

granular مُحَبَّب ، حَثْريّ ، حُبَيبيّ ، مُبَرْغَل

granulation = granulatio حُبَيْبَة ، تحبُّب ، تَحْثير ، تبَرْغُل · حُبَيْبَة

granule حُبَيْبة ، حَثَر

acidophil ~s حُبَيباتٌ حَمِضة

basophil ~s حُبَيباتٌ قَعِدة أو أُسِسَة

chromophilic ~s حُبَيباتٌ أليفةُ الصِّبْغ

neutrophil ~s حُبَيباتٌ عَدِلة

granulitis = miliary tuberculosis تَدَرُّن دُخْني

granuloblast جَذَعة مُحَبَّبة ، أرومةٌ مُحَبَّبة

granulocyte مُحَبَّبة ، خَليَّة مُحَبَّبة

granulocytemia تكَثُّر المُحَبَّبات في الدَّم

granulocytopenia قِلَّةُ المُحَبَّبات

granulocytopoiesis تكَوُّنُ الكُرَيَّات المُحَبَّبة

granulocytopoietic مُكَوِّنُ الكُرَيَّاتِ المُحَبَّبةِ أو مُثيرُ تَكْوينِها

granulocytosis كَثْرةُ المُحَبَّبات في الدَّم

granuloma حُبَيْبوم ، وَرَمٌ حُبَيْبيّ

amebic ~ حُبَيبومٌ أُميبيّ

~ inguinale حُبَيبوم أُرْبيّ

lipoid ~ حُبَيبومٌ شَحْمانيّ

malignant ~ حُبَيبوم خَبيث

periapical ~ وَرَمٌ حُبَيْبيّ حَولَ القِمَّة

granulomatosis وُرام حُبَيْبيّ ، تعَدُّدُ الأورام الحُبَيْبيَّة

granulomatous وَرَميّ حُبَيْبيّ ـ مُرَكَّبٌ مِن أورامٍ حُبَيْبيَّة

granulopenia, granulocytopenia قِلَّةُ المُحَبَّبات ، قِلَّةُ الخَلايا المُحَبَّبة

granulopexy = granulopexis تَثْبيتُ الحُبَيْبات

granuloplastic مُحَبِّب ، مُكَوِّنُ حُبَيْبات

granulopoiesis تَكَوُّن المُحَبَّبات

granulopoietic = granuloplastic مُكَوِّن المُحَبَّبات

granulopotent قادِرٌ على تَكْوينِ الحُبَيْبات

granulosis حُباب ، تحَثُّر ، تحَبُّب

granum = grain حَبَّة ، قَمحة
graph مُخطَّط ، رَسْمٌ بَيانيّ أو خَطٌّ بَيانيّ
graphic مُخطَّطي ، مُخَطَّط • خَطِّيّ بَيانيّ
graphite غرافيت
graphology مَبْحَثُ خُطوطِ اليَد
graphomotor مُتعَلِّق بحَرَكة الكِتابة
graphospasm تَشَنُّج الكِتابة ، مَعَصُ الكاتِب
grass كَلأٌ ، حَشِيش ، عُشْب
gratification ارتِضاء ، تَمتُّع ، إرْضاء
grattage كَشْط ، قَشْط ، كَحْت
grave = gravis خَطير ، وَخيم
gravedo زُكام
gravel رَمْلٌ بَوْليّ ، حُصَيَّة
Graves' disease, exophthalmic goitre داءُ غراف ، دُراقٌ جُحوظيّ
gravid حامِل ، حُبْلى
gravida إمرأةٌ حامِل
gravidic مُتعَلِّق بالحَمْل ، حَمْليّ
gravidity الحَمْل
gravidocardiac قَلْبيّ حَمْليّ – مُتَعَلِّقٌ باضطِراباتِ القَلْب الحَمْليَّة
gravimeter = gravitometer المُستَكْثِفة – مِقياسُ الثِّقْلِ النَّوعي
gravitation جاذِبيَّة • تَجاذُب ، جَذْب
gravity جاذِبيَّة ، ثَقالة • ثِقْل
specific ~ الثِّقْلُ النَّوعي
gray = grey رَماديّ ، سِنْجابيّ ، أشْيَبُ
~ matter المادَّة السِّنجابيَّة – في الجُمْلة العَصَبيَّة
grease شَحْم ، وَدَك
green أخْضَر
Paris ~ أخْضَرُ باريس
greenstick fracture شَرْخُ العَظْم الغَضّ
gregaloid مُتجَمِّع ، مُتكَأْكِيء
grid شَبَكة
grinder مِسَنٌّ ، مِشْحَذ • جارِشة
grinding سَحْن • شَحْذ
grip قَبْضة
grip = grippe النَّزْلةُ الوافِدة ، إنفلونزا
gripe مَغصٌ مِعَويّ
grippe الإنْفلونزا ، النَّزْلة الوافِدة
gristle غُضْروف
groin الأُرْبيَّة ، المَغْبِن ، الرُّفْغ
groove حَزٌّ ، تَلَم ، مِيزاب ، أُخْدود
medullary ~ حَزٌّ نُخاعيّ
gross ضَخْم • غَليظ • مُجمَل
group فِئة ، مَجْموعة ، زُمْرة
blood ~s الزُّمَرُ أو الفِئات الدَّمَويَّة
grouping تَصْنيف ، تَعْيينُ الزُّمْرة
blood ~ تَصْنيفُ الدَّم
growth نَماء ، نُمُوّ • نَمِيَّة
~ hormone (GH) هُرمون النمُوّ
grumous = grumose مُخَثَّر ، مُتَجَمِّد
gryposis تَقَوُّس
gubernaculum مِقْوَد ، رَسَن ، دَفَّة
~ testis رَسَنُ الخُصْية أو دَفَّةُ الخُصْية
guha رَبْوٌ شُعَبيّ
guide دَليل ، مِقْوَد ، مُرْشِد
guillotine مِقْصَلة
guinea pig, cobaya خِنْزير هِنْدي ، قُبَعة
gullet المَزْرَد ، المَرِيء
gulp يَزْدَرِد ، يَلْتَهِم • عَبَّة ، جُرْعة كَبيرة
gum صَمْغ • لِثَة • زُرْقَةُ اللِّثة – مِنَ التَسَمُّم الرَّصاصيّ
~ arabic, acacia ~ صَمْغٌ عَرَبيّ، صَمْغُ السَّنْط
~-resin صَمْغٌ صُعروريّ أو راتِنْجيّ
gumboil خُراجٌ لِثَويّ
gumma صَمغة الإفرَنْجيّ ، التَوَرُّمُ الصَّمْغيّ
gummy صَمْغيّ
gums اللِّثَة • صُمُوغ
gurgling جَخيف ، خَرير ، خَرْخَرة ، بَقْبَقة
gustation تَذَوُّق ، حِسُّ الذَّوق
gustatory ذَوقيّ ، ذائق
gustometry قِياسُ حِدَّةِ الذَّوق
gut مِعًى أو مَعْي ، مُصْران
gutta نُقْطة ، قَطْرة
~ rosacea نُقْطةٌ أو عُدَّةٌ وَرْديَّة
~-percha طَبَرْخَى أو طَبَرْخيّ

guttate مُنَقَّط ، أرْقَط
guttatim نُقطَةً نُقطة ، قَطرةً بعدَ قَطْرة
guttering تَقْوير ـ حَفْرُ مِيزابٍ في العَظْم
guttur الحَلْق
guttural حَلْقيّ
gutturonasal حَلْقيّ أنفيّ
gutturopalatal حَلْقيّ حَنَكيّ
gutturotetany تكَزُّز حَلْقيّ
gymnastics نُقّاز ، رِياضةُ الجُمباز
gymno- سابِقة تَعني «عارٍ»
gymnocyte خَليَّة عارِيَة
gymnophobia رَهْبةُ العُرْي
gymnosperm عارِيةُ البُزور
gymnospore بَوْغ عارٍ ، بِزرةٌ مَكْشوفة
gyn(a)eco- , gyno- سابِقة بمعنى «نِسْويّ» أو «أُنثَويّ»
gynaecology = gynecology عِلْمُ أمراضِ النِّساء
gynandria = gynandrism = gynandry = gynanthropia خُنُوثة ، خُنْث ، خُناثة
gynandroblastoma وَرَمٌ مُؤنَّث مُذَكَّر
gynandroid خُنْثانيّ ، مُخَنَّث ، مُتَخَنِّث
gynandromorphism التشَكُّل الخُنْثيّ. الخُنْثيَّة
gynandromorphous ذَكَريٌّ أُنثَويّ
gynatresia تَضَيُّق المَهْبِل
gynecic نِسائيّ
gynecium مَتاع ، مِدَقّات الزَّهْرة
gyneco-, gynaeco-, gyno- سابِقة تَدُلُّ على العَلاقة بـِ «المَرأة أو بالجِنْس النِّسائيّ»
gynecogen = gynecogenic مُختَصٌّ بالإناثة ، مُثيرُ الصِّفات الأُنثَويَّة
gynecoid أُنثُوانيّ ، نَظيرُ المَرْأة ، أُنثَويّ ، نِسْوانيّ
gynecologist طَبيبٌ نِسائيّ ، اختِصاصيٌّ بالأمراضِ النِّسائيَّة
gynecology عِلْمُ أمراضِ النِّساء ، عِلْمُ النِّسائيّات
gynecomania = satyriasis شَبَق
gynecomastia = gynecomastism = gynecomasty = gynecomazia تَثَدِّي الرَّجُل ، التثَدِّي في الذُّكور
gynecopathy عِلَّةٌ نِسائيَّة
gyneduct المَجْرى التناسُليّ البِدائيّ
gynephobia = gynophobia بُغْضُ النِّساء
gyneplasty = gynoplastics = gynoplasty الجِراحةُ الرَّأبيَّة لأعضاءِ التناسُل النِّسائيَّة
gyniatrics = gyniatry طِبُّ النِّساء ، عِلْمُ مُعالَجة أمراضِ النِّساء
gynopathic نِسائيُّ العِلَّة ، مُتعَلِّق بِمَرَضٍ نِسائيّ
gynopathy عِلَّة نِسائيَّة
gynoplastics = gynoplasty تَقْويمُ أعضاءِ النِّساء التناسُليَّة ، الجِراحةُ النِّسائيَّة الرَّأبيَّة
gypsum جَصّ ، جِبْس
gyr- , gyro- سابِقة بمعنى «تَلْفيف» أو «حَلْقة»
gyrate ذُو تَلافيف ، مُلْتَفّ ، مَبْروم
gyration لَفّ ، تَدْويم
gyre = gyrus تَلْفيف ، تَلْفيفة ، ضَوْج
gyrectomy خَزْعُ التَّلْفيف ، قَطْعُ التَّلْفيف
gyrencephalic ذو دِماغٍ تَلْفيفيّ
gyroma وَرَمٌ تَلْفيفي
gyrose ذو دَوائرَ أو تَلافيف
gyrospasm تَشَنُّجٌ دَوّار ـ تَشَنُّجُ الرَّأسِ الدوّار
gyrous = gyrose ذو دَوائر ، دَوّار
gyrus تَلْفيف ، تَلْفيفة
- angular ~, ~ angularis التَّلْفيف الزّاويّ
- callosal ~ تَلْفيفٌ ثَفَنيّ
- cerebral ~ تَلْفيف دِماغيّ
- ~ cinguli تَلْفيفٌ حِزاميّ
- ~ rectus التَّلْفيفُ المُستَقيم
- temporal ~ تَلْفيفٌ صُدْغيّ
- uncinate ~ التَّلْفيفُ المُعَقَّفُ أو الأخْجَن

H,h

habena هَبِينة ، لِجام ، عِنان ـ شَرِيطُ المِهادِ البَصَريّ

habenal = habenar لِجاميّ

habenula عِنان ، لُجَيم ـ خُيوطُ أو مُثَلَّثُ المِهاد البَصَريّ

habenular عِنانيّ ، لُجَيميّ

habit عادة · جِبْلة أو جِبِلّة

habitat مَألَف ، مَوْطِن ، بِيئة

habitual مُعتاد

habituation تعَوُّد ، تطَبُّع

habitus مَظْهَر ، زِيٌّ خارِجيّ · عادة

habromania مَسٌّ انشِراحيّ

habronemiasis داءُ الحَبْليّات الرَّشيقة ، التِهابُ الجِلد الحُبَيْبيّ ـ في الخَيْل

hachement تَدْليكٌ نَقْريّ ، تَمْسيد خَبْطيّ

haem-, haema-, hem-, hemo- سابِقة بمَعنى «دَم» أو «دَمَويّ»

Haemaphysalis الحَمْن ـ جِنْسُ قُراد ، هِيمافِيزالِس

haemathidrosis تعَرُّق دَمَويّ

haematoblasts الأرُوماتُ الدمَويّة

Haematopinus شارِباتُ الدَّم ـ قَمْلٌ يمتَصُّ دَمَ ذَواتِ الحَوافِر والأظفار

haemophilia الناعُور ، ناعُوريّة ، نُزاف

Haemophilus مُحِبُّ الدَم ، مُولَعٌ بالدّم

haemorrhagia = hemorrhage نَزْف

haemorrhoid = hemorrhoid باسُور

Hafnia الهَفْنيّة ـ بَكْتِريا من الأمعائيّات

hair شَعْرة ، شَعْر

auditory ~s شَعْراتُ السَّمْع

~ bulb بَصَلةُ الشَّعرة

~ follicle جُرَيبُ الشَّعرة

ingrowing ~ شَعْرة ناشِبة

taste ~s شُعَيرات الذَّوق

woolly ~ شَعْرٌ صُوفيّ ، زَغَب

halation بَهَر ، تهَلُّل ـ هالَويّة

half life عُمْرُ النِّصف ـ للمَوادّ الإشعاعيّة

halide هالِيد ، مِلحٌ هالُوجينيّ

halisteresis حِرْمانُ الأملاح ـ عَوَزُ الأملاحِ العَظْميّة

halisteretic مُتعَلِّقٌ أو مُصابٌ برَخْوَدةِ العِظام

halitosis نَفَسٌ كَرِيه ، البَخَر

halitus بُخار · نَفَس

hallucal إبهاميّ

hallucination هَلْوَسة ، هَلَس

auditory ~ هَلَسٌ سَمْعيّ

gustatory ~ هَلَسٌ ذَوقيّ

olfactory ~ هَلَس شَمّيّ

hallucinative = hallucinatory هُلاسِيّ ، هَلَسيّ

hallucinogen, hallucinogenic drug مُهَلِّس ، عَقّارٌ مُهَلِّس

hallucinosis هُلاس ، أُلاس

hallux إبهامُ القَدَم

~ flexus, ~ rigidus إبهامٌ صَمِل
~ valgus إبهامٌ أروَحُ ، الوَكَع
~ varus إبهام أفحَج
halmatogenesis التكَوُّن المُباغِت
halo هالَة
~ glaucomatosus هالةُ الزَّرَق
halo- بادِئة تدُلُّ على العَلاقة بـِ «المِلْح»
halogen هالوجِن ، مُوَلِّد المِلْح
halogenous, halogenic هالُوجينيّ ، مُوَلِّدُ أشباهِ الأملاح
haloid = halide شِبْهُ المِلْح ، نَظيرُ الهالوجِن
halometer مِقياسُ الهالة
halophile كائنٌ مَلِح ، أليفُ المِلْح
halophilic مَلِح ، أليفُ المِلْح
halosteresis = halisteresis نَقْصُ أملاحِ العِظام ، عَوَزُ المِلْح
hamarthritis رَثْيَةُ جَميع المَفاصِل
hamartia شَوَهُ اتِّحادِ النُّسُج ، خَلَل تَنَسُّجيّ
hamartoblastoma بِدائيَّة الأورام المَشُوبة
hamartoma وَرَمٌ عابيّ ، وَرَم مَشُوب ـ وَرَمٌ خَلَليٌّ النَّسيج
hamartomatosis انتِشارُ الأورام المَشُوبة ، داءُ الأورامِ العابيَّة
hamartoplasia تَنَسُّجٌ خَلَليّ أو تَقْويميّ
hamatum العَظْم المِحْجَني ، العَظْم الشِّصّي
hammer; the malleus مِطرَقة ، عَظْمُ المِطرَقة · مِدَقَّة · (شاكُوش)
~ toe الأبْخَسُ المِطرَقي ، القَفْع
hamster قَداد ، جَرْنَب ـ جُرَذٌ أرنَبيّ
hamstring عُرقُوب ، وَتَرٌ مأبِضيّ
hamulus شُصَيْص ـ شِصّ
hand يَد
claw ~ يَدٌ مِخلَبيَّة
drop ~ استِرخاءُ اليَد ، فَتَخ
phantom ~ يَدٌ شَبَحيَّة
handicap تَعَوُّق · عائِق
handicapped مُعَوَّق ، مُعاق
handpiece مِقْبَض ، مِقبَضُ أدَوات
hangnail سَأف ، شُعاف ، ظُفْرٌ مُعَلَّق
hangover سُكْرٌ مُعَوَّق أو مُتَبَقٍّ
haphalgesia ألَمُ اللَّمْس ـ في أماكِنَ لا تُؤلِمُ عادَةً
haphephobia رَهْبَةُ اللَّمْس أو المُلامَسة
haplo- سابِقة تَعني «بَسيط» أو «فَرْديّ»
haploid فَرْدانيّ ، أُحاديُّ الصِّبغيّات
haploidy فَرْدانيَّة الصِّبغيّات
haplont فَرْدانيَّةُ الصِّبغيّات ، أُحاديُّ المَجموعةِ الصِّبغيَّة
haplophase طَورُ الفَرْدانيَّة (الصِّبغيَّة)
haplopia رُؤية مُفرَدة ، رُؤية فَرْدانيَّة
haploscope مِنظارُ مِحْوَرَي البَصَر
haplotype نَمَطٌ فَرْدانيّ
hapt-, hapto- سابِقة بمَعنى «لَمْس» أو «لَمْسيّ»
hapten = haptene = haptin ناشِبة ، مُوَلِّدُ المُضادّ الجُزْئيّ
haptic لَمْسيّ
haptics مَبْحَث اللَّمْس
haptoglobin هَبتوغلُوبين
haptophore ناشِبة ، قابِضٌ جُزَيئيّ
haptophorous = haptophoric مُقَبِّض ، ناشِب
harara الحَرارة ـ طَفْح جِلْديّ
hard صُلْب ، قاسٍ
~ chancre قَرْحَةٌ صُلْبَة
~ water ماءٌ عَسِر
hardness صَلادة ، عُسْر
harelip عَلَم ، عُلْمَة ، شَرْمُ أو فَلْح الشَّفة
harlequin foetus جَنينٌ مُبَرقَش
harmonia اتِّساقُ العِظام
harmony اتِّساق ، تَناغُم ، انسِجام
hartshorn قَرْنُ الأَيِّل · النوشادِر
hashish, Cannabis sativa الحَشيشة ، القِنَّب الهِنْدي
haunch الكَفَل ، الوَرِكُ والأَلْيَة ، الشاكِلَة
haustorium مِمَصُّ الأوالي
haustral خاصٌّ بقُبَيْبات القُولون · ذو ثَنيات ، مَثْنيّ
haustration ثَنْية ، تَثَنٍّ جَيْبيّ · قُبَيْبة

haustrum قُبَيبة قُولونيّة ، ثَنية قُولونيّة

haut-mal, grand mal الداءُ الكَبير ، نَوْبةُ الصَّرع الكَبيرة

Haversian canal قَناةُ هافِرْس

hay fever حُمّى الدَّريس ، حُمّى القَشّ

head رَأس

headache صُداع ، أَلَمُ الرأس ، رُؤاس

heal يَلْتَئِمُ ، يَبْرَأُ ، يَنْدَمِلُ

healing التِئام ، اندِمال ، بُرْء ، شِفاء

health صِحَّة ، عافِيَة

healthy صِحّيّ

hearing السَّمْع

~ aid مُعِينةُ سَمْع

heart قَلْب

fatty ~ قَلْبٌ شَحِم

~ attack نَوبة قَلْبيَّة

~ disease اعتِلالٌ قَلْبيّ ، مَرَض قَلْبيّ

~ failure قُصورُ القَلْب

~ murmurs نَفَخاتُ القَلْب ، حَفيفُ القَلْب

heart-block إحصارُ القَلْب ، حَصَرُ القَلْب

bundle-branch ~ ، إحصارُ القَلْب الغُصْني ، حَصَر الحُزَيمة ، إحصارُ الفَرْع

complete ~ إحصارُ القَلْب التامّ

sino-auricular ~ حَصَرٌ جَيْبي أُذَيني

heartburn اللَّذْع ، حَزَّة ، حُرْقةُ الفُؤاد

heart failure قُصورُ القَلْب ، تَوَقُّف القَلْب

congestive ~ قُصورُ القَلْب الاحتِقانيّ

heat حَرارة ، سُخونة ، سُعار

~ rash, prickly ~ طَفْحٌ حَراريّ

~ stroke ضَرْبةُ الحَرّ

~ unit وَحْدةٌ حَراريَّة

latent ~ الحَرارة الكامِنة

prickly ~ حَصَفُ الحَرّ

specific ~ الحَرارة النَّوعيَّة

hebeoesteotomy = **hebosteotomy** = **pubiotomy** خَزْعُ العانة

hebephrenia فَنَد ، جُنونُ المُراهَقة

Heberden's disease = **angina pectoris** داءُ هَبَرْدِن ، ذَبْحةٌ صَدْريَّة

hebetic مُراهِق ، مُتَعَلِّق بزَمَن المُراهَقة

hebetomy = **pubiotomy** خَزْعُ العانة

hebetude بَلادةُ الفِكْر ، بَلادةُ الانفِعال

hebiatrics = **ephebiatrics** طِبُّ المُراهِقين

hebotomy = **pubiotomy** خَزْعُ العانة

hecatomeric = **hecatomeral** ذو قُسَيمات مُجَزَّأة لاِثنتَين

hectic دِقّي • مُعتاد ، مُعاوِد

~ fever الحُمّى الدِّقيَّة ، حُمّى الدِّق

hectogram مِئةُ غرام ، هِكْتوغرام

hectoliter مِئةُ لِتْر ، هِكتولِتر

hectometer مِئةُ مِتْر ، هِكْتومتر

hedonia انشِراحٌ زائد

hedonism الانغِماسُ بالانشِراح

hedratresia انسِدادُ الشَّرَج

hedrocele فَتْقٌ شَرَجيّ ، قِيلَة شَرَجيَّة

heel عَقِب

height عُلُوّ ، ارتِفاع

helcology مَبْحَثُ القُروح

helcoplasty رَأبُ القُروح ، تَقْويمُ القُروح

helcosis تَكَوُّن القَرْحة ، تَقَرُّح

helicoid لَوْلَبيّ ، حَلَزونيّ ، لَوْلَبانيّ

helicotrema ثَقْبُ القَوقَعة ، المَمَرُّ الحَلَزونيّ • مَلْقى المُنحَدَرَين • فُتْحةُ التِقاءِ السلَّم الطَّبْلي بالمِرقاة الدِّهليزيَّة

heliencephalitis الرَّعْن - التِهابُ الدِّماغِ بسَبَب التعرُّض لِلشَّمس

helio- سابِقة بمعنى «شَمْسيّ»

helioaerotherapy الاستِشْماسُ والاستِهْواء ، المُعالَجة بالتعَرُّض لِلشَّمس والهَواء

heliotaxis = **heliotropism** انتِحاءٌ شَمْسيّ

heliotherapy الاستِشْماس ، المُعالَجةُ بأشِعَّة الشَّمس ، مُعالَجةٌ شَمْسيَّة

heliotropism انتِحاءٌ شَمْسيّ ، انتِحاءٌ ضَوئيّ

helium هِلْيُوم ، غازٌ شَمْسيّ

helix حِلزٌ ، كِفافُ الأُذُن • لَفَّةٌ حَلَزونيَّة

helminth دُودة ، طُفَيليٌّ دُوديّ ، دُودةٌ مِعَويَّة

helminthagogue طارِدُ الدِّيدان

helminthemesis قَيْءُ الدُّود ، قُياءُ الدُّود

helminthiasis دُوَاد ، الدَّوَد ، داءُ الدِّيدان
helminthic دُوديّ
helminthicide قاتِلُ الدُّود ، مُبيدُ الدُّود
helminthism تَدَوُّد
helminthoid شَبيهُ الدُّودة ، دَوَدانيّ
helminthology مَبْحَثُ الدِّيدان
helminthoma تَوَرُّم دُوديّ ، وَرَم دُوديّ
heloma ثَفَن
helosis الثفَنيَّة
helotomy = helotomeia قَطْعُ الأَثْفان ، جِراحةُ الأثفان
hem-, hemato-, hemo- سابِقة بمعنى «دَم» أو «دَمَويّ»
hemabarometer مِرْواز الدَّم
hemachrome = hemochrome صِبْغُ الدَّم
hemachrosis زِيادةُ تلَوُّن الدَّم
hemacyte = hemocyte كُرَيَّة الدَّم
hemacytometer عَدّادةُ الكُرَيّات ، مِعَدُّ كُرَيّاتِ الدَّم
hemacytopoiesis = hematopoiesis تَكَوُّنُ خَلايا الدَّم ، تكَوُّن الدَّم
hemacytozoon = hemocytozoon حَيوانُ الخَلايا الدَّمَويَّة ، حُيَيٌّ دَمَويّ
hemafacient مُكَوِّنُ الدَّم ــ مُوَلِّد الدَّم
hemafecia بِرازٌ دَمَويّ ، دَمٌ في البِراز
hemagglutination تَراصٌّ دَمَويّ ، تَلازُنُ الدَّم ، تَراصُّ الدَّم
passive ~ تَراصٌّ دَمَويّ مُنفَعِل
hemagglutinin رَاصَّةٌ دَمَويَّة ، مُلزِنةُ الدَّم
hemal دَمَويّ
hemalexin صائِنٌ دَمَويّ
hemanalysis تَحْليلُ الدَّم أو فَحْصُ الدَّم
hemangiectasis = hemangiectasia تَوَسُّعُ الأَوعِية الدَّمَويَّة ، تَوَسُّعُ العُروق الدمَويَّة
hemangioblast جَذَعةُ أو أُرومةُ عُروقِ الدَّم
hemangioblastoma أَرُمومٌ دَمَويّ وِعائيّ
hemangio-endothelioma بِطانُومٌ دَمَويٌّ وِعائيّ ، وَرَمٌ بِطانيّ عِرْقيّ دَمَويّ
hemangiofibroma لِيفُومٌ دَمَويّ وِعائيّ
hemangioma وِعاؤُوم دَمَويّ ، وَرَم وِعائيّ دَمَويّ ، وَرَم عِرْقيّ دَمَويّ
cavernous ~, cavernous angioma وِعاؤُوم كَهْفيّ ، وَرَمٌ وِعائيّ مُكَهَّف
hemangiomatosis داءُ الأورامِ الوِعائيَّةِ الدَّمَويَّة ، داءُ الأورامِ العِرْقيَّة
hemaphein هَمافين ــ مادَّةٌ غَبْراء تُوجَدُ في الدَّم والبَول
hemapoiesis = hematopoiesis تَكَوُّنُ الدَّم ، تَدْمِيَة
hemapoietic مُكَوِّنُ الدَّم ، مُدَمٍّ
hemarthros = hemarthrosis انصِبابٌ دَمَويّ مَفصِليّ ــ إدماء مَفصِليّ
hemarthrosis مَفصِلٌ مُدَمّى ، إدماءٌ أو نَزْفٌ مَفصِليّ
hematapostema خُراجٌ دامٍ ــ فيهِ دَمٌ مُنسَكِب
hematemesis قَيْءُ دَم
hematencephalon إدماءٌ دِماغيّ ، نَزْفٌ مُخّيّ
hematherapy اسِتْدماء ، المُعالَجة بالدَّم
hemathermal حارُّ الدَّم
hemathermous حارُّ الدَّم
hemathorax = hemothorax صَدْرٌ مُدَمّى
hematic دَمّيّ ، دَمَويّ
hematidrosis عُراقٌ مُدَمّى ، عَرَقٌ دَمَويّ
hematimeter = hemacytometer مِعَدُّ الدَّم ــ مِعَدُّ كُرَيّات الدَّم
hematin = heme هِماتين ، حَديدُ اليَحْمور
hematinic مُقَوٍّ دَمَوي ، مُقَوٍّ للدَّم ، هيماتينيّ
hematinometer = hemoglobinometer مِقياسُ الهيماتين ، مِقياسُ اليَحْمور
hematinuria بِيلةٌ هيماتينيَّة
hematischesis إرقاء ، وَقْفُ النَّزْف
hemat(o)-, haem(o)-, hem(o)- سابِقة بمعنى «دَم» أو «دَمَويّ»
hematobium طُفَيليّ دَمَويّ
hematoblast أُرومةُ الدَّم ، بِدائيَّة الدَّم
hematocatharsis غَسْلُ الدم ــ تَنْظيفُه مِنَ المَوادِّ السّامة
hematocele قِيلةٌ دَمَويَّة ، أُدْرة دَمَويَّة

hematocelia = **hematocoelia** تَجْويفٌ مُتَدَمٍّ ـ انصِبابُ أو انسِكابُ الدَّمِ في التَّجويفِ البَريتونيّ

hematochezia غائطٌ مُتَدَمٍّ ، بِرازٌ دَمَويٌّ

hematochromatosis داءُ الاصطِباغِ الدَّمَويّ

hematochyluria بَوْلٌ دَمَويٌّ وكَيْلوسيّ ، بِيلةٌ دَمَويَّة كَيْلوسيَّة

hematocoelia = **hematocelia** تَجْويفٌ مُتَدَمٍّ ، بَريتون مُتَدَمٍّ

hematocolpometra احتِباسُ الدَّم في المَهْبِل والرَّحِم

hematocolpos = **haematocolpos** مَهْبِل مُتَدَمٍّ ـ احتِباسُ الدَّم في المَهْبِل

hematocrit مِكْداسُ الدَّم · راسِبٌ دَمَوي

hematocryal ذو دَمٍ بارِد ، بارِدُ الدَّم

hematocyst = **hematocystis** كِيسٌ دَمَويّ ، انسِكابُ الدمِ في المَثانة ـ مَثانة مُدَمّاة

hematocyte = **hemocyte** كُرَيَّةُ الدَّم

hematocytoblast; myeloblast أرومةٌ أو جَذَعة الخَليَّة الدمَويَّة ، الجَذَعة النُّخاعيَّة

hematocytometer مِعَدٌّ خَلايا الدَّم

hematocytopenia قِلَّةُ الكُرَيّات ، نَقْصُ خَلايا الدَّم

hematocyturia بَوْلٌ مُتَدَمٍّ ، بِيلةٌ دَمَويَّة

hematodialysis تَحالُّ الدَّم

hematodystrophy حَثَل دَمَويّ

hematogenesis تَكَوُّن أو تَوَلُّدُ الدَّم

hematogenic = **hematogenous** مُكَوِّنُ الدم ، دَمَويُّ المَنْشأ

hematoid نَظيرُ الدم

hematologist اختِصاصيُّ الدمَويّات

hematology مَبْحَثُ الدَّم ، الدمَويّات

hematolymphangioma وِعاؤومٌ لِمفيّ مُتَكَهِّف ، وَرَمٌ وِعائي لِنْفي مُتَكَهِّف

hematolysis = **hemolysis** تَحالُّ الدم

hematolytic = **hemolytic** حالٌّ الدم

hematoma = **haematoma** دَمْيُوم . دَمَة . وَرَمٌ دَمَويّ

hematomancy التشخيصُ الدَّمَويّ

hematomanometer مِقياسُ ضَغْط الدَّم

hematomediastinum حَيْزومٌ مُتَدَمٍّ

hematometer = **hemoglobinometer** مِعَدٌّ الدم ، مِقياسُ اليَحْمور

hematometra رَحِمٌ مُتَدَمِّيَة

hematometry قِياسُ كميَّة الدَّم

hematomole شامةٌ دَمويَّة

hematomphalocele فَتْقٌ سُرِّيّ دَمّيّ

hematomycosis داءٌ فُطري دَمَويّ

hematomyelia = **haematomyelia** نَزْفٌ نُخاعيّ ، نَزْفٌ في الحَبْل الشَّوكيّ

hematomyelitis التِهابٌ نُخاعيّ مُتَدَمٍّ

hematomyelopore نُخاعٌ مُتَدَمٍّ ذو مَسام

hematonephrosis كُلاءٌ دَمَويّ

hematonic مُقَوٍّ لِلدَّم

hematopathology عِلْمُ أمراضِ الدَّم

hematopenia نَقْصُ الدَّم ، قِلَّةُ الدم

hematophage آكِلةُ الدَّم ، ماصَّةُ الدم

hematophagia أكْلُ الدم ، بَلْعَمةُ الدم

hematophagocyte ماصٌّ الدم ، بالِعةُ الدم

hematophagous آكِلةُ الدم ، ماصَّة الدم

hematophilia = **hemophilia** هِيموفيليا ، مِزاجٌ نَزْفيّ ، ناعُوريَّة

hematophyte نَباتٌ دَمَويّ

hematoplastic مُتَعَلِّقٌ بتَكوينِ الدم

hematopoiesis تَكَوُّن أو تَكوينُ الدم

hematopoietic مُكَوِّنُ الدم

hematopoietin مُكَوِّنُ الدم ، مُوَلِّدُ الدم

hematoporphyria بُورفِيريا دَمَويَّة

hematorrhachis نَزْفٌ شَوكيّ ـ في القَناةِ الفِقريَّة خارِجَ النُّخاع ، بِسْساء مُتَدَمِّية

hematorrhea نَزْفٌ وافِر ، نَزْفٌ غَزير

hematosalpinx نَفيرٌ مُتَدَمٍّ . بُوقٌ مُتَدَمٍّ

hematoscheocele صَفَنٌ مُتَدَمٍّ

hematoscope مِنظارُ الدم ، مِكْشافُ الدم

hematoscopy تَنْظيرُ الدم ، فَحْصُ الدم

hematosepsis تَعَفُّنُ الدم

hematosis تأكْسُجُ الدم · تَكَوُّنُ الدم

hematospectroscope مِطْيافٌ دَمَويّ
hematospectroscopy تَنْظيرُ الدمِ الطَّيفيّ
hematospermatocele قِيلةٌ مَنَويَّة مُتَدَمِّية
hematospermia مَنِيٌّ مُتَدَمٍّ
hematosteon جَوْفُ عَظْمٍ مُتَدَمٍّ
hematothermal حارُّ الدَّم ، ذو دَمٍ حارّ
hematotoxic سامٌّ لِلدَّم ، مُتَعَلِّق بانسِمامِ الدَّم
hematotoxicosis انسِمامُ الدَّم
hematotrachelos عُنقٌ مُتَدَمٍّ ـ احتِباسُ الدمِ في عُنقِ الرَّحِم
hematotropic مُنْتَحٍ لِلدَّم ، مُنحازٌ لِلدَّم
hematoxic سامٌّ لِلدَّم ، مُتَعلِّق بتَسَمُّمِ الدَّم
hematoxylin هيماتُكْسيلين ـ صِبغٌ مِن خَشَبِ البَقَّم
hematozoa الأوالي الدَّمَويَّة ، الطُّفَيليّاتُ الدَّمَويَّة الحَيَوانيَّة
hematozoic مُسْتَوطِنُ الدم ، مُتَعلِّقٌ بحَيَوانٍ طُفَيليّ دَمَويّ
hematozoon = hemozoon حُيَيٌّ دَمَويّ ، حَيَوانٌ طُفَيليّ دَمَويّ
hematuresis = hematuria بِيلةٌ دَمَويَّة
hematuria بَوْلٌ دَمَوي ، بِيلة دَمَويَّة
microscopic ~ بِيلةٌ دَمَويَّة مِجْهَريَّة
hembra اللاَّيْشْمانْيا الجِلْديَّة القَرْحيَّة
heme حَديدُ اليَحْمور
hemeralopia الخَفَش ، العَشاوَة ، عَمًى نَهاريّ
hemi- سابِقة بمعنى «نِصْفيّ» أو «نِصْف»
hemiablepsia رُؤْيةٌ نِصْفيَّة ، عَمًى نِصْفيّ
hemiacetal أسِيتالٌ نِصْفيّ
hemiachromatopsia رُؤْيةٌ نِصْفيَّة
hemiageusia = hemiageustia خَشَمٌ نِصْفيّ ـ فَقْدُ نِصفِ حاسَّةِ الذَّوق في اللِّسان
hemialgia ألَمٌ جانِبيّ ، ألَمٌ عَصَبيّ نِصْفيّ
hemiamblyopia الكُمْنة النِّصْفيَّة ، غَطَش نِصْفيّ
hemiamyosthenia وَهَنٌ عَضَلي نِصْفي
hemianacusia طَرَشٌ شِقِّيّ ، طَرَشُ جانِبٍ واحِد
hemian(a)esthesia تَخْديرٌ شِقِّيّ أو نِصْفيّ
hemianalgesia فَقْدُ الألَمِ النِّصْفيُّ
hemianencephaly غَيبةُ نِصْفِ الدِّماغ
hemianesthesia خَدَرٌ نِصْفيّ
hemianopia عَمًى شِقِّيّ
hemianopsia عَمًى نِصْفيّ ، عَمًى شِقِّيّ
hemianosmia خَشَمٌ نِصْفيّ أو شِقِّيّ
hemiapraxia تَآزُرٌ جانِبيّ ـ تَنْسيقُ الحَرَكاتِ في جانِبٍ واحِد
hemiasynergia عَدَمُ تآزُرٍ نِصْفيّ
hemiathetosis يَبَسٌ وتَشَنُّجٌ شِقِّيّ
hemiatrophy ضُمورٌ شِقِّيّ ، ضُمورٌ نِصْفيّ
hemiballism = hemiballismus زَفَنٌ نِصْفيّ ، قَمَزٌ نِصْفيّ أو شِقِّيّ
hemic دَمَويّ ، دَمِّيّ
hemicardia = hemicardius نِصْفُ قَلْب
hemicentrum نِصْفُ جِسْمِ الفِقْرة
hemicephalia فَقْدُ نِصفِ المُخّ ـ خِلْقةً
hemicephalus عَديمُ المُخّ ، مِسْخٌ عَديمُ المُخّ
hemichorea رَقَصٌ شِقِّي ، كُوريا نِصْفيَّة
hemichromatopsia عَمًى لَوْنيّ نِصْفيّ
hemichromosome صِبْغيٌّ نِصْفيّ
hemicolectomy استِئْصال نِصْفِ القُولون
hemicorporectomy استِئْصالُ نِصْفِ الجِسْم
hemicrania الشَّقيقة ، صُداعٌ نِصْفي أو شِقِّي
hemicraniosis تَعَظُّمُ الجُمْجُمة النِّصْفيّ
hemicraniotomy قَطْعُ نِصْفِ الجُمْجُمة
hemidiaphoresis عَرَقٌ نِصْفي ـ عَرَقُ نِصْفِ الجِسْم فَقَط
hemidrosis = hematidrosis عَرَقٌ دَمَويّ
hemidysesthesia كَلالُ الإحساسِ النِّصْفيّ
hemidystrophy حَثَلٌ نِصْفيّ
hemiencephalus ذو نِصْفِ مُخّ
hemiepilepsy صَرْعٌ نِصْفي ، صَرْعٌ شِقِّي
hemifacial شِقِّي وَجْهي ، وَجْهي نِصْفي
hemigastrectomy خَزْعُ نِصْفِ المَعِدة
hemigeusia فَقْدُ الذَّوق النِّصْفيّ
hemiglossectomy قَطْعُ نِصفِ اللِّسان ـ جانِبيّاً
hemiglossitis التِهابُ نِصْفِ اللِّسان
hemiglossoplegia شَلَلُ نِصفِ اللِّسان
hemignathia فَقَم ـ غَيْبةُ نِصْفِ الفَكِّ السُّفْليّ

hemihidrosis عُراقٌ نِصْفيّ ، تَعراقٌ شِقّيّ

hemihypalgesia, hemihypoalgesia نَقْصُ حِسِّ الألَم النِّصفيّ

hemihyperesthesia حِدَّةُ الحِسِّ النِّصفي

hemihyperidrosis فَرْطُ العَرَق النِّصْفي

hemihypertonia تَوَتُّرٌ شِقّي ، تَوَتُّر نِصْفي

hemihypertrophy ضَخامةٌ شِقِّيَّة ، ضَخامة نِصفيَّة

facial ~ ضَخامةٌ شِقِّيَّة وَجْهيَّة

hemihypesthesia = hemihypoesthesia كَلالُ الحِسِّ النِّصفيّ، نَقْصُ الحِسِّ الشِّقّيّ

hemilaryngectomy استِئصالُ نِصْف الحَنْجَرة

hemilateral نِصْفي جانِبي ، شِقّي جانِبي

hemilesion آفةٌ جانِبيَّة ـ في جانبٍ واحِد فَقَط مِنَ النُّخاع الشَّوكي

hemimelia القَطع ، الطَّرَف النِّصفيّ

hemimelus ضامِرُ النِّهايات ـ ضامِرُ الأطراف

hemin هِيْمِين ـ كلُور الهِيْم البِلَّوري

heminephrectomy استِئصالُ جُزءٍ مِنَ الكُلْوة

hemiopalgia وَجَعُ الرأس والعَيْنِ الجانِبي

hemiopia = hemianopia رُؤيةٌ شِقِّيَّة

hemiopic مُتَعلِّقٌ بعَيْنٍ واحِدة أو بالرُّؤية النِّصفيَّة

hemipagus مَسيخانِ مُتَّحِدان جانِبيّاً في الصَّدْر

hemiparalysis شَلَلٌ شِقِّي ، شَلَل نِصْفي

hemiparanesthesia خَدَرُ أحَدِ الطَّرَفَيْنِ السُّفْلِيَّيْن

hemiparaplegia شَلَلُ أحدِ الطَّرَفَيْن السُّفليَّيْن

hemiparesis خَزَلٌ شِقّيّ ، فالِجٌ نِصفيّ خَفيف

hemiparesthesia مَذَلٌ شِقِّيّ ، نَقْصُ الحِسِّ الشِّقيّ

hemiplegia فالِج ـ شَلَلٌ شِقِّيّ

alternate ~ فالِجٌ مُتَغايِر

crossed ~ فالِج مُتَصالِب

infantile ~ فالِجٌ طِفْليّ

spastic ~ فالِجٌ تَشَنُّجي

spinal ~ فالِج شَوكي

hemiplegic فالِجيّ ، شَلَليّ شِقّيّ ، مَفْلُوج

hemiprostatectomy قَطْعُ نِصْفِ المُوثة

Hemiptera النِّصفيّات الأجنِحة ـ حَشَرات

hemiscotosis عَتَمةٌ نِصفيَّة ، عَمًى نِصفِ الشَّبَكيَّة

hemisection تَنْصيف ، قَطْعٌ نِصْفيّ

hemispasm اعتِقالٌ نِصْفيّ ، تَشَنُّج نِصفيّ

hemisphere نِصْفُ الكُرة

cerebral ~s نِصفا كُرةِ الدِّماغ أو المُخّ

hemispherium = hemisphaerium نِصفُ الكُرة ، نِصفُ الكُرةِ المُخِّيَّة

hemisphygmia نَصَفُ الدَّقَّات القَلْبيَّة ـ حالةُ حُصولِ نبضَتَيْن مقابِلَ دَقَّةٍ واحِدة لِلْقَلب

hemistrumectomy جَزْعُ نِصفِ السِّلعة

hemisyndrome تَناذُر نِصفيّ ، مُتلازِمة شِقِّيَّة

hemithermo-anesthesia كَلالُ حِسِّ الحَرارة والبُرودة النِّصفيّ

hemithorax نِصفُ الصَّدْر ، شِقُّ الصَّدْر

hemithyroidectomy استِئصالُ فِصٍّ دَرَقيّ

hemitomias نِصفُ خَصِيّ ـ ذو خُصْيَةٍ واحِدة

hemitonia فَرْطُ تَوَتُّر شِقِّي

hemitremor رُعاشٌ شِقّيّ ، ارتِعاشٌ نِصْفيّ

hemivagotony تَوَتُّر أحَدِ التائِهَيْن

hemizygosity الاقتِرانُ النِّصفيّ

hemizygote نِصفُ لاقِحة

hemizygous ذو نِصفِ لاقِحة

hemlock شَوْكَران

hemo-, haem-, haemo-, hem-, hema-, hemato- سابِقة تَدُلُّ على العَلاقة بِـ «الدَّم»

hemoagglutination تَراصٌّ دَمَويّ ، تَلازُنُ الدَّم

hemoagglutinin راصَّةٌ دَمَويَّة ، مُلزِنةُ الدَّم

hemoalkalimeter مِقياسُ قِلْوِيَّة الدَّم

hemoblast أرومةُ الكُرَيَّة الحَمراء

hemoblastosis تَنَشُّجٌ دَمَويّ ، أُرامُ الحُمْر ، داءُ أرومةِ الكُرَيّات الحُمْر

hemocatharsis غَسْلُ الدم ، تَنقِية الدم

hemocatheresis تَدميرُ الكُرَيّات الحُمْر

hemocholecystitis التِهابُ المَرارة المُدَمَّى

hemochromatosis صُباغٌ دَمَويّ ، التَنَكُّسُ الصِّباغيّ الدَّمَويّ

hemochrome صِبْغُ الدم

hemochromogen مُكَوِّنُ صِبْغِ الدم

hemochromometer مِقياسُ لَونِ الدم

hemochromometry قِياسُ لَونِ الدم
hemoclasia تزَعْزُعُ الدم ، تحَلُّل الدم
hemoclasis, hemolysis تزَعْزُع الدم ، انحِلالُ الدم
hemoclastic حالٌّ الدم ، مُزَعْزِعُ الدم
hemoconcentration تَرْكيزُ الدم
hemoconia غَبَرَةُ الدم ، هَبَوات الدم
hemoconiosis اغبِرارُ الدم ، تغَبُّر الدم
hemocryoscopy استِصْرادُ الدم
hemoculture زَرْعُ الدم
hemocyte خَليَّة الدم ، خَليَّة دَمَويَّة
hemocytoblast أرومةُ الكُرَيّات ، أرومةُ الخَلايا الدمَويَّة ، بَدائيَّةُ الخَليَّة الدمَويَّة
hemocytoblastoma أُرمومُ الخَلايا الدمَويَّة ، وَرَمُ أرومةِ الخَلايا الدمَويَّة
hemocytocatheresis تَلَفُ الكُرَيّات الحُمْر
hemocytology مَبْحَثُ خَلايا الدم
hemocytometer عَدّادُ أو مِعَدُّ خَلايا الدم
hemocytotripsis هَرْسُ كُرَيّات الدم – تفَسُّخ الكُرَيّات بالضَّغط
hemocytozoon حُيَيٌّ دَمَويّ طُفَيليّ
hemodiagnosis التَّشْخيصُ الدمَويّ ، التَّشْخيصُ بفَحْصِ الدم
hemodialysis دَيْلَزَةُ الدم ، دِيالٌ دمَويّ
hemodialyzer مِدْيالٌ دَمَويّ – جِهازُ دَيْلَزة الدم
hemodilution مَذْقُ الدم ، تخْفيفُ الدم
hemodynamic دِيناميّ دَمَويّ
hemodynamics مَبْحَث حَرَكيَّة الدم
hemodynamometer مِقياسُ ضَغْط الدم
hemodystrophy سُوءُ التَّغْذيه الدمَويَّة
hemoflagellate سائِطةٌ دموِيَّة (مِن ذَواتِ السِّياط)
hemogenesis توَلُّدُ الدم ، تكَوُّن الدم
hemogenic دَمَويُّ المَنْشأ ، مكَوِّن الدم
hemoglobin يَحْمور ، خِضابُ الدم
hemoglobinemia تخَضُّبُ الدم ، خِضابَميَّة
hemoglobinocholia يَحْمورُ المِرَّة
hemoglobinolysis انحِلالُ أو تَحالُّ اليَحْمور
hemoglobinometer مِقياسُ اليَحْمور
hemoglobinometry قِياسُ خِضابِ الدم
hemoglobinopathy اعتِلالٌ خِضابيّ
hemoglobinous خِضابيّ ، هِيمُوغلُوبينيّ
hemoglobinuria بِيلةٌ خِضابيَّة ، بِيلةٌ يَحْموريَّة ، بَولٌ هِيمُوغلُوبينيّ
toxic ~ بِيلة يَحْموريَّة تَسَمُّميَّة
hemoglobinuric مُصابٌ أو مُتعَلِّق بالبِيلةِ اليَحْموريَّة ، هِيمُوغلُوبينيُّ البِيلة
~ nephrosis كُلاءُ البِيلة اليَحْموريَّة
hemogram بَيانُ الدم ، صِيغةُ الدم ، مُخَطَّطُ الدم
hemokinesis حَرَكةُ الدم – جَرَيانُه في الجِسم
hemolith = hematolith حَصاةٌ دَمَويَّة
hemology = hematology مَبْحَثُ الدم
hemolymph الدَّمُ واللِّمْف ، لِمْفٌ دَمَويّ
hemolymphangioma = hematolymphangioma وِعاؤوم لِمْفي دَمَوي
hemolysate حاصِلُ الانحِلال الدمَويّ
hemolysin حالَّة دَمَويَّة
hemolysis حَلُّ الدم ، انحِلالُ الدم – انعِتاقُ الخِضاب مِنَ الكُرَيّات
hemolytic مُتعَلِّقٌ بحَلِّ الدم ، حالُّ الدم
~ anemia فَقْرُ الدم الانحِلاليّ
hemolyzation انحِلاليَّة الدم
hemolyze يَنْحَلُّ • يَحُلُّ الدَّمَ
hemomanometer مِقياسُ ضَغْطِ الدم
hemomediastinum = hematomediastinum حَيزومٌ مُدَمًّى
hemometer = hemoglobinometer مِقياسُ الدم ، مِقياسُ اليَحْمور
hemometra = hematometra رَحِمٌ مُدَمّاة
hemonephrosis كُلاءٌ مُدَمًّى
hemopathic دَمَويُّ الاعتِلال
hemopathology دَرْسُ أمراضِ الدم
hemopathy اعتِلالُ الدم ، اعتِلالٌ دَمَويّ
hemopericardium تأمورٌ مُدَمًّى
hemoperitoneum تَدَمّي الصِّفاق
hemopexin مُجَلِّطُ الدم
hemopexis تَجَلُّطُ الدم

hemophage = **hematophage** آكِلُ الدَّم
hemophagocyte بَلْعَمة دَمويَّة
hemophagocytosis بَلْعَمة الدم
hemophil أليفُ الدم ، مُولَعٌ بالدم
hemophilia الناعُور ، هِيموفيلية ، ناعُوريَّة ، نُزاف
hemophiliac نَعُور ، مَنْعُور ، هِيموفيليّ
hemophilic أليفُ الدم · ناعُوريّ ، نَعُور
Hemophilus المُسْتَدْمية ـ نَوعٌ من الفُطورِ المُجَزّأة مُحِبَّة للدم
hemophobia رَهْبةُ الدم
hemophoric ناقِلُ الدم
hemophthalmia = **hemophthalmos** نَزْفٌ في العَيْن ، عَيْنٌ مُدَمّاة
hemophthisis سُحافُ الدم
hemoplastic = **hematoplastic** مُقَوِّمُ أو مُصَنِّعُ الدم ، مُتعَلِّقٌ بتَكوينِ الدم
hemopleura جَنبةٌ مُدَمّاة
hemopneumopericardium استِهواءُ التَّأمورِ الدَّمويّ
hemopneumothorax استِهواءُ الصَّدْرِ الدمَويّ
hemopoiesis = **hematopoiesis** تكَوُّنُ الدم
hemopoietic = **hematopoietic** مكَوِّنُ الدم ، خاصٌّ بتَكوينِ الدم
hemoposia شُرْبُ الدم
hemoprecipitin مُرَسِّبٌ دَمويّ
hemopsonin طاهِيةُ الدم ، طاهِيةٌ دَمَويَّة
hemoptysic = **hemoptic** نَفْثيُّ الدم ، مُتعَلِّقٌ بنَفْثِ الدم
hemoptysis نَفْثُ الدم ، بَصْقُ الدم
hemopyelectasis توَسُّعُ حَوْضِ الكُلْوة المُدَمّى
hemorrhachis بِيساءُ مُدَمّاة
hemorrhage = **haemorrhagia** نَزْفٌ
arterial ~ نَزْف شِريانيّ
capillary ~ نَزْفٌ شَعْريّ
primary ~ نَزْف أوَّليّ ـ بعدَ الإصابةِ مُباشَرة
pulmonary ~ نَزْفٌ رِئَويّ
secondary ~ نَزْف ثانَويّ ـ بعدَ الإصابةِ بـِ ٧ ـ ١٠ أيّام وسَبَبُه خَمَجيٌّ عادةً
unavoidable ~ نَزْفٌ حَتْميّ
venous ~ نَزْف وَريديّ
hemorrhagenic مُنزِف ، مُسَبِّب النَّزْف
hemorrhagic نَزفيّ
hemorrhagiparous مُنْزِف ، مُسَبِّب النَّزْف
hemorrhea = **hematorrhea** سَيَلانُ الدم ، نَزْف
hemorrhoid باسُور
hemorrhoidal باسُوريّ
hemorrhoidectomy استِئْصالُ الباسور
hemorrhoidolysis تَذْويبُ البَواسِير ، انحِلالُ البَواسير
hemosalpinx بُوقٌ مُدَمّى · نَفيرٌ مُدَمّى
hemoscope = **hematoscope** مِنْظارُ الدم
hemosiderin هِمُوسِيدرين ، حَديدُ الدم
hemosiderosis الهِمُوسِيدريَّة ، حَدَدٌ دَمويّ
hemosite طُفَيليٌّ دَمويّ
hemospasia حِجامةُ الدم
hemospermia نُطفةٌ مُدَمّاة ، تدَمِّي المَنِيّ
hemostasis = **hemostasia** إرْقاء ، وَقْفُ الدم ، وَقْفُ النَّزْف
hemostat مِرْقاة ، مُوقِفُ الدم ـ آلةٌ أو عامِل
hemostatic = **hemostyptic** رَقُوء ، قاطِعُ النَّزْف ، مُرقِىءُ الدَّم
hemostyptic = **hemostatic** رَقُوء ، مُرقِىء
hemotachometer مِقياسُ سُرعةِ الدم
hemotherapy مُداواةٌ بالدم ، الاستِدْماء
hemothorax الصَّدْرُ المُدَمّى ، تدَمِّي الصَّدْر
hemotoxic = **hematotoxic** سامٌّ لِلدَّم
hemotoxin تُكسِينُ الدم ، ذِيفانٌ دَمويّ
hemotroph = **hemotrophe** الاغتِذاءُ الدمَويّ
hemotrophic مُتعَلِّقٌ بالاغتِذاء الدمَويّ
hemotropic = **hematotropic** مُنتَحٍ لِلدَّم
hemotympanum أُذُنٌ مُدَمّاة · نَزْفٌ في تَجويفِ الطَّبْلة
hemozoon = **hematozoon** حُيَيٌّ دَمويّ
hemuresis بَوْلٌ دَمويّ ، بِيلةٌ دَمويَّة
henna حِنّاء

Henoch's disease, purpura داءُ هِينوخ ، فِرْفِريَّة أرَجيَّة ـ ضَعيفةُ الاستِجابةِ لِلمُعالَجة
hepar كَبد ، جِسمٌ كَبِديّ ، شِبْهُ الكَبِد
heparin هِبارين ، كَبِدين
heparinize يُعالِجُ بالهِبارين ، يُهَبْرِن
hepat-, hepato- سابِقة بمعنى «كَبِد» أو «كَبِديّ»
hepatalgia وَجَعُ الكَبِد
hepatargia = hepatargy تَسَمُّم كَبِديّ ذَوَويّ ، قُصور كَبِديّ
hepatatrophia = hepatatrophy ضُمورُ الكَبِد
hepatectomy قَطْع الكَبِد ، قَطْعُ جُزْء من الكَبِد
hepatic مَكبود ، كَبِديّ
~ insufficiency قُصورٌ كَبِديّ
hepaticocholangiojejunostomy مُفاغَرةُ المَرارةِ بالمَسالِ الكَبِديّ وبالصائميّ
hepaticoduodenostomy مُفاغَرةُ القَناةِ الكَبِديَّة بالعَفَج
hepatico-enterostomy مُفاغَرةُ القَناةِ الكَبِديَّة بالمِعى ، تَفَمُّم كَبِدي مِعَوي
hepaticogastrostomy مُفاغَرةُ القَناة الكَبِديَّة بالمَعِدة ، تَفَمُّم كَبِدي مَعِدي
hepaticojejunostomy مُفاغَرةُ القَناةِ الكَبِديَّة بالصائميّ ، مُفاغَمةُ المَسالِ الكَبِديّ بالصائميّ
hepaticolithotomy استِخراجُ الحَصاةِ بشَقِّ القَناةِ الكَبِديَّة
hepaticolithotripsy تَفَتُّتُ الحَصاة الكَبِديَّة
hepaticostomy فَغْرُ القَناة الكَبِديَّة
hepaticotomy بَضْعُ القَناةِ الكَبِديَّة
hepatism اعتِلالٌ كَبِديّ ، اضطِرابٌ كَبِديّ
hepatitis التِهابُ الكَبِد ، كُباد
amebic ~ التِهابُ الكَبِد الأميبيّ
fulminant ~ التِهابٌ كَبِديّ خاطِف
serum ~ التِهابُ الكَبِد المَصْليّ
suppurative ~ التِهابُ الكَبِد القَيْحي
viral ~ التِهابُ الكَبِد الحُمَوي
hepatization تَكَبُّد ، تَحَوُّل استِكْباديّ ـ في الرِّئة
gray ~ تَكَبُّدٌ أرْمَدُ
red ~ تَكَبُّد أحمَر
yellow ~ تَكَبُّدٌ أصفَرُ
hepato- بادِئة بمعنى «كَبِد» أو «كَبِديّ»
hepatoblastoma أُرمومٌ كَبِديّ ، وَرَمٌ أروميّ كَبِديّ ، وَرَم جَذَعيّ كَبِديّ
hepatocele فَتْق كَبِديّ ، قِيلة كَبِديَّة
hepatocellular كَبِديّ خَلَويّ
hepatocholangioenterostomy مُفاغَرةُ المَسايلِ الصَّفْراويَّة بالمِعَى
hepatocholangiogastrostomy مُفاغَمةُ مَسايلِ الصَّفراء بالمَعِدة
hepatocirrhosis تَلَيُّف الكَبِد ، (تَشَمُّع كَبِديّ)
hepatocolic كَبِديّ قُولونيّ
hepatocystic كَبِدي مَراري
hepatocyte خَلِيَّة كَبِديَّة
hepatoduodenal كَبِدي عَفَجي
hepatoduodenostomy مُفاغَرة أو مُفاغَمةُ الكَبِد بالإثنا عَشريّ
hepatodynia ألَمُ الكَبِد
hepatodystrophy ضُمورُ الكَبِد الاصفَر الحادّ
hepato-enteric كَبِديّ مِعَويّ
hepatogastric كَبِدي مَعِدي
hepatogenic = hepatogenous كَبِديُّ المَنْشأ أو الأصْل ، حاصِلٌ في الكَبِد
hepatogram مُخَطَّطُ نَبْضِ الكَبِد ـ صُورةُ الكَبِد الشُّعاعيَّة
hepatography رَسْمُ الكَبِد شُعاعيّاً
hepatohaemia احتِقانُ الكَبِد
hepatoid نَظيرُ الكَبِد ، كَبِدانيّ
hepatolenticular كَبِديّ عَدَسيّ
hepatolienal كَبِدي طِحالي
hepatolienography تَصْويرُ الكَبِد والطِّحال
hepatolith حَصاةٌ مَراريَّة ، حَصاةٌ كَبِديَّة
hepatolithectomy نَزْعُ الحَصى الكَبِديَّة
hepatolithiasis تَحَصّي الكَبِد
hepatology مَبْحَثُ الكَبِد
hepatolysin حالٌّ الكَبِد ، مُتلِفُ خَلايا الكَبِد
hepatolytic حالٌّ خَلايا الكَبِد
hepatoma وَرَمٌ كَبِديّ ، كَبِدُوم

hepatomalacia لِينُ الكَبِد ، رُخُوصَةُ الكَبِد
hepatomegaly ضَخامةُ الكَبِد ، الرَّغامة
hepatomelanosis قتامِيَّة الكَبِد
hepatonecrosis نُخرةُ الكَبِد
hepatonephric كَبِديّ كُلْويّ
hepatonephritis التِهابٌ كَبِدي كُلْوي
hepatopathy عِلَّة كَبِديَّة ، اعتِلالٌ كَبِدي
hepatoperitonitis التِهابُ بَريتون الكَبِد
hepatopexy تَثْبيتُ الكَبِد ، تَوْطيدُ الكَبِد
hepatophyma خُراجُ الكَبِد
hepatopleural كَبِديّ جَنَبيّ
hepatoportal كَبِديّ بابِيّ
hepatoptosis = hepatoptosia
تَدَلِّي الكَبِد ، استِرخاءُ أو هُبوطُ الكَبِد
hepatorrhagia نَزْفٌ كَبِديّ
hepatorrhaphy رَفْوُ الكَبِد ، خِياطةُ الكَبِد
hepatorrhea فَيَضانُ الصَّفراء ، سَيَلانُ الصَّفراء
hepatorrhexis تَمَزُّقُ الكَبِد
hepatoscopy تَنْظيرُ الكَبِد ، فَحْصُ الكَبِد
hepatosis كُباد ، اضطِرابٌ كَبِديّ
hepatosplenitis التِهابُ الكَبِد والطِّحال
hepatosplenography تَصْويرُ الكَبِد والطِّحال
hepatosplenomegaly ضَخامةُ الكَبِد والطِّحال
hepatosplenometry قِياسُ الكَبِد والطِّحال
hepatosplenopathy اعتِلالٌ كَبِديّ طِحاليّ
hepatostomy مُفاغَرةُ الكَبِد
hepatotherapy المُداواةُ الكَبِديَّة ـ المُداواةُ بخُلاصاتِ الكَبِد
hepatotomy شَقُّ الكَبِد
hepatotoxemia ذِيفانٌ كَبِديّ
hepatotoxic = hepatoxic سامٌّ لِلكَبِد
hepatotoxin تُكْسينٌ كَبِديّ ، ذِيفانٌ كَبِديّ
hepatotropic مُنتَحٍ لِلكَبِد ، مُنْحازٌ لِلكَبِد
hept-, hepto- سابِقةٌ بمعنى «سُباعيّ»
heptachromic سُباعيُّ الألوان
heptad سُباعيّ التكافُؤ
heptaploid سُباعيُّ الصِّبغيّات
heptaploidy سُباعيَّة الصِّبغيّات
heptose سُكَّرٌ سُباعيّ ، هِبْتوز

herb عُشْب ، عُشْبة
herbicide مُتلِفُ الأعشاب ، مُبيدُ الأعشاب
herbivore; pl. herbivora عاشِب ؛ ج. عاشِبات ، عَواشِب
herbivorous عاشِب ، حَشائشي ، آكِلُ أعشاب
hereditary وِراثيّ
heredity وِراثة
heredo- سابِقة بمعنى «وِراثيّ»
heredo-ataxia رَنَحٌ وِراثيّ
heredodegeneration تَنَكُّسٌ وِراثي
heredofamilial وِراثيٌّ عائليّ
heredo-immunity مَناعةٌ وِراثيَّة
heredolues سِفْلِسٌ وِلاديّ ، إفْرَنجيٌّ خِلْقيّ
heredopathia اعتِلالٌ وِراثيّ
heredosyphilis إفْرَنجيٌّ وِراثي
heritable مُتَوارَث ، يَنتَقِلُ بالوِراثة
hermaphrodism = hermaphroditism
خُنْث ، خُنوثة ، خَنَث
  false ~ خُنوثةٌ كاذِبة
  true ~ خُنوثةٌ حَقيقيَّة
hermaphrodite خُنثى ؛ ج. خِناث
hermetic = hermetical مُحْكَمُ السَّدّ
hernia فَتْقٌ ، أُدْرة
  cerebral ~ فَتْق دِماغيّ
  chronic ~ فَتْقٌ مُزمِن
  congenital ~ فَتْق وِلاديّ
  diaphragmatic ~ فَتْقٌ حِجابيّ
  femoral ~ فَتْق فَخِذي
  incomplete inguinal ~ فَتْقٌ أُربيّ غيرُ تامّ
  inguinal ~ فَتْق أُرْبيّ
  labial ~ فَتْقٌ شُفْريّ
  reducible ~ فَتْق رَدُود ـ فَتْقٌ قابِلُ الرَّد
  scrotal ~ فَتْقٌ صَفَني
  strangulated ~ فَتْق مُختَنِق
  thoracic ~ فَتْقٌ صَدْريّ
  umbilical ~ فَتْقٌ سُرِّيّ
  ventral ~ فَتْق بَطْنيّ
hernial فَتْقيّ ، أُدْريّ
herniation اِنفِتاق ، تَفَتُّق ، أَدَر ، أُدْرة

hernio-appendectomy رَتْقُ الفَتْق مَعَ خَزْعِ الزائدة
hernioid فَتْقاني ، نَظيرُ الفَتْق
herniolaparotomy شَقُّ البَطْن لِرَدِّ الفَتْق
herniology مَبْحَث الفُتوق
hernioplasty رَأْبُ الفَتْق ، تَرْميمُ وتَقْويمُ الفَتْق
herniorrhaphy رَفْوُ الفَتْق ، خِياطَةُ الفَتْق
herniotomy بَضْعُ الفَتْق ، رَتْقُ الفَتْق
heroin, heroine هِيرُوين – قِلْوِيد مُورفينيّ
heroinism = heroinomania إدمانُ الهيرُوين ، الوَلَع بالهيرُوين
herpangina ذُباحٌ حَلَئِيّ ، خُناقٌ حَلائيّ
herpes حَلَأ ، عُقْبولة
  ~ febrilis حَلَأُ السُّخونة
  ~ gestationis حَلَأٌ حَمْليّ ، حَلَأُ الحَبَل
  ~ labialis حَلَأُ الشَّفة ، حَلَأٌ شَفَويّ
  ~ simplex حَلَأٌ بَسيط
  ~ zoster حَلَأٌ نِطاقيّ ، زُونا
herpesencephalitis التِهابُ الدِّماغ الحَلائيّ
herpesvirus حُمَةُ الحَلَأ ، حُمَةٌ حَلَئِيَّة
herpetic حَلَئِيّ ، عُقْبوليّ
herpetiform حَلَئِيُّ الشَّكْل ، عُقبوليُّ الشَّكْل
hersage مَشْق ، تَمْشيط ، مَشْقُ الأعصاب
hesperanopia الخَفَش ، الجَهَر
heter-, hetero- سابِقة بمعنى «غَيْر» أو «مُغايِر» أو «مُخْتَلِف» أو «مُتَبايِن»
heteradelphus مَسيخٌ مُخْتَلِف
heteradenic مُخْتَلِفُ غُدِّيّ
heteraxial مُخْتَلِفُ المِحوَر
heterecious مُتَعَدِّدُ العائل
heterecism تَعَدُّد العائل ، اختِلافُ المُضيفات
heteresthesia اختِلافُ الحِسّ
hetero- سابِقة تَعني «مُخْتَلِف» أو «مُتَبايِن» أو «مُغايِر» أو «مُتَغايِر»
heteroagglutinin راصَّةٌ غَيْرِيَّة
heteroantibody ضِدٌّ غَيْرِيّ
heteroantigen مُكَوِّنُ الضِّد المُخْتَلِف
heteroautoplasty رَأْبٌ ذَوَويّ مُخْتَلِف
heteroblastic مُخْتَلِفُ الأرومة
heterocellular مُخْتَلِفُ الخَلايا ، مُنَوَّعُ الخَلايا
heterocentric مُخْتَلِفُ المَركَز
heterochromatin صِبْغينٌ مُغايِر
heterochromia = heterochromatosis تَبايُن اللَّون ، اختِلافُ اللون ، التَخَيُّف
heterochromosome مُخْتَلِف الصِّبغيّات
heterochromous مُتَغايِرُ أو مُخْتَلِف اللون
heterochronia اختِلافُ الأوقاتِ أو الأوان
heterochronic = heterochronous مُخْتَلِف الزَّمَن – في غَيرِ وَقْتِه أو أوانِه
heterochthonous مُخْتَلِفُ الناحِية
heterocladic مُخْتَلِف الفُروع
heterocrine مُتَنَوِّعُ المُفرَزات
heterocyclic مُخْتَلِفُ الدارة
heterodermic مُخْتَلِف الجِلْد – مُنجَزٌ مِن رُقعةٍ جِلديَّة مَأخوذة مِن شَخْص آخَر
heterodont مُتَبايِنُ الأسنان
heterodromous مُخْتَلِفُ الاتِّجاه
heterogametic مُتَغايِرُ أو مُخْتَلِف الأمشاج
heterogamy تَبايُنٌ مَشيجيّ
heterogen(e)ous مُتَغايِر ، مُغايِرُ المَنْشأ
heterogenesis = heterogony تَناوُبُ الأجيال · تَناسُلٌ لا جِنسيّ
heterogenetic مُخْتَلِف النَّسْل ، مُخْتَلِف المَنْشأ
heterogenic = heterogenous مُغايِرُ النَّسْل ، مُغايِر الجِنْس · مُخْتَلِف الجِنس
heterogony, heterogenesis اختِلافُ النَّسْل ، مُغايَرةُ النَّسْل · تَناسُل لا جِنسيّ
heterograft تَطْعيمٌ مُتَبايِن · رُقعة مُغايِرة
heterohemagglutinin راصَّة دَمَويَّة مُغايِرة
heterohemolysin حالَّةٌ دَمَويَّة غَيريَّة
heteroimmune مُمَنَّعٌ مُغايِر
heteroinoculation تَلْقيحٌ مُغايِر
heterokaryon نَواة مُغايِرة
heterokeratoplasty رَأْبُ القَرْنيَّةِ المُغايِر
heterokinesis التَحَرُّكُ المُغايِر
heterolalia = heterophasia تَكَلُّم أو قَولٌ مُغايِر · (تَفَلُّتُ الكَلام)
heterolith حَصاةٌ مُغايِرة

heterologous مُختَلِفُ الطَّبائع ، مُختَلِف أو مُغايِرُ التَّكْوين ، أُخْيَف
heterolysin حالٌّ مُغايِر
heterolysis انحِلالٌ مُغايِر
heteromastigote مُختَلِفُ الأهداب
heteromeral = **heteromeric** = **heteromerous** مُختَلِف الأقسام
heterometaplasia تَنَسُّجٌ مُغايِر
heterometropia اختِلافُ الانكِسار – بين العَيْنَيْن
heteromorphic مُختَلِف الشَّكْل
heteromorphosis تشَوُّه ، تَبايُن الشَّكل
heteromorphous = **heteromorphic** مُغايِرُ الشَّكْل ، مُغايِرُ النَّمَط
heteronomous مُخالِفُ القَوانين · مُستَسِلمٌ لإرادةِ الغَيْر
heteronymous مُرادِفٌ أعجَمي
hetero-osteoplasty تَطْعيمٌ عَظْميٌّ غَريب ، تَقْويمٌ عَظْميٌّ مُختَلِف
heteropathy اختِلافُ الاعتِلال
heterophasia = **heterophasis** = **heterophemia** الحُبْسة المُختَلِطة أو المُغايِرة
heterophil = **heterophilic** مُغايِرُ الأُلْفة
heterophoria إحولال ، تَغايُرُ مِحوَرَي البَصَر
Heterophyes الخَيفانة ، المُتَغايِرةُ الشَّكْل – دِيدانٌ مِعَويّة دَقيقة
heteroplasia تَنَسُّج مُغايِر ، نُمُوٌّ نَسيجٍ مُغايِر
heteroplastic مُختَلِف التَّركيب ، مُختَلِفُ النَّسيج
heteroplasty تَقْويمٌ غَيْري أو تَهَيُّكُل مُخالِف
heteroploid مُتَبايِن الصِّبغيّات
heteroploidy اختِلافُ الصِّبغيّات
heteropsia = **heteroscopy** اختِلافُ حِدَّةِ الرُّؤية – في العَيْنَيْن
heteroptics رُؤيةٌ مُضَلِّلة ، رُؤية كاذِبة
heteropyknosis اختِلافُ الكَثافة
heteroscopy اختِلافُ الرُّؤية – في العَيْنَيْن
heterosexual مُخْتَلِف الجِنس ، مُغايِرُ الجِنْس
heterosexuality اشتِهاءُ المُغايِر
heterosis المُغايَرة ، نَشاطُ النَّغْل
heterosome اختِلافُ الرَّوائح
heterotaxia = **heterotaxis** = **heterotaxy** بَدْلُ الوَضْع – اختِلافُ وَضْعِ الأعضاءِ أو الأحشاء ، اختِلافُ التَّنْسيق
heterotonia تَوَتُّر مُتَبايِن
heterotopia = **heterotopy** تَغايُر الوَضْع
heterotopic في غَيْرِ مَوضِعِه ، مُتَبَدِّل الوَضْع
heterotransplant طُعْمٌ غَيْريّ ، غَرْز مُغايِر
heterotransplantation تَطْعيمٌ مُغايِر
heterotrichosis تَشَعُّرٌ مُغايِر
heterotrophia = **heterotrophy** اضطِرابُ التَّغذية
heterotrophic غَيْريُّ الاغتِذاء ، مُغايِرُ التَّغْذية
heterotropia = **heterotropy** حَوَل ، الخَزَر
hetertypic(al) مُختَلِف النَّمَط
heterovaccine لَقاحٌ مُغايِر
heteroxenous مُغايِرُ العائل
heterozygosity تَغايُر الزَّيجَة
heterozygote مُتَغايِرُ الزَّيجَة ، مُتَبايِنُ الزَّيجوت
heterozygous مُتَغايِرُ الزَّيجوت، مُتَغايِر الزَّيجَة
hex-, hexa- سابِقة بمعنى «سِتّة» أو «سُداسيّ»
hexabasic سُداسيُّ القاعِدة
hexachromic سُداسيُّ اللون
hexad سُداسيُّ التَّكافُؤ
hexadactylia العَنَش ، سُداسيّةُ الأصابِع
hexaploidy سُداسيّة الصِّبغيّات
Hexapoda سُداسيّاتُ الأقدام
hexavalent سُداسيُّ التكافُؤ
hexose هِكْسُوز ، سُكَّر سُداسي
hiatal نُقَريّ ، فُوهيّ ، فُرْجَويّ
hiatus فُرْجة ، نُقْرة · فُوَّهة · الرِّواقُ الحَلَزونيّ في قَوقَعة الأُذُن
aortic ~ فُرْجة أبْهَريّة
esophageal ~ فُرْجة مَريئيّة
hibernation الأُروز ، اكتِنانٌ شَتَويّ
hibernoma وَرَمٌ شَتَويّ ، وَرَم اكتِنانيّ

hiccup, hiccough فُواق
hidr-, hidro- بادِئة بمَعنى «عَرَق» أو «عَرَقيّ»
hidradenitis التِهابُ الغُدَد العَرَقيَّة ، التِهابُ غُدَد العَرَق
hidradenoma = hidroadenoma وَرَمٌ غُدِّيّ عَرَقيّ ، غُدُّوم عَرَقيّ
hidrocystoma وَرَم غُدِّي عَرَقي تَكَيُّسي
hidropoiesis تَكَوُّن العَرَق
hidropoietic مُتَعَلِّق بإفرازِ العَرَق
hidrorrhoea تَنَضُّح ، سَيَلانُ العَرَق
hidroschesis احتِباسُ العَرَق
hidrosis تَعَرُّق • إفرازُ العَرَق وإخراجُه • داءٌ جِلديّ عَرَقيّ
hidrotic مُعَرِّق
hieralgia أَلَمُ العَجُز
hiero-, hier- سابِقة تَدُلُّ على العَلاقة بِـ «الدِّين» أو «بالعَجُز»
hierolisthesis تَبَدُّل العَجُز ، انزِياحُ العَجُز
hierotherapy المُداواةُ بالدِّين ـ المُداواةُ بالفُروض والطُّقوس الدينيَّة
hilar نَقيريّ
hilitis التِهابُ النَّقير
hillock رَبْوة ، بَرْزة
hilum, hilus; pl. hila أُنقور ، سُرَّة
himantosis مَطُّ اللَّهاة
hindbrain الدِّماغُ المُؤَخَّر
hindgut المِعَى الخَلْفي ، المِعَى أو المَصيرُ المُؤَخَّر ـ في الجَنين
hinge رَزَّة ، مُفَصَّلة
∼ joint مَفْصِلٌ رَزِّيّ
hip الوَرِك ـ مَفصِلُ الفَخذ
hippocampus = hippocamp حُصَين ، حِصانُ البَحْر ، قَرْنُ آمون ـ في الدِّماغ
Hippocrates أبُو قْراط ، أبو الطِّبّ
hippocratic أبو قْراطي
∼ oath يَمينُ أبُو قْراط
hippocratism الأبوقْراطيَّة ـ المُعالَجةُ بالطُّرُق الأبوقْراطيَّة
hippurate هِبيُورات ، مِلْحُ حامِض الهِبيُوريك
hippuria بَوْلٌ هِبيُوريّ
hippus رَقَصُ البُؤبُؤ ، القُزَحيَّة المُتَحَيِّرة
hirci; pl. of hircus شَعْرُ الإبْط
hircus شَعْرُ الإبْط • شَعْرة صِماخيَّة
hirsute شَعرانيّ ، أشْعَر ، أزَبّ ، زَبّاء ، أهْلَب
hirsuties شَعْرانيَّة ، زَبَب
hirsutism الشَّعرانيَّة ، الزَّبَبُ (في النِّساء خاصَّة)
hirudicide مُتلِفُ العَلَق ، مُبيدُ العَلَق
Hirudinea العَلَقيّات ، العَلَق
hirudiniasis داءُ العَلَق ، الابتِلاءُ بالعَلَق
hirudo عَلَقة ، دُودةُ الحِكمة
hist- , histo- سابِقة بمعنى «نَسيج»
histamine هِسْتامين
histic نَسيجيّ
histio-, histo- سابِقة بمعنى «نَسيجيّ»
histioblast أرومةٌ مُنْسِجة ، بِدائيَّة نَسيجيَّة
histioblastoma أُرمومٌ (وَرَمٌ أرُوميّ) نَسيجيّ
histiocyte مُنْسِجة ، خَليَّةٌ نَسيجيَّة
histiocytoma وَرَمُ الخَلايا النَّسيجيَّة
histiocytomatosis داءُ أورامِ الخَلايا النَّسيجيَّة
histiocytosis كَثْرةُ المُنسِجات
histiogenic = histogenous نَسيجيُّ التَّكوين ، مُكَوَّن من النَّسيج
histioid = histoid نَسيجانِي ، نَسيجيُّ الشَّكل أو المَنْشأ
histio-irritative مُخَرِّشُ الأنسِجة
histoblast أرومةٌ نَسيجيَّة
histochemistry كيمياءُ الأنسِجة
histoclastic ناقِضُ النُّسُج ، مُزَعْزِع النَّسيج
histocompatibility تَوافُق نَسيجيّ
histocompatible مُتوافِقُ النُّسُج
histocyte = histiocyte مُنْسِجة ، خَليَّةٌ نَسيجيَّة
histodiagnosis التَّشخيصُ النَّسيجيّ
histodialysis انحِلالُ الأنسِجة
histodifferentiation تَفريقُ الأنسِجة
histogenesis = histogeny تَنَسُّج ، نَشأةُ النُّسُج ، تَكَوُّن النُّسُج
histogenous تَنَسُّجيّ ، نَسيجيُّ التَّكوين

histogram مُنَسَّج ، مُخَطَّطُ تَوزيعِ التَّواتُر
histohematogenous نَسيجيّ دَمَويّ
histoid نَسيجانيّ · نَسيجيُّ الشَّكل والمَنْشأ
histoincompatibility عَدَمُ المُلاءَمة النَّسيجيَّة
histokinesis حَرَكةُ النَّسيج
histologic(al) نَسيجيّ ، نُسُجيّ
histologist عالِمُ النُّسُج
histology عِلمُ النُّسُج ، النُّسُجيّات
histolysis تحَلُّل النُّسُج ، انحِلالُ النُّسُج
histolytic حالُّ النُّسُج
histoma نَسيجُوم ، وَرَمٌ نُسُجيّ
histone هِسْتون ، برُوتين بَسيط
histoneurology عِلْمُ نُسُجِ الجُملة العَصَبيَّة
histonomy قَوانينُ تكَوُّنِ ونَماءِ الأنسِجة
histopathology عِلْمُ أمراضِ الأنسِجة
histophysiology عِلْمُ وَظائف الأنسِجة
Histoplasma النَّوسَجة – فُطْرٌ طُفَيليّ
histoplasmosis داءُ النَّوسَجات ، داءُ الشَّبَكةِ البِطانيَّة النَّسيجيّ
historrhexis تمَزُّق النُّسُج
histoteliosis تَميزُ الأنسِجة ، التَّفريقُ النَّسيجيّ
histotherapy المُداواةُ النَّسيجيَّة
histotome مِبضَع الأنسِجة
histotomy تَشريحُ النُّسُج ، سَلْخُ النُّسُج
histotoxic سامٌّ لِلأنسِجة
histotroph غِذاءُ الأنسِجة
histotrophic مُغَذٍّ لِلأنسِجة
histotropic انحِيازيٌّ لِلأنسِجة ، مُنتَحٍ لِلأنسِجة
histozyme أنزيم نَسيجيّ ، خَميرة نَسيجيَّة
histrionism التَّمْثيليَّة ، التمثيلُ الهِسْتريائيّ
hives, urticaria شَرَى
hoarseness بُحَّة ، جُشَّةُ الصَّوت ، صَحَل
hodegetics الآدابُ الطبيَّة
Hodgkin's disease داءُ هُدْجكِن
hof باحة – دائرةُ جِبْلةِ الخَليَّة
holandric مُورَثٌ ذَكَريّ
holarthritis رَثْيةُ جَميع المَفاصِل
holergasia سُواسٌ مُتقَدِّم ، نُفاسٌ رَئيسيّ
holism كَماليَّة ، شُمول
holistic مُتَعَلِّق بالكَماليَّة ، كَماليّ أو شُموليّ
hollow وَقْرة ، جُحْر
holo- سابِقة مَعناها «كامِل» أو «شامِل»
holoblastic تامُّ الانقِسام
holocephalic كامِلُ الرأس
holocrine إفرازيٌّ شامِل ، مُنفَرِزة
holodiastolic انبِساطيّ كامِل
hologynic مُورَثٌ نِسائيّ
holophytic يتغَذّى كالنَّبات
holorachischisis انشِقاقُ السِّيساء الكامِل
holoschisis = amitosis انقِسامٌ غيرُ مُباشِر
holosystolic مُتَعَلِّق بالانقِباض الكامِل
holotonia تَوَتُّرٌ عامّ
holotonic مُصابٌ بتَوَتُّر عامّ ، شامِلُ التَوَتُّر
holotrichous مُهَدَّبٌ شامِل ، ذاتُ هُدُب شامِلة
holozoic يتغَذّى كالحَيَوان
homaxial = homaxonic مُتماثِلُ المَحاوِر
home nurse مُمَرِّضة مَنزِليَّة
homeo-, homoeo-, homoio- سابِقة بمَعنى «مِثْل» أو «شِبيه بـ»
homeochrome مُتَشابِه التَّلوين أو الصِّبغ
homeodont مُتَشابِهُ الأسنان ، مُتَماثِلُ الأسنان
homeograft طُعْمٌ مِثْليّ ، رُقْعة مَثيلة
homeokinesis مُتَشابِهُ الانقِسام
homeomorphous مُتشابِه الأشكال
homeo-osmosis تَحالٌّ مُتشابِه
homeopathy المُعالَجة المِثليَّة
homeoplasty رَأبٌ مُجانِس
homeosis التشَكُّل المُماثِل
homeostasis = homoiostasis الاستِتْباب ، الاستِقْرارُ المُتَجانِس
homeostatic مُستَتِبٌّ ، مُتَجانِسُ الاستِقرار
homeotherapy المُعالَجة المِثليَّة
homeothermal = homothermal مُتَجانِسُ الحَرارة ، ذو حَرارةٍ ثابِتة
homeotransplant, homeograft طُعْمٌ مِثْليّ ، غَرْزة مُتَجانِسة ، رُقْعة مُتَجانِسة
homeotransplantation تَطْعيمٌ مِثْليّ
homeotypic(al) مُتَجانِسُ النَّمط

homesickness اجتِواء ، وَحْشة الوَطَن
homicide قَتْلُ الإنسان ، قَتْلُ النَّفْس
homiculture إصلاحٌ بَشَري ، زَرْعٌ بَشَري
hominal بَشَريّ
homo-, homoio- سابِقة بمَعنى «مِثْليّ» أو «مُتَجانِس»
homoblastic مُتَماثِلُ الأرومة
homocentric مُتَراكِز ، ذو مَركَز واحِد
homochrome مُتَجانِسُ اللون
homochronous مُتَماثِلُ الزَّمَن
homocladic مُتَجانِسُ الأغصان
homodont مُتَماثِلُ الأسنان ، مُتَشابِهُ الأسنان
homodromous مُتَشابِه الاتِّجاه أو السَّير
homo(eo)graft طُعْم مِثْليّ ، طُعْم مُجانِس
homogametic مُتَجانِسُ الأعراس
homogenate جُناسة ـ مُستَعلَقٌ نَسيجيّ مُتَجانِس
homogeneity التَّجانُس ، التَّماثُل
homogeneous مُتَجانِس ، مُتَماثِل
homogenesis تَجانُس ، مُجانَسة
homogenic مُتَجانِس
homogenization تَجْنيس
homogenize يُجانِس ، يُجَنِّس ـ يَجْعَل مُتَجانِساً
homogenized مُجانَس
homogenous مُتَجانِس
homogeny تَجانُس ، مُجانَسة
homoglandular مُتَجانِسُ الغُدَّة
homograft طُعْمٌ مِثْلي ، تَطْعيمٌ مُتَجانِس
homohemotherapy مُداواةٌ بالدمِ المُتَجانِس
homoioplasia = homeoplasia تَنَسُّج مُماثِل
homoiothermal ثابِتُ الحَرارة
homokeratoplasty رَأبُ القَرْنيَّة المُماثِل
homolateral مُتَماثِل الجانِب
homologous مُتَشاكِل ، مُماثِل تَرْكيباً ، نَظيرُ
homologue مُماثِل ، مُتَشاكِل ، نَظير
homology مُشاكَلة ، مُماثَلة ، تَشابُهُ النَّسَق
homolysis انحِلالٌ مُتَجانِس
homomorphic مُتَشابِهةُ الهَيْئة أو الشَّكْل
homonomous مُتَشابِهُ الشَّريعة ، مُماثِل الحُكْم

homonymous سَمِيّ ، مُماثِلُ الإسْم
homophil = homophilic مُتَشابِهُ الأُلفة
homoplasty رَأبٌ مُماثِل
homorganic مُتَشابِه الأعضاء ، مُماثِلُ الأعضاء
homosexual جُنُوسيّ ، مُشتَهي المُماثِل
homosexuality جُنوسيَّة ، اشتِهاءُ المُماثِل ، (لُواط أو مُساحَقة)
female ~ سُحاق
homostimulant مُنَبِّهٌ مُماثِل
homothermal = homothermic ثابِتُ الحَرارة ، مُتَجانِسُ الحَرارة
homotonia = isotonia مُتَساوي التوَتُّر
homotonic مُطَّرِدُ السَّير • مُطَّرِد التوَتُّر
homotopic مُتَشابِه الوَضْع
homotransplant غَرْز مُجانِس ، طُعْم مُماثِل
homotype نَمَطٌ طَبيقٌ مُقابِل
homozygosis التَّجانُس الزِّيجي
homozygosity تَماثُلُ الزِّيجِيَّة أو الزَّيجُوت ، تَجانُس الاقتِران أو الزَّوجَيْن
homozygote اللاقِحة المُجانِسة ، اللاقِحةُ المُماثِلة ، المُتَماثِلة الزَّيجوت
homozygous مُتَماثِلُ الزَّيجوت أو الزِّيجيَّة
homunculus قَزَم
hood قَلَنْسُوة ، قُبَّعة ، مِقْنَعة
hook شِصّ ، عُقّافة ، صِنّارة ، خُطّاف ، كُلاّب
hookworm الصِّناريَّة ، الدُّودةُ الشِّصِّيَّة ، المَلْقُوَّة
hordeolum شَعيرةُ الجَفْن ، بَخْصة ، جُدْجُد
hormesis استِفْزاز ، حَثُّ التَحرُّك
hormonagogue مُحَرِّض هُورمُونيّ
hormonal هُرْمونيّ ، هُورْمونيّ ، تَوْريّ
hormone هُرمون ، هُورمون ، تَوْر ، حاثَّة
adrenocortical ~ هُرمون قِشْر كُظْريّ
androgenic ~s هُرموناتُ الذُّكورة أو التَّذْكير
gonadotrophic ~, gonadotrophin هُرمونٌ تَناسُلي ـ مُوَجِّهة القُنْد
growth ~ هُورمونُ النَّماء ، هُرمون النُمُوّ
lactogenic ~ هُورمونٌ مُثيرُ تَوليد اللَّبَن
sex ~ هُورمونُ الجِنْس
hormonogenesis تَكَوُّن الهُرمونات

hormonogenic مُوَلِّد الهُرمونات
hormonology مَبْحَثُ الهُورمونات
hormonopexic مُثَبِّت الهُورمونات
hormonopoiesis تَوَلُّد أو تكَوُّن الهُورمونات
hormonopoietic مُوَلِّد الهُورمون
hormonoprivia عَوَزُ الهُورمون
hormonotherapy المُداواةُ الهُرمونيَّة
hormopoiesis تَوَلُّد الهُورمونات
hormopoietic مُوَلِّد الهُورمونات أو الأتوار
horn قَرْن ـ أَحَد الأجزاءِ الثَّلاثة لِلبُطَين الجانِبي
hornification تَقَرُّن
horopter مَسْرحُ البَصَر
horrida cutis قُفوفُ الجِلْد ، الجلْد الإوَزِّيّ
horripilation انتِصابُ الشَّعْر أو قُفوفُه
horror ذُعْر ، هَوْل
hortobezoar تِرْياق نَباتي ، بادِزَهْر نَباتي
hospital مُستَشْفى ، مَشْفى
  field ~ مُستَشْفى مَيْدان
hospitalism ضَنَى أو سَغَلُ المُستَشفى • ارتِيادُ المُستَشفيات
hospitalization استِشْفاء
hospitalize يستَشْفي ، يَدْخُلُ المُستَشفى
host ثَوِيّ ، مُضِيف ، حاضِن ، عائِل
  intermediary ~ ثَوِيٌّ مُتَوَسِّط
hot حارّ • إشعاعيٌّ خَطِر
hough = **hock** عُرْقوب ـ الحصانِ أو الثور
hum دَنْدنة ، هَمْهَمة
  venous ~ هَمْهَمةٌ وَريديَّة
humectant مُبَلِّل ، مُرَطِّب
humectation تَرْطيب ، تَبْليل
humeral عَضُديّ
humeroradial عَضُديّ كُعْبُريّ
humerus نَقا ، عَظْمُ العَضُد ، العَضُد
humid رَطْب
humidifier مُعَدِّلَةُ الرُّطوبة ، مُرَطِّبة
humidity رُطوبة
  absolute ~ رُطوبَةٌ مُطْلَقة
  relative ~ رُطوبة نِسبيَّة
humor = **humour** خِلْط ، طَبْع • سائِلٌ بَدَنيّ • مَرَضٌ جِلْديّ مُزمِن
  aqueous ~ الرُّطوبة المائيَّة ، الخِلْطُ المائيّ
  crystalline ~ عَدَسة العَيْن
  vitreous ~ الخِلْط الزُّجاجيّ ، الجِسمُ الزُّجاجيّ ، الرُّطوبة الزُّجاجيَّة
humoral خِلْطي
humoralism = **humorism** النَّظَرِيَّة الخِلْطيَّة
hump حَدَبة ، سَنام
humpback حَدَبُ الظَّهْر ، تَسَنُّم الظَّهْر
humus دُبال ، سَماد ـ فُطْر نَباتيّ متَعَفِّن
hunchback = **humpback** حَدَبُ الظَّهْر
hunger خَواء ، جُوع ، مَخْمَصة
Hunterian chancre قَرْحةُ هَنْتَر الزُّهْرِيَّة
husk قِشْر ، غِمْد ، عُصافَةُ القَمْح
hyal = **hyoid** شَفّاف
hyalin مادَّة شَفّافة
hyaline مُشِفّ ، شَفّاف ، زُجاجيّ
hyalinosis = **hyaline degeneration** تَنَكُّسٌ زُجاجيّ ، تَغَبُّشُ الشَّفافية ، حُؤولٌ شَفّافيّ
hyalinuria بيلةٌ شفّافيّة
hyalitis التِهابُ الغِشاء الشفّاف • التِهابُ الجِسم الزُّجاجيّ ، التِهابُ الزُّجاجيَّة
hyalogen مُكَوِّنةُ الهَيالين ـ مادَّة شفّافة
hyaloid نَظيرُ الزُّجاج ، زُجاجانيّ ، شَفّانيّ
hyalomere القُسَيمة الشفّافة
hyalomucoid مُخاطانيُّ الجِسْم الزُّجاجيّ ـ في العَيْن
hyalonyxis نَخْرُ الزُّجاجيَّة
hyalophagia = **hyalophagy** أكْلُ الزُّجاج
hyaloplasm الجِبْلة الشفّافة
hyaloserositis الالتِهابُ المَصْليّ الشفُوفيّ
hyalosome جِسمٌ شَفّاف
hybrid هَجين ، نَغْل ، خِلْط ، خَليس
hybridism, hybridity هُجونة ، نُغولة
hybridization تَنْغيل • تَهْجين
hydatid عُداريّ ، عَدَريّ
  sessile ~ عُداريٌّ لاطِئ•

stalked ~ عُداريّ مُسَوَّق
hydatidiform = hydatiform كُيَيسائيُّ الشَّكل ، عُداريُّ الشَّكل
hydatidosis داءُ الكِيساتِ العُداريَّة
hydatidostomy فَغْرُ الكِيسة العُداريَّة
hydr- , hydro- سابِقة بمَعنى «ماء» أو «مائيّ»
hydradenitis التِهابُ غُدَّةٍ عَرَق
hydradenoma غُدُّومٌ عَرَقيّ ، وَرَمٌ غُدّيّ عَرَقيّ
hydraemia مَوَهُ الدم ، تَمَيُّه الدم
hydraeroperitoneum اِستِسقاءُ البَريتون الغازيّ
hydragogue مابِطة ، مُفرِغةُ الماء
hydramnion, hydramnios مَوَهُ السَّلى ، اِستِسقاءُ السَّلى ، اِستِسقاءُ السابِياء
hydranencephaly مَوَهُ الدِّماغ ، تَمَيُّهُ الدِّماغ ، اِستِسقاءُ الدِّماغ
hydrargyria, hydrargyriasis, hydrargyrism, hydrargyrosis انسِمامٌ زِئبَقي ، زِئبَقيَّة
hydrargyrum الزِّئبَق ، (الزِّيبَق)
hydrarthrodial مُتَعلِّقٌ باستِسقاء المَفصِل
hydrarthrosis مَوَهُ المَفصِل ، اِستِسقاءُ المَفصِل ، فُصال اِستِسقائيّ
hydrate ماآت ، هَيدرات ، مَزيجٌ مائيّ
hydrated مُماه ، مُتَمَوِّه ، مُمَيَّه
hydration إماهة ، حَلْمأة • تَمَيُّه ، ماهيَّة
hydremia مَوَهُ الدم ، تَمَيُّه الدم
hydrencephalocele قِيلةٌ دِماغيَّة مَوَهيَّة
hydrencephalus مَوَهُ الرأس ، اِستِسقاءُ الرأس
hydriatic, hydriatric مُتَعَلِّقٌ بالمُداواةِ المائيَّة
hydriatrics = hydrotherapeutics المُداواةُ المائيَّة ، الاِستِمْواه
hydric هَيدروجينيّ ، إيدروجينيّ
hydride هِدرِيد
hydr(o)- بادِئة بمَعنى «مائيّ» أو «مَوَهيّ»
hydroa حُصاف ، مُوَيْهَة ، فُقاع ، نُفَيطة مائيَّة
hydroadipsia عَدَمُ العَطَش
hydroappendix مَوَهُ الزائِدة ، اِستِسقاءُ الزائِدة
hydroblepharon اِستِسقاءُ الجَفنَين
hydrocalycosis تَوَسُّع كَأسيّ اِستِسقائيّ
hydrocarbon هَيدروكَربُون ، إيدروكربون
hydrocardia مَوَهُ التأمور ، اِستِسقاءُ التأمور
hydrocele قِيلة ، أُدرة مائيَّة • (خُصْيَة مُنتَفِخة)
hydrocelectomy قَطعُ الأُدرة ، جَذْعُ طَبَقةِ الخُصْية الغِمديَّة • اِستِئصالُ القِيلة
hydrocenosis بَزْلُ الاستِسقاء
hydrocephalic خاصٌّ بمَوَهِ الرأس ، مُتَعَلِّق باستِسقاءِ الرأس • مُصابٌ بالاستِسقاءِ الدِّماغي ، مائِهُ الرأس
hydrocephalocele مَوَهُ الدِّماغ ، اِستِسقاءُ الرأس
hydrocephaloid شِبْهُ الاستِسقاء الدِّماغي
hydrocephalus, hydrocephaly مَوَهُ الرأس ، اِستِسقاءُ الرأس ، مَوَهُ الدِّماغ
hydrocholecystis اِستِسقاءُ المَرارة
hydrocholeresis اِستِسقاءُ الصَّفراء ، مَوَهُ الصَّفراء
hydrocholeretic مُمَيِّهُ الصَّفراء
hydrocirsocele قِيلةٌ مائيَّة مَعَ دَوالي الحَبْلِ المَنَويّ
hydrocolloid غَروانيّ مائيّ
hydrocolpos مَوَهُ المَهبِل ، اِستِسقاءُ المَهبِل
hydrocyst كِيسٌ مائيّ
hydrodipsia ظَمَأٌ مائيّ
hydrodiuresis بَوَلٌ مائيّ ، بَوَلٌ مَيِّه
hydroencephalocele قِيلةٌ دِماغيَّة مَوَهيَّة
hydrogen هَيدرُوجين ، ايدرُوجين
~ peroxide فَوق أُكسيد الهَيدروجين ، الماءُ الأُكسِجينيّ
hydrogenase أنزيمٌ هَيدرُوجينيّ
hydrogenate = hydrogenize يُدَرْجِنُ ، يُهَدْرِجُ - يتَّحِدُ بالهَيدروجين
hydrohematonephrosis مَوَهُ الكُلْوَةِ المُدَمَّى ، كُلاءٌ اِستِسقائيّ مُدَمّى
hydrohymenitis اِلتِهابُ غِشاءٍ مَصْليّ
hydrokinesitherapy المُداواةُ بالتَّمارينِ داخِلَ الماء
hydrokinetics عِلْمُ تَحَرُّك السَّوائل
hydrolabile مُتلَفٌ بالماء ، عَطُوبٌ بالماء

hydrolase أنزيمٌ مُذوِّب ، خَميرةٌ حالّة
hydrology المائيّات ، عِلْمُ المِياه
hydrolymph لِنفٌ مائيّ
hydrolyse = hydrolyze يُحَلْمِىءُ ، يُحَلِّلُ بالماء
hydrolysis حَلْمَهة ، حَلْمَأة ، التَّحْليلُ بالماء
hydrolytic حَلْمَهي ، مُتعَلِّق بالتَّحليلِ بالماء
hydroma = hygroma ماؤوم ، وَرَمٌ مائيّ
hydromassage الدَّلْكُ بالماء
hydromeningocele فَتْقٌ سِحائيّ استِسقائيّ
hydrometer المِسْيَل ـ مِيزانُ ثِقْلِ السوائلِ النَّوعي ، المِمْياه
hydrometra مَوَهُ الرَّحِم ، استِسقاءُ الرَّحِم
hydrometrocolpos مَوَهُ الرَّحِم والمَهْبِل
hydrometry قِياسُ الوَزْنِ النَّوعيّ لِلسَّوائل
hydromphalus كِيسُ السُّرَّة المائيّ
hydromyelia مَوَهُ الصُّلْب ، استِسقاءُ الصُّلْب
hydromyelomeningocele = hydromyelocele فَتْقٌ شَوكيّ سِحائيّ استِسقائيّ
hydromyoma عَضَلُومٌ مائِيّ ، وَرَمٌ عَضَليّ مَيِّه
hydronephrosis مَوَهُ الكُلْوة ، كُلاءٌ استِسقائيّ
hydropathy المُعالَجةُ المائيّة ، المُداواةُ بالماء
hydropericarditis التِهابُ التأمورِ المَوَهيّ
hydropericardium استِسقاءُ التأمور
hydroperitoneum, ascites استِسقاءُ البَرِيتون ، مَوَهُ البَرِيتون
hydropexia = hydropexis تَثْبيتُ الماء
hydrophagocytosis بَلْعَمةٌ مائيّة
hydrophilous = hydrophil = hydrophilic مَصُوصٌ لِلماء
hydrophobia = rabies رَهْبةُ الماء ، رُهابُ الماء ـ الكَلَب
hydrophthalmia = hydrophthalmos استِسقاءُ العَيْن ، مَوَهُ العَيْن
hydrophysometra = physohydrometra مَوَهُ الرَّحِم الغازيّ
hydrophyte نَباتٌ مائيّ
hydropic استِسقائيّ ، حَبَنيّ ، مَوَهيّ
hydropigenous استِسقائيّ ، مُمَيِّه

hydropneumatosis مَوَهُ الأنسِجة الهَوائيّ
hydropneumogony استِرواحُ المَفصِل المَوَهيّ
hydropneumopericardium استِسقاءُ التأمورِ الهَوائيّ ، مَوَهُ التأمورِ الهَوائي
hydropneumoperitoneum استِسقاءُ البَرِيتون الهَوائيّ ، مَوَهُ البَرِيتون الهَوائي
hydropneumothorax استِسقاءُ الصَّدْرِ الهَوائيّ ، استِرواحُ الصَّدْر المَوَهيّ
hydrops, dropsy مَوَه ، حَبَن ، استِسقاء
hydropyonephrosis مَوَهُ الكُلْوة القَيْحيّ
hydrorrhea سَيَلانٌ مائيّ
hydrosalpinx استِسقاءُ النَّفير ، مَوَهُ البُوق
hydrosarcocele أُدرةٌ مائيّة مَعَ قَرْوٍ مُستَسْقٍ
hydroscheocele قِيلة صَفَنيّة مَيِّهة
hydroscope مِكْشافُ الماء
hydrosis = hidrosis التَعَرُّق
hydrosol حُلالةٌ مائيّة
hydrostabile ثابِتٌ على الماء ـ ثابِتُ الوَزْنِ رَغْمَ الحِمْيَة أو المَرَض
hydrostat مِيزانُ السوائل
hydrostatic مائيّ سُكونيّ ، مُتوازِنٌ مائيّاً ، مُتعَلِّقٌ بالتَّوازُنِ المائيّ
hydrostatics عِلْمُ تَوازُنِ السوائل
hydrosyringomyelia تَكَهُّفٌ نُخاعيٌّ مَوَهيّ . تَكَهُّفُ النُّخاعِ الاستِسقائيّ
hydrotaxis تَجاذُبٌ مائيّ
hydrotherapy = hydrotherapeutics استِمْواه ، المُداواةُ بالمِياه
hydrothionemia وُجودُ الهَيدروجِن المُكَبْرَتِ في الدَّم
hydrothionuria بِيلةُ الهَيدروجِن المُكَبْرَت
hydrothorax استِسقاءُ الصَّدْر ، مَوَهُ الصَّدْر
hydrotropism تَوَجُّه مائيّ . الانتِحاءُ المائيّ
hydrotympanum مَوَهُ الأُذُن الوُسطى
hydro-ureter مَوَهُ الحالِب ـ استِسقاءُ الحالِب
hydrous مائيّ ، مَيِّه
hydrovarium مَوَهُ المَبيض ، استِسقاءٌ مَبيضيّ ، كِيسُوم المَبيض ، وَرَمٌ كِيسيّ مَبيضيّ
hydroxyl هَيدروكسيل

hydruria, polyuria بِيلة مائيَّة
hydruric بُواليّ
hygieist = **hygienist** خَبيرٌ بعِلم الصِّحَّة
hygiene فَنُّ الصِّحَّة ، عِلْمُ حِفْظ الصِّحَّة
general ~ حِفْظُ الصِّحَّة العامّ
hygienist خَبيرٌ بفَنِّ الصِّحَّة
hygr(o)- سابِقة بمَعنى «رُطُوبة»
hygroblepharic مُبَلِّلُ الجَفْن
hygroma ماؤوم ، وَرَمٌ مائيّ
hygromatous مُتَعَلِّقٌ بالأورام المائيَّة
hygrometer مِرْطاب ، مِقياسُ الرُّطوبة
hygrometric مُختَصٌّ بقِياس الرُّطوبة . يمتَصُّ الماءَ بسُهولة
hygrometry قِياسُ الرُّطوبة أو قِياسُ الرُّطوبةِ الهَوائيَّة . استِرْطاب
hygrophobia كُرْهُ الرُّطوبة ، رَهْبة الرُّطوبة
hygroscope مِكشافُ الرَّطوبة
hygroscopic مُستَرْطِب ، ماصُّ الرُّطوبة
hymen البَكارة ، غِشاءُ البَكارة
hymenal مُتعَلِّق بغِشاءِ البَكارة ، غِشائيّ عُذْريّ
hymenectomy شَقُّ غِشاء البَكارة
hymenitis التِهابُ غِشاءِ البَكارة
hymenolepiasis داءُ مُحَرشَفات الغِشاء
hymenology مَبْحَثُ الأغشِية
Hymenoptera غِشائيّاتُ الأجنِحة
hymenorrhaphy رَفْوُ البَكارة
hymenotomy بَضْعُ غِشاء البَكارة ، شَقُّ الغِشاء
hyoepiglottic = **hyoepiglottidean** لاميّ مِزْماريّ
hyoglossal لاميّ لِسانيّ
hyoid لامِيّ
~ bone القَريكة ، العَظْمُ اللاميّ
hyoscine هَيُوسِين
hyothyroid لاميّ دَرَقيّ
hypacusia = **hypacusis** الوَقْر ، ثِقَلُ السَّمع أو سَمْعٌ خَفيف
hypalgesia = **hypalgia** أَلَمٌ خَفيف ، كَلالُ حِسِّ الألَم أو نُقصانه
hypamnion = **hypamnios** نَزارةُ النُّخْط
hypanakinesia = **hypanakinesis** ضَعْفُ الحَرَكة المِيكانيكيَّة
hyparterial تَحْتَ الشِّريان
hypazoturia نَقْصُ نِترُوجِن البَول
hypencephalon المُخُّ السُّفْليّ
hyper- سابِقة بمَعنى «فوق» أو «فَرْط»
hyperacanthosis ضَخامةُ الطَّبَقة الشَّوكيَّة
hyperacidity فَرْطُ الحُموضة
hyperacousia = **hyperacousis** حِدَّةُ السَّمْع ، فَرْطُ الحَسّاسيَّة لِلصَّوت
hyperactivity فَرْطُ النَّشاط ، زِيادةُ الفاعِليَّة
hyperadenosis فَرْطُ الغُداد
hyperadiposis = **hyperadiposity** فَرْطُ السِّمْنة
hyperadrenalemia = **hyperadrenalism** = **hyperadrenia** فَرْطُ أدريناليَّة الدَّم ، فَرْطُ الكُظْريَّة
hyper(a)emia تَبَيُّغ ، هِياجُ الدم
hyper(a)esthesia فَرْطُ الحِسّ
hyperakusis, hyperacousia فَرْطُ حِدَّةِ السَّمْع ، فَرْطُ الحَسّاسيَّة لِلصَّوت
hyperalbuminosis فَرْطُ الزُّلالانيّات
hyperalgesia = **hyperalgia** فَرْطُ التألُّم، فَرْطُ الحِسّ بالألَم
hyperalgesic = **hyperalgetic** مُتَعَلِّقٌ بفَرْط التألُّم ، مُفْرِطُ الحِسّ بالألَم
hyperalgia فَرْطُ التألُّم
hyperalimentation فَرْط التغذِية
hyperalkalinity فَرْط القِلْويَّة
hyperamylasemia فَرْطُ أميلاز الدَّم
hyperanakinesia = **hyperanacinesia** فَرْطُ الحَرَكة الآليَّة أو فَرْطُ النَّشاط الآليّ
hyperandrogenism فَرْط إفراز المَذاكِر
hyperaphia فَرْطُ إحساس اللَّمْس
hyperaphic مُتعَلِّقٌ بفَرْط إحساس اللَّمْس
hyperaphrodisia فَرْطُ الشَّبَق ـ فَرْطُ الباه
hyperasthenia فَرْط الوَهَن
hyperazotemia فَرْطُ المَوادِّ النِّترُوجينيَّةِ في الدَّم

hyperazoturia فَرْطُ البِيلة النتروجينيَّة
hyperbaric مُفرطُ الضَّغط
hyperbilirubinemia فَرْطُ البِيلِرُوبين في الدَّم
hyperbrachycephaly فَرْطُ قِصَر الرأس
hyperbulia فَرْطُ التشَبُّث ، فَرْط العِناد
hypercalcemia = **hypercalcinemia** فَرْط الكِلسَمِيَّة ، فَرْط كَلْسيُوم الدم
hypercalcification فَرْط التكَلُّس
hypercalciuria, hypercalcinuria فَرْطُ كَلْسيُوم البَول
hypercapnia = **hypercarbia** فَرْط الكَرْبَمِيَّة ، فَرْطُ ثاني أُكسيد الكَرْبون في الدَّم
hypercardia, hypercardiotrophy فَرْطُ ضَخامةِ القَلْب
hypercatharsis إِسْهالٌ شَديد ، فَرْطُ التَّسْهيل
hypercathartic مُسهِلٌ عَنيف
hypercementosis فَرْطُ المِلاطيَّة
hypercenesthesia فَرْط الانشِراح
hyperchloremia فَرْط كلُور الدم
hyperchlorhydria فَرْطُ الكلُوريديَّة
hypercholesteremia = **hypercholesterolemia** فَرْط كولِستِرُول الدم
hypercholesterolia زِيادةُ كولِستِرُول الصَّفْراء
hypercholia فَرْطُ الصَّفراء
hyperchromatic مُفرِط الإصطِباغ
hyperchromatism = **hyperchromasia** فَرْطُ التلَوُّن ، فَرْطُ الصِّباغيَّة
hyperchromatosis فَرْطُ الصِّباغيَّة ، زِيادةُ التَّلْوين
hyperchromemia مُشْعِرٌ لَونيٌّ عالٍ لِلدَّم . فَرْط مُشعِر اللون الدمَويّ
hyperchromia = **hyperchromatism** فَرْطُ اليَحْمور في الدم . فَرْطُ التلَوُّن
hyperchylia فَرْط عُصارةِ المَعِدة
hypercrinia = **hypercrinism** = **hypercrisia** غُدادٌ صُمِّيّ ، زِيادةُ الإفرازاتِ الباطِنيَّة
hypercyanotic مُزْرَقٌ كَثيرًا ، مُفرِطُ الازرِقاق
hypercyesis فَرْطُ الحَمْل ، حَمْلٌ على حَمْل
hypercythemia فَرْطُ الحُمْر ، زِيادةُ الكُرَيّات الحُمْر
hypercytosis ازدِيادُ الخَلايا ـ الكُرَيّات البِيض
hyperdactylia = **hyperdactylism** = **hyperdactyly** زِيادةُ عَدَدِ الأصابِع
hyperdiastole نَشاطُ أو فَرْطُ انبساطِ القَلْب
hyperdicrotic مُفرِط ازدِواجِ النَّبْض
hyperdiploidy فَرْطُ الصِّبغيّات
hyperdipsia فَرْطُ الظَّمَأ
hyperdistension فَرْط التوَسُّع ، تَمَدُّد زائد
hyperdiuresis فَرْطُ البَول
hyperdontia وُجودُ أسنانٍ إضافيَّة
hyperdynamia فَرْطُ النَّشاط العَضَليّ
hyperdynamic مُفرِط الديناميكيَّة
hypereccrisia = **hypereccrisis** فَرْطُ الإخراج أو الاطِّراح
hyperechema تَضْخيمٌ سَمْعيّ ، ازدِيادُ السَّمْع
hyperemesis تَقياء ، فَرْطُ القَيْء ، التقَيُّؤ
~ gravidarum تَقياءُ الحَمْل
hyperemia = **hyperaemia** تَبَيُّغ
hyperemotivity فَرْطُ الانفِعاليَّة
hyperencephalus مِسخٌ عَديمُ القِحْف
hyperendocrinism = **hyperendocrinia** فَرْطُ نَشاطِ الغُدَد الصُّمّ
hyperephidrosis فَرْط العَرَق ، زِيادةُ العَرَق
hypererethism فَرْط العَصَبيَّة
hyperergasia فَرْط الفاعِليَّة ، فَرْط النَّشاط
hyperergia فَرْط الفاعِليَّة . فَرْط الأرَجيَّة
hyperergic مُفرِط النَّشاط
hypererythrocythemia = **hypercythemia** ازدِيادُ الكُرَيّات الحُمْر في الدم
hyperesophoria اختِلافُ خُطوطِ البَصَر
hyperesthesia فَرْطُ الحِسّ أو الاحساس
hyperesthetic مُفرِطُ الإحساس ، زائِدُ الحِسّ
hyperestrogenemia ازدِيادُ مُودِقاتِ الدم
hypereuryopia كِبَرُ فُتْحة العَيْنَيْن
hyperexophoria مَيلُ مِحْوَر البَصَر
hyperextension فَرْطُ التَّمْديد ، فَرْط البَسْط

hyperferremia فَرْطُ حَديدِ الدم
hyperflexion فَرْطُ الثَّني ، فَرْط العَطْف
hyperfolliculinemia فَرْط مُودِقات الدم
hyperfunctioning فَرْط النَّشاط الوَظيفي
hypergalactia = hypergalactosis فَرْطُ إفرازِ اللَّبَن
hypergammaglobulinemia فَرْطُ كُرَيِّين غاما في الدم
hypergenesis فَرْطُ النَّماء ، فَرْط التَّكوين
hypergenetic مُتعلِّق بفَرْط النَّماء ، زائدُ النمُوّ
hypergenitalism فَرْط النمُوّ التناسُلي
hypergeusia = hypergeusesthesia حِدَّةُ المَذاق ، فَرْط التذَوُّق
hypergia فَرْطُ الأليرجائيَّة ، فَرْطُ الأرَجيَّة
hypergigantosoma عَمْلَقة ، عَرْطَليَّة
hyperglandular مُتعلِّق بفَرْط النَّشاط الغُدّيّ
hyperglycemia فَرْطُ سُكَّر الدم
hyperglycemic مُفرطُ سُكَّر الدم
hyperglycistia فَرْطُ غلُوكوز الأنسِجة
hyperglycodermia فَرْطُ غلُوكوز الجِلْد
hyperglycogenolysis فَرْط انفِلاق الغليكُوجين
hyperglycorrhachia فَرْط غلُوكوز السائلِ النُّخاعي الشَّوكي ، فَرْط الغلُوكوز السِّيسائيّ
hyperglycosemia فَرْطُ سُكَّر الدم
hyperglycosuria فَرْط سُكَّر البَول
hypergonadism فَرْط القُنْديَّة ، فَرْطُ المِنْسَليَّة ، فَرْط مُفرَز الغُدَّة التناسُليَّة
hyperhedonia = hyperhedonism فَرْط الانشِراح
hyperhidrosis تَعْراق ، فَرْطُ العَرَق ، رُحَضاء
hyperhormonism فَرْطُ نَشاط الغُدَد الصُّمّ
hyperhydration فَرْط التمَيُّه أو المائيَّة
hyperhypophysism فَرْطُ إفراز النُّخاميَّة
hyperidrosis فَرْط العَرَق ، رُحَضاء
hyperimmune مُفرِط التَّمْنيع
hyperimmunity فَرْطُ المَناعة
hyperinsulinism زِيادةُ فَرْز الإنسولين
hyperinvolution فَرْط الحَكْش
hyperisotonic مُفرِطُ تَعادُلِ التوَتُّر

hyperkalemia = hyperkaliemia فَرْط البوتاسيميَّة ، فَرْطُ بوتاسيُوم الدم
hyperkeratinization فَرْط التقَرُّن
hyperkeratosis فَرْطُ التقَرُّن ، فَرْطُ التثَفُّن . ضَخامةُ القَرْنيَّة
hyperkinemia فَرْطُ حَرَكة الدم ـ فَرْطُ الإنتاجِ القَلْبيّ
hyperkinesis = hyperkinesia فَرْط الحَراك ، فَرْط النَّشاط الحَرَكي
hyperkinetic مُفرِط الحَراك ، مُفرِط الحَرَكة
hyperkoria شَبَعٌ مُبكِّر
hyperlactation إطالةُ مُدَّة الإرضاع
hyperleucocytosis فَرْطُ ازدِيادِ عَددَ الكُرَيّاتِ البِيض ، ازدِيادُ الكُرَيّاتِ البِيض الفائق
hyperlipemia = hyperlipid(a)emia = hyperlipoidemia فَرْطُ شَحْميّات الدم
hyperlipoprotein(a)emia فَرْط بِرُوتينات الدم الشَّحميَّة
hyperliposis فَرْطُ الشُّحام
hypermastia تضَخُّم الثَّدْي ، ازدِيادُ الأثداء
hypermature مُفرطُ النُّضج ، فائقُ البُلوغ
hypermegasoma فَرْطُ حَجْم القامة
hypermenorrhea حَيْضٌ قويّ ، طَمْث نَزْفيّ
hypermetabolism فَرْطُ الأيْض . فَرْطُ الاستِقْلاب
hypermetaplasia فَرْط التنَسُّج
hypermetria فَرْطُ القِياس . فَرْطُ مَجالِ الحَرَكة
hypermetrope مَديدُ البَصَر ، طامِس
hypermetropia طَمَس ، مَدُّ البَصَر . الطَّرَح
hypermicrosoma قَزامةٌ مُفرِطة . نُغاشيَّة زائدة
hypermimia فَرْطُ استِعمال الإشارات
hypermnesia فَرْط التذَكُّر . حِدَّةُ الذاكِرة
hypermnesic حادُّ الذِّهْن . قَوِيُّ الذاكِرة
hypermorph فَرْطُ الشَّكْل
hypermyotonia فَرْط التوَتُّر العَضَليّ
hypermyotrophy فَرْطُ النَّماء العَضَلي
hypernatremia زِيادةُ الصوديوم في الدم
hypernea فَرْطُ النَّشاط العَقْليّ

hyperneocytosis تزيُّد الكُرَيّاتِ البِيضِ الجَديدة ـ أي غيرِ النّاضِجة
hypernephritis التِهابُ الكُظْر
hypernephroid كُظْراني ، نَظيرُ الكُظْر
hypernephroma, Gawitz tumour وَرَمٌ كُظْريّ ، وَرَم كُلْويّ كُظْرانيّ ، وَرَم غوفِتز
hypernitremia فَرْطُ نِتْروجين الدم
hypernoia = hypernea فَرْط الذِّهنيَّة
hypernormal فَوقَ المُعَدَّل السَّويّ
hypernutrition فَرْطُ التَّغْذِية
hyperonychia = hyperonychosis تضَخُّم الأظافِر
hyperope مَديدُ البَصَر
hyperopia طَمَس ، مَدُّ البَصَر ، الطَّرَح
hyperorchidism فَرْطُ إفرازِ الخُصْية
hyperorexia فَرْط الشَّهيَّة
hyperorthocytosis فَرْطُ ازديادِ الكُرَيْضاتِ مَعَ سَويَّةِ نِسْبَتِها
hyperosmia = hyperosphresia فَرْطُ الشّمام ، حِدَّةُ الشَّمّ
hyperosmolarity فَرْط الأسْمُوليَّة
hyperosmotic مُفرِط التناضُح
hyperostosis فَرْط التعَظُّم
hyperovaria = hyperovarianism فَرْط الإباضة ـ بسَبَب ازدِيادِ المُفرَز المَبيضي
hyperoxemia فَرْطُ حُموضة الدم
hyperoxia فَرْط الأُكْسِجين
hyperparasite طُفَيليّ مُعتاشٌ على آخَر
hyperparathyroidism فَرْط الدُّرَيقيَّة ، تَفرازُ الجَنيباتِ الدَّرَقيَّة
hyperparotidism فَرْطُ النكَفيَّة
hyperpathia فَرْط التوَجُّع · فَرْط الاعتِلال
hyperperistalsis فَرْط التمَعُّج ، فَرْط التحَوّي
hyperphalangism = hyperphalangia وُجودُ سُلامَى إضافيَّةٍ أو أكْثَر
hyperphonesis فَرْطُ التَّصْويت ، حِدَّةُ القَرْع ـ عِندَ التسَمُّع
hyperphoria احوِلالٌ فَوقاني . انحِرافُ خَطِّ البَصَر العُلْوي . مَيْلُ خَطِّ البَصَر
hyperphrenia تهَيُّج عَقْليّ ، فَرْطُ النَّشاطِ العَقْليّ
hyperpiesia = hyperpiesis فَرْطُ الضَّغْط ـ ارتِفاعُ ضَغْطِ الدمِ الأساسي
hyperpietic مُرتَفِعُ الضَّغط ، ذو ضَغْطٍ عالٍ
hyperpigmentation فَرْط التصَبُّغ
hyperpituitarism فَرْط النُّخاميَّة
hyperplasia فَرْطُ التنَسُّج ، تكَثُّر نَسيجيّ
hyperplasmia فَرْط الجِبْلة ، ازدِيادُ الجِبْلة
hyperplastic زائدُ التنَسُّج ، مُفرِط التنَسُّج
hyperploid مُفرِطُ الصِّبغيّات ، زائدُ الصِّبغيّات
hyperploidy فَرْط الصِّبغيّات
hyperpnea لَهْث ، فَرْطُ التنَفُّس ، تسَرُّع التنَفُّس
hyperposia فَرْطُ الشُّرب
hyperpragic مُفرِطُ الحَرَكة ، زائدُ النَّشاط
hyperpraxia فَرْطُ تَنْسيقِ الحَرَكات · فَرْطُ العَمَل الهَوَسيّ ، شِدَّةُ الاضطِراب
hyperprosexia فَرْط التشَبُّث ـ التعَلُّقُ بفِكْرة
hyperproteinemia فَرْط برُوتيناتِ الدم
hyperproteosis داءُ البرُوتينيَّة
hyperpselaphesia فَرْطُ حِسِّ اللَّمس
hyperpsychosis فَرْطُ النُّفاس
hyperptyalism فَرْط التلَعُّب
hyperpyretic مُفرِط الحُمّى
hyperpyrexia فَرْطُ الحَرارة
hyperpyrexial مُفرِط الحَرارة ، مُفرِط الحُمّى
hyperreflexia ازدِيادُ المُنعَكَسات
hyperresonance رَنَّة قَويَّة ، فَرْطُ الإرْنان
hypersalemia فَرْطُ مُلوحةِ الدم
hypersaline فائقُ التمَلُّح
hypersalivation فَرْطُ الإلْعاب
hypersecretion فَرْط الإفراز ، تَفراز
hypersensibility تَحْساس ، فَرْطُ التحَسُّس
hypersensitive مُفرِط الحِسّ
hypersensitization فَرْطُ التحَسُّسيَّة . فَرْطُ الحَساسيَة · فَرْط التَّحْسيس
hypersialosis فَرْط التلَعُّب
hypersomnia طُولُ النَّوم ، كَثْرةُ النَّوم
hypersphyxia فَرْطُ الاختِناق

hypersplenia = **hypersplenism**
فَرْطُ الطِّحالِيَّة · طَحَل
hypersteatosis فَرْط التشَحُّم
hypersthenia فَرْط القُوَّة ، شِدَّةُ التوَتُّر
hypersthenic مُفرِطُ القُوَّة ، قَويُّ البِنْية
hypersusceptibility فَرْطُ قابِليَّة الارتِكاس
hypersystole انقِباضٌ شَديد
hypertarachia فَرْط التشَوُّش
hypertelorism وُسْعةُ الأبعاد ، فَرْطُ عَرْضِ المَفارِق
hypertensin, angiotensin مُوَتِّرُ العُروق
hypertensinogen مُوَلِّدة التَّضْغاط
hypertension فَرْطُ ضَغْطِ الدم ، فَرْطُ التوَتُّر ، تَضْغاط
benign ~ فَرْطُ ضَغطِ الدَّم الحَميد
pulmonary ~ فَرْطُ ضَغْطِ الدمِ الرِّئَوي
hypertensor مُوَتِّر · رافِعُ الضَّغط
hyperthecosis فَرْطُ التغَمُّد ـ اِستِنْساجُ طَبَقةِ المَبيض الباطِنيَّة
hyperthelia كَثرةُ الأثداء
hyperthermal مُفرِط الحَرارة
hyperthermalgesia فَرْطُ التحَسُّس بالحَرارة
hyperthermia = **hyperthermy**
فَرْط الحَرارِيَّة ، فَرْطُ الحَرارة ، حُمّى
hyperthymia فَرْط الانفِعاليَّة . فَرْطُ الحَساسية المَرَضيّ
hyperthymic شَديدُ الانفِعاليَّة
hyperthymism فَرْط نَشاطِ التُّوتة
hyperthyroidism = **hyperthyroidosis** فَرْط نَشاط الدَّرَق ، التَّدَرْقُن
hypertonic مُفرِطُ النَّشاط أو الفاعِليَّة · مُفرِط التوَتُّر أو فائقُ التوَتُّر
hypertonicity = **hypertonia**
فَرْط النَّشاط أو الفاعِليَّة . فَرْط التوَتُّر
hypertoxicity فَرْط السُّمِّيَّة
hypertrichosis شَعَرٌ ، زَبَب ، فَرْطُ الشَّعْر
hypertrophic ضَخْم · مُفرِطُ النمُوّ
hypertrophy = **hypertrophia**
ضَخامة ، تَضَخُّم ، ضِخَم ، عَبْلة · فَرْطُ النمُوّ
adaptive ~ ضَخامةٌ تَكَيُّفِيَّة
hypertropia احوِلالٌ فَوقاني ، حَوَلُ العَيْن
hyperuresis = **polyuria** بُوال
hyperuricacidemia = **hyperuricemia**
فَرْط التبَوْلُت الدَّمَوي ، فَرْط حَمْض البَوْل في الدم ، تبَوْلُتٌ زائِدٌ في الدم
hypervaccination فَرْطُ التَّلقيح
hypervascular كَثيرُ الأوعِية ، وِعائيٌّ زائد
hyperventilation فَرْط التَّهْوِئة ـ التنَفُّس
hypervitaminosis فَرْط الفيتامينيَّة
hypervolemia زِيادةُ حَجْمِ الدمِ الدوّار
hypesthesia = **hypoesthesia**
نَقصُ الحِسّ · كَلالُ اللَّمْس
hypha خُوط ـ خَيْط الفُطْر ، قُصَيْبة ، غُصَين
hyphedonia قِلَّةُ الانشِراح
hyphema غَمْرٌ دَمَويّ ـ نَزْفٌ في حُجْرةِ العَيْن الأماميَّة
hyphemia فَقرُ الدم ، نَقصُ الدم
hyphidrosis قِلَّةُ العَرَق
Hyphomycetes الفُطُور الخُوطيَّة
hyphomycosis فُطارٌ خُوطيّ
hypinosis = **hypoinosemia**
قِلَّةُ الفِيبْرين ـ في الدَّم
hypnagogue, hypnic مُرْقِد ، مُنَوِّم
hypnalgia أَلَمُ اللَّيل ، الأَلَمُ في النَّوم
hypnapagogic حارِمُ النَّوم ، طارِدُ النَّوم
hypnic مُنَوِّم ، نَوْميّ
hypn(o)- سابِقة بِمَعنى «نَوْم»
hypnoanesthesia تَخْديرُ التَّنْويم
hypnodontia = **hypnodontics**
طِبُّ الأَسنانِ الإيحائيّ
hypnogenetic = **hypnogenic**
مُرْقِد ، مُنَوِّم
hypnoidization اِستِجلابُ النَّوم ، التنَوُّم
hypnolepsy نَوْمٌ مُضطَرِب
hypnology مَبْحَثُ النَّوم
hypnonarcosis نَوْمٌ مع خَدَر
hypnosis تَنْويم ، نَوْم إيحائيّ ، اِستِرْقاد
hypnotherapy المُداواةُ بالنَّوم أو بالتَّنْويم

hypnotic مُنَوِّم ، تَنْويمي
hypnotism, hypnosis التَّنْويمُ المِغناطيسيّ ، تَنْويم • التَّنْويم الإيحائيّ ، الاستِهْواء
hypnotist مُنيم ـ المُنَوِّم
hypnotization التَّنْويم ، الاستِهْواء
hypnotoxin تُكْسين مُنَوِّم
hypo حُقْنة تحتَ الجِلْد • مِلْحُ الهَيْبُو
hypo- سابِقة بمَعنى «نَقْص» أو «هَبْط» أو «قُصور»
hypoacidity نَقْصُ الحُموضة ، تَدَنّي الحُموضة
hypoadenia ضَعْفُ الإغداد ، قُصورُ النَّشاط الغُدّيّ
hypoadrenia = hypoadrenalism قُصورُ الكُظْريَّة ، ضَعْفُ النَّشاط الكُظْريّ
hypoadrenocorticism قِلَّة التَّفراز الكُظْريّ
hypoaffectivity ضَعْفُ العاطِفيَّة
hypoalbuminemia تدَنّي زُلالِ الدم
hypoalgesia ضَعْفُ حِسِّ الأَلَم
hypoalimentation نَقْصُ التَّغْذية
hypoazoturia تدَنّي نِتروجِن البَول
hypobaric ناقِصُ الضَّغْط ، قَليلُ الضَّغْط أو الوَزْن النَّوعيّ
hypobaropathy اعتِلالُ تدَنّي الضَّغْط
hypoblast = entoderm ـ الطَّبَقة التَّحتانيَّة بِطانةُ الغِشاء الجُرثوميّ
hypobulia ضَعْفُ الإرادة
hypocalcemia نَقْصُ الكِلْسيَّة
hypocalcia تدَنّي الكِلْس
hypocalcification نَقْصُ التكَلُّس
hypocapnia = acapnia = hypocarbia نَقْصُ حامِض الكَرْبون في الدم
hypocellularity قِلَّةُ الخَلَويَّة
hypochloremia قِلَّةُ كلُور الدم
hypochlorhydria قِلَّة الكلُوريدريَّة ـ نَقْصُ حامِض الكلُورهيدريك في المَعِدة
hypochlorization, hypochloridation قِلَّةُ مِلْح الطَّعام . قِلَّة الكلُور
hypochloruria قِلَّة كلُور البَوْل
hypocholesteremia = hypocholesterinemia تدَنّي كولِستِرُول الدم

hypochondriac مَمْروق ، مُصابٌ بالمُراق • مَراقّي ، خاصٌّ بالمَراقّ أو المَرَقّ
hypochondriasis, hypochondria المُراق ـ داءٌ عَصَبيّ ، وَسْواسٌ مَرَضيّ
hypochondrium المَرَقّ ، الأيْطَل
hypochromasia شُحُوب اللَّون • ضَعْفُ الاصطِباغ
hypochromatism نَقْصُ الصِّباغ ، شُحُوبُ اللَّون
hypochromatosis تدَنّي الكرُوماتين ، شُحُوبُ النَّواة واختِفاؤُها
hypochromemia نَقْصُ المُشْعِر اللَّوني لِلدَّم
hypochromia شُحُوب اللون ، نَقْصُ يَحْمورِ الكُرَيّات الحُمْر • نَقْصُ الصِّباغ
hypochrosis شُحُوب اللون ، أنيميا
hypochylia تدَنّي الكَيْلوس
hypocrinia = hypocrinism قِلَّة المُفْرَزِ الباطِنيّ ـ حالةُ نَقْصِ مُفرَزِ الغُدَد الداخليَّة
hypocystotomy شَقُّ المَثانة السُّفليّ
hypocytosis = hypocythemia نُدْرة الكُرَيّات ـ نَقْصُ كُرَيّات الدم
hypoderm اللُّحْمة ، الجِلْدُ التَّحْتانيّ • زُرْقةٌ تحتَ الجِلد
hypodermic تحتَ الجِلْد ، لُحْميّ
hypodermis = hypoderm اللُّحْمة ، تحْتَ الجِلد ـ النَّسيجةُ تحتَ الجِلد
hypodermoclysis الحَقْنُ تحتَ الجِلْد
hypodipsia عَطَش خَفيف ، قِلَّةُ الشُّرب
hypodontia نَقْصُ الأسنان ، ضَعْفُ الأسنان
hypodynamia ضَعْف القُوَّة ، ضَعْفُ الديناميكيَّة
hypoeccrisia = hypoeccrisis قِلَّةُ الإفراز
hypoendocrinia, hypoendocrinism قُصورُ أو ضَعْفُ نَشاطِ الغُدَد الصُّمّ
hypoergia ضَعْفُ التَّجاوُب . ضَعْفُ نَشاطِ العَمَل
hypoesthesia نَقْصُ الحِسّ . كَلالُ الحِسّ
hypoexophoria حَوَل سُفلي وَحْشي
hypoferremia نَقْصُ حَديدِ الدم
hypofibrinogen(a)emia نَقْصُ مُوَلِّدِ الليفينِ في الدم

hypofunction ضَعْفٌ وَظيفيّ ، ضَعف النَّشاط
hypogalactia نَقْصُ إفرازِ اللبَن
hypogammaglobulinemia نَقصُ كُرَيِينِ غاما الدم
hypogastric خَثَليّ
hypogastrium الخَثَلة ، الخَثْلة ، المُرَيطاء
hypogenesis ضَعْفُ النمُوّ ، نمُوّ مُتأخِّر
hypogenetic مُتأخِّر النمُوّ
hypogenitalism خِصاء ، قُصورٌ جِنْسيّ
hypogeusia ضَعْفُ المَذاق ، ضَعْف التذَوُّق
hypoglandular قُصورٌ غُدِّيّ
hypoglossal تَحتَ اللِّسان
hypoglottis تَحتَ اللِّسان ، لِجام
hypoglycemia تدَنّي سُكَّر الدم
hypoglycemic مُدَنّي سُكَّر الدم
hypoglycorrhachia نَقْصُ السُّكَّر النُّسِيسائيّ
hypognathous أكْشَمُ ـ ذُو فَكٍّ سُفليٍّ بارِز
hypogonadia = **hypogonadism** هَبْطُ القُنْدِيَّة ، قُصورُ القُنْدِيَّة
hypohidrosis = **hypoidrosis** قِلَّةُ العَرَق
hypohidrotic مُقَلِّل العَرَق
hypohypnotic خَفيفُ النَّوم
hypoimmunity تدَنّي المَناعة
hypoinsulinism قُصورُ إفرازِ الإنسولين
hypokalemia = **hypokaliemia** نَقْصُ البُوتاسِمِّيَّة ، تدَنّي بُوتاسيُوم الدم
hypokinemia تدَنّي نِتاج القَلْب
hypokinesia = **hypokinesis** ضَعْفُ الحَرَكة ، قِلَّةُ النَّشاط
hypoliposis نَقْصُ الشَّحْم
hypolymphemia نَقْصُ لِمفيَّة الدم
hypomania مَسٌّ خَفيف ، هَوَسٌ خَفيف
hypomastia = **hypomazia** صِغَرُ الثَّدْيَيْن
hypomegasoma القامةُ الطَّويلة ، طُولُ القامة
hypomelancholia سَوداءُ خَفيفة
hypomelanosis نَقْصُ المِيلانين ، نَقْصُ القَتامين
hypomenorrhea شِحَّةُ الطَّمْث ، طَمْثٌ شَحيح
hypometabolism نَقْصُ الأيض ، نَقْصُ الاستِقلاب
hypometria نَقْصُ أو ضَعْفُ الحَرَكة العَضَليَّة
hypomineralization نَقْصُ التمَعْدُن
hypomnesis ضَعْفُ الذاكِرة ، ضَعْفُ الحافِظة
hypomorph صِغَرُ القامة ، صِغَرُ الشَّكْل
hypomotility ضَعْفُ الحَرَكة
hypomyotonia ضَعْفُ التَّقْوِية العَضَليَّة
hypomyxia نَقْصُ الإفراز المُخاطيّ
hyponatremia نَقْصُ صُوديوم الدم
hyponea = **hyponoia** تبَلُّد الذِّهْن
hyponychial تَحتَ الظُّفر
hyponychium ثُنْيَةُ تَحتَ الظُّفر ، الأشْعَر
hyponychon قَرَتٌ تَحتَ الظُّفْر
hypo-orchidia نَقْصُ نَشاطِ الخُصْيَتَيْن
hypo-osmosis قُصورُ التناضُح
hypo-ovaria = **hypo-ovarianism** ضَعْفُ نَشاطِ المَبيض ، قُصورُ المَبيضَيْن
hypoparathyreosis = **hypoparathyroidism** قُصورُ الدُّرَيقيَّة
hypophalangism نَقْصُ السُّلامَى
hypopharynx البُلْعوم التَّحتاني
hypophonesis خِفَّةُ التَّصْويت ـ خُفوتُ القَرْع ـ عِندَ التَسَمُّع
hypophonia ضَعْفُ التَصَوُّت
hypophoria حَوَلٌ سُفْلي ، احوِلالٌ تَحتاني
hypophosphatemia = **hypophosphoremia** نَقْصُ الفُسفاتِيمِّيَّة ـ نَقْصُ فُوسفاتِ الدم
hypophrenic ضَعيفُ العَقْل • تَحتَ الحِجابِ الحاجز
hypophyseal = **hypophysial** نُخاميّ
hypophysectomize يستَأصِلُ الغُدَّةَ النُّخاميَّة
hypophysiectomy = **hypophysectomy** خَزْعُ النُّخاميَّة ، استِئصالُ أو جَتُّ النُّخاميَّة
hypophysis النُّخاميَّة ، النُّخامَى
~ cerebri النُّخاميَّةُ المُخِّيَّة
hypophysitis التِهابُ النُّخاميَّة
hypophysoma وَرَمُ النُّخاميَّة ، وَرَمُ النُّخامَى
hypopiesia = **hypopiesis** ضَغْطٌ مُنخَفِض

hypopinealism قُصورُ الصَّنَوبَرِيَّة
hypopituitarism قُصورُ النُّخامَى
hypoplasia = hypoplasty نَقْصُ التَنَسُّج ، قُصورُ التكَوُّن أو النمُوّ
hypopnea ضَعْفُ التنَفُّس – خِفَّتُه وسُرعَتُه
hypoporosis ضَعْفُ النَّدَب أو الالتِئام
hypoposia قِلَّةُ الشُّرب
hypopotassemia قِلَّةُ بوتاسِ الدم
hypopraxia ضَعْفُ تَنسيقِ الحَرَكات
hypoprosody ضَعْفُ البَيان
hypoproteinemia قِلَّةُ بُروتيناتِ الدم
hypoproteinia نَقْصُ البُروتينات
hypoproteinosis نَقْصُ البُروتينات
hypoprothrombinemia قِلَّةُ بُروثرومبين الدم
hypopselaphesia كَلالُ اللَّمس
hypopsychosis تشَوُّش النَّشاط الفِكْريّ
hypoptyalism نَقْصُ إفراز اللُّعاب
hypopyon تَقَيُّح خِزانةِ العَيْن الأماميَّة
hyporeflexia ضَعْفُ المُنعَكَسات
hyposalemia نَقْصُ أملاحِ الدم
hyposalivation نَقْصُ اللُّعاب
hyposarca = anasarca استِسقاء
hyposecretion قِلَّةُ الإفراز ، نَقصُ الإفراز
hyposensitive ناقِصُ الإحساس ، حِسّيٌّ خَفيف
hyposensitization ضَعْفُ الحَساسة
hyposialadenitis التِهابُ الغُدَّة اللُّعابيَّة
hyposialosis نَقْصُ اللُّعاب ، قُصورُ الإلعاب
hyposmia ضَعْفُ الشَّمّ
hyposmosis ضَعْفُ التَّحالّ
hyposomia ضَعْفُ الجسم ، نَحافةُ البِنية
hyposomnia = insomnia أرَقٌ ، قِلَّةُ النَّوم
hypospadias إحليلٌ تَحتاني
hyposphresia = hyposmia ضَعْفُ الشَّمّ
hypostasis رُكود ، رُسوبٌ وترَسُّب • رُسابَة
hyposthenia وَهَنٌ شَديد
hyposthenic وَهَنيّ ، مُوهِن
hyposthenuria بَوْلٌ مُنخَفِضُ الثِّقْلِ النَّوعيّ
hypostomia ضَيِّقُ الفَم
hypostosis نَقْصُ التعَظُّم ، نَقْصُ نمُوِّ العِظام
hypostypsis إرْقاء مُعتَدِل
hypostyptic رَقوءٌ خَفيف
hyposystole ضَعْفُ الانقِباض
hypotelorism قِصَرُ المَسافة – بينَ عُضْوَيْن
hypotension نَقْصُ الضَّغْط ، هُبوطُ التوَتُّر
arterial ~ نَقْصُ الضَّغْط الشّرِيانيّ
hypotensive ناقِصُ الضَّغْط ، مُهَبِّطُ الضَّغْط • مُصابٌ بهُبوطِ الضَّغْط ، خَفيضُ الضَّغْط
hypotensor خافِضُ الضَّغْط
hypothalamus الوِطاءُ ، تَحتَ المِهاد ، تَحتَ السَّريرِ البَصَريّ (في الدِّماغ المتَوَسِّط)
hypothenar ضَرَّةُ اليَد ، بَخَصُ اليَد ، بُخَيْصة
hypothermal هابِطُ الحَرارة ، ناقِصُ الحَرارة – ذو حَرارةٍ خَفيفة ، فاتِر
hypothesis فَرَضِيَّة
hypothymia ضَعْفُ الحَيَوِيَّة الانفِعاليَّة
hypothymism نَقْصُ نَشاطِ التَّيموس ، نَقْصُ نَشاطِ التُّوتة ، قُصورُ التَّيموس
hypothyroid قاصِرُ الدَّرَقيَّة – ناقِصُ إفرازِ الدَّرَق
hypothyroidism = hypothyrosis قُصورُ الدرَقيَّة – نَقْصُ نَشاطِ الغُدَّة الدَّرَقيَّة
hypotonia = hypotonus = hypotony نَقْصُ التوَتُّر ، نَقْصُ التقَوِّي
hypotonic ناقِصُ التوَتُّر ، ناقِصُ التقَوِّي
hypotoxicity ضَعفُ السُّمِّيَّة
hypotrichosis قِلَّةُ الشَّعْر
hypotrophy نَقصُ التَّغذِية ، نَقْصُ النمُوّ
hypotropia حَوَلٌ سُفليّ ، انسِدالُ المُقْلة السُّفليّ
hypouresis, hypourocrinia قِلَّةُ البَوْل
hypouricuria نَقْصُ حامِض البَول في البَوْل
hypovaria = hypovarianism قِلَّةُ إفرازِ المَبيض ، قُصورُ المَبيضَيْن
hypoventilation نَقصُ التَّهوِئة
hypovitaminosis داءُ نَقْصِ الفِيتامين
hypovolemia نَقصُ حَجْمِ الدم
hypoxemia نَقصُ أُكسِجين الدم
hypoxia نَقصُ الأكْسَجة ، نَقْصُ التأكْسُج
hypsarrhythmia ارتِفاعُ اللانَظْمِيَّة

hypsocephalus = hypsocephalous طَويلُ الرأس
hypsodont مُتطاوِلُ الأسنان
hypsophobia رُهابُ المُرتَفعات
hysteralgia أَلَمُ الرَّحِم
hysterectomy استِئصالُ الرَّحِم ، جَبُّ الرَّحِم
abdominal ~ استِئصالُ الرَّحِم مِنَ البَطْن
caesarean ~ استِئصالُ الرَّحِم القَيْصَريّ
vaginal ~ استِئصالُ الرَّحِم مِنَ المَهْبِل
hysteresis تخَلُّف ، فَشَلُ التوافُق
hystereurynter مُوَسِّعةُ فَمِ الرَّحِم
hystereurysis تَوَسُّعُ فَمِ الرَّحِم
hysteria هُراع ، هِسْتيريا ، هَرَع ، هَوَس
hysteriac مَهروع ، مَهووس ، مُصابٌ بالهِسْتيريا
hystericism = hysterism هَسْتَرة
hysterics نُوَبٌ هِسْتيريَّة ، هُراعيّات
hystero- سابِقةٌ تَدُلُّ على العَلاقة بِـ «الرَّحِم» أو بِـ «الهِسْتيريا»
hysterocatalepsy هَرَعٌ آخِذيّ
hysterocele فَتْقُ الرَّحِم ، قِيلةٌ رَحِميَّة
hysterocleisis رَتْقُ الرَّحِم ، سَدُّ عُنُق الرَّحِم
hysterocystocleisis رَتْقٌ رَحِميّ مَثانيّ
hysterodynia أَلَمُ الرَّحِم
hysteroepilepsy هِسْتيريا صَرْعيَّة
hysterogenic مُسَبِّب أو مُوَلِّد الهِسْتيريا
hysterogram صُورةُ الرَّحِم بالأشِعَّة
hysterography تَصْويرُ الرَّحِم – بالرونْتجن
hysteroid يُشبِه الهِسْتيريا ، هِسْتيرِيُوائيّ
hysterolith حَصاةٌ رَحِميَّة
hysterology مَبْحَثُ الرَّحِم
hysterolysis تَحْريرُ الرَّحِم
hysteromania مَسٌّ هِسْتيريائيّ · غُلْمةُ الأُنثى
hysterometer مِقياسُ الرَّحِم
hysteromyoma وَرَم عَضَليّ رَحِميّ
hysteromyotomy بَضْعُ الوَرَمِ الرَّحِميّ
hysteropathy اعتِلالٌ رَحِميّ
hysteropexia = hysteropexy تَثبيتُ الرَّحِم ، تَثَبُّت الرَّحِم
hysteropia اضطِرابُ الرُّؤية الهِسْتيريائيّ
hysteroptosis تَدَلّي الرَّحِم ، سُقوطُ الرَّحِم
hysterorrhaphy رَفْوُ الرَّحِم ، خِياطةُ الرَّحِم
hysterorrhexis تَمَزُّق الرَّحِم
hysterosalpingectomy استِئصالُ الرَّحِم والبُوقَيْن
hysterosalpingography = hysterotubography تَصويرُ الرَّحِم والبُوقَيْن شُعاعيّاً
hysterosalpingo-oophorectomy استِئصالُ الرَّحِم والبُوقَيْن والمَبيضَيْن
hysterosalpingostomy مُفاغَرةٌ رَحِميَّة بُوقيَّة
hysteroscope مِنظارٌ رَحِميّ
hysteroscopy تَنْظيرُ الرَّحِم
hysterospasm تَشَنُّج رَحِميّ ، تَشَنُّج الرَّحِم
hysterotome مِشْرَط الرَّحِم
hysterotomy بَضْعُ الرَّحِم ، شَقُّ الرَّحِم
hysterotrachelorrhaphy رَفْوُ عُنُق الرَّحِم
hysterotrachelotomy شَقُّ عُنُق الرَّحِم
hysterotraumatism هِسْتيريا الرَّضّ
hysterotubography تَصويرُ الرَّحِم والبُوقَيْن
hyther حَراريّ رُطُوبيّ

I,i

-iasis لاحِقة بمَعنى «دَاء»

iateria مُداواة ، مُعالَجة

iatraliptics المُعالَجة بالدَّلْك

iatric آسِيّ ، طِبِّي

iatro- سابِقة تَدُلُّ على العَلاقة بـِ «الطِّب»

Iatrobdella, Hirudo العَلَق

iatrochemical طِبِّيّ كِيميائيّ

iatrochemistry كِيميائيَّةُ الطِّب

iatrogenic عِلاجيُّ المَنْشأ ، طِبابيُّ المَنْشأ

iatrology عِلْمُ الطِّب

iatrophysics فِيزياءُ الطِّب

iatrotechnics = iatrotechnique صَنْعةُ الطِّب ، طَريقةُ المُعالَجة الطبّيةِ والجِراحيّة

ice جَمَدٌ ، جَليد

~ bag كِيسُ ثَلْج

~ cap طاقِيَّةُ ثَلْج

ichnogram بَصْمةُ القَدَم

ichor مُهْل ـ صَديدُ المَيْت خاصَّةً ، غَثيث

ichoremia = ichorrhemia تَسَمُّمُ الدم

ichorous مُهْليّ

ichorrhea سَيَلانٌ مُهْليّ

ichorrhemia خَمَجُ الدم أو تَسَمُّم الدم

ichthyism = ichthyismus الانسِمامُ بالسَّمَك • (التَسَمُّك أو التحَسُّك)

ichthyocolla غِراءُ السَّمَك

ichthyohemotoxin ذِيفانُ دَمِ السَّمَك

ichthyoid سَمَكانيّ ، نَظيرُ السَّمَك ، سَمَكيّ

ichthyootoxin ذِيفانُ سَرْءِ السَّمَك

ichthyosarcotoxin ذِيفانُ لَحْم السَّمَك

ichthyosarcotoxism الانسِمامُ بِلَحْم السَّمَك

ichthyosis سُماك ، فُلاس ـ حَرْشَفةُ الجِلْد كَفُلوس السَّمَك

ichthyotic سُماكيّ ، فُلاسيّ • مَسْموك

ichthyotoxicology مَبْحَثُ سُموم الأسماك

ichthyotoxin = ichthyotoxicum سُمُّ السَّمَك ، تُكْسين السَّمَك أو ذِيفانُ السَّمَك

ICSH (Interstitial Cell-Stimulating Hormone) الهُورمون المُنَبِّه لِلخَلايا الخِلاليَّة

icterepatitis = icterohepatitis التِهابٌ كَبِديّ يَرَقانيّ

icteric يَرَقانيّ • (مُرَيقَن)

icteritious مُصابٌ باليَرَقان ، مأْروق

icterogenic مُوَلِّد أو مُسَبِّب اليَرَقان

icterohemoglobinuria بِيلةُ اليَحْمور اليَرَقانيَّة

icterohepatitis = icterhepatitis التِهابُ الكَبِد اليَرَقانيّ

icteroid = icterode شَبيهُ اليَرَقان ، يَرَقانيّ

icterus, jaundice يَرَقان ، إرْقان ، صُفار

~ gravis اليَرَقان الوَبيل

~ index مُشْعِر يَرَقانيّ

~ infectiosus, infectious jaundice اليَرَقان الإنْتانيّ ، الصُّفار الإنتانيّ أو الخَمَجيّ

~ neonatorum يَرَقان الوَليد (الفِسيُولُوجيّ)

ictus نَشْبة

~ cordis نَشْبة قَلْبيَّة ، ضَرْبةٌ أو دَقَّة القَلْب
~ sanguinis نَشْبة دَمويَّة ، نَوْبة سَكتيَّة
id أَلْهَو ، الذَّات ـ بِحَسَب فرُويْد • طَفحة
idea = idee فِكْرة ، تصَوُّر
dominant ~ فِكْرةٌ متغلِّبة أو سائدة
ideal تَصَوُّريّ ، مِثاليّ • مَثَلٌ عالٍ
ideation تَفْكير ، افتِكار
identical مَثيل ، مُطابِق ، طَبيق
~ twins تَوْأمانِ طَبيقان
identification تعَرُّف • تعْيين أو تَحْقيقُ الهُوِيَّة
identity هُوِيَّة
ideodynamism تَسلُّطُ فِكْرة أو إثارَتُها
ideogenetic = ideogenous فِكْريُّ المَنْشأ
ideomotion حَرَكة فِكْريَّة
ideomotor = ideokinetic فِكْريّ حَرَكيّ
ideophrenia جُنونٌ مُضَلِّل ، انحِرافٌ عَقْليّ
ideophrenic مُضَلَّلُ التَّفكير ، مُنحَرِفُ العَقْل
idio- سابِقة بمَعْنى «ذاتِيّ» أو «ذَوَوِيّ»
idio-agglutinin راصَّة ذَوَويَّة ، مُلْزِنٌ ذَوَويّ
idioblast جَذَعَةٌ ذاتيَّة ، أرومة ذَوَويَّة
idiochromosome صِبْغيّ جِنْسيّ ، صِبْغيّ إضافيّ
idiocrasy = idiosyncrasy استِعدادٌ ذاتيّ
idiocy عَتَه ، قُدُومة ، عُتاه ، بَلاهةٌ خِلْقيَّة كامِلة
amaurotic familial ~ عَتَهٌ كُمْنيّ أُسَريّ
idiogenesis التَوَلُّدُ الذاتيّ
idioglossia التَلَفُّظ الناقِص • لُغَةٌ ذاتيَّة
idiogram مُخَطَّطٌ ذاتيّ
idiohetero-agglutinin راصَّةٌ مُغايِرة ذاتيَّة
idiohypnotism التَّنويمُ الذاتيّ
idio-iso-agglutinin راصَّةٌ إسْويَّة ذاتيَّة
idiolalia لُغَةٌ ذاتيَّة
idiolysin حالٌّ ذاتيّ
idioneurosis عُصابٌ ذاتيّ ، شُواشٌ عَصَبيّ ذاتيّ
idiopathic = idiopathetic تِلْقائيّ ، ذاتيّ العِلَّة • غامِضُ السَّبَب أو المَنْشأ
~ an(a)emia فَقْرُ الدَّمِ الغامِض
idiopathy عِلَّةٌ ذاتيَّة ، اعتِلالٌ تِلْقائيّ
idioplasm الجِبْلَةُ الذاتيَّة
idiopsychologic مُخْتَصٌّ بالنَّفْسانيَّة التِّلقائيَّة
idioreflex مُنعَكَسٌ تِلْقائيّ
idiosome الجِسمُ التِّلْقائيّ
idiospasm تَشَنُّجٌ مَحْدود
idiosyncrasy البِنْية الخاصَّة ، انفِعالٌ ذاتيّ • تَحْساسٌ ذاتِيّ ، استِعدادٌ ذاتيّ ، تَأَقّ
idiosyncratic خاصٌّ بالاستِعداد الذاتيّ ، ذاتيُّ التَّحْساس أو الاستِعداد ، تَأَقيّ
idiot مَعْتوه ، قَدْم ، نَدْم ، أَبْلَه
~-savant قَدْمٌ نابِغ
Mongolian ~ قَدْم مُغُليّ
idiotrophic مُغَذٌّ ذاتَه
idiotropic مُتَّجِه تِلْقائيّ ، ذاتيُّ التَوَجُّه
idiovariation تَبَدُّلٌ ذاتيّ
idioventricular بُطَينيّ ذاتيّ
ignioperation الجِراحةُ بالكَيّ
ignipuncture كَيٌّ نُقْطيّ ، الكَيُّ بإبَرٍ حارَّة
ignis نارٌ
~ infernalis الإرغوتيَّة ، الانسِمامُ بالجَوْدَر
ileac, ileal لَفائفيّ
ileectomy قَطْعُ اللفائفيّ
ileitis التِهابُ اللفائفيّ
regional ~ التِهابُ اللفائفيّ الناحِيّ
terminal ~ التِهابُ اللفائفيّ النِّهائيّ
ileo- سابِقة تَدُلُّ على العَلاقة بِـ «المِعَى اللَّفائفيّ»
ileocecal = ileocaecal لَفائفيّ أعْوَريّ
ileocecostomy مُفاغَرةُ اللفائفيّ بالأعْوَر
ileocolic لَفائفيّ قُولونيّ
ileocolitis التِهابُ اللَّفائفيّ والقُولون
ileocolostomy مُفاغَرة اللفائفيّ بالقُولون
ileocolotomy بَضْعُ اللَّفائفيّ والقُولون
ileocystoplasty رَأْبُ المَثانة باللَّفائفيّ
ileoileostomy مُفاغَرة بَيْن لَفائفيَّة
ileoproctostomy = ileorectostomy مُفاغَرةُ اللفائفيّ بالمُستَقيم
ileorrhaphy رَفْوُ اللفائفيّ ، خِياطةُ اللفائفيّ
ileosigmoid لَفائفيّ سِينيّ
ileosigmoidostomy مُفاغَرة اللفائفيّ بالسِّينيّ
ileostomy فَغْرُ اللفائفيّ ، تَفْميمُ اللفائفيّ
ileotomy شَقُّ اللفائفيّ ، بَضْعُ اللفائفيّ

ileotransversostomy مُفاغَرةُ اللفائفيّ بالمُسْتَعْرِض
ileum المِعَى اللفائفيّ ، اللفائفيّ
ileus عِلَّوص ، انسِدادٌ مِعَويّ شَلَليّ ، حَبَج
~ paralyticus عِلَّوصٌ شَلَليّ
mechanical ~ عِلَّوصٌ آلِيّ ، انسِدادٌ مِعَويّ
iliac حَرْقَفيّ
~ artery شِرْيانٌ حَرْقَفيّ
~ bone العَظْم الحَرْقَفيّ ، حَجَبة
~ crest عُرْفُ أو قُنْزَعة الحَرْقَفة
~ fossa الحُفْرة الحَرْقَفيَّة
~ spine الشَّوكة الحَرقَفيَّة
~ vein وَريدٌ حَرْقَفيّ
iliacus (muscle) العَضَلة الحَرقَفيَّة
ilio- سابِقة تَدُلُّ على العَلاقة بـِ «الحَرْقَفة»
iliofemoral حَرْقَفيّ فَخِذيّ
iliofemoroplasty رَأبُ المَفْصِل الحَرْقَفيّ
ilioinguinal حَرْقَفيّ أُرْبيّ
iliolumbar حَرْقَفيّ قَطَنيّ
iliopectineal حَرْقَفيّ مِشْطيّ ، حَرقَفيّ عانِيّ
iliopelvic حَرقَفي حَوْضي
iliopubic حَرْقَفي عانِي
iliosacral حَرْقَفي عَجُزي
iliosciatic حَرْقَفي وَرِكي
ilium = os ilium الحَرْقَفة ، العَظْم الحَرْقَفيّ
ill عَليل ، مُنْحَرِف المِزاج
illaqueation تَرْبيقُ الأهداب
illegitimate غيرُ شَرْعيّ ، نَغل
illinition طَلْي ، دَهْنُ المَروخ بالدَّلْك
illness عِلَّة . سُقْم . انحِرافُ المِزاج . داء
illumination إضاءة . إنارة . نُورانيَّة ، استِضاءة
illusion تَخَيُّل . انخِداع
illusional تَخَيُّليّ . انخِداعيّ
image صُورة . خَيال
auditory ~ صُورةٌ سَمْعيَّة
mental ~ صُورة ذِهْنيَّة
motor ~ صُورةٌ حَرَكيَّة
visual ~ صُورة بَصَريَّة
imagery تَخَيُّل
imago يافِعة ــ الطَّوْرُ النِّهائيّ في نمُوّ الحَشَرة
imbalance لا تَوازُن ، عَدَم التَّوازُن
sympathetic ~, vagotony, vagotonia لا تَوازُن وُدِّيّ ، غَلَبَة المُبْهَم
imbecile أَبْلَه ، مُغَفَّل ، عَجّان ، أَحْمَق
imbed = embed يَطْمِرُ . يُرَسِّخُ
imbibition ارتِشاف ، تشرُّب
imbricated مُتَراكِب
imbrication تَراكُب
imitation تَقْليد ، مُحاكاة
immature غيرُ ناضِج ، غيرُ بالِغ ، فِجّ
immedicable غيرُ قابِلٍ للشِّفاء ، لا عِلاجَ لَه
immersion غَمْس ، غَمْر
imminent وَشيك
immiscible لا مَزُوج ــ لا خَلُوط
immobility عَدَمُ الحَرَكة ، ثَبات
immobilization تَثْبيت ، تَوْقيف
immobilize يُثَبِّت ، يُوقِف
immune مَنيع ، مُمَنَّع
immunifacient مُمَنِّع
immunity مَناعة
acquired ~ مَناعة مُكتَسَبة
active ~ مَناعةٌ فاعِلة
artificial ~ مَناعة اصطِناعيَّة
congenital ~ مَناعةٌ خِلْقيَّة ، مَناعةٌ فِطْريَّة
natural ~ مَناعة طَبيعيَّة
immunization = immunifaction تَمْنيع . تَحْصين
immunizator مُمَنِّع
immunoassay مُقايَسة مَناعيَّة
immunocatalysis وَساطةُ المَناعة
immunochemistry كِيمياءُ المَناعة
immunodeficiency عَوَزٌ مَناعيّ
immunodiagnosis التَّشْخيصُ التَّمْنيعيّ
immunodiffusion انتِشارٌ مَناعيّ
immunogen مُستَمْنِع ، مُستَثيرُ المَناعة
immunogenetics المَناعة الوِراثيَّة
immunogenic مُوَلِّدُ المَناعة ، مُستَمْنِع
immunoglobulin غلُوبُلين مَناعيّ

immunohematology مَبْحَث المَناعة الدَمَويّة

immunologic(al) مَناعيّ

immunologist عالِمٌ بالمَناعة ، اختِصاصيُّ المَناعة

immunology مَبْحَث المَناعة ، المَناعيّات

immunopathology المَرَضيّاتُ المَناعيّة

immunoreaction تَفاعُل التَّمْنيع

immunosuppression كَبْتُ المَناعة

immunosuppressive كابِتُ المَناعة

immunotherapy المُداواةُ بالتَّمْنيع

immunotoxin مُضادُّ السُّمّ ، ذِيفانٌ مُمَنِّع

immunotransfusion نَقْلُ الدَّمِ المُمَنِّع

impact صَدْم ، دَفْع أو حَشْر

impacted مُنْحَشِر ، مَحْشُور ، مُتَناشِب . مُكَنَّف

impaction انحِشار ، تَكْنيف ، تَنَشُّب

impalpable لا يُجَسّ ، لا جَسُوس

impar مُفْرَد ، وَتْر ، تَوّ

imparidigitate ذو أصابِعَ وَتْرِيّة ، مُفرَدُ الأصابع

impedance عائق ، مُمانَعة

imperception عَدَم أو نَقْصُ الإدراك

imperforate غيرُ مَثْقوب ، أرْتَق

~ hymen غِشاءُ بَكارةٍ أرْتَقُ

impermeable مَسيك ، كَتيم ، لا يتخلَّلُه سائلٌ

impervious لا نَفُوذ ، غيرُ مُنْفِذ · كَتيم ، أصَمّ

impetiginous قُوبائيّ ، حَصَفيّ ، قُوبيّ

impetigo قُوباء ، حَصَف

~ bullosa قُوباءُ فُقّاعيّة

~ contagiosa bullosa حَصَفٌ مَجْليٌّ مُعْدٍ

~ herpetiformis قُوباءُ حَلَئيّةُ الشَّكل

~ neonatorum قُوباء الوَليد

~ vulgaris قُوباء شائعة

Implacentalia اللامَشيميّات

implant يَغْرِزُ ، يَغرِس · الغَرْز ، الغَرْس

implantation غَرْزٌ ، غَرْس ، تَغْريز

impotence = **impotentia** عُنَّة ، عَنانة

impotency العَنانة ، السَّرَس ، عُنَّة

impotent عِنّين ، سَرِس

impregnate يُلَقِّح ، يُحَبِّل · يُشْرِب

impregnation إشْراب ، تَشَرُّب · إلْقاح

impressio طَبْعة ، أثَر ، رَشْم ، انطِباع

impression أثَر ، انطِباع ، رَشْم

improper غيرُ مُلائم ، غيرُ لائق · خاطِئ

impuberal مُجَرَّد مِن الشِّعْرة – غيرُ بالِغ

impulse دَفْعة · دافِع ، حافِز ، دَفْع

cardiac ~ دَفْعةُ القَلْب

nerve ~ دَفْعةٌ عَصَبيّة

impulsion اندِفاع ، نَزَقٌ ، نَزْوة

in- سابِقة بمَعنى «في» أو «في داخِل» ، وتُسْتَعْمَلُ أيضاً لِلنَّفْي

inacidity فَقْد الحُموضة ، لا حُموضة

inaction عَدَمُ حَرَكة ، بَطالة · لا استِجابة

inactivate يُعَطِّل النَّشاط ، يُبْطِل

inadequacy عَدَمُ الكِفاية ، قُصور

inagglutinable لا رَصُوص ، لا لَزُون

inanimate بِدُونِ حَياة ، جَماد

inanition سُغاب ، مَخْمَصة ، خَواء ، خَمَص

inappetence قَهَمٌ ، قَمَه – قِلَّةُ الشَّهْوة للطَّعام

inarticulate لا مُتَمَفْصِل ، لا مَفْصِلي · غيرُ مَلْفوظ . لا مُؤَدًّ

in articulo mortis على شَفا المَوت

inassimilable لا يتَمَثَّل ، غيرُ مُمَثَّل ، لا مَثُول

inaxon لا مِحْوَريّ

inborn = **inbred** خِلْقيّ ، وِلاديّ ، طَبيعيّ

inbreeding سُلالِيّة مُتَقارِبة . زَواجُ الأقارِب

incarceration احتِصار ، انحِباس ، حَجْز

incentive حافِز

inception ابتِداء ، بِداية ، استِهلال

incest غِشْيانُ المَحارِم

incidence وُرود · وُقوع ، حُدوث

incident وارِد · عارِض ، واقِع · حادِثة

incidental عارِض ، حادِث ، عَرَضيّ

incipient بادِئ ، وَشيك

incisal شَقّيّ ، بَضْعيّ ، قَواطِعيّ

incised مَشْقوق ، مَبْضوع

incision شَقّ ، قَطْع ، بَضْع

incisive قاطِع · ثَنِيّيّ – نِسْبةً لِلأسنان الثَّنايا

incisor قاطِع ، أحَد القَواطِع ، ثَنِيّة

incisura ثُلْمة ، فُرْضة ، حَزَّة

incisure = **incisura** حَزّة ، ثُلْمة

inclination = inclinatio = incline مَيلان ، مَيل ، اجتِناح
inclusion مُشتَمَل ، مُندَمَج · اندِماج ، اشتِمال ، شَمْل
cell ~ مُندَمَجُ الخَليَّة ، مُشتَمَلُ الخَليَّة
incoagulable لا خَثُور ، لا يتجَلَّط
incoherence لا تَرابُط ، عَدَم التناسُق
incoherent عَديمُ التناسُق ، غيرُ مُتَماسِك
incombustible عَديمُ الاحتِراق ، لا يشتَعِلُ
incompatibility لا تَوافُق ، تَنافُر
incompatible مُنافِر ، مُتَنافِر ، غيرُ مُؤتَلِف
incompetence, incompetency عَدَمُ جَدارةٍ أو أهليَّة ، لا كَفاءة ، لا كِفاية ، فَشَل
relative ~ لا كِفاية نِسبيَّة
valvular ~ لا كِفاية صِماميَّة
incompetent غيرُ كُفُؤ ، عَديمُ الأهليَّة
incompressible غيرُ مُنضَغِط ، لا ضَغوط
incontinence = incontinentia سَلَس ، عَدَمُ استِمْساك
double ~ سَلَسٌ مُزدَوِج (سَلَسُ البَول والغائِط)
urinary ~ سَلَسُ البَول ، سَلَسٌ بَوليّ
incoordination لا تَناسُق ، عَدَمُ انتِظام
incorporation ضَمٌّ ، انضِمام ، اندِماج
increment عَلاوَة
incretion إفرازٌ داخِليّ
incretory مُتعَلِّق بالغُدَد الصُّمّ
incretotherapy المُداواةُ بالإفرازاتِ الداخِليَّة
incrustation تَصَليدٌ بقِشرة ، تَلْبيسٌ بقِشرة ، تَرْصيع
incubation حَضانة ، تَفريخ ، رَخْم
~ period فَترةُ الحَضانة · فَترة الكُمون
incubator حاضِنة ، مِرْخَم ، مِحْضَن ، مِحْضَنة
incubus كابُوس ، جاثُوم وجُثام
incudal سَنْدانيّ ، مُتَعَلِّقٌ بالعَظم السَّنْدانيّ
incudectomy نَزْعُ السَّنْدان
incudiform سَنْدانيُّ الشَّكل
incudomalleal سَنْدانيّ مِطْرَقيّ
incudostapedial سَنْدانيّ رِكابيّ
incurable عُقام ، لا يَبْرَأ ، عُضال
incurvation تَقَوُّس ، انحِناء
incus = anvil عَظْم السَّنْدان ، السَّنْدان
incyclophoria دَوَران إنْسيّ ، دَوَران لِلدّاخل
incyclotropia انتِحاء إنْسيّ ، انتِحاء لِلدّاخل
indenization تَعَشُّش ، استِعمار
indentation قَرْض ، تَحْزيز ، تَسْنين ، تَفَرُّض ، تَثَلُّم
indented مُحَزَّز ، مُسَنَّن
index مَنْسَب ، مُعامِل ، دَليل ، مُؤَشِّر · سَبّابة
cardiac ~ مَنْسَبٌ قَلْبيّ
color ~ مَنْسَب لَونيّ
icteric ~ مَنْسَبٌ يَرَقانيّ
~ finger السَّبّابة ، الإصْبع المُشيرة
opsonic ~ مَنْسَبٌ طَهْويّ بَلْعَميّ
refraction ~ مُعامِلُ أو قَرينة الانكِسار
Indian hemp = Cannabis indica قِنَّبٌ هِنْديّ
indicant عَرَضٌ دالّ
indicated مُبَيَّن ، مُشارٌ بِه
indication = indicatio دَلالة ، داعي الاستِعمال ، داعٍ ، إشارة ، عَلامة ، استِطْباب
indicator دَليل ، مُشعِر · الإصبَعُ السبّابة
redox ~ مُشعِرُ الأكْسَدة ــ دَليلُ التأكْسُد والاختِزال
universal ~ مُشعِرٌ عامٌّ الأغراض
indices; pl. of index نُسَب ، جَمْعُ نِسبة ؛ مَناسِب ، جَمْعُ مَنْسَب
indifference لامُبالاة ، سَدَر
indigenous أهليّ ، بَلَديّ
indigestible عَسِرُ الهَضْم ، غيرُ مَريء
indigestion عُسْرُ الهَضْم ، سُوءُ الهَضْم ، تُخْمة
indigitation انغِلال ، انغِماد
indigo نِيل ، نِيليّ
indisposition تَوَعُّك
individuation نُمُوُّ الشَّخْصيَّة
indole إنْدُول
indolent غيرُ مُؤلِم · غيرُ فَعّال
indoxyl إندوكسيل
induced مُحدَثٌ بالتأثير ، مُحَرَّض ، مُستَحَثّ

~ current تيّار مُحَرِّض
induction تَحْريض ، تأثير ، حَثّ · استِدْلال
inductor مُحَرِّض
inductothermy المُداواةُ بالتَّحْريض الحَراري - تَحْريضٌ حَراريّ كَهْرَمِغْنَطيسيّ
indulinophil سَهْلُ الاصطِباغ بالإندولين
indurated مُتصَلِّب ، جاسِيء
induration تَصَلُّب ، عُسُوّ ، جُسُوء ، قَساوة
indurative تَصَلُّبيّ
indusium griseum الغِشاءُ السِّنْجابيّ
inebriant مُسْكِر · مُبِسمّ
inebriation الثَّمَل ، السُّكْر
inelastic غيرُ مَرِن
inert هامِد ، خامِل · غيرُ فَعّال
inertia عَطالة ، قُصور
uterine ~ هُمود أو عَطالةُ الرَّحِم
in extremis في النِّهاية ، عَلى حافَّةِ المَوت
infancy طُفولة · صِبا
infant طِفل ، رَضيع
infanticide قَتْلُ الوَليد · قاتِلُ الطِّفْل
infanticulture تَرْبيةُ الأطفال
infantile طُفوليّ ، طِفْليّ
~ paralysis شَلَلٌ طِفْليّ
infantilism طَفالة ، طَفَل ، قَصاعة
renal ~ طَفالةٌ كُلَويَّة
infarct = infarctus احتِشاء ، سُداد نِكْروزيّ
anemic ~ الاحتِشاء الأنيميّ أو الفَقْدَميّ
hemorrhagic ~ الاحتِشاءُ النَّزْفيّ
infarction احتِشاء · احتِشائيَّة . تَحَشٍّ ، تَنَكْرُز انسِداديّ
cardiac ~ احتِشاء قَلْبيّ
pulmonary ~ احتِشاءٌ رِئَويّ
infection خَمَج ، إنْتان · عَدْوَى ، إصابة
aerial ~ خَمَج هَوائيُّ الانتِشار · عَدْوى بالهَواء
exogenous ~ خَمَجٌ خارِجيّ المَنْشأ
focal ~ خَمَج بُؤْريّ
water-borne ~ خَمَجٌ سارٍ بالماء
infectiosity دَرجة الإنتانيَّة ، خُموجيَّة
infectious مُعْدٍ ، إنْتانيّ ، مُخمِج ، خَمَجيّ
infective مُعْدٍ ، مُخْمِج ، خَمَجيّ ، خامِج
infectivity = infectiousness الإخْماج ، الإنْتانيَّة
infecundity عُقْم ، عُقْر
inferior أسْفَل ، سُفْليّ ، تَحْتانيّ
~ vena cava الوَريدُ الأجوَف السُّفْليّ
inferiority complex تَصاغُر ، تَحاقُر · (مُرَكَّبُ نَقْص)
infertile عَقيم ، عاقِر
infertility, sterility قُحولة ، عُقْم
infestation تَمَحْشُر ، احتِشار · ابتلاءٌ طُفَيليٌّ بالحَشَرات
infiltrate يَرتَشِحُ ، يَرْشَح · رَشْح ، رُشاحة
infiltration ارتِشاح ، رَشْح · تسَرُّب ، تَسْريب
cellular ~ ارتِشاحٌ خَلَويّ
infirm زَمِن ، عاجِز
infirmary دارُ العَجَزة ، مُستَوصَف ، مَشْفى
infirmity عاهَة ، زَمانة ، عَجْز ، ضَمَن
inflammation اِلْتِهاب
catarrhal ~ التِهابٌ نَزْليّ
chronic ~ التِهاب مُزْمِن
exudative ~ التِهابٌ نَضْحيّ ، التِهاب نَتْحيّ
granulomatous ~ التِهاب حُبَيْبيّ
interstitial ~ التِهاب خِلاليّ
necrotic ~ التِهابٌ ناخِر أو نِكْروزيّ
serous ~ التِهاب مَصْليّ
suppurative ~ التِهاب قَيْحيّ
inflammatory التِهابيّ
inflation نَفْخ · اِنْتِفاخ
inflection, inflexion انعِطاف ، انثِناء
inflexible لا ينعَطِفُ . غيرُ قابِلٍ لِلانثِناء
influence تأثير
influenza النَّزْلةُ الوافِدة – إنفلُوَنْزا
endemic ~ نَزلةٌ مُتَوطِّنة
influenzal إنفلُوَنْزيّ ، خاصٌّ بالإنفلُوَنزا
infra- سابِقة بمَعنى «تَحت» أو «دُون» أو «سُفْليّ»
infra-axillary تَحتَ الإبْط

infraclavicular تَحتَ التَّرْقُوة
infracostal تَحتَ الأضلاع
infraction كَسْر ناقِص ، كَسْر غيرُ تامّ ، وَثْأ
infrahyoid تحتَ العَظْم اللاميّ
inframammary تحتَ الثَّدْي
inframandibular تحتَ الفَكّ السُّفْليّ
inframaxillary تحتَ الفَكّ العُلْويّ
infra-orbital تحتَ الحِجاج
infrapatellar تحتَ الرَّضَفة
infrapsychic تِلقائيّ
infrared ما تحتَ الأحمَر
infrascapular تحتَ لَوْحِ الكَتِف
infraspinous تَحتَ الشَّوكة
infrasternal تحتَ القَصّ
infratemporal تحتَ الصُّدْغ ، صُدْغيّ سُفْليّ
infratrochlear تحتَ البَكَرة
infraversion تَحْويل سُفْليّ
infriction دَلْك ، فَرْك ـ مُعالَجة بالمَرُوخات
infundibuloma وَرَمُ القِمَع ، قِمَعُوم
infundibulum قِمَع
infusion نَقْع ، نُقاعة ، نَقيع ، مَنقوع · تَسْريب
Infusoria النُّقاعيّات ـ صِنفٌ مِن الأوالي
infusum = infusion نُقاعَة
ingesta المَأكول ، المُزْدَرَدات
ingestion ازدِراد ، ابتِلاع ، أكْل
ingravescent مُتَزايِدٌ ثِقْلاً أو شِدَّةً ، مُتَفاقِم
ingredient, element دَرْوٌ ، عُنْصُر
ingrown غارِز ، مُنغَرِز
~ toenail ظُفْرُ الأبْخَس الغارِز
ingrown hair شَعْرةٌ غارِزة
inguen = groin الأُرْب ، المَغْبِن
inguinal أُرْبيّ ، مَغْبِنيّ
~ hernia فَتْقٌ أُرْبيّ
inguino-abdominal أُرْبيّ بَطْنيّ
inguinocrural أُرْبي فَخِذي
inguinoscrotal أُرْبي صَفَني
inhalant, inhalent نَشُوق ، مُسْتَنْشَق
inhalation اسْتِنْشاق ، إنْشاق ، نَشْق ، شَهيق
inhale يَسْتَنْشِق ، يَنشُق

inhaler مِنْشَقة ، جِهازٌ لِلاستِنْشاق
inherent مُتَأَصِّل ، فِطْريّ ، طَبْعيّ
inheritance وِراثة ، تَوارُث · إرْث
inherited مَوْرُوث ، وِراثيّ
inhibit يُثَبِّط ، يَمْنَع ، يَكْبَح · يَنْهَى
inhibition تَثْبيط ، كَبْح ، مَنْع · نَهْي
competitive ~ تَثْبيط تَنافُسيّ
inhibitor مُثَبِّط
inhibitory = inhibitive مُثَبِّط ، مُبْطِل ، ناهٍ
inhomogeneity عَدَمُ التَّجانُس
iniad صَوبَ القَفا ، نَحوَ أو باتِّجاهِ القَفا
iniencephaly قَفْويَّةُ الدِّماغ ، انقِذالُ الدِّماغ
inion قَمَحْدُوَة ـ الحَدَبة القَذاليّة الوَحْشيّة
initial أوَّليّ ، بِدائيّ
initis التِهابٌ لِيفيّ
inject يَحْقِن · يَزرِقُ
injected مَزْروق ، مَحْقون ، مُحتَقِن
injection حَقْنٌ ، زَرْق ، احتِقان · حُقْنة
epidural ~ حَقْنٌ فَوقَ الجافِية ـ للتَّخْدير
hypodermic ~, subcutaneous ~
حَقْن لَحْمي ، زَرْقٌ تحتَ الجِلْد
intramuscular ~ زَرْقٌ عَضَليّ ، حَقْن عَضَليّ
intravascular ~ زَرْقٌ وِعائيّ ، حَقْنٌ في العِرْق
intravenous ~ زَرْق وَريديّ ، حَقْن وَريديّ
jet ~ زَرْقٌ أو حَقْن نَفّاث
injector مِحْقَنة ، زَرّاقة
injury إصابة ، عاهَة ، أذًى
inlay تَطْعيم ، تَرْصيعٌ بالحَشْو · مادَّةُ التَّطْعيم أو التَّرْصيع · حَشْوة (ضِرْس)
inlet مَدْخَل
innate فِطْريّ ، جِبِلّيّ ، خِلقِيّ
innervation تَعْصيب ، إعْصاب ، إمْدادٌ بالعَصَب
innidiation تَعَشُّش
innocent غيرُ خَبيث ، حَميد · بَرِيء
innocuous عَديمُ الأذى
innominate لا اِسميّ ، غُفْل ، لا مُسَمّى
~ artery الشِّريانُ اللااِسميّ
~ bone العَظْمُ اللااِسميّ

~ vein الوَريدُ اللاإسميّ
innoxious غيرُ ضارٍّ ، غيرُ مُؤْذٍ
inoblast أرومةُ النَّسيج الضامّ ، جَذعة ضامَّة
inochondritis التِهابُ الغُضروف اللِّيفيّ
inoculable لَقُوح ، قابِل التَّلْقيح
inoculate يُلَقِّح ، يُطَعِّم
inoculation تَلْقيح ، تَطْعيم
inoculum مادَّةُ اللِّقاح ، لَقاح
inocyte خليَّةٌ لِيفيَّة
inogenesis تكَوُّنُ النَّسيجِ الليفيّ ، التَنَشُّجُ الليفيّ
inogenous لِيفيُّ المَنْشأ ، مُلَيِّف
inolith رَسوبٌ لِيفيّ
inomyoma = fibromyoma عَضَلوم لِيفيّ ، وَرَمٌ عَضَليّ لِيفيّ
inoperable عَصِيُّ الجِراحة ، غيرُ بَضُوع ، غيرُ قابِل البَضْع
inorganic غيرُ عُضْويّ ، لا عُضْويّ
~ chemistry الكِيمياءُ اللاعُضْويَّة
inosclerosis تَصَلُّب لِيفيّ ــ تَصَلُّب النَّسيج الليفيّ
inoscopy الفَحْص الليفي ، تَنْظيرٌ لِيفي
inosculation تَفَمُّم ، مُفاوَهة ، مُفاغَمة ، مُفاغَرة
inosemia كَثْرةُ اللِّيفين في الدم
inosine إينُوسين
inositis التِهابُ الليف العَضَليّ ، التِهابُ النَّسيج الليفيّ
inositol = inosite = inose إينوزيتول ، إينوز ، سُكَّرُ الليف أو سُكَّر العَضَل
inosituria = inositoluria بِيلةُ سُكَّرِ الليف ، وُجودُ الإينوزيتُول في البَوْل
inosuria بِيلةٌ لِيفيَّة
inotropic عَضَليُّ المَفْعول ، عَضَليّ الانحِياز
in ovo في البَيْضة
in-patient مَريضٌ داخِليّ ــ نَزيلُ المُسْتَشفى
inquest تَحْقيق قَضائيّ ، فَحْص ، تَحَرٍّ (لِمَعْرِفة أسباب الوَفاة)
inquiline مُواطِن ، مُساكِن ــ طُفَيْليّ
insalivation رَضْب ، إرْضاب ، تَرَضُّب
insalubrious وَخيم ، غيرُ صِحِّيّ
insane خَبِل ، أخْبَلُ ، مَجْنون ، مُختَلُّ العَقْل
insanitary غيرُ صِحِّي ، بِحالةٍ غيرِ صِحِّيَّة
insanity خَبَل ، جُنون ، خَلَل عَقْليّ · سُعْر
insatiable شَرِه ، لا يَشْبَعُ
inscription = inscriptio رَقيم ، كِتاب
Insecta الحَشَرات ــ رُتْبة مِن مَفْصِليّات الأرجُل
insectarium مَحْشَرة ، مَرْبى الحَشَرات
insecticide مُبيدُ الحَشَرات
insectifuge طارِدُ الحَشَرات
insectivorous حاشِر ، آكِلُ حَشَرات
insemination تَمْنية ، إمْناء ، إخْصاب ، تَلْقيح
artificial ~ تَلْقيحٌ صُنْعيّ
insenescence التَقَدُّم في العُمْر ، التَشَيُّخ
insensible عَديمُ الحِسّ ، لا حَسُوس · عَديمُ الإدراك
insertion = insertio غَرْز · مُرتَكَز ، مَغْرَز
velamentous ~ مَغْرَز بُرقُعيّ أو غِشائيّ
insidious غَدّار ، مُخاتِل ، مُخادِع ، مُضِلّ
insight بَصيرة ، فِطْنة
in situ في مَوضِعِه
insolation رَعْن ، ضَرْبةُ الشَّمْس ، اسْتِشماس
insoluble لا ذَوّاب ، غيرُ ذَوّاب ، لا ذَؤوب
insomnia أرَق ، سُهْد ، سُهاد
insomniac أرِق ، مَأْرُوق ، مُؤَرَّق
insorption حَرَكة امتِصاصيَّة
inspection مُعايَنة ، فَحْصٌ بالعَيْن
inspectionism التَلَذُّذُ الجِنْسيّ بالرُّؤية
inspersion ذَرّ ، رَشّ
inspiration وَحْي ، إلْهام · شَهيق ، تَشَهُّق
inspirator جِهازٌ تَنَفُّسيّ
inspiratory شَهيقيّ ، مُختَصٌّ بالتَنَفُّس
inspirometer مِقياسُ الشَّهيق ، مِقياسُ النَّفَس
inspissated أعقَدُ ، مُكَثَّف ، مُثَخَّن
inspissation إعْقاد ، عَقْد ، عَصْد ، تَثْخين
inspissator مُعْقِد ، مُكَثِّفُ القَوام ، عاقِد
instability عَدَم الاستِقرار
instep حِمارةُ القَدَم ــ ظَهْر أو قَوْس القَدَم
instillation تَسْتيل ، سَتْل ، الإدْخالُ تَدْريجاً
instinct فِطْرة ، غَريزة ، سَليقة
instinctive غَريزيّ ، فِطْريّ

instrument آلة ، واسِطة ، أداة
instrumental أَدَويّ ، آليّ ، أداتيّ
~ delivery وِلادةٌ أَدَويّة
instrumentation اسْتِعمالُ الأَدَوات • واسِطة • شَغْلةٌ مُنجَزة بالأَدَوات
insuccation النَّقْع ، إنْقاع
insufficiency = **insufficientia** قُصُور
aortic ~ قُصورٌ أَبْهَريّ
cardiac ~ قُصور قَلْبيّ
mitral ~ قُصور إكليليّ ، قُصورُ التّاجيّ
thyroid ~ قُصور الدَّرَقيّة
insufflation نَفْخ ، ذَرّ
insufflator مِنْفاخ ، مِنْفَخ ، مِذَرَّة
insula, island of Reil الجَزيرة ، جَزيرةُ رَيْل – القِشْرة الجَزيريّة
insular جَزيريّ
insulate يَعْزِل ، يُفْرِد
insulation عَزْل ، إفراد
insulator عازِل
insulin = **insuline** إنْسُولين
insulinemia = **insulinaemia** فَرْطُ الإنسُولين في الدم ، دَمٌ إنْسولينيّ
insulinogenesis تَوَلُّد الإنسُولين أو تَكَوُّنُه
insulinogenic = **insulogenic** مُسَبِّبٌ عَن الإنسُولين ؛ مُكَوِّنُ الإنسُولين
insulitis التِهابُ خَلايا الإنسُولين
insuloma جَزيرُوم ، وَرَمٌ جَزيريّ – وَرَمٌ غُدّيّ في جُزُر لانغِرْهانْس
insusceptibility استِعْصام ، مَناعة
intact سَليم ، غيرُ مُصاب
intake المَأخُوذ ، كُلُّ ما يُؤْخَذ ، مَدْخول
integration تَكامُل ، استِتْمام ، استِكْمال • دَمْج
integrator مِقياسُ سُطوحِ الجِسم ، مِكْمال
integument = **integumentum** جِلْد • لِحافة ، لِحاف ، غِطاء
integumentary جِلديّ • غِطائيّ ، لِحافيّ
intellect فِكْر ، عَقْل ، ذِهْن
intelligence ذَكاء ، حِذْق
intemperance إفراط ، شَرَه ، إسْراف

intensification تَشْديد ، إعْناف
intensimeter مِقياسُ شِدَّة أشِعَّة رُونتجِن
intensity شِدَّة ، عُنْف
intensive شَديد ، عَنيف ، مُشَدَّد
~ care عِناية مُشَدَّدة ، عِناية فائقة
intention طَريقةُ (أو عَمَليَّة) الشِّفاء أو الاندِمال • مَأرَب ، مَقْصَد
inter- سابِقة مَعناها «ما بَيْن» أو «بَيْن»
interacinar, interacinous بَيْنَ العُنَيبات
interaction تَأثُّر ، تَفاعُل بَيْنيّ
interalveolar بينَ الأَسْناخ ، ما بينَ الحُوَيصِلات
interarticular داخِلَ المَفْصِل ، بينَ المَفاصِل
intercadence نَبْضٌ كَبيس
intercalary = **intercalated** مُقْحَم
intercalation إقْحام ، حَشْوُ الكَلام
intercanalicular بينَ القُنَيّات ، بَيْن قُنَيَويّ
intercapillary بينَ الأوعيةِ الشَّعْريّة
intercarotid بينَ السُّباتِيَّيْن
intercarpal بينَ الرُّسْغيّات
intercellular ما بينَ الخَلايا ، بينَ الخَلايا
intercerebral بينَ نِصْفَي كُرَة المُخّ
intercilium بينَ الحاجِبَيْن
interclavicular بينَ التَّرقُوَتَيْن
intercondylar = **intercondylous** بينَ اللقمَتَيْن
intercostal وَرْبيّ ، بينَ الأضلاع
intercostohumeral وَرْبيّ عَضُديّ
intercourse مُخالَطة ، اتِّصال
sexual ~ مُجامَعة ، جِماع
intercrural ما بينَ ساقَيْن ، بينَ فَخِذَيْن
intercurrent مُتَدَخِّل ، ما بينَ مَجْرَيَيْن ، مُقتَحِم
interdental بينَ الأَسنان ، ما بينَ سِنَّيْن
interdigit فَوْت ، الفَضاءُ بينَ إصبَعَيْن ، الخِنْب
interdigital فَوْتيّ ، ما بينَ إصبَعَيْن ، خِنْبيّ
interdigitation تَعْشيق
interface سَطْحٌ بَيْنيّ ، سَطْح فاصِل
interfascicular ما بينَ الحُزَيمات
interfemoral ما بينَ الفَخِذَيْن
interference تَدَخُّلٌ أو تَداخُل ، اعتِراض

interferon إنتَرْفِرُون

interfibrillar = interfibrillary ما بينَ اللُّيَيفات

interfibrous ما بينَ الألياف

interfilar بَيْنَ خُيوطِ الشَّبَكة

interganglionic بينَ العُقَد

intergluteal بينَ الأليَتَيْن

intergyral بينَ التَّلافيف ، بينَ أُضْواجِ المُخّ

interictal ...سْتَيْن

interischiadic ...ن الوَرِكَيْن

interlamellar ...ن الصُّفَيحات

interlobar ، بينَ فِصَّيْن ، بينَ الفُصوص

interlobitis التِهابُ ما بينَ الفِصَّيْن

interlobular بينَ الفُصَيصات

interlocking تَوْشيج ، تَشْبيكٌ مُحْكَم ، مُتَشابِك

intermammary بَيْنَ الثَّدْيَيْن ، بينَ الأَثْداء

intermarriage تَزاوُجُ الأقارِب

intermaxillary ما بينَ الفَكَّيْن

intermediate متوسِّط ، وَسيط ، واسِط

~ host ثَوِيٌّ وَسيط ، مُضيفٌ وَسيط

intermeningeal بينَ السَّحايا

intermenstrual بينَ الحَيْضَيْن

intermission فَتْرة ، تَقَطُّع

intermittent مُتقطِّع

~ fever حُمَّى مُتَقطِّعة

~ pulse نَبْضٌ مُتَقطِّع

intermuscular بينَ العَضَلات

intern = interne مُعاوِد ، طَبيبٌ مُقيم

internal = internus داخِليّ ، باطِنيّ ، إنْسيّ

~ secretion مُفرَزٌ داخِليّ ، إفرازٌ داخِليّ

interneuron ما بينَ الوَحَدات العَصَبيَّة

internist طَبيبٌ باطِنيّ ، طَبيبٌ داخِليّ

internode الفُرْجة بينَ عُجْرَتَيْن ، ما بينَ عُجْرَتَيْن ، عُقْلة ، قُصّابة أو قُصَيبة

internship مُعاوَدة ، العَمَلُ داخِليّاً – خِدْمةُ الطبيبِ داخِلَ المُسْتَشفى دَوريّاً

internuclear بينَ النَّوى

internus = internal داخِليّ

interoceptor مُتَقبِّلٌ داخِليّ

interofective مُتَفاعِلٌ داخِليّاً

interorbital بينَ الحِجاجَيْن

interosseous = interosseal بينَ العِظام

interosseous (muscle) عَضَلةٌ بينَ عَظْمَيْن

interpalpebral بينَ الجَفْنَيْن

interparietal بينَ الجُدْران

interparoxysmal بينَ الاشتِدادَيْن

interphalangeal بينَ السُّلامَيات

interphase طَوْرٌ بَيْنيّ ، سَطْح بَيْنيّ

interpolation إستيفاءٌ داخِليّ ، نَقْلُ نَسيج

interposition إقْحام

interpubic بينَ عَظْمَي العانة

interpupillary بينَ البُؤْبُؤَيْن

interscapular غارِبيّ – بينَ اللَّوحَيْن

intersciatic بينَ الوَرِكَيْن

intersection = intersectio تَقاطُع

interseptum = the diaphragm الحِجابُ الحاجِز

intersex خُنْثى ، مُختَلِط الجِنسَيْن ، بينَ الجِنسَيْن

intersexuality خُنوثة ، اختِلاطُ صِفاتِ الجِنسَيْن ، اختِلاطُ النَّقيَّة

interspace بَوْن ، فَوْت ، فُرْجة

interspinal = interspinous بينَ النَّواتِئِ الشَّوكيَّة ، ما بينَ الشاخِصاتِ الشَّوكيَّة

interstice خِلال ، مَسَمّ ، مَنْفَذ ، فُجّة

interstitial خِلاليّ ، سَدَويّ

intersystole ما بينَ الانقِباضَيْن

intertarsal بينَ الرُّصْغيّات

intertransverse (muscle) عَضَلةٌ مُعتَرِضة

intertriginous مَذَحيّ ، سَحْجيّ

intertrigo مَذَح ، وَذَح ، تَسْميط ، سَحْج

interureteral = interureteric بينَ الحالِبَيْن

interval فَتْرة ، مُدَّة ، فُرْجة

atrioventricular ~ فَتْرة أُذَينيَّة بُطَينيَّة

lucid ~ فَتْرةُ صَفاء

intervalvular بينَ الصِّمامات أو المَصاريع

intervascular بينَ الأوعِية

interventricular بينَ البُطَيْنات ، بينَ البُطَينَيْن

intervertebral بينَ الفِقْرات ، ما بينَ فِقْرَتَيْن
intervillous بينَ الخَمْل ، بينَ الزَّغَب
intestinal, enteric مِعَويّ ، مُصْرانيّ
intestine مِعًى ، مَصِير ، مُصْران ، مَعْي
large ~ المِعَى الغَليظ ـ الأَعْوَرُ والقُولونُ والمُسْتَقيم
small ~ المِعَى الدَّقيق
intima; pl. intimae ـ باطِنةُ الشِّريان ، الباطِنة طَبَقة الشِّريان الباطِنة ، جَوّانيَّةُ الأوعية
intimal خاصٌّ بالباطِنة
intimitis التِهابُ الباطِنة
intoe = **hallux valgus** إبْهامٌ أرْوَحُ
intolerance عَدَمُ تَحَمُّل ، لا تَحَمُّل
intorsion اِلْتِواءٌ إِنْسيّ
intoxication = **intoxation** اِنْسِمام ، تَسَمُّم ، اِنْذِئاف ◦ سُكْر ، ثَمَل
intra- سابِقة تَعني «داخِل» أو «في الدّاخِل»
intra-abdominal في البَطْن ، داخِلَ البَطْن
intra-arterial في الشِّريان ، داخِلَ الشِّريان
intra-articular في المَفْصِل ، داخِلَ المَفصِل
intrabronchial داخِلَ القَصَبة
intrabuccal في الخَدّ ، داخِلَ الفَم
intracapsular في المِحْفَظة
intracardiac = **intracordal** في القَلْب
intracartilaginous داخِلَ الغُضْروف
intracellular في الخَلِيَّة ، داخِلَ الخَلِيَّة
intracervical داخِلَ عُنُق الرَّحِم
intracorporal = **intracorporeal** داخِلَ الجِسْم
intracranial داخِلَ الجُمْجُمة ، داخِلَ القِحْف
intracutaneous داخِلَ الجِلْد ، داخِلَ الأَدَمة
intrad في الدّاخِلَ ، صَوبَ الداخِل
intradermal داخِلَ الأَدَمة ، في الأَدَمة
intraduodenal داخِلَ العَفَج
intradural داخِل الجافِية ، في الأُمِّ الجافِية
intrafascicular داخِلَ الحُزَيمة
intragastric داخِل المَعِدة
intraglandular داخِلَ الغُدَّة
intraglobular داخِلَ الكُرَيَّة ـ كُرَيَّةِ الدم
intrahepatic داخِلَ الكَبِد
intralaryngeal داخِل الحَنْجَرة
intralobar داخِل الفِصّ
intralobular داخِل الفُصَيص
intraluminal داخِل اللُّمْعة
intramammary في الثَّدْي
intrameningeal داخِل السَّحايا
intramural داخِلَ الجِدار ـ في الأعضاء
intramuscular داخِل العَضَل ، في العَضَل
intraocular داخِلَ مُقْلة العَيْن
intraorbital داخِل الحِجاج
intraosseous = **intraosteal** في العَظْم
intra-ovarian داخِلَ المَبيض
intraparietal في الجِدار ◦ داخِلَ الفِصِّ الجِداري
intrapartum أثناءَ الوِلادة ، أثناءَ الوَضْع
intrapelvic داخِلَ الحَوض
intrapericardial داخِل التأمور
intraperitoneal داخِل الصِّفاق
intrapial داخِل الأمِّ الحَنُون
intrapleural داخِل الجَنْبَة
intrapulmonary داخِل الرِّئة
intrapyretic أثناءَ ارتِفاع الحَرارة
intrarachidian = **intrarhachidian** في القَناة السِّيسائيَّة ، في الصُّلْب
intrarectal في المُسْتَقيم
intraretinal داخِلَ الشَبَكيَّة
intrascrotal داخِل الصَّفَن
intraspinal داخِل القَناة الشَّوكيَّة
intrasynovial داخِلَ المَفْصِل الزَّليليّ
intrathoracic داخِل الصَّدْر
intratracheal في الرُّغامَى
intratubal في البُوق ، داخِلَ الأُنبوب
intratympanic داخِلَ التَّجْويف الطَّبْليّ
intra-uterine داخِل الرَّحِم
~ device, ~ contraceptive device (IUD, IUCD) مانِعةُ حَمْلٍ رَحِميَّة
intravaginal داخِلَ المَهبِل
intravasation نَضْحٌ وِعائيّ ، انسِكابٌ داخِليّ

intravascular داخِلَ الأوعِيَة ، في الوِعاء
intravenous في الوَريد ، داخِل الوَريد
intraventricular في البُطَيْن ، داخِلَ البُطَيْن
intravesical داخِلَ المَثانة
intra vitam في الحَياة
intravitreous في الجِسْم الزُّجاجيّ
intrinsic في الداخِل ، داخِليُّ المَنْشأ ، ضِمْنيّ
intro- سابِقة بمَعْنى «داخِل» أو «ضِمْن»
introflexion انحِناءٌ للدّاخِل
introgastric داخِلَ المَعِدة
introitus مَدْخَل ، فُوهة
introjection استِدماج
intromission إيلاج ، إدخال
introspection; self-analysis استِبْطان ، تفكُّر ذاتيّ ، مُراجَعةُ الضَّمير ، تَحْليلٌ ذاتيّ
introsusception انغِلال – انغِمادُ الأمعاء
introversion انقِلابٌ داخِليّ ، انثِناءٌ للدّاخِل
introvert مُنطَوٍ ، مُنكَفِت
intubate يُنَبِّب ، يُؤَنْبِب
intubation تَنْبيب ، أنْبَبة
endotracheal ~ تَنْبيبٌ رُغاميّ
nasal ~ تَنْبيب أنْفيّ
intuition حَدْس ، بَديهة
intumesce يَنتَبِج ، يَنتَفِش
intumescence = intumescentia انتِباج ، انتِفاش · مُنتَبِجة
intumescent مُنتَبِج ، مُنتَفِش
intussusception انغِماد مِعَويّ
intussusceptum المُنغَلِف ، المُنغَمِد
intussuscipiens المُنغَمَدُ فيه ، المُنغَلَفُ فيه
inulin إنولين ، قَنْسين – نَشًا نَباتيّ
inunction تَمْريخ ، دَهْن · دَهُون ، مَرُوخ
inunctum = inunction مَرُوخ ، دَهُون
in utero في الرَّحِم
invaginate يَغمِدُ ، يُغَلِّف ، يُنغَمِد ، يَنغَلِف
invagination انغِماد ، إغماد ، انغِلال
invalid عاجِز ، مُقعَد
invasion غَزْو
inversion قَلْب ، انقِلاب (إلى الداخِل)
visceral ~ انقِلابٌ حَشويّ
invert مُنحَرِف ، لُوطيّ ، رَكيسُ الجِنْس
invertase = invertin أنْزيم قالِبيّ
invertebrate لا فَقاريّ ، عَديمُ الفَقار
invertor (muscle) قالِبة ، عَضَلة مُقَلِّبة
investigation تَحْقيق ، استِقْصاء
investing غَمْس ، غَمْد ، تَلْبيس
investment تَلْبيس ، إغماد · استِثْمار
inveterate مُتأَصِّل ، مُتَمَكِّن
inviscation إرْضاب – مَزْجُ الطَّعام باللُّعاب
in vitro في الزُّجاج ، في الأُنبوب
in vivo في الحَيّ – في الجِسم الحَيّ
involucrum = involucre غِلاف ، قِلافة
involuntary لا إراديّ ، غيرُ اختِياريّ
involuntomotory حَرَكيّ لا إراديّ
involute يَؤُوب ، يَنتَكِس ، يَنكُص · مُنطَوي الحِفاف إلى الداخِل
involution أَوْب ، نُكوص ، انتِكاس ، حَكَش
iod(a)emia يُودِيَّةُ الدم ، يُودَمِيَّة
iodate يُودات – أملاحُ اليُود
iodide يُودِيد
iodimetry = iodometry قِياسُ اليُود
iodination يَوْدَنة ، تَشْريبٌ باليُود
iodine = iodum يُود
iodism انسِمامٌ باليُود ، يُودِيَّة
iodize يُشَرِّب باليُود ، يُيَوِّد
iododerma طَفحٌ جِلْديٌّ يُوديّ
iodoform يُودُوفُورم
iodophil(e) إلْفُ أو أليفُ اليُود ، سَهْلُ الاصطِباغ باليُود
iodophilia سُهولةُ الاصطِباغ باليُود
iodotherapy المُداواةُ باليُود
ion أيُون ، شارِدة
ionic أيونيّ ، شارِديّ ، مُتَعلِّق بالشَّوارِد
ionization التأيُّن ، التأْيِين ، التَّشْريد
ionize يُؤَيِّن ، يُفَرِّقُ الشوارِد
ionogenic مُوَلِّدُ الأيونات ، مُكَوِّن الشَّوارِد
ionometer مِقياسُ الأيونات · مِشْراد
ionophoresis استِشْراد (أيُونيّ) ، الغَلُّ الأيونيّ

ionotherapy = **iontotherapy** المُداواةُ بالشَّوارِد أو بالأيونات
iontophoresis = **iontherapy** = **ionic medication** استِشْراد ، المُداواةُ الأيونيَّة
ipecac, ipecacuanha عِرْقُ الذَّهب ، إيبكاك
ipsilateral على الجانِب ذاتِه
IQ = **intelligence quotient** حاصِلُ الذَّكاء ، رائزُ الذَّكاء
irid-, irido- سابِقة بمعنى «قُزَحيَّة» أو «قُزَحيّ»
iridal قُزَحيّ
iridalgia وَجَعٌ قُزَحيّ
iridauxesis كَثافةُ القُزَحيَّة
iridectomesodialysis الدَّيْلَزةُ الباطِنيَّةُ لِلقُزَحيَّة
iridectomize يَخزَعُ القُزَحيَّة
iridectomy خَزْعُ القُزَحيَّة ، قَطْعُ القُزَحيَّة
iridectopia انزِياحُ القُزَحيَّة
iridectropium شَتْرٌ قُزَحيّ للخارِج ، شَنَفُ القُزَحيَّة
iridemia = **iridaemia** نَزْف قُزَحيّ
iridencleisis حَصْرُ القُزَحيَّة ،عَمَلُ بُؤبُؤ تَصْريفيّ
iridentropium انقِلابُ القُزَحيَّة
irideremia غَيْبة القُزَحيَّة
iridescent مُتقَزِّح ، قُزَحيُّ الألوان
iridesis = **iridodesis** صُنْعُ قُزَحيَّة
iridic = **iridial** = **iridian** قُزَحِيّ
irido-avulsion قَلْعُ القُزَحيَّة
iridocapsulitis التِهابُ القُزَحيَّة والمِحفَظة
iridocele فَتْقٌ قُزَحيّ
iridochoroiditis الشُّهلة ـ التِهابُ القُزَحيَّةِ والمَشيميَّة
iridocoloboma شُقاقُ القُزَحيَّة ـ تَشويهٌ خِلْقيّ
iridocyclectomy قَطْعُ القُزَحيَّة والهُدابَى
iridocyclitis التِهابُ القُزَحيَّة والجِسمِ الهُدْبيّ (الهُدابَى)
iridocyclochoroiditis التِهابُ القُزَحيَّةِ والمَشيميَّة والجِسم الهُدبيّ
iridocystectomy رَأْبُ القُزَحيَّة
iridodesis صُنْعُ قُزَحيَّة ، رَبطُ القُزَحيَّة
iridodialysis تَخليص أو تَحْريرُ القُزَحيَّة
iridodilator مُوَسِّع البُؤبُؤ
iridodonesis, hippus ارتِجافُ القُزَحيَّة
iridokeratitis = **iridoceratitis** التِهابُ القُزَحيَّة والقَرْنيَّة
iridokinesia = **iridokinesis** = **iridocinesia** حَرَكة القُزَحيَّة
iridolysis, iridomesodialysis تَحْريرُ القُزَحيَّة ـ نَزْعُ الالتِصاقات
iridomalacia تَلَيُّن القُزَحيَّة ، لَدانةُ القُزَحيَّة
iridomotor مُتعَلِّق بحَرَكة القُزَحيَّة
iridoncus تَوَرُّم القُزَحيَّة
iridoparalysis شَلَل القُزَحيَّة
iridopathy اعتِلالُ القُزَحيَّة
iridoperiphakitis التِهابُ مِحفَظة العَدَسةِ البِلَّوريَّة
iridoplegia شَلَل القُزَحيَّة
iridoptosis تَدَلِّي القُزَحيَّة
iridopupillary قُزَحيّ بُؤبُؤيّ ، قُزَحيّ حَدَقيّ
iridorrhexis تَمَزُّق القُزَحيَّة
iridoschisis انشِقاقُ القُزَحيَّة ، شُقاق قُزَحيّ
iridosclerotomy بَضْع القُزَحيَّة والصُّلْبة
iridosteresis نَقْلُ القُزَحيَّة أو جُزْءٍ مِنها
iridotasis مَدُّ القُزَحيَّة ، شَدُّ القُزَحيَّة
iridotomy شَقُّ القُزَحيَّة أو بَضْعُ القُزَحيَّة . تَكْوينُ بُؤبُؤ صُنْعيّ
iris; pl. irises or irides القُزَحيَّة
irisopsia رُؤية قُزَحيَّة
iritic خاصٌّ بالتِهابِ القُزَحيَّة
iritis التِهابُ القُزَحيَّة
iritoectomy اقتِطاعٌ قُزَحيّ
iritomy = **iridotomy** بَضْعُ القُزَحيَّة
iron حَديد
irradiate يُشَعِّع ، يُعالِجُ بالأشِعَّة . يُشِعّ
irradiation, radiation تَشَعُّع ، تَشْعيع أو شَعّ
irreducible لا يُرَدّ ، لا رَدُود
~ fracture كَسْرٌ لا رَدود
~ hernia فَتْقٌ لا رَدود
irregular غيرُ مُنتَظِم ، غيرُ قِياسيّ ، شاذّ

irrespirable غيرُ صالحٍ للتنفُّس
irreversible لا عَكوس ، لا قَلوب ، لا يُقلَب
irrigation رَحْض · رَيّ ، إرْواء
irrigator مِرْحضة ، زَرّاقة ، مِغسال
irrigoradioscopy = irrigoscopy تَنْظيرٌ رَحْضيّ شُعاعيّ ، تَنظير رَحْضيّ
irritability استِثاريَّة ، قابِليَّةُ الإثارة ، التخرُّشيَّة ، الهيُوجيَّة ، سُرعةُ التهيُّج
irritable; excitable مُخرِّش ، قابِلُ التخرُّش ، هَيُوج ، قابِلُ التهيُّج أو الاستِثارة
irritant مُخرِّش ، مُهيِّج ، مُثير
irritation تَخريش ، تَهييج ، إثارة
irritative تَهيُّجي ، مُخرِّش
isch-, ischo- سابِقة بمعنى «عَوَز» أو «نَقص» أو «كَبْت» أو «احتِباس»
ischemia = ischaemia ذَوًى ، فاقةٌ دَمويَّة احتِباسيَّة ، إقفار
myocardial ~ ذَوَى العضلة القَلْبيَّة
ischemic ذاوٍ ، ذَوويّ ـ مُصابٌ بفَقرِ دمٍ مَوضِعيّ احتِباسيّ
ischesis احتِباس ، أسْر
ischiac = ischiatic = ischiadic وَرِكيّ
ischias = ischialgia ألَم الوَرِك
ischiatic إسْكي ، وَرِكيّ ، مُتعلِّق بالوَرِك
ischidrosis احتِباسُ العَرَق
ischio- بادِئة تَدُلُّ على العَلاقة بِـ «الوَرِك» أو بِـ «الإسْك» أو بِـ «عَظم الوَرِك»
ischioanal وَرِكيّ شَرَجيّ ، إسْكيّ شَرَجيّ
ischiobulbar إسْكيّ بَصَليّ ، وَرِكيّ بَصَليّ
ischiocele فَتْق وَرِكيّ
ischiococcygeal إسْكيّ عُصْعُصيّ ، وَرِكيّ عُصْعُصيّ
ischiodynia = ischialgia ألَمُ الوَرِك
ischiofemoral إسْكيّ فَخِذيّ ، وَرِكيّ فَخِذيّ
ischiohebotomy = ischiopubiotomy شَقُّ الوَرِك والعانة
ischiopagus مَسيخانِ مُتَّحِدان عِنْدَ الوَرِكَيْن
ischiopubic إسْكيّ عانِيّ ، وَرِكيّ عانيّ
ischiorectal وَرِكيّ مُستَقيميّ ، إسْكيّ مُستَقيميّ
ischiosacral إسْكيّ عُصْعُصيّ ، وَرِكيّ عُصْعُصيّ
ischium الوَرِك ، الإسْك ـ عَظمُ الوَرِك
ischomenia = ischiomenia احتِباسُ الطَّمْث
ischuretic أسْريّ ، مُتعلِّقٌ باحتِباسِ البَوْل
ischuria أسْرة ، احتِباسُ البَول
island = islet جَزيرة ـ كُتْلة نَسيجٍ مُنعَزِلة
islets of Langerhans جُزَيرات لَنْغرهَنْز
iso- سابِقة بمَعنى «مُساوٍ» أو «إسْويّ» أو «مِثْليّ»
iso-agglutination تَلازُن مِثْليّ ، تَراصّ إسْويّ
iso-agglutinin راصَّة إسْويَّة ، مُلْزِنٌ مِثْليّ
isoanaphylaxis استِهْداف مِثْليّ
isoantibody ضِدٌّ إسْويّ ، جِسمٌ مُضادّ مِثْليّ
isoantigen مُستَضِدٌّ إسْويّ ، مُوَلِّدُ المُضاد المِثْليّ
isobar مُتكاتِل ، خَطٌّ تَساوي الضَّغط الجَوِّيّ
isobaric مُتَساوي الضَّغط
isocellular مُتَشابِهُ أو مُتَساوي الخَلايا
isochromatic = isochroous مُتلاوِن ، قَويمُ اللون ، ذُو لَونٍ واحِد ، مُتَساوي اللون
isochromatophil(e) مُتَساوي الاصْطِباغ
isochromosome صِبْغي إسْويّ
isochronism = isochronia تَواقُت ، تَساوي المُدَّة ، تَساوي الوَقْت
isochronous = isochronic مُتزامِن ، مُتَواقِت ، مُتَساوي المُدَّة أو مُتَساوي الزَّمَن
isocoria تَساوي البُؤبُؤيْن ، تَساوي الحَدَقتَيْن
isocytosis تَساوي الكُرَيّات
isodactylism تَساوي الأصابِع
isodont, isodontic مُتَماثِل الأسنان ، إسْويُّ الأسنان ، رَتِلُ الأسنان
isoelectrical = isoelectric إسْويُّ التكَهْرُب ، مُتَساوي الكَهرَباويَّة ، كَهرَساويّ
isoenzyme, isozyme أنْزيم إسْويّ
isogamete مَشيجٌ إسْويّ ، عِرْسٌ إسْويّ
isogamous مُتَساوي الأمشاج ، إسْويُّ الأعراس
isogamy = isogame تَماشُج ، نِتاجُ الأمشاج المُتَساوية
isogenesis تَساوي الأصل ، تَشابُه التَّكوين
isograft طُعْم إسْويّ ، طُعْم مُشابِه أو مِثْليّ

isoh(a)emagglutination تلازُن دَمويّ مُتَساوٍ ، تَراصٌّ دَمَويّ إسْويّ

isoh(a)emagglutinin, isoagglutinin مُلْزِنٌ دَمَويّ مِثْليّ . راصَّة إسْويَّة

isohemolysis تَساوي الانحِلال الدَّمَويّ

isohydric إسْويٌّ الإماهة ، مُتَوازِنُ التَمَيُّه

iso-immunization تَمْنيعٌ إسْويّ . تَساوي التَّمْنيع

isolate يَعْزِلُ

isolation عَزْل

isolator عازِل

isologous مُتَساوي الطَّرْز الجينيّ

isolysis انحِلالٌ مُتَساوٍ . انحِلالُ الدَّمِ المُتَساوي

isolytic مُحَلِّلٌ مُتَساوٍ

isomer = isomeride زَمير ، مُماكِب ، مُرَكَّبٌ تَماكُبيّ ، مُتَجازِئ

isomerism تَزامُر ، تَشاكُل أو تَماكُب

geometrical ~ تَزامُر هَنْدَسيّ

optical ~ تَزامُرٌ بَصَريّ

isometric إسْويٌّ المَقاسات ، مُتَساوي القِياسات . لا مُتَواتِر ، لا تَقَصُّريّ

isometropia تَساوي انكِسار العَيْنَيْن ، التكاسُر

isomorphic = isomorphous مُتَساوٍ شَكْلاً ، مُتَشاكِل ، مُتَشابِهُ الأجزاء

isomorphism تَشاكُل ، تَساوي الشَّكْل

isomorphous = isomorphic مُتَساوي الشَّكْل البِلَّوريّ أو مُتَشابِه شَكْلاً ، مُتَشاكِل

isopathy = isotherapy المُعالَجة بالدّاء

isopia تَساوي الرُّؤية – في العَيْنَيْن

isoplastic مُتَساوي التَّقْويم

isopters المُنحَنَيات المُتَساوية – مُنحَنَياتُ ساحةِ الرُّؤية

isopyknosis تَساوي الكَثافة

isorrhea تَساوي السَّيْل

isosexual مُتَساوي الجِنْس

isosmotic = iso-osmotic مُتَساوي التَّحال

isospore أشفور أو أصفور ، بَوْغ مُتَساوٍ

isosthenuria حِفْظُ حَيْل البَوْل

isotherapy = isopathy المُداواةُ الإسْويَّة

isotherm خَطٌّ تَساوي الحَرارة

isothermal = isothermic سَويٌّ الحَرارة ، مُتَساوي الحَرارة ، مُتَحارِر

isotonia تَوَتُّر مُتَساوٍ ، تَساوي التَقَوّي

isotonic إسْويٌّ التَوَتُّر ، مُتَواتِر

isotonicity إسْويَّةُ التَوَتُّر ، تَساوي التَوَتُّر

isotope نَظير ، مُتَماكِن

radioactive ~s النَّظائرُ المُشِعَّة

isotransplant غَرْزٌ إسْويّ

isotropic = isotropous مُتَساوي الانكِسار . إسْويٌّ الخَواص ، مُوَحَّدُ الخَواص

isotropy إسْويَّة الخَواص ، تَوَحُّد الخَواص

isozyme = isoenzyme أنزيمٌ مِثْليّ

issue تَقَرُّح مُصطَنَع . كَيّ

isthmectomy خَزْعُ البَرْزَخ

isthmoplegia = isthmoparalysis شَلَلُ الأساليق ، شَلَل الحَلْق

isthmospasm تَشَنُّج الحَلْق أو الأسالِيق

isthmus بَرْزَخ

~ faucium بَرْزَخُ البُلْعوم أو الحَلْق

isuria بِيلة انتِظاميَّة ، سَوِيَّةُ إفراغ البَوْل

itch مَرْش ، حِكَّة ، حَكّ . يَحُكّ

itching حَكّ ، حُكاك

iter مَعْبَر ، قَناة

iteral مُتَعَلِّق بالمَعْبَر ، مَعْبَريّ

iteroparous مُتَكَرِّرُ التناسُل

ithylordosis بَزَخٌ مُستَقيم – غيرُ مُنْحَرِف

ithyokyphosis = ithycyphos حَدَبٌ مُستَقيم

IUD (intrauterine device) مانِعةُ حَمْل رَحِميَّة

I.V. = intravenous في الوَريد ، داخِلَ الوَريد

IVP (intravenous pyelogram) صُورة حُوَيضيَّة وَريديَّة

Ixodes اللَّبْود – نَوعُ قُراد ، حَشَرة الطِّلْح

ixodiasis داءُ الألْباد ، لُباد

Ixodidae اللَّبُوديّات ، الألْباد – فَصيلةُ الطِّلْح مِن القُراد

ixomyelitis التِهابٌ نُخاعيّ قَطَنيّ

J, j

jacket سُترة ، مِعْطَف
plaster-of-Paris ~ مِعْطَف جِصّيّ
strait ~ قَميصُ التَّقْييد
jactation = jactitation تَمَرُّغ ، تَمَلْمُل
jalap جَلَبة ، جَلابة – مُسْهِلٌ عَنيف
janiceps مَسيخٌ ذو وَجْهَيْن
jaundice, icterus صُفار ، يَرَقان أو الأَرَقان
acholuric ~ اليَرَقانُ اللاصَفْراويّ البَوْل
catarrhal ~ يَرَقانٌ نَزْليّ
hemolytic ~ يَرَقانٌ حَلْدَميّ ، صُفارُ انحِلالِ الدم ، صُفار انحِلاليّ
homologous serum ~ يَرَقان مَصْليّ مُجانِس
malignant ~ يَرَقانٌ وَخيم أو خَبيث
physiological ~, simple ~ of infants يَرَقان فِسيُولوجيّ ، صُفار الوِلْدان البَسيط
retention ~ صُفارٌ احتِباسيّ
jaw فَكٌّ ، لَحْيٌ ، (حَنَك)
~-bone عَظْمُ الفَكّ
jecur = liver الكَبِد
jejunal صائميّ
jejunectomy خَزْعُ الصائم ، استِئْصالُ الصائم
jejunitis التِهابُ الصائم
jejunocecostomy مُفاغَرةُ الصائم بالأعور
jejunocolostomy مُفاغَرة الصائم بالقُولون
jejunoileitis التِهابُ الصائم واللَّفائفيّ
jejunoileostomy مُفاغَرةُ الصائم باللَّفائفيّ
jejunojejunostomy مُفاغَرة الصائم بالصائم
jejunorrhaphy رَفْوُ الصائم ، خِياطةُ الصائم
jejunostomy مُفاغَرةُ الصائم ، تَفْميمُ الصائم
jejunotomy بَضْعُ الصائم ، شَقُّ الصائم
jejunum الصائِم ، المِعَى الصائم
jelly هُلام ، فالُوذ
jerk نَخْعَة ، نَفْضَة ، انعِكاسٌ مُباغِت
joint مَفْصِل ، مُوْصِل ، وُصْلة
ankylosed ~ مَفْصِل مَقْسوط
ball-and-socket ~ مَفصِل كُرَويّ حُقّيّ
cartilaginous ~ مَفصِلٌ غُضْروفيّ
elbow ~ مَفصِلُ المِرْفَق
false ~ مَفصِلٌ كاذِب – في مَوْقِعِ كَسْرٍ قَديم
hinge ~ = ginglymus مَفصِلٌ رَزِّيّ
hip ~ مَفصِل الوَرِك
pivot ~ مَفصِلٌ مِحوَريّ ، مَفصِل دائريّ
synovial ~ مَفصِل زَليليّ
joule جُول – وَحْدة لِقياس الطاقة
juccuya اللايْشْمانيا القَرْحيَّة
jugal نِيريّ ، وَجْنيّ ، خَدّيّ
jugale النُّقْطة الوَجْنيَّة
jugomaxillary وَجْنيّ فَكّيّ
jugular الوَدَج ، وَدَجيّ ، وِداجيّ ، عُنُقيّ
~ veins الوِداجان ، الأوردة الوَدَجيَّة
jugum; pl. juga مَلْحَم ، نِير ، نُقْرةٌ بَيْنيَّة
juice عُصارة ، عَصير
gastric ~ عُصارةٌ مَعِديَّة
intestinal ~ عُصارة مِعَويَّة
junction التِحام ، مَوْصِل ، مُلْتَقى
myoneural ~ التِحامٌ عَضَليّ عَصَبيّ

sclerocorneal ~	الالتِحامُ الصُّلْبيّ القَرْنيّ	**juvantia**	المُسَكِّنات ، الأدوِية المُساعِدة
junctional	التِحاميّ · مَوْصِليّ	**juvenile**	فَتَويّ ، صِبْيانيّ ، حَدَث
junctura	التِحام ، التِصاق · مَوْصِل	**juxta-articular**	مُجاوِرُ المَفْصِل
jurisprudence	مَبْحَث القَوانين ، عِلْمُ الفِقْه والعَدالة	**juxtaglomerular**	مُجاوِر الكُبَيْبَة
		juxtaposition	تَلاصُق ، تَجاوُر
medical ~	الطِّبُّ الشَّرْعيّ	**juxtapyloric**	مُجاوِرُ البَوّاب
justo major	أكْبَرُ مِنَ العادي	**juxtaspinal**	لَصيقُ العَمُود الشَّوكيّ

K, k

kainophobia رَهْبة الجَديد
kakergasia = **cacergasia** اضطِرابُ الوَظيفة
kakesthesia = **cacesthesia** اضطِرابُ الحِسّ
kakidrosis عَرَق مُصِنّ
kakosmia رائحةٌ كَريهة
kala-azar الكَلازار ، الحُمّى السَّوداء
Mediterranean ~ كَلازار البَحر المتوسِّط
kali قِلْي
kal(i)emia بوتاسَمِيَّة ، وُجودُ البُوتاسيوم في الدم
kalimeter = **alkalimeter** مِقياسُ القِلْويَّة
kaliopenia نُدْرة البُوتاسيُوم
kalium = **potassium** بُوتاسيُوم
kaolin غَضار ، كاولِين ـ سِيليكاتُ الألومنيُوم
kaolinosis التغضُّر ـ نوعٌ من التَّرَبُّب الرِّئَويّ
karyenchyma لِنْفا النَّواة
karyo- سابِقة تَدُلُّ على العَلاقة بِـ «النَّواة»
karyoblast أرومة مُنَوّاة ، جَذَعة مُنَوّاة
karyochromatophil(e) صَبُوغُ النَّواة
karyochrome نَواةٌ صَبوغة
karyocyte خَلِيَّةٌ مُنَوّاة
karyogamy اتِّحاد أو اقتِرانُ النَّوى
karyogenesis تكَوُّن النَّواة ، نُشوءُ النَّواة
karyogenic مُكَوِّنُ النَّواة ، مُتعَلِّق بتَكوينِ النَّواة
karyokinesis الانقِسامُ المُعتَنِف ، الانقِسامُ النَّوَويّ ـ طَوْرٌ أثناءَ انقِسام الخَليَّة المُعتَنِف
karyoklastic مُكَسِّرُ أو مُفتِّت النَّواة
karyology مَبْحَثُ نَواة الخَليَّة
karyolymph لِنْفا النَّواة
karyolysis انحِلالُ النَّواة أو ذَوَبانُها
karyolytic حالٌّ النَّواة
karyomere قُسَيْمةٌ نَوويَّة
karyomicrosome نَواةُ الجِسم الدَّقيق
karyomitome الشَبَكة النَوويّة المُلوَّنة
karyomitosis انقِسامُ النَّواة الخَيْطيّ ، التخَيُّط
karyomorphism شَكلُ النَّواة
karyon = **a nucleus** نَواة
karyophage مُلتَهِمة النَّواة
karyoplastin جَوْهَرُ خَيْط النَّواة
karyopyknosis تكَثُّف النَّواة
karyorrhexis تمزُّقُ النَّواة أو انفِجارُها
karyosome جُسَيمٌ نَوويّ · نَواةُ الخَليَّة
karyostasis ارتِياحُ النَّواة ، هُدْنة النَّواة
karyotheca غِمْد النَّواة
karyotype نَمَطُ النَّواة ، نَمَط نَوويّ
karyozoic طُفَيليّ نَوويّ
katabolism تَقويض ، أيضٌ هَدْميّ
katachromasis كُرُوموسومِيَّة مُعاكِسة
katathermometer مِقياسُ حَرارة السَّوائل
kathisophobia رَهْبة الجُلوس ، اللاجُلوسيَّة
kelectome مِقطَع الجُدَر ، مِقطَعُ الأورام
keloid; pl. keloids جُدَرة ، ج· جُدَر
keloplasty تَهَيْكُلُ أو تَقْويم النَّدْبة ـ جِراحِيّاً
kelotomy قَطْعُ الاختِناق ـ جِراحةُ الفُتوق
kelvin كَلْفِن

Kelvin scale سُلَّمُ كَلْفِن ـ مِيزانُ كَلْفِن بالدرَجاتِ المُطلَقة
kenophobia رَهْبة الخَلاء
kenotoxin تُكْسِين التَّعَب
keratalgia أَلَمُ القَرْنيَّة
keratectasia بُروز القَرْنيَّة
keratectomy خَزْعُ القَرْنيَّة
keratic قَرْنيّ · مُتعَلِّق بالقَرْنيَّة
keratin مادّة قَرْنيَّة · قِرَتين ، كِراتين
keratinization تَقَرُّن · قُروت
keratinocyte خَلِيَّةٌ تَقَرُّنيَّة
keratinous مُتقَرِّن ، قِراتينيّ ، مُقَرَّن
keratitis التِهابُ القَرْنيَّة
interstitial ~ التِهابُ القَرْنيَّة الخِلاليّ
~ filamentosa التِهابُ القَرنيَّة الخَيْطيّ
~ petrificans التِهابُ القَرنيَّة الصَّخْريّ
~ sicca التِهابُ القَرنيَّة الجافّ
suppurative ~ التِهابُ القَرنيَّة القَيْحيّ
trachomatous ~ التِهابُ القَرنيَّة الحَثَريّ
vascular ~ التِهابُ القَرنيَّة الوِعائيّ
kerato- سابقة تَدُلُّ على «التقَرُّن» أو على «القَرْنيَّة»
keratoacanthoma شَوكوم قَرْنيّ ، وَرَمٌ شَوكيّ قَرْنيّ ، وَرَمٌ حَسَكيّ قَرْنيّ
keratocele فَتْقُ القَرْنيَّة ، تَفَتُّق القَرنيَّة
keratocentesis بَزْلُ القَرنيَّة ، ثَقْبُ القَرنيَّة
keratoconjunctivitis التِهابُ القَرنيَّةِ والمُلتَحِمة
keratoconus تَمَخْرُطُ القَرْنيَّة
keratoderma الثَفَنيَّة ، تَقَرُّنُ الجِلْد ، قُران
~ blennorrhagica الثَفَنيَّةُ السَّيلانيَّة
keratodermia تَقَرُّنُ الجِلد ، الثَّفَنيَّة
keratogenous مُكَوِّن النَّسيج القَرْنيّ ، مُقَرِّن
keratohelcosis تَقَرُّحُ القَرنيَّة
keratoid قَرْنيّ ، قَرْنانيّ ، نَظيرُ القَرْن
keratoiditis = **keratitis** التِهابُ القَرنيَّة
kerato-iritis التِهابُ القَرنيَّة والقُزَحيَّة
keratoleptynsis تَرْقيقُ القَرنيَّة
keratoleukoma ظَليلَةُ القَرنيَّة ، بَياضةُ القَرنيَّة
keratolysis انحِلالٌ قَرْنيّ
keratolytic حالُّ الطَبقة القَرْنيَّة ـ في الجِلْد
keratoma وَرَم قَرْنيّ ، كَنَب
keratomalacia لِينُ القَرنيَّة ، تَليُّن القَرنيَّة
keratome, keratotome مِبْضَع القَرنيَّة
keratometry قِياسُ القَرنيَّة ـ قِياسُ مُنحَنيات القَرنيَّة
keratomycosis فُطار القَرْنيَّة
keratonosis داءُ التقَرُّن ، قَرَن جِلْديّ
keratonyxis نَخْزُ القَرْنيَّة ـ بالإبْرة
keratopathy اعتِلالُ القَرْنيَّة ـ عِلَّة لا التِهابيَّة
keratoplasty رَأْبُ القَرنيَّة ، تَقْويمُ القَرنيَّة
keratorhexis تَمَزُّق القَرنيَّة
keratoscleritis التِهابُ القَرنيَّة والصُّلْبة
keratoscope مِنْظارُ القَرنيَّة
keratoscopy تَنْظيرُ القَرنيَّة
keratosis قُران ، قَرَن ـ تَقَرانُ الجِلْد
~ blennorrhagica = gonorrheal ~ تَقَرانٌ سَيلانيّ ، قُرانٌ سَيلانيّ
~ follicularis تَقَران جِرابيّ ، قُرانٌ جِرابيّ
~ punctata تَقَران نُقَطيّ
~ senilis تَقَرانٌ شَيْخوخيّ ، قُرانٌ شَيْخوخيّ
keratotome = **keratome** مِبْضَعُ القَرنيَّة
keratotomy شَقُّ القَرنيَّة ، بَضْعُ القَرنيَّة
kerectomy خَزْعُ القَرنيَّة ، قَطْع جُزْءٍ من القَرنيَّة
kerion كُوّارة ، شُهْدة ـ تَبَثُّرٌ في فَرْوةِ الرأس
kernicterus يَرَقانٌ نَوَويّ
keroid قَرْنيانيّ ، نَظيرُ القَرنيَّة
kerotherapy = **keritherapy** المُداواةُ البارافينيَّة
ketogenesis تَوَلُّدُ الكِيتونات ، تَوَلُّد الأجسامِ الخَلُّونيَّة أو الأسيتونيَّة
ketogenetic = **ketogenic** مُوَلِّدُ الكِيتونات
ketolysis انحِلالٌ خَلُّونيّ أو كِيتونيّ
ketolytic حالُّ الكِيتونات
ketone كِيتون
dimethyl ~, acetone أَسِيتون أو خَلُّون
ketonemia دَمٌ أسِيتُونيّ
ketonuria بِيلة كِيتونيَّة ، بِيلة أسِيتُونيَّة

ketose سُكَّر الكِيتون
ketosis خُلال ، كُتان ـ ازدِيادُ تَوَلُّد الأجسامِ الكِيتونيّة أو الخَلُّونيّة (الأسيتونيّة)
ketosteroid سَيْرُويد خَلُّونيّ أو كِيتونيّ
key مِفْتاح
kidney = ren كُلْيَة . كُلْوة
artificial ~ كُلْيَة اصطِناعيّة
cicatricial ~ كُلْيَة مُنَدَّبة
floating ~ تَدَلّي الكُلْوة ، الكُلْوة العائمة
fused ~ كُلْوةٌ التِحاميّة ، كُلْيَة مُندمِجة
horse-shoe ~ كُلْوةٌ نِضْويّة ، الكُلْوة الحَذْويّة
large red ~ الكُلْيَة الحَمْراء الكَبيرة
mobile ~, movable ~, wandering ~ كُلْوة مُتَحرِّكة . تَدَلّي الكُلْوة
pedicle of ~ عُنُقُ الكُلْيَة
pelvic ~ كُلْيَةٌ حَوضيّة
polycystic ~ كُلْيَة مُتَعَدِّدة الكِيسات
kilogram كِيلو غرام ـ أَلْفُ غرام
kilovolt كِيلوفُلْط
kin-, kine-, kino- = cine- سابِقة بمعنى «حَرَكة» أو «تَحَرُّك»
kinanesthesia خَدَرُ حِسِّ التَحَرُّك
kinase مُخَمِّرة ، أَنْزيم ، كِيناز
kinematics عِلْم الحَرَكة المُجَرَّدة
kinemia, cardiac output نِتاجُ القَلْب ـ حَجْمُ الدَّم الذي يَدْفَعُه بُطَيْنٌ في وَحْدة الزَّمَن
kineplasty = kineplastics البَتْرُ التَّقْويميّ ، البَتْر الرَّأبيّ
kinesialgia = kinesalgia أَلَمُ الحَرَكة ـ الأَلَمُ الحاصِل عَقِبَ الانقِباض العَضَليّ
kinesiatrics = kinesitherapy الاستِحْراك ، المُعالَجة بالتَحَرُّك أو بالحَرَكة
kinesimeter = kinesiometer مِقياسُ الحَرَكة ـ مِقياسُ الحَرَكة الكَمِّيّة
kinesiology مَبْحَث الحَرَكة ـ التمارينُ الحَرَكيّة
kinesioneurosis عُصابُ الحَرَكة
kinesiotherapy = kinesiatrics المُعالَجة بالحَرَكة ، الاستِحْراك
kinesis تَحَرُّك ، حَرَكة أو قُوّةٌ جَسَديّة
kinesitherapy = kinesiotherapy المُعالَجة بالحَرَكة
kinesodic مُتَعَلِّق بالأعصاب المُحَرِّكة
kinesthesia = kinesthesis = kinaesthesia إحساسُ التَحَرُّك أو حِسُّ الحَرَكة
kinesthesiometer مِقياسُ حِسِّ الحَرَكة
kinesthetic حِسِّيّ حَرَكيّ
kinetic حَرَكيّ ، مُحَرِّك
kinetics عِلْم الحَرَكة ، عِلْمُ القُوى المُحَرِّكة
kinetocardiography تَخْطيط القَلْب الحَرَكيّ
kinetochore = centromere قُسَيْم مَرْكَزيّ
kinetogenic مُوَلِّد الحَرَكة ، حَرَكيُّ المَنْشأ
kinetographic خاصٌّ بتَخْطيطِ الحَرَكة
kinetoplasm الجِبْلة القَلُوص
kinetoplast = kinetonucleus جُبَيْلة الحَرَكة ، نَواةُ الحَرَكة
kinetoscope مِكْشافُ الحَرَكة
kinetosis = kinesia داءُ الحَرَكة ، أمراضُ التَحَرُّك ، حُراك
kinetotherapy = kinesitherapy الاستِحْراك ، المُعالَجة بالحَرَكة
kingdom عالَم
plant ~ عالَمُ النَّبات
kinin قِنين ـ بَبْتيدٌ يُنَشِّط نُفوذيّة الأوعية
kink لَوْيَة ، فَتْلة ، التِواء ، حَجْنة ، عَطْفة
kinocentrum المَرْكَز المُحَرِّك
kinology = kinesiology مَبْحَث الحَرَكة
kinomometer مِقياسُ تَحَرُّك الأصابع
kinoplasm جِبْلةٌ حَروك ، الجِبْلة المُحَرِّكة
kinotoxin ذِيفانُ الحَرَكة ، تُكْسِينُ الحَرَكة
kiotomy جَذْعُ اللَّهاة
Klebsiella الكَلِبْسِلَّة ـ من البَكْتيرياتِ المِعَويّة (الأمعائيّات)
~ pneumoniae الكَلِبْسِلَّة الرِّئَويّة
kleptomania هَوَسُ السَّرِقة ، جُنُون السَّرِقة
knee الرُّكْبة
in ~, genu valgum رُكْبةٌ رَوْحاء
~-cap الرَّضَفة ، الداغِصة
~-jerk reflex مُنعكَسُ الرَّضَفة

~-joint مَفصِل الرُّكبة
out ~, genu varum رُكبة فَحجاء
knife مِبْضَع ، سِكّين ، مِشْرَط
cautery ~ مِبْضَعُ كَيٍّ
knitting الِتئامُ الكَسْر
knock طَرْقة ، خَبْطة
~-knee الصَّكَك ، صَكَكُ الرُّكبَتَيْن
knuckle بُرْجُمة ، راجِبة . رِبْقة
Kocher's forceps مِلْقَطُ كُوخِر – مِلْقَطٌ جِراحيٌّ مُضَرَّسُ النصلَيْن
koilonychia تَقعُّرُ الأظافِر ، ظُفْرٌ مِلْعَقيّ
koilosternia صَدْرٌ قِمْعيّ ، تقعُّر القَصّ
koktigen حاصِلٌ طَبْخيّ ، لَقاحٌ مُغْلٍ
kolypeptic مُعيقُ الهَضْم
kolytic قَمْعيّ ، هادِىء
koniology = coniology مَبْحَثُ الغُبار
konometer = konimeter مِعَدُّ الغُبار ، مِقياسُ الغُبار – في الهَواء
koomis = koumiss قُوميس ، لَبَنُ الفَرَس
kophemia طَرَشٌ كَلِميّ
kopiopia إرهاقُ البَصَر ، ضَعفُ البَصَر
Koplik's spots or signs بُقَعُ كُبْلِك – في تَشْخيص الحَصْبة المُبَكِّر
koroscopy = retinoscopy تَنْظيرُ الشَّبَكيّة
koumiss = koomis قُوميس ، لَبَنُ الفَرَس
kraurosis يَبَس ، يُبوسة ، نُشوفة ، جَفاف
~ vulvae لَطَعُ الفَرْج ، اللَّطَع
Krebs cycle دَورةُ كرِبْس
kreotoxism الانسِمامُ باللُّحوم
kromskop مِجْهارُ اللون . كاشِفةُ الألوان
krypto-, crypto- سابِقة بمعنى «خَبِيء» أو «خَفِيّ»
krypton كرِيبْتُون – غازٌ كِيمياويٌّ خامِلٌ في الجَوّ
kumiss = koumiss قُميز ، لَبَنُ الفَرَس
kuru الكورو – مَرَض أُسَريّ وِراثيّ مُميت
kwashiorkor كواشِركُور ، نوعٌ من البِلاّغرا
kyllosis حَنَفُ القَدَم
kymatism = myokymia ارتِعاشُ العَضَل
kymogram مُخَطَّط التَمَوُّجات
kymograph مِخطاطُ التَمَوُّج ، مِمْواج
kymography تَخْطيط التَمَوُّجات
kynocephalus كَلْبِيُّ الرأس – مَسيخ
kyogenic مُسَبِّب الحَبَل ، مُحَبِّل
kyphos الحَدَبة
kyphoscoliosis حَدَبٌ حَنَفيّ
kyphosis الحُداب ، الحَدَب ، تحَدُّب . دَنَن
kyphotic أحدَبُ ، مَحْدوب ، حَدابيّ
kyrtorrhachic مُقَوَّسُ الصُّلْب
kysthitis التِهابُ المَهبِل
kyto- = cyto- سابِقة بمَعنى «خَلَويّ»

L, l

label ﻣِﻴﺴَﻢ · ﻟُﺼﺎﻗﺔ
labia ﺷِﻔﺎه ـ ﺟَﻤْﻊ ﺷَﻔﺔ . أشْفار ـ ﺟَﻤْﻊ ﺷُﻔْﺮ
~ majora الشُّفْران ، الأشْعَران
~ minora الشُّفَيْران ، الإسْكَتان
labial شَفَويّ · شَفْريّ
labialism تَلَفُّظ أو تَكَلُّم شَفَويّ
labile غيرُ ثابِت ، غيرُ مستَقِرّ . مُقَلقَل ، عَطُوب
lability عَطوبيَّة (بالحَرارة أو التأكسُد) · قَلْقَلة · عَدَم الاستِقرار ، لا ثَبات
labio- سابِقة بمَعنى «شَفة» أو «شَفَويّ»
labiochorea = labichorea الكُوريا الشفَويَّة
labiogingival شَفَويّ لِثَويّ
labioglossolaryngeal شَفَويّ لِسانيّ حَنْجَريّ
labioglossopharyngeal شَفَويّ لِسانيّ بُلعُوميّ
labiolingual شَفَويّ لِسانيّ
labiomental شَفَويّ ذَقَنيّ
labiopalatine شَفَويّ حَنَكيّ
labioplasty = cheiloplasty رَأْبُ الشَّفة
labioversion وَرْبٌ شَفَويّ
labium شَفة ـ عُضْوٌ شَفَويّ الشَّكل . شُفْر
labor = labour وِلادة . وَضْع
artificial ~ وِلادة صُنعيَّة أو مُحدَثة
atonic ~, inert ~ وِلادةٌ وِنائيَّة ـ تَقَلُّصاتُ الرَّحِم فيها خامِلة
forced ~ وِلادة اضطِراريَّة
induced ~ وِلادةٌ مُحرَّضة أو مُفْتَعَلة
~ pains طَلْق ، مَخاضُ الوِلادة
postponed ~ وِلادةٌ آجِلة
precipitate ~ وِلادة عاجِلة ، وِلادة زَكْبة
premature ~ خِداج ، وِلادةٌ خَديجة ، مَلْط
laboratory مُختَبَر ، مَخْبَر
labour = labor وِلادة ، مَخاض
labrum شَفة . حَرْف ، حافَّة ، شَفا
~ glenoidale شَفا الحُقَّة
labyrinth التِّيهُ ، الأُذُنُ الباطِنة
bony ~, osseous ~ التِّيه العَظْميّ
membranous ~ التِّيه الغِشائيّ
labyrinthectomy خَزْعُ التِّيه ، استِئْصالُ التِّيه
labyrinthine تِيهيّ
labyrinthitis التِهابُ التِّيه ، التِهابُ الأُذُنِ الباطِنة
labyrinthotomy شَقٌّ أو بَضْع التِّيه
labyrinthus = labyrinth, pl. labyrinthi التِّيه . الأُذُن الباطِنة ؛ أتْياهٌ بالجَمْع
lac حَليبُ اللَّك · صَمْغ اللَّك
lacerated مُشَرَّط . مُمَزَّق ، مُمَزَّع ، مُتَهتِّك
laceration تَمَزُّق . تَشريط ، مَزْع ، تَهَتُّك
lacertus الامتِدادُ اللِّفافيّ
lachrymal = lacrimal دَمْعيّ
lachrymose مَدْمَع ، مَسيلُ الدَّمْع
lacrimal = lachrymal دَمْعيّ
~ apparatus الجِهازُ الدَّمْعيّ
~ canal, ~ duct قَناةٌ دَمْعيَّة ، مَجْرى دَمْعيّ
~ gland غُدَّة دَمْعيَّة

lacrimation انهمالُ الدَّمْع ، تدمُّع ، دَمَعان
lacrimotome مِبضَع المَدامِع ، مِشْرَط دَمْعيّ
lacrimotomy شَقّ غُدَّة الدَّمْع
lactacid(a)emia وُجودُ حَمْضِ اللَّبَن في الدم
lactaciduria بِيلةُ حَمْض اللَّبَن
lactagogue = galactagogue مُدِرُّ اللبن
lactalbumin زُلالُ أو آحينُ اللبن
lactase لاكْتاز ـ خَميرةُ سُكَّر اللبن
lactate لاكْتات ، مِلحُ حَمْض اللبن ، لَبَنات
lactation دَرّ ، إرْضاع
lacteal لَبَني · لابِن ، الوِعاء اللَبَنيّ
lactescense لَبنيَّة الشَّكل · التلَبُّن
lactic لَبَنيّ
~ acid حامِضُ اللبَن ، الحامِضُ اللبَنيّ
lacticemia = lactacidemia وُجودُ حامِض اللبَن في الدم
lactiferous ناقِلُ أو مُفرِزُ اللبَن
lactifuge مُثبِّطُ دَرَّة اللبَن
lactigenous = lactogenic = lactigerous لَبُون ، مُوَلِّد اللبَن ، مُفرِزُ الحَليب
lactivorous يتغَذَّى بالحَليب ، عائشٌ عَلى اللبَن
lacto- سابِقة بمَعنى «لَبَن» أو «لَبَنيّ»
Lactobacillaceae المُلَبِّنات ، فَصيلةُ العُصَيّاتِ اللبَنيَّة
Lactobacillus المُلَبِّنة ، العُصَيَّة اللبَنيَّة
lactocele = galactocele قِيلة أو كِيسة لَبَنيَّة
lactoflavin لاكْتوفلاوين ، فِيتامين ب ٢
lactogenic لَبُون ، مُدِرُّ اللبَن
lactoglobulin غلُوبيولين اللبَن ، كُرَيِّن اللبَن
lactometer = lactodensimeter مِقياسُ اللبَن ـ مُستَكِثفةُ اللبَن
lactoprotein برُوتينُ اللبَن
lactorrhea = galactorrhea ثَرُّ اللبَن ، الدَّرّ ، سَيَلان اللبَن
lactose لاكْتوز ، سُكَّر اللبَن
lactoserum مُصالَة ، مَصْلُ اللبَن ، الشِّرْش
lactosuria بِيلةٌ لاكْتوزيَّة ، بِيلةُ سُكَّر اللبَن
lactotherapy المُعالَجة بالحَليب ، استِحْلاب
lacuna; pl. lacunae جَوْبَة ، فَجْوة
~ magna الجَوْبة أو الفَجْوة الكَبيرة
~ musculorum جَوبة عَضَليَّة
~ vasorum جَوبة وِعائيَّة
lacunar جَوْبيّ ، فَجْويّ ، ذُو أو ذاتُ فَجوات
lacunula = lacunule جُوَيْبة ، فُجَيْوة
lacus بُحَيرة ، بِرْكة
laevo- , levo- سابِقة بمَعنى «يَساريّ» أو «أيْسَر»
laevulose = levulose سُكَّرُ الفاكِهة
laevulosuria بِيلةُ سُكَّر الفاكِهة
(أُنظُر أيضاً : levo-)
lag تلَكُّؤ ، تخَلُّف · فَتْرة الاستِجابة
lageniform دَوْرَقيُّ الشَّكل
lagnesis = lagnosis قُسوح ، نُعوظٌ دائم
lagophthalmos = lagophthalmus شَلَحُ العَيْن ، عَيْن أرنَبيَّة ـ تعَذُّر غَمْضِ العَيْنِ كامِلاً
lake انحِلالُ اليَحْمور · بُحَيرة · يَنْحَلُّ (الدمُ) · يتَجَمَّع (السائلُ) في بُقْعة خَفيضة
laliatry مَبْحَثُ الكَلِم ، مَبْحَث ومُعالَجةُ اضطِرابات النُّطْق
lalling, lallation نَمْنَمة ، لَجْلَجة الأطفال
lalognosis مَعْرِفة الألفاظ ، فَهْمُ الكَلام
laloneurosis عُصابُ النُّطْق
lalopathology عِلْمُ أمراضِ التكَلُّم
lalopathy اعتِلالُ النُّطْق
lalophobia كُرْه التكَلُّم ، رَهْبة التكَلُّم
laloplegia شَلَلُ أعضاءِ التكَلُّم
lalorrhea ثَرْثَرة
lambda اللامِيَّة
lambdoid, lambdoidal لامِيّ
~ suture الدَّرْزُ اللاميّ
Lamblia intestinalis اللامْبليّات المِعَويَّة
lambliasis = lambliosis داءُ اللَّمبليّات
lame أعْرَج
lamella صُفاحة ، رَقيقة ، شَريحة ، صَفيحة
concentric ~e صُفاحات عَظْميَّة
interstitial ~e صُفاحات خِلاليَّة
lamellar صُفاحيّ ، ذو شَرائح ، صَفيحيّ
lamina صَفيحة ، رَقيقة

laminagraph = **laminograph** راسِمةُ الصَّفائح ـ جِهازٌ سِينيّ
laminagraphy تَصْوير الصَّفائح
laminar صَفيحيّ . صَفائحيّ
Laminaria لَمِناريةِ أو لاميَنَرية ـ عِيدانٌ من الأعشاب البَحْرِيَّة تُستعمَل لتَمْديدِ المَجاري الطبيعيَّة
laminated مُصَفَّح . ذو صَفائح
lamination التَّصْفيح . التَصَفُّح
laminectomy = **lamnectomy** قَطْعُ الصَّفائح ـ استِئْصال الصَّفيحة الفِقْرِيَّة
laminitis التِهابُ الصَّفيحة
laminography تَصْويرٌ صَفيحيّ شُعاعيّ
laminotomy شَقُّ الصَّفيحة
lamp مِصْباح . قِنْديل
lamprophonic صافي الصَّوت . واضِحُ الصَّوت
lana = **wool** صُوف
lance يبضَعُ . يَبُطّ . يَفْصِد . حَرْبة . مِبْضَع
lancet مِبْضَع . مِبَطّ . سِنان . مِبْزَغ . مِشْرَط
lancinating رامِح . واخِز . باضِع . مازِق
landmark مَعْلَم
laniary نابيّ . خِنْجريّ . مازِق
lanolin لانُولين . صُوفين ـ دُهْن صُوف الغَنَم
lanugo عَقيقة . زَغَبُ الحَميل
lapactic مُفْرِغ . مُسْهِل
laparo- سابِقة تَعني «خَصْر . مَتْن . جَنْب» وتُستعمَلُ أحياناً للدَّلالة على البَطْن
laparocolotomy شَقُّ القُولون بفَتْح البَطْن
laparocystectomy استِئْصالُ كُيَيْس بشَقّ البَطْن
laparoenterostomy تَفاغُر مِعَويّ بَطْنيّ
laparogastroscopy تَنْظير المَعِدة بشَقّ البَطْن
laparogastrotomy شَقُّ المَعِدة البَطْنيّ
laparo-ileotomy شَرَج صِناعيّ لَفائفيّ
laparomyitis التِهابُ العَضَلات البَطْنيَّة
laparonephrectomy استِئْصالُ الكُلْيةِ بشَقّ الخَصْر
laparorrhaphy رَفْوُ البَطْن
laparoscope مِنْظار البَطْن
laparoscopy تَنْظيرُ البَطْن . تَنْظيرُ جَوْف البَطْن
laparosplenectomy استِئْصالُ الطِّحالِ بشَقّ البَطْن
laparotomy شَقُّ البَطْن . فَتْحُ الخاصِرة
lapis حَجَر
lapsus زَلَّة . زَلَل . (زَلْقة) . إطْراق . التَدَلِّي
lard شَحْم الخِنْزير
lardaceous شَبِهٌ بالشَّحْم . شَحْميّ
larva يَرَقانة . يَرَقة . دُعْموص . قانِبة
~ migrans داءُ هِجْرة اليَرَقانات
larval = **larvate** يَرَقانيّ
larvate خَفِيّ . مُقَنَّع . مُقَمَّص
larvicide مُتْلِف اليَرَقانات
laryng(o)- سابِقة بمعنى «حَنْجَرة» أو «حَنْجَريّ»
laryngalgia وَجَعُ الحَنْجَرة
laryngeal حَنْجَريّ
laryngectomy استِئْصالُ الحَنْجَرة
laryngismus تَشَنُّج الحَنْجَرة
~ stridulus تَشَنُّج الحَنْجَرة الصَّريريّ
laryngitic مُتعلِّق بالتِهاب الحَنْجَرة
laryngitis التِهابُ الحَنْجَرة
atrophic ~ التِهابُ الحَنْجَرة الضُّموريّ
croupous ~ التِهاب الحَنْجَرة الخانُوقيّ
diphtheritic ~ التِهاب الحَنْجَرة الخُناقيّ
~ sicca التِهاب الحَنْجَرة الجافّ
laryngo- صَدْر بمعنى «حَنْجَرة» أو «حَنْجَريّ»
laryngocele قِيلة حَنْجَرِيَّة
laryngofissure شَقُّ الغُضْروف الدَّرَقيّ
laryngologist إخْصائيُّ الحَنْجَرة
laryngology مَبْحَث الحَنْجَرة
laryngopathy اعتِلالُ الحَنْجَرة
laryngopharyngeal حَنْجَريّ بُلْعُوميّ
laryngopharyngitis التِهابُ الحَنْجَرةِ والبُلْعوم
laryngopharynx الحَنْجَرة البُلعوميَّة
laryngophony صَوتُ الحَنْجَرة
laryngophthisis سُلُّ الحَنْجَرة
laryngoplasty رَأْبُ الحَنْجَرة
laryngoplegia شَلَل الحَنْجَرة
laryngoptosis تَدَلِّي الحَنْجَرة

laryngorhinology مَبْحَثُ عِلْم الحَنْجرةِ والأنف وأمراضِهما
laryngorrhaphy رَفْو الحَنْجَرة
laryngoscleroma تَصَلُّب الحَنْجَرة
laryngoscope مِنْظار الحَنْجَرة
laryngoscopy تَنْظيرُ الحَنْجَرة
laryngospasm تَشَنُّج الحَنْجَرة
laryngostenosis تَضَيُّق الحَنْجَرة
laryngostomy فَغْر الحَنْجَرة
laryngotomy بَضْعُ الحَنْجَرة ، شَقُّ الحَنْجَرة
laryngotracheal حَنْجَرِيّ رُغامَوِيّ
laryngotracheitis التِهابُ الحَنْجَرة والرُّغامَى
laryngotracheotomy شَقّ الحَنْجَرة والرُّغامَى
laryngoxerosis نَشافُ الحَلْق، نُشوفة الحَنْجَرة
larynx الحَنْجَرة
laser لِيْزر ، لازِر
lassitude إنْهاك ، إعْياء ، فُتور ، دَعْث ، عَياء
latency تَسَتُّر ، كُمون
latent مُستَتِر ، كامِن
~ heat حَرارة كامِنة
laterad صَوْبَ الجانِب
lateral جانِبِيّ ، وَحْشِيّ
laterality الجانِبِيَّة ، حَرَكة جانِبِيَّة
latero- سابِقة تَدُلُّ على العَلاقةِ بِـ «الجانِب»
laterodeviation انحِرافٌ جانِبِيّ
lateroflexion انثِناء جانِبِيّ
lateroversion انقِلاب جانِبِيّ
latex لَثْي ، نَسَل ، لَبَنُ النَّباتات
lathyrism اللاثِيرِيَّة ـ التَسَمُّم بالجُلْبان
latissimus الأعْرَضُ ، العَريض
~ dorsi muscle العَضَلة الظَّهْرِيَّة العَريضة
latus عَريض
latus, lateris الخاصِرة
laugh الضَّحِك • يَضحَكُ
laughing gas الغازُ المُضحِك
lavage = lavation غَسْل ، رَحْض
gastric ~ غَسْلُ المَعِدة
intestinal ~ غَسْل الأمعاء
pleural ~ غَسْل الجَنْبَة

law قانُون ، سُنَّة
Mendel's ~s قَوانينُ مَنْدل ـ في الوِراثة
lax رِخْو ، لَيِّن • إسْهالِيّ
laxation, defecation لِيان ، تَغَوُّط
laxative مُلَيِّن
layer طَبَقة ، رَقيقة
basal ~ طَبَقة قاعِدِيَّة
columnar ~ طَبَقة العَمَد
germ ~ الطبَقة المُنَبِّتة
lb اختِصار «لِيبْرة» ، رِطْل انكليزِيّ
LD = lethal dose الجُرْعة القاتِلة
leaching تَصْويل ـ غَسْلُ الذوّاب
lead الرَّصاص
~ plaster لَزْقة الرَّصاص
lead اتِّجاه ـ اتِّجاهُ المُخَطَّطِ القَلْبِيّ الكَهْرَباوِيّ
bipolar ~ اتِّجاهٌ ذو قُطْبَيْن
eosophageal ~ اتِّجاهٌ مَريئِيّ
unipolar ~ اتِّجاه وَحيدُ القُطْب
leakage تَسَرُّب ، التَّسَرُّب أو المَسْروب
leather-bottle stomach مَعِدة كَقِنِّينة الجِلْد
lecithin لِستِين ، مُحِّين ، صَفارُ البَيْض
lecithinase خَميرةُ المُحِّين ، أنْزيم المُحِّين
lecithoblast أرومة المُحِّين ، جَذَعة الصَّفار
leech عَلَقة • طَبيب ـ اِسمٌ قَديم • يُعَلِّقُ العَلَقَ
leeching تَوَضُّع العَلَق ، استِعمالُ العَلَق
left-handed أعْسَرُ ، أشْوَل
leg ساقٌ ، رِجْل
bow ~ ساقٌ مُقَوَّسة ، رُكْبة رَوحاء
legitimacy الشَّرْعِيَّة
legitimate شَرْعِيّ
legumes بُقول • قَرْنِيّات
leguminous قَطانِيّ ، بُقولِيّ
leiasthenia وَهَنُ العَضَل الأملَس
leio- سابِقة بمعنى «أمْلَس»
leiodermia مَلاسَةُ الجِلْد المُفرِطةُ
leiomyofibroma لِيفومٌ عَضَلِيّ
leiomyoma عَضَلومٌ أملَس ، وَرَم عَضَلِيّ أملَس
leiomyosarcoma سَرْكوما عَضَلِيَّة مَلْساء
leiphemia رِقَّةُ الدَّم وفَقْرُه

Leishmania اللَّيْشمانيا

leishmaniasis = **leishmaniosis** داءُ اللَّيْشمانيّات ، اللَّيْشمانيَّة

cutaneous or dermal ~, Aleppo button داءُ اللَّيْشمانيّات الجِلْديّ ، حَبَّةُ حَلَب

lema لِيما ـ عَمَص

lemic طاعُونيّ ، وَبائيّ

lemmoblast أرومة الخَليَّة الغِمْديَّة

lemmocyte خَليَّة غِمْديَّة ، خَليَّة مُقشِّرة

lemniscus فَتيل ، لِفافة ، خَصيلة ، شَريط

lemology مَبْحَث الأمراض الوَبائيَّة ـ الطاعُون

lemon لَيْمون

lemostenosis تَضَيُّقُ البُلْعوم أو المَرِيء

leniceps مِلْقَطٌ قِباليّ

lens عَدَسة ، البِلَّوريَّة ـ عَدَسة العَيْن

achromatic ~ عَدَسةٌ لا لَوْنيَّة ، عَدَسة جَليَّة

apochromatic ~ عَدَسة لا مُزيغة

biconcave ~ عَدَسة ثُنائيَّة التَقَعُّر

biconvex ~ عَدَسة ثُنائيَّة التَحَدُّب

bifocal ~ عَدَسةٌ ذاتُ بُؤرَتَيْن

contact ~ عَدَسة لاصِقة

convergent ~ عَدَسة لامَّة

crystalline ~ عَدَسةٌ بِلَّوريَّة ـ عَدَسةُ العَيْن

cylindrical ~ عَدَسة أسطُوانيَّة

lentectomy استِئصالُ العَدَسة

lenticonus عَدَسة مَخْروطة ، مَخروطيَّةُ العَدَسة

lenticula شامة ، النَّواةُ العَدَسيَّة ـ في المُخّ

lenticular, lentiform عَدَسيّ

lenticulooptic = **lenticulothalamic** عَدَسيّ بَصَريّ

lenticulostriate عَدَسيّ مُخَطَّطيّ

lentiginosis داءُ الشامات ، بَرَش

lentigo نَمْشة ، عُدَيسة ، شامة ، خال ، بُرْشة

lentil العَدَس

lentitis = **phakitis** التِهابُ عَدَسة العَيْن

lentoptosis هُبوطُ العَدَسة

leontiasis الجَهَم ، الجُهومة ، داءُ الأَسَد

leper مُصابٌ بالجُذام ، مَجْذوم ، مُجَذَّم

lepidic قِشْريّ ، حَرْشَفيّ

lepidosis داءٌ قِشْريّ ، اندِفاعٌ قِشْريّ

lepocyte خَليَّة مُحَرشَفة

lepothrix وَبَغُ الشَّعْر ، شَعْر حَرْشَفيّ

lepra = **leprosy** جُذام ، البَلاء ، (البَرَص)

leprid = **lepride** جُذاميَّة ـ طَفْحٌ جُذاميّ

leprology دَرْس الجُذام ، مَبْحَث الجُذام

leproma جُذْموم ، وَرَم جُذاميّ

leprosarium, leprosary مَشْفى المَجْذومين

leprosy = **lepra** الجُذام

cutaneous ~ جُذام جِلْديّ

tuberculoid ~ جُذام دَرَنيّ

leprous, leprotic جُذاميّ ، مَجْذوم ، (أبْرَص)

lept-, lepto- سابِقة بِمَعنى «رَفيع» أو «نَحيف»

leptocephalus طَويلُ الرأس ورَقيقُه

leptocyte رَخيفة ، خَليَّة أو كُرَيَّة رَقيقة

leptocytosis رَخَف ، كَثْرةُ الخَلايا الرَّقيقة

leptodactylous أَمَقُّ الأصابع ، رَفيعُ الأصابِع

leptodermic رَقيقُ الجِلْد

leptomeninges السَّحايا الرَّقيقة

leptomeningitis التِهابُ السَّحايا الرَّقيقة

leptomeningopathy اعتِلالُ السَّحايا الرَّقيقة

leptomonas = **leptomonad** مَمْشوقة ـ مِنَ الأوالي الطُّفَيليَّة

leptopellic ضِيقُ الحَوْض

leptophonia ضَعْفُ الصَّوت ، رِقَّة الصَّوت

leptoprosopic طَويلُ الوَجْه ضَيِّقُه

leptorrhine أقْنى ـ رَفيعُ الأنف

leptoscope مِكْشافُ الرِّقَّة ، مِنْظارُ قِياس الرِّقَّة

Leptospira البَريميّات الرَّقيقة

~ icterohaemorrhagiae داءُ البَريميّاتِ اليَرَقانيّ النَّزْفيّ

leptospirosis داءُ البَريميّات الرَّقيقة

Leptothrix الشَّعْريّات الرَّقيقة

leptotrichosis = **leptothricosis** داءُ الشَّعْريّات الرَّقيقة

leresis هَذْر أو ثَرْثَرةُ الشَّيخوخة

lesbian لِسْبيَّة ، سِحاقيَّة

lesbianism اللِّسْبيَّة ، السِّحاق

lesion آفة

histological ~ آفةٌ نَسْجيَّة
impaction ~ آفة انحِشاريَّة
irritative ~ آفة مُهيِّجة
organic ~ آفة عُضْويَّة
precancerous ~ آفةٌ قَبْل سَرَطانيّة
primary ~ آفة بَدْئيّة
structural ~ آفة بِنيَويَّة
systemic ~ آفة جِهازيَّة
lethal مُهْلِك ، مُميت
lethargic سُباتيّ ، وَسَنيّ ، وَسْنان
lethargy نُوام ، وَسَن ، وَسَن عَقْليّ
letheral مُتعَلِّق بالنِّسْيان ، نِسْيانيّ
lethologica نِسْيانُ الكَلِمات
lettuce الخَسّ
leuc(a)emia = leukemia ابيضاضُ الدم
leucinuria بِيلةٌ بَيضاء ، بِيلة لوسينيَّة
leucitis التِهابُ الصُّلْبَة
leuco-, leuko- بادِئة تَعني «أبْيَض»
leucocyte = leukocyte الخَليَّة أو الكُرَيَّةُ البَيضاء ، كُرَيضة
leucocyth(a)emia = leukemia لُوكيميا ، ابيضاضُ الدم
leucocytosis كَثْرةُ البِيض
leucoderma بَرَص ، بَهَق ، وَضَح
leucopenia قِلَّةُ البِيض
leucosis, leukosis تكَثُّرُ نَسيج البِيض
leucotomy = leukotomy قَطْعُ الألْيافِ البِيض أو خَزْعُها
leukemia = leukaemia = leucemia ابيضاضُ الدم ـ لُوكيميا
acute ~ ابيضاضٌ حادّ ، لُوكيميا حادَّة
aleukemic ~ ابيضاضُ الدمِ اللاابيضاضيّ
basophilic ~ ابيضاضٌ قِعِد
leukopenic ~ ابيضاض لا ابيضاضيّ
lymphatic ~ ابيضاضٌ لِمفاويّ
myelogenous ~ ابيضاضُ الدمِ النِّقْييُّ المَنْشأ
myeloid ~ ابيضاضُ الدمِ النِّقيانيّ
leukemic ابيضاضيّ ، لُوكيميّ
leukemid بَياضيَّة ، طَفْحة ابيضاضيَّة

leukemogen مُوَلِّدُ ابيضاضِ الدمِ أو اللُّوكيميا
leukemogenic مُوَلِّدُ اللوكيميا ، مُسَبِّب اللوكيميا
leukemoid نَظيرُ ابيضاضِ الدم
leuko-, leuco- سابِقة تَدُلُّ على العَلاقةِ بِـ «الأبْيَض»
leuko-agglutinin راصَّةُ الكُرَيّات البِيض
leukoblast أرومةٌ بَيْضاء ، جَذَعة بَيضاء
leukoblastosis داءُ الأرومات البِيض
leukocidin مُتلِفةُ الكُرَيّات البِيض
leukocyte = leucocyte كُرَيَّة بَيْضاء
leukocythemia = leukemia ابيضاضُ الدم ـ لُوكيميا
leukocytoblast أرومة الكُرَيَّة البَيضاء
leukocytogenesis تكَوُّن الكُرَيّات البِيض
leukocytolysin حالُّ الكُرَيّات البِيض
leukocytolysis انحِلالُ الكُرَيّات البِيض
leukocytoma وَرَمُ الكُرَيّات البِيض
leukocytopenia نَقص الخَلايا البِيض
leukocytoplania تجَوُّل الكُرَيّات البِيض
leukocytopoiesis تَوَلُّد الكُرَيّات البِيض
leukocytosis كَثْرةُ البِيض ، تكَثُّر أو كَثْرةُ الكُرَيّات البِيض ، زِيادةُ الكُرَيضات
leukocytotaxis = leukotaxis انجِذابُ البِيض ، تكَتُّل أو تجَمُّع الكُرَيّات البِيض
leukocytotoxin تُكسينُ الكُرَيّات البِيض
leukocyturia بِيلةُ كُرَيّاتٍ بِيض
leukoderma = leukodermia الوَضَح ، البَهَق ، الخُشبة
leukodermic = leukodermatous وَضَحيّ ، أبْهَق ، بَهَقيّ
leukodystrophy حَثَلُ المادَّة البَيضاء
leukoencephalitis التِهابُ بَيضاء الدِّماغ
leukoerythroblastosis كَثْرةُ أروماتِ البِيضِ والحُمْر
leukogram بَيانُ الكُرَيّات البِيض
leukokeratosis قُرانٌ أبْيَض ، صُداف
leukokoria البُؤبُؤ الأبيض
leukokraurosis اللَّطَع
leukolysis انحِلالُ الكُرَيّاتُ البِيض

leukolytic حالُّ الكُرَيّات البِيض

leukoma = leucoma غُفاءة ، سَحابة ، وَدَق ـ ظَليلةُ القَرَنيّة

leukomatous غُفائيّ ، وَدَقيّ ، مُصابٌ بظَليلةِ القَرَنيّة

leukomyelitis التِهابُ النُّخاع الأبيض

leukomyelopathy اعتِلالُ نُخاعِ الحَبْلِ الشَّوكي

leukomyoma وَرَم عَضَليّ أبيض

leukon = leucon البِيض ، الخَلايا البِيض

leukonychia الوَبَش ، وَبَشُ الأظافِر

leukopathia, leukopathy الاعتِلالُ الأبيض ، اعتِلالُ الكُرَيّات البِيض • البَهَق

leukopedesis انسِلالُ الكُرَيّات البِيض

leukopenia = leucopenia قِلّة (الكُرَيّات) البِيض

leukopenic مُقَلِّل الكُرَيّات البِيض

leukophagocytosis بَلْعَمةُ الكُرَيّات البِيض

leukoplakia, leukokeratosis اللُّطاخ الأبيَض، الطُّلاوة ، الصُّداف، التقَرُّنيّة البَيضاء

leukopoiesis تولُّد أو تكَوُّنُ الكُرَيّات البِيض

leukopoietic مُكَوِّن الكُرَيّات البِيض

leukopsin أبيَضُ بَصَريّ

leukorrhagia ثَرٌّ وافِر ، ثَرّ أبيَض

leukorrhea = leukorrhoea = leucorrhoea ثَرِّيّة ، ثَرٌّ أبيَض ، سَيَلان أبيَض

leukosarcoma سارْكُوما بَيضاء

leukosis داءُ التَّبَيُّض ، تَنَسُّج أبيَض

leukotactic جاذِبُ البِيض ، جاذِبُ الكُرَيضات

leukotaxine جاذِبة البِيض

leukotaxis = leucotaxis انجِذابُ البِيض

leukotherapy المُداواةُ بالكُرَيّات البِيض

leukotomy بَضْعُ الفِصِّ الجَبْهيّ ـ خَزْعُ المادَّة البَيضاء في فَصِّ الدِّماغ الجَبْهيّ

leukotoxic سامٌّ لِلكُرَيضات

leukotoxicity انسِمامُ الكُرَيّات البِيض

leukotoxin تُكسينُ الكُرَيّات البِيض

leukotrichia ابيِضاضُ الشَّعر

levator; pl. levatores رافِعة ـ عَضَلة رافِعة

level مُستَوى . مَركَزٌ مُخّيّ شَوْكيّ

lever عَتَلة ، مُخْل ، رافِعة

levo- سابِقة بمَعنى «أيْسَرُ» أو «مُياسِر»

levoduction تحَرُّك مُياسِر ـ تحَرُّك العَيْن لِليَسار

levogram مُخَطَّط يَساريّ

levogyration, levorotation تَدْوير مُياسِر

levorotation تَدْوير يَساريّ ، مُياسَرة

levorotatory مُدَوِّر لِليَسار ، مُياسِر

levotorsion = levoclination انفِتال يَساريّ ، الشَّزْر اليَساريّ

levoversion تَحْويل يَساريّ

levulose = levoglucose سُكَّر الفَواكِه

leydigarche بَدْءُ النَّشاط المِنْسَليّ في الذُّكور

LH = luteinizing hormone هُرمُون لَوْتَنة

libidinous, libidinal شَهوانيّ ، شَبَقيّ

libido كَرَع ، شَبَق ، غُلْمة

libra لِبْرة ، رِطْل • مِيزان

license رُخْصة ، إجازة

lichen حَزاز ، أُشْنة ، (شَيبةُ العَجُوز) • أُشْنة الجِلْد ، حَزازٌ جِلْديّ

~ nitidus حَزازٌ ساطِع ، أُشْنة بَرّاقة

~ planus حَزاز مُبَسَّط أو مُنسَطِح ـ طَفْح جِلديّ حَزازيّ أو أُشنيّ

~ (ruber) acuminatus, pityriasis rubra pilaris النُّخالِيّة الحَمْراء الشَّعْريّة

~ striatus حَزاز مُخَطَّط

~ tropicus حَزاز مَداريّ

lichenification = lichenization تحَزُّز ، تأشُّن ، استِحْزاز

lichenoid حَزازيّ ، شِبْهُ الحَزاز

licorice = glycyrrhiza سُوس ، عِرْقسوس

lid غِطاء • جَفْن

granular ~s أجفان مُحَبَّرة ، تراخُوما

lie وَضْعة • اتّجاه

Lieberkuhn's glands غُدَد لِيبِركُهن ـ بينَ زُغاباتِ الأمعاء

lien = spleen الطِّحال

lienal طِحاليّ

lienectomy استِئصالُ الطِّحال

lienitis التِهابُ الطِّحال

lienocele فَتْق طِحاليّ ، قِيلة طِحاليَّة

lienography رَسْمُ الطِّحال أو تَصْويرُه

lienomyelogenous نِقْويّ طِحاليّ

lienopancreatic مُعَثْكَليّ طِحاليّ

lienopathy اعتِلالٌ طِحاليّ ـ عِلَّة في الطِّحال

lienorenal كُلْويّ طِحاليّ

lienotoxin, splenotoxin سُمٌّ طِحاليّ

lienteric مَجْحوف ، جُحافيّ ، خِلْفيّ

~ diarrhoea إسهالٌ جُحافيّ

lientery الجُحاف ، خِلْفة ـ إسهالٌ يحتَوي على طَعامٍ غيرِ مَهْضوم

life حَياة • أَجَل

~ expectancy الأَجَلُ المتَوَقَّع

vegetative ~ الحَياة النَّباتيَّة

ligament = **ligamentum** رِباط

accessory ~ الرِّباط الإضافيّ

acromioclavicular ~ الرِّباط الأخرَميّ التَّرْقُويّ

broad uterine ~ رِباطُ الرَّحِم العَريض

gastrocolic ~ الرِّباط المَعِديّ القُولونيّ

ilio-femoral ~ الرِّباط الحَرْقَفيّ الفَخِذيّ

odontoid ~ الرِّباطُ الناتِىء السِّنِّيّ

patellar ~ الرِّباطُ الرَّضَفيّ

spring ~ الرِّباطُ النابِضيّ

suspensory ~ الرِّباط المُعَلِّق

synovial ~ رِباطٌ زَليليّ

vesicouterine ~ الرِّباط المَثانيّ الرَّحِميّ

ligamenta; pl. of ligamentum رِباطاتٌ ورُبُط ؛ جَمْعُ رِباط

ligamentopexis = **ligamentopexy** تَثْبيتُ الرِّباط ـ زَمُّ رِباطَيِ الرَّحِم المُدَوَّرَيْن

ligamentous رِباطيّ

ligamentum = **ligament** رِباط

ligand رَبيطة ـ مُرَكَّبٌ تَرابُطيّ

ligate يَرْبُط

ligation رَبْط ، تَرْبيط

ligature رَبْط • رَبْطة ، رِباط

chain ~ رَبْطة مُسَلْسَلة

elastic ~ رَبْطةٌ مَرِنة أو مَطّاطيَّة

interlacing ~, interlocking ~ رَبْطة مُتَشابِكة

occluding ~ رَبْطة سادَّة

provisional ~ رَبْطة مُؤَقَّتة

soluble ~ رَبْطة ذَوّابة أو ذَؤوبة

light ضَوْء ، نُور • خَفيف

diffused ~ ضَوْء مُشَتَّت

polarized ~ ضَوء مُستَقْطَب

ultraviolet ~ ضَوْء فَوقَ البَنَفْسَجيّ

lightening تَخْفيف أو تخَفُّف

lightning بَرْق • صاعِقة

~ pain أَلَم بارِق

ligneous خَشَبيّ

lignum خَشَب

ligula = **ligule** لُسَين • دُودةٌ بشَكْل اللِّسان

limb طَرَف ـ ذِراع أو ساق

phantom ~ طَرَف شَبَحيّ

limbic حُوفيّ ، طَرَفيّ ، هامِشيّ

limbus حَرْف أو حافَة ، حُوف

~ corneae حُوف القَرْنيَّة ـ مَوضِعُ التِحامِها بالصُّلْبة

~ luteus, macula lutea البُقْعة الصَّفْراء

lime جِيْر ، كِلْس

slaked ~ جِير مُطْفَأ

limen عَتَبة

~ nasi عَتَبة الأنف

liminal حَدِّيّ ، عَتَبيّ

limit تَخْم ، حَدّ

limitation تَحْديد ، حَصْر

limited مَحْدود ، مُعَيَّن ـ مُحَدَّد

limonene لَيْمونِين ، زَيتُ اللَّيمون

limophthisis الهُفُوغ ، هُزالُ الجُوع ، الضَّرَم

limosis خُماص ـ جُوعٌ مَرَضيّ

limotherapy المُعالَجة بالصَّوم أو بالحِمْية

limping عَرَج ، خَمَع • خُماع • ظَلَع

linctus = **lincture** لَعُوق ، مَعجون

line = **linea** خَطّ ، خَطٌّ سُلاليّ

abdominal ~ خَطٌّ بَطْنيّ

axillary ~ خَطٌّ إبْطيّ

blue ~, lead ~ خَطُّ الازرِقاق

lead ~ خَطُّ الازرِقاق ـ الرَّصاصي

mammary ~, nipple ~ الخَطُّ الحَلَميّ الأُفُقيّ

semilunar ~ خَطٌّ هِلاليّ

linea خَطّ

~ alba الخَطُّ الأبيض

~ arcuata الخَطّ القَوْسيّ

~ corneae senilis خَطُّ القَرْنيَّة الشَّيخوخيّ

~ nigra الخَطُّ الأسْوَد

~ semilunaris الخَطُّ الهِلاليّ

lineage سُلالة ـ سِلْسِلةُ نَسَب ، ذُرِّيَّة

cell ~ سُلالةُ الخَليَّة

linear خَطِّيّ

liner مُبَطِّن · بِطانة

lingua = tongue لِسان

~ geographica اللِّسانُ الجُغْرافيّ ، الطَّلا

~ plicata لِسانٌ مُشقَّق

lingual = lingualis لِسانيّ ، مُتعلِّق باللِّسان

linguatuliasis = linguatulosis داءُ اللُّسَينيّات ، داءُ الألسونيّات

linguiform لِسانيُّ الشَّكل

lingula لُسَيْن ، شِبْهُ اللُّسَين

~ cerebelli اللُّسَين المُخَيخيّ

~ mandibulae لُسَينُ الفَكِّ الأسفَل

lingular لُسَينيّ

linguoaxial لِسانيّ مِحْوَريّ

linguodental لِسانيّ سِنّيّ

linguogingival لِسانيّ لِثَويّ

linguopapillitis التِهابُ الحَلَمات اللِّسانيَّة

liniment = linimentum مَرُوخ

linin لِينين ، كَتّانين · أكروماتينُ النَّواة

lining بِطانة · تَبْطين

~ membrane غِشاءٌ بِطانيّ

linitis التِهابُ المَعِدة الخَيْطيّ

~ plastica تَصَلُّبُ المَعِدة

linkage ارتِباط ، تَسَلْسُل

linked مُرتَبِط ، مُتَسَلْسِل

linseed بِزْرُ الكَتّان

~ poultice لَزْقة بِزْر الكَتّان

lint نَسيخة ـ نُسالة من الكَتّان العَتيق أو القُطْن

lip; pl. lips شَفة ؛ جَمعُها شِفاه

cleft ~, hare-~ الشَّفة المَشْرومة ، العُلْمة

~ reading قِراءةُ الشِّفاه

lipacidemia حَمْضَنة الدَّم الشَّحْميَّة

lipaciduria بِيلة حَمْضيَّة شَحْميَّة

lipaemia, lipemia شَحْميَّةُ الدم ، دَمٌ دَهِن

liparomphalos وَرَمُ السُّرَّة الشَّحْميّ

lipase لِيباز ، شَحْماز ـ خَميرةٌ حالَّة الشَّحْم

lipectomy جَتُّ الشَّحْم

lipedema أوذيما شَحْميَّة

lipemia فَرْطُ شَحْم الدَّم ، شَحْميَّةُ الدم

lipid = lipide = lipin مادَّة شَحْميَّة· شَحْميد

lipidemia, lipemia شَحْميدَميَّة ، تَشَحْمُنُ الدَّم

lipidic شَحْميّ ، شَحْميديّ

lipidosis شُحام

lipo- سابِقة بمَعنى «شَحْميّ»

lipoarthritis التِهابُ الشَّحْم المَفصِليّ

lipoatrophy = lipoatrophia ضُمورٌ شَحْميّ

lipoblast سُلَيفة شَحْميَّة ، أرومة شَحْميَّة

lipoblastoma وَرَمُ الأرومات الشَّحميَّة

lipocardiac مُشحِم القَلْب

lipocatabolic مُبَدِّدُ الشَّحْم

lipocele = adipocele فَتْقٌ شَحْميّ

lipochondrodystrophy الجَحَن ـ سُوءُ التغذِية الغُضْروفيّ الشَّحْميّ ، الخَنَـلُ الغُضْروفيّ الشَّحْميّ

lipochondroma وَرَمٌ غُضْروفيّ شَحْميّ

lipochrome مُلَوِّنُ الشَّحْم ، صِباغٌ شَحْميّ

lipoclasis = lipolysis تَزَعْزُع شَحْميّ ، انحِلالٌ شَحْميّ

lipoclastic حالُّ الشَّحْم

lipocyte خَليَّةُ شَحْم

lipodieresis اختِفاءُ شَحْم الأنسِجة

lipodystrophy = lipodystrophia سَغَلٌ أو خَنَل شَحْميّ ، سُوءُ التغذِية الشَّحْميّ

lipoferous ناقِلُ الشَّحْم

lipofibroma لِيفُوم شَحْميّ ، وَرَم لِيفيّ شَحْميّ

lipogenesis تَوَلُّد الشَّحْم ، تشَحُّم

lipogenetic مُكَوِّن الشَّحْم · شَحْميُّ المَنْشأ

lipogenic مُشَحِّم ، مُوَلِّد الشَّحْم

lipoid شَحْمانيّ ، نَظيرُ الدَّسَم ، يُشْبِه الشَّحْم

lipoidemia = lipidemia شَحْمُ الدم

lipoidosis الشُّحام ، التشَحُّم ، الشَّحمانيَّة

lipoiduria = lipiduria بِيلة شَحْميَّة

lipolipoidosis تشَحُّم دُهْنيّ شَحْمانيّ

lipolysis انحِلالُ الشَّحْم ، تحَلُّل الشَّحْم

lipolytic حالُّ الشَّحْم

lipoma شَحْموم ، وَرَم شَحْميّ

lipomatosis شُحام ، شَحَم ، تَشْحام

lipomeria غَيْبة أو نَقصُ أَحَدِ الأطراف

lipometabolism التطَوُّر الشَّحْميّ

lipomyoma عَضَلوم شَحْميّ ، وَرَم عَضَليّ شَحْميّ

liponephrosis كُلاء شَحْميّ ، داءٌ كُلْويّ شَحْميّ

lipopectic = lipopexic خازِنُ الشَّحْم

lipopenia نَقْصُ الشَّحْم أو قِلَّتُه

lipopexia تجَمُّع الشَّحْم ، خَزْن الشَّحْم

lipophage مُلتَقِمة الشَّحم ، مُمتَصَّة الشَّحم

lipophagy = lipophagia الِتقامُ الشَّحْم

lipophil أليفُ الشَّحم ، مَيّال للشَّحْم

lipophore ناقِلُ الشَّحْم

lipoprotein برُوتينٌ شَحْميّ

liposarcoma سَرْكوما شَحْميَّة ، غَرَن شَحْمي

liposis = lipomatosis شُحام ، تشَحُّم

liposoluble ذَوّابٌ في الشُّحوم

liposome جُسَيم شَحْمي

lipothymia إغْماء ، فَقْدُ الوَعْي

lipotrophic مُشْحِم ، مُزَوِّد الشَّحْم

lipotrophy شَحامة ، تشَحُّم

lipotropic أليفُ الشَّحْم · مُضادٌّ تشَحُّم الكَبِد

lipotropism = lipotropy مَنْعُ تشَحُّم الكَبِد

lipping تشَفُّه ، تشَفُّر ، إشفار

lipsis توَقُّف ، انقِطاع

lipsotrichia هَرُّ الشَّعْر

lipuria بِيلة شَحْمية ، بَوْلُ الشَّحْم

liquefacient مُسَيِّل ، مُمَيِّع

liquefaction إماعة ، إسالة ، تَسَيُّل ، تمَيُّع

liquescent سَيُول ، قابِل للإسالة

liquor شَراب ، سائل ، مَحْلول مائيّ غيرُ مُقَطَّر

~ amnii الصاء ، النُّخْط ، السائلُ السَّلَويّ

~ cerebrospinalis السائلُ الدِّماغيّ النُّخاعيّ

~ cotunnii لِنْفا الأُذُن

~ sanguinis سائلُ الدم

~ seminis السائلُ المَنَويّ

liquorice سُوس ، عِرْقسوس

liquorrhea ثَرٌّ سائليّ ، سيلان

lisp لُثْغة ، لُكْنة

lissencephalia مُلُوسَةُ النُّخاع ، انعِدامُ التَّلافيف

lissencephalic أملَسُ الدِّماغ

listerism اللِّستِريَّة – قواعِدُ التَّطْهير الجِراحيّ بحَسَب طَريقةِ الجَرّاح لِسْتر

liter لِتْرٌ – وَحْدةُ قِياسِ السَّعة بالطَّريقة المِتْريَّة

lithagogectasia استِخْراجُ الحَصَى بالتَّوسيع

lithagogue طارِدُ الحَصَى

lithangiuria حَصَى الجِهاز البَوْليّ

lithecbole إخْراجُ الحَصاة ، طَرْدُ الحَصاة

lithectasy استِخْراجُ الحَصى بالتَّوسيع

lithectomy = lithotomy استِخْراجُ الحَصاةِ بالشَّق – بشَقّ المَثانة

lithemia = uricacidemia حَصَويَّةُ الدم ، فَرْطُ حامِض البَوليك في الدم

lithiasis تَحَصٌّ ، الداءُ الحَصَويّ

lithic لِثْيُوميّ ، حَصَويّ

lithium لِثْيُوم

litho- سابِقة بمَعنى «حَصاة» أو «حَصَويّ»

lithocenosis تَفْريغُ الحَصى المُفَتَّتة

lithoclast مُفَتِّتة الحَصَى – مِسْحَقُ الحَصى

lithoclysmia حَقْنُ الحَصاة ، رَحْضُ الحَصاة

lithocystotomy شَقُّ المَثانةِ لاستِخراجِ الحَصى

lithodialysis إذابةُ الحَصى · تَفْتيتُ الحَصاةِ داخِلَ المَثانة

lithogenesis تكَوُّن الحَصَى ، تَكْوينُ الحَصى

litholabe جِفْتُ الحَصاة ، مِلْقَط الحَصاة

litholapaxy الرَّضْخ – تَفْتيتُ الحَصى في المَثانة ورَحْضُ فُتاتِها بالقَثْطرة

lithology مَبْحَث الحَصَى ، عِلْمُ الحَصَيات ومُعالَجتها

litholysis حَلُّ الحَصى ، إذابةُ الحَصى

litholyte حالّةُ الحَصى

lithomyl مِسْحَقُ الحَصاة ، طاحُونةُ الحَصى

lithonephritis الالتِهابُ الكُلْويّ الحَصَويّ

lithonephrotomy شَقُّ الكُلْوة لإخراجِ حَصاة

lithopaedion = lithopedion = lithopedium الجَنينُ المُتحجِّر ، أُحْشوش

lithophone مِصْواتُ الحَصَى

lithoscope مِنْظار الحَصى

lithotome مِشْرَطُ استِخراج الحَصى

lithotomy استِخْراجُ الحَصاة بالشَّق

lithotony التَّوسيعُ لاستِخراجِ الحَصاة

lithotresis نَقْرُ الحَصاة ، ثَقْبُ الحَصاة

lithotripsy سَحْق الحَصَى

lithotriptic ساحِقٌ أو مُفَتِّت الحَصاة

lithotriptor مِرْضاخ ، مُفَتِّتُ الحَصى

lithotriptoscope مِنْظارُ عَمليّةِ تَفْتيت الحَصاة

lithotrite مُفَتِّت الحَصاة ، مِرْضَخة أو مِرْضاخ

lithotroph(ic) جَماديُّ التَّغذِية

lithous حَصَويّ

lithuresis تبَوُّلٌ حَصَويّ أو رَمْليّ ، بَوْل رَمْليّ

lithureteria حَصَويّةُ الحالِب

litmus عَبّادُ الشَّمس ، لِتْموس

litre = liter لِتْر

litter مَحْمَل ، نَقّالة المَرضى والجَرحى

littritis التِهابُ غُدَد لِتر

live حَيّ ، عائش

~-birth مَولودٌ حَيّ ، وِلادةُ الحَميلِ حَيّاً

livedo تزَرُّق ، كُمْدة ، تكَهُّب

livedoid كُمْدانيّ ، نَظيرُ الكُمْدة أو الكُهْبة

liver الكَبِد

amyloid ~ كَبِدٌ نَشَوانيّة ، كَبِد نَشَويديّة

cirrhotic ~ كَبِد مُتَشَمِّعة

fatty ~ كَبِدٌ مُدهِنة

lardaceous ~ كَبِد وَدُوك

pigmented ~ كَبِدٌ مُنصَبِغة

wandering ~ كَبِد سائبة

livid رَصاصيُّ اللون ، مُزْرَقّ ، أدْكَن ، أكْمَد

lividity دُكْنة ، كُهْبة ، زُرْقة

livor, lividity كُمْدة ، كُهْبة ، دُكْنة

~ mortis كُمْدة جُثّيّة ، زُرْقة رِمِّيّة

lixiviation حَلْحَلة ، تَرْحيل

lixivium رُشاحة قِلْويّة ، (الصَّفْوة)

loading تَحْميل

lobar فَصّيّ

~ pneumonia ذاتُ الرِّئة الفَصّيّة

lobate مُفَصَّص ، ذو فُصوص

lobe فَصّ

ear ~ الشَّحْمة ، شَحْمةُ الأُذُن (أُنظُر : lobus)

lobectomy استِئْصالُ الفَصّ ، جَبُّ الفَصّ

lobitis التِهابُ الفَصّ (وبخاصّة في الرِّئة)

lobopod = lobopodium قَدَم فَصّيّة ـ قَدَمٌ كاذِبة سائليّة ضِمْنَ غِشاءٍ حاصِر

lobotomy بَضْعُ الفَصّ ، خَزْع الفَصّ

lobular فُصَيْصيّ

lobulated ذو فُصَيصات ، مُفَصَّص

lobule فُصَيص ، فَلْقة الفَصّ ، شَحْمة الأُذُن

lobulette فُصَيص صَغير ، فَلْقة الفُصَيص

lobulose = lobulous ذو فُصَيصات

lobulus = lobule فُصَيص

~ auriculae شَحْمة الأُذُن

lobus = a lobe فَصّ

~ caudatus الفَصّ المُذَنَّب

~ frontalis الفَصّ الجَبْهيّ

~ occipitalis الفَصّ القَذاليّ

~ parietalis الفَصّ الجِداريّ

~ temporalis الفَصّ الصُّدْغيّ

local مَوضِعي ، مَحَلّيّ

~ treatment المُعالَجة المَوضِعيّة

localization استِقْرار ، تَعْيينُ المَوضِع ، تَوَضُّع

localized مُوَضَّع أو مَوضِعيّ ، مَحْصورٌ مَحَلّياً

localizer مُوَضِّع ، مُوَضِّعة ، مُحَدِّدة المَوضِع

location مَوْضِع ، مَوْقِع

locator = localizer مُوَضِّعة ـ مُحَدِّدة المَوضِع

lochia نِفاسة ، قِصَّة ، هُلابة ـ مُفرَزاتُ النِّفاس

~ rubra النَّفس أو النُّفاسة ـ الدمُ الذي يَسيلُ مِن النَّفساء · (دَمُ العُذْرة)
lochial هُلابيّ ، عُذوريّ ، نِفاسيّ
lochiocolpos تَمدُّد المَهبِل بالهُلابة
lochiocyte هُلابة مَهبِليَّة ـ خَليَّة هُلابيَّة
lochiometritis التِهابُ الرَّحِم النِّفاسيّ
lochiorrhagia فَيضُ الهُلابة أو غَزارَتُها
lochiorrhea ثَرُّ الهُلابة ، غَزارةُ الهُلابة
lochioschesis حَصْر أو احتِباسُ الهُلابة
lockjaw, locked jaw الضَّزَز ، كُزازُ الفَكّ
locomotion تَنَقُّل ، تَحرُّك
locomotor حَرَكيّ ، تَحرُّكيّ
locomotory تَحرُّكيّ
locular حُجَريّ ، فَجَويّ ، ذو فَجَوات
loculus حُجَيرة ، فُرْجة صَغيرة ، فَجْوة ، مَسْكِن
locum مَقام ، مَكان · طَبيبٌ بَديل
locus مَوضِع ، بُقعة ، مَكان
loemology = lemology مَبْحَث الأوبِئة
logadectomy خَزْعُ جُزْءٍ من المُلتَحِمة
logaditis التِهابُ الصُّلْبة
logagnosia حُبْسة ، بَكَمُ الكَلام
logagraphia بَكَمُ الكِتابة
logamnesia الحُبْسة الحِسِّيَّة ، النِّسيان
logaphasia الحُبْسة الحَرَكيَّة
logasthenia وَهَنُ الكَلام
logokophosis طَرَشٌ كَلِميّ
logoneurosis عُصابٌ نُطْقيّ
logopathy اعتِلالُ التكلُّم ، عَيُّ الكَلام
logopedia = logopedics مَبْحَثُ عُيوبِ التكلُّم
logoplegia شَلَلُ التلفُّظ
logorrhea اللَّسَن ، ثَرْثَرة ، ذَرَب
logoscope مِكْشافُ الكَلام
logospasm تَشَنُّجُ التلفُّظ ، تَشَنُّجُ الكَلام
loin خاصِرة ، إطْل ، كَشْح ، قَطَن
longevity تَعْمير ، طُولُ العُمْر ، الكَبَرة
longissimus أطْوَل ، طُولى · الطُّولى
longitudinal طُولانيّ ، طُوليّ
longsightedness, hyperopia طَمَس ، مَدُّ البَصَر ، طَرَح
longus طَويل · الطَّويلة
loop عُرْوة ، رِبْقة ، أُنْشوطة
capillary ~ عُرْوةٌ شَعْريَّة
Henle's ~ عُرْوةُ هِنْلي
lophotrichous عُرْفيّ شَعْريّ ، عُرْفيّ سَوطيّ
lordoscoliosis البَزَخ والحَنَف
lordosis = lordoma القَعَس ، البَزَخ ، القَطَأ ، الفَزَر
lordotic أقْعَس ، أقْطَأ ، أبْزَخ ، أفْزَر
lotion = lotio دَهُون ، غَسُول
loupe عَدَسةٌ مُكَبِّرة ، مُكَبِّرة
louse; pl. lice قُمَّلة أو قَمْلة ؛ ج· قُمَّل
lousicide مُبيدُ القَمْل
loxarthron = loxarthrosis مَفصِلٌ مائل ، مَفصِل مُعَوَّجٌ بِدُونِ انخِلاع
loxia = torticollis الصَّعَر
loxophthalmus حَوَل ، انحِرافُ العَيْن
loxotomy بَتْرٌ مائل أو انحِرافيّ ، قَطْع انحِرافيّ
lozenge قُرْص دَوائيّ ، قُرْصة ، قُرَيْصة
LSD = lysergic acid diethylamide عَقار نُفاسيّ من المُخَدِّرات
lubrication تَزْليق
lucid جَليّ ، واضِح · مُدْرِك ، صافي الذِّهْن
lucidity صَفاءُ الذِّهن · جَلاء ، وُضوح ، صحو
luciferase الوَضّاء ـ أنْزيم حَيوانيُّ المَصْدَر
lucifugal هارِبٌ من النُّور ، مُتَجَنِّب النُّور
lucipetal مُنجَذِب لِلنُّور
lucotherapy الاستِضْواء ، المُعالَجةُ بأشِعَّة الضَّوء
lues السِّفْلِس ، الداءُ الإفرَنْجيّ
luetic = luic مُصابٌ بالسِّفلِس ، مُسَفْلَس
luetin test اختِبارُ السِّفْلِس
Lugol's solution مَحْلول لُوغول ـ مَحْلولُ اليُود المُرَكَّز
lukewarm فاتِر
lumbago لُمْباجُو ، ألَم قَطَنيّ ، قُطان
lumbar قَطَنيّ
lumbarization تَقَطُّن
lumboabdominal قَطَنيّ بَطْنيّ
lumbocolostomy فَغْرُ القُولونِ القَطَنيّ

lumbocolotomy فَتْحُ القُولون القَطَنيّ
lumbocostal قَطَنيّ ضِلْعيّ
lumbodynia أَلَمُ القَطَن ، العُناج ، قُطان
lumbo-iliac قَطَنيّ حَرْقفيّ
lumbo-inguinal قَطَنيّ أُرْبيّ
lumbosacral قَطَنيّ عَجُزيّ
lumbricide مُبيدُ الخَراطين ، قاتِلُ الخَراطين
lumbricoid خَراطِينيّ ، شِبْهُ الخُرْطون
lumbricosis داءُ الخَراطين
Lumbricus الخَراطِين ، الأسْكاريد
lumbricus الخُرْطون ، دُودةُ المَعْي المُستَديرة
lumbus قَطَن ، صُلْب
lumen لَمْعة ، تَجْويفُ أو جَوفُ الأُنبوب
luminescence لَمَعان ، نُورانيَّة
luminophore حامِلةُ النُّور
lunacy جُنون ، جِنَّة ، الهَلَّة
lunar هِلاليّ · فِضِّيّ
~ caustic كاوٍ فِضِّيّ (نِتْراتُ الفِضَّة)
lunare, os lunatum العَظْمُ الهِلاليّ
lunate العَظْم الهِلاليّ · هِلاليُّ الشَّكل
lunatic مَجْنون ، مَخْبوط
lung الرِّئة
iron ~ الرِّئة الفُولاذيَّة
lunula هُلَيل ، قُمَير
~ unguis هُلَيْلُ الظُّفْر
lupiform ذَأَبِيُّ الشَّكل
lupinosis, lathyrism الانسِمامُ بالتُّرْمُس
lupoid نَظيرُ الذأَبة ، ذَأَبانيّ
lupoma وَرَمٌ ذَأَبيّ
lupus ذَأَب ، ذَأَبة ، لَوْشَب
~ erythematosus ذَأَبٌ حُماميّ
~ pernio ذَأَب شَرَثيّ أو قَرِّيّ
~ vulgaris ذَأَبٌ شائع
lust غُلْمَة ، شَهْوةُ الجِماع
luteal أَصفَريّ ـ مُتَعَلِّق بالجِسم الأَصْفَر
luteectomy خَزْعُ الجِسم الأَصفَر
lutein لُوتين أو لُوتَئين ـ صِباغٌ أَصفَر أو شَحْميّ في الجِسم الأَصفَر أو الخَلايا الشَّحمِيَّة
luteoma وَرَمٌ لُوتينيّ

lux وَحْدةُ النُّور
luxated مُنخَلِع
luxatio خَلْع ، انخِلاع ـ فَكٌّ المَفْصِل
luxation = dislocation خَلْع ، انخِلاع ، فَكٌّ المَفْصِل
luxus غَزارة ، إفراط ، وَفْرة
lycomania, lycanthropy مَسٌّ ذَأْبيّ ، الاستِذْئاب
lycopodium الكِبْريتُ النَّباتيّ ، لِيكُوبوديُوم
lycorexia القَشَم ، جُوعٌ ذِئبيّ ، جُوعٌ كَلْبيّ
lye قِلْي ـ مَحْلول قِلْويّ مِن رَمادِ الحَطَب
lygophilia حُبُّ الظُّلْمة
lying-in النِّفاس ، نِفاسيّ
lymph = lympha اللِّمْفا أو اللِّنفا
~ node عُقْدة لِمفيَّة
lymphaden عُقدة لِمفيَّة ، غُدَّة لِنفاويَّة أو لِمفيَّة
lymphadenectasis تَوسُّع الغُدَّة اللِّنفاويَّة
lymphadenectomy استِئْصالُ الغُدَد اللِّمفيَّة
lymphadenia تَنَشُّؤ لِنْفاويّ أو لِمفيّ
~ ossea وَرَم نُخاعيّ مُتَعَدِّد
lymphadenitis التِهابُ الغُدَد اللِّمفيَّة
lymphadenocyst تَكَيُّس عُقَديّ لِمفاويّ
lymphadenogram رَسْم الغُدَد اللِّمفيَّة
lymphadenoid لِمْفيّ غُدّانيّ
lymphadenoma غُدُوم لِمْفيّ ، وَرَمٌ لِمفيٌّ غُدِّيّ ، تَضَخُّم النَّسيج اللِّمفيّ الغُدّانيّ
lymphadenomatosis, lymphomatosis وُرام لِمفيّ عُقَديّ
lymphadenopathy اعتِلالٌ عُقَديّ لِمفيّ
lymphadenosis الغُدادُ اللِّمفيّ
lymphagogue مُدِرُّ اللِّنفا أو اللِّمف
lymphangeitis التِهابُ الأوعية اللِّمفيَّة
lymphangi-, lymphangio- سابِقة بمَعنى «وِعاء لِمْفيّ» أو «لِمْفيّ وِعائيّ»
lymphangial وِعائيّ لِمفيّ
lymphangiectasis, lymphangiectasia تَوسُّع الأوعية اللِّمفيَّة
lymphangiectodes وَرَم وِعائيّ لِمفيّ مُحَدَّد
lymphangiectomy خَزْعُ وِعاءٍ لِمفيّ

lymphangiitis = **lymphangitis** التِهابُ الأوعيةِ اللّمفيّة
lymphangio-endothelioma, lymphendothelioma وَرَمٌ بِطانيّ لِمْفيّ
lymphangiography = **lymphangioadenography** تَصْويرُ الأوعيةِ والغُدَد اللّمفيّة
lymphangiology مَبْحَثُ الأوعية اللّمفيّة
lymphangioma وَرَمٌ وِعائيّ لِمفيّ
lymphangiophlebitis التِهابُ الأوعيةِ اللّمفيّة والأوردة
lymphangioplasty التَّوْعية اللّمفيّة
lymphangiosarcoma عَرَنٌ وِعائيّ لِمفيّ
lymphangitis = **lymphangeitis** التِهابُ الأوعية اللّمفيّة
lymphatic لِمْفيّ ، لِنْفاويّ أو لِمفاويّ . وِعاء لِنفاويّ ، وِعاءٌ لِمْفاويّ أو لِمفيّ
lymphaticostomy فَغْرُ الوِعاءِ اللّمفيّ
lymphatics الأوعيةُ اللّمفيّة أو اللّمفاويّة
lymphatitis التِهابٌ لِمفيّ
lymphatology مَبْحَثُ الجهاز اللّنفاويّ
lymphatolysis انحِلال لِمفاويّ ، ذَوَبان لِمفيّ
lymphatolytic حالٌّ لِمفاويّ
lymphectasia تَوَسُّع لِمفيّ
lymphedema وَذَمة لِمفيّة ، تَرَبُّل لِنفاويّ
lymphendothelioma بِطانومٌ لِمفيّ ، وَرَمٌ بِطانيّ لِمفيّ
lymphization تَكَوُّن اللّمف ، تَلَمْفُف
lymphnoditis التِهابُ غُدَّة لِنفيّة
lympho- سابِقة بِمَعنى «لِمفيّ»
lympho-adenoma وَرَمٌ غُدّيّ لِمفاويّ
lymphoblast أرومة لِمفاويّة
lymphoblastic أروميّ لِمفيّ
lymphoblastoma وَرَمٌ أروميّ لِنفاويّ
lymphoblastosis تَكَثُّر الأرومات اللّمفيّة
lymphocele وَرَمٌ لِمفاويّ ، كُيَيْسٌ لِنفاويّ
lymphocinesia حَرَكة اللّمف
lymphocyst كِيسٌ أو كُيَيْس لِمفيّ
lymphocyte لِمفاويّة ، خَليّة لِمفيّة
lymphocythemia تَكَثُّرُ اللّمفاويّات
lymphocytic مُتَعَلِّقٌ بالكُرَيّاتِ اللّنفاويّة
lymphocytoblast = **lymphoblast** أرومةُ الخَليّة اللّمفيّة ، جَذَعة لِمفيّة
lymphocytoma وَرَم لِمفاويّ
lymphocytopenia قِلّة اللّمفاويّات
lymphocytopoiesis تَكَوُّن اللّمفاويّات
lymphocytosis تَكَثُّر اللّنفاويّات
lymphocytotoxin سُمُّ اللّمفاويّات
lymphocytozoon حَيَوانُ الخَلايا اللّمفيّة
lymphodermia مَرَض جِلْديّ لِنفاويّ
lymphoduct مَسالٌ لِمفيّ ، وِعاء لِمفيّ
lymphoepithelioma وَرَمٌ ظِهاريّ لِمفيّ
lymphogenesis تَكَوُّن اللّمْف
lymphogenous مُكَوِّنُ اللّمْف . مُوَلَّد من اللّنفا
lymphoglandula عُقدةٌ لِنفاويّة أو لِمفيّة
lymphogram صُورة لِمفيّة
lymphogranuloma, Hodgkin's disease وَرَم لِمفيّ حُبَيبيّ ، داءُ هُودْجكِن
lymphogranulomatosis وُرام حُبَيبيّ لِمفيّ
malignant ~ = Hodgkin's disease الوُرام اللّمفاويّ الحُبَيبيّ الخَبيث ، داءُ هُودْجكِن
lymphography تَصْويرُ العُقَدِ والأوعيةِ اللّمفيّة – شُعاعيّاً
lymphoid لِمفانيّ ، لِمفوانيّ ، نَظيرُ اللّنفا
lymphoidectomy استِئصالُ نَسيجٍ لِمفوانيّ
lymphoididity مِزاجٌ لِمفاويّ أو لِمفوانيّ
lymphoidotoxemia تَسَمُّم لِمفاويّ أو لِمفوانيّ
lymphokentric مُنَبِّه اللّمفا
lymphokinesis الدَوَرانُ اللّمفيّ
lymphology مَبْحَثُ الجهاز اللّمفيّ
lymphoma لِمفُوم ، وَرَم لِمفيّ
lymphomatoid نَظيرُ الوَرَم اللّمفيّ
lymphomatosis وُرام لِمفاويّ
~ granulomatosa, Hodgkin's disease داءُ الأورامِ اللّمفاويّة المُحَبَّب ، داءُ هُودْجكِن
lymphomatous لِمفوميّ ، مُتَعَلِّق بالوَرَم اللّمفيّ
lymphomyeloma وَرَم لِمفيّ نِقْييّ
lymphomyxoma وَرَمٌ مُخاطيّ لِنفاويّ
lymphonodus عُقْدة لِمفيّة

lymphopathia = lymphopathy
لُماف ، اعتِلالٌ لِمفيّ
lymphopenia قِلّةُ اللِّمفاويّات
lymphoplasm جِبْلةُ اللِّمفا
lymphoplasty رَأبٌ لِمفيّ
lymphopoiesis تَنَشُّج لِمفاويّ
lymphopoietic مكوِّنُ التَنَشُّج اللِّنفاويّ
lymphoproliferative تكاثُري لِمفيّ
lymphoreticulosis داءٌ شَبَكيّ لِمفاويّ
lymphorrhage تَكَتُّر اللِّمفيّات في العَضَل
lymphorrhagia نَزْفُ اللِّنفا ، انسِكابٌ لِمفاويّ
lymphorrhoea = lymphorrhea
ثَرٌّ اللِّمف ، سَيَلان اللِّنفا
lymphorrhoid تَوَرُّم لِمفيّ ، انتِفاخٌ لِمْفوانيّ
lymphosarcoma غَرَنٌ لِمفيّ ، سَرْكومة لِمفيّة
lymphosarcomatosis غُرانٌ لِمفيّ ، داءُ
الأورام السَّركوميّة اللِّمفيّة
lymphostasis رُكودٌ لِمفيّ ، رُكودُ اللِّنفا
lymphotome مِكْحَطُ الغُدّانيّات
lymphuria بِيلةٌ لِمفاويّة أو لِمفيّة
lymphvascular لِمفيّ وِعائيّ
lyophil = lyophile = lyophilic
مُستَذْوِب ، مَيّالٌ لِلذَّوَبان ، مُولَعٌ بالمُذِيب
lyophilization = freeze drying
تَجْفيد ، تَجْفيفٌ بالتَّجْميد
lyophilize يُجَفِّد ، يُجَفِّفُ بالتَّجْميد
lyophobe مادّةٌ غيرُ مُستَذْوِبة
lyophobic غيرُ مُستَذوِب • لا مُتَجَفِّد

lyotropic ذَوّاب ، سَهْلُ الإذابة
lyra = lyre قِيثارة ـ عُضوٌ قِيثاريُّ الشَّكل
lys-, lysi-, lyso- سابِقة بمَعنى «انحِلال»
أو «حَلّ»
lysate حُلالة ـ حَصيلةُ انحِلال الخَلايا
lyse, lyze يَنْحَلّ ، يتَحَلَّل • يَحُلُّ . يُحَلّ
lysimeter مِقياسُ الانحِلال
lysin حالّة ، حالّ ـ جِسمٌ ضِدّيّ حالٌّ لِلخَلايا
lysinogen مُوَلِّدُ الحالّات ، مُوَلِّد المَوادّ الحالّة
lysis حَلّ ، انحِلال ، تحَلُّل • إقلاعٌ
أو زَوالُ الحُمّى تَدْريجيّاً
lyso- سابِقة بمَعنى «انحِلال» أو «حَلّ»
lysogen مُكَوِّن الحالّات ، مُكَوِّن الحَوالّ
lysogenesis تَكوينُ الحَوالّ ، اسِتذابيّة
lysogenic مُكَوِّن الحَوالّ (أو الحالّات) ،
مُسْتَذيب
lysogenicity = lysogeny تَكْوينُ
الحالّات ، تَوليدُ المَوادّ الحالّة ، استِذابيّة
lysosome جُسَيم حالّ
lysozym = lysozyme خَميرةٌ حالّة
lyssa كَلَب ، داءُ الكَلَب
lyssic كَلَبيّ ، مَكْلُوب
lyssodexis عَضّةُ كَلْبٍ كَلِب
lyssoid كَلَبانيّ ، نَظيرُ الكَلَب
lyssophobia رَهْبة الكَلَب
lytic حالّ ، انحِلاليّ • إقْلاعيّ
lytta = hydrophobia الكَلَب
lyze, lyse يَحُلُّ • يَنْحَلّ

M,m

macerate يَمْرُثُ ، يَنْقَعُ ، يُعَطِّن
maceration تَعَطُّن ، عَطَن ، نَقْع ، مَرْث
machine آلة ، مَكَنة ، ماكِنة
macies = wasting هُزال ، ضَوَى
macrencephalia, macrencephaly كِبَرُ الرأس . ضِخَمُ الدِّماغ
macro- سابِقة تَعني «ضَخْم» أو «عَظيم» أو «كُبْرِيّ» أو «كَبير»
macrobiota الأحياءُ العِيانيَّة – مِن نَباتٍ وحَيَوان
macroblast جَذَعة كَبيرة ، أرومة أو جُرثومة أو بِدائيَّة كَبيرة – كُرَيَّة حَمْراء مُنَوَّاة كَبيرة
macroblepharia ضَخامةُ الجَفْن . كِبَرُ الجَفْن
macrobrachia كِبَرُ الذِّراعَيْن
macrocardius كِبَرُ القَلْب . ضَخامةُ القَلْب
macrocephalia, macrocephaly كِبَرُ الرأس ، ضَخامةُ الرأس
macrocephalous = macrocephalic أَرْأَس ، كَبيرُ الرأس . ضَخْمُ الرأس
macrocheilia = macrochilia الضَّبّ ، ضَخامةُ الشفَتَيْن ، البَرْطَمة . غِلَظُ الشفَتَيْن
macrocheiria = macrochiria ضِخَمُ اليَدَيْن . طُولُ اليَدَيْن ، الفَتَخ
macrochemistry الكِيمياءُ العِيانيَّة
macrochilia = macrocheilia ضَبّ ، غِلَظُ الشفَتَيْن ، بَرْطَمة
macroclitoris كِبَرُ البَظْر
macrocnemia كِبَرُ الساقَيْن
macrocolon = macrocoly القُولونُ الطَّويل أو الكَبير
macrocyst كُيَيْس كَبير
macrocyte خَلِيَّة كُبْرِيَّة ، كُرَيْرة ضَخْمة
macrocythemia ضِخَمُ الكُرَيّات الحُمْر
macrocytosis, macrocythemia داءُ ضَخامةِ الكُرَيّات ، كَثْرةُ الكُرَيّاتِ الحُمْرِ الكُبْرِيَّة في الدم
macrodactylia = macrodactylism = macrodactyly ضَبْعَمة ، ضِخَمُ الأصابِع
macrodont = macrodontic الأَرْوَق ، الأَفْوَه ، كَبيرُ الأسنان
macrodontia = macrodontism كِبَرُ الأسنان ، الرَّوَق
macrodystrophia نُمُوٌّ زائد ، حَثَل زائد
macroerythroblast أرومةٌ حَمْراء كُبْرِيَّة ، خَلِيَّة حَمْراء مُنَوَّاة ضَخْمة
macroesthesia حِسُّ اللَّمْس المُضَخَّم
macrogamete عِرْسٌ كُبْرِيّ ، مَشيجٌ ضَخْم
macrogametocyte عِرْسِيَّة كُبْرِيَّة ، خَلِيَّة مَشيجيَّة ضَخْمة ، أُنثى طُفَيلةِ المَلاريا البِدائيَّة
macrogastria تَمَدُّد المَعِدة ، كِبَرُ المَعِدة
macrogenesy, gigantism ضَخامةُ التَكَوُّن ، ضَخامة ، عَمْلَقة
macrogenitosomia عَرْطَلِيَّة تَناسُلِيَّة
~ praecox عَرْطَلِيَّة تَناسُلِيَّة مُبَكِّرة
macrogingivae غِلَظُ اللِّثة ، فَيَلُ اللِّثة

macroglia, astroglia ضِخَمُ اللُّحمة العَصَبيَّة
macroglossia كِبَرُ اللِّسان ، ضَخامةُ اللِّسان
macrognathia ضَخامةُ الفَكّ ، الفَقَم
macrogyria ضِخَمُ التَّلافيف
macrolabia = **macrocheilia**
غِلَظ الشفتَيْن ، البَرْطَمة
macroleukoblast أرومةُ البَيضاءِ الكُبْريَّة
macromania, megalomania تَوهُّم الكِبَر ، جِنَّة التَّعاظُم
macromastia = **macromazia**
ضَخامةُ الثَّدْيَيْن ، كِبَرُ الثَّدْي أو الثَّدْيَيْن
macromelia ضَخامةُ الأطراف ، ضَخامةُ النِّهايات
macromelus كَبيرُ النِّهايات ، ضَخْمُ الأطراف
macromere قُسيمة كَبيرة – قُسيمة جَذعيَّة كَبيرة
macromolecular ضَخْمُ الجُزَيئات
macromolecule جُزَيْء كُبْريّ
macromonocyte وَحيدةُ النَّواة الضَّخْمة
macromyeloblast أرومةٌ نِقيَّةٌ ضَخْمة
macronormoblast أرومةُ السَّويَّة الكُبْريَّة
macronucleus نَواةٌ كُبْريَّة ، النَّواةُ الكُبرى
macronychia طُولُ الأظافِر
macropathology وَصْفُ الأمراضِ العِيانيّ
macrophage = **macrophagus**
بَلْعَم كُبْريّ ، مُلتَقِمة كَبيرة ، بَلْعَمة كَبيرة
macrophagocyte بَلعَميَّة كُبْريَّة
macrophallus كِبَرُ القَضيب
macrophthalmia ضَخامةُ المُقْلة ، العَيَن
macroplasia = **macroplastia** ضِخَمُ النُمّو
macropodia ضَخامةُ القَدَمَيْن ، الفَتَخ
macropolycyte عَدِلةٌ مُتعَدِّدةُ فُصوصِ النَّواة
macroprosopia الجَهَم ، كِبَرُ الوَجْه
macropsia = **macropia** الرُّؤية المُكَبِّرة
macrorhinia الخثَم – كِبَرُ الأنف
macroscelia السَّوَق ، كِبَرُ الساقَيْن
macroscopic = **macroscopical** عِيانيّ
macroscopy الفَحْصُ العِيانيّ
macrosigmoid = **macrosigma**
السِّينُ الضَّخْمة
macrosis ضِخَم ، تضَخُّم ، جَسامة
macrosmatic مُرهَفُ الشَّمّ
macrosomatia, macrosomia
كِبَرُ البَدَن ، ضَخامةُ الجِسم
macrosplanchnic كَبيرُ الأحشاء
macrospore بَوْغٌ كَبير ، بَوْغٌ كُبْريّ
macrostoma = **macrostomia**
الفَوَه ، الفَوَغ ، الشَّدَق – انشِقاقُ الصامِغَيْن
macrotia كِبَرُ الأُذُن ، القَنَف
macrotome مِقطَع كَبير
macula بُقعة ، لَطْخة
~ corneae, ~ lutea بُقعةُ القَرْنيَّة ، البُقعة الصَّفراء
~ retinae بُقعة شَبَكيَّة
~ solaris = a freckle نَمْشة
maculate أبْقَع ، مُبَقَّع
macule = **macula** بُقْعة ، لَطْخة
maculocerebral بُقْعيّ مُخِّيّ
maculopapule حَطاطة بُقْعيَّة
mad مَجْنون ، مَعْتوه ، مَألوس ، مَسْعور
madarosis المَعَط ، تَمَعُّط الأهداب ، مَرَطُ الأجفان والحَواجِب
Madura foot = **maduromycosis**
قَدَمُ مادورا ، فُطارٌ مادوريّ
magenstrasse تَلَمُ المَعِدة
magenta أرْجُوانيّ ، أحمَرُ ضارِبٌ إلى الزُّرقة
maggot يَرَقةُ الذُّباب ، نَغَفة
magistral قانُونيّ ، (دَواء) وَصْفيّ
magma صُهارة – مُعَلَّق مائيّ ، مُعلَّق ثَخين
magnesia مانِيزيا
magnesium المَغْنِزيوم ، المَغنيسيُوم
~ carbonate كَرْبُونات المَغْنيسيوم
~ hydroxide = milk of magnesia
هَيْدروكسيد المَغْنيسيوم ، لَبَنُ المانِيزيا
~ sulphate سُلْفات المَغْنيسيوم
~ trisilicate ثُلاثيّ سِليكات المَغْنيسيوم
magnet مِغْنَطيس
magneto-electricity الكَهرَبائيَّةُ المِغْنَطيسيَّة
magnetometer المِغْناط ، مِقياسُ المِغنَطيسيَّة
magnetotherapy المُداواةُ المِغْنَطيسيَّة

magnetropism الجَذْبُ المِغْنَطيسيّ . الانتِحاءُ المِغْنَطيسيّ
magnification تَكْبير ، تَعْظيم
magnifier مُكَبِّرة ، عَدَسة مُكَبِّرة
magnify يُكَبِّر ، يُعَظِّم
magnum كَبير
maiden عَذْراء ، بِكْر ، بَتُول
maidenhead بَتُوليَّة ، بَكُوريَّة · غِشاءُ البَكارة
maieleutherosis الوِلادةُ على يَدِ قابِلة
maieusiophobia رَهْبةُ الوِلادة
maieutics فَنُّ القِبالة ، فَنُّ التَّوليد
maim تَعْجيز · يُكَسِّح ، يُعَجِّز
main = **hand** يَدٌ
~ en griffe يَدٌ مِخلَبيَّة
maintenance صِيانة
~ dose جُرعةُ الصِّيانة ، جُرعةٌ داعِمة
mal- سابِقة بمَعنى «سُوء» أو «خَلَل»
mal داءٌ ، آفة
~ de mer هُدام ، دُوارُ البَحْر
petit ~ الداءُ الصَّغير ، نَوعٌ من الصَّرْع
mala الوَجْنة ، عَظْمُ الخَدّ ، خَدّ
malabsorption سُوءُ الامتِصاص
malacia تَليُّن ، لَدانة ، رَخْوَدة · شَهْوة التَّوابِل
malacic لَيِّن ، لَدْن
malacoma تَليُّن مَرَضيّ
malacoplakia = **malakoplakia** تَبَقُّع لَدْن أو لَيِّن
malacosarcosis رَهَلُ العَضَلات ، تَرَهُّل اللَّحْم
malacosis = **malacia** لَدانة ، تَليُّن
malacosteon لِينُ العِظام ، رَخْوَدةُ العِظام
malacotic لَدْن
malacotomy شَقُّ الجِدار البَطْنيّ
maladie مَرَض ، داء ، سَقَم
maladjustment سُوءُ التَّلاؤم ، سُوءُ التَّهَيُّؤ
malady = **maladie** داءٌ ، مَرَضٌ
malagma لَبْخة
malaise الدَّعَث ، وَعْكة ، تَوَعُّك
malalignment = **malalinement** انحِياز ، انحِراف ، زُحُول ، سُوءُ الوَضْع
malar وَجْنيّ ، خَدِّيّ
malaria, paludism المَلاريا ، البُرَداء
malariacidal مُبيدُ البُرَداء ، مُتلِف المَلاريا
malariated مُصابٌ بالمَلاريا ، مُصابٌ بالبُرَداء
malariologist اختِصاصيّ بالبُرَداء
malariology مَبْحَث المَلاريا ، عِلْمُ البُرَداء
malarious مَلاريّ
malassimilation سُوءُ التَمَثُّل
malate مِلْحُ حامِض التُّفّاح أو المالِيك
malaxation عَجْن
maldigestion سُوءُ الهَضْم
male ذَكَر ، فَحْل · مُذَكَّر
malemission قُصورُ القَذْف
maleruption سُوءُ الإثغار
malformation, deformity تَشَوُّه ، دَمامة
malfunction خَلَل وَظيفيّ
malignancy خُبْث ، خَباثة
malignant خَبيث
~ tumor (cancer) وَرَم خَبيث – سَرَطان
malingerer مُتمارِض
malingering تَمارُض
malinterdigitation تَعْشيق سَيِّء
malleable طَرُوق ، قابِلٌ لِلطَّرْق
malleation الطَّرْق – ارتِعاصٌ عَضَليّ خاطِفٌ في اليَدَيْن ، مَطْل
malleo-incudal مِطْرَقيّ سَنْدانيّ
malleolar كَعْبيّ
malleolus كَعْب
external ~, ~ fibulae, lateral ~
الكَعْب الوَحْشيّ – ناتِئُ الشظِيَّة السُّفْليّ الجانِبيّ
internal ~, medial ~, ~ tibiae
الكَعْب الإنسيّ – ناتِئُ القَصَبة السُّفْليّ الداخِليّ
malleotomy خَزْعُ المِطْرَقة · تَفْريقُ الكَعبَيْن
mallet مِيتَدة ، مِطْرَقة
malleus المِطْرَقة – كُبْرى عُظَيماتِ السَّمْع
mallow خُبَيْزة – نَبات
malnutrition سُوءُ التَّغْذية ، السَّغَل
malocclusion سُوءُ الانغِلاق ، سُوءُ الإطْباق
maloplasty تَقْويمُ الخَدّ ، رَأْبُ الخَدّ

THE HUMAN BODY

SKELETAL MUSCLES

Frontalis
Temporalis
Orbicularis oculi
Masseter
Orbicularis oris
Sternocleido-mastoid
Clavicle
Trapezius
Sternum
Deltoid
Pectoralis major
Biceps brachii
Triceps brachii
Latissimus dorsi
Serratus anterior
Brachialis
Brachioradialis
Pronator teres
Ext. oblique
Extensor carpi radialis longu
Flexor carpi radialis
Crest of iliac bone
Palmaris longus
Inguinal ligament
Tensor fascia lata
Iliopsoas
Pectineus
Rectus abdominis (beneath rectus sheath)
Adductor longus
Iliotibial band
Gracilis
Rectus femoris
Vastus lateralis
Sartorius
Vastus lateralis
Vastus medialis
Tendon of quadriceps femoris muscle group
Patella
Patella
Peroneus longus
Patellar ligament
Tibialis anterior
Gastrocnemius
Soleus
Soleus
Tibia
Medial malleolus (tibia)

PLATE I

BONES

Frontal
Parietal
Temporal
Zygomatic
Maxilla
Mandible
Clavicle
Scapula
Shoulder joint
Humerus
Sternum
Ulna
Elbow joint
Lumbar vertebrae
Wrist joint
Hip joint
Pubic symphysis

Glabella
Sphenoid
Nasal
Nasal septum and vomer
7th cervical vertebra
1st thoracic vertebra and rib
Acromion pr.
Coracoid pr.
Articular cartilage

Costal cartilage
12th rib
Ilium
Sacrum
Coccyx
Pubis
Ischium
Femur
Ulna
Radius

Patella
Knee joint
Fibula
Tibia

Tarsal bones
Metatarsals
Phalanges

Ankle joint

Designed by
WILLIAM A. OSBURN, M.M.A.
Artwork by
ELLEN COLE
ROBERT DEMAREST
WILLIAM OSBURN

PLATE II

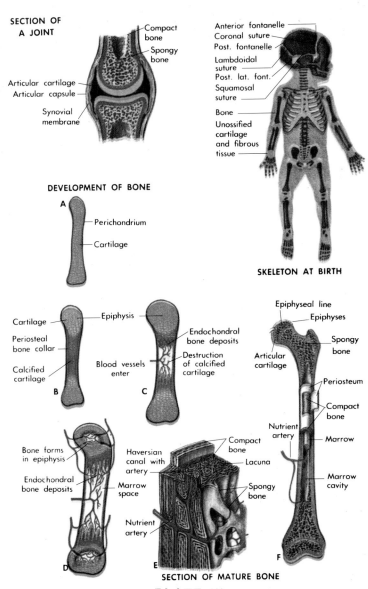

SECTION OF A JOINT

Compact bone
Spongy bone
Articular cartilage
Articular capsule
Synovial membrane

Anterior fontanelle
Coronal suture
Post. fontanelle
Lambdoidal suture
Post. lat. font.
Squamosal suture
Bone
Unossified cartilage and fibrous tissue

SKELETON AT BIRTH

DEVELOPMENT OF BONE

A
Perichondrium
Cartilage

B
Cartilage
Periosteal bone collar
Calcified cartilage
Epiphysis

C
Epiphysis
Endochondral bone deposits
Blood vessels enter
Destruction of calcified cartilage

D
Bone forms in epiphysis
Endochondral bone deposits
Marrow space

E
Haversian canal with artery
Nutrient artery
Compact bone
Lacuna
Spongy bone

SECTION OF MATURE BONE

F
Epiphyseal line
Epiphyses
Spongy bone
Articular cartilage
Periosteum
Compact bone
Nutrient artery
Marrow
Marrow cavity

PLATE III

THE ORGANS OF DIGESTION

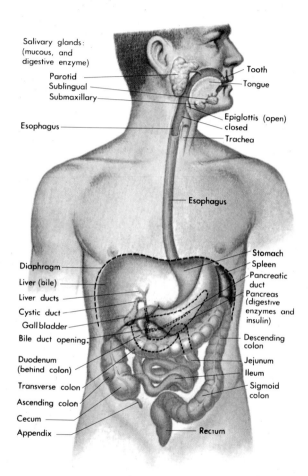

PLATE IV

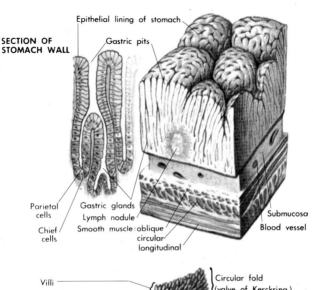

SECTION OF STOMACH WALL

Epithelial lining of stomach

Gastric pits

Parietal cells

Chief cells

Gastric glands

Lymph nodule

Smooth muscle: oblique
circular
longitudinal

Submucosa

Blood vessel

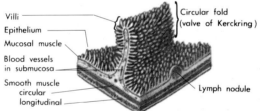

Villi

Epithelium

Mucosal muscle

Blood vessels in submucosa

Smooth muscle
circular
longitudinal

Circular fold (valve of Kerckring)

Lymph nodule

SECTIONS OF SMALL INTESTINE WALL

SECTION OF LARGE INTESTINE (COLON)

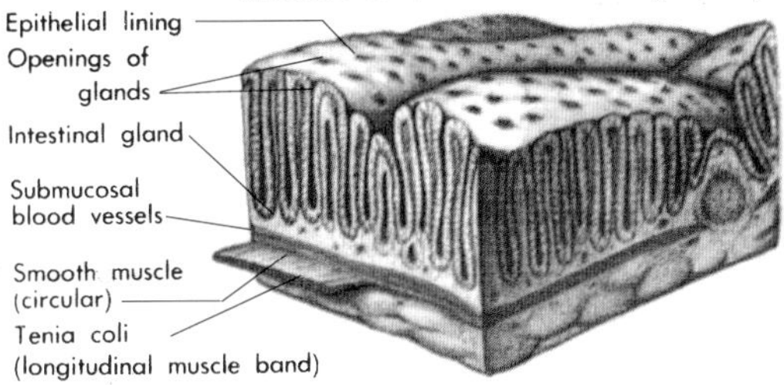

Epithelial lining

Openings of glands

Intestinal gland

Submucosal blood vessels

Smooth muscle (circular)

Tenia coli (longitudinal muscle band)

PLATE V

THE ORGANS OF RESPIRATION AND THE HEART

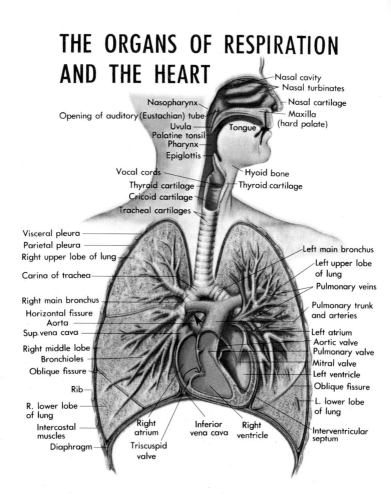

Nasal cavity
Nasal turbinates
Nasopharynx
Nasal cartilage
Opening of auditory (Eustachian) tube
Maxilla (hard palate)
Uvula
Tongue
Palatine tonsil
Pharynx
Epiglottis
Vocal cords
Hyoid bone
Thyroid cartilage
Thyroid cartilage
Cricoid cartilage
Tracheal cartilages
Visceral pleura
Parietal pleura
Left main bronchus
Right upper lobe of lung
Left upper lobe of lung
Carina of trachea
Pulmonary veins
Right main bronchus
Pulmonary trunk and arteries
Horizontal fissure
Aorta
Sup. vena cava
Left atrium
Aortic valve
Right middle lobe
Pulmonary valve
Bronchioles
Mitral valve
Oblique fissure
Left ventricle
Oblique fissure
Rib
L. lower lobe of lung
R. lower lobe of lung
Interventricular septum
Intercostal muscles
Right atrium
Inferior vena cava
Right ventricle
Diaphragm
Triscuspid valve

PLATE VI

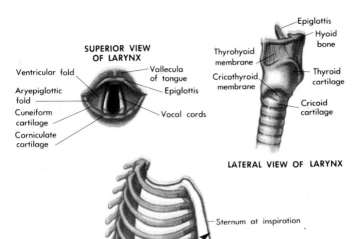

SUPERIOR VIEW OF LARYNX

Ventricular fold

Aryepiglottic fold

Cuneiform cartilage

Corniculate cartilage

Vallecula of tongue

Epiglottis

Vocal cords

Epiglottis

Hyoid bone

Thyrohyoid membrane

Cricothyroid membrane

Thyroid cartilage

Cricoid cartilage

LATERAL VIEW OF LARYNX

Sternum at inspiration

Sternum at expiration

Diaphragm at expiration

Diaphragm at inspiration

THORACIC RESPIRATORY MOVEMENTS

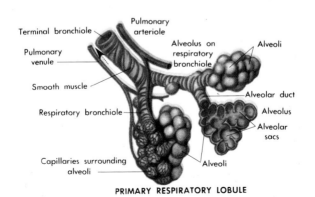

Pulmonary arteriole

Terminal bronchiole

Pulmonary venule

Smooth muscle

Respiratory bronchiole

Capillaries surrounding alveoli

Alveolus on respiratory bronchiole

Alveoli

Alveolar duct

Alveolus

Alveolar sacs

Alveoli

PRIMARY RESPIRATORY LOBULE

PLATE VII

THE MAJOR BLOOD VESSELS

VEINS

ARTERIES

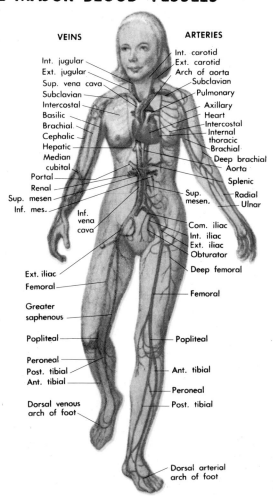

- Int. jugular
- Ext. jugular
- Sup. vena cava
- Subclavian
- Intercostal
- Basilic
- Brachial
- Cephalic
- Hepatic
- Median cubital
- Portal
- Renal
- Sup. mesen
- Inf. mes.
- Inf. vena cava
- Ext. iliac
- Femoral
- Greater saphenous
- Popliteal
- Peroneal
- Post. tibial
- Ant. tibial
- Dorsal venous arch of foot

- Int. carotid
- Ext. carotid
- Arch of aorta
- Subclavian
- Pulmonary
- Axillary
- Heart
- Intercostal
- Internal thoracic
- Brachial
- Deep brachial
- Aorta
- Splenic
- Sup. mesen.
- Radial
- Ulnar
- Com. iliac
- Int. iliac
- Ext. iliac
- Obturator
- Deep femoral
- Femoral
- Popliteal
- Ant. tibial
- Peroneal
- Post. tibial
- Dorsal arterial arch of foot

PLATE VIII

DETAILS OF CIRCULATORY STRUCTURES

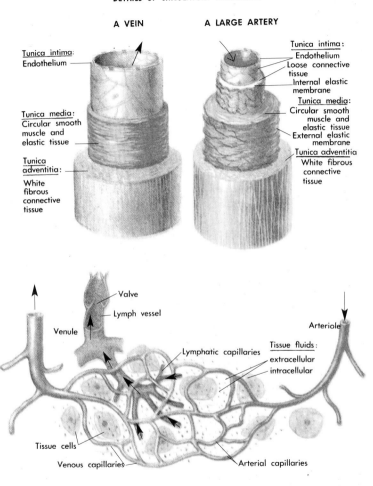

A VEIN

Tunica intima:
Endothelium

Tunica media:
Circular smooth
muscle and
elastic tissue

Tunica
adventitia:

White
fibrous
connective
tissue

A LARGE ARTERY

Tunica intima:
Endothelium
Loose connective
tissue
Internal elastic
membrane

Tunica media:
Circular smooth
muscle and
elastic tissue
External elastic
membrane

Tunica adventitia:
White fibrous
connective
tissue

Valve

Lymph vessel

Venule

Arteriole

Lymphatic capillaries

Tissue fluids:
extracellular
intracellular

Tissue cells

Venous capillaries

Arterial capillaries

A CAPILLARY BED

PLATE IX

THE BRAIN AND SPINAL NERVES

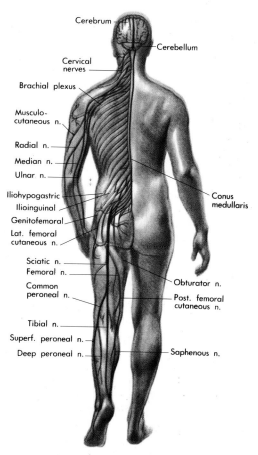

Cerebrum

Cerebellum

Cervical nerves

Brachial plexus

Musculo-cutaneous n.

Radial n.

Median n.

Ulnar n.

Iliohypogastric

Ilioinguinal

Genitofemoral

Lat. femoral cutaneous n.

Sciatic n.

Femoral n.

Common peroneal n.

Tibial n.

Superf. peroneal n.

Deep peroneal n.

Conus medullaris

Obturator n.

Post. femoral cutaneous n.

Saphenous n.

THE MAJOR SPINAL NERVES

PLATE X

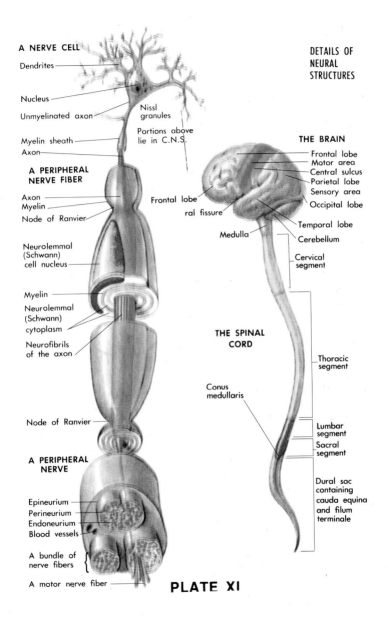

A NERVE CELL

Dendrites

Nucleus

Unmyelinated axon

Nissl granules

Myelin sheath

Portions above lie in C.N.S.

Axon

A PERIPHERAL NERVE FIBER

Axon
Myelin
Node of Ranvier

Frontal lobe
ral fissure

Neurolemmal (Schwann) cell nucleus

Myelin

Neurolemmal (Schwann) cytoplasm

Neurofibrils of the axon

Node of Ranvier

A PERIPHERAL NERVE

Epineurium
Perineurium
Endoneurium
Blood vessels

A bundle of nerve fibers

A motor nerve fiber

DETAILS OF NEURAL STRUCTURES

THE BRAIN

Frontal lobe
Motor area
Central sulcus
Parietal lobe
Sensory area
Occipital lobe
Temporal lobe
Cerebellum

Medulla

Cervical segment

THE SPINAL CORD

Thoracic segment

Conus medullaris

Lumbar segment

Sacral segment

Dural sac containing cauda equina and filum terminale

PLATE XI

ORGANS OF SPECIAL SENSE THE EAR

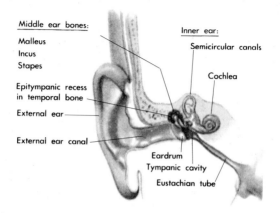

Middle ear bones:

Malleus
Incus
Stapes

Epitympanic recess
in temporal bone

External ear

External ear canal

Inner ear:

Semicircular canals

Cochlea

Eardrum
Tympanic cavity
Eustachian tube

THE ORGAN OF HEARING

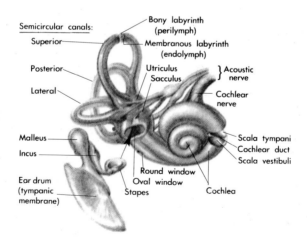

Semicircular canals:

Superior

Posterior

Lateral

Malleus

Incus

Ear drum
(tympanic
membrane)

Bony labyrinth
(perilymph)

Membranous labyrinth
(endolymph)

Utriculus
Sacculus

Acoustic
nerve

Cochlear
nerve

Scala tympani
Cochlear duct
Scala vestibuli

Round window
Oval window
Stapes

Cochlea

THE MIDDLE EAR AND INNER EAR

PLATE XII

THE LACRIMAL APPARATUS AND THE EYE

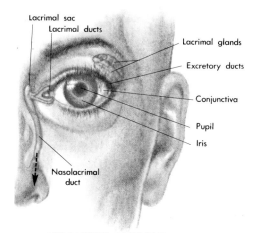

Lacrimal sac

Lacrimal ducts

Lacrimal glands

Excretory ducts

Conjunctiva

Pupil

Iris

Nasolacrimal duct

THE LACRIMAL APPARATUS

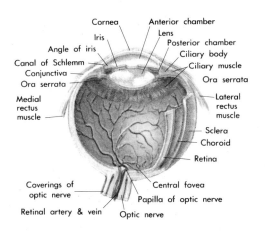

Cornea

Anterior chamber

Iris

Lens

Angle of iris

Posterior chamber

Ciliary body

Canal of Schlemm

Ciliary muscle

Conjunctiva

Ora serrata

Ora serrata

Medial rectus muscle

Lateral rectus muscle

Sclera

Choroid

Retina

Coverings of optic nerve

Central fovea

Papilla of optic nerve

Retinal artery & vein

Optic nerve

HORIZONTAL SECTION OF THE EYE

PLATE XIII

THE PARANASAL SINUSES

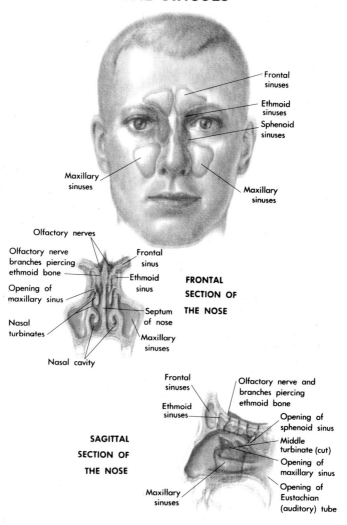

Frontal sinuses
Ethmoid sinuses
Sphenoid sinuses
Maxillary sinuses
Maxillary sinuses

Olfactory nerves
Olfactory nerve branches piercing ethmoid bone
Opening of maxillary sinus
Nasal turbinates
Nasal cavity
Frontal sinus
Ethmoid sinus
Septum of nose
Maxillary sinuses

FRONTAL SECTION OF THE NOSE

Frontal sinuses
Ethmoid sinuses
Olfactory nerve and branches piercing ethmoid bone
Opening of sphenoid sinus
Middle turbinate (cut)
Opening of maxillary sinus
Opening of Eustachian (auditory) tube
Maxillary sinuses

SAGITTAL SECTION OF THE NOSE

PLATE XIV

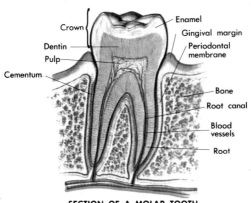

SECTION OF A MOLAR TOOTH

Crown

Enamel

Gingival margin

Dentin

Periodontal membrane

Pulp

Cementum

Bone

Root canal

Blood vessels

Root

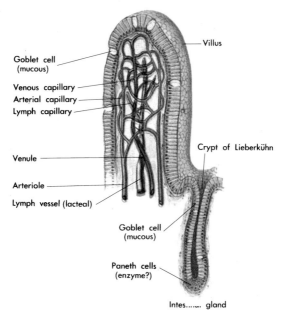

Villus

Goblet cell (mucous)

Venous capillary

Arterial capillary

Lymph capillary

Crypt of Lieberkühn

Venule

Arteriole

Lymph vessel (lacteal)

Goblet cell (mucous)

Paneth cells (enzyme?)

Intes..... gland

SECTIONS OF SMALL INTESTINE WALL

PLATE XV

STRUCTURAL DETAILS

SKELETAL MUSCLE

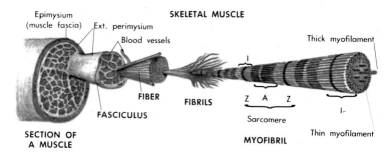

Epimysium (muscle fascia)
Ext. perimysium
Blood vessels
Thick myofilament
FIBER
FASCICULUS
FIBRILS
I
Z A Z
Sarcomere
MYOFIBRIL
Thin myofilament
I—

SECTION OF A MUSCLE

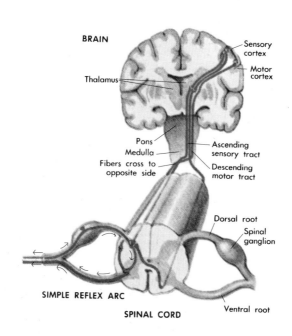

BRAIN

Sensory cortex
Motor cortex
Thalamus
Pons
Medulla
Fibers cross to opposite side
Ascending sensory tract
Descending motor tract
Dorsal root
Spinal ganglion
SIMPLE REFLEX ARC
Ventral root
SPINAL CORD

PLATE XVI

Malpighian body جُسيم مَلْبيغي ـ في الكُلْوة
malposition سُوءُ الوَضْع ، سُوءُ الوَضْعة
malpractice = malpraxis سُوءُ المُمارَسة ، سُوءُ استِعمال المِهْنة ، خَطأ مِهْنيّ
malpresentation سُوءُ الجَيْئة ، سُوءُ المَجيء
malreduction سُوءُ الرَّدّ ـ سُوءُ إرجاع العَظْم
malrotation سُوءُ الاستِدارة ، سُوءُ التَّدْوير
malt, maltum مَلْت ، شَعير مُنَبَّش أو نابِت
Malta fever الحُمّى المالِطيَّة
maltase مَلْتاز ، خَميرةُ المَلْت
maltose = maltobiose مَلْتوز ، سُكَّرُ الشَّعير المُنَبَّش
malum داءٌ ، بَليَّة
~ articulorum senilis داءُ المَفاصِل الشَّيْخوخيّ
~ coxae داءُ الوَرِك ، تَدَرُّنُ المَفصِل الوَرِكيّ
~ venereum السِّفْلِس
malunion عَثْمٌ ، سُوءُ الالتِحام
mamelon حَلَمة ، أُسْحَم
mamelonated = mamelonne = mamillated مُحَلَّم ، أُسحُميّ ، ذو حَلَمات
mamelonation = mamillation تَحلُّم ، تَسَحُّم ، تَكَوُّنُ السُّحْم أو الحَلَمات
mamilla = nipple حَلَمة ، أُسْحَم
mamillary حَلَميّ ، أُسحَميّ
mamillated مُحَلَّم ، ذو حَلَمات
mamillation الحَلَميَّة ، أزرارٌ حَلَميَّة
mamilliform حَلَميُّ الشَّكْل
mamilliplasty رَأبُ الثَّدْي
mamillitis التِهابُ الحَلَمة ، التِهابُ الأُسْحَم
mamma ثَدْيُ المَرْأة ، ثُنْدُوةُ الرَّجُل
mammal ثَدْيي ، مِن ذَواتِ الثَّدْي ، لَبُون
mammalgia = mastalgia وَجَع الثَّدْي
Mammalia اللَّبُونات ، الثَّدْييّات
mammaplasty = mammoplasty رَأبُ الثَّدْي
mammary ثَدْييّ
mammectomy استِئصالُ الثَّدْي
mammilla = mamilla أُسْحَم ، حَلَمة
mammillary = mamillary حَلَميّ ، أُسْحَميّ ، شِبْهُ الحَلَمة
mammilliplasty = mamilliplasty رَأبُ الحَلَمة ، تَقْويمُ الأسحَم
mammillitis = mamillitis التِهابُ الحَلَمة ، التِهابُ الأسْحَم
mammitis, mastitis ثُداء ، التِهابُ الثَّدْي
mammogram صُورةُ الثَّدْي
mammography تَصْويرُ الثَّدْي ـ شُعاعيّاً
mammoplasia نُمُوُّ النَّسيجِ الثَّدْييّ
mammoplasty رَأبُ الثَّدْي
mammose ثَدْياء ، كَبيرةُ الثَّدْي · ذاتُ حَلَمات
mammotomy = mastotomy بَضْعُ الثَّدْي ، شَقُّ الثَّدْي
mammotropic أليفُ الثَّدْي
mandible الفَكُّ السُّفْليّ
mandibula = mandible الفَكُّ السُّفْليّ
mandibular فَكّي سُفْليّ ، لَحْييّ
mandrel, mandril شِياق ، مِمْسَكُ العُدَّة
mandrin مِزْوَد ، مِقْوَدُ القَثْطَرة · (سُنْبُك)
maneuver = manoeuvre مُناوَرة ، مِراس ، إجراءٌ حاذِق
manganese = manganum المَنْغَنيس
mange الحِكَّة ، العَرّ
mania هَوَس ، مَسّ ، مانيا
maniac مَهْوُوس ، مَمْسُوس ، مانيائيّ
manic مَهْوُوس ، مَمْسُوس ، مُصابٌ بالمانيا
~-depressive psychosis ذُهان كآبيّ هَوَسيّ
manifestation مَظْهَر ، ظاهِرة مُعَبِّرة ، إظْهار
manikin مِجْدار ، دُمْية
maniphalanx سُلامَى اليَد
manipulation مُنابَلة ، تَداوُل ، مُعالَجة أو تَدبُّر باليَد أو اليَدَيْن
manna المَنّ ، عَسَلُ النَّدى
mannerism تَصَنُّع ، تَكَلُّف
mannitol = mannite مانيتُول ـ كُحول مَنّيّ
mannose = mannitose سُكَّر المَنّ
manometer مانُومِتر ـ مِقياسُ ضَغْطِ الغازاتِ والسَّوائل

manometry قِياسُ الضَّغْط بالمانُومِتر
manoscopy قِياسُ كثافةِ الغاز
mantle وِشاح ، رِداء · قِشْرةُ المُخّ
manual يَدَوي ، صُنْعُ اليَد · كُتَيِّب
manubrium قَبْضة ، قَبْضةُ القصّ
manus اليَد
map خَريطة
genetic ~ خَريطةٌ جِينيَّة
marantic سَغَليّ ، دَنَفيّ ، قَحَليّ ، سَغِل
marasmic سَغَليّ ، سَغِل ، دَنَفيّ ، مُدَنَّف
marasmus سَغَل ، دَنَف ، قُحول ، ضَوًى ، وَقَذ
mareo دُوارُ البَحْر ، عَياءُ الجَبَل
margarine مَرْجرين ، زُبْدة صِناعيَّة
margin هامِش
marginal هامِشيّ · حَدِّيّ
marginoplasty رَأبُ الهامِش ، تَقْويمُ الهامِش ـ تَرْقيعُ حافَّة جَفْنِ العَيْن
margo; pl. margines حافَّة ، حَرْف
mariguana = **mariahuana** = **marihuana** = **marijuana** الحَشِيش ، القِنَّب ، حَشِيشةُ القُنْبُز
mariposia شُرْبُ ماءِ البَحْر
marital زَواجيّ ، بَعْليّ
maritonucleus النَّواةُ المُزَوَّجة ـ نَواةُ البَيضةِ بعدَ تَذْكيرها ، النَّواةُ المُلَقَّحة
marmot المَرْموط ، فَأْرُ الجَبَل
narrow النِّقْي ، الرِّم ـ نُخاع أو مُخُّ العَظْم
red ~ نِقْي أحمَر
spinal ~ النُّخاع الشَّوكيّ
yellow ~ نِقْيٌ أصفَرُ
marsupial جِرابيّ ، جَيْبيّ ـ حَيَوانٌ جِرابيّ
marsupialization تَوْخيف ، تَوَخُّف ، تَجَيُّب
marsupium = **the scrotum** الصَّفَن
maschaladenitis التِهابُ غُدَد الإبْط
maschaloncus تَوَرُّم الإبط ، تَوَرُّم إبْطيّ
masculation اسْتِرْجال
masculine ذَكَريّ ، مُذَكَّر
masculinity ذُكورة ، ذُكوريَّة
masculinization تَرَجُّل ، تَذْكير ، مِذكاريَّة
masculinize يُذَكِّر
masculinovoblastoma مِذكارُوم، وَرَم أُروميّ مِذْكاريّ ، وَرَم مَبيضيّ مِذْكاريّ
masculonucleus, arsenoblast نَواةٌ ذَكَريَّة
mask, masque قِناع · يُقَنِّع
masked مُقَنَّع ، قِناعيّ
masochism الماسُوشيَّة ـ انحِرافُ الشَّهوةِ الجِنسيَّة
masochist ماسُوشيّ ، مازُوخيّ
mass, massa كُتْلة
massage تَدْليك ، دَلْك ، تَمْسيد
masseter ماضِغ
~ muscle العَضَلة الماضِغة
masseur = **massor** مُدَلِّك ، مُمَسِّد
masseuse مُدَلِّكة ، مُمَسِّدة
massotherapy الاستِمْساد ، المُعالَجة بالتَّدْليك
mastadenitis التِهابُ الثَّدْي
mastadenoma غُدُّوم ثَدْييّ ، وَرَم غُدِّي ثَدْييّ
mastalgia وَجَعُ الثَّدْي ، ألَم الثَّدْي
mastatrophia = **mastatrophy** ضُمورُ الثَّدْي
mast-cell, mast cell خَليَّة بَدينة
mastectomy اسْتِئصالُ الثَّدْي
masthelcosis تَقَرُّحُ الثَّدْي
mastication مَضْغ
mastitis التِهابُ الثَّدْي
masto- , **mast-** سابِقة لِلدَّلالة على «الثَّدْي»
mastocarcinoma سَرَطانةُ الثَّدْي
mastochondroma غُضْرُومٌ ثَدْييّ ، وَرَمُ الثَّدْي الغُضْرُوفيّ
mastocyte خَليَّة بَدينة ، خَليَّة دَقَليَّة
mastocytoma وَرَمُ الخَلايا البَدينة
mastocytosis كَثْرةُ الخَلايا البَدينة
mastodynia ألَمُ الثَّدْي ، وَجَعُ الثَّدْي
mastography تَصْويرُ الثَّدْي ـ شُعاعيّاً
mastoid الخُشّاء ـ النُّتوءُ الحَلَميّ لِلعَظْمِ الصُّدْغيّ · نَظيرُ حَلَمة الثَّدْي
~ antrum غارُ الخُشّاء ، جَيْبُ الخُشّاء
~ process النُّتوءُ الخُشّائيّ ، الخُشّاء

mastoidalgia = **mastodynia** ألَمُ الخُشّاء
mastoidectomy خَزْعُ أو قَطْعُ الخُشّاء
mastoideocentesis ثَقْبُ الخُشّاء . بَزْلُ الخُشّاء
mastoiditis التِهابُ الخُشّاء
mastoidotomy شَقُّ الخُشّاء . بَضْعُ الخُشّاء
mastologist خَبيرٌ بالجِهاز الثَّدْييّ
mastology مَبْحَثُ الجِهازِ الثَّدْييّ
mastomenia الطَّمْثُ الثَّدْييّ
mastoncus تَوَرُّم الثَّدْي . وَرَمٌ ثَدْييّ
masto-occipital خُشّائيّ قَذاليّ
mastoparietal خُشّائيّ جِداريّ
mastopathy اعتِلالٌ ثَدْييّ
mastopexy تَثْبيتُ الثَّدْي
mastoplastia = **mastoplasia**
استِنْساجٌ ثَدْييّ ، فَرْطُ التَنَسُّج الثَّدْييّ
mastoplasty رَأْبُ الثَّدْي ، تَقْويمُ الثَّدْي
mastoptosis تَدَلّي الأثْداء
mastorrhagia نَزْفٌ ثَدْييّ
mastoscirrhus صَلادةُ الثَّدي ، جُسأةُ الثَّدْي
mastostomy بَضْعُ الثَّدْي واستِنْضاضُه
mastotomy بَضْع الثَّدْي
masturbation الاستِمناءُ باليَد ، جَلْدُ عُمَيرة
matching مُقارَنة ، مُقابَلة
mater أُمّ
dura ~ الأُمُّ الجافية
pia ~ الأُمُّ الحَنون
materia = **materies** مادّة
~ medica المادَّةُ الطبيّة ، عِلْمُ العَقاقير الطبيّة
material مادّة . ماديّ
maternal أُموميّ ، أُمّهيّ
maternity أُمومة . دارُ التَّوليد
maternology عِلْمُ الأُمومة ، دَرْسُ الأُمومة
mating تَزاوُج ، مُزاوَجة
assortive ~ مُزاوَجةٌ مُنَسَّقة
random ~ تَزاوُج عَشوائيّ ، مُزاوَجة اعتِسافيّة
matrical = **matricial** رَحِميّ
matrilineal أُمّهيُّ السُّلالة ، أُموميُّ النَّسَب ، أُنثَويُّ السُّلالة
matrix رَحِم ، مَنبِت . مَطْرِق ، قالَب
matroclinous أُمّي المُيول ، أُمّهيُّ المَيْل
matron مُشرِفة ، ناظِرة
matter مادّة . غَثّ ، صَديد
mattress فَرْشة . فِراشُ السَّرير
maturate يَنْضج . يُقيِّح
maturation نُضْج ، يَنَع . تَقَيُّح . غُثوثة
mature ناضِج ، تَميم . راشِد
maturity بُلوغ ، رُشْد . نُضْج ، تَمام
matutinal صَباحيّ
maxilla اللَّحْي . الفَكّ . الفُقْم
maxillary فَكّيّ . لَحْييّ . فُقْميّ
maxillectomy استِئْصالُ الفَكّ العُلْويّ
maxillitis التِهابُ الفَكّ . التِهابُ الغُدَّةِ تَحتَ الفَكّ
maxillopalatine فَكّيّ حَنَكيّ ، فُقْميّ حَنَكيّ
maxillotomy بَضْعُ الفَكّ العُلْويّ
maximal أقْصى ، أعْظَم
maximum الأعظَم ، الأعلى أو الأقصى
maza = **the placenta** السُّخْد
maze مَتاهة . تِيه . حَيْرة . ذُهول
mazo- سابِقة تَدُلُّ على العَلاقة بِـ «الثَّدْي»
mazodynia = **mastodynia** وَجَعُ الثَّدْي
mazopexy تَثْبيتُ الثَّدْي – المُتَدَلّي
mazoplasia تَنَسُّج ثَدْييّ
meal وَجْبة ، أُكْلة . دَقيق
mean وَسَط ، مُتَوَسِّط . يَعْني
~ life مُتَوَسِّطُ العُمْر
means وَسيلَة ، وَسائل
measles الحَصْبة
measure يَقيسُ . مِقياس ، قِياس . إجراء ، تَدْبير
meat- , **meato-** سابِقة بمعنى «صِماخيّ»
meatal صِماخيّ . مَباليّ . فُوهيّ
meatometer مِقياسُ الصِّماخ
meatorrhaphy رَفْو الصِّماخ ، رَتْق الصِّماخ . رَتْقُ المَبال
meatoscopy تَنْظيرُ المَبال
meatotome مِبْضَع المَبال
meatotomy بَضْعُ الصِّماخ ، شَقُّ المَبال

meatus صِماخ ، قَناة • فُتحة ، فوهة
~ acusticus externus صِماخُ الأُذُن الظاهِر
~ acusticus internus الصِّماخُ الباطِن
~ urinarius صِماخُ المَبال
mechanicoreceptor مُتقبِّل آليّ
mechanics عِلْمُ الآليّات . عِلْمُ القُوى المُحَرِّكةِ والساكِنة . عِلْمُ الميكانيكيّات
mechanism آليّة . مَكْنيّة • آلة • تِقْنيّة
~ of labor آليّةُ الوِلادة
mechanocyte, fibroblast خَليّة لِيفيّة
mechanology عِلْمُ الآليّات
mechanoreceptor مُتقبِّل ميكانيكيّ – حَسّاسٌ لِلمَطّ أو الضَّغط
mechanotherapy = mechanicotherapeutics = mechanicotherapy المُعالَجة الآليّة أو المَكْنيّة
meconiorrhea سَيَلان عِقْيِيّ
meconism الأفيونيّة . تَعاطي الأفيون
meconium عِقْيٌ . غائطُ الجَنين • أفيون
media بِيئاتٌ أو أوساط • الطبَقةُ الوُسْطى (في الأوعية) • الأوساطُ الشفّافة (في العَيْن)
culture ~ بِيئاتُ أو أوساطُ الزَّرْع ، مُسْتَنْبَتات
medial = median = medianus وَسَطيّ ، مُتوسِّط ، إنْسيّ
mediastinal مَنْصِفيّ ، حَيْزوميّ
mediastinitis التِهابُ الحَيزوم ، التِهابُ المَنْصِف
mediastinography تَصْويرُ الحَيْزوم – بالأشِعَّة
mediastinopericarditis التِهابُ المَنْصِفِ والتأمور ، التِهابُ الحَيزومِ والتأمور
mediastinoscopy تَنظيرُ المَنصِف
mediastinotomy بَضْعُ المَنصِف ، شَقُّ الحَيزوم
mediastinum; pl. mediastina مَنْصِف ، حَيزوم – ج. مَناصِف ، حَيازِم أو حَيازيم
mediate; indirect مُتوسِّط ، غيرُ مُباشِر
mediator مُتوسِّط ، وَسيط
medicable يُداوَى ، قابِلُ الشِّفاء
medical طِبِّي
medicament دَواء ، عِلاج ، عَقّار ، إساء
medicamentation التَّداوي . التَّطْبيب
medicaster دَجّال
medicated مُخَضَّب بِدَواء ، مُشَبَّع بِدَواء
medication التَّداوي . التَّطْبيب ، المُداواة
medicinal دَوائيّ . شِفائيّ • إساويّ ، طِبِّيّ
medicine عِلْمُ الطِّب • دَواء
clinical ~ الطِّبُّ السَّريريّ
forensic ~ الطِّب الشَّرعيّ
preventive ~ الطِّب الوِقائيّ
veterinary ~ الطِّب البَيْطريّ
medicochirurgic(al) طِبِّي جِراحيّ
medicolegal طِبِّي شَرْعيّ
medicopsychology الطِّبُّ النَّفسيّ
medicus = physician طَبيب
mediolateral مُتوسِّط جانِبيّ
medionecrosis تَنَكُّرُز الوُسطى أو نَخَرُها – يُقصَد طَبَقة الأوْرَطي الوُسطى
mediotarsal تابِع لِوَسَط المِشْط
medisect يَشْطُرُ . يَقْطَعُ إلى نِصفَيْن
Mediterranean fever حُمَّى البَحْرِ المُتوسِّط – الحُمَّى المالِطيّة
medium مَنْبَت • بِيئة ، وَسَط • وَسيط
culture ~ مُسْتَنبَت – بِيئةُ الزَّرْع
medius, middle finger الوُسطى . الإصْبَعُ الثالِثة
medorrhea سَيَلانٌ إحليليّ
medulla نُخاع . لُبٌّ
~ oblongata, myelencephalon النُّخاعُ المُستَطيل
~ ossium الرِّمُّ ، النِّقي ، نُخاعُ العَظْم
~ spinalis النُّخاع الشَّوكيّ
medullar, medullary نُخاعيّ ، لُبِّيّ ، نِقْيِيّ ، نِقْويّ – شَبيهُ النُّخاع أو النِّقي
medullectomy خَزْعُ اللُّب
medulliadrenal = medulloadrenal لُبِّيّ كُظْريّ
medullitis التِهابُ النُّخاع ، التِهابُ النُّخاع والعَظْم
medullization النُّخاعيّة

medullo-adrenal لُبِّيّ كُظريّ
medulloblast أرومةٌ نُخاعيَّة ، جَذعة نُخاعيَّة
medulloblastoma وَرَمٌ بُرعُميّ نُخاعيّ – وَرَمُ مُصوِّرات النُّخاع
medullo-epithelioma وَرَمٌ ظِهاريّ نُخاعيّ
medulloid نُخاعانيّ ، نَظيرُ النُّخاع
mega-, megalo- سابِقة تَعني «كَبير» أو «ضَخْم»
megacardia قَلْب كَبير
megacaryoblast أرومةُ النَّوّاء
megacaryocyte النَّوّاء ، الخَليَّةُ الأُمُّ للصُّفَيحات الدمَويَّة
megacephaly ضَخامةُ الرأس ، كِبَرُ الرأس
megacolon = **megacoly** ضَخامةُ القُولون
megadont = **macrodont** كَبيرُ الأسنان
megadontia = **megadontism** كِبَرُ الأسنان ، الرَّوَق
megagastria كِبَرُ البَطْن ، الثُّجْلة
megakaryocyte = **megacaryocyte** = **megalocaryocyte** النَّوّاء ، خَليَّة نِقْيِيَّة عَرْطَل
megal-, megalo- سابِقة بمعنى «ضَخامة»
megalgia ألَمٌ مُفرِط
megaloblast أرومة ضَخْمة ، جُرثومةٌ عَرْطَل
megalocardia ضِخَمُ القَلْب ، ضَخامةُ القَلْب
megalocephalia ضَخامةُ الرأس
megalocephalic رُؤاسيّ ، أرْأس
megalocephaly = **megalocephalia** رُؤاس ، كِبَرُ الرأس
megaloceros مِسْخٌ كَبيرُ القُرون
megalocheiria غِلَظُ اليَدَيْن ، الفَتَخ
megalocornea ضَخامةُ القَرْنيَّة
megalocystis تَضَخُّم المَثانة
megalocyte كُرَيَّة ضَخمة ، خَليَّة عَرْطَل
megalocytosis = **macrocytosis** تَكَثُّرُ الكُرَيّات العَرطَليَّة ، كَثرةُ العَرطَليّات
megalodactylia = **megalodactylism** = **megalodactyly** ضَخامةُ الأصابع
megalodontia ضَخامةُ الأسنان ، كِبَرُ الأسنان
megalogastria كِبَرُ المَعِدة
megaloglossia = **macroglossia** ضَخامةُ اللِّسان ، ضِخَمُ اللِّسان
megalohepatia ضَخامةُ الكَبِد ، ضِخَمُ الكَبِد
megalomania جُنونُ العَظَمة أو الكِبْرياء
megalomaniac مَهْووس بالعَظَمة
megalomelia ضَخامةُ الأطراف
megalophthalmos = **megalophthalmus** ضَخامةُ المُقْلة ، كِبَرُ العَيْنَيْن
megalopodia ضَخامةُ القَدَمَيْن
megalopsia = **macropsia** الرُّؤيةُ المُكَبَّرة
megaloscope مِنظارٌ مُكَبِّر
megalosplenia ضِخَمُ الطِّحال ، طَحَل
megalospore = **macrospore** بَوْغٌ ضَخم
megalosyndactyly اِلتِصاقُ الأصابع الضَّخمة
meganucleus نَواةٌ كَبيرة
megaprosopous كَبيرُ الوَجْه
megarectum مُستَقيمٌ مُتوسِّع
megaspore = **macrospore** بَوغٌ كَبير
megaureter تَضَخُّم الحالِب
megavolt مِليون فُولت
megrim = **migraine** الشَّقيقة
Meibomian glands غُدَد مَيْبُوم – الجَفْنيَّة
meibomianitis = **meibomitis** اِلتِهابُ غُدَد مَيْبُوم
meiosis انتِصاف ، الانقِسامُ المُنَصِّف ، انْقِداد
meiotic انتِصافيّ
mel عَسَل
melaena = **melena** التَغَوُّطُ الأسوَد
melagra = **melalgia** ألَمُ الأطراف
melalgia وَجَعُ الأطراف
melancholia, melancholy سَوداويَّة ، سَوداء ، كَآبة
melanemesis قُياءٌ أسوَد
melanemia مِلانيَّةُ الدم ، اسوِدادُ الدم
melaniferous حاوٍ القَتامين ، مُحتَوي السُّحامين
melanin سُحامين ، قَتامين ، مِلانين
melanism التَقتُّم ، الشَّيَم ، المِلانيَّة ، السَّفَع
melano- سابِقة تَعْني : أسوَد ، سُحاميّ ، قَتاميّ
melanoblast أرومةُ المِلانيَّة ، جَذعة سُحاميَّة

melanoblastoma وَرَمُ أرومةِ المِلانيَّة

melanocarcinoma سَرَطانٌ سُحاميّ

melanocyte خليَّة مِلانيَّة ، خَليَّة سُحاميَّة

melanoderma سُحامُ الجِلْد ، قَتامُ البَشَرة

melanodermatitis التِهابُ الجِلْد السُّحاميّ

melanodermic أَسْوَدُ الجلد ، أَسْحَمُ البَشَرة

melanoepithelioma سَرَطانٌ ظِهاريّ سُحاميّ

melanogen مُكَوِّنُ المِلانِين ، مُوَلِّد السُّحامِين

melanogenesis تَوَلُّد القَتامين أو المِلانين

melanoglossia لِسانٌ سُحامينيّ أو قَتامينيّ

melanoid سُحامانيّ ، قَتامانيّ ، سُحامين صُنعيّ

melanoleukoderma بَرَص سُحامينيّ أو قَتامينيّ

melanoma وَرَم مِلانيّ ، مِلانُوم ، وَرَمٌ سُحامينيّ أو قَتامينيّ

melanomatosis وُرامٌ مِلانيّ ، وُرام سُحاميّ

melanonychia تَمَلُّن الظُّفر ، سُحامُ الظُّفر

melanophage بَلْعَمُ المِلانين

melanophore حامِلُ المِلانِين ، ناقِلةُ السُّحامِين ، حامِلة القَتامِين

melanoplakia تَلَطُّخٌ مِلانينيّ أو سُحاميّ

melanosarcoma عَرَنٌ سُحاميّ أو مِلانيّ

melanosed سُحاميّ ، أَسْحَمُ ، قَتامينيّ

melanosis مُلان ، سُحام ، قَتام ، السُّحاميَّة

melanosity سُحاميَّة ، سُحام البَشَرة

melanotic مُلانيّ ، قَتامينيّ ، مِلانينيّ ، سَحَميّ

melanuria = **melanuresis** تَمَلُّنُ البَوْل ، بِيلةٌ سُحامينيَّة ، بَوْل قَتامينيّ أو سُحامينيّ

melanuric أَسْوَدُ البَوْل

melasma كَلَف – تَبَقُّعُ الجلدِ المِلانينيّ

~ addisonii, ~ suprarenale الكُظْر السُّحاميّ – داءُ أديسون

~ gravidarum كَلَفُ الحَبَل

melena التَغَوُّطُ الأَسْوَد ، البِرازُ السُّحامينيّ

melenemesis القَيءُ الأَسْوَد

melioidosis راعُوم – شِبْهُ الرُّعام

melitemia = **hyperglycemia** الدَّمُ السُّكَّريّ ، كَثْرةُ سُكَّر الدم

melitensis, brucellosis المالِطيَّة ، داءُ البُرُوسِلِّيات

melitococcus المُكَوَّرة المالِطيَّة

melitoptyalism إلعابٌ مُعَسَّل

melituria = **mellituria** بِيلة سُكَّرِيَّة

melomelus مِسخٌ زائدُ الأطراف

meloncus وَرَمٌ وَجْنيّ ، تَوَرُّم خَدِّيّ

melonoplasty = **meloplasty** رَأْبُ الخَدّ

meloplasty رَأْبُ الخَدّ ، هَيْكَلةُ الخَدّ

melorheostosis تَعَظُّمُ النِّهايات المُخَطَّط

melosalgia وَجَعُ النِّهايات ، أَلَمُ الأطراف

meloschisis, macrostomia شَرَمُ الخَدّ

melotia أُذُن خَدِّيَّة – تَشَوُّه

melting point دَرَجةُ الانصِهار

member عُضْو ، طَرَف

memberment تَرتيبُ الأعضاء

membrana = **membrane** غِشاء

~ succingens غِشاءُ الجَنْب – الجَنَبة

~ tympani غِشاءُ الطَّبْلة

membranaceous, membranate غِشائيّ

membrane = **membrana** غِشاء

cell(ular) ~ غِشاءٌ خَلَويّ

mucous ~ غِشاءٌ مُخاطيّ

nictitating ~ غِشاءٌ رامِش أو غامِز

vitelline ~ غِشاءٌ مُحِّينيّ

membranelle غِشاءٌ صَغير

membraniform غِشائيُّ الشَّكل

membranocartilaginous غِشائيٌّ غُضروفيّ

membranoid غِشاوانيّ ، نَظيرُ الغِشاء

membranous غِشائيّ

membrum عُضْو ، طَرَف

memory ذاكِرة ، حافِظة

men-, meno- سابِقة بمَعنى «طَمْث» أو «حَيْض» أو «طَمْثيّ»

menacme قِمَّةُ الشَّهريَّة – طَوْرُ النَّشاطِ الحَيْضيّ

menalgia أَلَمُ الطَّمْث

menarche بَدْءُ الإحاضة ، بَدْءُ الطَّمْث

mendelism المَنْدِليَّة

menelipsis = **menolipsis** انقِطاعُ الطَّمْث

menelkosis طَمْثٌ قَرْحيّ – بَديل

men(h)idrosis طَمْث عَرَقيّ – بَديل

mening-, meningo- بادِئة بمعنى «سَحايا» أو «سِحائيّ»
meningeal سِحائيّ
meningeorrhaphy رَفْوُ السَّحايا
meninges; pl. of meninx سَحايا . أَشْحِيَة
meninghematoma دَمةُ الأُمِّ الجافية
meningioma = **meningeoma** وَرَمٌ سِحائيّ
meningiomatosis وُرامٌ سِحائيّ . داءُ الأورامِ اللِّيفيَّة السِّحائيَّة
meningism = **meningismus** تَهَيُّج سِحائيّ . تَنَبُّه سِحائيّ
meningitic سِحائيّ . مُتَعَلِّق بالتِهابِ السَّحايا
meningitis; pl. meningitides التِهابُ السَّحايا . التِهابٌ سِحائيّ
cerebral ~ التِهابُ السَّحايا المُخِّيَّة
cerebrospinal ~ التِهابُ السَّحايا المُخِّيَّة النُّخاعيَّة
spinal ~ التِهابُ السَّحايا النُّخاعيَّة
meningitophobia رَهْبةُ التِهاب السَّحايا
meningo-arteritis التِهابُ الشَّرايين السِّحائيَّة
meningocele قِيلةٌ سِحائيَّة . أُدْرة سِحائيَّة
meningococcemia خَمَجُ الدمِ بالمُكَوَّراتِ السِّحائيَّة
meningococcidal مُتلِفُ المُكَوَّرات السِّحائيَّة
meningococcosis داءُ التِهابِ السَّحايا بالمُكَوَّرات ، التِهابٌ سِحائيّ مُكَوَّريّ
meningococcus المُكَوَّرةُ السِّحائيَّة
meningocortical سِحائيّ لِحائيّ
meningocyte الخَليَّة السِّحائيَّة
meningoencephalitis = **meningocephalitis** التِهابُ السَّحايا والدِّماغ
meningoencephalocele قِيلةٌ سِحائيَّة دِماغيَّة
meningoencephalomyelitis التِهابُ السَّحايا والدِّماغِ والحَبْل الشَّوكيّ
meningoencephalopathy اعتِلالُ السَّحايا الدِّماغيَّة ـ اعتِلالٌ لا التِهابيّ
meningomalacia رَخْوَصةُ الغِشاء
meningomyelitis التِهابُ السَّحايا والنُّخاع
meningomyelocele قِيلةٌ سِحائيَّة نُخاعيَّة
meningomyeloradiculitis التِهابُ السَّحايا والحَبْلِ الشَّوكيّ والجُذورِ الشَّوكيَّة
meningo-osteophlebitis التِهابُ السِّمحاقِ وأَوردةِ العِظام
meningopathy اعتِلالُ السَّحايا
meningorachidian مُتعَلِّق بالحَبْل الشَّوكيّ وسَحاياه ، سِحائيٌّ سِنْسِنيّ
meningoradiculitis التِهابُ السَّحايا وأَغشيةِ جُذورِ الأعصاب
meningorrhagia نَزْف سِحائيّ
meningorrhea نَزٌّ دَمويّ سِحائيّ
meningosis التِئامٌ غِشائيّ ـ بينَ العِظام
meningothelioma وَرَمٌ سِحائيّ
meningovascular سِحائيٌّ وِعائيّ
meninx; pl. meninges سِحاية أو سِحاءة
meniscectomy خَزْعُ قُرْصٍ غُضْروفيّ ، خَزْعُ الغُضروفِ الهِلاليّ
menischesis احتِباسُ الحَيْض
meniscitis التِهابُ الغُضْروفِ الهِلاليّ ـ في الرُّكْبة
meniscocyte خَليَّة أو كُرَيَّة هِلاليَّة ـ حَمْراء
meniscocytosis تكَثُّر الخَلايا المِنْجَليَّة
meniscus هِلالة . غُضْروف هِلاليّ
menolipsis تَوَقُّف الحَيْضِ ، انقِطاعُ الطَّمْث
menometrorrhagia نَزْف رَحِميّ طَمْثيّ
menopausal إياسيّ ، ضَهَويّ
menopause انقِطاعُ الحَيْض ، الإياس
menoplania طَمْث بَديل
menorrhagia طَمْث وافِر ، غَزارةُ الحَيْض
menorrhalgia طَمْثٌ مُؤلِم ، حَيْض مُؤلِم
menorrhea = **menorrhoea** الطَّمْث ، العادةُ الشَّهريَّة ، طَمْثٌ غَزير
menoschesis انقِطاعُ الطَّمْث ، احتِباسُ الطَّمث
menostasia = **menostasis** انقِطاعُ الحَيْض
menostaxis طَمْث تَقْطيريّ ، طَمْث مُمَدَّد
menses الطَّمْث ، الحَيْض ، العادةُ الشَّهريَّة
menstrual حَيْضيّ ، طَمْثيّ
menstruation الحَيْض ، الطَّمْث ، الحَيْضة
menstruum سِواغ ، سَوّاغ ، وَسيطٌ مُذيب

mensual شَهْريّ
mensuration قِياس
mentagra = sycosis قُوباءُ الذَّقَن
mentagrophyton فُطْرُ قُوباءِ الذَّقَن
mental عَقْليّ • ذَقَنيّ
mentalis (muscle) العَضَلة الذَّقنيَّة
mentality عَقْليَّة ، ذِهْنيَّة
Mentha النَّعْنع ، النَّعْناع
menthol مِنْثُول ، كُحُول نَعْنَعيّ
menticide إتلافُ العَقْل . غَسْلُ الدِّماغ
mento- سابِقة بمعنى «ذَقَن» أو «ذَقَنيّ»
mentolabial ذَقَنيّ شَفَويّ
mentum = the chin الذَّقَن
mephitic نَتِنُ الرائحة
meralgia أَلَمُ الفَخِذ
mercaptan مَرْكَبْتان ، كُحُول كِبْريتيّ
mercurial زِئْبَقيّ
mercurialism زَئْبَقة ، الانسِمامُ بالزِّئبق
mercuric زِئْبَقيك ، زِئْبَقيّ ثُنائيّ
~ chloride, ~ bichloride
كلُورور الزِّئبق ، ثاني كلُورور الزِّئبَق
mercurochrome مِركيرُوكروم ، صِباغٌ زِئْبَقيّ
mercurous زِئْبقوز ، زِئْبَقيّ أُحاديّ • زِئْبقيّ
mercury = hydrargyrum الزِّئْبَق
mere قُسَيْم • سِيٌّ ، قُسَيْمة
meridian = meridianus خَطُّ الزَّوال ،
زَواليَّة
meristem قُسَيْمةٌ نَباتيَّة
meristic مُقَسَّم ، مُتَماثِلُ القُسَيْمات
mero- سابِقة بِمَعنى «قِسْم» ، «جُزْء» أو «فَخِذيّ»
meroacrania غِيابُ القِحْف جُزْئيّاً
meroblastic مُنقَسِمٌ جُزْئيّاً . مُقطَّع جزئيّاً
merocele قِيلة فَخِذيَّة . فَتْقٌ فَخِذيّ
merocoxalgia وَجَعُ الفَخِذ والوَرِك
merocrine فارِزة . مُفرِزٌ جُزْئيّاً
merodiastolic انبساطيٌّ جُزْئيّ
merogenesis تَوَلُّدٌ جُزْئيّ . انفِلاقُ البُيَيْضة
merogony نُمُوٌّ قُسَيْمي – نُمُوٌّ شِقَفٍ من البُيَيْضات
meromicrosomia صِغَرٌ جِسْميٌّ جُزْئيّ
meromorphosis تَكَوُّن جُزْئيّ ، تَشَكُّل ناقِص
meropia الدَّوَش ، عَمًى جُزْئيّ
merorachischisis انشِقاقُ النُّخاع القِسْميّ ،
تَشَقُّق سِيسائيّ جُزئيّ ، تَجزُّؤ الحَبْل الشَّوكيّ
meroscopy تَنْظيرٌ مُجَزَّأ ، تَسَمُّع مُجزَّأ
merosmia شَمٌّ ناقِص ، شَمٌّ جُزْئيّ
merostotic عَظْميٌّ جُزْئيّ
merotomy تَجزُّؤ • تَقْطيع
merozoite أُقْسُومة ، قُسَيْمة حَيَوانيَّة
merycism = merycismus اجتِرار
mesad مُتَّجِه لِلوَسَط ، صَوبَ الوَسَط
mesal مُتَوَسِّط ، في الوَسَط ، إنسيّ
mesaortitis التِهابُ الطَّبَقة الوُسطى لِلوَتِين
mesaraic = mesareic مَساريقيّ
mesarteritis التِهابُ طَبَقة الشِّريان الوُسطى
mesencephalitis التِهابُ الدِّماغ المُتَوَسِّط
mesencephalon = mesencephal
الدِّماغ المُتَوَسِّط
mesencephalotomy بَضْعُ الدِّماغ المُتَوَسِّط
mesenchyma = mesenchyme
اللُّحْمة المُتَوسِّطة ، النَّسيجُ الأَوسَط
mesenchymal لُحْمي مُتَوسِّطيّ
mesenchymoma مُتَوسِّطوم ، وَرَمُ اللُّحمةِ
المُتَوسِّطة ، وَرَمُ النَّسيجِ المُتَوسِّط
mesenteric مَساريقيّ • هُشَويّ
mesenteriopexy تَثْبيتُ المَساريقا
mesenteriorrhaphy رَفْوُ المَساريق
mesenteriplication غَبْنُ المَساريقا
mesenteritis التِهابُ المَساريقا
mesenterium = mesentery المَساريق •
المَساريقا ، هُشَة ، المَرابِض
mesenteron المِعَى المُتَوسِّط
mesentery مَساريق ، المَساريقا ، هُشَة أو هُوشة
mesentorrhaphy رَفْوُ المَساريق
mesiad = mesad صَوبَ الوَسَط
mesial = median مُتَوسِّط • إنْسيّ
mesioclusion إطباقٌ (سِنّي) إنْسيّ
mesion السَّطْح النِّصْفيّ
mesiris طَبَقة القُزَحيَّة الوُسطى

mesmerism المِسْمَرِيَّة ، الاستِهْواء

meso- سابِقة تعني «في الوَسَط» ، «أوسَط»

meso-aortitis التِهابُ مُتَوَسِّطةِ الأبهَر

meso-appendix مِسراقُ الزائدة

mesoarium = mesovarium
مِسْراقُ المَبيض ، مَساريقا المَبيض

mesoblast أرومةُ المُتَوَسِّطة

mesoblastema خَلايا الطَّبَقة المُتَوَسِّطة

mesoblastic أروميّ مُتَوَسِّطيّ

mesocaecum = mesocecum مِسْراقُ الأعوَر

mesocardia قَلْبٌ مُنتَصِف - في مُنتَصَفِ الصَّدْر

mesocardium مِسْراقُ القَلْب

mesocecal مُتَعَلِّقٌ بمَساريقا الأعوَر

mesocecum = mesocaecum مِسراقُ الأعوَر

mesocele = mesocoelia التَّجْويفُ
المُتَوَسِّط - قَناةُ سِلفيُوس

mesocephalic مُتَعَلِّق بالدِّماغ المُتَوَسِّط

mesocephalon = mesencephalon
الدِّماغُ المُتَوَسِّط ، مُلتَقى الدِّماغ

mesocolon مَساريقُ القُولون ، مَساريقا القُولون

mesocolopexy, mesocoloplication
تَثْبيتُ مَساريقا القُولون ، غَبْنُ مَساريقِ القُولون

mesocord الحَبْلُ المُتَوَسِّط

mesocuneiform العَظْمُ الإسفينيّ المُتَوَسِّط

mesocyst مِسْراقُ المَرارة ، مَساريقا المَرارة

mesocytoma, a sarcoma وَرَمُ النَّسيج
الرابِط ، سَرْكوما

mesoderm الأديمُ المُتَوَسِّط ، الطَّبَقةُ
المُتَوَسِّطة أو الوُرَيقة المُتَوَسِّطة

mesodermal = mesodermic أديميّ مُتَوَسِّط

mesodont مُتَوَسِّط الأسنان

mesoduodenum مِسراقُ العَفَج

mesogastric مُتَعَلِّق بمَساريقا المَعِدة

mesogastrium = mesogaster
مِسراقُ المَعِدة ، مَساريقا المَعِدة البَدْئيَّة

mesoglioma الوَرَمُ الغِرائيّ المُتَوَسِّط

mesogluteus العَضَلة الأليَّة المُتَوَسِّطة

mesohyloma وَرَمُ الظِّهارة المُتَوَسِّطة

mesoileum مِسْراقُ اللَّفائفيّ

mesojejunum مِسْراقُ الصائميّ

mesolymphocyte كُرَيَّة لِمفيَّة مُتَوَسِّطة

mesomere قُسَيْمة مُتَوَسِّطة

mesomerism تَقسيمٌ مُتَوَسِّط

mesometrium مِسراقُ الرَّحِم

mesomorph = mesomorphic
مُتَوَسِّطُ التَشَكُّل . مُتَعَلِّقٌ بالتَشَكُّل المُتَوَسِّطيّ

meson = mesion ميزُون

mesonephric مُتَعَلِّقٌ بالكُلْوةِ الأُولى

mesonephron = mesonephros
الكُلْوةُ الجَنينيَّة المُوَسَّطة ، الكُلْيةُ المُتَوَسِّطة

mesophilic = mesophile أليفُ الاعتِدال ،
وَلوعٌ بالحَرارة المُعتَدِلة

mesophlebitis التِهابُ طَبَقةِ الوَريد المُتَوَسِّطة

mesophryon = the glabella البُلْجة -
مَفرِق الحاجِبَيْن

mesopia رُؤية غَلَسيَّة

mesoprosopic ذو وَجْهٍ مُعتَدِل العَرْض

mesorachischisis تَشَقُّقُ السِّيساء الجُزْئيّ

mesorchium مِسْراقُ الخُصْية

mesorectum مِسراقُ المُستَقيم

mesoretina الطَّبَقة المُتَوَسِّطة لِلشَّبَكيَّة

mesoropter سَويَّةُ البَصَر - وَضْعُ الراحةِ لِلعَيْن

mesorrhaphy رَفْوُ المَساريق

mesorrhine مُتَوَسِّط الأنف

mesosalpinx مَساريقا البُوق

mesosigmoid مَساريقُ التَّعريجِ السِّينيّ

mesosigmoiditis التِهابُ التَّعريج السِّينيّ

mesosigmoidopexy تَثْبيتُ مَساريقا التَّعريج
السِّينيّ

mesosomatous مُتَوَسِّط القامة

mesostenium المَساريقا الأصليَّة ، مَساريقُ
المِعَى الدَّقيق

mesosternum جِسمُ القَصّ

mesotarsal = midtarsal وَسَطُ المُخَلْخَل

mesotendon = mesotendineum =
mesotenon مَساريقا الوَتَر ، قَيْدُ الوَتَر

mesothelial مُتَعَلِّق بالظِّهارة المُتَوَسِّطة

mesothelioma وَرَمُ الظِّهارة المُتَوَسِّطة

mesothelium المُتوسِّطة ، الظِّهارةُ المُتوسِّطة
mesotropic مُتوسِّط الوَضْع
mesovarium مِسْراقُ المَبيض
messenger RNA الرِّنا السّاعي
met مِت – وَحْدةُ قِياسِ حَرارةِ الجِسْمِ الأيضيَّة
meta- سابِقة بمعنى «مُتبَدِّل» . «مُتغَيِّر» ، «عَبْر» ، «ما وَراء» . «خَليف أو خَليفة»
metabasis انتِقال . تبَدُّلُ الأمراضِ أو تبَدُّلُ مَراكِزِها
metabiosis اتِّكاليَّةُ التعايُش
metabolic أيْضيّ ، استِقْلابيّ
metabolism الأيْض ، الاستِقْلاب ، الاستِحالة
basal ~ الأيضُ الأساسيّ أو الاستِقلابُ الأساسيّ
metabolite = **metabolin** أيْضة ، مُستَقْلَب
metacarpal سِنْعيّ . عَظْمُ مِشْطِ اليَد
metacarpectomy خَزْعُ عَظْمٍ سِنْعيّ
metacarpophalangeal سِنْعيّ سُلاميّ
metacarpus السِّنْع . مِشطُ اليَد
metacentric خَليفةُ المَركَز
metacercaria خَليفةُ الذانِبَة – البَرَقانةُ البالِغة لِلدُّودةِ المَثْقوبة
metachromasia التلَوُّن المُتبَدِّل ، تبَدُّل اللَّون
metachromatic = **metachromic** مُتبَدِّلُ اللَّون ، مُختَلِفُ الاصطِباغ
metachromatin ميتاكرُوماتين
metachromatism = **metachromasia** = **metachromia** التلَوُّنيَّة المُتبَدِّلة
metachromophil = **metachromophile** مُحِبُّ تبَدُّلِ اللَّون ، أليفُ تبَدُّل اللَّون
metachromosome الصِّبغيَّةُ المُتبَدِّلة
metachrosis تلَوُّن – تبَدُّلُ اللَّون في الحَيَوانات
metacoele, metacoeloma الجَوْفُ المُتبَدِّل
metacone الشُّرَفةُ الفُوهيَّة البَعيدةُ لِلسِّنِّ الرَّحَويَّة العُلْويَّة
metaconid المَخْروطُ الخَلْفيّ – الرَّأسُ المُذَلَّقُ الإنسيُّ الأماميّ لِرَحًى سُفليَّة
metaconule المُخَيْرِطُ الخلفيّ – الرَّأسُ المُذَلَّق المُتوسِّط الخَلْفيّ لِرَحًى عُليا
metacyesis حَمْلٌ خارجَ الرَّحِم
metagenesis تناوُبُ الأجيال
metahemoglobin = **methemoglobin** خِضابُ الدمِ المُتبَدِّل
meta-icteric خَليفُ البَرَقان ، عَقِبَ البَرَقان
meta-infective خَليفُ الإنتان ، عَقِبَ الإنتان
metal فِلزّ ، مَعْدِن فِلزِّي ، مَعْدِن
metallic مَعْدِنيّ ، فِلزِّيّ
metalloid فِلزّانيّ ، غيرُ فِلزِّيّ . نَظيرُ المَعْدِن
metallotherapy المُداواةُ الفِلزِّيَّة
metal-sol فِلزٌّ غَرَوانيّ
metamer مُرَكَّبٌ سِيِّيّ أو تماكُبيّ
metamere قُسامة ، خَدْمة ، قُسَيْمة ، سِيّ
metameric سِيِّيّ ، تماكُبيّ ، خَدَميّ
metamerism التماكُبُ القُسَيْميّ
metamorphic = **metamorphous** تحَوُّليّ ، مُتحَوِّلُ (الشَّكْل)
metamorphopsia تشَوُّه المَرْئيّات ، اضطِرابُ الرُّؤية ، الإبصارُ المُتحَوِّل أو المُتبَدِّل
metamorphose يتحَوَّل ، يتبَدَّل
metamorphosis = **metamorphism** تحَوُّل ، حُؤولٌ شَكْليّ ، تبَدُّلُ الشَّكْل أو التَّركيب
metamorphotic تحَوُّليّ
metamyelocyte خَليفةُ النِّقْويَّة . خَليَّةٌ نُخاعيَّةٌ مُتبَدِّلة
metanephron = **metanephros** الكُلْيَةُ التالِية ، الكُلْيَةُ المُتبَدِّلة
metaphase الطَّورُ المُتوسِّط – في انقِسامِ نَواةِ الخَليَّة
metaphrenia العَقْليَّة المُتبَدِّلة ، تبَدُّل العَقْليَّة
metaphyseal = **metaphysial** كُرْدُوسيّ
metaphysics ما وَراءَ الطَّبيعة
metaphysis كُرْدوس ، جِسمُ العَظْم البَعيد
metaphysitis التِهابُ الكُردوس – التِهابُ طَرَفِ جِسمِ العَظْم البَعيد
metaplasia = **metaplasis** حُؤول ، التبَدُّلُ الكامِل
metaplasm الجِبْلةُ المُتبَدِّلة
metaplastic مُتبَدِّلُ الجِبْلة

metaplexus = **metaplex** الضَّفيرةُ الأخيرة – ضَفيرةُ البُطَيْن الرابع المَشيميَّة

metapneumonic خَديفةُ ذاتِ الرِّئة

metapodialia الأسناع – عِظامُ رُسْغِ اليَدِ ومِشْطِ القَدَم

metapophysis الناتِئُ الحَلَميّ في بَعضِ الفِقَر

metapsychology عِلْمُ النَّفْس التَبَدُّليّ

metarteriole طَليعةُ العُروقِ الشَّعْريَّة

metastable شِبْهُ مُستَقِرّ . مُتَبَدِّل

metastasis, metaptosis نَقيلة ، انبِثاث

inoculation ~ انبِثاثٌ بالتَّلْقيح

metastasize يَنبَثُّ ، يَنتَقِل

metastatic نَقيليّ ، انبِثاثيّ ، انتِقاليّ

metasternum الرُّهابة ، القَصُّ أو الناتِئُ الخِنْجَري ، العُلْعُل

metasyphilis, parasyphilis سِفْلِسٌ خِلْقي . ما وَراءَ السِّفْلِس

metatarsal مِشْطِيّ ، عُرْشِيّ

metatarsalgia الألَمُ العُرشيّ ، ألَمُ المِشْط – ألَمُ مِشْطِ القَدَم في الأبخَسَيْن

metatarsectomy استِئصالُ مِشطِ القَدَم أو قَطْعُ جُزءٍ مِنه

metatarsophalangeal عُرشيّ سُلاميّ

metatarsus عُرْش ، مِشْطُ القَدَم

metathalamus المِهادُ التالي

metathesis تَبادُل مَرَضيّ . تَبادُلٌ بَينَ عُنصُرَيْن . انتِقالُ حادِثٍ مَرَضيّ

metatypical = **metatypic** مُتَبَدِّلُ النَّمَطيَّة

Metazoa التَّوالي – الحَيَواناتُ العُليا

metazoon تالٍ – حَيَوانٌ مِنَ التَّوالي

metencephalon = **metencephal** دِماغٌ خَلْفيّ ، الدِّماغُ المُتَأخِّر ، الدِّماغُ البَعْديّ

meteorism, tympanism, tympanites انتِفاخُ البَطْن ، الحَبَط ، تطَبُّل البَطْن

meteoropathy عِلَّةٌ مُناخيَّة ، اعتِلالٌ مُناخيّ

meteorotropic مُتأثِّر بالطَّقْس

meteorotropism التَّجاوُب لِلأحداثِ الجَوِّيَّة

meter = **metre** مِتْر . عَدّاد

metestrum = **metestrus** عَقِب الوَدَق

methane, marsh gas مِيثان . غازُ المَناقِع

methanol مِيثانُول ، كُحُول المِيثِل

methemoglobin خِضابٌ مُتَبَدِّل ، خِضابُ الدمِ المُبَدَّل ، مِيثِمُوغلوبين

methemoglobinemia خِضابُ الدمِ المُبَدَّلِ الدَّميّ

methemoglobinuria بِيلةُ خِضابِ الدمِ المُبَدَّل ، خِضابُ الدمِ المُبَدَّل البَوْليّ

method تَوْصيفة ، طَريقة ، خُطَّة ، مَنْهَج

methodology مَنْهَجيَّة . عِلْمُ الطَّرائق

methyl المِيثِل

~ alcohol, methanol كُحُول المِيثِل ، مِيثانول

methylation مَثْيَلة ، تَمَثْيُل ، المُعالَجةُ بالمِيثِل

metonymy الاِسمُ المُبَدَّل ، تَبَدُّلُ الاِسْم

metopagus = **metopopagus** مَسيخٌ مُزدَوِجٌ ذو رَأسَيْنِ مُتَّحِدَيْن بالجَبْهة

metopic جَبْهيّ

metopion النُّقطة الجَبْهيَّة

metopodynia صُداع جَبْهيّ ، ألَم جَبْهيّ

metopon الجَبْهة . النُّقْطة الجَبْهيَّة

metoxenous مُتَعلِّق بالثَّوِيّ البَعيد – يتطَلَّبُ مُضيفَيْن لإكمالِ دَورةِ التَّعايُش

metoxeny بُعْد الثَّوِيّ ، تَبَدُّليَّة الثَّوِيّ

metra = **uterus** الرَّحِم

metralgia ألَمٌ رَحِميّ

metratome مِبْضَعُ الرَّحِم

metratonia ارتِخاءُ الرَّحِم

metratrophia ضُمورُ الرَّحِم

metre = **meter** مِتْر

metrectasia تَوسُّع الرَّحِم

metrectomy = **hysterectomy** استِئصالُ الرَّحِم

metrectopia انتِقالُ الرَّحِم . انزِياحُ الرَّحِم

metreurysis نَفْخُ الرَّحِم الجِرابيّ ، تَوسيعُ الرَّحِم

metria التِهابٌ نِفاسيّ

metric مِتْريّ ، قِياسيّ

metritis رُحام ، التِهابُ الرَّحِم

metro-, metra- سابقة تَدلّ على العَلاقةِ بـِ «الرَّحِم»
metrocarcinoma سَرَطانُ الرَّحِم
metrocele قِيلةٌ رَحِمِيَّة ، فَتْقٌ رَحِميّ
metrocolpocele قِيلةُ الرَّحِم المَهبِليَّة
metrocyte خَليَّةٌ أُمّ
metrodynia أَلَم الرَّحِم
metrofibroma لِيفوم رَحِميّ ، وَرَمٌ لِيفيّ رَحِميّ
metrography = hysterography تَصْويرُ الرَّحِم – شُعاعيّاً
metrology عِلْمُ المَقاييس
metromalacia لِينُ الرَّحِم
metromenorrhagia = menorrhagia نَزْفٌ رَحِميّ طَمْثيّ ، طَمْثٌ غَزير
metroparalysis شَلَلُ الرَّحِم
metropathia = metropathy اعتِلالُ الرَّحِم
metropathic مُتعلِّقٌ بالاعتِلال الرَّحِميّ
metroperitonitis التِهابُ الصِّفاق والرَّحِم
metrophlebitis التِهابُ أوردةِ الرَّحِم
metroptosis تدلّي الرَّحِم
metrorrhagia نَزْفٌ رَحِميّ ، ذَنَنُ الرَّحِم
metrorrhea نَجيجٌ رَحِميّ ، سَيَلانٌ رَحِميّ
metrorrhexis انبِزاقُ أو تمَزُّق الرَّحِم
metrosalpingitis التِهابُ الرَّحِم والبُوقَيْن
metrosalpingography تَصْويرُ الرَّحِم والبُوقَيْن
metroscope = hysteroscope مِنظارٌ رَحِميّ
metrostaxis ذَنَنٌ رَحِميّ – نَزْفٌ خَفيفٌ مُستَمِرّ
metrostenosis ضِيقُ الرَّحِم
metrotomy = hysterotomy بَضْعُ الرَّحِم ، شَقُّ الرَّحِم
metrotubography = hysterosalpingography تَصْويرُ الرَّحِم والبُوقَيْن
miasm, miasma انبِعاثٌ عَفِن
miasmatic وَخيم ، عَفِن
micelle = micella مُذَيْلة
micrangiopathy = microangiopathy اعتِلالُ الأوعيةِ الشَّعْرِيَّة أو الدَّقيقة

micrencephalon المُخَيْخ . دِماغٌ صَغير
micrencephalous أَصْعَل . ذو دِماغٍ صَغير
micrencephaly = micrencephalia الصَّعَل . صِغَرُ الرأس
micro-, micr- سابِقة تَعْني «صُغريّ» . «صِغَريّ» . «دِقيّ» . «صَغير» أو «دَقيق»
microabscess خُراجٌ صُغْريّ
microaerophilic = microaerophilous أَليفُ الهَواءِ القَليل ، أَليفُ الاعتِياشِ بالهواءِ القَليل
microanalysis التَّحْليلُ الصُّغْريّ ، التَّحْليل الدِّقّيّ
microanatomy, histology التَّشْريحُ الصُّغْريّ أو الدِّقّيّ ، عِلْمُ النُّسُج
microaneurysm أُمُّ دَم صُغْرِيَّة ، أنورِسما دِقِّيَّة (شَبَكيَّة)
microangiopathy = micrangiopathy اعتِلالُ الأوعيةِ الشَّعْرِيَّة ، اعتِلالُ العُروقِ الدِّقاق
microangioscopy التَّنْظير الشَّعْريّ
microbacterium جُرثُوم صُغْريّ
microbe; pl. microbes حَيٌّ مِجْهَريّ ، مِكروب ، حُيَيّ ، جُرثوم
microbial, microbic مِكروبيّ ، جُرثُوميّ
microbicidal مُتلِفٌ أو مُبيدُ المِكروبات
microbicide مُبيدُ الجَراثيم ، قاتِلُ المِكروبات
microbid لَطْخة مِكروبيَّة
microbiemia دَمٌ مِكروبيّ – وُجودُ مِكروباتٍ في الدم ، تجَرْثُمُ الدَّم
microbiological خاصٌّ بالأحياءِ المِجْهَرِيَّة
microbiologist اختِصاصيٌّ بالأحياءِ المِجهَريَّة
microbiology, bacteriology عِلْمُ الأحياءِ المِجْهَريَّة ، عِلْمُ المِكروبات ، عِلْمُ الجَراثيم
microbiota المُتَعَضِّيات الدِّقاق
microblast أَرومةٌ دِقِّيَّة – جُذَيعةٌ حَمْراء صُغْرِيَّة
microblepharia, microblephary صِغَرُ الأجفان ، صِغَرُ الجَفْنَيْن
microbody جُسَيْد
microbrachia صِغَرُ الذِّراعَيْن
microbrachius صَغيرُ الذِّراعَيْن

microbrenner مكوى إبريّ دقيق
microcardia صِغَرُ القلب
microcentrum, centrosome جُسَيْم مركزيّ
microcephalic أصْعَل ، صَعِلٌ
microcephalism = **microcephalia** صَعَل أو صَعَر ، صِغَرُ الرأس
microcephalus صَغيرُ الرأس ، أصْعَل
microcephaly صَعَل . صَعَر ، صِغَرُ الرأس
microcheilia اللَّطَع ، صِغَرُ الشفتَيْن
microcheiria صِغَرُ اليدَيْن
microchemistry الكيمياءُ الصُّغريّة ، الكيمياءُ الدَّقيقة
microcirculation الدَّوَران الصُّغْريّ – في الأوعيةِ الشَّعْريّة
microclyster رَحْضةٌ قليلة أو صَغيرة
micrococcus; pl. micrococci مُكَيَّرة • مُكَوَّرة دَقيقة
Micrococcus المُكَيَّرة – جِنْسُ المُكَيَّرات
microcolon قُولون صَغير
microconidium غُبَيْرة صُغْريّة ، بُزَيرة دقيقة
microcoria ضِيقُ البُؤْبُؤ أو صِغَرُه
microcornea صِغَرُ القَرْنيّة
microcrania صِغَرُ القِحْف
microcrystalline دَقيقُ البَلّوريّة
microcyst كُيَيْسٌ دَقيق
microcyte كُرَيّةٌ حَمْراءُ صُغْريّة ، كُرَيرة دَقيقة
microcythemia = **microcytosis** صِغَرُ كُرَيّات الدمِ الحُمر
microcytosis داءُ الكُرَيّاتِ الحُمْر الصُّغْريّة
microdactylia = **microdactyly** صِغَرُ الأصابع
microdetermination, microestimation التَّحديدُ الدَّقيق ، التَّقدير الدَّقيق
microdissection التَّشريحُ المِجْهَريّ
microdont = **microdontic** أكَسّ ، صَغيرُ الأسنان
microdontism = **microdontia** الكَسَسُ . صِغَرُ الأسنان
microdosage, microdose جُرْعة صَغيرة
microfibril لُيَيف صُغْريّ
microfilament خُيَيْط
microfilm فُلَيْم ، فِلْمٌ صُغْريّ
microgamete عِرْسٌ صُغْريّ ، المَشيجُ الصَّغير – ذَكَرُ مُصَوَّراتِ المَلاريا
microgametocyte الخَليّة المَشيجيّة الصَّغيرة
microgamy الاقتِرانُ الدَّقّيّ أو الصُّغْريّ
microgastria صِغَرُ المَعِدة
microgenia صِغَرُ الذَّقَن
microgenitalism صِغَرُ الأعضاءِ التناسُليّة
microglia الدِّبقُ العَصَبيّ الدَّقيق
microgliocyte خَليّة دِبْقيّة دَقيقة
microglossia صِغَرُ اللِّسان
micrognathia الضَّوَط . صِغَرُ الفَكّ الأسفَل
microgram مِكروغرام – جُزءٌ مِن مِلْيون مِنَ الغرام • صُورةٌ صُغْريّة أو مِجهَريّة
micrograph مِخطاطٌ صُغْريّ
electron ~ صُورة مِجهَريّة إلكترونيّة
micrography الفَحْص المِجهَريّ ، وَصْفُ الأجرام المِجهَريّة • الكِتابةُ الدَّقيّة
microgyria صِغَرُ التَّلافيف
microhematocrit مِكداسٌ صُغْريّ – لِقياسِ نِسبةِ الكُرَيّات الحُمرِ في الدم
microhistology النُّسُجيّاتُ المِجهَريّة ، عِلْمُ النُّسُج المِجهَريّ
microincineration تَرْميدٌ دَقيق
microkymotherapy المُداواةُ بالمَوجاتِ القَصيرة
microlentia صِغَرُ عَدَسةِ العَيْن
microlesion آفةٌ دِقّيّة
microlith حَصاةٌ صَغيرةٌ جدًّا
microlithiasis داءُ تكَوُّن الحَصَى الصَّغيرة
micromastia = **micromazia** صِغَرُ الثَّدْيَيْن
micromelia صِغَرُ الأطراف ، الكَرَع
micromelus أكْرَعُ ، صَغيرُ الأطراف
micrometer المِصْغَر ، مِكْرومتر
micromethod طَريقةٌ صُغْريّة
micrometre مِكرومِتر – جُزءٌ مِن مِلْيون مِنَ المِتر

micrometry المِصغَرِيَّة ، قِياسُ الأجرامِ الدِّقاق ، قِياسُ الأجسامِ المِجهَرِيَّة
micron = **micrometer** مِكْرون – واحِدٌ مِن ألف مِنَ المِلِّيمتر
microneedle إبْرة صُغرِيَّة ، إبْرة مِجهَرِيَّة
micronucleus نُوَيَّة ، نَواةٌ صُغْرِيَّة
micronychia = **micronychosis** صِغَرُ الأظافِر
micro-organism حُيَيٌّ دَقيق ، مُتَعَضٍّ مِجهَرِيّ ، كائِنٌ دَقيق – نَباتيّ أو حَيَوانيّ
microparasite طُفَيليّ صُغْرِيّ ، طُفَيليّ مِجهَرِيّ
micropathology المَرَضِيّاتُ الدِّقِّيَّة
microphage = **microphagus** بُلَيعِم ، آكِلة دَقيقة
microphagocyte بَلْعَمِيَّة – خَلِيَّة آكِلة صَغيرة
microphakia صِغَرُ العَدَسة البِلَّورِيَّة
microphallus = **micropenis** صِغَرُ القَضيب
microphone مِجهَرُ الصَّوت ، مِجْهار ، مِذْياع
microphotograph صُورةٌ مِجهَرِيَّة
microphotography التَّصويرُ المِجهَرِيّ
microphthalmia صِغَر العَيْنَيْن
microphyte نَباتٌ صُغْرِيّ ، نَباتٌ دِقِّيّ
micropipet(te) مَمَصٌّ صُغْرِيّ ، ماصَّة صُغرِيَّة
microplasia تَوَقُّف النُمُوّ ، القَزَم
micropodia صِغَرُ القَدَمَيْن
micropolariscope مِنظارٌ استِقطابيّ مِجهَرِيّ
microprecipitation التَرَسُّب الدِّقِّي
microprobe مُسَيْبِر ، مِسْبَر صُغْرِيّ
microprojection عَرْضٌ مِصْغَرِيّ
micropsia = **micropia** الرُّؤيةُ المُصَغَّرة
microptic مُتَعلِّق أو مُصابٌ بالرُّؤية المُصَغَّرة
micropus صَغيرُ القَدَمَيْن ، ذو قَدَمَيْن صَغيرَتَيْن
micropyle نَقير
microradiogram صُورةٌ شُعاعِيَّة صُغْرِيَّة
microradiography التَّصويرُ الشُّعاعيّ الصُّغْرِيّ
microrchidia صِغَرُ الخُصْيَتَيْن
microrhinia صِغَرُ الأنف ، الخَنَس ، ذَلَف
microscope مِجهَر ، مِكرُسكوب ، مِجْهار
binocular ~ مِجهَرٌ بِعَيْنَيْتَيْن
compound ~ مِجْهَرٌ مُرَكَّب
electron ~ مِجهَر إلِكترونيّ
operating ~ مِجهَر جِراحيّ
stereoscopic ~ مِجهَر مُجَسِّم – ذو عَيْنِيَّتَيْن
microscopic مِكروسكوبيّ ، مِجهَرِيّ
microscopist خَبيرٌ باستِعمالِ المِجهَر
microscopy تَنْظيرٌ مِجهَرِيّ ، استِجْهار
microsection شُدْفة مِكرسكوبيَّة، مَقْطَع مِجهَرِيّ
microsmatic ضَعيفُ الشَّمّ
microsome جُسَيم صُغْرِيّ
microsomia الضَّعَل ، قِصَرُ أو صِغَرُ القامة
microspectroscope مِطيافٌ مِجهَرِيّ
microspherocyte خَلِيَّة كُرَوِيَّة دِقِّيَّة
microspherocytosis وُجودُ الكُرَيّات الحُمْرِ الدِّقاقِ في الدم
microsphygmia = **microsphygmy** ضَعفُ النَّبْض
microsplenia صِغَرُ الطِّحال
microspore بُوَيغ ، بَوغٌ مِجهَرِيّ ، بُزَيرةٌ دَقيقة
Microsporon = **Microsporum** البُوَيغاء – فُطْر سَعْفِيّ
microsporosis داءُ البُوَيغاءات – سُعفةُ الجِلد
microstat مِقْبَضُ مَرْسَح المِجهَر
microstomia صِغَرُ الفَم
microsurgery الجِراحةُ المِجهَرِيَّة
microsyringe زَرّاقة صُغْرِيَّة
microthelia صِغَرُ الحَلَمة
microthrombosis تَخَلُّط دَقيق
microthrombus جُلْطة دِقِّيَّة
microtia السَّكَك ، الصَّمَع ، صِغَرُ الأُذُنَيْن
microtome مِشْراح ، مِقْطاعُ شَرائح دِقِّي
microtomy قَطعُ الشُّرَيحات
microtrauma إصابة خَفيفة
microtus أسَكّ ، أصمَعُ ، صَغيرُ الأُذُن
microvilli زُغَيْبات
microwave مُوَيْجة
microzoon حُيَيْوين ، حَيوانٌ مِجهَرِيّ ، دُوَيبة
miction تَبَوُّل ، تَبْويل
micturate يَبُول

micturition تبوُّل ، تبويل
midbrain الدِّماغُ المُتوسِّط
midge سُوسة ، عُثّة ، قَمعة
midget قَزَم ، قَزِم
midgut المِعَى المُتوسِّط ؛ وَسَطُ المِعَى
midpain الأَلَمُ ما بينَ الطَّمْثَيْن
midriff = **the diaphragm**
الحِجابُ الحاجِز
midwife قابِلَة
midwifery قِبالة ، تَوْليد
migraine, hemicrania الشَّقيقة ، أَلَمُ نِصْفِ الرأس
migraineur مُبتَلًى بالصُّداع
migration هِجْرة ، ارتِحال
mildew نَدْوةُ النَّبات – نَوعٌ من الفُطْر
miliaria دُخْنيَّة ، جاوَرْسيَّة – خَلَلُ وَظيفةِ غُددِ العَرَق ، هَرَض ، حَصَف
miliary دُخْنيّ ، جاوَرْسيّ
milieu بِيئة ، وَسَط
milium دُخْنة ، حَبَّة دُخْنيَّة ، سُلاقٌ دُخْنيّ
milk لَبَن ، حَليب
condensed or concentrated ~ لَبَنٌ مُكَثَّفٌ أو مُرَكَّز
homogenized ~ لَبَن مُجَنَّس
~ teeth الرَّواضِع ، أسنانُ اللَّبَن
skimmed ~ لَبَنٌ مَقْشُوّ
sour ~ لَبَن رائب
millet جاوَرْس ، دُخْن
milli- مِلّي – بادِئةٌ بمعنى «جُزءٌ مِن أَلْف»
milphosis = **milphae** الطَّرَط ، سُقوطُ شَعْرِ الأجفان (والحَواجِب)
mimetic, mimic مُحاكٍ ، مُقَلِّد ، مُتشَبِّه
mimic مُقَلِّد ، مُحاكٍ
mimmation التَّمْتَمة ، المَأْمَأة
mind العَقل ، فِكْر
mineral مَعْدِن
~ oil زَيتٌ مَعدِنيّ
mineralocorticoids القِشْرانيّات المَعدِنيّة
mineralogy عِلْمُ المَعادِن
minim قَطْرة – وَحْدةُ سَعَة تُساوي ٠،٠٦١٦ سَنتيمِتر مُكَعَّب
minimal صُغْريّ ، أَصْغَريّ ، أصغَرُ ما يُمْكِن
minimum النِّهايةُ الصُّغرى ، الأدْنى ، دُنيا
minor قاصِر ، أَصْغَر
mint نَعْنَع ، نَعْناع
mio- سابِقة بمعنى «إنْقاص» ، «إخْتِزال» أو «بِدائيّ» ، «أثَريّ»
miocardia انقِباضُ القَلْب
miolecithal قليلُ المُحّ أو خالٍ من المُحّ
miopragia ضَعْفُ النَّشاط ، نُقصانُ العَمَل
miosis = **meiosis** تَقَبُّضُ الحَدَقة ، انقِباضُ البُؤبؤ • خِفَّةُ حِدَّة الأعراض • انتِصاف
miotic مُقَبِّض الحَدَقة ، قابِضُ البُؤبؤ
miracidium قائبةُ المَثْقوبات ، طُفَيل
mire هَدَف – مِهدافٌ في ذِراع مِنْظار العَيْن
mirror مِرْآة
mis-action تَصَرُّف اعتِباطيّ ، عَمَلٌ عارِضيّ
misandria = **misandry**
فُروك ، كُرْه الرِّجال
misanthropia, misanthropy كُرْه البَشَر
miscarriage إجْهاض ، إسْقاط ، إمْلاص ، مَلْط
misce مَزْج • أُمْزُج
miscegenation اخْتِلاطُ الأجناس بالتَّزاوج
miscible خَلُوط ، مَزُوج
miso- سابِقة بمَعنى «كُرْه» أو «بُغض»
misogamy كُرْه الزَّواج
misogyny عِزْهٌ ، كُرْهُ النِّساء
missed فائت ، مُفَوَّت
mistura, mixture مَزيج ، مَشْج ، وُجور
mite سُوسة ، عُثَّة ، قُمَّلة ، حَمَكة ، قارِمة
mitella عِلاقةُ الذِّراع
mithradatism = **mithridatism**
المِتريداتيَّة – التَّمْنيعُ ضِدَّ السُّموم باستِعمالِها مُخَفَّفة تَدْريجاً
miticidal = **miticide** مُبيدُ الحَمَك أو العُثّ
mitigate يُلَطِّف ، يُخَفِّف
mitis لَطيف ، خَفيف
mitochondria المُتَقَدِّرات ، الحُبَيباتُ الخَيطيّة

mitochondrion مُتقدِّرة ـ حُبَيبة خَيطيَّة

mitogenesis تكَوُّنٌ أو نمُوٌّ الانقِسام الخُيَاطيّ

mitogenetic = mitogenic مُتعلِّقٌ بالنمُوِّ الخُياطيّ ، تخَيُّطيّ أو فَتيليُّ المَصدَر ، مُتخَيِّط

mitoplasm الجِبْلة الخُياطيَّة ـ جَوهرةُ النَّواة الصِّبغيَّة

mitosis, karyokinesis الانقِسامُ الفَتيليّ ، الانشِطارُ الفَتيليّ ، التفَتُّل ، التخَيُّط

mitosome جِسمٌ خُياطيّ ، بَقيَّة فَتيليَّة

mitotic تفَتُّليّ ، فَتيليّ ، خُياطيُّ الانقِسام

~ division, indirect division انقِسامٌ فَتيليّ ، انقِسامٌ غيرُ مُباشِر

mitral, coronary إكْليليّ ، تاجيّ

mittelschmerz ألَمُ ما بينَ الحَيضَيْن

mixed مَمْزوج ، مَخْلوط

mixoscopia = mixoscopy غُلمةُ الرُّؤية ، تلذُّذٌ عَيْنيّ أو بَصَريّ جِنْسيّ

mixture مَزيج

MLD = minimum lethal dose الجُرْعةُ المُميتة الدُّنيا

mnemonics = mnemotechnics تَربيةُ الحافِظة ، عِلْمُ تَنْبيهِ أو عِلْمُ تَهْذيبِ الذاكِرة

mobile مُتحَرِّك ، مُتنَقِّل

~ spasm تشَنُّجٌ مُتنَقِّل ـ فُقاع

mobility تنَقُّل ، قابِليَّةُ التحَرُّك

mobilization تَحْريك ، تحَرُّك ؛ استِنْفار

modality وَحْدة حِسِّيَّة نَوعيَّة ـ الذَّوقُ مَثَلاً ؛ طَريقةُ التَّطْبيق

mode, modus نَسَق ، كَيفيَّة ، طِراز

model طِراز ، نَمُوذَج ؛ قُدْوَة

moderator مُنظِّم ، مُطَبِّق

modification تَحْوير ، تَبْديل ، تبَدُّل

modiolus عِمادُ القَوْقَعة ، مِحوَرُ القَوقَعة

modulation تَعْديل ، تَغْيير ؛ التكَيُّف الخَلَويّ

Mogadon مُوجادون ـ عَقَّارٌ مُنَوِّم

mogiarthria مَفْصِلٌ عاطِل

mogilalia تَعْتَعة

mogiphonia صُعوبةُ الصَّدْح ، عُسْرُ التَّصويت

moiety شَطْر ، جُزْء ؛ نِصْف

moist رَطْب ، مَبْلول ، نَدِيّ

moisture رُطوبة ، نَداوة

mol, gram-molecule مُول ، جُزَيْء غراميّ

molar جُزَيْئيّ غراميّ ؛ رَحَى ، طاحِنة

~ solution مَحْلول جُزَيْئيّ غراميّ

~ tooth سِنٌّ طاحِنة

molariform رَحَويُّ الشَّكْل

molarity = molality التَّركيزُ الجُزَيْئيُّ الغراميّ

molasses دِبْس ، عَسَل أسْوَد

mold فُطْر صَغير ، عَفَن ؛ قالَب

molding = moulding قَوْلَبة ، صَوْغ

mole رَحاء ، جَنينٌ كاذِب ؛ خالٌ أو شامة ؛ جُزَيْء غراميّ

molecular جُزَيْئيّ

molecule جُزَيْء ، جُزَيْئة

molilalia = mogilalia لُكْنة ، عَيُّ الكَلام

molimen جُهْد

mollescuse تَلْيين ، إرْخاء

mollities رَخْوَدة

~ ossium رَخْوَدة العِظام ، لِينُ العِظام

mollusc مَلِيس ، رِخْويّ ـ حَيَوانٌ من الرِّخْويّات

Mollusca المُلَيْساوات ، الرِّخْويّات ، النَّواعِم

molluscous رِخْويّ ـ يَختَصُّ بالرِّخويّات

molluscum مُلَيْساء ، رِخْويَّة ، مَلِيس ـ مَرَضٌ جِلديّ يتَمَيَّز بأورامٍ رِخْويَّة لَيِّنة

~ contagiosum المُلَيْساء المُعدِيَة

~ fibrosum مُلَيساء لِيفيَّة ، الرِّخْويَّة اللِيفيَّة

mollusk = mollusc مَلِيس ، رِخْويّ ـ حَيَوانٌ من الرِّخْويّات

molting = ecdysis قَشْر ، استِلاخ

molybdenum المُولِبْدينُم ـ مَعدِنٌ قاسٍ فِضِّيُّ اللَّون

momentum زَخْم ، عَزْمُ الدَّفْع ، كَمِّيَّة التحَرُّك

monacid أُحاديُّ الحَمْض

monad الأُحادي ، أُحاديُّ الخَلِيَّة ، حُيَيْوِينٌ بَدْئيّ أو مُكَوَّرة وَحيدةُ الخَلِيَّة

monarthric مُتعَلِّق بمَفصِل فَرْد

monarthritis التِهابُ مَفصِلٍ واحِد

monarticular وَحيدُ المَفْصِل
monathetosis كَنَعٌ فَرْديّ
monatomic أُحاديُّ الذرَّة
monaural مُتعلِّق بأُذُنٍ واحِدة
monavitaminosis عَوَزُ فِيتامينٍ واحِد
monaxon = monaxonic أُحاديُّ المِحوَر
monesthetic مُفرَدُ الحِسّ ـ خاصٌّ بحِسٍّ مُفرَد أو يُؤَثِّرُ في حاسَّة واحِدة
monestrous وَحيدُ الوَدَق أو وَحيدُ الوَدَقان
mongolism, mongolian idiocy المَغُوليَّة أو المُغليَّة ، قُدومة مُغليَّة
mongoloid مَغُوليّ الشَّكل ، نَظيرُ المَغوليَّة
monilated = moniliform مُطوَّق . طَوْقيّ
monilethrix = monilethricosis تعَقُّد الشَّعْر . داءُ التعَقُّد الشَّعْريّ ، تعَجُّر الشَّعْر
Monilia, Candida المُبْيَضّات . مُونيليا ، الطَّوقيّات
moniliasis داءُ المُبْيَضّات ، داءُ الطَّوقيّات ، داءُ الفُطور الطَّوقيَّة
moniliform = monilated طَوقيُّ الشَّكل
monitor مِنْظَر ، مِرْقاب · يُراقِبُ ، يُناظِرُ
mono- سابِقة تَعني «مُفرَد» ، «واحِد» ، «أُحاديّ»
mono-articular وَحيدُ المَفصِل
monobacillary = monobacterial وَحيدُ الجُرثومة
monobasic وَحيدُ الأساس ، أُحاديُّ القاعِدة
monoblast وَحيدُ الجَذَعة ، أُحاديُّ الأرومة
monoblepsia رُؤية مُفرَدة ، بَصَرٌ مُفْرَد
monobrachius وَحيدُ الذِّراع
monocellular أُحاديُّ الخَليَّة
monocephalus مُتَّحِد الرأسَين
monochorea زَفَنٌ أو خُوريا جانِبٍ واحِد
monochorionic ذو مَشيمةٍ واحِدة
monochroic أحاديُّ اللَّون ، ذو لَونٍ واحِد
monochromasia, monochromasy وَحْدة الألوان ـ عَمَى الألوان باستِثناءِ لَونٍ واحِد
monochromat أعمَى اللَّون
monochromatic وَحيدُ اللَّون ـ مَنْ تَبْدو لَهُ الألوانُ لَوناً واحِدًا
monochromatophil = monochromatophilic أُحاديُّ الاصطِباغ ، مُصطَبِغٌ بلَونٍ واحِد
monoclinic أُحاديُّ الانحِراف
monoclonal وَحيدُ النَّسيلة
monocrotic أحاديُّ الضَّرْبة ، أُحاديُّ النَّبْضة
monocrotism وَحدويَّة الضَّرْبات
monocular وَحيدُ العَينيَّة ، وَحيدُ العَيْن ، أعْوَر
monoculus رِباطٌ لِلعَيْن الواحِدة
monocyesis حَبَلُ حَميلٍ واحِد ، حَمْلٌ بواحِد
monocyte كُرَيَّة وَحيدة ، كُرَيضة وَحيدةُ النَّواة
monocytopenia = monopenia قِلَّةُ الوَحيدات . قِلَّةُ الكُرَيّات الوَحيدةِ النَّواة
monocytosis كَثْرةُ الكُرَيّات الوَحيدة ، داءُ الوَحيدات
monodactylia = monodactylism = monodactyly وَحْدَويَّة الإصبَع
monodal وَحيدُ الاتِّصال
monodiplopia شَفَعٌ فَرْد ـ ازدِواجُ الرُّؤيةِ في عَيْن واحِدة
monoecious وَحيدُ المَسْكَن ـ مُنفَصِل الجِنْس
monogametic أُحاديُّ المَشيج ، وَحيدُ العِرْس
monogamy الزَّواجُ الأُحاديّ
monogenesis تناسُل لاجِنْسيّ ، وَحدةُ التخَلُّق
monogerminal أُحاديُّ الإنتاش
monograph مَبْحثٌ أحادِيُّ المَوضوع ، مَقالٌ في مَوضوعٍ واحِد
monohydrate وَحيدُ التمَيُّه
monohydric أُحاديُّ الهَيدرُوكسيد · أُحادي الهَيدرُوجين
monoinfection الإنتانُ المُفرَد
monolocular وَحيدُ الفَجْوة ، أُحاديُّ الحُجْرة
monomania هَوَسٌ أو مَسٌّ أُحاديّ ، خُلاع
monomelic مُتعَلِّقٌ بطَرَفٍ واحِد
monomer موحُود ، أُحاديُّ القُسيمة
monomeric أُحاديُّ القُسيمة
monometallic أُحاديُّ الفِلِزّ
monomicrobic أُحاديُّ المِكروب
monomolecular أُحاديُّ الجُزَيء

monomoria = **monomania** هَوَسٌ مُفرَد

monomorphic وَحيدُ الشَّكل ، أُحاديُّ الشَّكْل ، ذو شَكْلٍ واحِد

monomorphism أُحاديَّةُ الشَّكْل

monomorphous أُحاديُّ الشَّكْل

monomphalus مَسيخانِ مُتَّحِدانِ عندَ السُّرَّة

monomyoplegia شَلَلُ عَضَلةٍ واحِدة

mononeuric = **mononeural** وَحيدُ العَصَبة

mononeuritis التِهابُ عَصَبٍ واحِد

monont = **schizont** أُقسُوم

mononuclear وَحيدُ (أو وَحيدةُ) النَّواة

mononucleate وَحيدُ النَّواة ، ذو نَواةٍ واحِدة

mononucleosis كَثْرةُ الوَحيدات ، تَكَثُّرُ وَحيداتِ النَّواة في الدم

infectious ~ داءُ وَحيداتِ النَّواة الإنتانيّ

mononucleotide وَحيدُ النَّوَويد

monoparesis خَزَل أُحاديّ ، شَلَل أو خَذَلُ طَرَفٍ واحِد

monoparesthesia مَذَلٌ أُحاديّ ، فَسادُ حِسِّ جُزءٍ واحِد

monopathy اعتِلالُ جُزءٍ واحِد

monophagia = **monophagism** وَحْدةُ الوَجَبات · اشتِهاءُ طَعامٍ واحِد

monophasia وَحدة الحُبْسة ـ صُماتٌ باستِثناءِ كَلِمةٍ أو جُمْلة واحِدة

monophthalmus = **a cyclops** وَحيدُ العَيْن ـ خِلقةٌ

monophyletic ذو أصلٍ واحِد ، أُحاديُّ العَشيرة

monophyodont أُحاديُّ الإثغار

monoplast كائنٌ أُحاديُّ الخَليَّة

monoplegia الشَّلّ ، الشَّلَلُ الأُحاديّ

monopodia قَدَمٌ واحِدة

monopolar أُحاديُّ القُطْب

monops وَحيدُ العَيْن

monopsychosis خُلاع ، نُفاسٌ مُفرَد

monopus وَحيدُ القَدَم ، أو وَحيدُ الرِّجْل

monorchia = **monorchidism** = **monorchism** أُحاديَّة الخُصْية

monorchid = **monorchis** وَحيدُ الخُصْية

monorchidism وَحْدةُ الخُصْية ، الشَّرَج

monorecidive وَحْدة المُعاوَدة ـ مُعاوَدةُ القَرْحة الزُّهرِيَّة

monosaccharide = **monosaccharose** أُحاديُّ السُّكَّريد ، وَحيدُ السُّكَّر ـ مُونوسكَّارُوز

monosexual وَحيدُ الجِنس

monosomic = **monosome** أُحاديُّ الصِّبغيّات ـ ناقِصُ أَحَدِ زَوجَي الصِّبغيّات

monosomy أُحاديَّة الصِّبغيّات ، فَرْدانيَّةُ الصِّبغيّات

monospasm تَشَنُّجُ مَوضِعٍ واحِد ، تَشَنُّج مُنفَرِد

monospermy فَرديَّةُ الإخصاب

monostotic مُتعلِّق بعَظْم واحِد

monostratal = **monostratified** مُنضَّدٌ بطَبَقة واحِدة ، أُحاديُّ الطَبَقة

monosymptomatic أُحاديُّ الأعراض

monoterminal انتِهائيٌّ مُفرَد

monothermia وَحْدة الحَرارة ـ عَدَمُ تَغَيُّرِها

monotic مُتعَلِّقٌ بأُذُنٍ واحِدة ، وَحيدُ الأُذُن

monotocous تَلِدُ واحِدًا فَحَسْب، أُحاديَّةُ الوِلادة

Monotremata الوَحيداتُ المَسْلَك ، وَحيداتُ المَخْرَج ـ اللَّبوناتُ الدُّنيا

monotrichic = **monotrichous** وَحيدُ السَّوط ، وَحيدُ الهَدَب ، وَحيدُ الشَّعْرة

monotropic وَحيدُ الاستِهْداف ، وَحيدُ الاتِجاه

monovalent أُحاديُّ التكافُؤ

monovular وَحيدُ البَيْضة

monovulatory أُحاديُّ الإباضة

monoxenous = **monoxenic** وَحيدُ الثَّوِيّ

monoxide أُكسيدٌ آحاديّ

monozygote وَحيدُ اللاقِحة ، وَحيدُ الزَّيجوت

monozygotic وَحيدُ اللاقِحة

mons جَبَل ، مُرتَفَع ؛ قُنَّة

~ veneris, ~ pubis الرَّكَب ، جَبَلُ العانة ، قُنَّةُ الفَرْج

monster مِسْخ ، مَسيخ ـ جَنينٌ مُشَوَّهُ التَّكوين

monstrosity المَسْخ ، الكَشَم

monticulus جُبَيْل ، تَلّ

~ cerebelli جُبَيلُ المُخَيْخ ، أو تَلُّ المُخَيخ

mood مزاج ، حالَةُ النَّفْسيَّة ، كَيْف
moody مِزاجيّ
moral أخلاقيّ ، أدَبيّ
morbid مَرَضيّ ، وَبيل
morbidity المَرَضانيَّة أو المَرَضيَّة ، وَبالة
morbific مُمْرِض ، مُسْقِم
morbigenous مُحْدِثُ أو مُسَبِّب المَرَض
morbilli = measles الحَصْبة
morbilliform حَصْبيُّ الشَّكْل
morbillous حَصْبيّ ، مُتعَلِّق بالحَصْبة
morbus = disease سُقْم ، داءٌ ، مَرَض
~ caducus = epilepsy داءُ السُّقوط ، داءُ الصَّرْع
~ caeruleus الداءُ الأزْرَق ـ ازرِقاقٌ لِعلَّة قَلْبيَّة
~ gallicus السِّفْلِس ، الإفرَنْجي
~ herculeus = elephantiasis الفَيَل
morcellation = morcellement تَقْطيع ، تجَزُّؤ
mordant مُرَسِّخ ، مُثَبِّت الألوان
mores عاداتُ المُجتَمَع . آدابُ المُجتَمَع
morgue مَحْفَظُ الجُثَث ، مَشْرَحة
moria = fatuity هَذَر ، مَسُّ المِزاج • عُتاه
moribund مُحتَضَر ، ناسِم ـ مُشرِفٌ على المَوت
morning sickness غَثَيانُ الصَّباح ـ غَثَيانُ الحامِل ، وِحام
morococcus مُكَوَّرة تُوتيَّة
moron مَأْفون ـ أبْلَهُ عُمرُهُ العَقْليّ بينَ ٨ ـ ١٢ سَنة ورائزُ ذَكائهِ مِن ٥٠ إلى ٦٩
morphallaxis إسْتِكمالُ الشَّكْل
morphea قُشَيْعة ، قَشَعة ، تَصَلُّب جِلْديّ
morphia = morphina = morphine المُورْفين ـ أشهَرُ قِلْوانيّات الأفيون
morphine = morphia = morphinium = morphinum المُورفين
morphinism المُورفينيَّة ، الانسِمامُ بالمُورفين • تَعاطي المُورفين
morphinization إعطاءُ المُورفين ، إخضاعٌ لِلمُورفين
morphinomania = morphiomania إدمانُ المُورفين ، الوَلَعُ بالمُورفين
morphinum = morphine = morphinium مُورْفين
morphiomania = morphinomania الوَلَع بالمُورفين
morpho- سابِقة بمعنى «شَكْل» أو «بِنْيَة»
morphoea = morphea قُشَيعة ، قَشَعة ، نَمَش
morphogenesis = morphogenesia = morphogeny تشَكُّل ، تخَلُّق
morphogenetic مُشَكِّل ، مُكَوِّن ، مُنَمٍّ
morphogeny = morphogenesis تشَكُّل ، تكَوُّنُ الشَّكْل ، تخَلُّق
morphological = morphologic شَكْليّ ـ مُختَصٌّ بتَكوينِ الشَّكْل وَهَيئَتِه ، تَشَكُّلي
morphology الشَّكْلياء ، عِلْمُ الشَّكْل
morpholysis انحِلالُ الشَّكْل ، إتلافُ الشَّكْل
morphometry قِياسُ الشَّكْل أو الأشكال
morphophysics فِيزياءُ التَشَكُّل
morphosis التشَكُّل ، التشَكُّل العُضْوي
morpio = morpion قَمْلُ العانة ، قَمْلُ الطَّبُّوع
mors مَوْت
morsal طَحْني ـ مُتعَلِّق بالأسنان ، مَضْغيّ
morsus عَضَّة • هَدَب
~ diaboli, pavilion of the oviduct هَدَبُ قَناةِ البَيْض ، صِوانُ قَناةِ البَيْض
~ humanus عَضَّةُ الإنسان
mortal مُميت • مائت ، فانٍ
mortality مُعَدَّل الوَفَيات ، نِسبةُ الوَفَيات
mortar هَوْن ، هاوُن ، مِصْحَن
mortification إماتة ، تمَوُّت
mortinatality = natimortality وَفَياتُ الوِلْدان
mortisemblant شِبْهُ المائِت ، بشَكْل مائِت
mortuary مُستَودَع الجُثَث • يتعَلَّق بالمَوت
morula التُّوتيَّة . التُّوَيتة
moruloid يُشبِهُ التُّوتيَّة ، تُوتانيّ ، تُوَيتانيّ
mosaic فُسَيفِسائيّ ، مُزَيَّق

mosaicism التَزَيُّق ، الفُسَيفِسائيَّة

mosquito نامُوسة ، بَعُوضة ، بَرْغَشة

mosquitocide مُتلِف أو مُبيدُ البَعُوض

moss طُحْلُب ، أُشْنة

moth = chloasma عُثّة ، سُوسة

mothering اسْتِئْمام

motile مُتَحَرِّك (عَفْوِيًّا)

motility تَحَرُّك ، حَراك

motion تَحَرُّك ، حَرَكةُ انتِقال

~ sickness دُوارُ الحَرَكة

motivate يُحَرِّض ، يَحُثُّ ، يَدْفَع

motivation دافِع ، حافِز · تَحْريضٌ تَرْغيبي

motive دافِع ، باعِث ، داعٍ ، مُحَرِّك

motofacient مُثيرُ الحَرَكة أو مُسَبِّبُها

motoneuron عَصَبة مُحَرِّكة

motor مُحَرِّكُ (الحَرَكة) ، حَرَكيّ

~ aphasia حُبْسة حَرَكيَّة ، الصُّمات الحَرَكي

~ area ساحةُ الحَرَكة ، الباحةُ الحَرَكيَّة

~ nerve عَصَبٌ مُحَرِّك

motorius = a motor nerve عَصَبٌ مُحَرِّك

mottled مُبَقَّع ، أَرْقَط

mottling تَبَقُّع ، تَرَقُّط

moulage تَقَولُب ، صَوْغ ، إفراغٌ في القالَب

mould, mold قالَب · عَفَن ، فُطْر صَغير

moulding تَقَولُب ، صَوْغ أو انصِياغ

mounding انتِبارُ (العَضَلة) ـ عندَ خَبْطِها

mountain sickness, altitude sickness
داءُ المُرتَفَعات ، دُوارُ العُلُوّ

mounting إرساء ، تَرْكيب · تَحْضيرُ العَيِّنة

mouse فأرة

mouth فَم

mouthwash غَسُول الفَم

movable نَقّال ، نَقّالي

movement حَرَكة

associated ~ حَرَكة مُتَعاوِنة أو مُشتَرَكة

ciliary ~ حَرَكة هَدَبِيَّة

fetal ~ حَرَكةُ الجَنين.

molecular ~ الانتِفاش ، حَرَكة جُزَيئيَّة

passive ~ حَرَكة مُنفَعِلة

reflex ~ حَرَكةٌ انعِكاسيَّة

spontaneous ~ حَرَكة عَفْوِيَّة

moxa مُكْسة ، كَيٌّ بمادَّة رِخْوَة

mucase أنزيمٌ مُخاطيّ

muciferous يُفرِزُ مُخاطاً

muciform مُخاطيُّ الشَّكْل ، يُشبِه المُخاط

mucigenous مُوَلِّد المُخاط ، مُفرِز المُخاط

mucilage = mucilago لَثًا ، صَمْغُ
الجُذور ، نُسْغٌ صَمْغيّ

mucilaginous لَثَئيّ ، صَمْغيّ

mucin مُخاطِين ، مُوسِين ، لَثَئين

mucinase خَميرةُ المُخاطِين ، أنزيمٌ مُخاطيّ

mucinoblast أرومةُ المُخاط

mucinogen مُوَلِّد المُخاطين ، مُوَلِّد اللَّثا

mucinosis المُخاطيَّة ، اللَّثَئيَّة

mucinous مُخاطِينيّ ، لَثَئيّ

mucinuria بَوْلٌ مُخاطِيني ، بِيلة لَثَئيَّة

muciparous مُفرِزُ المُخاط

mucitis التِهابُ الغِشاءِ المُخاطي

muco- سابِقة بمعنى «مُخاط» أو «مُخاطيّ»

mucocele قِيلة مُخاطيَّة

mucoclasis إتلافُ البِطانة المُخاطيَّة

mucocolitis = mucous colitis
التِهابُ غِشاءِ القُولون المُخاطي

mucocolpos مَهْبِل مُخاطيّ

mucocutaneous مُخاطي جِلْديّ

mucocyte خَلِيَّة مُخاطيَّة

mucoenteritis التِهابُ الأمعاءِ المُخاطي

mucofibrous مُخاطيّ لِيفيّ ، لَثَئيّ لِيفيّ

mucoid مُخاطانيّ

mucolipidosis شُحام مُخاطي

mucolytic حالُّ المُخاط ، مُذيبُ المُخاط

mucomembranous مُخاطيّ غِشائيّ

mucoperiosteum سِمحاق مخاطي

mucopolysaccharide عَديدُ السُّكَّريد المُخاطيّ

mucoprotein بُروتين مُخاطي

mucopurulent مُخاطي قَيْحي

mucopus مُخاط قَيْحيّ

Mucor عَفَنة ، فُطْر · (عَفَن)

Mucoraceae الفُطورُ العَفَنيَّة
mucormycosis الفُطْريَّة المُخاطيَّة
mucosa المُخاطيَّة . الغِشاءُ المُخاطيّ
mucosal مُتعلِّق بالغِشاء المُخاطي
mucosanguineous مُخاطيّ مُدَمّى
mucoserous مُخاطيّ مَصْليّ
mucosin مِيكوزين ، مُخاطِين
mucositis التِهابٌ مُخاطي
mucostatic مُوقِفُ إفرازِ المُخاط
mucous مُخاطيّ . يُفرِزُ المُخاط
~ membrane غِشاءٌ مُخاطيّ
mucoviscidosis لُزاجٌ مُخاطي . تلزُّجٌ مُخاطي – تَليُّف البَنْقراس الكُيَيْسي
mucro نُقطة مُحدَّدة أو مُروَّسة . شوكة
~ cordis قِمَّةُ القَلْب
mucus مُخاط ، ذُنان
bronchial ~ بَلْغَم
nasal ~ ذَنين ، ذُنان
muffling خُفوت ، إخْفات
muliebria أعضاءُ التَّناسُل في المَرأة
muliebrity النِّسْويَّة أو الأُنوثيَّة ، الصِّفاتُ أو الأوصافُ النِّسائيَّة
mull يَسْحَن ، يَطْحَن . نَسيجٌ قُطْنيّ
multi- سابِقة بمعنى «عَديد» أو «مُتعَدِّد»
multiallelic مُتعدِّد السُّلالات
multiarticular مُتعلِّقٌ بمَفاصِلَ كثيرة
multicellular مُتعَدِّدُ الخَلايا ، عَديدُ الخَلايا
multicentric مُتعدِّد المَراكِز ، عَديدُ المَراكِز
multicuspid = **multicuspidate** مُتعَدِّدُ الشُّرَف ، عَديدُ الشُّرَفات
multidentate مُتعَدِّد الأسنان . كَثيرُ الحُزوز
multifactorial مُتعَدِّد العَوامِل
multifamilial مُتعَدِّدُ الأُسَر المُتَعاقِبة
multifid مُتعَدِّد الفُلوح
multifocal مُتعدِّدُ البُؤرات
multiform مُتعدِّد الأشكال ، عَديدُ الأشكال
multiglandular كَثيرُ الغُدَد
multigravida = **multigesta** مُتعدِّدة الحَمْل ، مُتكرِّرة الحَمْل ، نَثُور

multi-infection تَعدُّدُ الإنتانات
multilobar مُتعَدِّد الفُصوص ، عَديدُ الفُصوص
multilobular عَديدُ الفُصَيصات
multilocular مُتعَدِّد الفَجوات ، مُتعَدِّدُ الحُجُرات أو المَساكِن
multimammae تَعدُّدُ الأثداء
multinodular عَديدُ العُقَيدات ، مُتعَدِّدُ العُجَيرات
multinuclear, multinucleate عَديدُ النَّوى
multipara ضائنة ، ضَوْنة ، مُتعَدِّدةُ الوِلادة
grand ~ نَثُور – وَلَدتْ سِتَّ مَرّاتٍ أو أكثر
multiparity تَعدُّدُ الوِلادات ، تضَوُّن
multiparous عَديدةُ الوِلادة ، نَثُور
multiple مُتعَدِّد
multiplication تكاثُر
multiplicitas تَعدُّد – تعَدُّدٌ عُضْويّ شُذوذيّ
multipolar مُتعَدِّدُ الأقطاب
multirooted مُتعَدِّد الجُذور
multisensitivity تحَسُّس مُتعَدِّد ، تعَدُّدُ الإحساسيَّة
multivalent عَديدُ التكافُؤ ، مُتعَدِّد المُكافِىء
mumbling غَمْغَمة ، ضَغْضَغة
mummification تَحْنيط ، مُوميائيَّة أو مُوميَّة
mumps النُّكاف – التِهابُ الغُدَّة النَّكَفيَّة
munity قابِليَّة العَدْوى
mural جِداريّ ، حائِطيّ
murine جُرَذيّ ، فأريّ
murmur حَفيف ، نَفْخة ، لَغَط
diastolic ~ نَفْخةٌ انبِساطيَّة
hemic ~ نَفْخة دَمَويَّة
systolic ~ نَفْخة انقِباضيَّة
vesicular ~ حَفيفٌ حُوَيصِليّ
Musca; Muscae الذُّبابة . الذُّبابُ الماصّ
~ domestica ذُبابةُ المَنْزل
~ hispanica ذُرّاح
musca ذُبابة
~e volitantes السَّمادير ، ذُبابٌ طائر – دَقائقُ سابِحةٌ في سائلِ العَيْن
muscacide = **muscicide** مُبيدُ الذُّباب

muscarine مَسْكَرين – قِلْوانيّ مُميت مَوجودٌ في فُطْر الأغاريقون وفي السَّمَك المُنتِن

muscle عَضَلة

anconeus ~ العَضَلةُ المِرفَقيَّة

articular ~ عَضَلةٌ مَفصِليَّة

bicipital ~ عَضَلةٌ ذاتُ رَأسَيْن

buccinator ~ العَضَلةُ المُبَوِّقة

coracobrachial ~ العَضَلة الغُرابيَّة العَضُديَّة

cutaneous ~ عَضَلةٌ جِلْديَّة

deltoid ~ العَضَلة الدالِيَّة

femoral ~ عَضَلةٌ فَخِذيَّة

fusiform ~ عَضَلة مِغزَلية

involuntary ~ عَضَلةٌ لا إراديَّة

joint ~ عَضَلة مَفصِليَّة

masseter ~ العَضَلة الماضِغة

pectoral ~ العَضَلة الصَّدريَّة

platysma ~ العَضَلةُ الجِلديَّة لِلعُنُق

popliteus ~ العَضَلة المَأبِضيَّة

pterygoideus ~ العَضَلة الجَناحيَّة

quadriceps femoris ~ العَضَلةُ المُربَّعةُ الرُّؤوس الفَخِذيَّة

risorius ~ العَضَلة الضَّحِكيَّة

scalenus ~ العَضَلة الأخمَعيَّة

skeletal ~ عَضَلةٌ هَيكَليَّة

smooth ~ عَضَلة مَلْساء ، عَضَلة غيرُ مُخَطَّطة

sphincter ani ~ العَضَلة صارَّةُ الشَّرَج

striated (or striped) ~ عَضَلةٌ مُخَطَّطة

thenar ~ عَضَلة إبهاميَّة

triceps brachii ~ العَضَلةُ المُثَلَّثةُ الرُّؤوسِ العَضُديَّة

triceps surae ~ العَضَلةُ المُثَلَّثةُ الرُّؤوسِ الساقيَّة

unstriated (or unstriped) ~ عَضَلة غيرُ مُحَزَّزة

voluntary ~ عَضَلة إراديَّة

muscular عَضَليّ · مُعَضَّل

~ rheumatism رَثْيَة عَضَليَّة

muscularis الطَبَقةُ العَضَليَّة ، مُتعَلِّقٌ بالعَضَلةِ أو بطَبَقتِها

muscularity العَضَليَّة ، العَضَل

muscularize يُعَضِّل

musculature الجِهازُ العَضَليّ

musculi; pl. of musculus – عَضَلات أو عَضَل جَمْعُ عَضَلة

musculo- سابِقة بمعنى «عَضَليّ»

musculocutaneous = **musculodermic** عَضَليّ جِلْديّ

musculomembranous عَضَليّ غِشائيّ

musculophrenic عَضَليّ حِجابيّ

musculoskeletal عَضَليّ هَيكَليّ

musculospiralis = **musculospiral nerve** = **radial nerve** العَضَليُّ الحَلَزونيّ ، العَصَبُ العَضَليّ الحَلَزونيّ

musculotendinous عَضَليّ وَتَريّ

musculus عَضَلة

mushroom فُطْر ، عَيْشُ الغُراب ، كَمْأة

musicotherapy المُعالَجة بالمُوسيقى

mussitation تَمْتَمة ، (دَمْدَمة)

must سُلاف

mustard خَرْدَل

mutability التَبَدُّليَّة

mutacism, mytacism لَثْغ ، مَأْمَأة – عَيُّ الكَلام

mutagen مُطَفِّر ، مُوَلِّدُ التَحَوُّل

mutagenesis تَوَلُّد المُطَفِّر

mutagenic = **mutafacient** مُطَفِّر ، مُحَوِّل ، مُثيرُ أو مُسَبِّب التَحَوُّل الخِلْقي

mutant طافِر ، مُتحَوِّل ، طافِرة

mutarotation التَّدْويرُ المُتَبَدِّل ، تَحَوُّلُ التَّدْوير

mutase خَميرةٌ مُحَوِّلة ، أنزيمٌ مُحَوِّل

mutation طَفْرة ، تحَوُّل ، تَبَدُّل

mute أَبْكَمُ ، أخْرَس

mutilation جَدْع

mutism صُمات · بَكَم ، خَرَس

mutualism مُنافَعة – التعايُشُ لِفائدةِ الفَريقَيْن

mutualist مُنافِع

mutuality النافِعيَّة المُتَبادَلة ، المُبادَلة

myalgia وَجَعٌ عَضَليّ ، أَلَم عَضَليّ
lumbar ~ العُناج
myasthenia وَهَنٌ عَضَليّ
~ gastrica وَهَنٌ عَضَليّ مَعِديّ
~ gravis وهِنٌ عَضَليّ وَبيل
myasthenic واهِنُ العَضَلات ، مُوهِن عَضَليّ
myatonia = **myatony** وَنًى عَضَليّ
myatrophy ضُمورٌ عَضَليّ ، ضُمورُ عَضَلة
mycelian أُفطُوريّ ، مُتعَلّق بالفُطْر الغُصَنيّ
mycelium أُفطُورة
mycete فُطْرة
mycethemia فَطْرَنةُ الدَّم
mycetism = **mycetismus** التَسَمُّم بالفُطْر
mycetogenic = **mycetogenous** مُسبَّبٌ عن الفُطْر ، فُطْريُّ المَنْشأ
mycetoma, maduromycosis فُطْروم ، وَرَمٌ فُطْريّ ، داءُ القَدَمِ الفُطْريّ
myco-, myc-, mycet- سابِقة لِلدَّلالة على «الفُطْر»
mycobacteriosis داءُ المُتفَطِّرات ، داءُ العُصَيّات الفُطْريّة
Mycobacterium مُتَفطِّرة ، عُصَيّة فُطْريّة
~ leprae مُتَفطِّرةُ الجُذام
~ tuberculosis المُتَفطِّرةُ السُّلّيّة
mycoderma الغِشاءُ المُخاطي
mycodermatitis التِهابُ غِشاءٍ مُخاطيّ
mycohemia فَطَرُ الدم ، دَمٌ فُطْريّ
mycologist خَبيرٌ بالفُطور
mycology عِلْمُ الفُطْريّات ، مَبحَثُ الفُطور
mycomyringitis, myringomycosis التِهابُ غِشاءِ الطَّبْلة الفُطْريّ ، فَطَر صِماخِ الأُذُن
Mycoplasma المَفطُورة ـ الفُطورُ المُصَوَّريّة
mycopus مُخاط قَيْحيّ ، قَيْح مُخاطيّ
mycose سُكَّر فُطْريّ
mycosis فُطار ، فَطَر ، داءٌ فُطْريّ
~ fungoides فُطارٌ فُطْرانيّ
mycostasis تَوَقُّفُ الفُطور ، وَقْفُ نمُوّ الفُطور
mycostatic = **mycostat** مُجَمِّد الفُطور ، مُعطِّلُ الفُطور
mycotic فُطاريّ ، فُطْريّ ، مُسَبَّب عن الفُطور
mycotoxinization التَّلْقيح بالتُّكسين الفُطريّ ، التَّلقيحُ بِذِيفانِ الجَراثيم
mydriasis تَوَسُّع الحَدَقة ، تَمَدُّد البُؤْبُؤ
mydriatic مُحَدِّق ، مُوَسِّع الحَدَقة
myectomy خَزْعُ العَضَلة
myectopia = **myectopy** انزِياحُ العَضَلة
myel-, myelo- بادِئة بمعنى «نُخاعيّ» أو «حَبْليّ شَوكيّ» أو «نُخاعينيّ»
myelalgia الأَلَمُ النُّخاعيّ ، أَلَمُ الظَّهْر ، أَلَمُ الحَبْل الشَّوكيّ
myelapoplexy سَكْتةُ الحَبْل الشَّوكيّ ، نَزْفٌ في الحَبْل الشَّوكيّ
myelatelia نَقْصُ نمُوّ الحَبْل الشَّوكيّ
myelatrophy ضُمور الحَبْل الشَّوكيّ
myelemia اللوكِيميا النُّخاعيّة ، ابيضاضُ الدَّمِ النِّقْويّ
myelencephalon الدِّماغُ البَصَليّ ، المِحوَرُ المُخّيّ الشَّوكيّ ، الدِّماغُ النُّخاعيّ
myelin نُخاعِين ، مَيلين
myelinated, medullated نُخاعينيّ ، مَيلينيّ ، يَحتَوي على نُخاع
myelination = **myelinization** النُّخاعيّة ، التنَخُّعيّة
myelinic نُخاعينيّ
myelinoclasis تَلَفُ النُّخاعِين ، إتلافُ النُّخاعين
myelinogenesis تَوَلُّدُ أو تَكَوُّن النُّخاعِين
myelinopathy اعتِلالٌ نُخاعيّ ، حُؤولُ المادَّةِ البَيضاء في الدِّماغ
myelitic مُتعَلّق بالتِهاب النُّخاع الشَّوكيّ
myelitis التِهابُ النُّخاعِ الشَّوكي ، التِهابُ الحَبْل الشَّوكي ، التِهابُ نُخاعِ العَظْم
myelo-, myel- سابِقة تَدُلُّ على العَلاقة بِـ «الحَبْل الشَّوكيّ أو بالمادَّة النُّخاعيّة»
myeloblast الجَذَعة النُّخاعيّة ، الأَرومةُ النِّقويّة
myeloblastemia وُجودُ الجَذَعاتِ النُّخاعيّةِ في الدم ، وُجودُ أَروماتٍ نِقْويّة في الدم
myeloblastoma وَرَمُ أَرومةِ النِّقْويّة

myeloblastomatosis داءُ أورامِ الجَذَعةِ النُّخاعيَّة ، تَكَثُّرُ أورامِ الأرومات النِّقْيِيَّة

myeloblastosis داءُ الجَذَعات النُّخاعيَّة . تكَثُّر الأرومات النِّقْيِيَّة

myelobrachium الساقُ النُّخاعيَّة

myelocele قِيلةٌ نُخاعيَّة ، فَتْقُ الحَبْل الشَّوكيّ

myelocyst كِيسٌ نُخاعيّ

myelocystic نُخاعيّ كِيسيّ

myelocystocele قِيلةٌ كِيسيَّة نُخاعيَّة

myelocystomeningocele قِيلةٌ سِحائيَّة كِيسيَّة نُخاعيَّة ، اسْتِسقاءُ النُّخاع الشَّوكيّ

myelocyte خَليَّة نُخاعيَّة ، نِقْويَّة ، كُرَيَّة نِقْيِيَّة

myelocythemia كَثْرةُ الكُرَيّات النِّقْيِيَّة في الدم

myelocytoma, myeloma وَرَمُ النِّقْويّات ، وَرَمُ الخَلايا النُّخاعيَّة . الوَرَمُ النِّقْيِيّ

myelocytosis كَثْرةُ الكُرَيّات النِّقْيِيَّة

myelodysplasia سُوءُ النموِّ النُّخاعيّ

myeloencephalitis الالتِهابُ الدِّماغيُّ النُّخاعيّ ، التِهابٌ دِماغيّ نُخاعيّ

myelofibrosis تَلَيُّف النِّقْي

myelogenesis تكَوُّنُ الجِهاز العَصَبيّ

myelogenous = **myelogenic** نِقْويُّ المَنْشأ ، نُخاعيُّ المَنْشأ

myelogone = **myelogonium** كُرَيَّةٌ بَيضاء نُخاعيَّة

myelography تَصْويرُ النُّخاع ، تَصْويرُ الحَبْلِ الشَّوكي – شُعاعيّاً

myeloid نُخاعانيّ ، نَظيرُ النُّخاع ، نِقْيانيّ

myeloidosis تَنَشُّج نُخاعيّ

myelolymphocyte كُرَيَّة لِنفاويَّة نِقْيِيَّة

myelolysis انحِلالُ النُّخاعين أو انفِلاقُه

myeloma نِقْيُوم ، وَرَمُ النِّقْي ، وَرَمٌ نُخاعيّ

myelomalacia تَلَيُّنُ النُّخاع

myelomatoid شِبْهُ الوَرَمِ النُّخاعيّ

myelomatosis وُرامٌ نِقْيِيّ ، داءُ الأورامِ النِّقْيِيَّة

myelomeningitis التِهابٌ سِحائيّ شَوكي

myelomeningocele قِيلةٌ نُخاعيَّة سِحائيَّة

myelomere قُسَيْمةٌ نُخاعيَّة

myelon الحَبْلُ الشَّوكيّ ، النُّخاع الشَّوكي

myeloneuritis التِهابُ الأعصابِ والحَبْلِ الشَّوكيّ

myelonic مُتعلِّق بالحَبْل الشَّوكيّ

myeloparalysis شَلَلٌ نُخاعيّ . شَلَلٌ شَوكيّ

myelopathy اعتِلالٌ نُخاعيّ

myelopetal وارِدٌ نَحوَ الحَبْلِ الشَّوكي

myelophage مُلتَهِمة النُّخاعين

myelophthisis ضَنَى الحَبْلِ الشَّوكي

myeloplast كُرَيضة نُخاعيَّة ، كُرَيَّة نُخاعيَّة

myeloplax = **myeloplaque** ناقِضةُ العَظْم

myeloplegia شَلَلٌ نُخاعيّ . فالِجٌ نُخاعيّ

myelopoiesis تكَوُّنُ النُّخاع العَظْميّ

myeloproliferative مُتشَعِّب نُخاعي

myeloradiculitis التِهابُ النُّخاعِ والجُذور . التِهابُ الحَبْلِ الشَّوكيّ وجُذورِ الأعصاب

myeloradiculodysplasia خَلَلُ الحَبْلِ الشَّوكيّ وجُذورِ أعصابِه

myeloradiculopathy اعتِلالُ الحَبْلِ الشَّوكيّ وجُذورِ أعصابِه

myelorrhagia نَزْفٌ نُخاعيّ – نَزْفٌ في الحَبْل الشَّوكيّ

myelosarcoma غَرَنٌ نِقْيِيّ

myelosarcomatosis غُرانٌ نِقْيِيّ

myeloschisis فَلْحٌ أو فَلْعٌ شَوكيّ

myelosclerosis تَصَلُّبُ الحَبْل الشَّوكي

myelosis تكَثُّر الكُرَيّات النِّقْيِيَّة . تكَوُّنُ الأورامِ نَظيرة النِّقْي أو النُّخاعيَّة

myelospongium إسفَنْج نُخاعيّ

myelosyphilis سِفْلِس نُخاعي

myelosyringosis = **syringomyelia** اكتِهافُ الحَبْل الشَّوكيّ

myelotome مِقْطَع نُخاعيّ

myelotomy بَضْعُ النُّخاع الشَّوكيّ

myelotoxic سامٌّ لِلنِّقْي ، مُتْلِفُ النِّقْي

myelotoxin تُكْسين نُخاعيّ ، ذِيفانٌ نُخاعي

myenteric عَضَليّ مِعَويّ ، مُتعلِّق بعَضَلِ المِعَى

myenteron عَضَلُ المِعَى ، الطَبَقةُ العَضَليَّة للمِعَى

myesthesia حِسٌّ عَضَليّ

myiasis = **myiosis** النَغَفيَّة ، النَّغَف

myiocephalon فَتْقُ القُزَحِيَّة
myiocephalum = myiocephalon فَتْقُ القُزَحِيَّة
myiodesopsia الاسمِدْرار ، رُؤيَةُ السَّمادير
myiosis = myiasis النَّغَف
myitis = myositis التِهابٌ عَضَليّ
my(o)- بادِئة بمعنى «عَضَليّ»
myoatrophy = myatrophy ضُمورٌ عَضَليّ
myoblast أرومةُ العَضَليَّة ، جَذَعةُ العَضَل
myoblastic أروميّ عَضَليّ ، جَذَعيّ عَضَليّ
myoblastoma = myoblastomyoma وَرَمُ جَذَعةِ العَضَل ، وَرَمُ أرومةِ العَضَليَّة
myobradia تَفاعُلٌ عَضَليّ بَطيء
myocardiac = myocardial عَضَليّ قَلْبِيّ
myocardiogram مُخَطَّطُ عَضَلة القَلْب
myocardiograph مِخطاطُ عَضَلة القَلْب
myocardiopathy اعتِلالٌ عَضَليّ قَلْبِيّ
myocardiorrhaphy رَفْوُ عَضَلةِ القَلْب
myocardiosis = myocardosis اضطراباتُ القَلْب العَضَليَّة ، قُلابٌ عَضَليّ
myocarditis القُلاب ، التِهابُ عَضَلة القَلْب
myocardium عَضَلُ القَلْب ، عَضَلةُ القَلْب
myocardosis قُلابٌ عَضَليّ
myocele قِيلةٌ عَضَليَّة ، فَتْقٌ عَضَليّ
myocelialgia وَجَعُ عَضَلاتِ البَطْن
myocelitis التِهابُ عَضَلاتِ البَطْن
myocellulitis التِهابٌ عَضَليّ هَلَليّ
myocerosis تَشَمُّعٌ عَضَليّ ، فَسادٌ عَضَليّ شَمْعيّ
myochrome صِبْغٌ عَضَليّ
myoclonia رَمَعٌ عَضَليّ ، ارتِجاجٌ عَضَليّ
myoclonic ارتِجاجيّ عَضَليّ ، رَمَعيّ عَضَليّ
myoclonus رَمَعٌ عَضَليّ ، تَشَنُّجٌ ارتِجاجيٌّ عَضَليّ ، ارتِجاجٌ عَضَليّ
myocolpitis التِهابُ عَضَلِ المَهبِل
myocyte خَلِيَّة عَضَليَّة
myocytoma وَرَمُ الخَلايا العَضَليَّة
myodegeneration حُؤولٌ عَضَليّ
myodemia تَشَحُّمٌ عَضَليّ
myodesopsia اسمِدْرارُ العَيْن ، رُؤيةُ السَّمادير
myodiastasis افتِراقُ العَضَلة ، انفِصالُ العَضَلة
myodynamics فِسيولُوجيا القُوَّة العَضَليَّة
myodynamometer مِقياسُ قُوَّة العَضَلات
myodynia أَلَمٌ عَضَليّ ، وَجَعُ العَضَلة
myodystonia = myodystony خَلَلُ التَوَتُّر العَضَليّ ، سُوءُ التَقَوِّي العَضَلي
myodystrophia = myodystrophy حَثَل عَضَليّ ، سُوءُ التَّغْذية العَضَلي
myo-edema أُوذيما العَضَلة
myo-endocarditis التِهابُ عَضَلِ القَلْب وشَغافِه
myofascitis التِهابُ العَضَلة ولِفافَتِها
myofibril = myofibrilla لُيَيفة عَضَليَّة
myofibroma لِيفُوم عَضَليّ ، وَرَمٌ عَضَليّ لِيفيّ
myofibrosis تَلَيُّف عَضَليّ
myofibrositis التِهابُ لِفافةِ العَضَلة
myofunctional وَظيفيّ عَضَليّ
myogelosis تَجَمُّدٌ عَضَليّ ، يَبَسٌ عَضَلي
myogenesis التَّكْوينُ العَضَليّ
myogenetic = myogenic = myogenous عَضَليُّ المَنْشأ
myoglia دِبْقٌ عَضَليّ ، غِراءٌ عَضَلي
myoglobin غلُوبين عَضَليّ ، كُرَيِّين عَضَلي
myoglobulin كُرَيِّين عَضَليّ ، غلُوبولين عَضَلي
myogram مُخَطَّط عَضَليّ
myograph مِخطاطُ العَضَل ، مُخَطِّط عَضَليّ
myography تَخْطيطٌ عَضَليّ
myohemoglobin خِضابُ العَضَلة
myoid عَضَلانيّ ، نَظيرُ العَضَلة
myoidem = myo-edema أُوذيما عَضَليَّة
myoidism انقِباضٌ عَضَليّ ذاتيّ
myoischemia إقفارٌ عَضَليّ ، فاقةُ تَروِيَةِ العَضَلة
myokerosis تَنَكُّسٌ عَضَليّ شَمْعيّ
myokinesis الحَرَكة العَضَليَّة
myokymia التَمَوُّجُ العَضَليّ ، ارتِجافٌ عَضَلي
myolemma الغِلافُ العَضَلي
myolipoma شَحْمُوم ، وَرَمٌ شَحْميّ عَضَليّ
myologia مَبْحَثُ العَضَلات
myology مَبْحَثُ العَضَلات
myolysis انحِلالٌ عَضَليّ ، تَنَكُّسٌ عَضَليّ

myoma عَضَلُوم . وَرَمٌ عَضَليّ
myomagenesis تَكَوُّنُ الأورامِ العَضَليَّة
myomalacia لِينُ العَضَلة
~ cordis لِينُ عَضَلةِ القَلْب
myomatectomy استِئصالُ الوَرَمِ العَضَليّ
myomatosis تَعَدُّدُ الأورام العَضَليَّة
myomectomy استِئصالُ الوَرَمِ العَضَليّ
myomelanosis قَتامِيَّة عَضَليَّة ، مُلانٌ عَضَلي
myomere قُسَيمة عَضَليَّة
myometer مِقياسٌ عَضَلي
myometritis التِهابُ عَضَلِ الرَّحِم
myometrium عَضَلُ الرَّحِم
myomotomy استِئصالُ الوَرَمِ العَضَليّ
myonecrosis نَخَر عَضَلي ، نِكْروز عَضَلي
myoneme خَيْط عَضَلي ، لُيَيفة عَضَليَّة
myoneural عَضَليّ عَصَبيّ
myoneuralgia أَلَمٌ عَضَليّ عَصَبيّ
myoneurasthenia الوَهَنُ العَصَبي العَضَلي
myoneure عَصَبُ العَضَلة
myopachynsis كَثافةُ العَضَلة ، كَثافةٌ عَضَليَّة
myopalmus خَطَفانُ العَضَلة ، خَطَفانٌ عَضَليّ
myoparalysis = **myoparesis**
شَلَلُ العَضَلة ، شَلَل عَضَلي
myopathia, myopathy اعتِلالٌ عَضَليّ ، اعتِلالُ العَضَلة
myopathic مُعتَلٌّ عَضَليّ
myope أَحْسَرُ . حَسِير . قَصيرُ البَصَر ، أَخْفَش
myopericarditis التِهابُ عَضَلِ القَلْب والتأمور
myophage مُلتَقِمةُ العَضَلة ـ مُتلِفةُ المادَّةِ الانقِباضيَّة لِلعَضَلة
myophone مِسْماع عَضَلي ـ آلةٌ لإسماعِ صَوتِ انقِباضِ العَضَلة
myopia = **short sight** الحَسَر ، قِصَرُ البَصَر ، الخَفَش
myopic قَصيرُ البَصَر ، حَسِير ، أَخْفَش
myoplasm جِبْلةٌ أو بلازما العَضَل ، لِيفةُ العَضَل
myoplastic فاطِرةُ العَضَل ، مُكَوِّنُ العَضَل
myoplasty رَأْبُ العَضَل ، تَقْويمُ العَضَل
myopolar عَضَليّ قُطْبيّ

myoprotein بُرُوتين عَضَليّ ، بُرُوتين العَضَل
myopsis = **myiodesopsia** الاسمِدْرار
myopsychopathy, myopsychosis
اعتِلالٌ نَفسانيّ عَضَليّ ، نُفاسٌ عَضَليّ
myorrhaphy رَفْو العَضَل ، خِياطةُ العَضَلة
myorrhexis تَمَزُّق العَضَلة
myosalgia وَجَعٌ عَضَلي
myosalpingitis التِهابُ عَضَلِ البُوق
myosalpinx عَضَلُ البُوق
myosarcoma غَرَنٌ عَضَليّ
myosclerosis تَصَلُّب عَضَليّ ، تَصَلُّب العَضَلة
myoseism اهتِزازُ العَضَلات ، ارتِجافٌ عَضَليّ
myosin مِيُوسِين ـ بُرُوتين العَضَلات
myosinuria بِيلةُ المِيُوسين ، بَوْل مِيُوسِينيّ
myosis تَقَبُّض الحَدَقة ، انقِباضُ البُؤْبُؤ
myositic مُتعَلِّق بالتِهابِ العَضَلة
myositis التِهابُ العَضَل ، التِهابٌ عَضَليّ
myospasm تَشَنُّج عَضَليّ ، اعتِقالُ العَضَلة
myosteoma عَظْمُوم عَضَليّ ، وَرَمٌ عَظْميّ عَضَليّ
myosthenometer مِقياسُ قُوَّة العَضَلات
myostroma سَداةُ العَضَلة
myostromin بُرُوتينُ سَداة العَضَلة
myosynizesis التِصاقُ العَضَلات
myotactic مُتَعَلِّق بلَمْس العَضَلة ، عَضَليّ لَمْسيّ
myotasis مَدٌّ أو شَدٌّ العَضَلة
myotatic مُوَتِّر . تَمَدُّدي عَضَليّ
myotenositis التِهابُ العَضَلة ووَتَرِها
myotenotomy بَضْعُ وَتَر العَضَلة
myothermic مُتَعَلِّق بحَرارة العَضَلة
myotic = **miotic** مُقَبِّض الحَدَقة
myotome مِقطَع العَضَلة ، مِشرَط العَضَلة
myotomy قَطْعُ العَضَلة ، سَلْخُ العَضَلة
myotonia = **myotony** تأثُّر العَضَل ، تَوَتُّر عَضَليّ ، تَشَنُّج عَضَليّ تَوَتُّريّ
myotonic تأثُّريّ عَضَليّ
myotonoid نَظيرُ التأثُّر العَضَليّ
myotonometer مِقياسُ التأثُّر العَضَلي
myotonus التأثُّرُ العَضَليّ ، تَوَتُّر عَضَليّ
myotrophic مُتعَلِّق بتَغْذية العَضَلة

myotrophy تَغْذيةُ العَضَلة
myotropic مُنتَحٍ نحوَ العَضَلة ، مُنجذِب بالعَضَلة
myovascular عَضَليّ وِعائيّ
myriachit التَرَعُّس – ارتِجافُ السَّيرِ والحَرَكات
myringa طَبْلةُ الأُذُن . غِشاءُ الطَّبْلة
myringectomy = **myringodectomy** خَزْع أو استِئصالُ غِشاءِ الطَّبْلة
myringitis التِهابُ الطَّبْلة ، التِهابُ غِشاء الطَّبْل
myringomycosis فَطَر طَبْلي – التِهابُ غِشاءِ الطَّبْلة الفُطريّ
myringoplasty رَأبُ الطَّبْلة
myringorupture تمزُّق الطَّبلة
myringostapediopexy تَثبيتُ الطَّبلةِ بالعَظْم الرِّكابيّ
myringotome مِبضَعُ الطَّبلة ، مِشرَط الطَّبلة
myringotomy بَضْعُ الطَّبلة ، شَقُّ طَبْلة الأُذُن
myrinx = **myringa** = **membrana tympani** غِشاءُ الطَّبْلة أو غِشاءُ الطَّبْل
Myristica البَسْباسة – نَباتُ فَصيلةِ جَوز الهِند
myrrh المُرّ – راتِنَج صَمْغيّ من شَجَرة المُرّ
mysophobia قَرَفُ النَّجَس ، رَهْبة النَّجَس
mytacism مَأْمَأة – استِعمالُ المِيم كَثيرًا في الكَلام
mythomania هَوَسُ التَّهويل ، هَوَسُ المُبالَغةِ أو الكَذِب
mythophobia رَهْبةُ الخُرافات ، رَهْبة الكَذِب
mytilotoxin تُكسينٌ مَحاريّ
myx-, myxo- سابِقةٌ بمعنى «مُخاط» أو «مُخاطيّ»
myxadenitis التِهابُ غُدَّة مُخاطيَّة
myxadenoma وَرَمٌ غُدّيّ مُخاطيّ
myxangitis = **myxangoitis** التِهابُ الأوعية المُخاطيَّة
myxasthenia نَقصُ إفرازِ المُخاط
myxedema = **myxoedema, pachydermal cachexia** وَذَمةٌ مُخاطيَّة
congenital ~ الوَذَمة المُخاطيَّة الخِلْقيَّة
operative ~ الوَذَمة المُخاطيَّة البَضْعيَّة
pituitary ~ الوَذَمة المُخاطيَّة النُّخاميَّة
myxedematous مُختَصٌّ أو مُصابٌ بِالوَذَمةِ المُخاطيَّة
myxiosis إفراغٌ مُخاطيّ ، إفرازٌ مُخاطيّ
myxoblastoma أرُمُومٌ (وَرَم أروميّ) مُخاطيّ ، وَرَم جَذَعيّ مُخاطيّ
myxochondrofibrosarcoma غَرَنٌ مُخاطيٌّ غُضْروفيّ لِيفيّ
myxochondroma غُضْروم مُخاطيّ ، وَرَمٌ غُضْروفيّ مُخاطيّ
myxococcus مُكَوَّرة مُخاطيَّة
myxocystoma كِيسُوم مُخاطيّ ، وَرَمٌ كِيسيّ مُخاطي
myxocyte خَليَّة مُخاطيَّة
myxodermia مُخاطيَّةُ الجِلد
myxoedema الوَذَمة المُخاطيَّة
myxo-endothelioma وَرَمٌ بِطانيّ مُخاطيّ
myxofibroma لِيفوم مُخاطيّ ، وَرَمٌ لِيفيٌّ مُخاطيّ
myxofibrosarcoma غَرَن لِيفيّ مُخاطيّ
myxoglobulosis التَكيُّس الكُرَوانيّ المُخاطيّ
myxoid مُخاطانيّ ، نَظيرُ المُخاط
myxolipoma = **lipomyxoma** شَحموم مُخاطيّ ، وَرَم شَحميّ مُخاطيّ
myxoma مُخاطوم ، وَرَم مُخاطيّ
myxomatosis وُرام مُخاطي
myxomatous وُرامي مُخاطي ، مُتَعلِّق بالأورام المُخاطيَّة
Myxomycetes الفُطور المُخاطيَّة
myxomyoma عَضَلومٌ مُخاطيّ ، وَرَمٌ عَضَلي مُخاطي
myxopapilloma حُلَيمومٌ مُخاطيّ ، وَرَمٌ حُلَيمي مُخاطي
myxopoiesis تكَوُّنُ المُخاط
myxorrhea نَزٌّ مُخاطيّ ، سَيلان مُخاطي
myxosarcoma غَرَنٌ مُخاطيّ
Myxosporidia البَوغيّاتُ المُخاطيَّة
myxovirus حُمَة مُخاطيَّة ، فِيروسٌ مُخاطيّ

N, n

N = symbol for nitrogen رَمْز النِّتْرُوجين

nacreous نَقيريّ ، صَدَفِيّ أو لُؤْلُؤانيّ

naevus = **nevus** شامَة • وَحْمَة

nagana ناغانا ، مَرَضُ تسِي تسِي في المَواشي

nail ظُفْر ، مِخلَب • مِسْمار

ingrowing or ingrown ~ ظُفْرٌ ناشِب

spoon ~ ظُفْرٌ مِلعَقيّ

nailing تَسْمير – تَثبيتُ التَّجْبير بِمِسمار

naja الناشِرة ، الحَيَّةُ الناشِرة

naked عارٍ ، أَجْرَد

nanism قَزامَة ، قُمْأة ، الضَّعَل

nano- نانُو – سابِقةٌ بمَعنى «جُزْء مِن أَلف مِلْيون»

nanocephalous أَصْعَلُ ، صَغيرُ الرأس

nanocephaly الصَّعَل ، الصَّعَر ، صِغَرُ الرأس

nanocormia صِغَرُ الجِذْع ، صِغَر البَدَن

nanogram نانُوغرام – جُزْء مِن بِلْيون مِن الغرام

nanoid قَزَمانيّ ، نَظيرُ القَزَم

nanomelia صِغَر النِّهايات أو الأطراف

nanomelous صَغيرُ النِّهايات

nanometre نانُومتر – جُزْء مِن بِلْيون من المِتر

nanosomia = **nanosoma** ضَعَل ، قَزامة

nanous جاذٍ ، قَزَم

nanus قَزِم ، قَزَعة

nape = **napex** قَفًا أو نُقرةُ الرَّقَبة ، المَنْخَع

naphtha نَفْتا ، نَفطا

naphthalene = **naphthalin** = **naphthalinum** نَفْثالين

naphthol = **naphtholum** نَفْثُول

napiform لِفتِي الشَّكل ، مِثْل اللِّفت

napkin rash, nappy rash طَفْح الحِفاض

narcism = **narcissism** النَّرْجِسيَّة ، عِشقُ الذّات

narcissism النَّرْجِسيَّة

narcissistic نَرْجِسيّ ، عاشِقُ الذّات

narco- سابِقة بمَعنى «تَخْديريّ» أو «خُداريّ»

narcoanalysis = **narcodiagnosis** التَّحْليلُ التَّخديريّ ، التَّشْخيصُ التَّخْديريّ

narcoanesthesia الخَدَر الذُّهوليّ أو التخَثُّريّ

narcohypnia, waking numbness امذِلالُ الصَّباح ، آخِذةُ اليَقظة ، غَشْيةُ الصَّباح

narcohypnosis الإيحاءُ النَّوميّ التَّخْديريّ

narcolepsy السِّنَة ، نومٌ لا يُقاوَم

narcolysis التَّحْليل النَّفسانيّ التَّخديريّ

narcoma غَشْيةُ المُخَدِّر ، التخَدُّريَّة

narcomania هَوَسُ المُخَدِّرات ، وَلَعٌ جُنونيٌّ بالمُخَدِّرات • جِنَّةُ إدمانِ المُخَدِّرات

narcose نَرْكوز ، مُخَتِّر ، مُخَدِّر

narcosis تخَدُّر ، خَدَر ، خُدار • تَخْدير ، تَخْتير

basal ~ تَخْتير عامّ – قَبْل التَّبْنيج

narcospasm تشَنُّجٌ خَدَريّ

narcostimulant مُخَدِّرٌ ومُنَبِّه

narcotic مُخَدِّر ، مُخَتِّر

narcotism = narcoticism إدمانُ المُخَدِّرات ، التَّخَتُّر ، الانسِمامُ بالمُخَدِّرات
narcotize يُخَدِّر ، يُخَتِّر
nares; pl. of naris المَنْخِران
naris المَنْخِر
posterior ~ المَنْخِرُ الخَلْفي
nasal = nasalis أنْفيّ
~ fossa الحُفرةُ الأنفيَّة
nascent وَليد ، ناشِىء ، نابِت
nasitis التِهابُ الأنف
naso- سابِقة بمعنى «أنْفيّ»
nasoantral أنْفيّ غاريّ
nasoantritis التِهابُ الأنفِ وغارِ هَيْمُور
nasofrontal أنْفيٌّ جَبْهيّ
nasolabial أنفي شَفَوي
nasolacrimal أنفي دَمْعي
naso-oral أنْفيٌّ فَمويّ
nasopalatine أنفي حَنَكي
nasopharyngeal خَيْشومي ، أنفي بُلْعومي
nasopharyngitis التِهابُ البُلْعوم الأنفي
nasopharynx البُلْعوم الأنفي ، الخَيْشوم
nasoscope مِنظارٌ أنفي ، مِنظارُ الأنف
nasoseptitis التِهابُ الحاجِز الأنفي
nasosinusitis التِهابُ الجُيوب الأنفيَّة
nasus = nose الأنْف
natal وِلاديّ ، مُتعَلِّق بالوِلادة ، أَلْيَويّ ، أَلْييّ ، مُتعَلِّق بالأَلْيَة
natality التَّوالُد ـ نِسبةُ المَواليد
nates الأَلْيَتان ، حَدَبَتا الجِسم التَّوأَميّ المُرَبَّع
natiform أَلْيَويُّ الشَّكْل
natimortality وَفَياتُ الوِلْدان
natis أَلْيَة
native بَلَديّ ، أهْليّ ، واطِن ، طَبيع
natremia صُوديومُ الدم
natrium = natrum صُوديُوم
natruresis = natriuresis بِيلةُ الصُّوديوم
natruretic = natriuretic بَوْليّ صُوديُوميّ
natural طَبيعيّ
naturopath مُمارِسُ المُعالَجةِ الطَّبيعيَّة
naturopathy المُعالَجة الطَّبيعيَّة
naupathia الهُدام ـ دُوارُ البَحْر
nausea غَثَيان ، جَيَشان
~ marina, ~ navalis دُوارُ البَحْر
nauseant مُحَرِّض الغَثَيان ، غَثَيانيّ ، مُجَيِّش
nauseate يُغثي ، يُسَبِّب الغَثَيان
nauseous مُغْثٍ ، مُتَعَلِّق بالغَثَيان
navel = the umbilicus سُرَّة
navicula الحُفْرة الزَّورَقيَّة ، الحُفْرة القارِبيَّة
navicular العَظْمُ الزَّورَقي ، العَظْم القارِبيّ ، قارِبيّ ، زَوْرَقيّ
near-sight = nearsightedness = myopia الحَسَر ، قِصَرُ النَّظَر
near-sighted, myopic قَصيرُ النَّظَر ، حَسِير
nearthrosis مَفصِل صُنْعيّ ، مَفصِل مُوهِم
nebula سَحابة ، سَحابةُ القَرْنيَّة ، ظَليلَةُ القَرْنيَّة ، دُكْنة ، ذَرُور ، رَذُوذ
nebulae سَحابات ، ظَليلَات ، دُكْنات ، سُدُم
nebulization ذَرْيٌ ، إرْذاذ
nebulizer مِذَرَّة ، مِرَذَّة
necatoriasis داءُ النَّصَّات
neck عُنُق ، رَقَبة
anatomic ~ العُنُق التَّشْريحيّ ـ في العَضُد
wry ~ الصَّاد ، الصَّعَر
necrectomy خَزْعُ التَنَكْرُز ، خَزْعُ المَوادِّ النَّخِرة أو المُهتَرِئة
necro- سابِقة تَعني «مائت» ، «مَوتيّ» أو «نَخَريّ»
necrobiosis ذَماء ، مُوات فيزيُولوجيّ
necrocytosis مُواتُ الخَلايا ، مَواتٌ خَلَويّ
necrogenic = necrogenous مَواتيّ ، ناخِر ، مَواتيُّ المَنْشأ ، وَليدُ المَوادِّ المَيتة
necrohormone هُورمونٌ ناخِر
necrology سِجلُّ المَوتى ، إحصاآتُ الأموات
necromania الوَلَعُ المَرَضيّ بالمَوتَى أو بالمَوت
necronectomy استِئصالُ الأجزاءِ المَيتة
necrophagous مُعتاشٌ على الأموات ، آكِلُ الجِيَف ، أكّال الرِّمَم
necrophilia = necrophily وَطْءُ المَيت

necrophilous فاسِقٌ بالمَوتى · مُعاشٌ على النُّسُج المائِتة
necrophily = necrophilism وَطْءُ المَيْت · الفُحْشُ بالمَيت · الفِسْق بالمَوتى
necrophobia رُهابُ المَوت · رَهْبة المَوتى
necropneumonia غَنْغرينة الرِّئة ، مَواتُ الرِّئة
necropsy, autopsy فَحْصُ الجُثّة أو تَشْريحُها
necrosadism سادِيَّةُ المَوتى
necroscopy التَّشْريح أو الفَحْصُ عَقِبَ المَوت
necrose نَخِر ، مُتَنَخِّر
necrosis النَّخَر ، نُخْرة ، نِكْرُوز
coagulation ~ النَّخَر التَخَثُّري
necrospermia = necrozoospermia مُواتُ الحُيَيّاتِ المَنويّة أو هُمودُها
necrotic نَخَري ، نَخِر ، مُنَكرَز
necrotizing ناخِر ، مُنَكرِز
necrotomy تَشْريحُ المَيت
necrotoxin تُكْسينٌ ناخِر أو نَخَريّ
needle إبْرة
neencephalon الدِّماغُ الجَديد
negative سَلْبيّ ، إنكاريّ · خِلِّيف
negativism السَّلْبيَّة · الخُلْفة ـ حُبُّ المُخالَفة
negatron الإلِكْترون ، الكُهَيْربُ السَّلْبيّ
Neisseria النَّيسَريَّة ـ ضَرْبٌ مِن الفُطورِ المُجَزَّاة
nema مَمْسُودة ـ دُودةٌ مُدَوَّرة
Nemathelminthes, roundworms المَمْسودات ـ شُعْبةُ الدِّيدان المُدَوَّرة أو المَمْسودة
nemathelminthiasis دُوادُ المُدَوَّرات ، التَدَوُّد بالمَمْسودات
nematicide = nematocide مُبيدُ المَمْسودات
nematoblast, spermatid جُرثومةٌ خَيْطيّة ، أرومةٌ أو جُرثومة نُطفيّة
nematocide = nematicide مُبيدُ المَمْسودات (أو مُتلِفُها)
Nematoda المَمْسودات ، المُدَوَّرات ـ طائفةٌ من الدِّيدان المُدَوَّرة
nematode مَمْسودة ، دُودةٌ مُدَوَّرة أو مَمْسودة
nematodiasis دُوادٌ مَمْسوديّ
nematosis دُوادٌ مَمْسوديّ ، داءُ المَمْسودات
nematospermia حُيَيّاتٌ مَنويّة مُذَنَّبة
neo- سابِقة بمعنى «جَديد» أو «حَديث»
neoantigen مُسْتَضِدٌّ مُسْتَحدَث
neo-arthrosis = nearthrosis مَفصِلٌ صُنعيّ ، مَفصِلٌ مُسْتَحدَث · مَفصِل كاذِب
neoblastic مُتَنَسِّج ، مُتكَوِّنٌ من نَسيجٍ جَديد
neocerebellum المُخَيخُ الحَديث
neocortex لِحاءٌ جَديد
neocytosis تَكَثُّرُ الكُرَيّات المُسْتَجِدَّة ـ تَكَثُّرُ الكُرَيّات غيرِ الناضِجة
neofetus حَميلٌ جَديد ـ جَنينٌ في أُسبوعِهِ الثامِن
neoformation, neoplasm تَنَشُّؤٌ جَديد
neoformative مُتَشَكِّلٌ جَديد
neogala لِبَأ ، أوَّلُ اللَّبَن
neogenesis تَنَشُّؤ ، تَكَوُّن مُسْتَجِدّ
neogenetic مُتَعَلِّقٌ بالتَكَوُّن المُسْتَجِدّ
neohymen غِشاء كاذِب ، غِشاءُ البَكارة المُزَيَّف
neomembrane غِشاءٌ كاذِب ـ غيرُ أصيل
neomorph تَشَكُّلٌ جَديد
neomycin نِيوُمَيْسين
neon نِيُون ـ عُنْصُرٌ غازيّ
neonatal وَليديّ ـ مُتَعَلِّق بالشَّهْر التالي لِلوِلادة
neonate وَليد ، حَديثُ الوِلادة
neonatologist طَبيبُ الوِلْدانِ
neonatology عِلْمُ أو طِبابةُ الوِلدان
neopallium طَيْلَسان جَديد ـ جُزءٌ مِن قِشرةِ المُخّ
neopathy اعتِلالٌ مُسْتَجِدّ ، داءٌ جَديد
neophrenia عَتَهُ الأحداث ، جِنَّة الصِّبا
neoplasia تَنَشُّؤ أو تَكَوُّنُ نَسيجٍ جَديد · تَكَوُّنُ الوَرَم
neoplasm, tumor نامِيَةٌ شاذّة ، وَرَم
neoplastic رَأبيّ ، مُصَنَّع · وَرَميّ ، مُتَعَلِّقٌ بالنّامِياتِ الشاذَّة
neoplasty الرَّأب ، التَّقْويم ، التَّصْنيع
neostomy تَفْغير ، تَفَمُّم جَديد
neostriatum الجِسمُ المُخَطَّط الجَديد

neoteny امتِدادُ الطُّفولة
nephelometer مِقياسُ الكَدَر
nephelometry قِياسُ الكَدَر ، قِياسُ التعَكُّر
nephr-, nephro- سابِقة بمعنى «كُلْيَة» أو «كُلْويّ»
nephradenoma غُدُّومٌ كُلْويّ ، وَرَمٌ غُدِّيّ كُلْويّ
nephralgia أَلَمُ الكُلْيَة ، أَلَمٌ كُلْويّ . اِكْتِلاء
nephrapostasis خُراجٌ أو تَقَيُّحٌ كُلْويّ
nephratonia = **nephratony** وَهَن كُلْويّ
nephrectasia = **nephrectasis** = **nephrectasy** تَوَسُّع الكُلْوة
nephrectomize يستأصِلُ الكُلْوةَ
nephrectomy استِئصالُ الكُلْوة
nephredema أُوذيما الكُلْيَة ، استِسْقاءُ الكُلْيَة
nephrelcosis تَقَرُّح الكُلْوة
nephric كُلْويّ ، كُلْيِيّ
nephridium الكُلْيَة ، طَليعةُ الكُلْوة
nephritic كُلْوي . مُصابٌ بالتِهاب الكُلْيَة . دَواءٌ كُلْويّ
nephritides; pl. of nephritis التِهاباتُ الكُلْوة
nephritis التِهابُ الكُلْوة أو الكُلْيَة
acute ~ التِهابُ الكُلْيَة الحادّ
chronic ~ التِهابُ الكُلْيَة المُزمِن
glomerular ~ التِهابُ الكُلْيَة الكُبَيْبِيّ
interstitial ~ التِهابُ الكُلْيَة الخِلاليّ
parenchymatous ~ التِهابُ الكُلْيَة اللَّحْميّ
nephro-, nephr- سابِقة بمعنى «كُلْيَة» أو «كُلْويّ»
nephro-abdominal كُلْويّ بَطْنيّ
nephroblastoma وَرَمٌ أَرُومي كُلْوي
nephrocalcinosis كُلاسٌ كُلْوي ، تَكَلُّسٌ كُلْوي ـ تَرَسُّب كِلْسي كُلْوي
nephrocapsectomy خَزْعُ مِحفَظة الكُلْوة
nephrocardiac كُلْويّ قَلْبيّ
nephrocele قِيلةٌ كُلْويَّة ، فَتْقُ الكُلْوة
nephrocolic مَغَصٌ كُلْويّ . كُلْويّ قُولونيّ
nephrocoloptosis هُبوطُ الكُلْوةِ والقُولون
nephrocystanastomosis مُفاغَرةُ الكُلْوة والمَثانة ، مُفاغَمةُ الكُلْوة بالمَثانة
nephrocystitis التِهابُ الكُلْوة والمَثانة
nephrocystosis كُياسٌ كُلْويّ
nephrogenic كُلْوي المَنْشأ
nephrogenous كُلْويُّ الأصل ، كُلْويُّ المَنْشأ
nephrogram صُورةُ الكُلْوة ـ شُعاعيّاً
nephrography تَصْويرُ الكُلْوة ـ شُعاعيّاً
nephrohema = **nephrohemia** احتِقانُ الكُلْوة
nephrohydrosis استِسقاءُ الكُلْوة
nephrolith حَصاةٌ كُلْويَّة
nephrolithiasis التحَصِّي الكُلْويّ
nephrolithotomy انتِزاعُ الحَصَى الكُلْويَّة
nephrologist طَبيبُ الكُلَى
nephrology طِبُّ الكُلَى
nephrolysine حالٌّ كُلْويّ
nephrolysis تَحْريرُ الكُلْوة . انحِلالٌ كُلْويّ
nephrolytic حالُّ الكُلْوة ، سامٌّ لِلكُلْوة
nephroma كُلْيُوم ، وَرَمٌ كُلْوي ، وَرَمُ الكُلْوة
nephromalacia تلَيُّن الكُلْوة ، لَدانةُ الكُلْوة
nephromegaly ضَخامةُ الكُلْيَة ، غِلَظُ الكُلْوة
nephron كُلْيُون ، نِفْرون ، وَحْدة كُلوِيَّة
nephroncus تَوَرُّم كُلْويّ
nephropathy اعتِلالُ الكُلْيَة ، اعتِلالٌ كُلْويّ
nephropexy تَثْبيتُ الكُلْيَة
nephrophthisis سُلُّ الكُلْيَة ، ضَنَى الكُلْوة
nephroptosis = **nephroptosia** هُبوطُ الكُلْيَة ، تدَلِّي الكُلْوة
nephropyelitis التِهابُ الكُلْوة وحَوضِها
nephropyeloplasty رَأْبُ حَوضِ الكُلْيَة
nephropyosis, pyonephrosis قُياحُ الكُلْوة ، تقَيُّح الكُلْوة وحَوضِها
nephrorrhagia نَزْف كُلْويّ
nephrorrhaphy رَفْو الكُلْيَة ، خِياطةُ الكُلْيَة
nephrosclerosis = **nephroscleria** تَصَلُّب الكُلْيَة
nephroscope مِنظارُ الكُلْوة
nephrosis كُلاء ، داءٌ كُلْويّ

nephrospasis تدلّي الكُلْوة ، استِرخاءُ الكُلْوة
nephrostoma = **nephrostome**
فُوهةُ الكُلْوة
nephrostomy فَغْرُ الكُلْوة ، تَفْويهُ الكُلْوة
nephrotomy بَضْعُ الكُلْوة ، شَقُّ الكُلْيَة
nephrotoxin تُكْسين كُلْويّ ، سُمٌّ كُلْويّ
nephrotrop(h)ic كُلْويُّ التَّأْثير ، كُلْويّ الأُلفة
nephrotuberculosis تدرُّن كُلْويّ
nephrozymosis تخمُّر كُلْويّ ، أنزَمة كُلْويَّة
nephrydrosis استِسقاءُ الكُلْوة ، مَوَهُ الكُلْوة
nepiology مَبْحَثُ أمراض الأطفال
neroli زَيتُ زَهْرِ اللَّيمون
nerve عَصَب
accelerator ~ العَصَبُ المُعَجِّل
afferent ~ العَصَب الوارِد
auditory ~ العَصَب السَّمْعيّ
centrifugal ~ العَصَب الصادِر
centripetal ~ العَصَبُ الجابِذ ـ أو الوارِد
cranial ~ العَصَب القِحْفيّ
efferent ~ العَصَبُ الصادِر
facial ~ العَصَب الوَجْهيّ
femoral ~ العَصَب الفَخِذيّ
inhibitory ~, arresting ~, frenator ~ العَصَبُ الناهي ، عَصَبُ الوَقْف
musculospiral ~ العَصَب العَضَليّ الحَلَزونيّ
olfactory ~ عَصَب شَمّيّ
optic ~ العَصَب البَصَريّ
sciatic ~ النَّسا ، العَصَبُ الوَرِكيّ
sensory ~ العَصَبُ الحِسّي
sympathetic ~ العَصَب الوُدّي
trigeminal ~, trifacial ~ العَصَبُ المُثَلَّثُ التَّوائم ، عَصَبُ الوَجْه الثُّلاثي
vagus ~ العَصَب المُتَجَوِّل أو التّائه
nervi = **nerves** أعصاب
nervimotion تحرُّكٌ عَصَبيّ
nervimotor عَصَبي حَرَكي
nervimuscular عَصَبيّ عَضَليّ
nervosity العَصَبِيَّة
nervous عَصَبيّ ، ذو عَلاقةٍ بالأعصاب
~ breakdown انهيارٌ عَصَبيّ
~ shock صَدْمة عَصَبِيَّة
~ system الجِهازُ العَصَبيّ
nervousness عَصَبِيَّة ، اهتِياجٌ عَصَبي
nervus, nerve عَصَب
nesidiectomy خَزْعُ الجُزُر ـ خَزْعُ جُزُرِ لانغرهانس في البانْكرِياس
nesidioblast أرومةُ الجُزُر ، جَذَعة الجُزُر ـ جُرثومةُ خَلايا جُزُرِ البانكرياس
nest عُشّ ، وَكْر
cell ~ وَكْر خَلَويّ
nesteostomy = **nestiostomy** = **jejunostomy** فَغْرُ الصائِم ، تَفَمُّم الصائم
nestiatria المُعالَجة بالجُوع
nestitherapy = **nestotherapy**
الاستِجْواع ، المُداواةُ بالجُوع
net شَبَكة
nettle أنجُرة ، قُرّاص ، نَباتُ القُرَّيْص
~ rash طَفح القُرّاص
network شَبَكة ، تَشَبُّك
neu = **neurilemma** غِمْد عَصَبيّ
neur-, neuro- سابِقة بمعنى «عَصَب» أو «عَصَبيّ»
neuradynamia وَهَنٌ عَصَبيّ
neural عَصَبيّ ، مُتعلِّق بالعَصَب أو الأعصاب
~ tube الأُنبوبُ العَصَبي الجَنيني
neuralgia أَلَمٌ عَصَبي ، وَجَعُ العَصَب
trifacial ~, trigeminal ~ أَلَمُ العَصَبِ المُثَلَّث الأوجُه ، أَلَمُ العَصَبِ المُثَلَّث التوائم
neuralgic مُتعلِّق بالأَلَم العَصَبيّ ، أَلَميّ عَصَبيّ
neuranagenesis تجدُّد النَّسيج العَصَبيّ
neurapraxia لا أدائيَّة العَصَب ، عَطَلٌ عَصَبيّ ، فَقْدُ التَّنْسيق العَصَبيّ
neurasthenia الوَهَن العَصَبي ، الحَرَض
neurastheniac واهِنُ الأعصاب
neurasthenic مُتعلِّق بالوَهَن العَصَبيّ ، واهِنُ الأعصاب ، مُحرِض
neuratrophia = **neuratrophy**
ضُمورُ الأعصاب ، سُوءُ تَغْذية الأعصاب
neuraxis مِحوَرُ العَصَب ، مِحوَرُ الحَبْل الشَّوكيّ

neuraxitis = **encephalitis** التِهابٌ دِماغي

neuraxon مِحْوار ، مِحورُ العَصَب

neurectasia = **neurectasis** = **neurectasy** شَدُّ العَصَب

neurectomy استِئصالُ عَصَب ، قَطْعُ العَصَب

neurectopia = **neurectopy** انزِياحُ العَصَب ـ شُذوذُ وَضْعِه أو تفرُّعاتِه

neurenteric عَصَبيّ مِعَويّ

neurepithelium البَشَرة العَصَبيَّة

neurergic عَصَبيُّ الطاقة

neurexeresis = **neurexairesis** اقتِلاعُ العَصَب

neuriatry مُداواةُ الأعصاب

neurilemma = **neurolemma** غِمْدُ اللِّيفِ العَصَبيّ ، الغِمدُ العَصَبيّ

neurilemmitis التِهابُ الغِمدِ العَصَبيّ

neurilemmoma وَرَمُ الغِمد العَصَبي

neurimotor مُحَرِّك العَصَب

neurinoma وَرَم عَصَبي غِمْدي

neurit = **neurite** = **axon** مِحوَرُ العَصَب

neuritic مُصابٌ بالتِهابِ الأعصاب ، مُتعَلِّقٌ بالالتِهابِ العَصَبيّ ، عَصَبيُّ الالتِهاب

neuritis التِهابُ العَصَب

optic ~ التِهابُ العَصَب البَصَريّ

retrobulbar ~ التِهابُ العَصَب خَلْفَ البَصَلةِ أو المُقْلة

neuroanastomosis مُفاغَرةُ الأعصاب

neuroanatomy تَشريحُ الجُملةِ العَصَبيَّة

neuroarthropathy = **neurarthropathy** اعتِلالٌ عَصَبيّ مَفصِليّ

neurobiology بيُولوجيا الجُملة العَصَبيَّة

neurobiotaxis الانحِيازُ العَصَبيّ الأحيائيّ

neuroblast أرومةٌ أو جَذَعة عَصَبيَّة

neuroblastoma وَرَمُ أرومةِ العَصَبيَّة

neurocanal القَناةُ العَصَبيَّة

neurocardiac عَصَبيّ قَلْبيّ

neurocele = **neurocoele** الجَوفُ العَصَبيّ

neuroceptor مُتقَبِّلٌ عَصَبيّ

neurochemistry كِيمياءُ الأعصاب

neurochorioretinitis التِهابُ العَصَب البَصَريّ والمَشيميَّة والشَبَكيَّة

neurochoroiditis التِهابُ المَشيميَّةِ والأعصابِ الهَدبيَّة

neurocirculatory عَصَبيّ دَورانيّ

neurocladism تَشعُّب عَصَبيّ ، تفرُّع عَصَبيّ

neuroclonic مُتعَلِّق بالتَشنُّج العَصَبيّ

neurocranial عَصَبيّ قِحْفيّ ، مُتعَلِّق بالقِحْف

neurocranium القِحْف، الجُمْجُمة حَولَ الدِّماغ

neurocyte خَليَّةٌ عَصَبيَّة

neurocytoma = **a brain tumor** عَصَبيُّوم ، وَرَمٌ خَلَويّ عَصَبيّ ، وَرَمٌ دِماغيّ

neurodendrite = **neurodendron** = **dendrite** غُصونٌ عَصَبيَّة ، استِطالةٌ عَصَبيَّة

neuroderm الأديمُ العَصَبيّ

neurodermatitis = **neurodermitis** = **neurodermatosis** جُلادٌ عَصَبيّ ، التِهابُ الجِلد العَصَبيّ

neurodiagnosis تَشْخيصُ الأمراض العَصَبيَّة

neurodynamic عَصَبيّ ديناميكيّ

neurodynia أَلمٌ عَصَبيّ ، وَجَعُ العَصَب

neuroencephalomyelopathy اعتِلالُ الدِّماغِ والحَبْلِ الشَّوكي والأعصاب

neuroepithelioma ظِهارُومٌ عَصَبي ، وَرَمٌ ظِهاري عَصَبي

neuroepithelium ظِهارةٌ عَصَبيَّة

neurofibril, neurofibrilla لُيَيفٌ عَصَبيّ

neurofibrillar مُتعَلِّق باللُّيَيفات العَصَبيَّة

neurofibroma لِيفُومٌ عَصَبي ، وَرَمٌ عَصَبي لِيفي

neurofibromatosis وُرامٌ لِيفيّ عَصَبيّ

neurofibrositis التِهابُ الخُيوطِ اللِّيفيَّة ـ العَصَبيَّة والعَضَليَّة

neurofilament خَيطٌ عَصَبيّ

neurogangliitis التِهابُ عُقدةٍ عَصَبيَّة

neuroganglion عُقْدةٌ عَصَبيَّة

neurogastric عَصَبيٌّ مَعِديّ

neurogenesis نُمُوُّ أو تكَوُّنُ النَّسيجِ العَصَبيّ

neurogenetic, neurogenic, neurogenous عَصَبيُّ المَنْشأ ، مُكَوَّنٌ من الجُمْلَةِ العَصَبيَّة

neuroglia دِبْقٌ عَصَبيّ ، اللُّحْمةُ العَصَبيَّة
neurogliocyte خَلِيَّةُ الدِّبْقِ العَصَبيّ
neuroglioma دِبْقُوم عَصَبيّ ، وَرَمُ الدِّبْقِ العَصَبيّ
neurogliomatosis دُباقٌ عَصَبيّ ، تَكَثُّر أورامِ الدِّبْقِ العَصَبيّ ، داءُ أورامِ الدِّبْقِ العَصَبيّ
neurogliosis تَكَثُّرُ الأورامِ العَصَبيَّة الدِّبقيَّة
neurohistology عِلْمُ أنسِجةِ الجهازِ العَصَبي
neurohormone هُرمونٌ عَصَبيّ
neurohumor خِلْطٌ عَصَبي ، إفرازٌ عَصَبي
neurohypophyseal = neurohypophysial مُتعلِّق بالنُّخاميَّة العَصَبيَّة
neurohypophysis النُّخامَى العَصَبيَّة
neuroid عَصَبانيّ ، نَظيرُ العَصَب ، شِبْهُ العَصَب
neuroinduction تَحْريضٌ أو إيحاءٌ عَقْليّ
neurokeratin قِرَتينُ العَصَب
neurokyme شاخِصةٌ عَصَبيَّة
neurolabyrinthitis التِهابُ أعصابِ التِّيه
neurolemma = neurilemma غِمْدُ العَصَب ، غِمْدُ اللِّيفة العَصَبيَّة
neurolemmitis التِهابُ غِمْدِ العَصَب
neuroleptic مُهَدِّئٌ عَصَبيّ ، مُضادُّ الذُّهان
neurologia = neurology مَبْحَثُ الأعصاب ، طِبُّ الجِهازِ العَصَبيّ
neurologist أعصابيّ ، طَبيبُ الأعصاب
neurology عِلْمُ الأعصاب ، طِبُّ الجِهازِ العَصَبيّ
clinical ~ طِبُّ الجِهازِ العَصَبيّ السَّريريّ
neurolues بِفِلسُ الأعصاب
neurolymph السائلُ الدِّماغي الشَّوكي
neurolymphomatosis وُرامٌ لِمفي عَصَبي
neurolysin حالٌّ الأعصاب ، مُتلِفُ الأعصاب
neurolysis تَخْليصُ أو تَحْريرُ الأعصاب
neurolytic حالٌّ الأعصاب ، مُتلِفُ الأعصاب
neuroma عَصَبُوم ، وَرَم عَصَبيّ
neuromalacia = neuromalakia رَخْوَصةُ الأعصاب ، تَلَيُّن الأعصاب
neuromatosis وُرامٌ عَصَبيّ
neuromatous مُتعلِّق أو مُصابٌ بالأورامِ العَصَبيَّة

neuromechanism الآليَّةُ العَصَبيَّة
neuromere قُسَيْمة عَصَبيَّة ، قُسَيْمٌ عَصَبيّ
neuromotor مُحَرِّك عَصَبيّ
neuromuscular عَصَبيٌّ عَضَليّ
neuromyelitis التِهابٌ نُخاعيّ عَصَبيّ
~ optica التِهابُ النُّخاعِ والعَصَبِ البَصَريّ
neuromyositis التِهابٌ عَصَبيّ عَضَليّ
neuron = neurone عَصَبون ، عَصَبة
motor ~ عَصَبونٌ مُحَرِّك
sensory ~ عَصَبون حِسِّيّ
neuronal عَصَبونيّ ، مُتعلِّق بالعَصَبة أو العَصَبون
neurone = neuron عَصَبة ، عَصَبون
neuronitis = neuroneuronitis التِهابُ العَصَب المَركَزيّ ، التِهابٌ عَصَبيّ
neuronophage بَلْعَمة عَصَبيَّة
neuronophagia = neuronophagy التَبَلْعُم العَصَبيّ ، بَلْعَمة عَصَبيَّة
n…ronotropic مُنتَحٍ عَصَبي ، مَيّالٌ لِلأعصاب
neuropapillitis التِهابُ الحُلَيمة العَصَبيَّة
neuroparalysis شَلَلٌ عَصَبيّ
neuropath عَليلُ الأعصاب
neuropathic اعتِلاليّ عَصَبيّ
neuropathogenesis نَشْأةُ العِلَل العَصَبيَّة
neuropathogenicity استِدْراجُ الاعتِلال العَصَبيّ
neuropathology عِلْمُ الأمراضِ العَصَبيَّة
neuropathy الاعتِلالُ العَصَبي ، عُصابيَّة
neurophilic مَيّالٌ لِلأعصاب ، أليفُ الأعصاب
neurophthalmology مَبْحَثُ أمراضِ العَيْنِ العَصَبيَّة
neurophysiology الفِسيُولوجيةُ العَصَبيَّة
neuropile = neuropil = neuropilem لِبْدٌ عَصَبيّ ، تَشَبُّك عَصَبيّ
neuroplasm هَيُولى العَصَب
neuroplasmic مُتَعَلِّق بهَيُولى العَصَب
neuroplasty رَأْبُ العَصَب ، تَقويمُ الأعصاب
neuropodion = neuropodium عَصٌّ عَصَبيّ ، بَقْبُوقة عَصَبيَّة طَرَفيَّة
neuropore ثَقْبٌ عَصَبيّ
neuropotential احتِياطيُّ الطاقةِ العَصَبيَّة

neuropsychiatrist مُتخصِّصٌ بالطِّبِّ النَّفْسانيّ
neuropsychiatry الطِّبُّ العَصَبيّ النَّفْسانيّ
neuropsychopathy اعتِلالٌ عَصَبيّ نَفْسانيّ
neuropsychosis ذُهانٌ عَصَبيّ ، نُفاسٌ عَصَبيّ
neuroradiology عِلْمُ الإشعاعِ العَصَبيّ
neurorecidive = **neurorecurrence** = **neurorelapse** نُكْسٌ عَصَبيّ
neuroretinitis التِهابُ العَصَبِ البَصَري والشَبَكيَّة
neuroretinopathy اعتِلالُ القُرْصِ البَصَريّ والشبَكيَّة
neurorrhaphy رَفْوُ العَصَب ، خِياطةُ العَصَب
neurosarcoma غَرَن عَصَبيّ
neurosclerosis تَصَلُّب عَصَبي
neurosecretion إفرازٌ عَصَبي
neurosensory عَصَبيّ حِسّيّ
neurosis عُصاب ، سُواسٌ عَصَبيّ
accident ~ عُصابُ الحَوادِث ـ أو الإصابات
anxiety ~ عُصابُ القَلَق
obsessional ~ عُصابٌ وَسْواسيّ
occupation ~ عُصابُ المِهْنة
vegetative ~, acrodynia وَجَعُ الأطراف
neuroskeleton الهَيْكَل العَظْمي الحَقيقي
neurosome جِسْمُ العَصَب ، جِسمُ الخَليَّة العَصَبيَّة
neurospasm تَشَنُّجٌ عَصَبيّ
neurosplanchnic عَصَبيّ حَشَويّ
neurospongioma = **neuroglioma** دِبْقُوم عَصَبيّ ، وَرَمُ الدِّبْق العَصَبي
neurospongium شَبَكةٌ أعصاب
Neurospora العُصَيْباء المُبَوَّغة ـ جِنْسٌ من الفُطُر
neurosurgeon جَرّاحُ أعصاب
neurosurgery جِراحةُ الأعصاب
neurosuture = **neurorrhaphy** ـ رَفْوُ العَصَب ، خِياطةُ العَصَب
neurosyphilis سِفْلِسُ الجِهاز العَصَبيّ
neurotension = **neurectasis** شَدُّ العَصَبِ أو مَطُّهُ ـ جِراحيّاً
neurotherapeutics = **neurotherapy** مُداواةُ العِلَل العَصَبيَّة

neurotic عَصَبيّ • ذو مِزاجٍ عَصَبيّ • عُصابيّ
neuroticism تَنَبُّه عَصَبيّ
neurotization التجَدُّد العَصَبيّ ، تَجْديدُ العَصَب • غَرْزُ عَصَب
neurotmesis تفَلُّع العَصَب ، تمَزُّق العَصَب
neurotome مِشْرَط الأعصاب
neurotomy بَضْعُ العَصَب أو شَقُّه • خَزْعُ العَصَب أو قَطْعُه
neurotonic مُقوٍّ عَصَبيّ ، مُقَوّي العَصَب
neurotony = **nerve stretching** إطالةُ العَصَب ، مَطُّ العَصَب
neurotoxic سامٌّ لِلعَصَب ، مُتلِفٌ للنَّسيجِ العَصَبيّ
neurotoxin تُكْسينُ الأعصاب
neurotransmitter ناقِلٌ عَصَبيّ
neurotrauma = **neurotrosis** جَرْحُ العَصَب
neurotripsy هَرْسُ العَصَب
neurotrophic تَغْذَويٌّ عَصَبيّ
neurotrophy التَّغذِية العَصَبيَّة
neurotropic مُوَجَّهٌ لِلعَصَب ، عَصَبيُّ الانحِياز
neurotropism = **neurotropy** التوَجُّهُ العَصَبيّ ، الانتِحاءُ العَصَبي
neurotrosis جَرْحُ العَصَب
neurotubule نُبَيْب عَصَبيّ
neurovaccine لَقاحٌ عَصَبي
neurovaricosis دَواليَّةُ الأعصاب
neurovascular وِعائي عَصَبي ، عَصَبي وِعائي
neurovirulence فَوْعة عَصَبيَّة
neurovirus حُمَةُ عَصَب
neurovisceral عَصَبيّ حَشَويّ
neurula العُصَيْب
neurulation تكَوُّنُ الأُنبوبِ العَصَبيّ
neururgic مُتعَلِّقٌ بعَمَل العَصَب
neutral مُحايد • مُتَعادِل ـ لا حامِض ولا قِلْويّ
neutrality حِياد • تَعادُل
neutralization إبطالُ الفِعْل ، تَعادُل
neutralize يُبْطِل • يُعَدِّل ، يُعادِل
neutrocyte عَدِلة ، خَلِيَّة مُتعادِلة
neutrocytopenia, neutropenia قِلَّةُ العَدِلات ، نُدْرة المُتَعادِلات

neutrocytophilia, neutrophilia, neutrocytosis كَثْرةُ العَدِلات
neutropenia, agranulocytosis قِلَّةُ العَدِلات ـ نَقصُ الكُرَيّاتِ البِيض المُتَعادِلة
neutrophil, neutrophile عَدِلة ـ كُرَيّةٌ بَيضاءُ صَبوغةٌ بالأصباغ المُتَعادِلة
neutrophilia كَثْرةُ العَدِلات ، كَثْرةُ الكُرَيّاتِ أليفةِ الأصباغ المُتَعادِلة
nevocarcinoma سَرَطانةٌ وَحْمِيّة ، سَرَطانٌ شامِيّ أو وَحْمِيّ
nevoid وَحْمانِيّ ، نَظيرُ الشامة
nevose ذو شاماتٍ أو وَحَمات
nevus = naevus وَحْمة ، شامة ، خال
~ vascularis وَحْمةٌ عِرْقيّة ، شامة عِرْقيّة
pigmented ~ وَحْمةٌ مُصطَبِغة
newborn وَليد ، حَديثُ الوِلادة
niacin = nicotinic acid نَياسِين ، حامِضُ النيكُوتينيك
niche عُشّ ، كُوّة ، فُرْضة ، وَقْب ، نُقْبة
nickel النيكِل
nicotinamide نيكُوتينامِيد ، آمِيدٌ تَبْغيّ
nicotinamidemia نيكُوتينامِيديّةُ الدم
nicotine نيكُوتين ، تَبْغِين
nictotinic acid, niacin حامِضُ النيكُوتينيك ، نَياسِين
nicotinism انسِمامٌ بالنيكُوتين ، تَبْغيّة
nictation رَفُّ الجَفْن ، غَمْز ، رَمْش
nictitation = nictation رَفُّ الجَفْن ، غَمْز ، خَزْر ، رَمْش
nidal عُشّي
nidation, implantation انغِرازُ (البَيْضة)
nidus عُشّ ـ مَركَزُ انطِلاق المَرَض
~ hirundinis = swallow's nest عُشُّ الخُطّاف ـ حُفرةٌ في المُخَيخ
night blindness, nyctalopia العَشا ، العَشاوة ، العَمَى اللَّيليّ
nightmare كابُوس ، جُثام
nightshade مَغْدٌ ـ نَباتٌ من فَصيلةِ الباذِنْجان
nigra المادّةُ السَّوداء
nigricans مُسْوَدّ ، مائلٌ إلى السَّواد
nihilism العَدَميّة ـ تَوَهُّمٌ عَدَميّ مَرَضيّ
nimiety فُعومة ، امتِلاء
niphablepsia = niphotyphlosis عَمَى الثَّلْج
nipiology = nepiology مَبْحَثُ أمراضِ الأطفال
nipple حَلَمة ، حَلَمةُ الثَّدْي
Nissl bodies or **granules** حُبَيْباتُ نِيسِل ـ حولَ نَوى الخَلايا العَصَبيّة
nisus جُهْد ، نَشاط
nit; pl. nits صُؤابة ، بَيْضةُ القَمْل
niter = nitre نِتراتُ البُوتاسيوم
nitrate نِترات ـ مِلْحُ حامِض النِّتْريك
nitremia أزوتيميا ، نِتْريميا ـ وُجودُ النِّتروجين في الدم
nitric acid حامِضُ النِّتْريك
nitrification = nitridation النَّتْرَتة ـ تحَوُّل إلى نِتْريت
nitrifying, azotifying مُنَتْرِت ، مُؤَزِّت
nitrite نِتْريت ، مِلْحُ حامِض النِّيتروز
nitrogen, azote نِتْروجِن ، آزوت
~ mustard خَرْدَلُ النِّتروجين ـ لِمُعالَجةِ الأورامِ اللِّمفيّة
nitrogenous آزوتيّ ، نِتْروجينيّ
nitroglycerin نِتْروغليسرين
nitrous آزوتيّ ، نِتروجينيّ • نِتْروز
noasthenia وَهَن ذِهْنيّ ، وَهَنٌ عَقْليّ
noci- سابِقة بمعنى «ألَم» أو «أذى»
nociassociation اشتِراكُ أو تَداعي الأذى
nociceptive مُستَقبِلةُ الألَم
nociceptor مُتَقَبِّلٌ مُنَبِّهاتِ الأذى وناقِلُها
noci-influence تأثيرٌ مُؤذٍ
nociperception تحَسُّسُ الأذى ، إدراكُ الأذى
noct-, nocti- سابِقةٌ بمعنى «لَيْليّ»
noctalbuminuria البِيلةُ الزُّلاليّة الليليّة
noctambulation السَّرنَمة ـ السَّيرُ في النَّوم
noctiphobia رُهابُ الظَّلام ، رَهْبة الظُّلمة
nocturia بُوالٌ لَيلي ، البِيلةُ الليليّة

nocturnal لَيْليّ
nocuity أذِيَّة
nocuous مُؤْذٍ
nodal عُقَديّ
node عُقْدة ، عُجْرة
lymph(atic) ~ عُقْدةٌ لِنفاويَّة أو لِمفيَّة
~ of Ranvier عُقْدةُ رانفيه
nodose = nodated مُعَقَّد ، ذو عُقَد ، عَقِد
nodosity تعَجُّر ، تعَقُّد • عُجْرة ، عُقْدة
nodular عُجْريّ ، عَقِد • عُقَيْديّ
nodulation التعَجُّر ، التَعَقُّد ، عَقادة
nodule = nodulus عُقَيْدة ، عُقْدة صَغيرة
nodulus = a nodule عُجَيرة ، عُقَيدة
nodus = node عُجْرة ، عُقْدة
noematic عَقْليّ إدراكيّ ، ذِهْنيّ
noli-me-tangere قَرْحةٌ ساعِيَة أو خَبيثة
noma, gangrenous stomatitis آكِلَةُ الفَم ، التِهابُ الفَم الغَنْغَريّ
nomenclature التَّسْمِية ، ثَبَتُ الأسماء
binomial ~ التَّسْمِيةُ الثُّنائيَّة
nomogram, nomograph مُخَطَّط المُعادَلة
nonan تُساعيّ ، تِسْعيّ
non compos mentis سَقيمُ التَّفْكير
nonconductor غيرُ مُوصِل
nondisjunction عَدَمُ انفِصال صِبْغيّ
non-electrolyte لا كَهْرَليّ ، لا إلِكتْروليتيّ
nonigravida مُتْسِعة ، تِسْعِيَّة الحَمْل
noninfectious غيرُ مُعْدٍ ، غيرُ مُنتَقِل
nonipara تِسْعِيَّةُ الحَمْل ، مُتْسِعة
non-nucleated لا نَوَويّ ، غيرُ مُنَوَّاة
nonparous عائِط ، عَديمةُ الوِلادة
nonsecretor لا مُفرِز ، غيرُ مُفرِز
nonunion لا الِتِئام ، لا التِحام
nonviable غيرُ قابِلٍ لِلحَياة ، لا عَيُوش
noopsyche الذِّهنيَّةُ النَّفْسانيَّة
noose أُنْشُوطة
norm مِعْيار ، مُسْتَوى عِياريّ • قاعِدة ، أُمثُولة
normal سَوِيّ ، عادِيّ • عِياريّ ، نِظاميّ
~ solution مَحْلولٌ سَوِيّ أو عِياريّ

normality سَوائيَّة ، سَواء • عِياريَّة ، نِظاميَّة
normalization تَعْيير ، إسْواء
normo- سابِقة بمعنى «سَوِيّ» أو «مِعياريّ»
normoblast أرومةُ الحَمْراء السَّوِيَّة
normoblastosis داءُ أروماتِ الكُرَيّات الحُمْر
normocalcemia سَواءُ كَلْسيوم الدم
normocapnia سَواءُ ثاني أُكسيد الكَرْبونِ في الدم
normocholesterolemia سَواءُ كولِسْترول الدم ـ مَنْسوبُ كولِسْترول الدمِ السَّوِيّ
normochromasia صِباغٌ سَوِيّ ، لَونٌ سَوِيّ
normochromia سَواءُ الصِّباغ
normochromic سَوِيُّ اللون ، سَوِيُّ الصِّباغ
normocyte, normoerythrocyte كُرَيَّةٌ حَمْراء سَوِيَّة
normocytosis سَوِيَّةُ الكُرَيّات الحُمْر
normoglycemia سَوِيَّةُ سُكَّر الدم
normo-orthocytosis تكَثُّرُ الكُرَيّات مَعَ سَوِيَّة نِسْبَتِها
normosexual سَوِيُّ الجِنس ، سَوِيٌّ جِنسيّاً
normosthenuria بَوْلٌ سَوِيُّ الثِّقْل النَّوعيّ
normotension تَوتُّر سَوِيّ
normotensive سَوِيُّ ضَغْط الدم ، ذو ضَغْطٍ سَوِيّ ، مُتَوَتِّر سَوِيّ
normothermia حَرارة سَوِيَّة
normotopic سَوِيُّ التوَضُّع
normotrophic سَوِيُّ النُمُوّ
normovolemia كَمِّيَّة دمٍ سَوِيَّة
nose أنف ، خَطْم ، مَخْطَم
~ bridge قَصَبةُ الأنف ، العِرْنين
nosebleed رُعاف ، نَزْف أنفيّ
nosema عِلَّة ، داء ، مَرَض
nosencephalus ناقِصُ الدِّماغ ـ مَسيخ
nosetiology مَبْحَثُ تَسَبُّبِ الأمراض
noso- سابِقة بمعنى «مَرَض» أو «مَرَضيّ»
nosocomial مُتَعَلِّق بالمُسْتَشفى ، مُستَوصَفيّ
nosocomium مُستَوصَف أو مُسْتَشفى
nosogeny = nosogenesis نَشْأة الأمراض
nosographer واصِفُ الأمراض

nosography وَصْفُ الأمراض ، تَبيانُ الأمراض
nosologic = **nosological** مُتعلِّقٌ بتَصْنيفِ الأمراض ، مُختصٌّ بتَعْريف الأمراض
nosology عِلْمُ تَصْنيف الأمراض
nosomania هَوَسُ المَرَض ، الهَوَس بمَرَض
nosomycosis مَرَضٌ فُطْريّ
nosonomy تَصْنيف الأمراض
nosoparasite طُفَيليّ مَرَضيّ
nosophilia حُبُّ المَرَض . رَغْبَةُ الابتِلاءِ بالأمراض
nosophobia رُهابُ المَرَض . رَهْبَةُ الأمراض
nosophyte نَباتٌ مَرَضيّ . طُفَيليّ نَباتيّ مُمْرِض
nosopoietic مُمْرِض ، مُسَبِّب المَرَض
nosotaxy تَصْنيفُ المَرَض . تَقْسيم الأمراض
nosotherapy مُداواةُ العِلَّة بأُخْرى
nosotoxicosis التَسَمُّم المَرَضيّ
nosotrophy تَمْريضُ المَريض والاعتِناءُ بِه
nostalgia أَباب ، الحَنينُ للوَطَن ، أَبابة
nostology, gerontology مَبْحَثُ الشَّيْخوخة
nostril مِنْخَر ــ إحدى فُتحَتَي الأنفِ الأماميَّتَيْن
nostrum دَواءُ دَجّال · دَواءٌ سِرِّيّ
notal ظَهْريّ
notalgia ظُهار . أَلَمُ الظَّهْر
notancephalia غَيْبَةُ قَفا الجُمْجُمة أو ظَهْرِها
notanencephalia غَيْبَةُ المُخَيخ
notch فُرْضَة ، ثُلْمة . حَزْمة . شَرْم
note نَغَم . نَغْمة ، صَوت
notencephalocele قِيلةٌ دِماغيَّة خَلْفيَّة
notencephalus مَفْتوقُ الدِّماغ الخَلْفيّ
notifiable يَنبَغي الإعلامُ عَنه
notions تَصَوُّرات . أفكار
notochord الحَبْلُ الظَّهْريّ
notomelus ذو أطرافٍ ظَهْريَّة
notomyelitis التِهابُ الحَبْلِ الشَّوكيّ
noumenal حَدْسيّ
noxa سَبَبٌ مُؤذٍ . عامِلٌ مُمْرِض
noxious ضارّ ، مُؤذٍ
nubecula غُيَيْمة ، سَحابةٌ صَغيرة ــ غَمامة أو سَحابة في البَوْل · سَحابةُ القَرْنيَّة

nubile صالِحة لِلزَّواج ، بالِغة
nucha القَفا ، مُؤَخَّر العُنُق ، قَفا العُنُق
nuchal قَفَويّ ، مُتعلِّق بقَفا العُنُق ، مَنْخَميّ
nucle-, nucleo- بادِئة بمعنى «نَواةُ الخَليَّة»
nuclear نَوَويّ
nuclease = **nucleinase** أنْزيمٌ نَوَويّ ، خَميرةٌ نَوَويَّة
nucleated ذو نَواة ، مُنَوًّى
nucleic acid حَمْضُ النَّوى ، حامِضُ النوكْليك
nucleiform نَوَويُّ الشَّكْل ، شِبْهُ النَّواة
nuclein نَووين ، نُكْلِين ــ بُروتين نَوَويّ
nucleochyme = **nucleochylema** سائلٌ نَوَويّ ــ المادَّةُ الأرضيَّةُ لِلنَّواة
nucleofugal صادِرٌ عن النَّواة
nucleoid نَظيرُ النَّواة ، نَوَوانيّ
nucleolar نُوَيِّيّ ، مُتعلِّق بالنُّوَيَّة
nucleole نُوَيَّة
nucleoloid نَظيرُ النُّوَيَّة ، نُوَيّانيّ
nucleololus = **nucleolonucleus** لَطْخة نَوَويَّة ، بُقْعة نَوَويَّة
nucleolus نُوَيَّة
nucleolymph لِمْف نَوَويّ
nucleon نُكْليُون ، نُوَيَّة
nucleopetal مُتَّجِه إلى النَّواة
nucleoplasm هَيُولى أو جِبْلَةُ النَّواة
nucleoproteins البرُوتيناتُ النَّوَويَّة
nucleoreticulum شَبَكة نَوَويَّة
nucleoside نُكْليُوسيد
nucleotoxin تُكْسين نَوَويّ ، ذِيفانٌ نَوَويّ
nucleus نَواة · نَواةٌ عَصَبيَّة · نَواةٌ جُزَيئيَّة
atomic ~ النَّواةُ الذَّرِّيَّة
lenticular ~ النَّواةُ العَدَسيَّة ــ جُزْءٌ من الجِسم المُخَطَّط
~ ambiguus النَّواة المُلتَبِسة
~ dentatus النَّواة المُسَنَّنة
~ fastigii النَّواة المُطَرَّقة
~ pulposus النَّواةُ اللُّبِّيَّة
sperm(atic) ~ نَواةُ النُّطْفة
nuclide نُوَيْدة

nudophobia كُرْهُ التعرّي ، هَيْبةُ التعرّي
nullipara عائِط ، عَديمةُ الوِلادة
nulliparity عَوْط . عَدَمُ الحَمْل . عَدَمُ الوِلادة
nulliparous عائِط . عَديمةُ الوِلادة
nullisomatic, nullisomic ناقِصُ زَوجٍ من الصِّبغيّات
numb خَدِر ، نَمِل
number عَدَد ، رَقْم
atomic ~ العَدَدُ الذَّرّيّ
numbness تنمُّل ، خَدَر ، مَذَل ، نَمَل . تنْميل
nummular مُدنَّر ، دِرْهَميّ ، مُدَنَّرُ التطبُّق
~ sputum قَشع مُدنَّر أو دِرهَميّ
nurse مُمرِّض ، مُمَرِّضة ، حاضِنة · يُرْضِعُ (الطِّفل) · يرْعى (المَريض)
wet ~ مُرْضِع ، ظِئْر ، مُرْضِعة
nursery مَركَزُ حَضانة · حُجْرةُ الرُّضَعاء
nursing إرضاع · التَّمْريض
nursling رَضيع
nutation, head nutation نَزْنَزة ، تمايُلُ الرأس واهتِزازُه
nutmeg جَوزةُ الطِّيب ، جَوزُ الطِّيب
nutrient مُغَذٍّ
nutriment قُوت ، غِذاء ، مادَّةٌ غِذائيَّة
nutriology مَبْحَثُ الأطعِمة
nutrition اغتِذاء ، تَغْذِية ، تَغَذٍّ
nutritional تَغَذَويّ ، اغتِذائيّ ، مُتعلِّق بالتَّغْذية
nutritionist خَبيرُ التَّغْذية مُدبِّرُ التغذِية
nutritious مُغَذٍّ ، مُقيت
nutritive مُغَذٍّ · غِذائيّ
nutriture الغِذائيَّة ، الاغتِذائيَّة
nux جَوزة
~ vomica جَوزُ القَيْء ، جَوزٌ مُقَيِّء
nyct-, nycto- سابِقة بمعنى «لَيْليّ» أو «لَيْل» أو «ظُلْمة»
nyctalbuminuria = **noctalbuminuria** بِيلةُ اللّيل الزُّلاليَّة ، كَثرةُ بَولِ اللّيل الزُّلاليّ
nyctalgia أَلَمُ الرُّقاد ، الأَلَمُ أثناءَ النَّوم
nyctalope; pl. nyctalopes أجْهَر ، أعْشَى
nyctalopia العَشا ، العَشاوة ، عَمَى اللّيل
nycterine لَيْليّ · غامِض
nyctohemeral = **nycterohemeral** لَيْليٌّ نَهاريّ ، نَهاريّ لَيليّ ، يَوميّ
nyctophobia رَهْبةُ الظَّلام ، رُهابُ الظَّلام
nyctotyphlosis = **nyctalopia** العَمى اللّيليّ ، العَشا
nycturia بُوالٌ لَيْليّ · سَلَسٌ لَيْليّ
nymph حَوْراء ، يَرَقانة ، شَرْنَقة
nympha الشُّفْرُ الأصغَر
nymphectomy خَزْعُ الإسكَتَيْن
nymphitis التِهابُ الإسكَتَيْن
nympho- سابِقة بمعنى «إسْكة ، الشُّفر الأصغَر»
nymphomania شَبَق ، غُلْمة ، هَوَسٌ أو شَراهةٌ جِنسانيَّة في الأُنثى ، هَيَجانٌ شَفْريّ
nymphomaniac غِلِّيم – رَجُلٌ أو امرأةٌ غِلِّيم
nymphoncus تورُّم الإسكَتَيْن
nystagmiform شِبْهُ الرَّأرأة ، رَأرائيُّ الشَّكل
nystagmograph مِخْطاطُ الرَّأرأة
nystagmus رَأرأة ، ترَأْرُؤ ، تَنَقُّر (العَيْن)
nystaxis = **nystagmus** رَأرأة أو ترَأْرُؤ
nyxis بَزْل ، نَخْز

O, o

O رَمْزُ الأُكْسِجين
oarialgia أَلَمُ المَبِيض
oarium = an ovary مَبِيض
oasis واحَة ـ بُقعةٌ سَليمةٌ مُحاطَة بنَسيجٍ مُعتَلّ
oath يَمين ، قَسَم
obcecation عَمًى جُزْئيّ ، الدَّوَش
obelion تأشيرة ، حُفْرة ، نُقْرة
obese بَدين ، سَمين ، بَدِن ، مِفْضاج
obesity سِمْنَة ، بَدانة ، سِمَن ، بَدَن
obex المِزْلاج ـ كُثافةٌ في بِطانة البُطَينِ الرَّابِع الدِّماغيّ
obfuscation إظْلام ، تعتُّم ، تَعْتيم ، تشْويش
objective مَحْسوس ، مَوْضوعيّ ، شَيْئيَّة ، عَدَسة شَيْئيَّة ، هَدَف
  achromatic ~ شَيْئيَّة لا لَوْنيَّة
  apochromatic ~ شَيْئيَّة لا مُزيغة
  immersion ~ شَيْئيَّة غاطِسة ، شَيْئيَّة مُنغَمِسة
obligate إجباريّ ، إلزاميّ ، مُوجِب
oblique مائِل ، مُنحَرِف
obliquity مَيْل ، مَيَلان
obliquus, oblique المائِلة ، مائِل ، مُنحَرِف
oblongata مُستَطيل ، خاصٌّ بالنُّخاع المُستَطيل
  medulla ~ النُّخاعُ المُستَطيل
oblongatal مُتعلِّقٌ بالنُّخاع المُستَطيل
obnubilation دَغَش ، فَترُ الشُّعور
obsession وَسْواس ، وَسْوَسة ، تَصَوُّرٌ مُسَيْطِر
obsessive-compulsive وَسْواسيّ قَسْريّ
obsolescence هَجْر ، تَوَقُّف ، بُطْلان ، التَشَيُّخ
obsolete مُهْمَل ، مَهْجُور ، مُبْطَل الاستِعمال
obstetric = obstetrical تَوْليديّ ، قِباليّ
obstetrician طَبيبٌ مُوَلِّد
obstetrics طِبُّ التَّوليد ، عِلْمُ أو فَنُّ القِبالة
obstipation إمساكٌ مُستَعْصٍ
obstruction انسِداد
  intestinal ~ انسِدادٌ مِعَويّ
obstruent سادّ
obtund يُكِلُّ ، يُخَفِّفُ الحِدَّة
obtundent كالّ ، مُلَطِّفُ الألَم ، مُسَكِّن
obturator سِدادة ، السادّ
obtuse كَليل ، مُنفَرِج
obtusion كَلالُ الحِسّ ـ خِفَّةُ الحِسّ المَرَضيَّة
occipital قَذاليّ ، قَفَويّ
occipitalis (muscle) القَذاليَّة ، العَضَلةُ القَذاليَّة
occipitalization التَقَذُّل ـ التِصاقُ الفَهْقَةِ بالعَظْم القَذاليّ
occiput = occiput cranii القَذال ، القَفا ـ مُؤَخَّرُ الرأس
occlude يُغْلِق ، يَسُدّ ، يُطبِق
occlusal إطباقيّ ، سادّ ، قافِل
occlusion = occlusio إطباق ، انغِلاق
  coronary artery ~ انسِدادُ الشِّريانِ التاجيّ
occlusive مُغلِق ، مُسِدّ ، سادّ ، مُطبِق
occlusocervical إطباقيّ عُنُقيّ

occlusometer = gnathodynamometer مِقياسُ قُوّةِ الإطباق . دِينامُومتر فَكّيّ

occult خَفِيّ ، مُستَتِر ، غامِضُ الأعراض

occupational مِهْنيّ

~ disease مَرَضٌ مِهْنيّ

ocellus عُيَيْنة ، بُقْعة مُلَوَّنة – شَبيهةٌ بالعَيْن

ochrodermia = ochrodermatosis تَصَحُّمُ الجلد ، شُحوب – اصفِرارُ الجِلد

ochrometer مِقياسُ الشُّحوب

ochronosis = ochronosus تَمَغُّرٌ أَيْضيّ ، صُحام ، الدّاءُ الأصفر الاستِقلابيّ

ocular ~ صُحامٌ بَصَريّ

octa- سابِقة بمَعنى «ثَمانية» أو «ثُمانيّ»

octan ثُمانيّ – يَعودُ كلَّ ثامِنِ يوم

octavalent ثُمانيُّ القِيمة ، ثُمانيّ المُكافِئ

octigravida حامِلٌ لِلمرَّة الثامِنة ، مُثمِنة

octipara ثُمانيّةُ الوِلادة ، وَلَدتْ ثَماني مَرّات

ocular العَدَسة العَينيّة ، عَيْنيّة المِكرُسكوب ، عَيْنيّ ، مُقْليّ

oculentum مَرْهَمٌ للعَيْن ، مَرْهَم عَيْنيّ

oculist طَبيبُ العُيون ، كَحّال

oculo- سابِقة بمَعنى «مُقْليّ» أو «عَيْنيّ»

oculofacial عَيْنيّ وَجْهيّ ، بَصَريّ وَجْهيّ

oculomotor مُحَرِّكُ العَيْن أو مُحَرِّك المُقْلة

oculomotorius, the oculomotor nerve مُحَرِّكُ المُقْلة ، العَصَبُ مُحَرِّك المُقْلة

oculonasal عَيْنيّ أَنْفيّ

oculopupillary عَيْنيّ حَدَقيّ ، حَدَقيّ ، مُتَعلّقٌ بِبُؤبُؤ العَيْن

oculoreaction تَفاعُلٌ عَيْنيّ

oculus = eye المُقْلة ، العَيْن

O.D. = oculus dexter العَيْن اليُمنى

odaxesmus, odontocnesis عَضُّ اللِّسان ، حِكّةُ اللِّثَة

odogenesis تَوَلُّدُ فُروعِ العَصَب

odont-, odonto- سابِقة بمَعنى «سِنّي» أو «مُتَعلّق بالأسنان»

odontagra ضُراسٌ أو ضَرَسٌ نِقرِسيّ ، وَجَعُ الأسنان النِّقرِسيّ

odontalgia = toothache أَلَمُ السِّنّ ، أَلَم سِنّيّ ، ضُراس

odontectomy جَذْعُ سِنّ ، قَلْعُ السِّنّ

odontexesis جَلْيُ الأسنان ، تَنْظيفُ الأسنان

odontiatria = dentistry طِبُّ الأسنان

odontic سِنّيّ

odontitis التِهابُ لُبِّ السِّن ، التِهابُ السِّن

odontoblast أرومةُ الخَليّة السِّنّيّة

odontoblastoma وَرَمُ الأرومةِ السِّنّيّة

odontobothrion سِنْخُ السِّنّ ، مَنْغَر

odontoclamis عَباءةُ السِّن أو بُرْنُس السِّن

odontoclast ناقِضةُ السِّن ، كاسِرةُ أو ماصّةُ السِّنّ – الخَليّةُ الماصّةُ جُذورَ الأسنان

odontodynia = odontalgia ضُراس ، وَجَعُ الأسنان

odontogen مُوَلِّدةُ عاجِ الأسنان ، مُكَوِّنة الأسنان

odontogenesis = odontogeny تَكَوُّن الأسنان ، تَنَبُّت الأسنان

odontogenic مُتَعلّق بِنَبْتةِ الأسنان ، مُنَبِّتُ الأسنان

odontogeny نَبْتةُ الأسنان ، تَكَوُّن الأسنان

odontography تَخطيطُ سَطحِ مِيناءِ السِّنّ ، وَصْفُ الأسنان

odontoiatria = odontiatria = dentistry طِبُّ الأسنان

odontoid سِنّيُّ الشَّكل ، شِبْهُ السِّنّ ، ضِرْسانيّ

~ process الناتِئُ السِّنّيّ

odontolith قَلَح ، حَصاةٌ سِنّيّة ، الحَبَرة

odontology مَبْحَثُ الأسنان ، طِبُّ الأسنان

odontoloxy = odontoloxia اعوِجاجُ الأسنان – عَدَمُ انتِظامِ الأسنان ، اليَلَل ، الثَّعا

odontolysis ذَوَبانُ الأسنان – امتِصاصُ نَسيجِ الأسنان

odontoma سِنُّوم ، وَرَمٌ سِنّيّ ، غَرَنُ السِّنّ

odontopathy اعتِلالُ الأسنان

odontoperiosteum = periodontium السِّمْحاقُ السِّنّيّ

odontophobia رَهْبةُ الأسنان ، خَشْيةُ تَصْليحِ الأسنان

odontoplasty رَأْبُ الأسنان . تَقْويمُ الأسنان
odontoprisis طَحْنُ الأسنان . صَريرُ الأسنان
odontoradiograph صُورةُ السِّن الشُّعاعيَّة
odontorrhagia نَزْفٌ سِنِّي
odontoschism انشِطارُ السِّن – انشِقاقُ السِّنِّ طُولاً
odontoscope مِرآةُ الأسنان
odontoseisis تَخَلْخُل السِّن
odontosis تَسَنُّن . إثغار . نَبْتَة الأسنان
odontotomy شَقُّ السِّن . نَشْرُ السِّن
odor رائحة . فَوْحة
odoriferous عَطِر . ذو رائحة
odorimeter مِقياسُ الشَّمّ . مِقياسُ مُنَبِّهات الشَّمّ
odoriphore = **osmophore** ناقِلُ الرائحة
odynacusis سَمْعٌ مُؤْلِم
odyno- سابِقة بمعنى «ألَم» أو «وَجَع»
odynometer مِقياسُ الألَم . مِقياسُ الوَجَع
odynophagia ألَمُ الازدِراد ، ازدِرادٌ مُؤلِم
oedema = **edema** أوديما أو أوذيما ، وَذَمة ، خَزَب (أنظُر edema)
oedipism = **edipism** أذَى العَيْن الذاتيّ
Oedipus complex عُقْدةُ الأمّ ، عُقدةُ أُوديب
oesophageal مَريئيّ
oesophagostomiasis داءُ فواغِرِ المَريء
Oesophagostomum فَواغِرُ المَريء – دِيدان
oesophagus = **esophagus** المَريء (أُنظُر أيضاً : esophagus)
Oestridae = **Oestrus** النَّبْر ، النَّعَر – ذُبابُ المَواشي
oestrous = **estrous** وَدَقيّ
oestrus = **estrus** الوَدَق ، وَدَقان ، استِحْرام
Oestrus نُعَرة ، ذُبابُ الخَيل ، النِّبْرة
official رَسْميّ
officinal أقرَباذينيّ ، مَخْزَنيّ . مُهَيَّأ ، جاهِز
ohm أوم – وَحْدةُ المُقاوَمة الكَهربيَّة
ohmmeter أومْتر – مِقياسُ المُقاوَمة الكَهربيَّة
Oidiomycetes الفُطورُ الخَيْطيَّة – فُطورٌ تُمَيَّزُ بِغُصَينات خَيطيَّة
oidiomycosis, candidiasis داءٌ فُطْريٌّ خَيْطيٌّ غُصَيْنيّ ، داءُ البُيَيْضات
Oidium = **Candida** البُيَيْضات – فُطورٌ شَبيهةٌ بفُطور الخَميرة ، المُبَيِّضات
oil زَيْت
castor ~ زَيتُ الخِرْوَع
cod liver ~ زَيتُ السَّمَك
corn ~ زَيتُ الذُّرة
olive ~ زَيتُ الزَّيتون
ointment مَرْهَم . مَرُوخ
O.L. = **oculus laevus** العَيْن اليُسرى
oleaginous زَيتيّ ، دُهْنيّ
oleander الدِّفْلة . شَجَرةُ وَرْد الحَمير
oleandomycin أُوليندومَيْسين
oleate زَيتات . أُولَيات – مِلْحُ حامِض الأُولَييك
olecranal زُجّي . مُتعلِّق بالنُّتوء المِرْفَقيّ
olecranarthritis التِهابُ المِرْفَق
olecranarthrocace تَدَرُّن المِرفَق
olecranarthropathy اعتِلالُ المِرفَق
olecranon الزُّجّ ، النُّتوءُ المِرفَقي – الناتِئُ المِرفَقي لِلزَّنْد ، رُمّانة المِرفَق ، القَباح
olein زَيتين ، أُولَيين
olenitis التِهابُ المِرفَق
oleo- بادِئة بمعنى «زَيْت» أو «زَيتيّ»
oleoma زَيْتوم ، وَرَمٌ زَيتيّ
oleometer المُستَزْيِتَة ، مِيزانُ الزُّيوت
oleoresin = **oleoresina** راتِنج زَيتيّ
oleosus زَيتيّ ، شَحْميّ
oleotherapy الاستِزْيات ، المُداواةُ بالزَّيت
oleothorax الزَّيتُ الصَّدْريّ ، استِزْياتٌ صَدْريّ
oleum = **oil** زَيت
~ ricini زَيتُ الخِرْوَع
olfaction الشَّمّ ، حاسَّةُ الشَّمّ
olfactology مَبْحَثُ الشَّمّ
olfactometer مِقياسُ الشَّمّ
olfactometry دَرْسُ حاسَّةِ الشَّمّ
olfactory شَمّيّ ، مُتعلِّق بالشَّمّ
~ nerves عَصَبا الشَّمّ ، المَشَمّان
olfactus وَحْدةُ حِدَّةِ الشَّمّ

oligemia = **oligohemia** قِلَّةُ الدَّم ، نَقْصُ الدَّم
oligemic مُتعلِّق بقِلَّة الدم
oligo- سابِقة لِلدَّلالةِ على «النُّقصان» أو «القِلَّة»
oligocardia = **bradycardia** بُطْءُ القَلْب
oligocholia قِلَّة الصَّفْراء
oligochromemia قِلَّةُ يَحْمور الدَّم
oligochylia قِلَّة الكَيْلوس
oligochymia قِلَّة الكَيْموس
oligocythemia نَقْصُ خَلايا الدم
oligodendrocyte خَلِيَّةُ الدِّبْق العَصَبيّ الناقِصة
oligodendroglioma, oligodendroblastoma وَرَمٌ أروميّ دِبْقيّ قَليلُ التَغَصُّن
oligodipsia قِلَّة العَطَش ، فَقْدُ العَطَش
oligodontia نَقْصُ الأسنان
oligodynamic قَليلُ الفَعالية أو التأثير
oligogalactia قِلَّة الإلبان ، قِلَّة الحَليب
oligogenic ناقِصُ الجينات ، قَليلُ المُوَرِّثات
oligohemia, oligemia قِلَّة الدم
oligohydramnios قِلَّة أو نَزارةُ النُّخْط
oligohydruria كَثافةُ البَول ، قِلَّةُ مُيوهَةِ البَول ، فَرْطُ تَركيزِ البَول
oligolecithal قَليلُ المُحِّين أو الصَّفار
oligoleukocytosis قِلَّةُ الكُرَيّات البِيض
oligomania بَلَه ، غَفْلة
oligomenorrhea قِلَّةُ الطَّمْث ، قِلَّة الحَيْض
oligomorphic ناقِصُ التشَكُّل
oligo-ovulation نَقْصُ الإباضة
oligophrenia تخَلُّفٌ عَقْليّ ، ضَعْفُ العَقْل
oligoplastic ناقِصُ الجِبْلة
oligopnea نَقْصُ التَّهْوية ، ثِقَلُ التَنفُّس
oligoposy تَقْليلُ الشُّرب ، تَخْفيفُ الشُّرب
oligoptyalism قِلَّة اللُّعاب ، العَصَب
oligoria مالَنْخوليا ، سُوَيداء · إهمال
oligosideremia قِلَّةُ حَديدِ الدَّم
oligospermia = **oligospermatism** قِلُّة النِّطاف ، قِلَّة الحُيَيّات المَنَويَّة
oligotrichia = **oligotrichosis** نُدرةُ الشَّعْر
oligotrophy قِلَّة التَّغْذية ، تَغْذية ناقِصة
oligozoospermatism = **oligozoospermia** = **oligospermia** نُدرةُ الحُيَيّاتِ المَنويَّة ، نَقْصُ الحَيْمَنيّات ، قِلَّة النِّطاف
oliguresis = **oliguria** نَزارةُ البَوْل ، شُحّ البَول
oliguria قِلَّةُ البَوْل ، شُحُّ البَول ، نَزارةُ البَول
oliva الزَّيتونة ، الجِسمُ الزَّيتونيّ - نُتوءٌ مُدَوَّر في النُّخاع المُستَطيل
olivary زَيتونيّ ، زَيتونيُّ الشَّكل
~ bodies الأجسامُ الزَّيتونيَّة - في الدِّماغ
olive زَيتونة · الجِسمُ الزَّيتونيّ
o.m. = **omni mane** كُلَّ صَباح
omagra نِقرِسُ الكَتِف
omalgia أَلَمُ الكَتِف
omarthritis التِهابُ الكَتِف
omasitis التِهابُ القِبَّة
omasum, manyplies القِبَّة - مَعِدةُ الحَيَواناتِ المُجتَرَّة الثالِثة ، الكِرْشُ الثالِث
omenta; pl. of omentum ثُروب وأثراب - جَمْعُ ثَرْب
omental ثَرْبيّ
omentectomy قَطْعُ الثَّرْب ، خَزْعُ الثَّرْب
omentitis التِهابُ الثَّرْب
omentofixation = **omentopexy** تَثْبيتُ الثَّرْب
omentopexy تَثْبيتُ الثَّرْب أو تَعْليقُه
omentoplasty رَأْبُ الثَّرْب ، تَقْويمُ الثَّرْب
omentorrhaphy رَفْوُ الثَّرْب ، خِياطةُ الثَّرْب
omentum الثَّرْب - ثَنِيةُ البَريتونِ الحَشَويّ بَينَ المَعِدة والأعضاءِ المُجاوِرة
greater ~ = gastrocolic ~, ~ majus الثَّرْب الكَبير ، الثَّرْبُ المَعِديّ القُولونيّ
lesser ~ = gastrohepatic ~, ~ minus الثَّرْبُ الصَّغير، الثَّرْب المَعِديّ الكَبِديّ
omentumectomy = **omentectomy** خَزْعُ الثَّرْب - كُلِّه أو بَعْضِه
omitis التِهابُ الكَتِف أو المَنكِب
omnipotence القُدرة الشُّموليَّة
omnipractitioner طَبيبٌ عامّ

omnivorous قارِت ، قِرضاب – يأكُلُ جَميعَ أنواعِ الطَّعام
omo- سابِقة بمعنى «كَتِفيّ» أو «مَنكِبيّ»
omodynia أَلَمُ الكَتِف
omoplata = the scapula لَوْحُ الكَتِف
omotocia وِلادة مُبكِّرة
omphalectomy قَطْعُ السُّرَّة
omphalelcosis تَقرُّح السُّرَّة
omphalic سُرِّيّ
omphalitis التِهابُ السُّرَّة
omphal(o)- سابِقة بمَعنى «سُرَّة» أو «سُرِّيّ»
omphalocele فَتْقٌ سُرِّيّ وِلاديّ
omphaloncus تَوَرُّم السُّرَّة ، وَرَمُ السُّرَّة
omphalophlebitis, navel ill التِهابُ الأوردة السُّرِّيَّة ، داءُ السُّرَّة في الحَيَوانات
omphalorrhagia نَزْفٌ سُرِّيّ
omphalorrhea سَيلانٌ سُرِّيّ
omphalorrhexis تَمزُّق السُّرَّة
omphalosite مُتغَذٍّ بسُرَّتِه – مَسيخٌ جَنينيٌّ عَديمُ القَلْب يمُوتُ فورَ قَطْعِ الحَبْل السُّرِّيّ
omphalotomy قَطْعُ الحَبْل السُّرِّيّ
omphalus السُّرَّة ، البُجْرة
o.n. = omni nocte كُلَّ لَيْلة
onanism الأُونانيَّة ، نَغْم أُونان ، عَزْل ، جَلْدُ عُمَيرة ، استِمْناء
Onchocerca = Oncocerca كُلاّبيَّة الذَّنَب – ديدانٌ حَبْليَّة
onchocerciasis = onchocercosis داءُ كُلاّبيّات الذَّنَب ، الدوَدُ بكُلاّبيّاتِ الذَّنَب
onco- بادِئة بمَعنى «وَرَم» أو «وَرَميّ»
oncocyte خَليَّة وَرَميَّة
oncogenesis تكَوُّنُ الأورام أو تولُّدُها
oncogenetic مُتعَلِّق بتولُّد الأورام
oncogenic مُكوِّن الأورام ، مُوَلِّد الورم
oncogenous وَرَميُّ الأصل أو المَنْشأ
oncology عِلْمُ الأورام ، مَبْحَثُ الأورام
oncolysis انحِلالُ الوَرَم
oncolytic حالٌّ الأورام ، مُتلِفُ الأورام
oncoma وَرَم ، انتِفاخ
oncometer مِقياسُ الجِرْم – مِقياسُ حَجْم الأحشاء
oncosis وُرام ، داءُ الأورام
oncosphere كُرةٌ مُلْتَحِية – قانِبةُ الشَّريطيّات
oncotherapy مُداواةُ الأورام ، مُعالَجةُ الأورام
oncothlipsis ضَغْطُ الأورام ، ضَغْط وَرَميّ
oncotic وَرَميّ ، مُتوَرِّم
oncotomy شَقُّ وَرَم ، بَضْعُ خُراج
oncotropic مُنحازٌ لِلوَرَم
oneiric = oniric مَناميّ ، حُلْميّ ، أحلاميّ
oneirogenic مُسبِّب الأحلام
oneirology مَبْحَث الأحلام ، عِلْمُ الأحلام
oneiroscopy تَفسيرُ الأحلام
onirism, oneirism هَذَيان أحلاميّ
onomatology عِلْمُ التَّسْمية ، عِلْمُ الأسماء
onomatophobia رَهْبةُ اسمٍ أو كَلِمة
ontogenesis = ontogeny تكَوُّن الفَرْد ، تطَوُّر الفَرْد (بالمُقارَنة مع تَطوُّرِ السُّلالة)
ontogeny تكَوُّن الفَرْد ، تطَوُّر الفَرْد
onychalgia وَجَعُ الأظافِر
onychatrophia ضُمورُ الأظافر
onychauxis فَرْطُ نمُوِّ الأظافر ، غِلَظُ الأظافر
onychectomy قَطْعُ الظُّفْر
onychia, onychitis التِهابُ أُمِّ الظُّفر ، التِهابُ مَنبِتِ الظُّفر ، داحِس ، التِهابُ الظُّفر
onych(o)- سابِقة بمَعنى «ظُفْريّ» أو «ظُفر»
onychoclasis تَقصُّف الأظفار ، تَكْسيرُ الظُّفر
onychocryptosis الشَّظَف ، غَرْزُ الظُّفر
onychogryposis = onychogryphosis انعِقافُ الأظفار ، تَعَوُّج الأظافِر ، تَعقُّف الأظافر
onychoid نَظيرُ الظُّفر ، ظُفْرانيّ ، شِبهُ الظُّفْر
onycholysis خَلْخَلةُ الظُّفر
onychoma ظُفْرُوم ، وَرَمٌ ظُفْريّ
onychomadesis سُقوطُ الأظفار
onychomalacia لَدانةُ الظُّفر ، تليُّن الأظافِر
onychomycosis فُطارُ الأظافِر ، سَعْفةُ الأظافِر
onychopathology عِلْمُ أمراضِ الأظافِر
onychopathy اعتِلالُ الأظافر
onychophagia = onychophagy قَضْمُ الأظافِر ، عادةُ قَضْم الأظافر

onychoptosis هَرُّ الأظافِر ، سُقوطُ الأظافر
onychorrhexis تَشَقُّق الأظافِر ، قَصَفُ الأظافِر
onychosis داءُ الأظافِر ، ظُفار
onychotillomania هَوَسُ قَضْمِ الأظافِر
onychotomy شَقُّ الظُّفر ، بَضْعُ الظُّفر
onyx ظُفْر · خُراجُ القَرْنِيَّة · جَزْع
onyxis ظُفْرٌ ناشِب ، الشَّظَف ، ظُفْر غارِز
onyxitis = onychitis التِهابُ مَنْبَتِ الظُّفر
oo- سابِقة تَدُلُّ على العَلاقة بـ «البَيْضة»
ooblast أرومةُ أو جَذَعةُ البَيْضة
oocyesis حَمْلٌ مَبيضيّ
oocyst كِيسُ البَيضة ــ كِيسُ مَعِدة البَعُوضة
oocyte خَلِيَّة البَيضة ــ خَلِيَّةُ البَيضةِ الغير مُستَكمِلةِ النمُوّ ، البَيضةُ الأصليَّة
oogenesis تَكَوُّنُ البَيضة ، تَوَلُّد البَيضة
oogonium بِذْرةُ البَيضة ، الخَلِيَّة الأُولى لِلبَيضة
ookinesis = oocinesia حَرَكةُ البَيضة ــ حَرَكاتُ البَيضةِ الانقِساميَّة أثناءَ النُّضْج والإخصاب
oolemma غِشاءُ البَيضة أو غِمْدُ البَيضة
oophagia = oophagy أكْلُ البَيض
oophor-, oophoro- سابِقة بمَعنى «مَبِيض»
oophoralgia وَجَعُ المَبِيض
oophorectomy استِئصالُ المَبِيض أو المَبِيضَيْن
oophoritis التِهابُ المَبِيض
oophorocystectomy استِئصالُ كُيْس المَبِيض
oophorocystosis تَكَيُّسٌ مَبِيضيّ
oophorohysterectomy استِئصالُ الرَّحِمِ والمَبِيضَيْن
oophoroma مَبِيضُوم ، وَرَمٌ مَبِيضيّ
oophoron = an ovary مَبِيض
oophoropathy اِعتِلالٌ مَبيضيّ ، اعتِلالُ المَبِيض
oophoropexy, oophoropeliopexy, adnexopexy تَثْبيتُ المَبِيضِ الحَوضيّ
oophoroplasty رَأْبُ المَبِيض ، تَقْويم المَبِيض
oophorosalpingitis = salpingo-oophoritis التِهابُ المَبِيض والبُوق
oophorostomy فَغْرُ المَبِيض ــ شَقُّ المَبِيضِ التَّصْريفيّ
oophorotomy شَقُّ المَبِيض ، بَضْعُ المَبِيض
oophorrhagia نَزْفٌ مَبِيضيّ
oophyte الطَّورُ الشِّقِّيّ في النَّبات ، تَناسُل نَباتيّ
ooplasm هَيُولى البَيضة
oosperm البَيْضةُ المُلَقَّحة ، البِزرةُ المُذَكَّرة
oospore البَوغُ المُلَقَّح
ootheca مِحفَظةُ أو غِلافُ البَيضة · مَبِيض
ootid بَيْضة ناضِجة
oozing نَزّ
opacification تَظْليل ، تَعْتيم ، التَّظَلُّليَّة
opacity ظَلالة ، ظَليلِيَّة ، عَتَمة ، عَتامة
opalescent لَبَنيٌّ بَرّاق ، أو بالينيّ ، غَمِيم
opalgia ألَمُ الوَجْه العَصَبيّ
opaque ظَليل ، مُعتِم
opening فَتْح ، ثَقْب
operable قابِلٌ لِلعمَليَّة ، قابِلٌ لِلمُعالَجةِ الجِراحيَّة
operate يَبْضَع ، يَعْمَل
operation عَمَليَّة ، عَمَلٌ جِراحيّ
radical ~ عَمَليَّة جَذْريَّة
operative جِراحيّ ، قابِلٌ لِلعَمَل الجِراحيّ · فَعّال ، ناشِط
opercular غِطائيّ
operculum وِصاد ، غِطاء
operon مَشْغَلٌ وِراثيّ
ophiasis صَلَعٌ ثُعبانيّ ، حاصَّةٌ بُقعيَّة ثُعبانيَّة
ophidiasis = ophidism الانسِمامُ بزَبيبِ الحَيّاتِ أو الأفاعي
ophidic مُتعَلِّق بالحَفافيث
ophiotoxemia = ophitoxemia التَسَمُّم بزَبيبِ الحَيّات
ophritis = ophryitis التِهابُ الحاجِب
ophryon مَحْجَب ، مُنتَصَفُ خَطِّ الحاجِب
ophryosis تَشَنُّجُ الحاجِب
ophthalm-, ophthalmo- سابِقة بمعنى «عَيْن» أو «عَينيّ»
ophthalmagra ألَمٌ خاطِف في العَين
ophthalmalgia ألَمُ العَين
ophthalmatrophia = ophthalmatrophy ضُمورُ العَين

ophthalmectomy استِئصالُ العَيْن ، بَخْصُ العَيْن ، قَطْعُ العَين

ophthalmia التِهابُ العَين ، رَمَد ، رَمدة

granular ~ رَمَد حُبَيْبي ، الحَثَر

~ neonatorum التِهابُ أعيُنِ الوِلْدان

ophthalmic عَيْنيّ

~ nerve العَصَبُ العَيْنيّ

ophthalmitis التِهابُ العَيْن ، رَمَد

opthalmo- سابِقة بمَعنى «عَيْن» أو «عَيْنيّ»

ophthalmoblennorrhea رَمَدٌ سَيَلانيّ ، التِهابُ العَيْن القَيْحيّ ، الحَذَل

ophthalmodesmitis التِهابُ أوتارِ المُقْلة

ophthalmodiastimeter مِقياسُ أبعادِ العَين

ophthalmodonesis ارتِجافُ العَين

ophthalmodynamometer مِقياسُ ضَغْطِ الشِّريان العَيْنيّ

ophthalmodynamometry قِياسُ ديناميكيَّةِ العَين ـ ضَغْط شِريانِ الشبَكيَّة

ophthalmodynia أَلَمُ العَين

ophthalmofundoscope مِنظارُ قاعِ العَين

ophthalmography وَصْفُ العَين

ophthalmogyric, oculogyric مُدَوِّرُ العَين ، مُدَوِّر المُقْلة

ophthalmolith حَصاةُ العَيْن ، حَصاةٌ دَمْعيَّة

ophthalmologist طَبيبُ عُيون ، كَحّال

ophthalmology طِبُّ العُيون

ophthalmomalacia, essential phthisis of the eye تَليُّن العَيْن ، رَخْوَصة العَين

ophthalmometer مِقياسُ العَين ـ مِقياسُ قُواها الانكِساريَّة

ophthalmometry قِياسٌ عَيْنيّ ـ تَقديرُ قُوى انكِساريَّة العَيْن وعُيوبِها

ophthalmomycosis فُطارٌ عَيْنيّ

ophthalmomyiasis التِهابُ العَين النَّغَفيّ

ophthalmomyitis = ophthalmomyositis التِهابُ عَضَلات العَيْن

ophthalmomyotomy قَطْعُ عَضَلات العَين

ophthalmoneuritis التِهابُ عَصَبِ العَين

ophthalmopathy اعتِلالُ العَين

ophthalmophantom عَيْنٌ دُمْية ـ تُستَخْدَمُ نموذَجاً

ophthalmophthisis, ophthalmomalacia سُحافُ العَين ، تَليُّن العَيْن

ophthalmoplasty رَأْبُ العَيْن

ophthalmoplegia شَلَل العَين ، شَلَلُ عَضَلات العَين

ophthalmoptosis = exophthalmos جُحوظُ العَين ، بُروزُ العَين

ophthalmoreaction تَفاعُلٌ عَينيّ

ophthalmorrhagia نَزْفُ العَين ، نَزْفٌ عَينيّ

ophthalmorrhea سَيَلانٌ عَينيّ دَمَويّ

ophthalmorrhexis تَمَزُّقُ العَين

ophthalmoscope مِنْظار العَين ، المِعْيان

ophthalmoscopy تَنظيرُ العَين

ophthalmostasis تَوْطيدُ العَين أو تَرْكيزُها أو تَثْبيتُها

ophthalmostat مُثَبِّتةُ العَين

ophthalmosteresis فَقْدُ العَين

ophthalmosynchysis انسِكابٌ داخِلَ العَين

ophthalmotomy شَقُّ العَين ، بَضْعُ العَيْن

ophthalmotonometry قِياسُ تَوَتُّر العَين

ophthalmotoxin ذِيفانٌ عَينيّ ، تُكْسين عَينيّ

ophthalmotrope عَيْنٌ دَوّارة ـ عَينٌ آليَّةٌ تتحَرَّكُ لِبيانِ عَمَل عَضَلاتِ العَين

ophthalmovascular عَيْنيّ وِعائيّ أو عِرْقيّ

ophthalmoxerosis جَفَفُ العَين

ophthalmoxyster مِكْحَت المُلتَحِمة

opianine أفيونين ـ قِلْوانيّ مِنَ الأفيون

opiate أفيونيّ ، مُستَحْضَر أفيونيّ

opiomania إدمانُ الأفيون ، الوَلَعُ بالأفيون

opiomaniac مُدمِنُ الأفيون ، مَهْوُوس بالأفيون

opisthion الأُخْرى ، النُّقْطة الخَلْفيَّة ـ النُّقطةُ المُتوسِّطةُ على حافَّةِ الثَّقْب الأعظَم السُّفليَّة

opisthoporeia السَّيرُ لِلوَراء ، قَهْقَرة لا إراديَّة

opisthorchosis داءُ الدِّيدانِ الخَلْفيَّةِ الخُصى

opisthotonos تَشنُّج ظَهْريّ ، تقَوُّس خَلْفيّ

opisthotonus = opisthotonos تَقوُّس خَلْفيّ ، قَعَس شَنَجيّ ، تَشَنُّج ظَهْريّ

opium أفْيون

opiumism إدمانُ الأفيون ، الهَوَسُ بالأفيون

oppilation = **constipation** قَبْض ، إمْساك

oppilative سادُّ المَسام ، مُسَبِّب الإمساك

opponens مُقابِل ، مُقاوِم

opsialgia ألَمُ الوَجْه العَصَبيّ

opsinogen = **opsinogenous** = **opsogen** مُوَلِّد الأُبْسين ، مُوَلِّدُ الأُبْسونينات

opsiuria بَوْل مُتأخِّر – كَثْرَةُ البَول أثناءَ الصَّوم

opsomania وَحَمُ الطَّعام

opsonification طِهاية ، أُبْسَنَة – إعدادٌ لِلبَلْعَمة

opsonin طاهِيَة ، أُبْسونين ، أُوبْسُونين – جِسْمٌ ضِدّي يُسَهِّلُ بَلْعَمة الجَراثيم

opsonization = **opsonification** طِهاية ، أُبْسَنة – إعدادٌ لِلبَلْعَمة ، تَسْهيلُ البَلْعَمة

opsonometry قِياسُ كَمِّيَّة الأوبْسونين

opsonophilia أُلْفَةُ الأوبْسُونين

opsonophilic أليفُ الأُبسونين

opsonotherapy المُداواةُ الأُبْسونينيَّة

opt-, opto- سابِقة بمَعنى «مَرْئيّ» أو «بَصَريّ»

optesthesia حَساسيَة بَصَريَّة ، حَساسيَة الرُّؤْية

optic بَصَريّ ، عَيْنيّ

~ chiasma التَّصالُب البَصَريّ

optical بَصَريّ

optician نَظّاراتيّ ، خَبيرٌ بَصَريّ

opticianry البَصَريّات التَّطْبيقيَّة

opticociliary بَصَريّ هُدْبيّ

opticokinetic مُتعلِّق بحَرَكة العَين

opticopupillary بَصَري بُؤبُؤي

optics البَصَريّات ، عِلْمُ البَصَر والنُّور

optimal أمْثَل ، مُثْلى ، الأوفَق ، الأكثَرُ مُلاءَمةً

optimeter مِبْصار – مِقياسُ حِدَّةِ البَصَر

optimum الأمثَل ، المُثْلى – الأكثَرُ مُلاءَمةً

~ temperature الحَرارةُ المُثْلى

opto- سابِقة بمَعنى «بَصَريّ» أو «مَرْئيّ»

optogram صُورةٌ شَبَكيَّة ، رَسْمٌ بَصَريّ

optometer مِبْصار – مِقياسُ البَصَر

optometrist قَيّاسُ ومُصَحِّحُ البَصَر

optometry قِياسُ البَصَر ، المِبْصاريَّة

optotype وَحدةُ قِياسِ البَصَر ، النَّمَطُ البَصَريّ – حُروفُ قِياسِ البَصَر

ora; pl. of os أفْواه ؛ جَمْعُ فُوه · حافَة

~ serrata retinae حَرْفُ الشَّبَكيَّةِ المُشَرْشَر

orad صَوبَ الفَم

oral فَمَويّ ، فَمِّيّ ، فُوهيّ

oralogy سَلامةُ الأسنان · مَبْحَث الفَم

orbicular دُوَيريّ ، مَداريّ ، مُستَدير

~ bone العَظْم المَداريّ

orbit حِجاج ، وَقْبُ العَين ، مَدار

orbita = **orbit** حِجاج ، وَقْبُ العَين

orbital مَداريّ ، حِجاجيّ ، وَقْبيّ

orbitale نُقطةُ الحِجاج – انخِفاضٌ في حافَةِ الحِجاج السُّفلى

orbitalis حِجاجيّ ، وَقْبيّ

orbitometry قِياسُ الحِجاج

orbitonometer مِقياسُ زَيحانِ المُقْلة

orbitotomy بَضْعٌ حِجاجيّ ، شَقُّ الحِجاج

orchectomy = **orchiectomy** استِئْصالُ الخُصْية ، خِصاء ، جَبٌّ أوسَلُّ الخُصْية

orchi-, orchio-, orchido- سابِقة بمَعنى «خُصْيَة» أو «خُصْويّ» ، «مُتعلِّق بالخُصْية»

orchialgia = **orchidalgia** ألَمُ الخُصْية

orchic = **orchidic** خُصَيوي ، مُتعَلِّق بالخُصْية

orchichorea انتِفاضُ الخُصْية ، رَقَصُ الخُصْية

orchidectomy استِئْصالُ الخُصْية ، خِصاء

orchidic خُصَيويّ

orchiditis = **orchitis** التِهابُ الخُصْية

orchidopathy اعتِلالُ الخُصْية

orchidoptosis استِرْخاءُ الخُصْية ، تدَلّي الخُصْية

orchidorrhaphy, orchiopexy خِياطةُ أو رَفْوُ الخُصْية · تَوطيدُ الخُصْية ، تَثْبيتُ الخُصْية

orchidotomy شَقُّ الخُصْية ، بَضْعُ الخُصْية

orchiectomy خِصاء – استِئْصالُ الخُصْية أو الخُصْيَتَيْن

orchiepididymitis التِهابُ الخُصْية والبَرْبَخ

orchiocele فَتْقٌ خُصْويّ ، فَتْقٌ صَفَنيّ

orchiodynia = **orchialgia** وَجَعٌ خُصْويّ

orchiomyeloma وَرَمٌ خُصْويّ لُبّيّ

orchioncus تَوَرُّم خُصَيِّيّ ، وَرَمٌ خُصْويّ
orchioneuralgia أَلَمُ الخُصْية
orchiopathy اعتِلالُ الخُصْية
orchiopexy تَثْبيتُ الخُصْية
orchioplasty رَأْبُ الخُصْية ، تَقْويمُ الخُصْية
orchiorrhaphy, orchiopexy رَفْوُ الخُصْية ، خِياطةُ الخُصْية • تَثْبيتُ الخُصْية
orchioscheocele وَرَمٌ وفَتْقٌ صَفَنِيّ
orchioscirrhus جَرَذُ الخُصْية
orchis = **the testis** خُصْيَة
orchitic = **orchidic** خُصْويّ ، خُصَيِّيّ
orchitis ذاتُ الخُصْية • التِهابُ الخُصْية
orchotomy = **orchidotomy** شَقُّ الخُصْية
order نِظام • رُتْبة
orderly مُمَرِّضٌ مُتَمَرِّن
orexia قابِلِيَّة ، اشتِهاء ، شَهِيَّة ، شاهِيَة
orexigenic مُثيرُ القابِلِيَّة ، مُنَبِّه الاشتِهاء ، مُقَبِّل
orf قُوباءُ قَيْحِيَّة مُعدِيَّة • جُدَرِيُّ الغَنَم
organ عُضْو
genital ~s أعضاءُ التناسُل
reproductive ~s أعضاءُ التناسُل
secretory ~ عُضْو مُفرِز
organa; pl. of organum and organon أعضــاء
organelle عُضَيّ ، جُزَيْئة عُضويَّة
organic عُضْويّ ، ذو أعضاء
organicism نَظَرِيَّةُ العُضويَّة ـ عَزْوُ الأعراضِ لأسبابٍ عُضويَّة
organicist مُعتَنِقُ نَظَرِيَّة العُضويَّة
organism مُتَعَضٍّ ، كائِنٌ حَيّ • بَدَن
organization تَعَضٍّ • تَرْتيب • مُنَظَّمة
organizer مُنَظِّم • مُعَضٍّ
organoferric عُضْويّ حَديديّ
organogen مُرَكَّب عُضْويّ
organogenesis تَكَوُّن الأعضاء ، نُشوءُ الأعضاء
organogenetic مُكَوِّن الأعضاء
organogenic عُضْويُّ المَنْشأ
organogeny = **organogenesis** تَكَوُّن الأعضاء ، تَوَلُّد الأعضاء
organography وَصْفُ الأعضاء • تَصْويرُ الأعضاء ـ شُعاعِيّاً
organoleptic يَتَعَضَّى • مُؤَثِّر عُضْويّ
organology مَبْحَثُ الأعضاء
organoma وَرَمٌ عُضْويّ
organon = **an organ** عُضْو
organonomy قَوانينُ الحَياةِ العُضْويَّةِ والكائناتِ الحَيَّة
organopathy الاعتِلالُ العُضْويّ • المُداواةُ العُضويَّة
organopexy = **organopexia** تَثْبيتُ الأعضاء
organoscopy تَنْظيرُ الأعضاء
organotaxis انتِحاءٌ عُضْويّ ، انحِيازٌ عُضْويّ
organotherapy, opotherapy المُداواةُ بالأعضاء • المُداواةُ بخُلاصَةِ الأعضاء
organotrophic مُتَعلِّق بتَغْذِية الأعضاء
organotropic مُتَعَلِّق بالانحِيازِ العُضْويّ
organotropism = **organotropy** انحِيازٌ لِلأعضاء ، انتِحاءٌ عُضْوي
organum = **organon** = **organ** عُضْو
~ spirale, organ of Corti العُضْوُ اللَّوْلَبِيُّ في الأُذُن ، عُضْو كُورْتي
~ visus عُضْوُ البَصَر
orgasm إيغاف ، هَزَّةُ الجِماع
orientation اتِّجاه ، تَوْجيه • تَكْييف • تَوَجُّه
orifice ثُقْبة ، فُتْحة ، فُوهة
orificium = **orifice** = **ostium** فُتْحة ، ثُقْبة ، فُوهة
origin أَصْل ، مَنْشَأ ، مَصْدَر
ornithosis الطَّيْرِيَّة ـ مَرَضٌ حُمَّويّ يَنتَقِلُ مِنَ الطُّيور إلى الإنسان
oro- سابِقة بِمَعنى «فَمّ» و «فَمِّيّ» أو «مَصْل» و «مَصْليّ»
orodiagnosis = **orrhodiagnosis** التَّشْخيصُ المَصْليّ
orolingual فَمَويّ لِسانيّ
oromeningitis التِهابُ غِشاءٍ مَصْليّ
oronasal فَمَويّ أنفيّ ، فَمِّيّ أنْفيّ

oropharynx البُلْعومُ الفَمِّيّ ، الحُلْقوم
orrhology مَبْحَث الأمصال أو المُصول
orrhomeningitis التِهابُ غِشاءٍ مَصْليّ
orrhoreaction تَفاعُل مَصْليّ
orrhorrhea سَيلان مَصْلي
orrhotherapeutic مُتعلِّق بالمُداواةِ المَصْليّة
orrhotherapy, orotherapy المُداواةُ بالأمصال . المُعالَجة بِشِرْشِ اللَّبَن
orthergasia قِوامُ العَمَل ـ سَلامةُ العَقْل والتكَيُّف
orthesis مِقْوَمة . شِكالُ تَقْويم
orthetic, orthotic تَقْويمي ـ خاصٌّ باستِخدامِ وَسائلِ التَّقْويم
orthetics, orthotics مَبْحَثُ المُقَوِّماتِ والتَّجْبير
ortho- سابِقة معناها «مُستَقيم» أو «سَوِيّ» أو «قَويم»
ortho-arteriotony ضَغْطٌ شِريانيّ سَوِيّ
orthobiosis الحَياةُ الصِّحِّيَّة . المَعيشةُ اللائقة
orthocephalic = orthocephalous سَوِيُّ الرأس . مُستَقيمُ الرأس
orthochromatic سَوِيُّ اللَّون . قَويمُ اللَّون
orthochromophil سَوِيُّ الأصباغ . سَوِيُّ التلوُّن ـ بالأصبغةِ المُتَعادِلة
orthocrasia البِنْيةُ السَّوِيّة ـ التجاوُبُ المِزاجيّ السَّوِيّ
orthocytosis سَوِيَّةُ الخَلَوِيَّة ، خَلَويَّةٌ مُعتَدِلة
orthodiagraph مِخْطاطٌ مُستَقيم
orthodont ذو أسنانٍ سَوِيَّة أو طَبيعيَّة
orthodontia = orthodontics فَنُّ تَقويمِ الأسنان ـ تَعْديلُ الأسنان غيرِ المُنتَظِمة
orthodontic مُقَوِّم الأسنان
orthodontics تَقْويمُ الأسنان
orthodontist اختِصاصيٌّ بتَقْويم الأسنان
orthodromic مُتَّجِهٌ سَوِيّ
orthogenics = eugenics إصلاحُ النَّسْل . مَبْحَثُ تَحْسينِ النَّسْل
orthoglycemic مُعتَدِلُ سُكَّر الدَّم
orthognathous مُستَقيمُ الفَكّ
orthograde مُستَقيمُ السَّير
orthometer مِقياسُ جُحوظِ العَيْنَيْن
orthop(a)edic تَجْبيريّ
orthopantograph صُورة شُعاعيَّة بانُوراميَّة
orthopedia = orthopedics جِراحةُ التَّقْويم والتَّجْبير
orthopedic = orthopaedic تَجْبيريّ ـ ما يتعلَّقُ بتَقْويمِ الأعضاءِ وإصلاحِ التشَوُّهات في الجِهاز العَظْميّ العَضَليّ
orthopedics = orthopaedics جِراحةُ العِظام ، جِراحةُ التَّقْويم والتَّجْبير
orthopedist جَرّاحُ العِظام
orthopercussion استِقامةُ القَرْع
orthophony سَواءُ النُّطْق ، تلفُّظ سَوِيّ
orthophoria اعتِدالُ التوَضُّع . تَوازُنٌ إبصاريّ ، اللاإحْولال
orthopnea ضِيقُ النَّفَس الاضطِجاعيّ ، بُهْر اللااعتِدال
orthopod = orthopedist جَرّاحُ العِظام
orthopraxis = orthopraxy تَقويمُ التشَوُّه ، تَقْويمُ التشَوُّهات ـ آليّاً
orthopsychiatry الطِّبُّ النَّفْسانيّ التَّقْويميّ
orthoptic مُقَوِّم بَصَريّ
orthoptics تَقْويمُ البَصَر. تَمارينُ تَقْويمِ البَصَر
orthoptist مُقَوِّم البَصَر
orthoptoscope جِهازُ تَقْويمِ البَصَر
orthoscope مِنظارٌ مُعَدِّل ـ لِفَحْصِ العَين
orthoscopy تَنْظيرٌ مُعدِّلِ الرُّؤية
orthosis تَقْويم . تَعْديلُ الانحِراف ، تَقْويمُ الاعوِجاج ، تَجْليس . مِقْوَمة ، شِكالُ تَقْويم
orthostatic قِياميّ ، مُتَعلِّق بالوُقوفِ الانتِصابيّ أو مُسَبَّب عَنْه
orthostatism الوُقوفُ الانتِصابيّ
orthotast مُجلِّسةُ العِظام ، مُقَوِّمةُ المُنحَنَيات
orthotic تَعْديليّ ، مُتعَلِّقٌ بتَقْويم الاعوِجاج
orthotics مَبْحَثُ التراكيبِ المُقَوِّمة واستِعمالِها
orthotist مُجبِّر ـ خَبيرٌ بصُنْع مِشَدّاتِ الجِبارة
orthotonos الانتِصابُ الكُزازيّ
orthotopic سَوِيُّ الوَضْع

orthuria بَوْل كِفائيّ ، بَوْل مُعتَدِل
O.S. = oculus sinister = left eye العَيْن اليُسرى
os = oris; pl. ora فَم ، فُوهة
~ externum uteri فُوهةُ عُنقِ الرَّحِم الظاهِرة
os = ossis; pl. ossa عَظْم
~ coxae عَظْمُ الوَرِك
~ frontale العَظْمُ الجَبْهيّ
~ ilium عَظْمُ الحَرْقَفة
~ occipitale العَظْم القَذاليّ
~ parietale العَظْم الجِداريّ
~ pubis عَظْمُ العانة
~ temporale العَظْم الصُّدغيّ
oscedo تَثاؤب
osche-, oscheo- بادِئة بمَعنى «صَفَن» أو «صَفَنيّ»
oscheitis = oschitis التِهابُ الصَّفَن
oscheocele قِيلةُ الصَّفَن ، فَتْقٌ صَفَنيّ
oscheolith حَصاةٌ صَفَنيَّة ، حَصاةٌ في الصَّفَن
oscheoma صَفْنُوم ، وَرَمُ الصَّفَن ، وَرَمٌ صَفَنيّ
oscheoncus تَوَرُّمُ الصَّفَن
oscheoplasty رَأبُ الصَّفَن ، تَقْويمُ الصَّفَن
oschitis = oscheitis التِهابُ الصَّفَن
oscillation, vibration تَذَبْذُب ، ذَبْذَبة
oscillator مُذَبْذِبة
oscillograph مِخْطاطُ الذَّبْذَبة ، مُخَطِّط الذَّبْذَبة
oscillometer مِقياسُ الذَّبْذَبة
oscillometry قِياسُ الذَّبْذَبة
oscillopsia رُؤية نَوَسانيَّة أو رَجْراجة
oscilloscope مِنظارُ الذَّبْذَبة
oscitation تَثاؤب
osculum فُوَيهة . فُتْحة صَغيرة
-osis كاسِعة تَدُلُّ على «حَدَث مَرَضيّ» أو «داء»
osmatic شَمِّي • أشَمّ ، ذو حاسَّةِ شَمّ
osmics مَبْحَثُ الشَّمّ وأعضائِه
osmidrosis عُراقٌ مُصِنّ ، تعَرُّق مُصِنّ
osmium أُوزميُوم ـ مَعدِن ثَقيل
osm(o)- سابِقة بمَعنى «رائحة» أو «تَناضُح»
osmolagnia غُلْمةُ الرَّوائح
osmolality الأُسْموليَّة

osmolar = osmotic تَناضُحيّ
osmolarity التناضُحيَّة ـ التَّركيزُ التناضُحيّ
osmol(e) أُسمول ـ وَحْدة التناضُح
osmology مَبْحَثُ الرَّوائح والشَّمّ • مَبْحَثُ التناضُح
osmometer مِقياسُ الرائحة ، مِقياسُ الشَّمّ • مِقياسُ التناضُح
osmophilic أليفُ المَحاليلِ العاليةِ التناضُحيَّة
osmophore حامِلةُ الرائحة
osmoreceptor مُستَقبِلةُ الرائحة
osmose يَنتَضِح ، يرتَشِحُ غِشائيّاً
osmosis تَناضُح ، تَحالّ
osmotic تَناضُحيّ . تَحالِّيّ
~ pressure الضَّغط التناضُحيّ
osphresiolagnia غُلْمةُ الرَّوائح
osphresiology مَبْحَث الشَّمّ والرَّوائح
osphresis حاسَّةُ الشَّمّ ، الشَّمّ
osphretic مُتعَلِّق بحِسِّ الشَّمّ ، شَمِّيّ
osphyarthrosis التِهابُ مَفصِل الوَرِك
osphyomyelitis التِهابُ النُّخاع القَطَنيّ
ossa; pl. of os عِظام ـ جَمْعُ عَظْم
ossein عَظْمِين ، مِغْراءُ العِظام ـ المادَّةُ الكولاجينيَّة في العِظام
osselet عُظَيْمة
osseocartilaginous عَظْميّ غُضْروفيّ
osseofibrous عَظْميّ لِيفيّ
osseous عَظْميّ
ossicle عُظَيم ، عُظَيمة
auditory ~s : malleus, incus and stapes عُظَيماتُ السَّمْع ـ المِطْرَقة والسَّنْدان والرِّكاب
ossiculectomy استِئصالُ العُظَيمة ـ استِئصالُ عُظَيمات الأُذُن
ossiculotomy بَضْعُ العُظَيمات
ossiculum = ossicle عُظَيْمة
ossiferous مُكَوِّنُ العَظْم
ossific مُعظِّم ، مُكَوِّن العَظْم
ossification تَعَظُّم
ossifluence لِينُ العَظْم ، تَليُّنُ نَسيجِ العَظْم
ossiform عَظْميُّ الشَّكل

ost-, oste(o)- سابِقة بمَعنى «عَظْم» أو «عَظْميّ»
ostalgia = ostealgia وَجع عَظْميّ ، البَدَل
osteal عَظْميّ
ostealgia ألَم عَظْميّ ، البَدَل ، وَجَعُ العِظام
osteanabrosis امتِصاصُ العَظْم
osteanagenesis = osteoanagenesis تَجدُّد العَظم
ostearthritis الظُّلاع ، التِهابٌ عَظْميّ مَفصِليّ
ostearthrotomy خَزْعُ عَظْمٍ مَفصِليّ – قَطْعُ السَّطْح المَفصِليّ لِلعَظْم
ostectomy استِئصالُ العَظْم أو جُزءٍ مِنْهُ
osteectopia = osteectopy انتِقالُ العَظْم
ostein = ossein أُستين ، عَظْمين – المادَّةُ العُضويَّة في العَظْم
osteite مَرْكَز التَعَظُّم ، عُنْصُر عَظْميّ
osteitis التِهابُ العَظْم
~ deformans التِهابُ العَظْمِ المُشوِّه
~ fibrosa cystica التِهابُ العَظْمِ اللِّيفيّ الكُيَيْسيّ
vascular ~ التِهابُ العَظْم الوِعائيّ
ostembryon تعَظُّم الجَنين ، الأُحْشوش
ostempyesis تقَيُّحُ العَظْم
osteo- سابِقة بمَعنى «عَظْميّ»
osteoanagenesis تجدُّد العَظْم
osteoarthritis فُصالٌ عَظْميّ ، التِهابٌ عَظْميٌّ مَفصِليّ ، الظُّلاع
osteoarthropathy اعتِلالٌ عَظْميّ مَفصِليّ
hypertrophic pneumic ~ الاعتِلالُ العَظْميُّ المَفصِليّ الضَّخاميّ الرِّئَويّ
osteoarthrotomy = ostearthrotomy خَزْعُ العَظْم المَفصِليّ
osteoarticular مَفصِليّ عَظْميّ ، عَظْميّ مَفصِليّ
osteoblast بانِيَةُ العَظْم ، جَذَعةٌ أو أرومةٌ أو بِدائيَّة عَظْميَّة – خَلِيَّةُ تعَظُّم
osteoblastoma وَرَمُ الأرُوماتِ العَظْميَّة ، وَرَمُ بانِياتِ العَظْم
osteocampsia تقوُّس العِظام ، تقفُّع العِظام
osteocarcinoma سَرَطانٌ مُتعَظِّم
osteocartilaginous عَظْميّ غُضْروفيّ
osteocele فَتْقٌ مُتعَظِّم • وَرَمٌ عَظْميّ – في الخُصْية أو في الصَّفَن
osteochondral عَظْميّ غُضْروفيّ
osteochondritis التِهابُ العَظْم والغُضْروف
osteochondrolysis انحِلالُ العَظْم والغُضْروف
osteochondroma غُضْروم عَظْميّ ، وَرَمٌ غُضْروفيّ عَظْميّ
osteochondromatosis داءُ الأورامِ العَظْميَّةِ الغُضْروفيَّة ، وُرامٌ عَظْميّ غُضْروفيّ
osteochondropathia, osteochondropathy اعتِلالٌ عَظْميّ غُضْروفيّ
osteochondrophyte نامِيَة عَظْميَّة غُضْروفيَّة
osteochondrosarcoma غَرَن غُضْروفيّ عَظْميّ
osteochondrosis تنَكُّسٌ عَظْميّ غُضْروفيّ
osteoclasia نَقْضُ العَظْم
osteoclasis عَمَليَّةُ كَسْر العَظْم – جِراحيًّا
osteoclast ناقِضةُ العَظْم ، خَلِيَّة ماصَّة لِلعَظْم
osteoclastic ناقِضُ العَظْم
osteoclastoma وَرَمُ ناقِضة العَظْم
osteoclasty = osteoclasis نَقْضُ العَظْم
osteocope الوَثاءَة – ألَمٌ عَظْميٌّ شَديد
osteocopic وَثائيّ
osteocystoma كِيسُوم عَظْميّ ، وَرَمٌ كِيسيٌّ عَظْميّ
osteocyte خَلِيَّةُ عَظْم
osteodentin عاج عَظْميّ ، دَنْتين عَظْمي
osteodentinoma, osteodentoma عاجُوم عَظْميّ ، وَرَمٌ عاجيّ عَظْميّ
osteodermia تعَظُّمُ الجِلْد
osteodesmosis تعَظُّم الأوتار
osteodiastasis انفِصالٌ عَظْميّ ، تخَرُّع العَظْم
osteodynia ألَمٌ عَظْميّ ، بَدَل مُزْمِن
osteodystrophia = osteodystrophy حَثَل عَظْميّ ، سُوءُ التَّغذِية العَظْميّ
osteo-epiphysis مُشاشةُ العَظْم ، كُرْدوسٌ مُتعَظِّم أو عَظْميّ
osteofibroma لِيفُوم عَظْميّ ، وَرَمٌ لِيفيّ عَظْميّ
osteogen مُوَلِّد العَظْم ، مُكوِّن العَظْم
osteogenesis تكوُّن العِظام ، تَكْوينُ العَظْم

~ imperfecta تَكَوُّنُ العَظْمِ الناقِص
osteogenic = osteogenous عَظميُّ المَنْشأ
osteogeny = osteogenesis تكَوُّن أو تَكْوينُ العِظام
osteography وَصْفُ العِظام
osteohalisteresis نَقْصُ أملاحِ العِظام ـ نَقْصُ العَناصِر المَعدِنيَّة في العِظام
osteoid عَظمانيّ ، نَظيرُ العَظْم
osteology, osteologia مَبْحَثُ العِظام
osteolysis انحِلالُ العِظام ، حَلُّ العَظْم
osteolytic حالُّ العِظام ، مُتعَلِّق بانحِلالِ العِظام
osteoma عَظْمُوم ، وَرَمٌ عَظْميّ ، صاخَّة
osteomalacia الرَّخْوَدة ، تلَيُّن العِظام
osteomalacic مُتَعلِّق بالرَّخْوَدة
osteomalacosis رَخْوَدةُ العِظام ، الرَّخْوَدة
osteomatoid عَظْمومانيّ ، نَظيرُ الوَرَمِ العَظْميّ
osteomere قُسَيْمة عَظْميَّة ، قُسَيْم عَظميّ
osteometry قِياسُ العَظْم
osteomyelitis التِهابُ العَظْم والنِّقْي
osteomyelodysplasia ثَدَنُ العَظْم والنِّقْي
osteomyelography تَصْويرُ النِّقْي
osteon = osteone وَحْدةُ العَظْم
osteonecrosis نَخَرُ العظم ، مَواتُ العَظْم
osteoneuralgia أَلَمٌ عَظْميّ عَصَبيّ
osteonosus مَرَضُ العَظْم
osteopath مُجَبِّرُ العِظام ، خَبيرٌ باعتِلالِ العَظْم ، مُمارِسُ مُداواةِ أمراضِ العَظْم
osteopathia اعتِلالُ العَظْم ، العُظام
osteopathic مُتعَلِّق باعتِلالِ العَظْم
osteopathology عِلْمُ الأمراضِ العَظْميَّة
osteopathy العُظام ، اعتِلالُ العَظْم ٠ نَظَرِيَّةُ المُعالَجة بمُساعَدة الجِسمِ على تَصْحيحِ أوضاعِهِ ذاتيّاً
osteopecilia تبَقُّع عَظْميّ ، تَرْقيطٌ عَظميّ
osteopedion = lithopedion
تعَظُّم الجَنين ، تحَجُّر الجَنين ، الحُشّ
osteopenia قِلَّةُ العَظْم
osteoperiosteal عَظْميّ سِمْحاقيّ
osteoperiostitis التِهابُ العَظْم والسِّمحاق
osteopetrosis تَصَخُّرُ العَظْم ، تحَجُّر العَظْم
osteophage, osteoclast ناقِضةُ العَظم
osteophagia التِهامُ العَظْم ، امتِصاصُ العَظْم
osteophlebitis التِهابُ أوردِةِ العِظام
osteophony التَّصْويتُ العَظْميّ ـ انتِقالُ الصَّوتِ بواسِطةِ العِظام
osteophore مُفتِّتُ العِظام ـ جِهازٌ آليٌّ
osteophyma عَرَن ، نمُوٌّ عَظْميّ ، انتِفاخٌ عَظْميّ ، نَبْج
osteophyte نابتة عَظْميَّة ، زائدة عَظْميَّة ، نَبْج
osteoplaque طَبَقة عَظْميَّة ، طبقةُ عَظْم
osteoplast بانِيةُ العَظْم ، أرومةُ العَظْم
osteoplastic بانِي العَظْم ، مُقَوِّم العَظْم
osteoplasty رَأْبُ العَظْم ، تَقْويمُ العَظْم
osteopoikilosis ترَقُّط العَظْم أو ترَقُّش العَظْم
osteoporosis تخَلْخُل العِظام
adipose ~ تخَلْخُلُ العِظامِ الشَّحْميّ
osteopsathyrosis هَشاشةُ العَظْم
osteoradionecrosis تنَكْرُزُ العَظْم التشَعُّعيّ
osteorrhagia نَزْفٌ عَظْميّ
osteorrhaphy رَفْوُ العِظام
osteosarcoma غَرَن عَظْميّ ، وَرَمٌ عَظْميٌّ لَحْميّ ، سَرْكوما عَظْميَّة
osteosarcomatous غَرَنيّ عَظْميّ
osteosclerosis تصَلُّب العَظْم
osteosclerotic تصَلُّبي عَظْمي
osteoseptum الحاجِزُ العَظْميّ
osteosis التعَظُّم ، تنَشُّج عَظْميّ
osteostixis نَخَرُ العَظْم
osteosuture رَفْوُ العَظْم ، قَطْبُ العَظْم
osteosynovitis التِهابُ الزَّليل والعَظْم
osteosynthesis تأليفٌ عَظْميّ ـ رَبْطُ العِظام
osteotabes ضَنًى عَظْميّ ، تابِسٌ عَظْميّ
osteothrombosis تجَلُّط عَظْميّ ، تجَلُّطُ أوردِةِ العَظْم
osteotome مِبضَعُ العَظْم ، مِقْطَعُ العَظْم
osteotomoclasia = osteotomoclasis
تَقْويمُ العَظْم بالكَسْر ، التَّقْويمُ بقَطْعِ العَظْم وكَسْرِه
osteotomy قَطْعُ العَظْم

osteotribe, osteotrite مِكْشَطُ العَظْم ، مِسحاةُ العَظْم
osthexia = osthexy تعَظُّم غيرُ سَوِيّ
ostia; pl. of ostium فُوهات ، فُتْحات
ostitis = osteitis التِهابُ العَظْم
ostium فُوهة ، فُوَّهة ، فُتْحة ، فَم
~ abdominale tubae uterinae الفُوهةُ البَطْنيَّة لِلبُوق ، فُتْحةُ البُوق البَطْنيَّة
~ pharyngeum tubae auditivae الفُوهةُ البُلْعوميَّة لِلنَّفير
~ pyloricum الفُوهةُ البَوابيَّة – بينَ المَعِدة والعَفَج
~ tympanicum tubae auditivae الفُوهةُ الطَّبْليَّة لِلنَّفير
~ ureteris الفُوهةُ الحالِبيَّة
~ vaginae فَمُ المَهبِل
ostraceous مَحاريّ
ot-, oto- سابِقة بمعنى «أُذُن» أو «أُذُنيّ»
otalgia وَجَعُ الأُذُن ، أَلَمٌ أُذُنيّ
~ dentalis أَلَمٌ أُذُنيّ سِنِّيُّ المَنْشأ
reflex ~ أَلَم أُذُنيّ مُنعَكِسيّ
othelcosis تَقَرُّح الأُذُن ، تَقَيُّح الأُذُن
otiatry = otiatrics طِبُّ الأُذُن ، مُعالجةُ أمراضِ الأُذُن
otic أُذُنيّ
oticodinia دُوارُ الأُذن ، دُوارٌ أُذُنيّ
otitic مُتعلِّق بالتِهابِ الأُذُن ووَجَعِها
otitis التِهابُ الأُذُن
ot(o)- سابِقة بمَعنى «أُذُن» أو «أُذُنيّ»
otoantritis التِهابُ الأُذُن والغار
otoblennorrhea نَجيجُ الأُذُن ، سَيَلانُ الأُذُن
otocerebritis التِهابُ الدِّماغِ الأُذُنيّ
otocleisis انسِدادُ مَجاري السَّمْع ، انسِدادُ الأُذُن
otoconia غُبارات أُذُنيَّة ، حُصَيّاتٌ أُذُنيَّة ، غُبارُ التوازُن
otocranial جُمْجُميّ أُذُنيّ
otocranium الخُشّاءُ الصَّخْريّ
otocyst كُيَيْسٌ سَمْعيّ • حُوَيصِلةُ المُضْغةِ السَّمْعيَّة – الحُوَيصِلةُ السَّمعيَّة (في الجَنين)
otodynia وَجَعُ الأُذُن
otoencephalitis التِهابُ النُّخاعِ الأُذُنيّ
otoganglion العُقدةُ الأُذُنيَّة
otogenic = otogenous أُذُنيُّ المَنْشأ
otography وَصْفُ الأُذُن
otolaryngology طِبُّ الأُذُن والحَنْجَرة
otolite, otolith حُصَيَّة أُذُنيَّة ، غُبارةُ تَوازُن
otologist طَبيبُ الأُذُن ، آذانيّ
otology مَبْحَثُ الأُذُن ، طِبُّ الأُذُن
otomycosis فُطارٌ أُذُنيّ ، داءُ الأُذُن الفُطْريّ
otoneuralgia أَلَمُ الأُذُن العَصَبيّ
otopathy اعتِلالٌ أُذُنيّ ، اعتِلالُ الأُذُن
otopharyngeal أُذُنيّ بُلعوميّ
otophone مِسْماع ، مِسْمَع ، مِسْماعٌ أُذُنيّ
otoplasty رَأْبُ الأُذُن ، تَقْويمُ الأُذُن أو تَرْقيعُها
otopolypus سَليلةُ الأُذُن ، بُوليبُ الأُذُن
otopyorrhea نَجيجٌ قَيْحيّ أُذُنيّ ، نَجٌّ صَديديٌّ أُذُنيّ ، ثَرٌّ أُذُنيّ قَيْحيّ
otorhinolaryngology طِبُّ الأُذُنِ والأَنْفِ والحَنْجَرة ، مَبْحَثُ الأُذُنِ والأنفِ والحَنْجَرة
otorhinology طِبُّ الأُذُن والأَنف
otorrhagia نَزْفٌ أُذُنيّ
otorrhea ثَرٌّ أو سَيَلانٌ أُذُني ، النَّجّ ، نَجيجُ الأُذُن
otosalpinx = the eustachian tube النَّفير – أُنبوبُ أُوستاخيُو في الأُذُن
otosclerosis تَصَلُّبُ الأُذُن
otoscope مِنْظارُ الأُذُن
otoscopy تَنْظيرُ الأُذُن
ototoxic مُخَرِّبٌ لِلأُذُن (لِلسَّمْع والتَّوازُن)
oulitis = ulitis التِهابُ اللِّثَة
oulonitis التِهابُ اللُّبّ
oulorrhagia نَزْفُ اللِّثة ، ثَرٌّ لِثَويّ
ounce أُونس – ٢٨،٣٤٩٥ غراماً
outbreeding تَزاوُجٌ (أو مُزاوَجة) الأباعِد
outlay طُعْم سَطْحيّ ، رُقْعة سَطْحيَّة
outlet مَخْرَج ، مَنْفَذ
outpatient مَريضٌ خارِجيّ
~ clinic عِيادةٌ خارِجيَّة
outpocketing تَجَيُّب خارِجيّ ، اندِلاق

output نِتاج ، مَحْصول ، صَبيب
cardiac ~ النِّتاجُ القَلْبيّ
urinary ~ النِّتاجُ البَوْليّ
ova; pl. of ovum بَيْض ؛ بُيُوض
ovalbumin زُلالُ البَيض . آح
ovalocyte كُرَيَّة إهليلَجيَّة
ovalocytosis تَكَثُّرُ الكُرَيّاتِ البَيضاويَّة (أو الإهليلَجيَّة) ـ في الدم
ovarialgia = oophoralgia ألَمٌ مَبيضيّ
ovarian مَبيضيّ
ovariectomy استِئْصالُ المَبيض
ovari(o)- سابِقة بمَعنى «مَبيض» أو «مَبيضيّ»
ovariocele قِيلةٌ مَبيضيَّة ، فَتْقٌ مَبيضيّ
ovariocentesis بَزْلُ المَبيض
ovariocyesis حَبَلٌ مَبيضيّ
ovariohysterectomy استِئْصالُ المَبيضَيْن والرَّحِم
ovariopathy اعتِلالٌ مَبيضيّ ـ مَرَضٌ مَبيضيّ
ovariorrhexis تَمَزُّقُ المَبيض
ovariosalpingectomy استِئْصالُ المَبيض والبُوق
ovariostomy = oophorostomy فَغْرُ المَبيض ، تَفَمُّم مَبيضيّ
ovariotestis = ovotestis خُصْية مَبيضيَّة
ovariotherapy = ovotherapy المُداواةُ المَبيضيَّة ، المُداواةُ بخُلاصةِ المَبيض
ovariotomy شَقُّ المَبيض ، بَضْعُ المَبيض
ovariotubal مَبيضيّ بُوقيّ
ovaritis, oophoritis التِهابُ المَبيض
ovarium = ovary المَبيض
ovary المَبيض
overbite تَراكُبُ الأسنان
overcompensation تَعْويضٌ زائد
overexertion إجهادٌ مُفرِط
overflow فَرْطُ الفَيْض
overgrowth نُمُوٌّ زائد أو مُفرِط ، فَرْطُ النُمُوّ
overhydration فَرْطُ التَمَيُّه
overjet نُتوءُ القَواطِع العُليا
overlap تَراكُب
overlay عِلاوة ، زِيادة
over-response فَرْطُ الاستِجابة
overriding امتِطاءٌ ، تَراكُب
overstress إرهاق ، فَرْطُ الإجهاد
overventilation فَرْطُ التَّهْوِية
overweight فَرْطُ الوَزْن ، وَزْنٌ زائد ، سِمْنة
ovi-, ovo- سابِقة بمَعنى «بَيْضة» أو «بَيْضيّ»
oviduct, a uterine tube البُوق (الرَّحِميّ)، قَناةُ البَيض ، مَسالُ الرَّحِم
oviferous حامِلُ البَيض ، حاوٍ البَيضَ
oviform بَيضيُّ الشَّكْل ، بَيْضَويّ
ovigenesis = oogenesis تَكَوُّنُ البَيضة
ovigenetic, ovigenic, ovigenous مُكَوِّن البَيضة ، مُوَلِّدُ بَيض
ovigerm بُرعُم البَيضة ، جُرثُومة البَيضة
ovigerous حامِلُ البَيض ، حاوٍ البَيْض
ovination نَبْخ ـ إلقاحٌ بحُمَة جُدَريّ الغَنَم
ovine ضَأنيّ
ovinia جُدَريُّ الغَنَم
oviparous بَيُوض ، بَيّاضة
oviposition بَيْض ، وَضْعُ البَيض
ovipositor حامِلُ البَيض ، واضِعُ البَيض
ovisac = a graafian follicle كُيَيس البَيْضة ، جُرَيبُ غراف
ovist القائلُ بوَحْديَّةِ البَيضة
ovium البَيْضة البالِغة
ovo-, ovi- سابِقة بمعنى «بَيْضيّ» أو «بَيْضة»
ovocyte = oocyte خَليَّةُ البَيضة
ovogenesis تَكَوُّن البَيْضة ، تَبَيُّض
ovoglobulin كُرَيِّينُ البَيضة
ovoid بَيْضَويُّ الشَّكْل
ovomucoid بَيْضيّ مُخاطانيّ
ovoplasm هَيُولى البَيضة ـ اللامُلَقَّحة
ovotestis خُصْية مَبيضيَّة ، مِنْسَل خُنْثيّ
ovotherapy المُداواةُ المَبيضيَّة ، مُداواةٌ بخُلاصةِ المَبيض
ovoviviparity بَيُوضيَّة وَلُوديَّة
ovoviviparous بَيُوض وَلُود
ovula; pl. of ovulum بُيَيْضات ، بُوَيضات
ovulation إباضة
ovulatory إباضيّ ، مُتعَلِّق بالإباضة

ovule بُوَيضة ، بُيَيْضَة
ovulum = ovule بُيَيْضَة
ovum البَيْضة ـ خَلِيَّةُ التناسُل الأُنثَوِيَّة
oxalate أُكسالات ، حُمّاضة
oxalemia تحوُمُض الدم
oxalism حَوْمَضة
oxalosis داءُ الحَوْمَضة ـ انتِشارُ الرَّواسِبِ الحُمّاضيَّة في الجِسم
oxaluria بِيلةٌ أُكساليَّة ، بِيلة حُمّاضيَّة
oxgall, ox bile مِرَّةُ الثِّيران ، صَفْراءُ البَقَر
oxidant مُؤَكسِد
oxidase أُكسِيداز ، خَميرةٌ مُؤَكسِدة
oxidation أَكسَدة ، تأكسُد
oxidation-reduction, redox تأكسُدٌ واختِزال ، أَخْسَدة
oxide أُكسيد
oxidize يُؤَكسِد
oxidoreductase مُؤَكسِدة مُرجِعة
oxidosis, acidosis تأكسُد ، تحمُّض
oximeter مِقياسُ التأكسُج ، مِقياسُ الأَكسَجة
oximetry قِياسُ التأكسُج ، قِياسُ الأَكسَجة
oxonemia = acetonemia خَلْوَنةُ الدم
oxy- سابِقة تَعني «حادّ» أو «أُكسِجينيّ»
oxyblepsia حِدَّةُ البَصَر ، حِدَّةُ الرُّؤية
oxycephalia تأنُّف الرأس ، تسَنُّم الرأس
oxycephalic = oxycephalous مُسَنَّم الرأس
oxycephaly = oxycephalia تأنُّفُ الرأس ، تسَنُّم أو تدَبُّبُ الرأس
oxychromatic صَبُوغٌ بالأصباغِ الحَمْضيَّة
oxyesthesia حِدَّة الإحساس
oxygen أُكسِجين ، أوكسيجن
oxygenase أُكسِجناز ، خَميرةٌ أُكسيجينيَّة
oxygenate يُؤَكسِج
oxygenation أَكسَجة
oxygenator مِكساج ، جِهازُ أَكسَجة
oxygeusia حِدَّةُ الذَّوق
oxyh(a)emoglobin أُكسي هِيمُوغلُوبين ، يَحْمورٌ أُكسِجينيّ
oxyhemogram مُخَطَّطُ أَكسَجةِ الدم
oxyhemograph مِخطاطُ تأكسُج الدم
oxyhydrocephalus مَوَهُ الرأسِ المُسَنَّم
oxylalia سُرعةُ النُّطْق ، سُرعةُ التكَلُّم
oxymel خَلْسَل ـ خَلٌّ مع عَسَل
oxymetry = oximetry قِياسُ الأُكسِجين
oxyntic مُحَمِّض ، حَمّاض ـ يُفرِزُ الحامِض
oxyopia حِدَّةُ النَّظَر
oxyosis = acidosis تحَمْضُن ، حُماض
oxyosmia حِدَّةُ الشَّمّ
oxyosphresia فَرْطُ حِدَّةِ الشَّمّ
oxypathia = oxypathy حِدَّةُ الإحساس
oxyphil = oxyphilous حَمِض ، صَبُوغٌ بالحَمْض ، مَيّالٌ للاصطِباغِ الحَمْضيّ
oxyphilic = oxyphilous حَمِض ، صَبُوغٌ بالحَمْض ، أليفُ الأصبِغة الحَمْضيَّة
oxyphonia حِدَّةُ الصَّوت
oxyrhine مُؤَنَّفُ الأنف
oxyrygmia تجَشُّؤ حَمْضيّ
oxytocia وِلادةٌ مُعَجَّلة ، وِلادةٌ سَريعة
oxytocic مُعَجِّلُ الوِلادة
oxytocin مُعَجِّلُ الوِلادة ـ هُورمونٌ نُخاميّ
oxytropism انتِحاءٌ أُكسِجينيّ
oxyuriasis = oxyuria الأُكسوريَّة ، داءُ الدِّيدانِ الدَّقيقةِ الذَّيْل ، داءُ الأَقصُور
oxyuricide مُبيدُ الأُكسيُورة ، قاتِلُ الأَقصُورات
oxyurid الأَقصُورة ، الأُكسُورة · (الحُرقُص)
oxyurifuge طارِدُ الأُكسيُورة
Oxyuris الأَقصُورة ، دَقيقةُ الذَّيْل ، أُكسيُورة · (الحُرقُص)
~ vermicularis الأَقصُورة الدُّوَيديَّة
ozena = ozaena نَتَنُ الأنف ، خَشَمٌ مُنْتِنٌ أو مُزمِن
~ laryngis نَتَنُ الحَنْجَرة
ozonator مُوَلِّدُ الأُوزون
ozone الأُوزون ـ الأُوكسِجين النَّشيط
ozonize يُشَبِّعُ بالأُوزون
ozonometer مِقياسُ الأُوزون
ozonoscope مِكشافُ الأُوزون
ozostomia بَخَرُ الفَم ، نَفَسٌ كَرِيه

P, p

pabular قُوتيّ . غِذائيّ
pabulum قُوت ، طَعام
pacemaker ناظِمة . ناظِمةُ إيقاع
artificial cardiac ~ ناظِمةٌ قَلْبيَّة صُنعيَّة
cardiac ~ ناظِمة قَلْبيَّة ، ناظِمةُ إيقاعِ القَلْب
pachy- سابِقة تَعني «ثِخَن» ، «شَثَن» ، «كَثيف» ، «شَثِن»
pachyacria شَثَنُ أو جُسْأة النِّهايات
pachyblepharon = **pachyblepharosis** ثِخَنُ الأجفان ، شَثَنُ الأجفان ، اللَّخَص
pachycephalia, pachycephaly ثِخَنُ الرأس ، كَثافة الجُمْجُمة
pachycephalic = **pachycephalous** ثَخينُ الجُمْجُمة ، كَثيفُ الجُمْجُمة
pachycephaly = **pachycephalia** ثِخَنُ الرأس ، كَثافةُ الجُمْجُمة
pachychymia كَثافةُ الكَيْموس
pachycolpismus تَشَنُّجُ المَهبِل الجَسْئيّ
pachydactyly ثِخَنُ الأصابع
pachyderma ثِخَنُ الجِلد ، الشَّثَن، جَسْءُ الجِلد
pachydermatocele وَرَمُ الجِلد الجَسْئي
pachydermatosis ثُخانُ الجِلد ، شَثَنُ الجِلد المُزمِن ، داءُ الشَّثَن الجِلديّ
pachydermatous = **pachydermic** ثَخينُ الجِلْد ، شَثَنيّ ، جَسْئيُّ الجِلْد
pachydermoperiostosis plicata داءُ الشَّثَن الجِلديّ السِّمحاقيّ الثَّنْيِيّ – داءٌ أُسَريّ
pachyglossia ثِخَنُ اللِّسان ، شَثَنُ اللِّسان
pachygnathous ضَخْمُ الفَكّ ، ثَخينُ الفَكّ
pachygyria, macrogyria ثِخَنُ التَّلْفيفة
pachyhemia = **pachyemia** ثِخَنُ الدَّم
pachyleptomeningitis التِهابُ السَّحايا الرَّقيقة الجَسْئيّ ، التِهابُ الجافِيَة و الحَنُون
pachylosis الداءُ الشَّثَنيّ ، الشَّثَنيَّة ، الثَّخَن
pachymenia شَثَنُ الغِشاء أو الجِلْد
pachymeninges; pl. of pachymeninx الأُمَّهاتُ الجافِيَة ، السَّحايا الجَسْئيَّة
pachymeningitis ذاتُ السَّحايا الثَّخينة ، التِهابُ السَّحايا الجَسْئيّ ، التِهابُ الأُمّ الجافية
pachymeningopathy اعتِلالُ الأُمّ الجافية
pachymeninx = **the dura mater** غِشاءُ الدِّماغ الجَسْئيّ ، الأُمُّ الجافية
pachynsis ثِخَن ، شَثَن ، جُسُوء
pachyntic زائدُ الثِّخَن ، مَجْسوء ، مُتَثَخِّن
pachyonychia شَثَنُ الأظافِر ، ثِخَنُ الأظافِر
pachyostosis شَثَنُ العظام ، تَثَخُّن عَظْميّ
pachyotia شَثَنُ الأُذُنَيْن ، ثِخَنُ صِيوانِ الأُذُن
pachypelviperitonitis التِهابُ البَريتونِ الحَوضيّ الجَسْئيّ
pachyperiostitis التِهابُ السِّمحاق الشَّثَنيّ
pachyperitonitis التِهابُ البَريتون الجَسْئيّ
pachypleuritis ذاتُ الجَنْب المُثَخِّنة ، التِهابُ غِشاءِ الجَنْب الجَسْئيّ أو الشَّثَنيّ
pachypodous ثَخينُ القَدَمَيْن

pachysalpingitis, mural salpingitis التِهابُ البُوق الجَسْئيّ . التِهابُ البُوق الجِداريّ

pachysalpingo-oothecitis = pachysalpingo-ovaritis التِهابُ المَبيض والبُوقِ الجَسْئيّ

pachysomia تثخُّن جُسمانيّ ، شَثَنُ البَدَن

pachyvaginalitis التِهابُ قَميصِ الخُصْيةِ الغِلافيّ الجَسْئيّ

pachyvaginitis التِهابُ المَهبِل الجَسْئيّ

pack حَشْوة · لِفافة ، كِمادة

packer مِدَكّ ، أداةُ حَشْو

packing دَكّ ، حَشْو · حَشْوة

pad حَشْوة ، وِسادة · لَيْنَة ، رِفادة

abdominal ~ لَيْنَةٌ بَطْنيَّة

paed-, paedo- = ped-, pedo- سَوابِقُ بمَعنى «طِفْل» ، «طِفْليّ» أو «قَدَم» ، «قَدَميّ»

paediatrician طَبيبُ أطفال

paediatrics طِبُّ الأطفال

(للمَداخِلِ البادِئة بـ paed- أُنظُر أيضاً ped-)

Paget's disease داءُ باجِت – ويُطلَق عَلى داءِ التِهابِ العَظْمِ المُشَوِّه وعَلى وَذَمة الثَّدْيِ واللُّعْوة الكاذِبة

pain أَلَم ، وَجَع

erratic ~ أَلَمٌ مُتَنَقِّل

false ~s طَلْقٌ كاذِب

girdle ~ أَلَمٌ خَصْريّ أو نِطاقيّ

intermenstrual ~ أَلَمُ القُرْء

labor ~s آلامُ المَخاض

lancinating ~ أَلَمٌ رامِح

lightning ~s, fulgurant ~s, shooting ~s أَلَمٌ بارِق

phantom limb ~ أَلَمُ الطَّرَف الشَّبَحيّ

referred ~ أَلَم رَجيع ، أَلَم مُحَوَّل

paint دِهان ، طِلاء

palae-, palaeo- سابِقة بمَعنى «قَديم» أو «بِدائيّ»

(للمَداخِلِ البادِئة بـ palaeo- أُنظُر paleo-)

palatable سائغ ، لَذيذُ المَذاق

palatal حَنَكيّ

palate حَنَك . النِّطْع

cleft ~ الحَنَك المَشْروم أو المَشْقُوق

hard ~ الحَنَك الصُّلْب ، الحَنَكُ العَظْميّ

soft ~ الحَنَك الرِّخْو ، الحَفّاف

palatine حَنَكيّ

palatitis التِهابُ الحَنَك

palato- بادِئة بمَعنى «حَنَكيّ»

palatoglossal حَنَكيّ لِسانيّ

palatognathous مَشْقوقُ الحَنَك

palatograph مِخْطاطُ الحَنَك

palatomaxillary حَنَكيّ فَكّيّ عُلْويّ

palatonasal حَنَكيّ أَنْفيّ

palatopharyngeal حَنَكيّ بُلعُوميّ

palatoplasty رَأْبُ الحَنَك ، تَقْويمُ الحَنَك

palatoplegia شَلَلُ الحَنَك ، شَلَلُ الحَفّاف

palatorrhaphy رَفْوُ الحَنَك ، خِياطةُ الحَنَك

palatoschisis شَرْمُ الحَنَك

palatum الحَنَك ، النِّطْع

~ durum, ~ osseum الحَنَكُ الصُّلْب

~ molle الحَنَك الرِّخْو ، الحَفّاف

paleencephalon الدِّماغ العَتيق

paleo- سابِقة بمَعنى «قَديم»

paleogenesis قانونُ التناسُخ

paleogenetic قَديمُ العَهْد

paleontology عِلْمُ الأحياءِ البائِدة

paleopathology عِلْمُ أمراضِ الأحياءِ البائِدة ، باثُولُوجية الحَفْريّات

paleostriatum الجِسمُ المُخَطَّط القَديم

paleothalamus المِهادُ القَديم – نُشُوئيّاً

paleozoology عِلْمُ الحَفْريّات الحَيَوانيّة

pali-, palin- سابِقة بمَعنى «تَرْداد» أو «تَكْرار»

palicinesia عَودةُ الحَرَكة

palikinesia = palicinesia رَجْعةُ الحَرَكة

palilalia لَجْلَجة ، تَكْرارُ الكَلام

palinal مُتَّجِه لِلوَراء

palindromia انتِكاس ، رُجوعُ أو مُعاوَدةُ المَرَض

palindromic ناكِس

palinesthesia عَودَةُ الحِسِّ أو الشُّعور
palingenesis اِزْدِيادُ التَخَلُّق · قانُونُ التناسُخ
palinphrasia = **paliphrasia**
لَجْلَجة ، ثَرْثَرة ، تكَرُّر الكَلام
palladium بَلادْيُوم – مَعدِنٌ شِبْهُ البلاتين
pallanesthesia بُطْلانُ حِسِّ الاهتِزاز
pallescence = **pallor** شُحوب
pallesthesia حِسُّ الاهتِزاز ، حَساسِيَةُ الاهتِزاز
pallesthetic مُتعَلِّق بِحِسِّ الاهتِزاز
pallial مِشْماليّ ، طَيْلَسانيّ
palliate يُلَطِّف ، يُخَفِّف
palliative مُلَطِّف ، مُخَفِّف · دَواءٌ مُلَطِّف
pallidectomy اِستِئصالُ الكُرَةِ الشاحِبة
pallidotomy تَخَرُّش أو شَقُّ الكُرةِ الشاحِبة
pallidum الشاحِبة ، كُرَة الدِّماغ الشاحِبة
pallium عَباءَةُ الدِّماغ ، لِحاءُ الدِّماغ
pallor شُحوب ، امتِقاعُ اللَّون
palm الكَفّ ، راحةُ اليَد · النَّخْل
palma راحةُ اليَد ، باطِنُ الكَفّ · نَخْلة
~ manus راحةُ اليَد
palmar, palmaris راحِيّ ، كَفِّيّ
palmaris (muscles) العَضَلاتُ الراحِيَّة
palmature تكَفُّف ، تَشابُك الأصابِع
palmitate بَلْمِيتات – نَخيلات
palmus تَشَنُّج وَثّابيّ أو قَفْزيّ · انتِفاض ، خَفَقان ، ترَعُّس ، اهتِزاز
palpable مَجْسوس ، قابِلُ الجَسّ ، جَسُوس
palpate يَجُسّ ، يُحِسُّ باليَد
palpation الجَسّ
palpatopercussion جَسٌّ مَع قَرْع
palpebra = **eyelid** الجَفْن
palpebral جَفْنيّ
palpebralis العَضَلةُ رافِعةُ الجَفْن الأعلى
palpebration غَمْزة ، طَرْفة
palpebritis = **blepharitis** التِهابُ الجَفْن
palpitate يَخْفِقُ ، يَنْبِضُ
palpitation خَفَقان
palsy شَلَل
cerebral ~ شَلَلٌ مُخِّيّ
facial ~ شَلَلٌ وَجْهيّ ، شَلَلُ الوَجْه
shaking ~ شَلَل اهتِزازيّ ، شَلَل رُعاشيّ
paludal بُرَدائيّ · مُستَنقَعيّ ، غِياضيّ
paludism, malaria البُرَداء ، مَلاريا
pampiniform عَنَميّ · كَرْميُّ الشَّكْل
pampinocele دَوالي الحَبْلِ المَنَويّ
pan- سابِقة بمَعنى «شامِل» ، «أجْمَع» أو «كُلّ»
panacea دَواءٌ عامّ ، دَواءٌ شامِل
panagglutinable لَزُونٌ عامّ
panagglutinin راصَّة شامِلة ، مُلزِنٌ شامِل
panangiitis التِهابٌ وِعائيّ شامِل
panarteritis التِهابٌ شِريانيّ شامِل
panarthritis التِهابُ المَفاصِل العَديد
panasthenia وَهَنٌ شامِل ، وَهَنٌ عَصَبيّ
panatrophy ضُمورٌ شامِل
pancarditis التِهابُ القَلْب الشامِل
panchrest دَواءٌ عامّ – نافِعٌ لِكُلِّ شَيء
panchromia اصطِباغٌ شامِل
pancreas المُعَثْكَلة ، البَنْقراس أو البَنْكرِياس · المِعقَد ، (الحُلوة ، لَوزةُ المَعِدة)
pancreatalgia = **pancrealgia**
وَجَعُ البَنْقراس
pancreatectomy قَطْعُ المُعَثْكَلة ، استِئصالُ البَنْكرِياس
pancreathelcosis تقَرُّح البَنْقراس
pancreatic بَنْكرِياسيّ ، مُعَثْكَليّ
pancreaticoduodenal بَنْكرِياسيّ عَفَجيّ
pancreaticogastrostomy مُفاغَرةٌ مُعَثْكَلِيَّة مَعِدِيَّة ، تَفْرِيزُ البَنْكرِياس المَعِديّ
pancreaticosplenic بَنْكرِياسيّ طِحاليّ
pancreatin بَنْكرِياتِين – أنْزِيم مُعَثْكَلي
pancreatism تَنَبُّه بَنْكرِياسيّ ، نَشاطُ المُعَثْكَلة
pancreatitis التِهابُ المُعَثْكَلة
acute hemorrhagic ~ التِهابُ المُعَثْكَلةِ الحادُّ النَّزْفيّ
pancreatoduodenectomy قَطْعُ (رأسِ) المُعَثْكَلة والعَفَج
pancreato-enterostomy مُفاغَرةٌ مُعَثْكَلِيَّة مِعَوِيَّة

pancreatogenic, pancreatogenous
مُعَثْكَليُّ المَنْشأ . بَنْكرياسيُّ المَنْشأ

pancreatography تَصْويرُ البَنْكرياس

pancreatolith حَصاةٌ مُعَثْكَليَّة . حَصاةٌ بَنْقراسيَّة

pancreatolithectomy اسْتِخراجُ الحَصاةِ البَنْقراسيَّة

pancreatolysis = pancreolysis
انحِلالٌ بَنْكرياسيّ

pancreatolytic = pancreolytic
حالٌّ البَنْكرياس

pancreatomy = pancreatotomy
شَقُّ البَنْكرياس . بَضْعُ المُعَثْكَلة

pancreatopathy اعتِلالٌ بَنْكرياسيّ

pancreatotropic = pancreatropic
مُنتَحٍ للبَنْكرياس . أليفُ المُعَثْكَلة

pancreolithotomy شَقُّ البَنْكرياس الحَصَويّ

pancreoprivic مَحْروم البَنْكرياس

pancreotherapy المُعالَجة المُعَثْكَليَّة

pancreozymin بَنْكريُوزَيمين – هُورمُونٌ حافِزٌ لعُصارةِ البَنْكرياس

pancytopenia, aplastic anemia
قِلَّةُ الكُرَيّات ، نَقْصُ الخَلايا الشامِل

pandemic جائحة ، وَباءٌ شامِل . وَبائيٌّ عامّ

panel نَدْوة – نَدْوةُ نِقاش

panencephalitis التِهابُ الدِّماغ الشامِل

panendoscope مِنظارٌ عامٌّ جَوفيّ

panesthesia إحساسٌ شامِل

pang ألَمٌ مُفاجِىءٌ ناقِر

breast ~ ذَبْحةٌ صَدْريَّة

pangenesis تَوَلُّدٌ عامّ ، التناسُلُ بالتجَمُّع العامّ

panhematopenia نَقْصُ الدمِ الشامِل

panhidrosis عَرَقٌ شامِل

panhydrometer مِقياسُ السوائلِ الشامِل

panhypopituitarism قُصورُ النُّخامَى الشامِل

panhysterectomy اسْتِئصالُ كامِلِ الرَّحِم

panhystero-oophorectomy
اسْتِئصالُ كامِلِ الرَّحِمِ والمَبيض

panhysterosalpingectomy اسْتِئصالُ كامِلِ الرَّحِمِ والبُوق

panhysterosalpingo-oophorectomy
اسْتِئصالُ كامِلِ الرَّحِم والبُوق والمَبيض

panic هَلَع ، رُعْب ، ذُعْر

panighao حِكَّة

panimmunity مَناعة شامِلة

panmixia, panmixis تَزاوُج عامّ

panmyelophthisis ضَنَى النِّقْي المُعَمَّم

panneuritis التِهابٌ عَصَبيٌّ شامِل

panniculitis التِهابُ السَّبَلة الشَّحْميَّة

panniculus لُحْمة ، سَبَلة ، سُبَيْل

~ adiposus السَّبَلة الشَّحميَّة

pannus السَّبَل ، تَوعيةُ القَرْنيَّة الغِشائيَّة

panophobia = pantophobia البَشَع . رَهْبةٌ شامِلة

panophthalmia = panophthalmitis
التِهابُ العَيْن الشامِل ، رَمَدٌ عامّ

panoptosis تَدَلِّي الأحشاءِ العامّ

panostitis = panosteitis التِهابُ العَظْمِ الشامِل

panotitis التِهابُ الأُذُن الشامِل

panphobia = pantophobia رُهابٌ شامِل

panplegia = pamplegia شَلَلٌ عامّ

pansclerosis تَصَلُّب كامِل

pansinuitis التِهابُ الجُيوبِ الشامِل

pansinusitis التِهابُ الجُيوبِ الشامِل

panspermatism = panspermia
تَعَمُّميَّةُ الجَراثيم أو انتِشارِيَّتُها

Panstrongylus الحَلَمُ الكامِلةُ الاستِدارة

pant-, panto- بادِئةٌ تَعني «كُلّيّ» أو «عامّ» أو «شامِل»

pantalgia ألَمٌ عامّ

pantamorphia = pantomorphism
تَشَوُّه عامّ

pantankyloblepharon الحَوَصُ الشامِل ، التِهابُ أشفارِ الأجفانِ الشامِل

pantatrophia = pantatrophy
ضُمورٌ عامٌّ أو كُلّيّ

pantherapist مُداوٍ عامّ

panting لُهاث ، تَنَفُّسٌ تَعِب ، لَهَث

pantograph مِخطاطُ مَعالِمِ الصَّدْر · مُستَنسِخة ، مِنْساخ
pantomography تَصْويرٌ شُعاعيٌّ بانُوراميّ
pantomorphic مُتَشَكِّل شامِل . يَأخُذُ أيَّ شَكل
pantophobia رُهابٌ شامِل ، رَهْبة عامَّة
pantotropic = pantropic شُموليُّ الانحِياز · مُنتَحٍ عامّ
panzootic وَبائيّ حَيَوانيّ
pap طَعامٌ طَرِيّ ، ثَرِيد
papain, papayotin بابائين – خَميرةُ لَبَنِ البَبايا
Papaver فَصيلةُ الخَشْخاش · (أبو النَّوم)
papaverine خَشْخاشِين
papaw, papaya البَبايا أو البَباز – نَبات
paper وَرَق
litmus ~ وَرَقُ عَبّادِ الشَّمْس
papilla; pl. papillae حُلَيْمَة ، حَلَمة
calciform ~ حُلَيمة كَأسِيَّة
filiform ~, ~ filiformis حُلَيمة خَيطِيَّة
foliate ~, ~ foliata حُلَيْمَة وَرَقِيَّة
~ vallata حُلَيمةٌ مُحَوَّطة أو مُسَوَّرة
papillary حَلَميّ ، حُلَيْميّ
papillate مُحَلَّم ، ذو حُلَيْمات
papillectomy اسْتِئصالُ الحُلَيمة
papilledema وَذَمة حُلَيمِيَّة
papilliform حُلَيميُّ الشَّكْل
papillitis التِهابُ الحُلَيمة – الحُلَيمة البَصَريَّة
papillocarcinoma وَرَم حُلَيميّ سَرَطانيّ
papilloma وَرَمٌ حُلَيميّ ، حُلَيمُوم
papillomatosis وُرامٌ حُلَيميّ ، داءُ الأورامِ الحُلَيمِيَّة
papilloretinitis التِهابُ الحُلَيمة والشَبَكيَّة
papillosphincterotomy بَضْعُ مَصَرَّة الحُلَيْمَة
pappose أزْغَبُ ، ذو سَطْحٍ زَغِب
pappus زَغَبٌ ، زَبَب ، وَبَر · زَغَبُ الوَليد
papular حَطاطيّ
papulation تَكَوُّن الحَطاطات ، تَبَثُّر
papule حَطاطة ، بَثْرة
papulopustular حَطاطيّ بَثْرِيّ
papulosis حُطاط
papyraceous وَرَقيّ – رَقيقٌ كالوَرَق
par = pair زَوْج
para رَقْمُ الوَضْع ، وَلُود
para- سابِقة تَعني «جَنيب» ، «بِجانِب» · «نَظير» . «شِبْه»
para-anesthesia خَدَرُ النِّصفِ السُّفليّ
para-appendicitis التِهابُ مُحيطِ الزائِدةِ الدُّوديَّة
parabion = parabiont مُعتاشٌ مُلاصِق
parabiosis العَيشُ المُلاصِق أو المُجاوِر
parabiotic مُتَلاصِقُ العَيْش
parablepsia, parablepsis خَطَلُ الإبصار ، رُؤية ضالَّة أو شاذَّة
parabulia شُذوذُ الإرادة ، ضَلالُ الإرادة
paracenesthesia خَلَلُ الحِسِّ المُشتَرَك
paracentesis بَزْل ، إفراغ ، بَطّ
~ abdominis بَزْلُ البَطْن
~ pericardii بَزْل التأمور
~ thoracis بَزْلُ الصَّدر
paracentetic بَزْليّ
paracentral قُربَ أو حَولَ المَركز ، جَنيبُ المَركز ، مُجاوِرَة المَركز
paracholera نَظيرُ الهَيْضة ، نَظيرةُ الكُوليرا
paracholia اضطِرابُ إفرازِ المِرَّة
parachordal جَنيبُ الحَبْل الظَّهْريّ
parachromatism, color blindness عَمَى الألوان ، الإشكال اللَّونيّ
parachromatopsia عَمَى الألوان
parachromatosis = parachroma تَغَيُّرُ اللَّون ، تلَوُّن جِلْديّ
paracinesia = paracinesis ضَلالُ الحَرَكة ، داءٌ حَرَكيّ تَضلاليّ
paracolitis التِهابُ ظِهارةِ القُولون
paracolpitis التِهابُ مُحيطِ المَهبِل
paracolpium جَنيبُ المَهبِل ، مُحيطُ المَهبِل
paracousis = paracusis خَطَلُ السَّمْع ، إشكالُ السَّمع أو ضَلالُه ، الوَقْر
paracyesis حَمْلٌ خارِجَ الرَّحِم

paracystic جَنبُ المَثانة
paracystitis التِهابُ جَنبِ المَثانة
paradentitis التِهابُ جَنبِ السِّنّ
paradentium, periodontium ما حَولَ السِّنّ ـ النُّسُج الداعِمة لِلسِّنّ
paradidymal حَولَ البَرْبَخ ، بُرَيْبِخيّ
paradidymis بُرَيْبِخ ، جَنبُ البَرْبَخ
paradipsia عَطَش مُضَلَّل
paradox مُفارَقة . نَقيضٌ ظاهِريّ . تَناقُض
paraesthesia تَنَمُّل . مَذَل . تَشَوُّش الحِسّ
paraffin بَرافين . بارافين ، شَمْع مَعدِنيّ
liquid ~ بَرافين مائع
paraffinoma وَرَمٌ بَرافينيّ ، بَرافينُوم
parafunction وَظيفةٌ شاذَّة ، تَضْلالُ العَمَل
paraganglioma وَرَمُ جَنبِ العُقدة العَصَبيَّة
paraganglion نَظيرُ العُقدة ، المُستَقْتِم
paragenitalis أعضاءُ التناسُلِ الجانِبيَّة
parageusia طَعْمٌ فاسِد . تَضْلالُ حاسَّةِ الذَّوق
parageusic فاسِدُ الذَّوق ، ذَوّاق
paragglutination تَراصٌّ زُمْرَويّ
paraglobulin = serum globulin باراغلُوبيُولِين ، غلُوبيولِين مُصَوِّرةِ الدَّم
paraglobulinuria بِيلةٌ باراغلُوبولينيَّة
paraglossitis = paraglossia التِهابُ مُحيطِ اللِّسان
paragnathus ذو فَكٍّ إضافيّ . أكْشَمُ فَكِّي
paragonimiasis داءُ الدِّسْتُوما الرِّئويَّة
paragranuloma وَرَم حُبَيْبيّ حَميد
paragraphia خَطَلُ الكِتابة ، تَضْلالُ الكِتابة (أو الإملاء)
parahemophilia نَظيرُ الناعُور
parahepatic جَنبُ الكَبِد
parahormone نَظيرُ الهُورمُون ، حاثٌّ إضافيّ
parahypnosis نَومٌ مُضطَرِب
parahypophysis نُخامَى إضافيَّة
parakeratosis خَطَلُ التَقَرُّن
parakinesia = parakinesis خَطَلُ الحَرَكة ، تَضْلالُ الحَرَكة
paralalia خَطَلُ النُّطْق ، عِيُّ التَلَفُّظ
paralambdacism لَألأة ، لُثْغة ـ التَرَدُّد في لَفْظ حَرْف اللامِ أو إبدالُه
paralbumin نَظيرُ الزُّلال
paralepsy, psycholepsy صَرْعٌ ذُهانيّ
paralexia خَطَلُ القِراءة ـ قِراءةٌ مَغْلوطة
paralgesia اضطِرابُ حِسِّ الألَم ، تَنَمُّل مُؤْلِم
parallactic خاصٌّ باختِلافِ المَنْظَر
parallagma انزِياحُ العَظْم ، تَراكُبُ العِظام
parallax اختِلافُ المَنْظَر ، زَيَغان
parallergy = parallergia ، أرَجيَّةُ النَّظير ، آلِيرجيا مُتَبايِنة المُسَبِّبات
paralogia خَطَلُ المَنْطِق
paralysis شَلَل ، فالِج
bulbar ~ شَلَل بَصَليّ
epidemic infantile ~ شَلَلُ الأطفال الوَبائيّ
facial ~ لَقْوة ، شَلَل وَجْهيّ ، الضَّجَم
general ~ شَلَل عامّ
hysterical ~ شَلَلٌ هُراعيّ
infantile ~ شَلَلُ الأطفال
motor ~ شَلَل حَرَكيّ
pseudobulbar ~ شَلَلٌ بَصَليّ كاذِب
psychic ~ شَلَل هُراعيّ ، شَلَل نَفْسانيّ
spinal ~ شَلَلٌ نُخاعيّ
paralytic مَشْلول . شَلَليّ
~ strabismus حَوَلٌ شَلَليّ
paralyzant شالّ
paralyze يَشُلّ
paralyzer شالّ ، مُشِلٌّ . كابِت
paramania خَطَلُ الانفِعالات ـ مُتعةُ التَشَكّي
paramastitis التِهابُ جَنبِ الثَّدْي
paramastoid جَنبُ الخُشّاء
Paramecium بَراميسيُوم ـ صِنْفُ أواليَ سَوطيَّة
paramedian جَنبُ الناصِف ، جَنبُ الوَسَط
paramedical طِبابيّ ، مُداني الطِّبّ
~ worker عامِلٌ طِبابيّ
paramenia عُسْرُ الطَّمْث ، اضطِرابُ الطَّمْث
paramesial جَنبُ الناصِف
parameter مَعْلَم ، وَسيط
parametric جَنبُ الرَّحِم

parametritis التِهابُ جَنيبِ الرَّحِم
parametrium جَنيبُ الرَّحِم ، مُحيطُ الرَّحِم
paramimia تَقْليدٌ مُضَلِّل ، خَطأُ التَّأْشير
paramnesia نَظيرُ النِّسيان ، تَضَلال الذاكِرة
paramolar جَنيبةُ الرَّحَويَّة – سِنٌّ زائدة
paramusia خَطأُ التَّوقيعِ المُوسيقيّ
paramyoclonus multiplex نَظيرُ الارتِجاجِ العَضَليّ العَديد
paramyotonia congenita نَظيرُ التَوَتُّرِ العَضَليّ الخِلْقيّ
paranalgesia خَدَرُ الطَّرَفَيْن السُّفليَّيْن
paranephric جَنيبُ الكُلْوة ، كُظْريّ
paranephros الكُظْر ، الغُدَّةُ جَنيبةُ الكُلْوة
paraneural جَنيبُ العَصَب
paranoia الزَّوَر ، بارانُويا ، ذُهانٌ خُيَلائيّ
paranoiac أزْوَرُ ، بارانُويّ ، خُيَلائيّ
paranoid زَوَرانيّ ، نَظيرُ البارانُويا أو الزَّوَر
paranoidism الزَّوَريَّة ، البارانُويّة ، الخُيَلائيَّة
paranomia حُبْسة الأسماء ، حُبْسة التَّسْمية
paranucleolus نُوَيَّة جانِبيَّة ، نَظيرُ النُّوَيَّة
paranucleus = nebenkern نَظيرةُ النَّواة ، نَواةٌ جانِبيَّة
para-oral بغَيرِ الفَم – عَن غَيرِ طَريقِ الفَم
paraparesis شَلَل جُزْئيّ ، خَذَل سُفْليّ
parapedesis انسِلالٌ جانِبيّ ، نَظيرُ الانسِلال
paraphasia حُبْسةُ التَّسْمية – اختِلاطُ الكَلِم
paraphemia حُبْسةٌ كَلِميَّة ، خَرَسٌ كَلِميّ
paraphia شُذوذُ اللَّمْس ، تَضَلالُ اللَّمْس
paraphilia شُذوذٌ جِنْسيّ
paraphiliac شاذٌّ جِنْسيّ
paraphimosis اختِناقُ القُلْفة الخَلْفيّ
paraphobia رُهابٌ خَفيف ، رَهْبة خَفيفة
paraphonia بُحَّة الصَّوت ، تَغَيُّر الصَّوت
paraphora خَبَل
paraphrasia إهراء ، عَيُّ الكَلام
paraphrenia ذُهان خُيَلائي ، إزْوار
paraphronia عَقْليَّة مُضطَرِبة
paraphysis ناتِئٌ جانِبيّ ، نُموٌّ خَيْطيٌّ مِن الدِّماغ

paraplasm نَظيرُ الجِبْلة ، نُموٌّ فاسِد
paraplastic تَهَيْكُل مَرَضيّ ، ذو نُموٍّ فاسِد
paraplectic مَشْلولُ النِّصفِ السُّفليّ
paraplegia الشَّلَل النِّصْفيّ السُّفْليّ
superior ~ شَلَلُ الذِّراعَيْن
paraplegic مَشلولُ الأسفَل
paraplexus الضَّفيرةُ المَشيميَّة
parapophysis ناتِئٌ جانِبيّ
parapoplexy السَّكْتة الكاذِبة
parapraxia, parapraxis خَطَلُ الأداء
paraproctium جَنيبُ الشَّرَج
paraprostatitis التِهابُ جَنيبِ البرُوسْتات
paraprotein نَظيرُ البرُوتين
parapsia = parapsis فَسادُ اللَّمْس
parapsoriasis نَظيرُ الصُّداف
parapsychology التحَرِّي النَّفْسانيّ
pararectal جَنيبُ المُستَقيم
parareflexia اضطِرابُ المُنعَكَسات
pararhotacism لُثْغة حَرْف الرّاء
pararrhythmia نَظْمٌ مُضطَرِب
pararthria عُسْرُ النُّطْق ، صُعوبةُ التلَفُّظ
parasacral جَنيبُ العَجُز
parasalpingitis التِهابُ جَنيبِ البُوق
parasecretion شُذوذُ الإفراز ، فَرْطُ الإفراز
parasexuality جِنْسيَّة شاذَّة
parasigmatism صُعوبةُ لَفْظِ حَرْفَي السِّين والزاء (الزاي)
parasite طُفَيليّ ، راشِنٌ طُفَيل
facultative ~ طُفَيليّ مُخَيَّر – قد يَعيشُ رَمّاماً بعضَ الوَقْت
obligatory ~ طُفَيليّ مُجْبَر
pathogenic ~ طُفَيليّ مُمْرِض
parasitemia طُفَيليَّة الدم ، طُفَيليَّة دَمويَّة
parasitic طُفَيليّ ، مُتطَفِّل
parasiticide مُبيدُ الطُّفَيليّات
parasitism تطَفُّل ، طُفَيليَّة
parasitogenic طُفَيليُّ السَّبَب ، طُفَيليُّ المَنْشأ
parasitologist عالِمٌ بالطُّفَيليّات
parasitology عِلْمُ الطُّفَيليّات

parasitosis داءُ الطُّفَيلِيّات ، داءٌ طُفَيلِيّ
parasitotropic مُنحازٌ طُفَيلِيّ
parasitotropism = parasitotropy الانتِحاءُ الطُّفَيلِيّ ، انحِيازُ الطُّفَيلِيّات
paraspadias = paraspadia إحْليلٌ جانِبِيّ ، مَبالٌ جانِبِيّ
parasternal جَنيبُ القَصّ ، مُجاوِرُ القَصّ
parasympathetic نَظيرُ الوُدِّيّ ، اللاوُدِّيّ
parasympatholytic حالٌّ اللاوُدِّيّ
parasympathomimetic مُحاكي اللاوُدِّيّ
parasyphilitic شِبْهُ السِّفْلِس
parasystole نَظْمٌ إضافِيّ ، ما بعدَ الانقِباض – تمَدُّد الفَتْرة بينَ الانقِباضِ والانبِساط
paratenon جَنيبُ الوَتَر
paratherapeutic مُسَبَّب عن مُعالَجةِ مَرَضٍ آخَر
parathormone هُورمُون الدُّرَيقات
parathymia خَطَلُ المِزاج
parathyroid الدُّرَيقة ، جَنيبةُ الدَّرَقيَّة
parathyroidectomy استِئْصالُ الدُّرَيقات ، خَزْعُ جَنيبةِ الدَّرَقيَّة
parathyropathy اعتِلالٌ دُرَيقِيّ
parathyroprivia عَوَزُ جَنيبةِ الدَّرَقيَّة
parathyroprivic = parathyroprivous مُتعَلِّق بعَوَز جَنيبةِ الدَّرَقيَّة
parathyrotrophic = parathyrotropic مُنتَحٍ دُرَيقِيّ ، مُنتَحٍ لِجَنيباتِ الدَّرَقيَّة
paratonia زِيادةُ التوَتُّر ، فَرْطُ التَّمْديد
paratrachoma نَظيرُ الحِثار ، نَظيرُ الحَثَر
paratripsis تَخْريش
paratriptic مانِعُ التَّخْريش
paratrophy, dystrophy تَغْذيةٌ فاسِدة ، الحَثَل
paratyphlitis التِهابُ ما حَولَ الأعوَر
paratyphoid نَظيرةُ التِّيفيَّة ، نَظيرةُ التيفوئيد
paratypical = paratypic نَظيرُ النَّمَط
paraumbilical جَنيبُ السُّرَّة
paraurethral جَنيبُ الإحليل ، قُرْبَ المَبال
paravaginal جَنيبُ المَهبِل
paravaginitis التِهابُ مُحيطِ المَهبِل
paravenous جَنيبُ الوَريد، مُجاوِرُ الوَريد
paravertebral جَنيبُ الفَقار
paravitaminosis نَظيرُ عَوَز الفِيتامين
paraxial جَنيبُ المِحْوَر
paraxon مِحْوَر جانِبِيّ
parazoon طُفَيلِيّ حَيوانِيّ ، مُتطَفِّل على حَيَوان
parectasis = parectasia امتِغاط
parectropia عَمَهٌ حَرَكِيّ ، عَمَى البَصيرة
paregoric صِبغةُ الأفيُون الكافُوريَّة – مُسَكِّنُ الألَم
parencephalocele فَتْقُ المُخَيخ
parencephalon المُخَيخ
parencephalous مُتشَوِّهُ المُخ – خِلْقةً
parenchyma المَتْن ، اللُّحْمة ، النَّسيجُ الحَشْوِيّ
parenchymal مَتْنِيّ ، لُحْمِيّ ، حَشْوِيّ
parenchymatitis التِهابُ المَتْن
parental والِدِيّ ، أبَوِيّ
parenteral زَرْقاً ، حَقْناً ، مُجانِبُ الهَضْم ، غيرُ مِعَوِيّ – عَن غيرِ طَريقِ القَناةِ الهَضْمِيَّة
parepididymis خُصْية جانِبيَّة
parergasia ضَلالُ العَمَل ، خَطَلٌ فُصامِيّ
paresis الخَزَل ، الشَّلَلُ الخَفيف ، الخَذَل
paresthesia مَذَل ، تنَمُّل ، حِسٌّ مُشَوَّش
paresthetic نَمِل ، مَذَلِيّ ، مُتشَوِّشُ الحِسّ
paretic خَزَلِيّ ، مُتعَلِّق بالشَّلَل الخَفيف • أخْزَلُ
paridrosis فَسادُ العَرَق
paries; pl. parietes جِدار ، حائِط
parietal جِدارِيّ
parietitis التِهابُ الجِدار
parieto- سابِقة بمَعنى «جِدارِيّ»
parietofrontal جِدارِيّ جَبْهِيّ
parietography تَصْويرٌ جِدارِيّ
parieto-occipital جِدارِيّ قَذالِيّ
parietosphenoid جِدارِيّ وَتَدِي
parietotemporal جِدارِيّ صُدْغِي
parietovisceral = parietosplanchnic جِدارِيّ حَشَوِي
pari passu بالسَّويَّة ، بدَرَجةٍ واحِدة • مُتَزامِناً مَع
parity إنسالِيَّة ، إنجابِيَّة • تَساوٍ

parkinsonism, Parkinson's disease البَرِكِنْسونيَّة ، داءُ بارِكِنْسُون
paroccipital جَنيبُ القَذال
parodontid وَرَمٌ لِثَويّ
parodontitis = periodontitis التِهابُ جَنيبِ السِّنّ
paromomycin بارُومُوميسين ـ مُضادٌّ حَيَويّ وَسيع
paromphalocele فَتْق بجانِبِ السُّرَّة
paroniria حُلْم مُخيف ، حُلْم مَرَضيّ
paronychia داحِس ، التِهابُ جِتارِ الظُّفْر
paroophoritis التِهابُ البُوَيق ، التِهابُ ما حَولَ المَبيض
paroophoron البُوَيق ، جَنيبُ المَبيض
parophthalmia التِهابُ جَنيبِ المُقْلة
paropsis اختِلالُ البَصَر
parorchidium انزِياحُ الخُصْية ، خُصْية مُنتَقِلة
parorchis = the epididymis البَرْبَخ
parorexia شُذوذُ الشَّهيَّة ، فَسادُ الاشتِهاء العَصَبيّ
parosmia خَطَلُ الشَّمّ ، ضَلالُ الشَّمّ
parosteitis = parostitis التِهابُ ما حَولَ العَظْم
parosteosis = parostosis تَعَظُّمٌ مُحيطِ السِّمْحاق
parotic مُجاوِرُ الأُذُن ، جَنيبُ الأُذُن
parotid النَّكَفة ، مُجاوِرٌ لِلأُذُن ، نَكَفانيّ
~ gland الغُدَّة النَّكَفيَّة أو النَّكَفانيَّة
parotidectomy استِئصالُ الغُدَّة النَّكَفيَّة
parotiditis = parotitis التِهابُ النَّكَفيَّة
parotitis التِهابُ الغُدَّة النَّكَفيَّة
epidemic ~ = mumps التِهابُ الغُدَّة النَّكَفيَّة الساري ، نُكاف
parous وَلُود ـ سَبَقَ لَها أن وَلَدَتْ
parovarian مُجاوِرُ المَبيض
parovarium المَبيضُ الجانِبيّ
paroxysm اشتِدادُ الأعراض ، انتِياب
paroxysmal انتِيابيّ ، اشتِداديّ
pars; pl. partes جُزْء ، قِسْم
~ abdominalis الجُزْء البَطْنيّ
~ lateralis الجُزْء الجانِبيّ ، الجُزْء الوَحْشيّ
~ transversa الجُزْءُ المُستَعرِض
~ vertebralis الجُزْء الفَقاريّ
part قِسْم ، جُزْء
parthenogenesis تَوالُد بِكْريّ ، تناسُلٌ عُذْريّ ـ تَوالُد بدونِ إلقاح ، إيناث
parthenophobia رَهْبة العَذارى ، رَهْبة البَنات
parthogenesis تَوالُد بِكْريّ ، تَناسُل عُذْريّ
particle جُسَيْم ، دَقيقة ، قُسَيْمة
alpha ~ جُسَيم أَلفا
beta ~ جُسَيم بيتا
particulate جُسَيمانيّ ، ذو جُسَيمات
partition فاصِل ، تَقْسيم
parturient ماخِض ، بحالةِ مَخاض
parturifacient مُعَجِّلُ المَخاض
parturition الوِلادة ، المَخاض ، التَّوليد
partus الوِلادة
~ caesarius وِلادة قَيْصَريَّة
parulis خُراجُ اللِّثة
parumbilical مُجاوِرٌ لِلسُّرَّة ، جَنيبُ السُّرَّة
parvi- سابِقة بمَعنى «صَغير» أو «دِقّيّ»
parvicellular دِقّيّ الخَلايا ، صَغيرُ الخَلايا
parvovirus الحُمَاتُ الصَّغيرة
passage مَمَرّ ، مَجْرى ، مَعْبَر ، مَسْلَك ، مُرور ، إمْرار
Passiflora باسيفلُورا ، زَهْرةُ الآلام
passive مُنفَعِل ، انفِعاليّ ، سَلْبيّ
~ immunity مَناعة سَلْبيَّة
passivism شُذوذٌ جِنْسيّ رُضوخيّ ، استِسْلام
paste = pasta مَعْجون ، رُبّ
pasteurellosis داءُ الباستورِيلات
pasteurization تَعْقيم باستُوري ، بَسْتَرة
pasteurizer جِهازٌ لِلبَسْتَرة
pastil = pastille مَصيصة ، قُرْصة
patch لَطْخة ، رُقْعة ، لُوَيحة
patefaction انفِتاح ، كَشْف
patella رَضَفة ، داغِصة
patellapexy تَثبيتُ الرَّضَفة ، تَثبيتُ الداغِصة
patellar رَضَفيّ ، داغِصيّ
~ reflex المُنعَكَس الرَّضَفي

patellectomy اسْتِئصالُ الداغِصة
patellometer مِقياسُ مُنعَكَساتِ الرَّضَفة
patency انفِتاحٌ واسِع ، اتِّساعُ الانفِتاح
patent واضِح · مَفْتوح ، مُنفَتِح ، سالِك · بَراءةُ الاختِراع
path مَسار ، مَسْلَك ، مَمَرّ
pathema داءٌ ، اعتِلال ، سُقْم ، حالةٌ مَرَضيَّة
pathematology عِلْم الأمراض ، عِلْمُ الأمراضِ العاطِفيَّة والعَقْليَّة (بخاصَّةٍ)
pathergy = **pathergia** اعتِلالٌ آليرجيّ
patho- سابِقة بمعنى «مَرَض» أو «عِلَّة» أو «مَرَضيّ»
patho-anatomy التَّشْريح المَرَضيّ
pathobiology عِلْمُ الأمراضِ وطبائِعِها
pathocrinia اعتِلالُ الغُدَد الصُّمّ
pathogen مُمْرِض ، مُعِلّ
pathogenesis إمراض · اعتِلال ــ تَوَلُّدُ المَرَض ومَنْشَأه
pathogenic = **pathogenetic** إمراضيّ · مُمْرِض ، مُعِلّ
pathogenicity إمراضيَّة ، اعتِلاليَّة
pathognomy وَصْم · التَّمْييزُ أو الوَسْمُ المَرَضيّ ــ مَبْحَثُ عَلاماتِ وأعراضِ المَرَض
pathognostic = **pathognomonic** واصِم ، واسِم مَرَضيّ
pathography وَصْفُ الأمراض· تاريخُ المَرَض
pathologic(al) مَرَضيّ ، أمراضيّ
pathologist أمراضيّ ، عالِمٌ أو خَبيرٌ بعِلمِ الأمراض
pathology المَرَضيّات ، الباثولوجية ، عِلْمُ الأمراض
  cellular ~ المَرَضيّات الخَلَويَّة
  clinical ~ = laboratory medicine الباثولوجيا السَّريريَّة ، الطِّبُّ المَخْبَريّ
  comparative ~ المَرَضيّات المُقارَنة ، عِلْمُ الأمراضِ المُقارَن
  general ~ المَرَضيّاتُ العامَّة ، عِلْمُ الأمراضِ العامّ
  surgical ~ المَرَضيّات الجِراحيَّة
  vegetable ~ المَرَضيّاتُ النَّباتيَّة
pathomania جُنونٌ أدَبيّ ــ اعتِلالُ الحِسِّ الخُلْقيّ
pathometry تَقْديرُ النِّسبةِ المَرَضيَّة
pathomimesis = **malingering** التَّمارُض ، تَقْليدُ المَرَض (عَن وَعْي أو لا وَعْي)
pathomimia = **pathomimesis** التَّمارُض ، تَقْليدُ المَرَض
pathomorphism مَبْحَثُ أو عِلْمُ الأشكالِ المَرَضيّ ، تَشَكُّل انحِرافيّ
pathoneurosis عُصاب مَرَضيّ
pathonomy = **pathonomia** مَبْحَثُ قَوانينِ الأمراض
pathophoresis انتِقالُ الأمراض
pathophorous = **pathophoric** ناقِلُ المَرَض
pathophysiology فِسيولوجيا الأمراض
pathopleiosis تَعْظيم المَرَض ، المُبالَغة بالمَرَض
pathopsychosis نُفاس مَرَضيّ
pathosis المَرَضيَّة ، الاعتِلاليَّة
pathotropism الانتِحاءُ المَرَضيّ
pathway مَسار ، مَمَرّ ، سَبيل ، مَسْلَك
patient مَريض ، عَليل · صَبُور
patroclinous مُوَرَّثٌ أبَويّ ، أبَويُّ الإرْث
pattern طِراز ، مِثال ، نَمُوذَج ، غِرار
patulous مُمَدَّد بحُرِّيَّة · مُخَوَّق ، مُنفَتِح
paunch = **rumen** كِرْش ــ المَعِدة الأُولَى في المُجتَرّات
pause تَوَقُّف ، انقِطاع ، راحة
pavilion كِفاف ، صِوان ، صِيوان
pavor رُعْب ، جَزَع
  ~ diurnus رُعبٌ نَهاريّ
  ~ nocturnus رُعبٌ لَيْليّ
peak قِمَّة ، ذُرْوة
pearl لُؤْلُؤة
pebble حَصاة
peccant فاسِد ، سَقَميّ ، مُمرِض
pechyagra نِقْرِس المِرْفَق
pecten مِمْشَط ، مِشْط
  ~ ossis pubis مِمشَطُ عَظْمِ العانة

pectenitis التِهابُ القَناةِ الشَّرجيَّة الوُسطى
pectenosis تَضَيُّق قَناةِ الشَّرَج الوُسطى
pectinate مِشْطيّ . عَلى شَكْلِ المِشط
pectineal عانيّ . مُتعَلِّق بعَظْم العانة
pectiniform مِشْطيُّ الشَّكْل
pectization تخَثُّر ، تهَلْمُن
pectoral صَدْريّ · نافِعٌ في عِلاجِ أمراضِ الصَّدْر
~ girdle الحِزامُ الصَّدْريّ
pectoralgia أَلَم الصَّدْر
pectoralis (**muscle**) الفَرِيصة . العَضَلةُ الصَّدْرِيَّة
pectoriloquy الهَمْسُ الصَّدْريّ ، الهَمْهَمة
pectose بكْتُوز
pectus صَدْر
pedal قَدَميّ ، دَوّاسيّ ، دَعْسيّ
pedarthrocace نَخَرُ مَفاصِلِ الأولاد
pedatrophia = **pedatrophy** هُزالُ الأولاد · دَنَف
pederast لائِط ، لُوطيّ ، سَتَهيّ
pederasty لِواط . لِواطة ، سَتَه ، سَتاه
pedes; pl. of pes أقدام
pedialgia وَجَعُ القَدَم
pediatric مُتعَلِّق بطِبِّ الأطفال
pediatrician = **pediatrist** طَبيبُ الأطفال
pediatrics = **pediatry** طِبُّ الأطفال
pediatry = **pediatrics** طِبُّ الأطفال
pedicel سُوَيق ، عُنَيق
pedicellation التَعَنُّق
pedicle سُوَيق ، عُنُق ، سُوَيقة أو عُنَيق
pedicterus, icterus neonatorum يَرَقانُ الوَليد
pedicular قَمْليّ
pediculate مُسَوَّق ، مُعَنَّق ، سُوَيقيّ
pediculation تعَنُّق · تقَمُّل
pediculicide قاتِلُ القَمْل ، مُبيدُ القَمْل
Pediculoides ventricosus حَمَكة القَشّ ، القَمْلانيَّة البَطْنيَّة
pediculosis قُمال ، داءُ القَمْل ، قَمَلٌ أو تَقْميل
pediculous مُقَمَّل ، قَمِل

Pediculus القَمْل ، جِنْسُ القَمْل
pediculus, pedicle رُجَيلة ، عُنَيق ، سُوَيقة
pedicure تَدْريمُ القَدَم ، العِنايةُ بالقَدَم · طَبيبُ أقدام ، مُدَرِّم القَدَم
pedigree شَجَرة النَّسَب ، سِلْسِلة النَّسَب
pedionalgia وَجَعُ أخمَصِ القَدَم
pediphalanx سُلامَى القَدَم
pedo- سابِقة بمَعنى «طِفل» أو «طِفْليّ» أو «قَدَم» أو «قَدَميّ»
pedodontics = **pedodontia** طِبُّ أسنانِ الأولاد
pedodontist طبيبُ أسنانِ الأولاد
pedodynamometer مِقياسُ قُوَّةِ الأرْجُل
pedogenesis = **paedogenesis** تناسُل الصِّغار ، تَناسُل اليَرَقانات
pedograph رَسْم القَدَم أو بَصْمَتُه
pedologist خَبيرٌ بصِحَّة الأطفال
pedology = **paedology** عِلْمُ الطُّفولة ـ مَبْحَثُ صِحَّةِ الأطفال وتَربِيَتِهم
pedometer مِعَدُّ الخُطى ، عَدّادُ الخُطى
pedomorphism استِبقاءُ الشَّكلِ الطِّفليّ
pedophilia الوَلَع بالأولاد ، عِشقُ الأولاد
pedophilic عاشِقُ الأولاد
peduncle سُوَيقة ، عُنَيق ، شُمْروخ
cerebellar ~s سُوَيقات المُخَيخ
cerebral ~s سُوَيقاتُ المُخّ
olfactory ~ سُوَيقة الشَّمّ
peduncular سُوَيقيّ ، عُنَيقيّ
pedunculate(d) مُسَوَّق ، مُعَنَّق ، ذو عُنُق
pedunculotomy بَضْعُ السُّوَيقة ، شَقُّ السُّوَيقة
pedunculus = **peduncle** سُوَيقة ، عُنَيق
peel قِشْرة · يَقْشُر ، يُقَشِّر
peenash التِهابُ الأنف الدُّعموصيّ
peg وَتِد . غِدان
PEG (pneumoencephalography) تَصْويرُ الدِّماغِ الغازيّ
pelade = **pelada** حاصَّة ، صَلَع
pelage شَعْرُ البَدَن ، وَبَر
peliosis = **purpura** كُلاح ، فِرْفِرِيَّة

pella جِلْد
pellagra بِلّاغْرا ، بِلَّغْرة ، حُصاف
∼ sine ∼ بِلّاغرة بِلا طَفْح
pellagrin مُصابٌ بالبِلّاغرا ، مَحْصوف
pellagroid بِلّاغْرا خَفيفة . بِلَّغْرَوانيّ
pellagrous = **pellagrose**
بِلَّغْريّ ، بِلّاغريّ ، مَحْصوف
pellant مُصَلِّح ، مُنَقٍّ
pellet حُبَيْبَة
pellicle جُلَيدة ، دُواية ، قِشرةٌ حَرشَفيَّة
pellicular, pelliculous جُلَيديّ ، هِبْريّ
pellucid شافّ ، شَفيف
pelo- سابِقة بمَعنى «طِيْن» أو «طِيْنيّ»
pelohemia كَثافةُ الدَّم ، دَمٌ طِينيّ أو سُواخيّ
pelopathy = **pelotherapy**
المُعالَجة بالوَحْل ، الاِستِطْيان
pelotherapy المُعالَجةُ بالوَحْل ، الاستِطان
peltation التدَرُّع ، الوِقائيّة التدَرُّعيَّة
pelvic حَوْضيّ
pelvicephalometry قِياسٌ رأسيّ حَوْضيّ
pelvifemoral حَوْضيّ فَخِذيّ
pelvifixation تَثْبيتٌ حَوْضيّ
pelvigraphy رَسْمُ حُدودِ الحَوض
pelvilithotomy = **pelviolithotomy**
استِخراجُ الحَصاةِ بشَقِّ الحَوض ـ حَوْض الكُلْوة
pelvimeter مِقياسُ الحَوْض
pelvimetry قِياسُ الحَوض
pelvioileoneocystostomy مِفاغَرةُ حَوضِ الكُلْوة باللَّفائفيّ مَعَ المَثانة
pelviolithotomy استِئْصالُ الحَصَى بشَقِّ الحَوض
pelvioperitonitis = **pelvic peritonitis**
التِهابٌ بَريتونيّ حَوضيّ
pelvioplasty = **pyeloplasty**
رَأبُ الحَوْض ، تَقْويمُ الحَوض
pelvioscopy تَنْظيرُ الحَوض
pelviotomy قَطْعُ عِظامِ الحَوض ، خَزْعُ حَوضِ الكُلْية
pelviperitonitis التِهابٌ بَريتونيّ حَوضيّ
pelvirectal مُستَقيميّ حَوْضيّ
pelviroentgenography تَصْويرُ الحَوضِ بالرُّونتجِن
pelvis الحَوْض ، حَوْضة
android ∼ حَوضٌ ذَكَرانيّ
cordate ∼ حَوْضٌ قَلْبيّ الشَّكْل
dwarf ∼, ∼ nana حَوْض قَزَميّ
funnel-shaped ∼ حَوْضٌ قِمْعيُّ الشَّكل
osteomalacic ∼ حَوْض رَخْوَديّ
∼ plana, flat ∼ حَوْض مُسَطَّح
∼ renalis حَوضُ الكُلْوة
pelvisacral حَوضيّ عَجُزيّ
pelviscope مِنظارُ الحَوض
pelvitomy بَضْعُ الحَوض ، شَقُّ عِظامِ الحَوض
pelviureteroradiography تَصْويرُ الحالِبِ والحَوض ـ حَوْض الكُلْوة
pelvoscopy تَنْظيرُ الحَوْضة ـ فَحْصُ حَوضِ الكُلْوة
pemphigoid فُقّاعانيّ ، فُقَاعيّ
pemphigus فُقّاع ، فُقَاع
pendular نَوّاسيّ
pendulous مُتَهَدِّل ، مُدَلًّى ، مُنْسَدِل ، مُتَدَلْدِل
penetrance اختِراق ، انتِفاذ
penetration نَفاذ ، اختِراق ، نُفوذ ـ اختِراقيَّة ، البُعْدُ البُؤْريّ للعَدَسة
penetrometer مِقياسُ القُوَّة النافِذة ـ جِهازٌ لِقِياسِ قُوَّة نُفوذِ الأشِعَّة
penial قَضيبيّ
penicillamine بنيسِلّامين
penicillin بنِسِلْين
penicillinase خَميرةُ البنِسِلين ، أنزيم بنِسِلينيّ
penicilliosis البنسِليَّة ، داءُ المِكْنَسِيّات
Penicillium بنِسيلِيُوم ، المِكْنَسيَّة ، فُطْرُ العَفَن ـ جِنسٌ من الفُطْر بشَكْلِ الفُرشاة أو المِكْنَسة أو العَسيل
penicillus; pl. penicilli عَسِيل ، مِكْنَسيَّة ، شَبَكة شِريانيّة بشَكْل الفُرشاة
penile قَضيبيّ
penis قَضِيب ، ذَكَر
penischisis انشِقاقُ القَضِيب

penitis التِهابُ القَضيب
pennate, penniform مُرَيَّش ، رِيشيُّ الشَّكل
penniform رِيشيُّ الشَّكل
penoscrotal قَضيبيّ صَفَنيّ
pent(a)- بادِئة بمَعنى «خُماسيّ» أو «خَمْسة»
pentad خُماسيُّ المُكافِىء
pentadactyl خُماسيّ الأصابع
pentamer مَخْمُوس ، خُماسيُّ الوَحدات البِنائيَّة
pentaploid خُماسيُّ الصِّبغيّات
Pentastoma المُخَمَّسةُ الأفْواه ـ دَعاميصُ طُفَيليَّة
pentastomiasis داءُ المُخَمَّسة الأفواه
pentavalent خُماسيُّ التكافُؤ
pentosuria بِيلةٌ بَنْتوزيَّة
pepo القَرْع . بِزْر القَرْع
peppermint نَعْنَع
pepsic = peptic بِبْسينيّ
pepsin بِبْسين ، هَضْمِين
pepsinate يَمْزُجُ بالبِبْسين ، يُبَبْسِنُ
pepsiniferous مُفرِزُ البِبْسين ، مُكَوِّن البِبْسين
pepsinogen مُوَلِّد البِبْسين ، أمُّ البِبْسين
pepsinuria بِيلةٌ هَضْمينيَّة
peptic بِبْسينيّ ، هَضْمينيّ
~ ulcer قَرْحة هَضْمية
peptid بِبْتِيد ، هَضْميد
peptide = peptid بِبْتيد ، هَضْميد
peptogenic مُوَلِّدُ البِبْتونات ، مُهضِم
peptolysis تَفَلُّعُ البِبْتون
peptolytic مُفَلِّعُ البِبْتون
peptone بِبْتون ، هَضْمون
peptonemia وُجودُ البِبْتون في الدم
peptonic بِبْتونيّ
peptonize التحَوُّل إلى هَضْمون . يُبَبْتِنُ
peptonuria بِيلةٌ بِبْتونيَّة . بَوْلٌ بِبْتوني
per- سابِقة معناها «خِلال» أو «فَوْق» أو «زائِدة»
peracidity زِيادةُ الحُموضة
peracute حادٌّ جِدًّا ، زائِدُ الحِدَّة
per anum بالشَّرَج ، خِلال الشَّرَج
perarticulation مَفْصِلٌ سَلِس
peratodynia حَزَّة ، أَلَمٌ ناخِز

percentile مِئَويّ ، مِئِينيّ
percept مُدْرَك . الصُّورةُ الحِسِّيَّة
perception إدراك ، تحَسُّس
perceptive إدراكيّ
perceptivity الإدراكيَّة الحِسِّيَّة ، قُدرةُ التحَسُّس
percolate يُحَلْحِل ، يُصَفِّي . صَفْوة
percolation حَلْحَلة ، تَزْحيل ، تَرْشيح
percolator مُحَلْحِلة ، مُزَحِّلة
percuss يَقْرَع ـ للتَّشْخيص
percussion قَرْع ـ لِلفَحْص أو التَّشْخيص
auscultatory ~ قَرْعٌ إصغائيّ
palpatory ~ قَرْع جَسِّيّ أو لَمْسيّ
percussor مِقْرَعة ، قارِع ، مِطْرَقة
percutaneous عَن طَريقِ الجِلْد
per cutem بالجِلْد ـ عَبْرَ الجِلْد
perflation هُبوب ، تَهْوِية ، نَفْخُ الهَواءِ في جَوْفٍ ما
perforans ناقِب ، ثاقِب ، خازِم
perforated مَثْقوب ، مَخْزوم
perforation نَقْب ، ثَقْب ، خَزْم
perforator مِثْقَب ، مِخْزَم
perfusion تَرْوِية ، إرْواء . سائلُ التَّرْوِية
peri- بادِئة بمعنى «حَوْل» أو «مُحيط»
periacinous = periacinal حَوْلَ العِنَبة
periadenitis التِهابُ ما حَولَ الغُدَّة
perianal حَولَ الشَّرَج
periangiocholitis التِهابُ ما حَولَ القَنَواتِ الصَّفْراوِيَّة
periaortitis التِهابُ ما حَولَ الوَتِين
periapical حَولَ القِمَّة ، ما حَولَ القِمَّة
periappendicitis التِهابُ ما حَولَ الزائِدة
periarterial حَولَ الشِّرْيان
periarteritis التِهابُ مُحيطِ الشِّرْيان
~ nodosa التِهابُ مُحيطِ الشِّريان العَقِد
periarthritis التِهابُ ما حَولَ المَفصِل
periarticular حَولَ المَفصِل
periaxial حَولَ المِحْوَر
periaxonal حَولَ المِحوَر العَصَبي
periblast حَولَ الجَذْعة أو الأرومة

peribronchial حَوْلَ القَصَبة ، حَولَ الشُّعَبِ الهَوائيّة
peribronchiolar حَوْلَ القُصَيبة
peribronchiolitis التِهابُ ما حَولَ القُصَيبات
peribronchitis التِهابُ ما حَولَ القَصَبة
peribuccal حَولَ الفَم
peribulbar حَولَ البَصَلة · حَولَ المُقْلة
pericapsular حَوْلَ المِحفَظة
pericard-, pericardio- بادِئةٌ مُرَكَّبة بمَعنى «غِلافُ القَلْب» أو «التَّأمُور»
pericardiac = **pericardial** تأموريّ
pericardicentesis = **pericardiocentesis** بَزْلُ التأمور
pericardiectomy = **pericardectomy** خَزْعُ التأمور ، قَطْعُ التأمور
pericardiolysis تَحريرُ التأمور
pericardiophrenic تأموريّ حِجابيّ
pericardiopleural تأموريّ جَنبيّ
pericardiorrhaphy رَفْوُ التأمور
pericardiostomy مُفاغَمةُ التأمور
pericardiotomy بَضْعُ التأمور ، شَقُّ التأمور
pericarditic مُختَصٌّ بالتِهابِ التأمور
pericarditis التِهابُ التأمور
pericardium التأمور ، الشَّغاف
pericardotomy = **pericardiotomy** شَقُّ التأمور ، بَضْعُ التأمور
pericecal حَوْلَ الأعوَر
pericecitis التِهابُ ما حَولَ الأعوَر
pericellular حَوْلَ الخَليّة
pericementitis التِهابُ ما حَولَ المِلاط
pericementoclasia تَنَخُّرُ المِلاط
pericementum حَوْلَ المِلاط
pericentral حَوْل المَركَز
pericholangitis التِهابُ ما حَولَ قَنَواتِ الصَّفراء
pericholecystitis التِهابُ ما حولَ المَرارة
perichondrial مُتَعَلِّق بسِمحاقِ الغُضروف
perichondritis التِهابُ سِمحاقِ الغُضروف
perichondrium سِمحاقُ الغُضروف
perichondroma وَرَمُ سِمْحاقِ الغُضروف
perichord غِلافُ الحَبْل الظَّهْرِيّ
perichoroidal = **perichorioidal** حَوْلَ المَشيميَّة
pericolitis التِهابُ ما حولَ القُولون
pericolpitis التِهابُ مُحيطِ المَهبِل
periconchal حَوْلَ مَحارةِ الأُذُن
pericorneal حَوْلَ القَرْنيّة
pericoronal حَوْلَ التاج ـ حَولَ إكليلِ السِّنّ
pericoronitis التِهاب ما حولَ التاج
pericranitis التِهابُ سِمحاقِ الجُمْجُمة
pericranium مَلْطًا ، سِمْحاق الجُمْجُمة
pericystitis التِهابُ ما حولَ المَثانة
pericyte خَليّةٌ حَوْل وِعائيّة ، خَليّة مُحيطيّة
pericytial حَوْلَ الخَليّة
peridens سِنٌّ إضافيّة
peridental = **periodontal** ما حَوْلَ السِّنّ
peridentitis, periodontitis التِهابُ ما حَول السِّنّ
peridentium, periodontium مُحيطُ السِّنّ
periderm أدَمة مُحيطة ، طَبَقة مُحيطة
peridesmitis التِهابُ غِلافِ الرِّباط
peridesmium غِلافُ الرِّباط
perididymis قَميصُ الخُصْية الأبيَض
perididymitis التِهابُ القَميصِ الأبيَض للخُصْية
peridiverticulitis التِهابُ ما حولَ الرَّتْج
periductal = **periductile** ما حولَ المَسال
periduodenitis التِهابُ ما حولَ العَفَج
peridural حَوْلَ الأُمِّ الجافية ، حَوْلَ الجافية
peridurography تَصْويرُ ما حولَ الجافية
periencephalitis التِهابُ مُحيطِ الدِّماغ
periencephalomeningitis التِهابُ لِحاءِ الدِّماغ والسَّحايا · الشَّلَل العَتاهيّ العامّ
perienteric ما حَول المِعَى
perienteritis التِهابُ بَرّانيّةِ الأمعاء
periesophageal حَول المَريء
periesophagitis التِهابُ ما حولَ المَريء
perifascicular حَوْلَ الحُزَيمة
perifistular حَولَ الناسُور

perifollicular حَوْلَ الجُرَيْبات
perifolliculitis التِهابٌ ما حولَ جُرَيباتِ الشَّعْر
periganglionic حَوْلَ عُقْدة
perigastric حَول المَعِدة
perigastritis التِهابُ مُحيطِ المَعِدة
perigemmal حَوْل بُرْعُم
periglottic حَول اللِّسان
periglottis غِشاءُ اللِّسانِ المُخاطي
perihepatic حَول الكَبِد ، مُحيطُ الكَبِد
perihepatitis التِهابُ ما حولَ الكَبِد
perilabyrinthitis التِهابُ ما حَول التِّيه
perilaryngeal حَول الحَنْجَرة
perilaryngitis التِهابُ ما حولَ الحَنْجَرة
perilymph(a) اللِّمفُ المُحيطي
perilymphadenitis التِهابُ ما حولَ غُدَّةٍ لِمفيَّة
perilymphangeal = **perilymphatic** حَول وِعاء اللِّمف
perilymphangitis التِهابٌ حولَ وِعاءٍ لِمْفي
perimastitis التِهابُ ما حولَ الثَّدْي
perimeningitis التِهابُ الأمِّ الجافية وما حَوْلَها
perimeter مُحيط · مِقياسُ مَجالِ البَصَر
perimetric مُتَعلِّق بقِياسِ مَجال البَصَر · حَوْلَ الرَّحِم
perimetritic مُتَعلِّق بالتِهابِ مُحيط الرَّحِم
perimetritis التِهابُ ظِهارةِ الرَّحِم
perimetrium ظِهارةُ الرَّحِم
perimetrosalpingitis التِهابُ الرَّحِم والبُوقِ وما حَولَهُما
perimetry قِياسُ مَجالِ البَصَر
perimyelis الغِشاءُ النُّخاعي ، بِطانة العَظْم
perimyelitis التِهابٌ سِحائيٌّ شَوكيٌّ
perimyelography تَصْويرُ مُحيطِ الحَبْل الشَّوكي
perimyositis التِهابُ لِفافةِ العَضَلة
perimysium لِفافةُ العَضَلة
perinatal حَوالَى الوِلادة ـ قبلَ الوِلادةِ (بحَوالَى شَهرَيْن) وبَعْدَها (بحَوالَى شَهْر)
perineal عِجانيٌّ
perineocele فَتْقٌ عِجاني
perineoplasty رَأْبُ العِجان
perineorrhaphy رَفْوُ أو خِياطةُ العِجان
perineosynthesis رَمُّ العِجان
perineotomy شَقُّ العِجان ، بَضْعُ العِجان
perineovaginal عِجانيّ مَهبِليّ
perineovaginorectal عِجاني مَهبِلي مُستَقيمي
perineovulvar عِجاني فَرْجي
perinephric حَوْلَ الكُلْية
perinephritis التِهابُ ما حَولَ الكُلْوة
perinephrium مَرْقَدُ الكُلْوة
perineum العِجان
perineural حَوْلَ العَصَب
perineurial مُتعلِّق بظِهارةِ الحُزْمة العَصَبيَّة
perineuritis التِهابُ ظِهارة الحُزْمة العَصَبيَّة
perineurium ظِهارةُ الحُزمة العَصَبيَّة
perinuclear حَوْلَ النَّواة
periocular حَوْلَ العَيْن ، حولَ المُقْلة
period دَوْر ، فَتْرة
incubation ~ دَورُ الحَضانة
latency or latent ~ دَور الكُمُون
menstrual ~, monthly ~ دَورُ الطَّمْث
quarantine ~ فَتْرة الحَجْر الصِّحّي
reaction ~ دَورةُ التفاعُل ، دَورةُ رَدِّ الفِعْل
safe ~ الفَتْرة المَأمونة
periodic دَوْريّ
periodicity دَوْريَّة
periodontal حَوالى السِّنّ · ما حَوْلَ السِّنّ
periodontia = **periodontics** = **periodontology** مَبْحَثُ ما حولَ السِّنّ وأمراضِه
periodontitis التِهابُ ما حولَ السِّنّ
periodontium حَوالَى السِّنّ ، ما حَوْلَ السِّنّ
periodontoclasia تَفَتُّت ما حَولَ السِّنّ
periodontology بَحْثُ أنسِجة ما حولَ السِّنّ
periodontosis فَسادُ ما حولَ السِّنّ
periomphalic حَوْلَ السُّرَّة
perionychia, paronychia داحِس ، التِهابٌ حَول الأظافِر
perionychium ما حولَ الظُّفْر ، بَشَرةُ الظُّفر
perionyx قِناب ، سابِقة الظُّفر
perioophoritis التِهابُ ما حَوْلَ المَبيض

perioophorosalpingitis = **perio-othecosalpingitis** التِهابُ ما حَوْلَ المَبيضِ والبُوق
periophthalmitis = **periophtalmia** التِهابُ ما حولَ العَين
perioral حَول الفَم ، مُحيطٌ بالفَم
periorbit = **periorbita** سِمْحاقُ الحِجاج
periorbital حَولَ الحِجاج
periorchitis التِهابُ ما حولَ الخُصْيَة
periosteal سِمْحاقيّ
periosteitis = **periostitis** التِهابُ السِّمْحاق
periosteoma سِمْحاقُوم ، وَرَمٌ سِمْحاقيّ
periosteomedullitis التِهابُ السِّمحاق والرِّم
periosteomyelitis التِهابُ العَظْم ونُخاعِه
periosteophyte وَرَم سِمْحاقي عَظْمي
periosteorrhaphy رَفْوُ السِّمْحاق
periosteosis تعَدُّد الأورامِ السِّمحاقيَّة
periosteotomy بَضْعُ السِّمحاق
periosteous سِمْحاقيّ
periosteum; pl. periostea السِّمْحاق
periostitis التِهابُ السِّمحاق
periostoma وَرَمٌ سِمحاقيّ ، سِمْحاقُوم
periostosis تعَظُّم سِمْحاقيّ
periostosteitis التِهابٌ سِمْحاقيّ عَظْميّ
periotic حَوْلَ الأُذُن • الجُزءُ الصَّخْريُّ والخُشّائيّ لِعَظْم الصُّدْغ
peripachymeningitis التِهابٌ حولَ الأمِّ الجافية
peripancreatitis التِهابٌ حَوْلَ البَنْقراس
peripapillary حَولَ حُلَيمةِ العَصَب البَصَريّ
peripericarditis التِهابُ ما حَوْلَ التأمور
periphacitis = **periphakitis** التِهابُ مِحفَظةِ العَدَسة البِلَّوريَّة
peripharyngeal حَوْلَ البُلْعُوم
peripherad صَوبَ المُحيط
peripheric = **peripheral** مُحيطيّ
periphery مُحيط
periphlebitis التِهابُ مُحيطِ الوَريد
peripleuritis التِهابُ ما حولَ الجَنَبَة
peripneumonia = **peripneumonitis** التِهابُ الرِّئة والجَنبَة ، ذاتُ الرِّئة المُحيطيَّة
periporitis التِهابٌ حولَ المَسامّ
periportal حَوْلَ البابيّ ، حَول الوَريدِ البابيّ
periproctitis التِهابُ ما حولَ الشَّرَج
periprostatitis التِهابُ ما حولَ المُوثة
peripylephlebitis التِهابُ ما حولَ الوَريدِ البابيّ
peripyloric حَولَ البَوّاب
perirectal حَولَ المُستَقيم ، مُحيطٌ بالمُستَقيم
perirectitis التِهابٌ حولَ المُستقيم
perirenal ما حَولَ الكُلْوة ، مُحيطُ الكُلْوة
perirhinal حَولَ الأنف
perisalpingitis التِهابُ ما حولَ البُوق
periscopic مِنْفاقيّ
perisigmoiditis التِهابُ البَريتون السِّيني
perispermatitis التِهابُ ما حَول الحَبْل المَنَويّ
perisplanchnitis التِهابُ ما حولَ الأحْشاء
perisplenitis التِهابُ مُحيطِ الطِّحال ، الطَّنَأ
perispondylic حَولَ الفَقرة
perispondylitis التِهابُ ما حولَ الفَقَرات
peristalsis تمَعُّج ، تحَوٍّ
peristaltic تمَعُّجي ، تحَوِّيّ
peristasis بِيئة
peristoma = **peristome** مُحيطُ الفَم
peristomal = **peristomatous** حَولَ الفَم
peristrumitis التِهابُ ما حولَ السِّلعة المُلتَهِبة
perisynovial حَولَ الغِشاء الزُّلالي
peritectomy خَزْعٌ حَلْقيّ مُلتَحِميّ حولَ القَرْنيَّة
peritendineum غِمْدُ الوَتَر ، غِمْدُ الأوتار
peritendinitis التِهابُ غِمدِ الوَتَر
peritenonitis = **peritenontitis** التِهابُ غِمْدِ الوَتَر
perithelioma وَرَمُ البَشَرة المُحيطة
perithelium البَشَرةُ المُحيطة
perithyroiditis = **perithyreoiditis** التِهابُ مِحفَظةِ الدَّرَقيَّة
peritomy بَضْعُ المُلتَحِمة حَولَ القَرْنيَّة • طِهارة أو خِتان

peritoneal صِفاقيّ . هُرْبيّ . خِلْبيّ
peritonealgia أَلَمُ الصِّفاق
peritoneocentesis بَزْلُ الصِّفاق
peritoneoclysis تَسْتيل صِفاقيّ ـ حَقْنُ سائلٍ في البَريتون
peritoneopathy اعتِلال صِفاقيّ . عِلَّة خِلْبيَّة
peritoneopericardial صِفاقيّ تأموريّ
peritoneopexy تَثْبيتُ الرَّحِم مَهبِليّاً
peritoneoplasty رَأْبٌ صِفاقيّ ، تَقْويمٌ خِلْبيّ
peritoneoscope مِنظارُ الصِّفاق
peritoneoscopy تَنْظيرُ الصِّفاق
peritoneotomy بَضْعُ الصِّفاق . شَقُّ البَريتون
peritoneum الصِّفاق . البَريتون، الخِلْب
peritonism صِفاقيَّة . بَريتونيَّة . تَنبُّه بَريتونيّ
peritonitis التِهابُ الصِّفاق أو الخِلْب
localized ~ التِهابُ الصِّفاق المَوضِعيّ
tuberculous ~ التِهابُ الصِّفاق التَدَرُّنيّ
peritonize يُغَطّي بالصِّفاق
peritonsillar حَوْلَ اللَّوزة ، ما حولَ اللَّوزة
peritonsillitis التِهابُ ما حولَ اللَّوزة
peritracheal حَوْلَ الرُّغامَى
peritrichal = peritrichic = peritrichous مُغَطًّى بأهداب ، مُحاطٌ بِهُدُب
perityphlitis التِهابُ ما حَوْلَ الأعوَر
periungual حَوْلَ الظُّفْر
periureteritis التِهابُ ما حولَ الحالِب
periurethral prostatectomy الاستِئصالُ المَباليّ لِلبرُوستات
periurethritis التِهابُ ما حولَ المَبال
perivaginal حَوْلَ المَهبِل
perivascular حَولَ الوِعاء
perivasculitis التِهابُ ما حولَ الوِعاء
perivenous حَوْلَ الوَريد
perivertebral حَوْلَ الفَقار
perivesical حَول المَثانة
perivesiculitis التِهابُ ما حولَ الحُوَيصِلةِ المَنَويَّة
perivisceral حولَ الحَشا ، حَول الأحشاء
perivisceritis التِهابُ حولِ الأحشاء
perlèche صُماغ ، تَقَيُّحُ الصِّوارَيْن أو الصّماغَيْن
permeability نَفوذيَّة
permeable نَفُوذ
permeation تَوغُّل ، اختِراق ، نُفوذ ، تغَلْغُل
pernasal بالأنْف ـ عَبْرَ الأنف
pernicious وَبيل
~ anemia فَقرُ الدمِ الوَبيل
pernio = chilblain شَرَث ، خُصار ، خَصَر
perniosis شَرَث عُمومي ، خَصَر عامّ
perobrachius مُشَوَّهُ الذِّراع
perocephalus مُشَوَّه الرأس
perochirus مُشَوَّه اليَدَيْن
perodactylus مُشَوَّه الأصابِع ـ مَع نَقْصٍ واحِدٍ أو أكثَر مِنها
peromelia تَشَوُّهُ الأطراف ـ الخِلْقيّ
peromelus مُشَوَّه الأطراف
peroneal شَظِيّ ، شَظَويّ
peroneotibial شَظَويّ ظُنْبوبيّ ، شَظِيّ قَصَبيّ
peropus مُشَوَّه الرِّجلَيْن والقَدَمَيْن
peroral, per os بالفَم ـ بطَريقِ الفَم
peroxide فَوق أكْسِيد
per primam intentionem بالمَقْصَد الأوَّل
per rectum بالمُستَقيم ، بطَريقِ المُستَقيم
per secundam intentionem بالمَقْصَد الثاني
perseveration استِمْرار ، وُظوبٌ
persona الشَّخصيَّة المُقَنَّعة ، الشَّخصيَّةُ الخارِجيَّة ـ نحوَ البيئةِ والآخَرين
personality شَخْصيَّة
dual ~ شَخْصيَّةٌ ازدِواجيَّة
psychopathic ~ شَخْصيَّة نُفاسيَّة
perspiration = perspiratio التعَرُّق ، العَرَق ، الفَضِيح
persuasion إقناع
persulfate فَوْق الكِبْريتات
per tertiam (intentionem) بالمَقْصَد الثالِث
per tubam بالأُنبوب
pertussis = whooping cough الشاهُوق ، الشَّهْقة ، شُهاق ، السُّعال الدِّيكي
perversion شُذوذ ، تَحَوُّل شُذوذي ، انحِراف

sexual ~ انحرافٌ جِنْسيّ
pervert ضَلُول ، مُنحَرِف
sexual ~ مُنحَرِف جِنْسيّاً
pervigilium سُهاد ، أرَق
pervious, permeable مُخترَق ، نَفُوذ
pes; pl. pedes قَدَم • دوّامة ، دَعْسة
~ abductus قَدَمٌ بَعْداءُ
~ cavus, hollow foot قَدَمٌ خَمْصاء
~ planus قَدَم مَسْحاءُ
~ valgus قَدَم رَوْحاء
~ varus قَدَم فَحْجاءُ
pessary = pessus فِرْزَجة
pessimism تَشاؤم ، أوْق
pest طاعُون ، وَباء • حَشَرةٌ أو نَبْتة ضارَّة
pesticemia تَسَمُّمٌ دَمَويّ طاعُونيّ
pesticide مُبيدُ الهَوام ، مُبيدُ الحَشَراتِ أو الطَّحالِب المُؤذية
pestilence جائِحة ، وَباء
pestilential وَبائيّ ، طاعُونيّ
pestis, plague طاعُون ، وَباء
pestle مِدَقَّة
petechia حَبَر ، نَمْشة
petechial حَبَريّ ، نَمَشيّ
petit mal الداءُ الصَّغير ، الصَّرْعُ الخَفيف
Petri dishes صِحافُ بِتْري
petrifaction تَصَخُّر ، تَحَجُّر
petrissage عَجْن ــ نوعٌ مِن الدَّلْك
petrolatum = petrolate بِتْرولاتُم
petroleum بِتْرول ، زَيتُ الحَجَر ، النِّفْط
petromastoid صَخْريّ خُشّائيّ
petro-occipital صَخْريّ قَفَويّ
petrosal صَخْريّ ــ خاصٌّ بالجُزءِ الصَّخْريّ مِن العَظْم الصُّدْغيّ
petrosalpingostaphylinus العَضَلةُ الصَّخْرِيَّةُ الغَلْصَمِيَّة رافِعةُ الحَنَك
petrositis = petrousitis التِهابُ الصَّخْرة ــ التِهابُ الجُزءِ الصَّخريّ مِن العَظْم الصُّدْغي
petrosomastoid صَخْريٌّ خُشّائيّ
petrosphenoid صَخْريٌّ وَتَديّ
petrosquamous = petrosquamosal صَخْريّ حَرْشَفيّ ، صَخْريّ صَدَفيّ
petrous صَخْريّ • صَلْد ، حَجَريّ
pexia = pexis تَثْبيت ، تَوْطيد
pexis تَثْبيت ، تَوْطيد
pH ب• هـ• (باهاء) ، الرَّقْم الهَيْدرُوجينيّ
phacitis = phakitis التِهابُ العَدَسة البِلَّوريَّة
phaco-, phako- بادِئة بمعنى «عَدَسة» أو «عَدَسيّ»
phacocele فَتْقُ العَدَسة
phacocyst, capsula lentis مِحفَظةُ العَدَسة
phacocystectomy استِئصالُ مِحفَظةِ العَدَسة
phacoerysis رَشْفُ العَدَسة ، شَفْطُ العَدَسة
phacoid عَدَسانيّ ، نَظيرُ العَدَسة
phacoiditis = phakitis التِهابُ العَدَسة
phacolysis انحِلالُ العَدَسة
phacolytic حالُّ العَدَسة
phacoma = phakoma وَرَم العَدَسة
phacomalacia رَخْوَدةُ العَدَسة
phacometecesis = phacometachoresis خَلْع أو انتِقالُ العَدَسة
phacometer مِقياسُ انكِساريَّةِ العَدَسة
phacosclerosis تَصَلُّب العَدَسة
phacoscope = phacoidoscope مِنظارُ العَدَسة
phage, bacteriophage عاثِيَة ، مُلتَهِمةُ الجَراثيم
phagedena آكِلة ، أُكّالة ، قَرْحة آكِلة ، فارِضة
phago- بادِئة بمَعنى «بَلْعَميّ» أو «أكّال» أو «آكِل»
phagocyte بَلْعَمِيَّة ، خَليَّة أكّالة
phagocytic بَلْعَميّ
phagocytoblast أرومةُ البَلْعَمِيَّة
phagocytolysis انحِلالُ الخَلايا البَلْعَمِيَّة
phagocytolytic حالُّ الخَلايا البَلْعَمِيَّة
phagocytose يُبَلْعِم ، يَلتَهِمُ بالبَلْعَمة
phagocytosis تبَلْعُم ، بَلْعَمة
phagodynamometer مِقياسُ قُوَّة مَضْغِ الأطعِمة
phagokaryosis = phagocaryosis التَبَلْعُم النَّوَويّ ، البَلْعَمة النَّوَويَّة

phagolytic حالُّ البَلْعَمِيّات
phagomania الهَوَسُ بالأكْل ، شَرَه
phagophobia رُهابُ الأكْل ، رَهْبةُ الأكْل
phagotherapy المُداواةُ بالأكل
phakitis التِهابُ العَدَسة البِلّوريَّة
phakoma وَرَم عَدَسيّ ـ في الشَبَكيّة
phakomatosis مُتلازِمةٌ عُداسيَّة
phalangeal سُلاميّ ، سُلامَويّ
phalangectomy استِئصالُ السُّلامى ، بَتْرُ إصبَع
phalanges السُّلامَيات
phalangitis التِهابُ السُّلامى ، كُعاس
phalangosis تَصَفُّف الرُّمُوش
phalanx; pl. phalanges سُلامَى ؛ سُلامَيَاتُ بالجَمْع · صَفيحةٌ سُلاميَّة في غِشاءِ عُضْو كُورتي
phallalgia ألَمُ القَضيب
phallectomy بَتْرُ القَضيب
phallic قَضيبيّ
phallitis التِهابُ القَضيب
phallo- بادِئة بمعنى «قَضيب» أو «قَضيبيّ»
phallocampsis تَقَوُّسٌ انتِعاظيّ
phallodynia ألَمُ القَضيب
phalloncus تَوَرُّمُ القَضيب
phalloplasty رَأبُ القَضيب أو تَقْويمُه
phallorrhea سَيَلانٌ مِن القَضيب · تَعْقيبةُ الذُّكور
phallotomy بَضْعُ القَضيب
phallus القَضيب · فِطَحْلُ القَضيب أو النَظْر
phanerogenetic = **phanerogenic** ظاهِريُّ السَّبَب ، واضِحُ السَّبَب
phaneromania هَوَسُ المَظاهِر
phanerosis بُروز ، ظُهور ، التَّظْهير والتَّظَهُّر
phanic ظاهِر ، بَيِّن
phantasia = **phantasy** مُخَيِّلة ، قُوَّةُ التخَيُّل · خَيال ، طَيْف
phantasm تخَيُّل ، صُورةٌ وَهْميَّة ، شَبَح
phantom شَبَح ، خَيال ، وَهْم · مَوْهُوم ، زائِف
phao-, pheo- بادِئة بمَعنى «قاتِم»
pharmacal مُتعَلِّق بالصَّيدَلية
pharmaceutic أقْرَباذينيّ ، صَيْدَلانيّ
pharmaceutical أقْرَباذينيّ ، صَيْدَلانيّ ، مُتعَلِّق بالصَّيْدَلة · عَقّار صَيْدَليّ
pharmaceutics مَبْحَثُ الصَّيدَلة · الصَّيدَلانيّات
pharmacist صَيْدَليّ
pharmaco- بادِئة بمَعنى «دَوائيّ» أو «عَقاقيريّ»
pharmacochemistry كِيمياءُ الصَّيدَلة
pharmacodiagnosis التَّشْخيصُ العَقّاري
pharmacodynamics دِراسةُ فِعْلِ العَقاقير
pharmacognosy = **pharmacography** وَصْفُ العَقاقير
pharmacography وَصْفُ العَقاقير
pharmacokinetics حَرَكيّاتُ الدَّواء
pharmacologic دَوائيّ ، عَقاقيريّ
pharmacologist أدَوياتيّ ، أقْرَباذينيّ
pharmacology الدَّوائيّات ، عِلْمُ الأدوِيَة
pharmacomania الوَلَعُ بالأدوِية ، الهَوَسُ بالأدوِيَة
pharmacopedia = **pharmacopedics** مَبْحَثُ تَحْضيرِ العَقاقير ، عِلْمُ خَصائصِ الأدوِية
pharmacopeia = **pharmacopoeia** أقْرَباذين ، دُسْتُور العَقاقير والأدوية
pharmacopeial أقْرَباذينيّ
pharmacophilia الوَلَعُ بالأدوِية
pharmacophobia رُهابُ الأدوِية
pharmacopsychosis نُفاسُ العَقاقير
pharmacoradiography التَّصْويرُ العَقّاري ـ التَّصْويرُ الرُّونْتجينيّ تَحْتَ مَفْعول العَقاقير
pharmacotherapy المُعالَجة بالأدوِية
pharmacy صَيْدَليَّة · صَيْدَلة ، صِناعةُ الصَّيْدَلة
pharyng-, phraryngo- بادِئة بمعنى «بُلْعُوم» أو «بُلعُوميّ»
pharyngalgia وَجَعُ البُلْعوم
pharyngeal بُلْعوميّ
pharyngectomy قَطْعُ البُلْعوم ـ جُزْء مِنه
pharyngemphraxis انسِدادُ البُلْعوم
pharyngismus = **pharyngism** تَشَنُّج البُلْعوم ، اعتِقالُ البُلْعوم
pharyngitic دُغاميّ ، مُختَصٌّ بالتِهابِ البُلْعُوم
pharyngitis دُغام ، التِهابُ البُلْعوم

pharyngocele, pharyngectasia قِيلةٌ بُلعُوميَّة ، فَتْقٌ بُلعُوميّ ، جَيْبٌ بُلعُوميّ
pharyngodynia وَجَعُ البُلْعوم
pharyngo-esophageal بُلعُوميّ مَريئيّ
pharyngoglossal بُلعُومي لِساني
pharyngokeratosis تَقَرُّن البُلْعوم
pharyngolaryngitis التِهابُ البُلْعوم والحَنْجَرة
pharyngology مَبْحَث البُلعُوم
pharyngomycosis فُطارٌ بُلعُومي
pharyngonasal بُلْعُوميّ أنفيّ
pharyngo-oral بُلْعُوميّ فَميّ ، بُلعُومي فَمَويّ
pharyngopalatine بُلعُومي حَنَكي
pharyngoparalysis شَلَل البُلعُوم
pharyngopathy اعتِلالُ البُلعُوم
pharyngoperistole ضِيقُ البُلعُوم
pharyngoplasty رَأبُ البُلعُوم ، تَقْويمُ البُلعُوم
pharyngoplegia شَلَل البُلعُوم
pharyngorhinitis التِهابُ الخَيْشوم
pharyngorhinoscopy تَنْظيرُ الحَلْق والمِنْخَر
pharyngorrhagia نَزْفٌ بُلعُوميّ
pharyngorrhea ثَرٌّ بُلعُومي
pharyngoscope مِنظارُ البُلعوم
pharyngoscopy تَنْظيرُ البُلعوم
pharyngospasm تَشَنُّج البُلعوم ، اعتِقالُ البُلعوم
pharyngostenosis تَضَيُّق البُلعوم
pharyngostomy فَغْرُ البُلعوم
pharyngotherapy مُداواةُ البُلعُوم
pharyngotomy شَقُّ البُلعُوم ، بَضْعُ البُلعوم
pharyngotonsillitis التِهابُ البُلعُوم واللَّوزَتَيْن
pharyngoxerosis جَفافُ البُلعُوم
pharynx البُلْعُوم ، المَبْلَع
phase طَوْر • صَفْحة
disperse ~ طَورُ التَشَتُّت - في مَحْلولٍ غَرَوانيّ
phatnorrhagia نَزْفٌ سِنْخيّ ، نَزْف مَثْغَريّ
phenacetin فِناسِتين
phenakistoscope مِكشافٌ أو مِنظارٌ دَوّاميّ
phenobarbital فِنُوباربيتال ، فِنُوباربيتون
phenocopy نَسْخُ المَظاهِر • مِثالُ البيئة
phenol فِنُول ، حامِض كَرْبُوليك
phenolic فِينوليّ
phenologist خَبيرٌ بتأثيرِ المُناخاتِ
phenology مَبْحَث الاقاليم ، دَرْسُ المُناخات
phenolphthalein فِنُولْفثالين
phenoluria بِيلةٌ فِينوليَّة
phenomenology مَبْحَث الظاهِرات
phenomenon; pl. phenomena ظاهِرة
abstinence ~ ظاهِرةُ الامتِناع ، أعراضُ الامتِناع أو التَوَقُّف (عن تَعاطي عَقّار إدمانيّ)
phenotype نَمَط ظاهِريّ
phenozygous عارِضيُّ الظَّواهِر
phenyl فِنيل - جَذْرٌ أُحاديُّ المُكافِىء
phenylketonuria بِيلةٌ فِينيل كِيتونيَّة - خَلَل أيضيّ وِراثيّ •
pheo- بادِئة بمَعنى «قاتِم»
pheochrome قاتِمُ الصِّبْغ
pheochromoblast أرومةُ الكرُوماتين القاتِمة
pheochromocyte خَليَّة الكرُوماتين القاتِمة
pheochromocytoma وَرَمُ القَواتِم - وَرَمُ خَلايا الكرُوماتين القاتِمة
phial قِنِّينة ، قارُورة صَغيرة
philtrum نَزْمَلة ، النَّثْرة - الانخِفاضُ في الشَّفة العُليا • ناعُوظ
phimosis حَقَب - تَضَيُّق القُلْفة ، خَزَب
phimotic ضَيِّقُ القُلْفة ، مُتَعَلِّقٌ بضِيقِ القُلْفة
phleb-, phlebo- سابِقة بمَعنى «وَريد» أو «وَريديّ»
phlebalgia وَجَع وَريديّ
phlebangioma أُمُّ دَمٍ وَريديَّة ، أنورِزْم وَريديّ
phlebarteriectasia تَمَدُّد الأورِدة والشَّرايين
phlebectasis = **phlebectasia** تَمَدُّد الأورِدة ، دَالِيَة
phlebectomy قَطْعُ (أو خَزْع) الوَريد
phlebectopy = **phlebectopia** انتِباذُ الوَريد ، انزِياحُ الوَريد
phlebemphraxis انسِدادُ وَريد
phlebismus انتِفاخُ الوريد
phlebitic مُختَصّ بالتِهابِ الوَريد
phlebitis التِهابُ الوَريد

sinus ~ التِهابٌ وَريديّ جَيْبيّ

phleboclysis الحَقْنُ في الوَريد

phlebogenous وَريديُّ المَنْشأ

phlebogram مُخَطَّط الوَريد

phlebograph مِخطاطُ الوَريد ـ مُخَطَّطُ النَّبْضِ الوَريديّ

phlebography تَخْطيطٌ وَريديّ • تَصْويرُ الوَريدِ بالرُّونتجِن

phleboid وَريدانيّ ، نَظيرُ الوَريد

phlebolith حَصاةٌ وَريديَّة

phlebolithiasis التَحَصِّي الوَريديّ

phlebology مَبْحَثُ الأوردة

phlebomanometer مِقياسُ الضَّغطِ الوَريدي

phlebometritis التِهابُ أوردةِ الرَّحِم

phlebopexy تَثْبيتُ الوَريد ، تَثْبيتُ الأوردة

phlebophlebostomy مُفاغَرةٌ وَريديَّة وَريديَّة

phlebophthalmotomy تَشْريحُ أوردةِ العَيْن

phleboplasty رَأْبُ الأوردة ، تَقْويمُ الأوردة

phleborrhagia نَزْفٌ وَريدي

phleborrhaphy رَفْوُ الوَريد ، خِياطةُ الوَريد

phleborrhexis تَمَزُّق الوَريد

phlebosclerosis تَصَلُّبٌ وَريديّ

phlebostasia = phlebostasis رُكودٌ وَريديّ • تَرْكيدٌ وَريديّ

phlebostenosis تَضَيُّقُ الوَريد . ضِيقُ الوَريد

phlebothrombosis خُثارٌ وَريدي ، جُلْطةُ الوَريد

phlebotome مِفْصَد ، فاصِدة

phlebotomist فَصّاد

phlebotomy فَصْد أو فِصاد ، بَضْعُ الوَريد

phlegm بَلْغَم ، نُخامة

phlegmasia التِهاب • حُمّى • التِهابٌ وَريديّ

phlegmatic نُخاميّ ، بَلْغميّ ، مِزاجٌ ذُهوليّ

phlegmon فَلْغَمُون ـ التِهابُ النَّسيجِ الضامّ

phlegmona = phlegmon التِهابٌ هَلَليّ

phlegmonous فَلْغَمونيّ ، التِهابيّ

phlogistic التِهابيّ

phlogogenous = phlogogenic مُسَبِّبُ الالتِهاب ، مُلْهِب

phlogosis التِهاب • الحُمْرة

phlogotic مُلتَهِب ، التِهابيّ

phlyctena = phlycten نُفاطة . فُقّاعة

phlyctenar نُفاطيّ ، وَدَقيّ

phlyctenoid نُفاطانيّ ، نَظيرُ النُّفاطة

phlyctenosis نُفاط ، آفةٌ نُفاطيَّة

phlyctenula = phlyctenule نُفَيطة ، وُدَيقة

phlyctenule نُفَيطة ، فُقّاعة صَغيرة ، وُدَيقة

phlyctenulosis نُفاط ـ في المُلتَحِمة أو القَرْنيَّة

phobia رُهاب ، رَهْبة ، رَهَب

phobic رُهابيّ ، رَهَبويّ

phobophobia رُهاب المَخاوِف ، رَهَبُ الرَّهبات

phocomelia وَدَن ، فَقْمِيَّةُ الأطراف

phocomelus وَدِن ، فَقِم أو فاقِدُ الأطراف

phon وَحْدةُ الصَّوت

phon-, phono- بادِئة بمَعنى «صَوْت» أو «صَوْتيّ»

phonacoscope مِكشافُ الصَّوت

phonal صَوْتيّ

phonarteriography تَسْجيل أو تَخْطيطُ الأصواتِ الشِّريانيَّة

phonasthenia وَهَنُ الصَّوت ، ضَعفُ الصَّوت

phonation تَصْويت

phonautograph مِخطاطُ الصَّوت

phoneme هَلَسُ الأصوات

phonendoscope مِسماعُ الأصوات الباطِنيَّة

phonetics عِلْمُ الأصوات

phoniatrics مُعالَجة التَلَفُّظ ، مُداواةُ عُيوبِ النُّطق

phonic صَوْتيّ

phonism تَصَدّي السَّمْع ، الاستِماعُ التَخَيُّليّ

phonocardiogram مُخَطَّطُ أصواتِ القَلْب

phonocardiography تَخطيطُ أصواتِ القَلْب

phonocatheter قَثْطَر صَوْتيّ

phonogram مُخَطَّطُ الأصوات

phonography تَخْطيط الأصوات

phonology الصَّوتيّات ، عِلْمُ الأصوات

phonomania جُنونُ القَتْل

phonomyography تَخْطيطُ صَوتِ العَضَل

phonophobia رُهابُ الأصواتِ أو التكلُّمِ عالياً
phonopsia نَظَرٌ سَمعيّ – رُؤيةُ ألوانٍ فَوْرَ سَماعِ الصَّوت ، إدراكٌ بَصريّ
phonoscope جِهازٌ لِلقَرْعِ الإصغائيّ · مِرْسَمةُ الأصوات – تُسَجِّلُ اهتِزازاتِ أصواتِ القَلْب
phoresis استِشْراد ، تَرْحيل
phoria اِحْوِلال ، انحِرافُ النَّظَر ، حَوَل
phorocyte خَليّةٌ ضامَّة – بِدائيَّة أو أرومةٌ ضامَّة
phorology مَبْحَثُ ناقِلي الأمراض
phorometer مِقياسُ تغايُرِ مِحورَي البَصَر
phoroscope مِنظارُ البَصَر
phorozoon طَوْرٌ حَيَوانيّ – طَوْر لا جِنْسيّ
phose حِسٌّ شَخْصيّ
phosgene فُوسْجين ، غازُ الفُوسْجين
phosis التحَسُّس الشَّخْصيّ
phosphatase فُسْفاتاز ، فُصْفاتاز
phosphate فُصْفات ، فُسْفات
phosphatemia فُسْفاتَميَّة ، دَمٌ فُسْفاتيّ
phosphaturia = **phosphuria** بِيلة فُصْفاتيَّة ، بَوْلٌ فُسْفاتيّ
phosphene تَوْماضُ الشَبَكيَّة ، شَرَرُ العَيْن
phospholipid شَحْم فُسْفوريّ
phosphonecrosis نَخَر فُسْفوري
phosphopenia نَقْصُ الفُسْفور ، قِلَّةُ الفُصْفور
phosphorated مُفَسْفَر ، مُفَصْفَر
phosphorescence وَبيض ، وَميضٌ فُسْفوريّ ، فُسْفوريَّة
phosphorescent وابِض ، وامِض فُسْفوريّ
phosphorism تَسَمُّم أو انسِمامٌ فُسْفوريّ
phosphorolysis انحِلالٌ فُسْفوريّ ، فَسْرَلة
phosphorous فُسْفوريّ ، فُصْفوريّ
phosphorus الفُسْفور ، الفُصْفور
phosphoryl فُسْفوريل
phosphuresis بِيلةٌ فُصْفوريَّة ، بَوْل فُسْفوريّ
phosphuria بِيلة فُسْفوريَّة
phot-, photo- بادِئة بمَعنى «ضَوْء» أو «ضَوْئيّ»
photalgia أَلَمُ النُّور ، أَلَمٌ ضَوئيّ
photechy التصَدِّي الإشعاعيّ ، القُوَّة الإشعاعيَّة
photic ضَوْئيّ ، نُوريّ
photism خَيالٌ بَصَريّ ، وَمَضانٌ بَصَريّ خَياليّ
photo-allergy أَرَجيَّة ضَوْئيَّة ، الألَرْجيا لِلنُّور
Photobacterium الجَراثيمُ المُضيئَة
photobiology عِلْمُ الأحياءِ النُّوريّ
photobiotic عائشٌ في النُّور
photocatalyst = **photocatalyzer** حَفّاز ضَوئيّ
photochemistry الكيمياءُ الضَّوئيَّة
photochromogen مُتخَضِّب بالضَّوء
photocoagulation تَخَثُّرٌ ضَوئيّ
photodermatitis التِهابٌ جِلْديّ ضَوئيّ
photodromy انسِياقٌ ضَوئيّ – الهَرَبُ مِنَ النُّورِ أو الاتِّجاهُ لِلنُّور
photodynamic دِيناميّ ضَوئيّ ، مُتقَوٍّ بالنُّور
photodynia = **photalgia** أَلَمُ النُّور
photodysphoria عَدَمُ احتِمالِ النُّور ، السَّجا
photoelectric كَهْرَضوئيّ ، كَهرَبيّ ضَوئيّ
photo-erythema حُمامَى ضَوئيَّة
photoesthetic مُتحَسِّس بالنُّور
photofluorography التَّصويرُ الضَّوئيُّ الوَمَضانيّ ، تَسْجيلٌ وَمَضانيّ ضَوئيّ
photogastroscope مِنظارُ المَعِدة الضَّوئيّ
photogene صُورةٌ شَبَكيَّة
photogenic ضَوئيُّ المَنْشأ · وَضّاء ، مُضيء
photogenous = **photogenic** يُوَلِّدُ نُورًا ، مُضيء · ضَوئيُّ المَنْشأ
photokinetic = **photocinetic** مُتحَرِّكٌ بالضَّوء
photolysis تَحَلُّلٌ ضَوئيّ ، الانحِلالُ بالنُّور
photolyte مُتحَلِّلٌ بالنُّور ، مُنحَلٌّ بالضَّوء – مادَّة
photolytic مُنحَلٌّ بالنُّور ، يَنْحَلُّ بالضَّوء
photometer مِقياسٌ ضَوئيّ
photometry الاستِضْواء ، قِياسٌ ضَوئيّ
photomicrograph صُورةٌ مِجهَريَّة ضَوئيَّة
photomicrography التَّصويرُ المِجهَريّ
photomicroscopy التَّصويرُ المِجهَريُّ الضَّوئيّ
photon فُوتُون – جُزَيْئةُ التشَعُّع الكَهرَبيّ المِغنَطيسيّ

photopathy اعتِلالٌ ضَوْئيّ ، اعتِلالٌ بسَبَبِ النُّور

photoperceptive يُبْصِرُ النُّور ، مُدرِكٌ لِلضَّوء

photoperiodicity الدَّوريّةُ الضِّيائيَّة

photophilic مُولَعٌ بالضَّوء ، مُحِبُ النُّور

photophobia رُهابُ الضَّوء

photophobic لا يَحتَمِل الضَّوءَ ، يَرْهَبُ النُّورَ

photophthalmia الخَفَش ، التِهابُ العَيْنِ الضَّوئيّ ، رَمَدٌ ضَوئيّ

photopia التَّكَيفُ لِلنُّور أو لِلضَّوء

photopic مُتكَيِّف لِلنُّور أو لِلضَّوء

photopsy = **photopsia** بَصَرٌ شَرَرِيّ ، تخَيُّل ضِيائيّ

photoptarmosis عُطاسُ النُّور ، عُطاسٌ ضِيائيّ

photoptometer مِقياسُ حِدَّةِ البَصَر

photoreaction تَفاعُل ضَوئيّ

photoreceptive مُدرِكٌ لِلضَّوء ، حَسّاسٌ لِلنُّور

photoreceptor مُستَقبِلةٌ ضَوئيّة

photoretinitis التِهابُ الشَبَكيّة الضَّوئيّ

photoscan تَفريسةٌ ضَوئيّة ، مَسْحٌ ضَوئيٌّ تَصْويريّ

photoscope مِنظارٌ ضَوئيّ ، مِنظارٌ وَمَضانيّ

photosensitive حَسّاسٌ لِلنُّور ، حَسّاس لِلضَّوء

photosensitization التحَسُّس الضَّوئيّ

photostable صامِدٌ للضَّوء ، لا يتبَدَّلُ بالنُّور

photosynthesis التَّوليفُ الضَّوئيّ

phototaxis انجِذابٌ ضَوئيّ ، انحِيازٌ للضَّوء

phototherapy الاستِضْواء ، المُعالَجة بالضَّوء

phototrophic الاغتِذاءُ بالضَّوء

phototropic مُنتَحٍ نحوَ الضَّوء

phototropism, phototaxis, phototactism الاتِجاهُ الضَّوئيّ – التَوَجُّه إلى الضَّوء (أو الابتِعادُ عَنه)

photronreflectometer مِقياسُ الانعِكاساتِ الضِّيائيَّة

photuria بِيلةٌ ضَوئيّة ، بَوْلٌ وَمَضانيّ

phren الحِجابُ (الحاجِز) • العَقْل

phrenalgia ألَمُ الحِجاب • ألَمٌ نَفسانيّ

phrenectomy قَطْعُ عَصَب الحِجاب

phrenemphraxis رَضُّ العَصَب الحِجابيّ

phrenetic مَمْسوس • مَسِّيّ

phrenic حِجابيّ • عَقْليّ

phrenicectomy قَطْعُ عَصَب الحِجاب

phreniclasia, phreniclasis رَضُّ أو سَحْقُ عَصَب الحِجاب ، جَرْشُ العَصَب الحِجابيّ

phrenico-exeresis قَلْعُ العَصَب الحِجابيّ

phrenicotomy قَطْعُ العَصَب الحِجابيّ

phrenicotripsy رَهْسُ عَصَب الحِجاب

phrenitis التِهابُ الحِجاب • التِهابُ الدِّماغ • هَذَيانٌ حادّ

phrenocardia قُلابٌ عَقْليّ

phrenocolic حِجابيّ قُولونيّ

phrenocolopexy تَثبيتُ القُولون بالحِجاب

phrenodynia ألَم الحِجاب الحاجِز

phrenogastric حِجابيّ مَعِديّ

phrenoglottic حِجابي مِزماري

phrenograph مُخَطِّطُ الحِجاب الحاجِز

phrenohepatic حِجابيّ كَبِديّ

phrenologist خَبيرٌ أو باحِثٌ في القُوى العَقليّة

phrenology مَبحَث القُوى العَقْليّة

phrenopathy اعتِلالٌ عَقْليّ

phrenoplegia شَلَلُ الحِجاب ، فالِجُ الحِجاب • ذُهول عَقليّ ، شَلَل العَقْل

phrenospasm اعتِقالُ الحِجاب أو تشَنُّجُه

phrenosplenic حِجابيّ طِحاليّ

phrenotropic مُنتَحٍ عَقْليّ

phrynoderma = **toadskin** جِلْدٌ ضِفْدَعيّ

phthinoid نَظيرُ السُّلّ ، سُلّانيّ

phthiriasis = **phtheiriasis** قَمَل . تقَمُّل

Phthirus جِنسُ القَمْل ، القَمْل

~ pubis قَمْلُ العانة

phthisical سُحافيّ ، سُلِّيّ

phthisicky مُصابٌ بالرَّبْو ، مَرْبُوء

phthisiologist اختِصاصيٌّ بالسُّلّ

phthisiology مَبْحَث السُّلّ أو السُّحاف

phthisiophobia رَهْبةُ السُّحاف

phthisiotherapeutist = **phthisiotherapist** مُداوي السُّلّ ، مُختَصٌّ بالسُّلّ

phthisiotherapy مُعالَجةُ السُّلّ
phthisis سُحاف ، سُلّ ، هُلاس
pulmonary ~ السُّلّ – سُلٌّ رِئَويّ
phycochrome خَضارٌ أُشْنِيّ
Phycomycetes الفُطورُ الأُشنيَّة
phycomycosis فُطارٌ أُشنيّ
phygogalactic قامِعُ اللَّبَن ، مُوقِفُ إفرازِ اللَّبَن
phylacagogic مُحَرِّض المُحَصِّنات ، مُمَنِّع
phylaxin فِيلاكْسِين ، صائِن ، حارِس · تِرْياق
phylaxis الصِّيانة ، الحِراسة – الدِّفاعُ ضِدَّ العَدْوى والإنتان ، الحِماية
phylogenic = **phylogenetic** مُتَعَلِّق بتَطَوُّرِ السُّلالة ، يختَصُّ بنُشوءِ القَبيلة أو الجِنْس
phylogeny = **phylogenesis** تطَوُّر السُّلالات – تاريخُ نُشوءِ السُّلالة
phylum شُعْبة
phyma دَرَنة ، وَرَمٌ جِلْديّ ، نامِيَة جِلْديَّة
physaliform فُقّاعيُّ الشَّكْل ، جُوَيفيّ
physaliphorous = **physaliferous** ذاتُ جُوَيفات ، فُقّاعيَّة
physalis جُوَيف – خَليَّة جوفيَّة سَرَطانيَّة
Physaloptera المُجَنَّحات الجَوفيَّة – دِيدانٌ حَبْليَّة
physi-, physio- سابِقة بمَعنى «فيزيائيّ» أو «فِسيُولوجيّ»
physiatrics = **physiatry** المُداواةُ الطبيعيَّة
physiatrist طَبيبٌ حِكْميّ أو طَبيعيّ
physic دَواء · فَنُّ الطِّبّ
physical جُثمانيّ · فيزيائيّ ، طَبيعيّ ، حِكْميّ
physician طَبيب ، نِطاسيّ ، آسٍ
attending ~ طَبيبٌ مُواظِب أو مُشرِف
resident ~ طَبيبٌ مُقيم
physicist عالِمٌ طَبيعيّ أو فِيزيائيّ
physicochemical طَبيعيّ كِيميائيّ
physics عِلْمُ الفيزياء ، الطَّبيعيّات
physiochemical مُتعَلِّقٌ بالكِيمياء الفِسيولوجيَّة
physiochemistry الكِيمياء الفِسيُولوجيَّة
physiognomy الفِراسة · السَّحْنة
physiognosis التَّشْخيصُ الفِراسيّ ، القِيافة
physiologic وَصْفيّ طَبيعيّ ، فِسيُولوجيّ ، سَوِيّ
physiological فِسيُولوجيّ
physiologist خَبيرٌ بالفِسيُولوجية
physiology الفِسيُولوجية ، عِلْمُ وَظائِف الأعضاء
physiometry قِياسُ الوَظائفِ الفِسيُولوجيَّة
physiopathology الفِسيُولوجيَة المَرَضيَّة ، مَبْحَثُ الوَظائِفِ أثناءَ المَرَض
physiotherapeutist خَبيرٌ بالمُعالَجة الفيزيائيَّة
physiotherapy المُعالَجة الفِيزيائيَّة ، المُعالَجةُ بالعَوامِلِ الطَّبيعيَّة
physique البِنْيَة · الهَيكلُ الجُسْمانيّ
physis شُدْفة أو صَرْمة النمُوّ
physocele قِيلة غازيَّة · أُدْرة هَوائيَّة
physohematometra تطَبُّل الرَّحِم
physohydrometra ماءٌ وهَواءٌ في الرَّحِم
physometra تَطَبُّلُ الرَّحِم
physopyosalpinx قَيحٌ وغازٌ في البُوق
phyt-, phyto- سابِقةٌ بمَعنى «نَبات» أو «نَباتيّ»
phytalbumin آحِينٌ أو زُلالٌ نَباتيّ
phytalbumose آحُوز نَباتيّ
phytobezoar بادِزَهْر نَباتيّ
phytochemistry الكِيمياءُ النباتيَّة
phytogenous نَباتيُّ المَصْدَر أو الأصْل
phytoh(a)emagglutinin راصَّة دَمويَّة نَباتيَّة
phytohormone هُورمُونٌ نَباتيّ ، حاثَّة نَباتيَّة
phytoid نَظيرُ النَّبات ، نَبَتانيّ
phytol فَيْتُول
phytomenadione فيتُومِناديُون – ضَرْبٌ مِن فِيتامين ك
phytomitogen مُستَقْسِمٌ نَباتيّ
phytoparasite طُفَيليّ نَباتيّ ، نَباتٌ طُفَيليّ
phytopathogenic مُمْرِضُ النَّبات
phytopathology باثُولوجيا النَّبات ، عِلْمُ أمراضِ النَّبات
phytophagous آكِلُ النَّبْت ، أكّالُ النَّبات
phytopharmacology أقرَباذينُ النَّبات
phytoplankton العَوالِقُ النَّباتيَّة
phytoplasm جِبْلةُ النَّبات
phytoprecipitin راسِبٌ نَباتِيّ

phytosis داءٌ بَكْتيريّ ، داءٌ نَباتيّ
phytosterin = **phytosterol**
ستيرين نَباتيّ ، دُهْن نَباتيّ
phytotherapy المُعالَجة بالنَّبات ، مُعالَجة نَباتيَّة
phytotoxic سامُّ النَّبات
phytotoxin تُكْسين نَباتيّ ، ذِيفانٌ نَباتيّ
pia رَقيق ، حَنون
pia-arachnitis التِهابُ العَنكَبوتيَّة والأُمِّ الحَنون
pia-arachnoid العَنكَبوتيَّة والأُمُّ الحَنون
pial حَنُوني ، مُتعَلِّق بالأُمِّ الحَنون
pia mater الأُمُّ الحَنون ، الحَنُونيَّة
piarachnoid الأُمُّ الحَنون والعَنْكَبوتيَّة
piarhemia, lipemia دَمٌ دُهْنيّ ، تَشَحُّمُ الدم
pica وَحَم ـ اشتِهاءُ أطعِمةٍ لا تُؤكَل
piceous مُزَفَّت ، زِفْتيّ
pick يَنْكُش ، يَنْجُر
pico- سابِقة بمَعنى «جُزء مِن مِلْيون مِلْيون»
picogram بِيكوغرام ـ جُزء مِن مِلْيون مِلْيون
مِن الغرام ، ١٠⁻¹² غرام
picornavirus بِيكورنافيرُوس ، حُمَة بِيكُورنَويَّة
picric acid حامِض البِيكْريك
picrotoxin بِكْروتُكْسين ـ جَوهَر بِلَّوريّ
مِن بِزْرِ شَجَر سُمِّ السَّمَك
piedra بَصْرة ، فُطار شَعْريّ ، تَعَجُّرُ
الشَّعر الفُطْريّ
Piedraia البَصْريَّة ـ جِنْسُ فُطورٍ زِقِّيَّة
تُسَبِّب تَعَجُّر الشَّعْر
piesesthesia حِسُّ الضَّغط
piesimeter مِقياسُ الضَّغْط ـ مِقياسُ حَساسيةِ
الجِلْد لِلضَّغْط
piezocardiogram مُخَطَّطُ القَلْب الخَمْصيّ
piezometer = **piesimeter** مِقْياسُ
الضَّغْط . مِقْياسُ زَيَحانِ المُقْلَة
pigment صِباغ ، خِضْب ، صِبْغ
  bile ~ صِباغ صَفْراويّ
  malarial ~ صِباغ بُردائيّ
pigmentary صِبْغيّ . خِضْبيّ
pigmentation انصِباغ . تَصَبُّغ ، تَخَضُّب
pigmented مُصطَبِغ ، مُخَضَّب
pigmentogenic مُخضِب ، مُكَوِّن الصِّباغ
pigmentolysin حالُّ الصِّباغ
pigmentophage بَلْعَمَةُ الصِّباغ
pigmentophore ناقِلةُ الصِّباغ ، ناقِلةُ الخِضْب
pigmentum = **pigment** خِضْب ، صِبْغ
piitis التِهابُ الأُمِّ الحَنون
pilar, pilary شَعْريّ
pilaster عِضادة ، حَيْد
pilation كَسْر شَعْريّ ، انْشِعار
pile قَمين · عَمُود · باسُور
pileous = **hairy** شَعْريّ
piles; pl. of pile بَواسِير
pileus, pileum طاقِيَّة · أحَدُ نِصْفَي كُرَةِ
المُخَيخ
pili; pl. of pilus شَعْر ـ جَمْعُ شَعْرة
pilimictio = **pilimiction** بِيلة شَعْريَّة
pill حَبَّة
pillar قاعِدة ، عِماد
pillet حُبَيْبة
pillion رِجْلٌ صُنعيَّة
pilo- سابِقة بمَعنى «شَعر» أو «شَعْريّ»
pilobezoar بازَهْر شَعْريّ
pilocystic كِيسيّ شَعْريّ ، حُوَيصِليّ شَعْريّ
pilo-erection انتِصابُ الشَّعْر
pilology مَبْحَثُ الشَّعْر
pilomotor مُحَرِّكُ الشَّعْر
pilonidal مُشَعَّر ـ ذو بُؤْرة شَعْريَّة
pilose مُشَعَّر ، أزَبُّ ، أشْعَرُ
pilosebaceous شَعْريٌّ دُهْنيّ
pilula حَبَّة
pilule حَبَّة صَغيرة
pilus = **hair** شَعْرة
pimel-, pimelo- سابِقة بمَعنى «دُهْنيّ»
أو «شَحْميّ»
pimelitis التِهابُ الدُّهْن ، التِهابُ النَّسيجِ الدُّهْنيّ
pimeloma وَرَم شَحْميّ
pimelopterygium نُموٌّ شَحْميّ في المُلتَحِمة
pimelorrhea سَيَلان شَحْميّ ، إسهالٌ شَحْميّ
pimeluria بَوْل دُهْني ، بِيلةٌ دُهْنيَّة

pimple بَثْرةٌ صَغيرة ، حَطاطَة

pincement المَرْز ـ التَّدْليكُ بالقَرْص

pineal صَنَوبَريّ • مُتَعلِّق بالغُدَّة الصَنَوبَريَّة

~ body, ~ gland ~ الجِسمُ الصَنَوبَريّ • الغُدَّة الصَنَوبَريَّة

pinealectomy استِئصالُ (الغُدَّة) الصَنَوبَريَّة

pinealism قُصورُ الصَنَوبَريَّة ـ اختِلالُ مُفرَز الصَنَوبَريَّة

pinealopathy اعتِلالُ (الغُدَّة) الصَنَوبَريَّة

pineoblastoma صَنَوبَرُوم ، وَرَمٌ صَنَوبَريٌّ جَنينيّ

pinguecula شُحَيمة ، أُزَيرة ، لَطْخَةٌ دُهْنيَّة ماقيَّة ، خَثَر دُهْنيّ ماقيّ • (شَرْنَقة العَيْن)

piniform صَنَوبَريُّ الشَّكْل ، مَخْروطيُّ الشَّكْل

pink-eye التِهابُ المُلتَحِمة الساري

pinna = auricle صِوانُ الأُذُن . كِفافُ الأُذُن

pinnal صِوانيّ • كِفافيّ

pinocyte خَليَّة ماصَّة

pinocytosis امتِصاصُ السَّوائل الخَلَويّ

pint بايْنت ـ مِكيالُ المَوائع

pinta = pinto الداءُ المُبَقَّع ، بِنْتا

pinus = pineal gland الغُدَّة الصَنَوبَريَّة

pinworm الدُّودة الدَّبُّوسيَّة

pioepithelium ظِهارةٌ مُتَشَحِّمة أو شَحْميَّة

pionemia, lipemia تَشَحُّمُ الدَّم

piorthopnea انتِصابُ التَنَفُّس الشَّحْميّ

pipet = pipette مِمَصّ ، مَصّاصة مُعايِرة

pipette مِمَصّ

piqûre وَخْزة ، لَدْغ ، لَسْع

piriform كُمَّثْريُّ الشَّكْل

Piroplasma, Babesia البابِسيَّة ـ جِنْسُ أوالِ كُمَّثريَّةِ الشَّكْل

piroplasmosis داءُ الأوالي الكُمَّثريَّة

pisiform حِمَّصيُّ الشَّكْل ، شَكْلُ البِسِلَّة

piston كَبّاس

pit وَهْدة ، نُقْرة ، جَوْبَة • يَنْقُر

pitch قار ، زِفْت ، قِير • نَبْرةُ الصَّوت . لَحْن

pith يَنْقُر أو يَثْقُب النُّخاع • لُبُّ الثَّمَرة

pithecoid قِرْدانيّ ، نَظيرُ القِرْد

pithiatism الامتِثاليَّة • المُعالَجة بالإقناع

pithiatric = pithiatic امتِثاليّ • إقناعيّ

pithiatry المُعالَجة الامتِثاليَّة ، المُعالَجة بالإقناع

pitressin, vasopressin بِتْرِسين ـ حاثَّة نُخاميَّة خَلْفيَّة ، ضاغِطةُ العُروق

pitting تَنْقير ، تَوَهُّد ، (تَجْوير)

pituicyte خَليَّة نُخاميَّة

pituita نُخامة ، نَخْمة • (بَلْغَم)

pituitarism قُصورُ النُّخاميَّة

pituitarium = pituitary النُّخاميَّة ، النُّخامَى

pituitary نُخاميّ • النُّخامَى ، النُّخاميَّة

anterior ~ النُّخامَى الأماميَّة

pharyngeal ~ النُّخامَى البُلعوميَّة

~ gland, ~ body الغُدَّة النُّخاميَّة ، الجِسمُ النُّخاميّ

posterior ~ النُّخامَى الخَلْفيَّة

pituitectomy استِئصالُ النُّخامى ، خَزْعُ النُّخاميَّة

pituitrin بِتْوتْرين ، نُخامين

pituitrism قُصورُ النُّخاميَّة ، قُصورٌ نُخاميّ

pityriasic تِبْريّ ، نُخاليّ

pityriasis النُّخاليَّة ، التِّبْرِيَة

~ alba, ~ simplex النُّخاليَّة البَيضاء

~ rosea النُّخاليَّة الوَرْديَّة

~ versicolor النُّخاليَّة المُرَقَّشة

pityroid نَظيرُ النُّخالة ، نُخالانيّ

pivot صائِر ، سَكّ ، مَدار

pivoting تَسْكيك ، تَثْبيتٌ وَتِديّ

pix زِفْت ، قار

placebo غُفْل ، عِلاجٌ إرْضائيّ

placenta المَشيمة ، السُّخْد

adherent ~ مَشيمةٌ مُلتَصِقة ، سُخْد مُلْتَصِق

~ praevia مَشيمةٌ مُنْزاحة ـ نَحْوَ أسْفَل الرَّحِم

~ succenturiata مَشيمة مُلحَقة

retained ~ مَشيمة مُحتَبَسة

placental مَشيميّ ، سُخْديّ

Placentalia المَشيميّات ، السُّخْديّات

placentation تَسَخُّد ، تَمَشُّم

placentitis التِهابُ المَشيمة ، التِهابُ السُّخْد

placentogenesis تَكَوُّن السُّخْد أو المَشيمة

placentography تَصْويرُ السُّخْد ـ التَّصْويرُ الإشعاعيّ بحَقْن السُّخْدِ بمادَّةٍ ظَليلة
placentoid مَشيمانيّ ، سُخْدانيّ ، نَظيرُ السُّخْد
placentolysin حالُّ السُّخْد أو المَشيمة
placentoma مَشيموم ، وَرَمٌ سُخْديّ أو مَشيميّ
placode لَوْح ، قُرْص
pladaroma = **pladarosis** ثُؤلُولة لَيِّنة ، وَرَم جَفْنيّ
plagiocephalic مُنحَرِف الرأس
plagiocephalism = **plagiocephaly** دَنَح ، انحِرافُ الرأس ، رَأسٌ وارِب
plague الطاعُون • وَباء
bubonic ~ الطاعُونُ الدُّبْليّ أو العُقْديّ • (الطاعونُ الدُّمَّليّ)
hemorrhagic ~ الطاعونُ النَّزْفيّ
pneumonic ~ الطاعونُ الرِّئَويّ
white ~ التَدَرُّن
plane سَطْح • مُسْتَوى • مُسَطَّح
frontal ~ مُستَوى جَبْهيّ
median ~ المُستَوى الناصِف ، مُستَوى وَسَطيّ
occipital ~ المُستوى القَذاليّ
orbital ~ المُستوى الحَجاجيّ
sternal ~ المُستَوى القَصِّيّ
temporal ~ المُستَوى الصُّدْغيّ
planigram صُورةٌ سَطْحيَّة ـ في مُستَوى مُحَدَّد
planigraphy = **planography** تَصْويرٌ سَطْحيّ
planimeter مِقياسُ المُسَطَّحات ، مِمْساح
plankton العَوالِق ـ الكائناتُ البَحْريَّة الطافِية
planning تَخْطيط ، تَنْظيم
family ~ تَنْظيمُ الأُسْرة
planocellular مُسَطَّح الخَلايا ، مُنبَسِط الخَلايا
planoconcave مُستَوٍ مُقَعَّر
planoconvex مُستَوٍ مُحَدَّب
planocyte خَليَّة جَوّالة
planotopokinesia خَلَلُ التَّوجيهِ الحَرَكيّ
plantalgia وَجَعُ أَخمَصِ القَدَم
plantar أَخْمَصيّ
~ arch قَوسٌ أَخمَصيَّة
~ wart ثُؤلُول أخمَصيّ
plantaris (muscle) العَضَلة الأَخمَصيَّة
plantation تَزْريع ، غَرْس
plantigrade أَخمَصيُّ المِشْية
planula مُجَوَّفة يَرَقانيَّة
planum = **a plane** سَطْح • مُستَوى
planuria بَوْل جَوّال
plaque, plaquette لُوَيحة ، لَوحة ، صَفْحة
dental ~ لُوَيحة سِنِّيَّة
plasm = **plasma** بلازما ، مُصَوَّرة ، جِبْلة • السائلُ الدمَويّ
germ ~ جُرثُومة الجِبْلة ، الجِبْلة الوِراثيَّة
plasm-, plasmo- سابِقة بمَعنى «بلازميّ» أو «مُصَوَّريّ»
plasma مُصَوَّرة ، بلازما ، الجِبْلةُ البلازْميَّة
blood ~ بلازْما الدَّم
plasmablast أرومةُ المُصَوَّريَّة ، جَذَعة البلازْما
plasmacyte = **plasma cell** مُصَوَّريَّة ، (خَليَّة) بلازْميَّة
plasmacytoma وَرَمُ المُصَوَّريّات
plasmacytosis كَثْرةُ البلازْميّات ، تَكَثُّرُ المُصَوَّريّات
plasmagene جِينة جِبْليَّة أو بلازْميَّة
plasmalogen بلازْمالُوجين
plasmapheresis = **plasmaphaeresis** فِصادُ المُصَوَّرة ، استِخراجُ البلازما
plasmatic مُصَوَّريّ، مُتعَلِّقٌ بالسائلِ الدمَويّ
plasmatorrhexis انفِجارُ الجِبْلة الخَلَويَّة
plasmexhidrosis ارتِشاحُ الجِبْلة
plasmic = **plasmatic, protoplasmic** جِبْلَويّ ، هَيُوليّ
plasmin بَلزْمين ، بَلازْمين ، أنزيمٌ بلازْميّ
plasminogen مُوَلِّدُ البَلازْمين
plasmocyte مُصَوَّريَّة ، خَليَّة مُصَوَّرة
plasmocytoma وَرَمُ المُصَوَّريّات
plasmodesma خَليَّة رابِطة ، الرابِطة الهَيُوليَّة
plasmodia; pl. of plasmodium ـ الرَّغَويّات ج• رَغَويَّة ، المُتصَوِّرات
plasmodial مُتعَلِّقٌ بالرَّغَويّات ، رَغَويّ

plasmodicidal مُتلِفُ المُتصوِّرات ، مُتلِفُ الرَّغَويّات

Plasmodiidae الرَّغَويّات ، البَلْسَمُودات

Plasmodium المتصوِّرة ، الرَّغَويَّة ، البَلْسَمُود – جِنْسُ بَوائغَ مِن الأوالي

~ falciparum المُتصوِّرة المِنجَليَّة

~ malariae, malaria hematozoon المُتصوِّرة الوَبائيَّة ، بلَسْمود المَلاريا

~ vivax المُتصوِّرة النَّشيطة

plasmogen أصْلُ الهَيُولى

plasmology مَبْحَثُ الهَيُولى

plasmolysis انفِكاكُ الهَيُولى ، انحِلالُ الهَيُولى

plasmolytic مُفَكِّك الهَيُولى ، حالُّ الهَيُولى

plasmolyzable قابِلُ الانحِلال الهَيُولي

plasmoma وَرَمٌ بلازْميّ ، وَرَمٌ خَلَويٌّ الجِبْلة

plasmoptysis شُرودُ الهَيُولى

plasmorrhexis تمَزُّقُ الجِبْلة

plasmoschisis تجَزُّؤُ الهَيُولى ، تشَقُّقُ الهَيولى

plasmosome النُّوَيَّة الأصليَّة للخَليَّة

plasmotropic مُفَتِّتُ الحُمْر

plasmotropism انحِلالُ أو تَفَتُّت الكُرَيّاتِ الحُمْر – في الكَبِد والطِّحال والنِّقْي

plasome وَحْدةُ الهَيُولَى الحَيّ – فَرَضيَّة

plaster لَصُوق ، لَزُوق

adhesive ~ شَريطٌ لاصِق ، مُشَمَّعٌ لَصُوق

~ of Paris جِصٌّ باريس

~ splint جَبيرةٌ جِبْسيَّة

plastic رَأبيّ ، مُصَنَّع ، تقْويميّ · لَدِينة ، لَدِين

~ surgery الجِراحة التَّقويميَّة ، جِراحةُ الرأبِ أو التَّرْقيع

plasticity لُدونة – قابليَّةُ التشَكُّل

plastics جِراحةُ التَّقْويم ، جِراحةُ الرَّأب · مَوادُّ التَّقْويم أو الرَّأب

plastid خَليَّةٌ بنّاءة ، وَحْدةٌ هَيْكَلة · بلاسْتيدة

plastocyte = **a blood platelet** لُوَيحةُ الدم

plastogamy تَزْويجٌ هَيُوليّ ، اقتِرانٌ هَيُوليّ

plastomere = **cytomere** قُسَيمة هَيُوليَّة

plastosome حُبَيْبةٌ هَيُوليَّة ، تحَبُّبٌ هَيُوليّ

plastron صَدْريَّة ، رِفادة الصَّدْر ، لَوْحُ الصَّدْر – القَصّ وغَضاريفُ الأضلاع

-plasty لاحِقة بمَعنى «رَأْب» أو «جِراحة تَقْويميَّة»

plate صَفيحة ، صَحْفة · لَوْحة · يَطْلِي

platelet لُوَيحة ، صُفَيحة

blood ~s لُوَيحاتُ الدم

plating فَرْشُ أو جَزْئمة الصَّفائح · تَصْفيح

platinum البلاتِين

platy- سابِقة بمَعنى «عَريض» أو «مُسَطَّح»

platybasia تَسَطُّح القاعِدة ، انفِلاقُ القاعِدة

platycelous مُسَطَّحٌ ومُقَعَّر

platycephalous = **platycephalic** مُسَطَّح الرأس أو عَريضُه

platycephaly تَسَطُّح الرأس

platycnemia انبِطاحُ الظُّنْبوب ، الكَرَع

platycnemic عَريضٌ أو مُسَطَّح القَصَبة

platycoria اتِّساعُ البُؤبؤ ، انتِشارُ البُؤبؤ

platycrania تَسَطُّح الجُمْجُمة

platycyte خَليَّة مُسَطَّحة ، خَليَّة عَريضة

platyglossal عَريضُ اللِّسان

Platyhelminthes الدِّيدانُ المُسَطَّحة

platyhieric عَريضُ العَجُز ، أعْجَزُ وعَجْزاءُ

platyopic عَريضُ الوَجْه ، عَريضُ المَحْجَر

platypellic = **platypelloid** عَريضُ الحَوض

platypodia انبِطاحُ القَدَم ، قَدَم مُسَطَّحة

platyrrhine عَريضُ الأنف ، أخْنَمُ ، أفطَسُ

platysma الصَّفيحيَّة ، العَضَلةُ اللَّوحيَّةُ لجِلْدِ العُنُق والفَم

platyspondylia = **platyspondylisis** انبِطاحُ الفَقَرات – عاهَةٌ خِلْقيَّة

platystencephalic مُنسَطِحُ الرأس

pledget رَبَذة ، كُرَةُ نُسالة

plegaphonia صَوتُ القَرْع ، رَنَّة الدَّق

-plegia لاحِقةٌ بمَعنى «شَلَل»

pleiades كُتْلةُ عُقَد لِمفاويَّة

pleio-, pleo- سابِقةٌ بمعنى «مُتَعَدِّد» أو «مُفرِط»

pleiotropia = **pleiotropy** انحِيازٌ مُتعَدِّد

pleiotropic مُتعَدِّدُ الانتِحاء أو الانحِياز

pleochroic = **pleochromatic** مُتعَدِّدُ الألوان
pleomastia = **pleomazia** تعدُّد الأثداء ، النَّعَل · تعَدُّد الأطْباء
pleomorphic مُتعَدِّد الأشكال
pleomorphism تعدُّد الأشكال
pleomorphous مُتعَدِّد الأشكال
pleonasm تعَدُّدُ الأجزاء ، تزَيُّد ، استِزادة
pleonexia = **pleonexy** جَشَع ، طَمَع · ارتِفاعُ المُحتَوى الأُكسِجينيّ
pleonosteosis تعَظُّم زائد ، تعَظُّم مُبَكِّر زائد
pleoptics تَقويمُ الغَمَش
plesiomorphous مُتَشابِهٌ أو مُتَجانِس شَكلاً
plessesthesia قَرْعٌ جَسِّيّ
plessimeter = **pleximeter** مِقْرَع ، مِقْراع
plessor = **plexor** مِقْراع ، مِضْراب
plethora كِظَّة الدم ، الامتِلاءُ الدمَويّ ، التحَجُّم
plethoric مُمتَلِىءٌ دَماً ، مُكتَظٌّ الدم
plethysmograph مِخْطاط التحَجُّم · مِخطاطُ الامتِلاء الدمَويّ ، مِرسَمة التكَظِّي
plethysmography تَخْطيط التحَجُّم · تَخْطيطُ الامتِلاء الدمَويّ ، تَخْطيط التكَظِّي
plethysmometry قِياسُ التحَجُّم · قِياسُ الامتِلاء الدمَويّ ، قِياسُ التكَظِّي
pleur-, pleuro- سابِقةٌ بمعنى «جَنَبة» أو «جَنَبَوِيّ»
pleura الجَنَبة ، غِشاءُ الجَنْب ، البلُورا ـ الغِشاءُ المُجَلِّل للرِّئة
pleuracentesis بَزْلُ الجَنَبة
pleuracotomy فَتحُ الجَنَبة ، مُفاوَهة الجَنَبة
pleurae; pl. of pleura جَنَبات
pleuragraphy تَصْويرُ الجَنَبة
pleural جَنَبَوِيّ ، جَنَبِيّ ، مُتَعَلِّقٌ بغِشاءِ الرِّئة
∼ cavity تَجْويفُ الجَنَبة
pleuralgia أَلَمُ الجَنْب ، شَوْصَة
pleuralgic شَوْصِي ، مُتَعَلِّقٌ بالألَم البلُوريّ
pleurapophysis النُّتوءُ الجَنَبِيّ للفَقَرة ، ناتِىءُ الفَقَرة الجَنَبِيّ · ضِلْع
pleurectomy خَزْعُ الجَنَبة

pleurisy ذاتُ الجَنْب ، التِهابُ الجَنَبة
dry ∼ ذاتُ الجَنْبِ الجافَّة
fibrinous ∼ ذاتُ الجَنْب الليفينيَّة
hemorrhagic ∼ ذاتُ الجَنْب النَّزْفيَّة
purulent ∼, suppurative ∼ ذاتُ الجَنْبِ القَيحيَّة
serous ∼ ذاتُ الجَنْب المَصْليَّة
wet ∼ ذاتُ الجَنْب الرَّطْبة
pleuritis, pleurisy ذاتُ الجَنْب ، جُناب ، التِهابُ الجَنَبة
pleur(o)- سابِقة تدلُّ على العَلاقة بـ «الجَنَبة» أو «الجَنْب» أو «الضِّلْع»
pleurocele فَتْق رِئَويّ ، قِيلة رِئَويَّة
pleurocentesis بَزْلُ الجَنَبة
pleurocentrum جَنْب الفَقَرة ، جانِبُ العَمود الفِقَري
pleuroclysis حَقْنُ السائلِ في تَجْويفِ الجَنَبة ، حَقن الجَنَبة بسائل · شَطْفُ الجَنَبة
pleurodynia وَجَع الجَنَبة
pleurogenic, pleurogenous جَنَبَوِيُّ المَنْشأ
pleurography تَصْوير الجَنَبة ـ شُعاعيّاً
pleurohepatitis جُنابٌ وكُباد ، التِهابُ الجَنَبة والكَبِد
pleurolith حَصاةُ الجَنَبة
pleurolysis تَحْريرُ الجَنَبة ، فَصْلُ الجَنَبة
pleuroparietopexy تَثْبيت الجَنَبة الجِداريّ
pleuropericarditis التِهابُ الجَنَبة والتأمور
pleuropneumonia ذاتُ الجَنْب والرئة
pleurorrhea انسِكابٌ جَنَبَوِيّ
pleuroscopy تَنْظير الجَنَبة
pleurosoma = **pleurosomus** جِسمٌ جانِبِيّ ـ مَسيخٌ مَشقوقُ الجانِب
pleurothotonos = **pleurothotonus** تَجْنيب ، تقَوُّس جانِبِيّ
pleurotomy شَقُّ الجَنَبة ، بَضْعُ الجَنَبة
pleurovisceral جَنْبَوِيّ حَشَوِيّ
plexal ضَفيرِيّ
plexiform ضَفيرِيُّ الشَّكل
pleximeter مِقْراع ، لَوحةُ القَرْع

plexitis التِهابٌ ضَفيري ، التِهابُ ضَفيرةِ عَصَب
plexometer = pleximeter مِقْراع
plexor, plessor مِقْرَع ، مِضرَبُ المِقْراع
plexus ضَفيرة
abdominal aortic ~ الضَّفيرة الأبهَريَّة البَطْنيَّة
axillary ~ الضَّفيرةُ الإبطيَّة
cardiac ~ الضَّفيرة القَلْبيَّة
cervical ~ الضَّفيرة الرَّقَبيَّة
choroid ~ الضَّفيرة المَشيميَّة
coccygeal ~ الضَّفيرةُ العُصْعُصيَّة
esophageal ~ الضَّفيرة المَريئيَّة
femoral ~ الضَّفيرة الفَخِذيَّة
gastric ~ الضَّفيرةُ المَعِديَّة
iliac ~ الضَّفيرة الحَرْقَفيَّة
lumbar ~ الضَّفيرة القَطَنيَّة
pelvic ~ الضَّفيرة الحَوضيَّة
solar ~ الضَّفيرةُ الشَّمسيَّة
vertebral ~ الضَّفيرة الفَقاريَّة
plica ثَنْية ، طَيَّة
~e gastricae ثَنايا المَعِدة ، الثَّنايا المَعِديَّة
plicate مَطويّ ، مَثْنيّ ، ذو ثَنايا أو طَيّات
plication ثَني ، طَيّ
plicotomy بَضْعُ الثَّنْية ــ قَطْعُ الثَّني الخَلْفيِّ مِن الغِشاء الطَّبْليّ
pliers كُلاَّبة ، مِلْقَط
ploidy الصِّيغة الصِّبْغيَّة
plombage = plumbage تَرْصيص
plug سِدادة ، سِداد ، (سِطام)
plugger مِدَكّ
plumbago رَصاصٌ أسوَد ، أُسْرُب
plumbic رَصاصيّ
plumbism انسِمامٌ رَصاصيّ
plumbum = lead رَصاص
pluri- سابِقة بمَعنى «عَديد» أو «مُتعَدِّد»
pluriglandular مُتعَلِّق بغُدَد عَديدة
plurigravida عَديدةُ الحَمْل
plurilocular كَثيرُ المَساكِن
plurimenorrhea تَواتُر دَوراتِ الحَيْض
pluripara ضَانِئة ، وَلُود
pluriparity الوِلادةُ المُتعَدِّدة
pluripotent = pluripotential كَثيرُ الكُنُون ، وافِرُ الجُهْد
pluriresistant عَصيٌّ لعَوامِلَ عَديدة
pneo- سابِقة بمَعنى «التَنفُّس» أو «النَّفَس»
pneodynamics ديناميكيَّة التنفُّس
pneograph مُخَطِّطة التنَفُّس
pneometer مِقياسُ النفَس ، المِنْفاس
pneoscope مِنظار صَدْريّ
pneum-, pneumo- سابِقة بمَعنى «غازيّ» أو «هَوائيّ» أو «تَنفُّسيّ» أو «رِئَويّ»
pneumarthrogram صُورة مَفْصِل مُهَوًى
pneumarthrography تَصْويرُ المَفْصِلِ الغازيّ ، تَصْويرُ مَفصلٍ مُهَوًى
pneumarthrosis رِيحٌ مَفصِليَّة أو استِرواحُ المَفصِل • نَفْخُ المَفصِل بالغاز ــ إعدادًا لتَصْويرِه
pneumatic هَوائيّ ، تَنفُّسيّ ، غازيّ
pneumatics دَرْسُ أو مَبْحَث خاصّاتِ الغازات
pneumatization اِنْهوائيَّة ، الهَوائيَّة ــ استِرواحُ الأنسِجة
pneumatocardia استِرواحُ القَلْب
pneumatocele فَتْق رِئَويّ • قِيلةٌ هَوائيَّة ، انتِفاخُ الصَّفَن الغازيّ
pneumatodyspnea بُهْر نُفّاخيّ
pneumatogram مُخَطَّط حَرَكاتِ التَنَفُّس
pneumatograph مِخطاطُ حَرَكات التَنَفُّس
pneumatology مَبْحَث الغازاتِ والرِّياح
pneumatometer مِقياسُ النَّفَس ، المِنْفاس
pneumatometry قِياسُ التَنفُّس ، قِياسُ النفَس
pneumatorrhachis استِهْواءُ الصُّلْب
pneumatoscope مِنظارٌ غازيّ
pneumatosis غُواز ، استِهْواء ، استِرْواح
~ cystoides intestinalis غُوازٌ مِعَويٌّ كُيَيْسيّ
pneumatotherapy المُعالَجةُ بالهَواء
pneumaturia بِيلةٌ غازيَّة ، بِيلة هَوائيَّة
pneumectomy استِئصالُ الرِّئة
pneumo- سابِقة بمَعنى «هَوائيّ» أو «رِئَويّ»

pneumoarthrography تَصْويرُ أو رَسْمُ المَفاصِلِ المُهَوّاة
pneumobacillus عُصَيَّة رِئَوِيَّة
pneumocardial رِئَويّ قَلْبيّ
pneumocentesis ثَقْب الرِّئة ، بَزْلُ الرِّئة
pneumocephalus = pneumocephalon اسْتِهْواء الرأس
pneumococcal مُكَوَّرِيّ رِئَوِيّ
pneumococcemia وُجودُ المُكَوَّراتِ الرِّئويَّةِ في الدم ، إنْتانُ الدم بالمُكَوَّرات الرِّئويَّة
pneumococcidal مُتلِفُ المُكَوَّرات الرِّئويَّة
pneumococcolysis إتلافُ أو انحِلالُ المُكَوَّرات الرِّئويَّة
pneumococcosis داءُ المُكَوَّرات الرِّئويَّة
pneumococcosuria بِيلةُ المُكَوَّرات الرِّئويَّة
pneumococcus المُكَوَّرة الرِّئويَّة
pneumocolon اسْتِرْواحُ القُولون
pneumoconiosis تَغَبُّر الرِّئة ، سُحار
pneumocystic مُتَكَيِّسِيّ رِئَوِيّ
Pneumocystis المُتَكَيِّسة الرِّئويَّة
pneumocystography تَصْويرُ المَثانة المُسْتَرْوِحة
pneumoderma هَواءٌ تحتَ الجِلد ، أمْفيزيما الجِلد
pneumodynamics حَرَكِيّاتُ التَنَفُّس
pneumoempyema دُبَيْلة غازِيَّة ، دُبالٌ غازيّ
pneumoencephalogram صُورةُ الدِّماغِ الغازِيَّة
pneumoencephalography تَصْويرُ الدِّماغِ الغازيّ
pneumoencephalomyelography تَصْويرُ أو تَخْطيطُ الدِّماغ والحَبْلِ الشَّوكيّ الغازيّ
pneumogalactocele قِيلة غازِيَّة لَبَنِيَّة
pneumogastric رِئَويّ مَعِديّ
pneumogastrography تَصْوير المَعِدة المُهَوّاة
pneumogram مُخَطَّطُ حَرَكاتِ التَنَفُّس
pneumograph مِخطاطُ (حَرَكات) التَنَفُّس
pneumography تَخْطيطُ (حَرَكات) التَنَفُّس • وَصْفُ الرِّئَتَيْن • التَّصْويرُ الغازيّ

pneumohemia اسْتِرْواحُ الدم ، وُجودُ الرِّيحِ في الأوعِيَةِ الدَمَوِيَّة
pneumohemopericardium اسْتِرْواحُ التأمورِ المُدَمّى ، تجَمُّع هَواءٍ ودَمٍ في التأمور
pneumohemothorax اسْتِرْواح الصَّدْر المُدَمّى
pneumohydrometra اسْتِسْقاء الرَّحِم الغازيّ
pneumohydropericardium الاسْتِسْقاءُ البَريتونيّ الهَوائيّ
pneumohydrothorax اسْتِرْواحُ الصَّدْرِ الانصِبابيّ ، اسْتِرْواحٌ صَدْريّ مائيّ
pneumohypoderma غازٌ تحتَ الجِلْد
pneumolith حَصاةُ الرِّئة ، حَصاةٌ رِئويَّة
pneumolithiasis داءُ الحَصَى الرِّئويَّة
pneumology مَبْحَث المَسالِك الهَوائيَّة
pneumolysis تَحْريرُ الرِّئة
pneumomalacia لِينُ الرِّئة
pneumomassage تَدْليك هَوائيّ
pneumomediastinography تَصْويرُ الحَيزوم المُهَوّى
pneumomediastinum اسْتِرواحُ المَنْصِف
pneumomelanosis قَتامَةُ الرِّئة ، سُحار فَحْميّ
pneumometer مِقياسُ النَّفَس ، مِنْفاس
pneumomycosis داءُ الرِّئة الفُطْريّ
pneumomyelography تَصْويرُ القَناةِ الشَّوكيَّةِ الغازيّ ، تَصْوير نُخاعيّ غازيّ
pneumonectasis أمفيزيما الرِّئة
pneumonectomy جَذُّ الرِّئة ، اسْتِئصالُ الرِّئة
pneumonemia احتِقانُ الرِّئَتَيْن
pneumonia ذاتُ الرِّئة ، التِهابُ الرِّئة
aspiration ~ ذاتُ الرِّئة الاسْتِنْشاقيَّة
atypical ~ ذاتُ الرِّئة اللانَمَطيَّة
caseous ~ ذاتُ الرِّئة الجُبْنِيَّة
double ~ ذاتُ الرِّئة المُزْدَوِجة
hypostatic ~ ذاتُ الرِّئة الاسْتِلْقائيَّة
interstitial ~ ذاتُ الرِّئة الخِلاليَّة
suppurative ~ ذاتُ الرِّئة القَيْحيَّة
virus ~ ذاتُ الرِّئة الحُمَوِيَّة
pneumonic رِئَويّ ، خاصٌّ بذاتِ الرِّئة
pneumonitis ذاتُ الرِّئة ، التِهابٌ رِئَويّ

pneumonocele فَتْقٌ رِئوي . قِيلَةٌ رِئويَّة
pneumonocentesis نَقْبُ الرِّئة ، بَزْل الرِّئة
pneumonocirrhosis بِرُّوزُ الرِّئة ، كُهْبَةُ الرِّئة ، تَلَيُّف الرِّئة
pneumonococcus مُكَوَّرةٌ رِئويَّة
pneumonoconiosis تَغَبُّر الرِّئة ، سُحار
pneumonocyte خَليَّةٌ هَوائيَّة ، خَليَّةٌ سِنْخيَّة (رِئويَّة)
pneumonolysis تَحْريرُ الرِّئة
pneumonometer مِقياسُ التَنَفُّس
pneumonomycosis داءُ الرِّئة الفُطْريّ
pneumonopathy اعتِلالٌ رِئويّ
pneumonopexy تَثْبيتُ الرِّئة
pneumonophthisis سُلٌّ رِئوي ، تَدَرُّنٌ رِئويّ
pneumonopleuritis التِهابُ الرِّئتَيْن والجَنَبَة
pneumonorrhaphy رَفْو الرِّئة ، خِياطة الرِّئة
pneumonosis داءٌ رِئويّ ، رُياء
pneumonotherapy مُعالَجةُ (مَرَض) الرِّئة
pneumonotomy بَضْعُ الرِّئة ، شَقُّ الرِّئة
pneumopathy اعتِلالٌ رِئويّ
pneumopericardium استِرْواحُ التأمور
pneumoperitoneum استِرْواح الصِّفاق
pneumoperitonitis التِهابٌ بَريتونيّ ريحيّ
pneumopexy تَثْبيت الرِّئة
pneumophagia ابتِلاعُ الهَواء
pneumopleuritis التِهابُ الرِّئتَيْن والجَنَبة
pneumoprecordium استِرْواح الشُّرْسوف
pneumopyelography رَسْمُ الحُوَيضةِ الاستِرْواحيّ
pneumopyopericardium استِرْواحُ التأمورِ الصَّديدي ، تَجَمُّعُ هَواءٍ وقَيحٍ في التأمور
pneumopyothorax استِرْواحُ الصَّدْرِ الصَّديديّ
pneumoradiography تَصْويرٌ شُعاعيٌّ غازيّ ، تَصْوير استِرْواحيّ
pneumoresection خَزْعُ الرِّئة – جُزئيّاً
pneumoroentgenography تَصْويرٌ إشعاعيٌّ استِرْواحيّ ، التَّصْوير الإشعاعيّ الهَوائيّ
pneumorrhagia نَزْفٌ رِئويّ
pneumoserothorax استِرْواحُ الصَّدْر المَصْليّ
pneumosilicosis تَصَوُّنُ الرِّئة ، السُّحارُ الرِّئويّ الصَّوّانيّ
pneumotherapy مُعالَجة أمراض الرِّئة ، المُعالَجة الهَوائيَّة
pneumothorax استِرْواحُ الصَّدْر
open ~ استِرْواح الصَّدْر المَفْتوح
tension ~ اِستِرواحُ الصَّدْرِ الضاغِط
pneumotomy شَقُّ الرِّئة
pneumotropism انحِيازٌ رِئويّ
pneumoventriculography تَصْويرُ البُطَيناتِ الغازيّ، رَسْم البُطَينات المُهَوّاة أو المستَرْوِحة
pneusis تَنَفُّس
P.O. = per os = by mouth بالفَمِ ، عَن طَريقِ الفَم
Po_2 , pO_2 = partial pressure of oxygen الضَّغْط الجُزئيّ للأُكسِجين
pock; pl. pox بَثْرة – بَثْرةُ الجُدَري
pocket جَيْب ، جُيَيْبَة
pod-, podo- سابِقة بمَعنى «قَدَم» أو «قَدَميّ»
podagra نِقْرِسُ القَدَم ، نِقْرِسُ إبهامِ القَدَم
podagrous = gouty نِقْرِسيّ
podalgia أَلَم القَدَم (منَ النِّقْرِس أو الرَّثْيَة)
podalic قَدَميّ
podarthritis التِهابُ مَفاصِلِ القَدَم
pododema أُوذيما القَدَم
podencephalus ذو دِماغٍ مُعَنَّق – مَسيخٌ حَميليّ
podiatrist خَبيرٌ بالأقدام ، مُعالِجُ الأقدام
podiatry مُعالَجة الأقدام ، مَبْحَث الأقدام
podium قَدَم
podobromidrosis صِنَّةٌ أو صُنانُ عَرَق الأقدام
pododynamometer مِقياسُ قُوَّة القَدَم
pododynia أَلَمُ الأقدام
podology مَبْحَثُ الأقدام
pogoniasis اِلْتِحاء ، ظُهورُ لِحْيةٍ في امرأة
pogonion لِحَيَّة ، النُّقْطة الأماميَّة في الذَّقَن
poikilo- سابِقة تَعني «مُتبَدِّل» ، «مُختَلِف» ، «بَكيل»
poikiloblast أُرومةٌ بَكيلة ، جَذعة غَريبةُ التشَكُّل
poikilocyte كُرَيرةٌ بَكيلة ، كُرَيَّةٌ حَمْراءُ غَريبةُ التشَكُّل

poikilocythemia = **poikilocytosis** تبَكُّلُ الكُرَيّات ـ التشَكُّل الغَريب للكُرَيّات الحُمْر
poikilodentosis تبَكُّل الأسنان . تبَقُّع الأسنان
poikiloderma تبَكُّلُ الجِلْد . حُؤولُ الجِلْد
poikiloploidy تبَدُّل الصِّبْغيّات
poikilotherm حَيوانٌ متبَدِّل الحَرارة
poikilothermal = **poikilothermic** مُتَغَيِّر أو متبَدِّل الحَرارة
poikilothermism, poikilothermy تبَدُّل الحَرارة · التكَيُّف لِلحَرارة المُتَغَيِّرة
point نُقطة · رَأس
boiling ~ نُقطة أو دَرَجة الغَلَيان
critical ~ النُّقْطة الحَرِجة
freezing ~ نُقطة التَجَمُّد أو الانجِماد
melting ~ نُقطة الانصِهار
pressure ~ نُقطة الضَّغْط
pointillage تَرْقيط . التَّدْليك بالأنامِل
poise بْواز ـ وَحْدةُ اللُّزوجة
poison سُمّ ، قَشَب ، رَجين ، ذِيفان
poisoning تسَمُّم ، تَسْميم . انسِمام
polar قُطْبيّ
polarimeter مِقْطاب ، مِقْياس الاستِقْطاب
polarimetry قِياسُ الاستِقْطاب
polariscope مِنْظار استِقْطابيّ
polariscopy التَّنْظير الاستِقْطابيّ
polarity قُطْبيّة ، تَقاطُب
polarization الاستِقْطاب
polarize يستَقْطِب
polarized cell الخَليّة المُستَقْطِبة
polarizer مُقَطِّب النُّور
pole قُطْب
poli; pl. of polus أقْطاب
policeman مِحْراك ، قَضيبُ تَحْريك أو تَقْليب
policlinic مُستَوصَف عُموميّ ، مُستَشفى بَلَديّ
poliencephalitis التِهابُ الدِّماغ السِّنْجابيّ
poliencephalomyelitis التِهابُ المادَّةِ السِّنجابيّة الشَّوكيّة والنُّخاعيّة
polio = **poliomyelitis** التِهابُ سِنجابيّةِ الدِّماغ ، التِهابُ النُّخاع السِّنجابيّ
polio- سابِقة تَدُلُّ على العَلاقة بـ «المادَّةِ السِّنجابيّة»
polioclastic مُدَمِّرُ (المادّة) السِّنجابيّة
polioencephalitis التِهابُ سِنجابيّة الدِّماغ
polioencephalomeningomyelitis التِهابُ سِنجابيّة الدِّماغ والنُّخاع والسَّحايا
polioencephalomyelitis التِهابُ سِنجابيّةِ الدِّماغ والنُّخاع
polioencephalopathy اعتِلالُ سِنجابيّة الدِّماغ
poliomyelencephalitis التِهابُ النُّخاعِ والدِّماغ السِّنجابيّ
poliomyelitis التِهابُ سِنجابيّة الدِّماغ . التِهابُ النُّخاع السِّنجابيّ
acute anterior ~ = infantile paralysis التِهابُ سِنجابيّةِ النُّخاع الأماميّةِ الحادّ ، شَلَل الأطفال
poliomyeloencephalitis التِهابُ سِنجابيّةِ الدِّماغ والنُّخاع
poliomyelopathy اعتِلالٌ شَوكيّ سِنْجابيّ
polioplasm الهَيُولى المُحَبَّبة ، برُوتوبلازم مُحَبَّب
poliosis الوَضَح ، الشَّيْب الباكِر
poliovirus حُمَة السِّنجابيّة ، حُمَةُ التِهابِ النُّخاع السِّنجابيّ
polishing صَقْل · صَقالة
politzerization البَلْزَرة ـ نَفْخُ الأُذُنِ الوُسطى بطَريقة بُولتزر
poll قَفا ، مُؤَخَّر الرأس
pollakidipsia كَثْرة التعَطُّش
pollakiuria = **pollakisuria** تَبْوال ، بُوال
pollen طَلْع ، غُبارُ الطَّلْع ، عِكْبِر ، لَقَح
pollenogenic طَلْعيُّ السَّبَب
pollenosis طُلاع ، حُمّى الطَّلْع
pollex إبهامُ اليَد
pollicization تَرْكيبُ إبهام ـ تَقْويمُ الإبهامِ جِراحيّاً
pollinosis طُلاع ، حُمّى الطَّلْع
pollodic = **panthodic** شَعّاع ـ مُنطَلِقٌ في مُختَلِف الاتّجاهات ، مُتَشَعِّعٌ عامّ
pollution تَلَوُّث ، تَلْويث · إمْناء

polocyte خَليَّة قُطبيَّة . حُبَيبة قُطبيَّة
poltophagy مَضْغٌ عَصيديّ ـ عَلْكُ الطَّعام جَيِّدًا
polus قُطْب ، أحَدُ طَرَفَي المِحوَر
poly- سابِقة بمَعنى «عَديد» أو «مُتَعَدِّد» أو «كَثير»
polyadenia, pseudoleukemia غُداد مُتَعَدِّد ، ابيضاضُ الدمِ الكاذِب
polyadenitis التِهابُ الغُدَد المتَعَدِّدة
polyadenomatosis تَكَثُّرُ الأورامِ الغُديَّة
polyadenopathy اعتِلالُ الغُدَد المُتعدِّدة
polyadenosis غُداد مُتَعَدِّد
polyadenous كَثيرُ الغُدَد ، مُتَعَلِّق بغُدَد مُتعدِّدة
polyandry تَعَدُّد الأزواج ، كَثْرة البُعول
polyangiitis التِهابُ الأوعية المُتَعَدِّد
polyarteritis التِهابُ الشَّرايين المُتعدِّد
polyarthric خاصٌّ بمَفاصِلَ عَديدة
polyarthritis التِهابٌ مَفصِليٌّ مُتَعَدِّد
acute rheumatic ~, ~ rheumatica acuta التِهابُ المَفاصِلِ الرَّثَويّ الحادّ
vertebral ~ التِهابُ مَفاصِلِ الفَقَرات
polyarticular كَثيرُ المَفاصِل
polyauxotroph المُستَغْذِياتُ المُنَمِّية ـ مُتَحَوِّلٌ يتَطَلَّب عَوامِلَ مُغذِّية مُتَعَدِّدة
polyavitaminosis داءُ نَقْصِ فيتاميناتٍ عَديدة
polybasic مُتَعَدِّد القاعِديَّة
polyblennia كَثْرة المُخاط
polycentric مُتَعَدِّدُ المَراكِز
polyceptor كَثيرُ التَقَبُّل ، مُتَعَدِّد التَقَبُّل
polychemotherapy المُعالَجةُ الكيميائيَّةُ المُتَنَوِّعة
polycholia غَزارةُ المِرَّة
polychondritis التِهابُ جُملةِ غَضاريف
polychondropathia = polychondropathy التِهابُ الغَضاريفِ المُتَعَدِّدة المُعاوِد
polychromasia, polychromatophilia تَعَدُّد الاصطِباغ
polychromatic كَثيرُ الألوان ، صَبُوغٌ بألوانٍ كَثيرة
polychromatophil = polychromatophilic مُتَعَدِّد الاصطِباغ ، صَبوغٌ بألوانٍ مُتَعَدِّدة
polychromatophilia تَعَدُّدُ الاصطِباغ ، أُلفةُ الاصطِباغ بصِباغاتٍ مُتَعَدِّدة
polychromatophilic مُتَعَدِّد الاصطِباغ
polychromatosis كَثْرةُ مُتَعَدِّدةِ الاصطِباغ
polychromemia تَكَثُّرُ صِبْغِ الدم
polychromophil = polychromatophil مُتَعَدِّد الاصطِباغ ، صَبوغٌ بألوانٍ مُتَعَدِّدة
polychromophilia تَعَدُّد الاصطِباغ
polychylia غَزارةُ الكَيْلوس ، فَرْطُ الكَيْلوس
polyclinic عِيادةٌ مُتَعدِّدةُ التَخَصُّص
polyclonia الارتِجاجيَّة المُتَعَدِّدة
polycoria تَعَدُّد الحَدَقات ، تَعَدُّد البآبِئ
polycrotic مُتَعَدِّدُ مَوجاتِ النَّبْضة
polycrotism تَعَدُّد مَوجاتِ النَّبْضة
polycyesis حَمْل مُتَعَدِّد ، حَبَل مُتَكَرِّر
polycystic مُتَعَدِّد الكِيسات ، كَثيرُ الأكياس
polycythemia كَثْرة الحُمْر ، كَثْرةُ كُرَيّاتِ الدمِ الحُمْر ، فَرْط الكُرَيّات الحُمْر
polydactylia العَنَش ، الزَّمَع ، تَعَدُّد الأصابع
polydactylism = polydactylia = polydactyly الزَّمَع ، العَنَش ، تعَدُّد الأصابِع
polydentia = polyodontia الثُّعَل . زِيادةُ الأسنان ، تَسَنُّن إضافيّ
polydipsia العُطاش ، الغَلَل ، شِدَّة العَطَش
polydontia كَثْرةُ الأسنان الإضافيَّة
polydysplasia خَلَلٌ نُمُوِّيٌّ مُتَعَدِّد
polyembryony تَعَدُّدُ الأجِنَّة
polyergic يعمَلُ بطَرائقَ مُتَعَدِّدة
polyesthesia تَعَدُّدُ إحساسِ اللَّمْس
polyesthetic مُتَعَلِّق بتَعَدُّد المَلْمَس
polyestrous مُتَعَدِّدُ الوَدَقان
polygalactia دِرَّة ، كَثْرة اللبَن
polyganglionic كَثيرُ العُقَد
polygenic مُتَعَدِّدُ المُوَرِّثات ، كَثيرُ الجينات
polyglandular مُتَعَلِّق بغُدَد كَثيرة
polygnathus كَثيرُ الفُكوك ـ مِسخٌ ذو تَوأمٍ طُفَيليّ فَكِّيّ
polygraph مِخْطاط مُتَعَدِّد ، مُخَطِّط دَوافِعَ مُتَعَدِّدة
polygyria كَثْرةُ التَّلافيف أو الأَضْواج

polyhedral كَثيرُ أو مُتَعَدِّد السُّطوح
polyhidrosis غَزارةُ العَرَق · الحُمّى الدُّخنيَّة
polyhydramnios زِيادةُ النُّخط ، كَثرةُ السابِياء
polyhydruria بُوالٌ مَذيق ، فَرْطُ مَذْق البَول
polyhypermenorrhea طَمْث مُتكَرِّر غَزير
polyhypomenorrhea طَمْث مُتكَرِّر شَحيح
polyidrosis = polyhidrosis كَثْرة العَرَق
polyinfection إنتانٌ مُتعَدِّد
polyleptic كَثيرُ النَّوبات
polymastia = polymazia تَعَدُّد الأثداء
polymelia تَعَدُّد الأطراف ، تَعَدُّد النِّهايات
polymelus مُتَعَدِّد الأطراف ـ مِسْخ
polymenorrhea = polymenia
تَعَدُّد الطَّمْث ، تَواتُر الحَيْض
polymer = polymerid مَكْثور ، بُوليمَر ،
مُضاعَف الأصْل ـ مُرَكَّب كِيميائيّ
polymeria تَعَدُّد الأعضاء
polymeric مَكْثوريّ ، مُضاعَفُ الأصل ، مُبَلْمَر
polymerization كَوْثَرة ، بَلْمَرة
polymerize يَكَوْثِرُ ، يُضاعِفُ الأصل ، يُبَلْمِر
polymicrobial, polymicrobic
كَثيرُ المِكروبات
polymicrolipomatosis انتِشارُ الشُّحام ـ
كَثْرةُ الأورام الدُّهنيَّة الصَّغيرة تحتَ الجِلْد
polymorph كُرَيضة مُفَصَّصة النَّوى
polymorphism التَعَدُّد الشَّكليّ ـ تَعَدُّدُ الشَّكلِ
البِلَّوريّ ، تَعَدُّد البِلَّوريَّة ، تَعَدُّد الشَّكل
polymorphocellular ذو خَلايا كَثيرةِ الأشكال
polymorphonuclear مُفَصَّصةُ النَّوى ، كُرَيَّة
بَيضاء مُفَصَّصة النَّوى
polymyalgia أَلَمُ عَضَلاتٍ مُتعَدِّدة
polymyoclonus رَمَع العَضَلات ، ارتِجاجٌ عَضَليٌّ
دِفْقي · تَعَدُّد الارتِجاجات
polymyopathy اعتِلالُ عَضَلاتٍ مُتعَدِّدة
polymyositis الالتِهابُ العَضَليّ المُتعَدِّد
polymyxin بُوليمِكسين ـ مُضادٌّ حَيَويّ
polynesic كَثيرُ البُؤَر ، كَثيرُ الجُزُر
polyneural = polyneuric كَثيرُ الأعصاب
polyneuralgia أَلَمُ أعصابٍ عَديدة
polyneuritis التِهابُ الأعصاب المُتعَدِّدة
polyneuropathy اعتِلالُ أعصابٍ عَديدة
polyneuroradiculitis التِهابُ جُذورِ
أعصابٍ عَديدة
polynuclear مُتَعَدِّدُ النَّوى
polynucleated = polynuclear
مُتَعَدِّد أو مُتَعَدِّدة النَّوى ، كَثيرُ النَّوى
polynucleolar مُتَعَدِّد النُّوَيّات ، كَثيرُ النُّوَيّات
polynucleotide عَديدُ النُّوَويد
polyodontia الثَّعَل ، تَسَنُّن إضافيّ
polyoma وَرَم مُتَعَدِّد ـ وَرَمٌ حُمَويّ سَرَطانيّ
مُتَعَدِّدُ العائل
polyonychia ازدِيادُ الأظافِر ، أظافِرُ ازدِياديَّة
polyopia = polyopsia = polyopy
تَعَدُّد المَرْئيّات ، الرُّؤيةُ المُتعَدِّدة
polyorchis مُتَعَدِّدُ الخُصْيات
polyorchism = polyorchidism
تَعَدُّدُ الخُصْيات
polyostotic مُتَعَلِّقٌ بعِظامٍ مُتعَدِّدة
polyotia تَعَدُّدُ الآذان
polyovulatory مُتَعَدِّد الإباضة
polyp سَليلةٌ (مُخاطيَّة) ، بُوليب ، مُرَجَّل
fibrinous ~ سَليلةٌ لِيفينيَّة
hydatid ~ سَليلةٌ عُداريَّة
polypapilloma تَعَدُّد الأورام الحُلَيميَّة
polyparesis الشَّلَل العامّ ، العُتاهُ الشَّلَليّ
polypathia تَعَدُّدُ العِلَل أو الأمراض
polypectomy استِئْصالُ السَّليلة ، قَطْعُ المُرَجَّل
polyperiostitis التِهابُ السِّمْحاق
polyphagia النَّهَم ، الشَّرَه
polyphalangism = polyphalangia
زِيادةُ عَدَدِ السُّلامَيات
polypharmacy استِعمالُ عِدَّة أدويةٍ مَعاً ،
كَثْرة الأدوية
polyphobia الرَّهْبة المُتعَدِّدة ، تَعَدُّد الرُّهَب
polyphrasia ثَرْثَرة ، لَغْوُ الكَلام أو كَثْرَتُه
polyphyodont مُتَعَدِّد الإثغار
polypiform مُرَجَّليُّ الشَّكل ، سَليليُّ الشَّكل
polyplast = polyplastic مُتَعَدِّدُ التَّراكيب

polyplegia شَلَلُ عَضَلاتٍ مُتَعَدِّدة
polyploid مُتَعَدِّد الصِّيغة الصِّبغيَّة
polyploidy تَعَدُّدُ الصِّيغة الصِّبغيَّة
polypnea = **polypnoea** سُرْعة التَنَفُّس ، البُهْر ، وُشْكُ التَنَفُّس أو تَواتُره
polypodia كَثْرة الأقدام ـ وُجودُ أقدامٍ إضافيَّة
polypoid سَليلانيّ ، مُرَجَّلانيّ ، شِبْه المُرَجَّل
polyporous كَثيرُ المَسام
polyposia كَثْرةُ شُرْب السَّوائل
polyposis داءُ السَّليلات ، الداءُ السَّليليّ أو المُرَجَّليّ ـ الداءُ البُوليبيّ
familial ~ داءُ السَّليلات الأُسَريّ
polypous بُوليبيّ ، سَليليّ
polypus = **polyp** بُوليب ، مُرَجَّل
polyradiculitis التِهابُ جُذورِ الأعصاب
polyribosome عَديدُ الرِّيباسات
polyrrhea الدُّرَّة ، زِيادةُ إفرازٍ سائليّ
polysaccharide عَديدُ السُّكَّريد
polyscelia زِيادةُ الأرجُل
polyserositis التِهابُ المَصْليّات ، التِهابُ الأغشيةِ المَصْليَّة الشامِل ، مُصالة عُموميَّة
polysialia زُوال ، فَيَضان اللُّعاب
polysinusitis التِهابُ جُيوبٍ كَثيرة
polysome = **polyribosome** عَديدُ الرِّيباسات
polysomia تَعَدُّد الأبدان
polysomus مُتَعَدِّدُ الأبدان ـ مَسيخ
polysomy كَثْرة الصِّبغيّات
polyspermia كَثْرة المَنِيّ ، كَثْرةُ الإلقاحِ بحُيَيّات مَنَويَّة
polyspermy = **polyspermia** كَثْرة المَنِيّ · الإلقاحُ بعِدَّة حُيَيّات مَنَويَّة
polystichia تَعَدُّدُ صُفوفِ الأهداب
polysuspensoid مُعَلَّق كَثيرُ الجُزَيْئات
polysynovitis التِهابُ الزَّليليّات
polytendinitis التِهابُ أوتارٍ عَديدة
polytene مُتَعَدِّد الأشرِطة
polythelia تَعَدُّد الحَلَمات
polytocous مُحْوِلَة – تَلِدُ أجِنَّةً مُتَعَدِّدةً بالمَرَّة الواحِدة ، نَثُور

polytrichia = **polytrichosis** الزَّبَب ، الشَّعرانيَّة ، الهَلَب ، غَزارةُ الشَّعْر
polytrophia = **polytrophy** زِيادةُ التَّغْذية
polyunguia = **polyonychia** تَعَدُّد الأظافِر
polyuria بُوال
polyvalent مُتَعَدِّد التَّكافؤ
pomade مَرْهَم
pompholyx نُفوغ ، فُقاعُ الأيدي والأقدام
pomum تُفّاحة
~ adami = Adam's apple ~ القَرْدَحة ، جَوزةُ الحَنْجَرة ـ تُفّاحةُ آدم
ponograph مِقياسُ الألَم ، مُسَجِّل الوَجَع
ponopalmosis خَفَقانُ الإجهاد
pons; pl. pontes جِسْر – ج· جُسُور
~ cerebelli, ~ varolii جِسر المُخَيخ ، جِسْرُ ڤارُولي
pontic جِسْرٌ سِنِّيّ – جِسرٌ بَدَلَ سِنّ
ponticular جُسَيْريّ
ponticulus, propons الجُسَير
pontine = **pontile** جِسْريّ ـ مُتَعَلِّق بجِسْرِ ڤارُولي
pontobulbia تَوَهُّد ـ تَكَهُّفُ الجِسر والنُّخاعِ المُستَطيل
pontocerebellar جِسْريّ مُخَيخيّ
pool جَميعة · تَجَمُّع · يُجَمِّع
metabolic ~ الجَميعةُ الأيضيَّة أو الاستِقلابيَّة
poples المأبِض ، الخِنْب ، باطِنُ الرُّكْبة
popliteal مأبِضيّ
popliteus (muscle) العَضَلة المأبِضيَّة
poppy خَشْخاش
population سُكّان · جَمْهَرة
populous مَعْمُور
poradenitis = **poradenia** التِهابُ الغُدَدِ ذو المَناتِح ، الالتِهابُ الغُدِّيّ النَّتْحيّ
poradenolymphitis الالتِهابُ الغُدِّيّ اللِّمفاويّ النَّتْحيّ
porcelain بُورْسِلاين ، الفُغْفُوري
pore; pl. pores مَسَمّ ، مَسامة ، مَنْتَح
porencephalia تَثَقُّبُ الدِّماغ ، تَوَهُّد الدِّماغ

porencephalic = **porencephalous** مُنَقَّبُ الدِّماغ ،(دِماغٌ)ذو مَناتِح

porencephalitis التِهابُ الدِّماغ المُنَقَّب

porencephaly = **porencephalia** تَنَقُّب الدِّماغ ، توَهُّد الدِّماغ ، تفَجِّي الدِّماغ

porocele فَتْق جابِيء – صَفَنيّ

porocephaliasis = **porocephalosis** الدَّوَدُ بمَسامِّيّاتِ الرأس

porokeratosis تقَرُّن الجِلْد الثقَنيّ

poroma ثَفَن ، جُسْأة • تصَلُّب التِهابيّ

porosis توَهُّد ، تكَهُّف • جُسْء ، شَثَن

porosity مَساميَّة ، سَميميَّة

porotomy شَقُّ المَبال

porous سَميم ، ذو مَسامّ أو مَناتِح

porphyria = **porphyrism** بِرْفيريَّة ، داءُ الفِرْفِيرين – خَلَلٌ في أيْض الفِرْفِرين

porphyrin فِرْفيرين – بِرْفِرين

porphyrinogen مُوَلِّد البِرفِرين

porphyrinuria بِيلة بِرفيرينيَّة

porphyrization بَرْفَرة ، رَهْك – سَحْقٌ في مِضْحَن سُمّاقيّ أو بِرفيريّ

porphyruria = **porphyrinuria** بِيلة بِرفيرينيَّة ، بِيلة بُورفيرينيَّة

porrigo سَعْفة ، قُراع

porta بابٌ

~ **hepatis** باب الكَبِد ، نَفيرُ الكَبِد

portacaval بابيّ أجْوَفيّ

portal بابيّ ، مُتَعلِّق ببابِ الكَبِد

~ **vein** الوَريدُ البابيّ

porte-aiguille ماسِكةُ الإبْرة ، حامِلةُ الإبْرة

porte-noeud مِرْوَد العُقْدة

portio = **portion** قِسْم ، جُزْء

~ **vaginalis cervicis** القِسْمُ المَهْبِليُّ لِعُنُق الرَّحِم

portogram الرَّسْم البابيّ – رَسْمٌ شُعاعيّ لِلوَريد البابيّ

portography تَصْويرُ الوَريد البابيّ – شُعاعيّاً

portovenography تَصْويرُ الوَريد البابيّ

porus مَسَمّ ، مَنْتَح ، مَنْفَذ ، صِماخ

~ **acusticus externus** المَسَمُّ السَّمْعيّ الظاهِر ، صِماخُ الأذُن الظاهِر

~ **acusticus internus** المَسَمّ السَّمْعيّ الباطِن

~ **opticus** المَسَمُّ العَينيّ – لِعُبورِ العَصَبِ البَصَريّ

position وَضْع • مَوضِع

decubitus ~ وَضْع استِلْقائيّ

genucubital ~ الوَضْع الرُّكْبيّ المِرْفَقيّ

knee-chest ~ وَضْع التَّجْبِية ، إقْعاء

lithotomy ~, **dorsosacral** ~ وَضْع الانسِداح ، إنْسِداح

obstetrical ~ وَضْع التَّوليد ، الوَضْعُ القِياليّ

supine ~ انبِطاح ، وَضْعُ استِلْقاء

positive إيجابيّ ، مُوجَب

positron إلِكترُون إيجابيّ ، كُهَيْربٌ طَليق

posology مَبْحَث مَقاديرِ الأدوية • نِظامُ المَقاديرِ العِلاجيَّة

post- سابِقة بمَعنى «بَعْد» أو «عَقِب» أو «خَلْف»

postaccessual عَقِبَ الاشتِداد

postacetabular خَلْفَ الحُقّ

postadolescence بَعْدَ اليَفَع

postanal خَلْفَ الشَّرَج

postapoplectic عَقِبَ السَّكْتة

postbrachial خَلْفَ الذِّراع – على السَّطْحِ الخَلْفيّ

postcava الوَريدُ الأجْوَف السُّفْليّ

postcentral خَلْف مَركَزيّ

postcibal بعدَ الأكْل – حادِثٌ عَقِبَ الأكْل

postclimacteric عَقِبَ سِنّ الإياس

postcoital عَقِبَ الجِماع

postcornu القَرْنُ الخَلْفيّ – في البُطَين الجانِبيّ

postdiastolic عَقِب الانبِساط

postdicrotic بَعْدَ مَوجةِ النَّبْض

postdiphtheric = **postdiphtheritic** عَقِبَ الخُناق ، عَقِب الدِّفْتيريا

postencephalitic عَقِبَ التِهابِ الدِّماغ

postencephalitis الحالةُ بعدَ التِهابِ الدِّماغ

postepileptic بعدَ الصَّرْع ، عَقِبَ الصَّرْعة

posterior خَلْفيّ ، خَلْف
postero- سابِقة بمَعنى «خَلْف» أو «خَلْفيّ»
posteroexternal خَلْفيّ وَحْشيّ
posterolateral خَلْفيّ جانِبيّ
posterosuperior خَلْفيّ عُلْويّ
postesophageal خَلْفَ المَريء
postfebrile عَقِبَ الحُمَّى ، بعدَ الحُمَّى
postganglionic خَلْفَ العُقْدة ، بَعْد عُقْديّ
postgrippal عَقِبَ الأنفلُوَنْزا
posthemiplegic عَقِبَ الفالِج ، بعدَ الفالِج
posthemorrhagic بعدَ النَّزْف ، عَقِبَ النَّزْف
posthetomy, circumcision خِتانة ، التَّطْهير
posthioplasty رَأْبُ القُلْفة
posthitis التِهابُ القُلْفة
postholith حَصاةُ القُلْفة
posthumous عَقِبَ الوَفاة • دَبير – مَولودٌ بعدَ وَفاةِ أبيه
posthyoid خَلْفَ العَظْمِ اللاميّ
postictal عَقِبَ نَشْبة
posticus = posterior خَلْف
postinfluenzal بعدَ النَّزْلة الوافِدة ، عَقِبَ الأنفلُوَنْزا
postmastoid خَلْف الخُشّاء
postmature مُجاوِزُ التَّمام
postmaturity الإجرار . تَجاوُزُ التَّمام
postmediastinal وَراءَ الحَيْزوم
postmediastinum الحَيْزومُ الخَلْفيّ
postmenopausal بعدَ الإياس
postminimus الخِنْصَر الإضافيّة
postmortal ما بعدَ المَوت
post mortem عَقِبَ المَوت . ما بعدَ المَوت
postnaris المَنْخِر الخَلْفيّ
postnasal خَلْفَ الأنْف
postnatal بَعْدَ الوِلادة
postnecrotic بعدَ النَّخَر
postoperative عَقِبَ الجراحة
postoral خَلْفَ الفَم
postorbital خَلْفَ الحَجاج
postpalatine خَلْفَ الحَنَك
postparalytic عَقِبَ الشَّلَل ، بعدَ الفالِج
post partum بَعْدَ الوَضْع ، عَقِب الوِلادة
postpartum حادِثٌ بعدَ الوِلادة
postpharyngeal خَلْفَ البُلْعوم
postprandial بعدَ الطَّعام
postpuberty = postpubescence عَقِبَ البُلوغ
postsacral خَلْفَ العَجُز
postsynaptic بعدَ المَشْبَك
post-traumatic تِلْوَ الرَّض ، عَقِبَ الإصابة
post-tussis بعدَ السُّعال
postulate مَفْروضة ، افتِراض • يفتَرِضُ
postural وَضْعيّ
posture وَضْعة ، وَضْع ، حالة
postuterine خَلْف الرَّحِم
postvaccinal بعدَ اللَّقاح ، ما بعدَ التَّلْقيح
postzygotic عَقِب الاقتِران
potable شَرُوب ، يُشْرَب ، صالِح للشُّرب ، سائِغ
potamophobia رَهْبة الأنهُر
potash قِلْيُ البوتاس – كَرْبوناتُ البُوتاسيوم
potassemia بُوتاسِمِّيَة ، دَمٌ بوتاسيّ
potassic بُوتاسيّ
potency قُدرة ، فَعّالية ، قُوّة ، صَوْلة
potentia = power قُدْرة ، قُوّة ، جُهْد
potential كامِن ، مَكْنون • كامِنيّة ، الجُهْد (الكَهْرَبيّ) • وُسْع
potentialization, potentiation الكامِنيّة ، الكُمُونيّة
potentiometer المِفْرَق – مِقياسُ فَرْقِ الجُهْد الكَهرَبائيّ
potion جُرْعة ، شُرْبة • شَراب
Pott's disease داءُ بُوت – سُلُّ العَمُود الفِقَريّ
pouch جَيْب ، جَيْبة ، جِراب
paravesical ~ جَيْبٌ حولَ المَثانة
poudrage ذَرّ – رَشُّ المَسْحوق والذَّرُور
poultice كِمادة ، لَبْخة ، لَزْقة
pound بَوْنْد ، ٤٥٣،٥٩٢ غرام • يَخْفِقُ (القَلْبُ) بشِدَّة
powder ذَرُور ، مَسْحوق

effervescent ~ ذَرورٌ فَوّار
power قُدْرة ، قُوَّة
pox طَفْح ، جُدَر · سِفْلِس
poxvirus الحُمَة الجُدَرِيَّة ، حُمَةُ الطَّفْحِ الراشِحة
ppm = parts per million جُزْء في المِلْيون
practice مُمارَسة · تَعاطي الطِّب
practitioner مُمارِس ، طَبيبٌ مُمارِس
general ~ مُمارِس عامّ ، طَبيبٌ عامّ أو عُموميّ
prae-, pre- بادِئة بمَعْنى «سابِق» ، «قَبْل»
pragmatagnosia عَدَمُ تَمْييز المَرْئيّات
pragmatamnesia انتِساءُ المَرْئيّات
pragmatism الواقِعيَّة ، مَذْهَب العَمَليَّة
prandial أُكْليّ ، وَجْبيّ
praxiology عِلْم السُّلوك ، مَبْحَث السُّلوك
pre- سابِقة بمَعْنى «قَبْل» أو «سابِقٌ لِ»
preagonal = preagonic قبلَ الاحتِضار
preanal أمامَ الشَّرَج
preanesthesia مُقَدِّمة التَّخْدير ، تَبْنيج بَدْئيّ
preantiseptic قبلَ استِعمالِ المُطَهِّرات
preauricular أمامَ الأُذُن
preaxial أمامَ المِحوَر
precancerous قبلَ التَسَرْطُن ، سابِقُ السَّرَطان ، مُحتَمَل التَسَرْطُن
precarcinomatous سابِقُ التَسَرْطُن
precardiac أمامَ القَلْب
precava الوَريدُ الأَجْوَف العُلْويّ
precipitant مُرَسِّب
precipitate يُرَسِّب · راسِب ، مُتَرَسِّب ، رُسابة · رَكْب ، عاجِل
~ labor وِلادة عاجِلة ، الوِلادة الرَّكْبة
precipitation تَرَسُّب ، تَرْسيب
precipitin مُرَسِّبة ، مُرَسِّب
precipitinogen = precipitogen مُسْتَرْسِب ، حافِزُ تَكَوُّنِ المُرَسِّبة
precipitinoid = precipitoid نَظيرُ المُرَسِّبة ، مُرَسِّبانيّ · مُرَسِّبة مُعطَّلة
precipitophore ناقِلُ المُرَسِّبة ، المُرَسِّب
preclinical قبلَ السَّريريّ
precocious مُبْتَسِر ، مُبَكِّر ، باكِر ، باسِر
precocity ابتِسار ، بُكُور ، تَبْكير ، إبْكار
precognition استِباقُ الحَوادِث ، إدراكٌ مُسَبَّق
preconscious خارِجَ الإدراك ، قبلَ الشُّعور
preconvulsive قبلَ الاختِلاج ، سابِقٌ للتَشَنُّج
precordia = precordium أمامَ القَلْب
precordial بَرْكيّ ، كائنٌ أمامَ القَلْب
precordium البَرْك ، الناحيةُ أمامَ القَلْب
precornu القَرْنُ الأماميّ ـ لبُطَين الدِّماغ الجانِبيّ
precuneus الطَّلَل ، الوَتِدُ الأماميّ ـ تَلْفيفٌ في الفَصّ الجِداريّ
precursor طَليعة · نَذير ، عَلامة سابِقة
predecessor سَلَف
predentin(e) سَليفُ العاج ، طَليعةُ العاج
prediabetes مُقَدِّمة السُّكَّري ، طَليعةُ الدِّيابيطِس
prediastole طَليعةُ الانبِساط ، ما قبلَ الانبِساط
predicrotic طَليعةُ النَّبْض المُتَرادِف
predigestion هَضْمٌ سابِق
predisposition تأهُّب ، استِعداد ، نَحيزة
predormitium = predormitum ما قَبْلَ النَّوم ، طَليعةُ النَّوم أو سابِقةُ النَّوم
preeclampsia مُقَدِّمة الارتِعاج ، طَليعةُ الارتِعاج
preeruptive قبلَ الطَّفْح ، سابِقُ الطَّفْح
preformation خِلْقة أزَليَّة ، تَكْوينٌ سابِق
prefrontal مُقَدَّم (الفَصّ) الجَبْهيّ ، قبلَ الجَبْهيّ · مَرْكَز العَظْم الغِرباليّ
preganglionic قبلَ العُقْدة
pregenital ما قبلَ سِنّ التناسُل
pregnancy الحَبَل ، الحَمْل
angular ~ حَبَلٌ زاويّ
ectopic or extrauterine ~ حَبَل مُنتَبِذ أو هاجِرٌ أو حَمْلٌ خارِجَ الرَّحِم
molar ~ حَبَلٌ مَشُوم أو مَشيم
multiple ~ الإتْآم ، الحَمْل المُتَعَدِّد
phantom ~ حَبَلٌ وَهْميّ أو تَخَيُّليّ
tubal ~ حَبَل بُوقيّ
pregnant حُبْلَى ، حامِل
pregravidic سابِقُ الحَمْل
prehemiplegic سابِقُ الفالِج

prehensile إطْباقيّ ، قابِض ، صالِح لِلَّقْط
prehension الإطباق ، الالتِقاط أو القَبْض
preictal قبلَ النَّشْبة
preimmunization تَمْنيع صُنْعيّ باكِر
prelacrimal أمامَ كِيسِ الدَّمْع
preleukemia مُقدِّمة الابْيِضاض
premalignant قَبْلَ الخُبْث ، سابِقُ التَسَرْطُن
premature خَديج • مُبْتَسَر ، مُبَكِّر
~ labor الإخداج ، الوِلادةُ الخَديجةُ أو الوِلادةُ المُبتَسَرة
prematurity خِداج ، ابتِسار
premaxilla الفَقْم – العَظْم الفَكّيّ المتوسِّط
premaxillary أمامَ الفَكِّ العُلويّ ، قبلَ الفَقْم • عَظْم القَواطِع
premedication المُعالَجة الإعداديّة – قبلَ التَّبْنيج بخاصَّة
premenarchal سابِقُ الحَيْض • قبلَ الحَيْض
premenstrual سابِقُ الحَيْض ، سابِقُ الطَّمْث
premenstruum قبلَ الطَّمْث ،ماقَبْل الحَيْض
premolar ضاحِكة ، ناجِذة ، الطاحِنُ الأماميّ • أمامَ الطَّواحِن
premonition إنذارٌ مُسبَق • هاجِس
premorbid قبلَ المَرَض
premunition مَناعة نِسبيَّة ، مَناعةٌ مُرافِقةٌ أو مُصاحِبة للإصابة
premunitive مُمَنِّعٌ نِسبيّاً
premyelocyte سَليفةُ النِّقْويَّة
prenarcosis تَخْدير أوَّليّ ، تَبْنيجٌ تَمْهيديّ
prenatal قبلَ الوِلادة
preneoplastic قبلَ ظُهورِ الوَرَم
preoperative قبلَ الجِراحة
preoptic أمامَ الفُصوص البَصَريَّة
preoral أمامَ الفَم
prepalatal أمامَ الحَنَك
preparalytic سابِقُ الشَّلَل ، طَليعةُ الشَّلَل
preparation تَحْضير • مُحَضَّر ، مُسْتَحْضَر
prepatellar أمامَ الداغِصة ، أمامَ الرَّضَفة
preperception استِباق الاستِدْراك
preponderance أرجَحيَّة ، رُجْحان
prepotent ذاتَ القوَّة السائِدة ، سائِد
prepuberty = prepubescence يَفَع ، قبلَ البُلوغ
prepuce = preputium القُلْفة ، الغُرْلة
preputial قُلفيّ
preputiotomy بَضْعُ القُلْفة ، شَقُّ القُلْفة
preputium قُلْفة ، قُلْفةُ القَضيب
~ clitoridis قُلْفة البَظْر ، عُذْرة
prepyloric قبلَ البَوّاب ، مُقَدَّم البَوّاب
prerenal أمامَ الكُلْوة
prereproductive قبلَ البُلوغ
preretinal أمامَ الشَبَكيَّة
presby-, presbyo- سابِقة بمَعنى «شَيْخوخيّ»
presbyacusia = presbycusis وَقْر الشَّيخوخة ، السَّمْعُ الشَّيخوخيّ
presbyatrics, presbyatry = geriatrics مُعالَجة الشَّيخوخة ، طِبُّ الشَّيخوخة
presbycardia قُلاب شَيْخوخيّ
presbycusis وَقْرُ الشَّيخوخة
presbyope شايِخُ النَّظَر ، مُصابٌ بطُولِ النَّظَر
presbyophrenia عَقْليَّةُ الشَّيخوخة ، السَّبَه
presbyopia = hyperopia قَدَع ، طُولُ النَّظَر الشَّيخوخيّ ، قُصُوّ البَصَر ، الطَّرَح
prescribe يَصِفُ (عِلاجاً) ، يَكتُبُ وَصْفةً
prescription وَصْفة (دوائيَّة) ، وَصْفة طِبِّيَّة
presenility صُتومة ، شَيخوخة مُبْتَسَرة
presentation جَيْئة ، مَجيء • إهداء ، تَقْديم
breech ~ مَجيءٌ مَقْعَديّ ، جَيْئة المَقْعَدة
cephalic ~, head ~ مَجيءٌ رَأسيّ
face ~ مَجيءٌ وَجْهيّ
transverse ~ مَجيءٌ مُستَعرِض
vertex ~ مَجيءٌ رَأسيّ قِمّيّ
preservative حافِظ • صائِن
presphenoid مُقَدَّم العَظْم الوَتَديّ
presphygmic قبلَ ضَرْبةِ النَّبْض
prespinal أمامَ الصُّلْب
press يَضْغَط • مِضْغَط
pressometer مِقياسُ الضَّغْط
pressor رافِعُ الضَّغْط – رافِعُ ضَغْطِ الدم

pressoreceptive = pressosensitive حَسّاس للضَّغط
pressoreceptor مُستقبلةُ الضَّغط ، مُتَقَبِّلةُ الضَّغط
pressure ضَغْطٌ
arterial ~ الضَّغط الشِّرياني
atmospheric ~ الضغطُ الجَوِّيّ
blood ~ ضَغْطُ الدم
capillary ~ الضَّغطُ الشَّعيريّ
critical ~ الضغطُ الحَرِج
diastolic ~ الضغطُ الانبِساطيّ أو الاستِرْخائيّ
intracranial ~ الضغطُ القِحْفيّ
intraocular ~ الضغطُ المُقْلي
osmotic ~ الضغطُ التناضُحي
partial ~ الضغطُ الجُزْئي
pulse ~ الضغطُ النَّبْضي ـ الفَرْقُ بينَ الضغطَيْن الانقِباضي والانبِساطي
systolic ~ الضَّغْطُ الانقِباضيّ
presternum = manubrium sterni رَأسُ القَصّ ، أمامَ القَصّ ـ القِطعةُ العُليا للقَصّ
presumptive افتِراضيّ ، ظَنّيّ
presuppurative قبلَ التَقَيُّح
presynaptic قبلَ المَشْبَك
presystole قُبَيلَ الانقِباض . طَليعةُ الانقِباض
presystolic ما قُبَيْل الانقِباض
prethyroideal أمامَ الدَّرَقيّة
pretympanic قبلَ الطَّبْلة
prevalence الانتِشار ـ عَدَدُ الحالاتِ منَ المَرَض في وقتٍ وزمانٍ مُحدَّدَيْن
prevention مَنع ، وِقاية
preventive واقٍ · وِقائيّ ، مانِع
~ medicine الطِّبُّ الوِقائيّ
preventorium دارُ الوِقاية ، مَركز للوِقاية
prevertebral أمامَ الفَقرة ، أمام الفَقار
prevesical أمامَ المَثانة
previable قَبل عَيُوشيّ ـ قَبْلَ أن يُصبِحَ الحَميلُ عَيُوشاً
prezygotic قَبْلَ الزَّيجِيَّة ، قبلَ التَّلْقيح
priapism قَساحة ، نُعوظٌ مُستَمِرّ
priapitis التِهابُ القَضيب
priapus = the penis القَضيب
primary أوَّليّ ، رَئيسيّ ، ابتِدائيّ
primate أوَّل
Primates الرَّئيسات ـ ذَواتُ الثَّدْي الرَّئيسيَّة
primer تَمْهيديَّة ـ مادَّة بِطانيَّة أو تَمْهيديَّة
primigravida اِمرأة خَرُوس
primipara بِكْريَّة ، أوَّليَّة الوِلادة ، الجَليلة
primiparity الحالةُ البِكْريَّة ، بُكوريَّة
primiparous بِكْر ، وضَعَت مَرَّة · خَرُوس ، حامِلٌ للمَرَّة الأولى
primitive بُدائيّ ، أصْليّ
primordial بَدْئيّ ، أوَّليّ
primordium الفِطَحْل ، البَدْء ، بَدْءُ الأصْل
princeps = principal أوَّليّ ، أصْليّ
principle مَبْدأ ، جَوْهَر ، عامِل
active ~ الجَوهَر الفَعّال
antianemia ~ الجَوهَرُ المُضادّ لفَقْر الدم
ultimate ~ عامِل نِهائيّ
prism = prisma مَنْشور ، مَوْشور
prismatic مَوْشوريّ ، مَنْشوريّ
prismoid مَوْشورانيّ ، نَظيرُ المَوشور
pro- سابِقة بمَعنى «قَبْل» أو «أمام» أو «بَدْء» أو «سَليف»
proactivator نَذيرُ المُنَشِّط
proal مُتَّجِه للأمام ، مُتَحَرِّك للأمام
proband الشاهِدُ الأصليّ أو الأوَّل ـ لِاعتِلالٍ وِراثيّ
probang مِجَسُّ البُلْعوم ، مِسْبارُ الحَلْق
probe مِسْبار ، مِحْجاج ، مِجَسّ
blunt ~ مِسْبارٌ كالّ
probing سَبْر
proboscis مِمَصّ ، خُرْطوم · (زَلُّومة)
procaine بْرُوكائين ـ مُخَدِّر مَوضِعي
procarbazine بْرُوكَرْبازين ـ عَقّارٌ كابِتٌ لنُمُوّ الخَلايا السَرَطانيَّة
procatarctic مُؤَهِّب
procatarxis تأَهُّب · عامِل مُؤَهِّب
procedure إجراء ، طَريقة ، خُطَّة
procelous مُقَعَّرُ الوَجْه الأماميّ
procerus شَخْت ، قَضيف ـ طَويلٌ نَحيف

process ناتِىء ، سِنْسِنة ، شاخِصة • طَرِيقة
coracoid ~ الناتِىءُ الغُرابي
dental or alveolar ~ الناتِىءُ السِّنّيُّ أو الدُّرْدُرِيّ أو السِّنْخِيّ
lateral ~ of malleus الناتِىءُ الوَحْشِيُّ للمِطرَقة
spinous ~es النَّواتِىءُ الفِقَرِيَّة
styloid ~ الشاخِصة الإبرِيَّة ، الناتِىءُ الإبْرِيّ
xyphoid ~ الناتِىءُ الخِنْجَرِيّ ، الرُّهابة
processus = **process** ناتِىء ، نُتُوء ، شاخِصة
procheilon البُظارة ، الخُنْعُبَة _ الشامِخة في وَسَط الشَّفة العُليا
prochondral سابِقُ تَكْوين الغُضْروف
prochordal أمامَ الحَبْل الظَّهْرِيّ
procidentia = **prolapsus** هُبوط ، تَدَلٍّ
proconceptive مُسَهِّل الحَمْل
procreation إنْسال ، إيلاد ، إنتاجُ الخَلَف
proctalgia أَلَمُ المُسْتَقيم
proctatresia رَتَقُ الشَّرَج ، عَدَم انثِقاب الشَّرَج
proctectasia تَوسُّع المُستَقيم ، تَمدُّد الشَّرَج
proctectomy استِئصالُ المُستَقيم ، قَطْع المُستَقيم
proctencleisis ضِيقُ المُستَقيم
procteurynter مُوَسِّع المُستَقيم ، مِفْأَمُ الشَّرَج
proctitis التِهابُ المُستَقيم
proct(o)- سابِقةٌ بمعنى «مُستَقيمي» أو «مُستَقيم»
proctocele سُقوطُ المُستَقيم ، فَتْقُ المُستَقيم
proctoclysis تَقْطيرٌ شَرَجيّ ، تَسْيِيل مُستَقيميّ
proctocolectomy خَزْعُ المُستَقيم والقُولون
proctocolitis التِهابُ المُستَقيم والقُولون
proctocolonoscopy تَنْظير المُستَقيم والقُولون
proctocolpoplasty رَأْبٌ مُستَقيميّ مَهْبِليّ
proctocystoplasty رَأب مُستَقيميّ مَثانيّ
proctocystotomy بَضْع المُستَقيم والمَثانة
proctodaeum = **proctodeum**
الشَّرْم المُتقَدِّم ، الشَّرَج الأَوَّليّ أو الأصليّ
proctodynia أَلَم الشَّرَج
proctologist خَبيرٌ بطِبابةِ المُستَقيم
proctology مَبْحَث (أمراض) المُستَقيم
proctoparalysis شَلَل المُستَقيم
proctoperineorrhaphy = **procto-perineoplasty** رَأبُ المُستَقيم والعِجانِ أو رَفْو المُستَقيم والعِجان
proctopexy تَثْبيت المُستَقيم
proctoplasty رَأب المُستَقيم
proctoplegia شَلَلُ المُستَقيم
proctoptosis تَدَلِّي المُستَقيم
proctorrhagia نَزْف مُستَقيميّ ، نَزْف شَرَجيّ
proctorrhaphy رَفْو المُستَقيم ، خِياطةُ المُستَقيم
proctorrhea ثَرُّ المُستَقيم ، سَيَلان شَرَجيّ
proctoscope مِنْظار المُستَقيم
proctosigmoidectomy استِئصالُ المُستَقيمِ والسِّينيّ
proctosigmoiditis التِهابُ المُستَقيم والسِّينيّ
proctospasm تَشنُّج المُستَقيم
proctostasis رُكودٌ مُستَقيميّ ، إمْساك
proctostenosis تَضَيُّق المُستَقيم ، ضِيقُ الشَّرَج
proctostomy فَغْرُ المُستَقيم ، تَفَمُّم المُستَقيم
proctotomy بَضْع المُستَقيم
proctovalvotomy شَقُّ مَصاريعِ المُستَقيم
procumbent مُنكَبٌّ على الوَجْه ، مُنبَطِح
prodromal = **prodromic** بادِريّ ، عَرَضِيّ مُخَبِّر أو مُتقَدِّم
prodrome بادِرة ، مُخَبِّرة ، عَرَض مُتقَدِّم
product ناتِج ، مَحْصول • نِتاج
fission ~ نِتاجُ الانشِطار
productive مُنتِج • مُثمِر • مُسَبِّب
proencephalus ذو دِماغ أماميّ
proenzyme طَليعةُ الأَنْزيم
proerythroblast سَليفةُ الأرومةِ الحَمْراء
proerythrocyte سَليفةُ الحَمْراء
proestrum = **proestrus** طَليعةُ الوَدَقان
profile جانِبيَّة • سِيماء
profundus غائِر ، عَميق
progenitor سَلَف ، جَدّ
progeny ذُرِّيَّة ، نَسْل ، أولادٌ وأحفاد
progeria الشُّياخ ، الشَّيخوخة المُبَكِّرة
progestational سابِقٌ للحَيْض (في دَورةِ الطَّمْث) • بُروجِسترونيّ الفِعْل

progesterone = **progestin** بُروجسترون ، بُروجستين ، اللَّقوح
proglossis أَسَلةُ اللِّسان ، طَرَف اللِّسان
proglottid = **proglottis** مَفْصِلُ أو قِطعةُ الدُّودة الشَّريطيَّة
proglottis; pl. proglottides قِطعة شَريطيَّة
prognathism كَسَس ، فَقَم – بُروزُ الفَكِّ السُّفليّ
prognathous أكَسُّ ، بارِزُ الفَكِّ ، أفْقَم
prognosis إنْذار ، تكَهُّن (بعاقِبة المَرَض)
prognostic إنْذاريّ ، مُنْذِر ، تكَهُّنيّ
prognosticate يتكَهَّنُ بِ ، يُنذِرُ بالعاقِبة
progonoma وَرَمُ نَسيجٍ في غيرِ مَوضِعه ، وَرَمٌ بِرْزيّ
progression تَرَقٍّ ، تقَدُّم
progressive مُتَرَقٍّ ، مُتَزايِد ، مُتقَدِّم
proinsulin طَليعةُ الإنسُولين
projection اِرْتِسام • إضْفاء • إسْقاط • رَشْق ، قَذْف
prokaryosis التنَوِّي المُبَكِّر
prolabium قِلْدة – جُزْءُ الشَّفة الأحمَرُ
prolactin مُلْبِنة ، حاثَّة اللَّبَن ، بُرولاكتين
prolapse تَدَلٍّ ، هُبوط ، دُحاق
prolapsus هُبوط ، تدَلٍّ
prolepsis استِباقُ النَّوبة
proleptic إنْذاريّ ، سابِقُ أوانِه
proleukocyte طَليعةُ الكُرَيضة
proliferation تشَعُّب ، تَكاثُر
proliferative, proliferous تشَعُّبيّ ، تَكاثُريّ ، مُتشَعِّب ، مُتكاثِر
prolific مُثْمِر ، خَصيب
proligerous نَسُول ، باذِر ، نابِت ، بارِض
promegaloblast سَليفةُ العَرْطَلة ، سَليفةُ الأرومةِ الضَّخْمة
prominence بُروز ، شُموخ ، حَدَب ، نَشْز
promontory = **promontorium** شامِخة ، طَنَف ، بارِزة
promoter مُحَرِّض ، مُحَضِّض
promyelocyte طَليعةُ الخَليَّة النِّقْيِيَّة
pronate يَكَبُّ
pronation كَبّ
pronator (muscle) كابَّة ، عَضَلة كابَّة
prone مَكْبُوب ، مُكَبّ ، مُنبَطِح
pronephros = **pronephron** سَليفةُ الكُلْوة
prong بَرْزة مَخْروطيَّة • شَوكة
pronormoblast سَليفةُ الأرومةِ السَّويَّة
pronucleus طَليعةُ النَّواة ، النَّواةُ الأوَّليَّة
pro-otic أمامَ الأُذُن
propagation انتِشار • تَناسُل
propagative مُتعَلِّق بالتَّناسل • مُنتَشِر
propalinal مُتحَرِّكٌ لِلأمام ولِلوَراء
propane بُروبان
properdin بُروبَرْدين
prophage طَليعةُ العاثِيَة
prophase الطَّورُ الأوَّل ، طَليعةُ الانقِسام
prophylactic واقٍ • اتِّقائيّ
prophylaxis مُعالَجة وِقائيَّة
proplex = **proplexus** ضَفيرةُ البُطَين الجانِبيّ – في الدِّماغ
propons = **ponticulus** مُقَدَّم الجِسْر
propositus = **proband** الشاهِدُ الأصْليّ أو الأوَّل – لاعتلالٍ وِراثيّ
proprietary مُمْتَلَك
proprioceptive مُستَقْبِلٌ حِسّيّ عَميق – مِن داخِلِ أنسِجةِ الجِسْم
proprioceptor مُستقبِلةُ الحِسِّ العَميق – تُشْعِر بوَضْع الجِسم وحَرَكاتِه
proptometer مِقياسُ الجُحوظ ، مِقياسُ البُروز
proptosis جُحوظ ، بُروز ، اندِلاق
propulsion دَسْر ، انْدِفاع • تخَذُّب – سَيْرٌ تدَفُّعيّ (وكأنَّ الماشي سَيَقَعُ على وَجْهِه)
prorenal أمامَ الكُلْوة
pro re nata حَسَبَ الظُّروف ، حَسَبَ الاقتِضاء
prorrhaphy تَقَدُّم
prorsad صَوبَ الأمام ، مُتَّجِهٌ لِلأمام
prorubricyte سَليفةُ المُضَرَّجة – أرومةُ الحَمْراءِ السَّويَّة القَعِدة
prosecretin طَليعةُ السِّكْرِيتين

prosencephalon = the forebrain الدِّماغُ المُتقدِّم ، الدِّماغُ الأماميّ
prosodemic مُتنقِّل داخِليّ
prosogaster = foregut المِعَى الأماميّ
prosop-, prosopo- سابِقة بمَعنى «وَجْه» أو «وَجْهيّ»
prosopagnosia جَهْلُ تَمييز الوُجوه ، عَدَمُ مَعرِفة المَرْئيّات
prosopalgia, trigeminal neuralgia أَلَم الوَجْه ، أَلَمُ المُثَلَّثِ التَّوائم
prosopalgic مُصابٌ بأَلَم الوَجْه العَصَبيّ
prosopantritis التِهابُ الجُيوب الجَبْهيَّة
prosopectasia غِلَظُ الوَجْه ، الجَهَم
prosoplasia تَنَشُّج مُتقدِّم
prosopoanoschisis فَلْعٌ وَجْهيّ مُنحَرِفٌ أو وَرْبيّ
prosopodiplegia شَلَل وَجْهيّ مُزدَوِج
prosoponeuralgia وَجَعُ أعصاب الوَجْه
prosopoplegia شَلَل الوَجْه ، اللَّقْوة ، الضَّجَم
prosoposchisis شَقُّ الوَجْه ـ الخِلْقيّ
prosopospasm تَشنُّج الوَجْه ـ عَضَلِ الوَجْه
prosopothoracopagus مَسيخانِ مُتَّحِدا الوَجْهَين والصَّدْرَين
prostata = prostate المُوثَة ، البرُوسْتات
prostatalgia أَلَمُ المُوثة ، وَجَعُ البرُوستات
prostate (gland) المُوثة ، غُدَّة البرُوستات
prostatectomy استِئْصالُ المُوثة ، قَطْعُ البرُوستات
prostatic مُوثيّ ، برُوستاتيّ
prostatisme = prostatism مُوثيَّة ، تَموُّث ، عَصَبيَّةُ المُوثة أو البرُوستات
prostatitis التِهابُ المُوثة ، التِهابُ البرُوسْتات
prostatocystitis التِهابُ المُوثة والمَثانة
prostatocystotomy بَضْعُ المَثانةِ والمُوثة
prostatodynia وَجَعُ المُوثَة ، أَلَمُ البرُوستات
prostatography تَصْوير المُوثة
prostatolith حَصاةُ المُوثة ، حَصاةٌ برُوستاتيَّة
prostatolithotomy استِخْراج حَصاةِ المُوثة
prostatomegaly ضَخامةُ المُوثة
prostatomy = prostatotomy بَضْعُ المُوثة ، شَقُّ البرُوستات
prostatorrhea ثَرُّ المُوثة ، سَلَسُ الوَدْي
prostatotomy بَضْعُ المُوثة ، شَقُّ البرُوستات
prostatovesiculectomy قَطْعُ المُوثةِ والحُوَيصِلاتِ المَنَويَّة
prostatovesiculitis التِهابُ المُوثةِ والحُوَيصلاتِ المنَويَّة
prosthesis بَديل ، بِدْلة ، بَدَل
dental ~ بِدْلة سِنّيَّة ، (طَقْمُ أسنان)
prosthetic بِدْليّ ، بَديليّ
prosthetics مَبْحَث البِدْليّات ، فَنُّ البَدائل
prosthetist بَدائليّ ، خَبيرٌ ببَدائل الأطرافِ والأعضاءِ المَفْقودة
prosthion, alveloar point النُّقْطة السِّنْخيَّة
prosthodontics = prosthodontia مَبْحَث أو فَنُّ البِدْلات السِّنّيَّة
prosthodontist بَدائليُّ الأسنان ، اختِصاصيٌّ بصُنْع بِدْلات الأسنان
prostration خَوَر ، إعياء
protamine برُوتامين ، أمين أوَّليّ
protanomaly = protanomalopia خَلَلُ الرُّؤية اللَّونيَّة الأوَّليّ
protanopia = protanopsia عَمى الأحمَرِ والأخضَر ، اللارُؤية الأوّليَّة اللونيَّة
protean مُتبدِّل ، ذو أشكالٍ شَتّى • برُوتينيّ
protease برُوتياز ، خَميرةٌ برُوتينيَّة ، أنزيم برُوتينيّ
protective = protectant حامٍ ، حافِظ ، صائن
proteid = protein برُوتيد ، برُوتين
protein برُوتين ، زُلال
proteinaceous برُوتينيّ
proteinase أنْزيم برُوتينيّ
proteinemia برُوتينيَّة الدم
proteinosis البرُوتينيَّة ، تحَشُّد البرُوتيناتِ في الأنسِجة
proteinuria = proteuria بِيلة برُوتينيَّة
proteoclastic فالِعُ البرُوتينات

proteolysin حالٌّ أو مُذَوِّب البرُوتين
proteolysis تحَلُّل البرُوتين ، انحِلالُ البرُوتينات
proteolytic حالٌّ البرُوتين أو مُذَوِّبُه
proteometabolism تطَوُّر البرُوتينات
proteopepsis هَضْم البرُوتينات
proteopexy تَثْبيتُ البرُوتينات
proteose البرُوتيوز ، برُوتين ثانَويّ
proteosuria بِيلة برُوتيوزيَّة
proteotoxin تُكْسين برُوتينيّ
proteuria = **proteinuria** بِيلةٌ برُوتينيَّة
Proteus المُتَقَلِّبة – جَراثيمُ عُصَويَّة الشَّكْل
prothesis = **prosthesis** بِدْلة ، بَديل – لتَعْويضِ الأجزاءِ المَفقودة
prothipendyl برُوثيبندِل – عَقّار من المُهَدِّئات
prothrombin برُوثرُومبين ، طَليعةُ الخَثْرين
prothrombinopenia قِلَّة البرُوثرُومبين في الدم
prothymia تَيَقُّظ ذِهْنيّ
protide = **protein** برُوتيد ، برُوتين
Protista برُوتِستا ، الأوالي ، وَحيداتُ الخَليَّة – الكائناتُ الأوَّليَّة مِن حَيَوان ونَبات
protistologist عالِمٌ بالأوالي
protistology = **microbiology** عِلْمُ الأوالي – مَبْحَثُ الكائناتِ وَحيدةِ الخَليَّة
proto- سابِقة معناها «أوَّليّ» أو «بَدْئيّ»
protobiology بَيُولوجيا الأوالي ، عِلْمُ حَياةِ وَحيداتِ الخَليَّة
protoblast الجُرثومة الأوَّليَّة ، الجَذَعةُ الأوَّليَّة ، نَواةُ البَيْضة
protodiastolic بَدْئيُّ الانبساط
protogaster = **archenteron** اَلمِعَى الأوَّليّ
protoleukocyte الكُرَيَّةُ البَيضاء البَدْئيَّة
protometer مِقياسُ جُحوظِ العَيْن أو بُروزِها
proton أُوَيْل ، برُوتون
protonephron = **pronephros** الكُلْيةُ الأوَّليَّة
protopathic ذاتيُّ النَّشْأة ، غامِض
protophyte نَباتٌ أوَّليّ ، وَشْمة
protoplasm الجِبْلة ، الجِبْلة الأُولى ، الهَيُولَى
protoplasmic = **protoplasmatic** جِبْليّ ، هَيُوليّ أو برُوتوبلازميّ
protoplast خَليَّة ، الخَليَّةُ غيرُ النَّوعيَّة
protoporphyrin بِرْفِرين أوَّليّ، برُوتوبِرفِرين
protospasm شَنَجٌ أوَّليّ – يمتَدُّ تَدْريجيّاً
prototrophic أوَّليُّ (أو لاعُضْويّ) الاغتِذاء
prototype نَمَط أوَّليّ ، نَمُوذَج بَدْئيّ
protovertebra فَقرة أوَّليَّة ، قُطاعة ، جُسَيْدة
Protozoa الأوالي ، الأوَّليّات الحُيَيْوينيَّة ، البرُوتوزوا ، الحُيَيْوينات البَدْئيَّة
protozoacide مُتْلِف الأوالي ، مُبيدُ الأوالي
protozoal أواليّ ، أوَّليّ حُيَيْوينيّ
protozoan أواليّ ، حُيَيْوين أوَّليّ
protozoiasis داءُ الأوالي الحُيَيْوينيَّة
protozoology دَرْسُ الأوالي ، مَبْحَثُ أُحاديّاتِ الخَليَّة ، مَبْحَث الأوالي
protozoon أواليّ ، حُيَيْوين بَدْئيّ
protozoophage مُلتَهِمة الأوالي
protraction بُرُوز وَجْهيّ ، اندِلاعُ الفَكّ
protractor مِنْتاخ – آلةٌ لاستِخراجِ الأجسامِ الغَريبةِ مِنَ الجُروح
protrusion بُروز ، اندِفاع ، تبارُز
protuberance = **protuberantia** ناشِزة ، حَدَبة
proud flesh نَسيجٌ حُبَيبيّ – حَولَ جُرحٍ مُندَمِل
provertebra فَقرة أوَّليَّة ، قُطاعة
provirus طَليعةُ الحُمَة
provisional مُوَقَّت ، وَقْتيّ
provitamin سَلَف الفِيتامين ، طَليعةُ الفيتامين
provocative مُحَرِّض ، مُثير ، مُستَفِزّ ، مُحَرِّش
proximad صَوْبَ القَريب
proximal دانٍ ، قَريب
proximal(is) مُجاوِر ، الأقْرَب ، الدّاني
proximate الأكثَرُ قُرْباً ، الأقْرَب
proximo-ataxia أتاكْسيا قَريبة ، هَزَع مُجاوِر – يُصيبُ الجُزءَ الدّاني مِنَ الطَّرَف
prozone طَليعةُ المِنطَقة
pruriginous حِكّيّ ، حُكاكيّ ، أُكاليّ

prurigo حُكاك ، أُكال ، تَهَرُّش
pruritic حِكِّيّ ، هُراشِيّ
pruritogenic يُسَبِّب الحِكَّة
pruritus حِكَّة ، هُراش
~ ani حِكَّة شَرَجِيَّة
~ hiemalis حِكَّةُ الشِّتاء
~ vulvae حِكَّة فَرْجِيَّة
psalis قَبْوة المُخّ
psalterium صِوارُ القَبْوة ـ الصِّوار الحُصَينيّ المُخّي • ذاتُ التَّلافيف ، أُمُّ التَّلافيف
psammocarcinoma سَرَطان رَمْليّ
psammoma رَمْلوم ، وَرَم رَمْليّ ـ دِماغيّ
psammosarcoma غَرَنٌ رَمْليّ ، سَرْكوما مُرَمَّلة
psammotherapy = ammotherapy الاسِتْرْمال ، المُعالَجة بالرَّمْل
psellism تَأْتَأة ، لُكْنة ، تَعْتَعة
pseudacousma سَمَعٌ كاذِب
pseudalbuminuria بِيلةُ زُلالٍ كاذِب
pseudangina ذُباحٌ كاذِب ، ذَبْحة كاذِبة
pseudankylosis جُسْأة كاذِبة
pseudarthritis إصابة مَفْصِلِيَّة وَهْمِيَّة
pseudarthrosis تَمَفْصُل كاذِب ، مَفْصِل كاذِب
pseudencephalus كاذِبُ الدِّماغ ـ مِسْخ
pseudesthesia حِسٌّ وَهْمِيّ ، حِسّ كاذِب
pseudinoma وَرَم مُوهَم ، وَرَمٌ كاذِب
pseudo-, pseud- سابِقة بِمَعنى «كاذِب» أو «مُوهَم»
pseudoagglutination تَراصٌّ كاذِب
pseudoagraphia كِتابة مُوهَمة • (خَرْبَشة)
pseud(o)albuminuria بِيلةٌ زُلالِيَّة كاذِبة
pseudoalleles مُورِثاتٌ كاذِبة
pseudoanemia أنيميا شَكْلِيَّة
pseudoangina ذُباحٌ كاذِب • ذَبْحة كاذِبة
pseudoapoplexy سَكْتة كاذِبة
pseudoappendicitis التِهابُ الزائِدةِ المُوهَم
pseudoarthrosis مَفْصِلٌ كاذِب
pseudoasthma البُهْر • عُسْرُ التَنَفُّس
pseudobacillus, pseudobacterium باسِيل مَثيل • جُرْثُوم مَثيل
pseudocast قالَبٌ كاذِب
pseudochorea كُوريا كاذِبة ، كُوريا هِسْتِريائِيَّة
pseudochromesthesia حِسٌّ لَونِيّ كاذِب
pseudochrom(h)idrosis عُراقٌ مُلَوَّن كاذِب
pseudocirrhosis تَلَيُّف كاذِب
pseudoclonus رَمعٌ كاذِب
pseudocoarctation تضَيُّق كاذِب
pseudo-coele = pseudocele البُطَيْن الكاذِب ، البُطَيْن الخامِس
pseudocrisis بُحْرانٌ كاذِب
pseudocroup خانُوقٌ كاذِب
pseudocyesis حَمْلٌ كاذِب ، تَوَهُّم الحَمْل
pseudocyst كِيسة كاذِبة ، كِيسٌ كاذِب
pseudodiphtheria خُناقٌ كاذِب
pseudoedema تَنَفُّخٌ وَذَمِيٌّ الشَّبَه
pseudoganglion عُقدةٌ كاذِبة ، ضَواةٌ كاذِبة
pseudogestation حَمْل كاذِب ، حَبَل مُوهَم
pseudogeusia = pseudogeusesthesia طَعْمٌ كاذِب ، حِسٌّ ذَوقٍ كاذِب
pseudogout نِقْرِس كاذِب
pseudohemophilia ناعُور كاذِب
pseudohemoptysis نَفْثٌ دَمَوِيّ لا صَدْرِيّ
pseudohermaphrodism الخُنُوثةُ الكاذِبة
pseudohermaphrodite خُنْثِيّ كاذِب
pseudohermaphroditism خُنوثة كاذِبة
pseudohypertrophy ضَخامةٌ كاذِبة ـ نَماءٌ حَشْوِيّ لا وَظيفِيّ
pseudohypoparathyroidism قُصورُ مُجاوِرات الدَّرَق الكاذِب
pseudojaundice = pseudo-icterus صُفارٌ كاذِب ، يَرَقان كاذِب
pseudoleukemia = pseudoleukocythemia ابيضاضٌ كاذِب ، لُوكيميا كاذِبة
pseudologia كِتابة كاذِبة ، مَكاتيبُ غيرُ مُوَقَّعة ـ للمُرسِل نفسِه أو للمَرمُوقِينَ لَدَيه
~ fantastica أكاذيبُ وَهْمِيَّة • رِواياتٌ زائِفة ـ كَأَعْراضٍ لاضطِراباتٍ نَفْسِيَّة
pseudoluxation خَلْع جُزْئِيّ
pseudomania مَسٌّ وَهْمِيّ • كَذِب مَرَضِيّ

pseudomelanosis قتامِيَّة كاذِبة ، الاصطِباغُ الأسوَد – بعدَ الوَفاة
pseudomelia طَرَف مُوهَم
pseudomembrane غِشاءٌ كاذِب ، شِبْهُ غِشاء
pseudomeningitis التِهابٌ سِحائيّ كاذِب
pseudomenstruation حَيْض كاذِب
pseudomucin مُخاطِين كاذِب
pseudomyxoma مُخاطُوم (وَرَمٌ مُخاطيّ) كاذِب
pseudoneoplasm وَرَم وَقتيّ • وَرَم وَهْميّ
pseudoneuritis التِهابٌ عَصَبيّ زائِف
pseudoparalysis شَلَل كاذِب ، شَلَل مُوهَم
pseudoparaphrasia ألفاظٌ مَغلوطة
pseudoparaplegia شَلَل سُفْليّ كاذِب
pseudoparasite طُفَيليّة كاذِبة
pseudophotesthesia حِسٌّ بَصَريّ كاذِب
pseudoplegia شَلَل هِسْتِريائيّ ، شَلَل وَهْميّ
pseudopod = **pseudopodium** رِجْلٌ أو قَدَم كاذِبة ، شَواةٌ كاذِبة ، ناغِض
pseudopolyp سَليلةٌ كاذِبة ، مُرَجَّل كاذِب
pseudopregnancy حَمْلٌ كاذِب ، الرَّحاء
pseudopsia رُؤيةٌ كاذِبة ، بَصَر كاذِب
pseudopterygium جَناحٌ كاذِب ، ظُفْرة كاذِبة
pseudoptosis ضِيقُ الشَّقِّ الجَفْنيّ
pseudoreaction تَفاعُل كاذِب
pseudorickets خَتَل كُلْويّ
pseudoscarlatina القِرْمِزيَّة الكاذِبة
pseudosclerosis تَصَلُّب كاذِب ، شِبْهُ التَصَلُّب
pseudosmia شَمٌّ كاذِب ، وَهْميَّةُ الشَّمّ
pseudostoma فَمٌ كاذِب
pseudostrabismus حَوَلٌ كاذِب ، شِبْهُ الحَوَل
pseudotabes ضَنًى كاذِب ، تابِس كاذِب
pseudotetanus كُزازٌ كاذِب ، مَثيلُ الكُزاز
pseudotuberculosis تَدَرُّن كاذِب
pseudotumor وَرَم كاذِب ، مَثيلُ الوَرَم
pseudoventricle مَثيلُ البُطَيْن ، البُطَيْن الخامِس
pseudovomiting تَقيُّؤ كاذِب ، قَلْس
psilosis مَرْط ، نَتفُ الشَّعر ، تَحَصُّص • إسهالُ البِلادِ الحارَّة
psilotic مَرْطيّ
psittacosis البَبْغائيّة – داءٌ مُعْدٍ فيروسيٌّ تنقُلُه فَصيلةُ البَبْغاء
psoas كَشْحيَّة ، خَصْريَّة • كَشْح
psoitis التِهابُ الكَشْحيَّة
psomophagia = **psomophagy** زَرْدٌ ناقِصُ المَضْغ – بَلْعٌ ناقِصُ المَضْغ
psora جَرَب ، نَغَلان • الصَدَفيَّة
psorelcosis تَقَرُّح جَرَبيّ
psoriasis الصُّداف ، الصَدَفيَّة ، داءُ الصَّدَف
~ buccalis صُدافُ الفَم ، طَلاوةُ الفَم
psoric أجْرَب ، جَرَبيّ ، جَرْبان
psorophthalmia جَرَب العَين ، التِهابُ الجَفْنِ الهامِشيّ
psorous جَرَبيّ ، أجْرَب
psych-, psycho- سابِقة بِمَعنى «نَفْس» أو «عَقْل» أو «نَفْسانيّ»
psychalgalia = **psychalgia** ألَم نَفْسانيّ
psychanalysis = **psychoanalysis** تَحليلٌ نَفْسانيّ
psychanopsia عَمًى نَفْساني
psychasthenia الوَهَن النَّفْسيّ
psychataxia نَفْسيَّة اختِلاجيَّة
psyche النَّفْس • الحَياةُ العَقْليَّة ، النَّفْسانيَّة
psychedelic ذُهانيُّ الأثَر – يُسَبِّبُ الهَلْوَسَةَ وحِدَّةَ الحِسّ • عَقّارٌ ذُهانيّ
psychentonia تَوَتُّر ذِهْنيّ
psychiatric مُتَعَلِّق بِطِبِّ النَّفْس
psychiatrics = **psychiatry** الطِّبُّ النَّفْسانيّ ، طِبُّ الأمراضِ النَّفْسانيَّة
psychiatrist طَبيبٌ نَفْسانيّ ، طَبيبٌ نَفْسيّ
psychiatry الطِّبُّ النَّفْسانيّ
psychic = **psychical** نَفْسيّ ، نَفْسانيّ
psycho-, psych- سابِقة بِمَعنى «نَفْس» أو «نَفْسيّ» أو «نَفْسانيّ»
psychoactive نَفْسانيُّ المَفْعول
psycho-allergy الأليرجيا النَّفْسانيَّة – التَحَسُّسُ لِبَعْض ألفاظٍ أو أفكارٍ أو إناس
psychoanaleptic مُنَبِّهٌ نَفْسانيّ
psychoanalysis تَحْليل نَفْسانيّ

psychoanalyst مُحَلِّل نَفسانيّ
psychoanalytic تَحْليلي نَفسيّ
psychoanalyze يُعالِجُ بالتَّحْليل النَّفْسانيّ
psychoauditory سَمْعي نَفسيّ ، صَوْتيّ نَفْسانيّ
psychobiology مَبْحَث الوَظيفةِ الشَّخصيَّة
psychocatharsis الإفصاحُ أو التَّصْريفُ النَّفْسانيّ
psychochrome النَّفْسانيَّة اللَّونيَّة
psychochromesthesia تَنَبُّه حِسِّيّ لَوْنيّ
psychodelic مُنشَرِح نَفْسانيّاً
psychodiagnosis التَّشْخيصُ النَّفْسانيّ
psychodometry قِياسُ النَّشاط العَقْليّ
psychodrama تَمْثيل نَفساني
psychodynamics عِلْمُ الأحداث العَقْليَّة
psychogenesis نَماءُ العَقْل • تَنَشُّؤ نَفْسانيّ
psychogenic نَفْسانيُّ المَنْشأ ، ذو مَنْشأ نَفْساني
psychogeriatrics النَّفْسية الشَّيخيَّة ، نَفْسانيَّة الشُّيوخ ، بَحْثُ مُشاكِلِ الشَّيخوخة النَّفْسيَّة
psychogogic مُثيرُ التَّوَتُّر النَّفْسانيّ
psychograph مِرْسَمة نَفْسانيَّة ، مُخَطَّطٌ نَفْسانيّ • وَصْف خَطِّي نَفْسانيّ
psychokinesis حَرَكة نَفْسانيَّة ، تفَجُّر نَفْسانيّ
psycholepsy انقِباضٌ نَفْسانيّ
psychologic = **psychological** نَفْسانيّ ، مُتَعَلِّق بعِلْم الحالاتِ النَّفسانيَّة
psychologist عالِمٌ نَفْسانيّ
psychology عِلْمُ النَّفْس
  analytic(al) ~ عِلْمُ النَّفْس التَّحْليليّ
  child ~ عِلْمُ نَفس الأطفال
  clinical ~ عِلْمُ النَّفْس السَّريريّ
  comparative ~ عِلْم النَّفْس المُقارَن
  experimental ~ عِلْم النَّفْس التَّجْريبيّ
psychometrics = **psychometry** قِياسُ الذَّكاء • قِياسُ مُدَّةِ وقُوَّةِ العَمَليّات العَقْليَّة
psychomotor نَفْسيّ حَرَكيّ
psychoneurosis عُصاب ذُهانيّ ، عُصاب نُفاسيّ
psychonomy عِلْم قَوانين الفاعِليَّة العَقْليَّة
psychopath مُعتَلُّ النَّفْس ، مُعتَلٌّ نَفْسانيّاً
psychopathia = **psychopathy** اعتِلالٌ نَفْسيّ أو نَفْسانيّ
psychopathic سَيكوباتيّ • مُعتَلُّ النَّفْس
psychopathist خَبيرٌ نَفْسانيّ
psychopathology عِلْمُ أمراضِ النَّفْس
psychopathy اعتِلالٌ نَفسيّ أو نَفْسانيّ
psychopharmacology عِلْم العَقاقيرِ النَّفْساني
psychophonasthenia عَيْب نُطْقي نَفْساني
psychophylaxis عِلْم الصِّحَّة العَقْليّ
psychophysical نَفْساني طَبيعي
psychophysics عِلْمُ طَبيعةِ النَّفس
psychophysiology عِلْم النَّفْس الفِسيولُوجيّ
psychoplegia ضَعْفٌ عَقْليّ ، نَهْكٌ عَقْليّ (نَوْبةُ خَبَلٍ مُفاجِئة)
psychopneumatology مَبْحَث تَفاعُلاتِ العَقْلِ والجِسْم والرُّوح المُتبادَلة
psychoreaction تَفاعُلٌ نَفْسانيّ
psychorrhexis ضَجَرٌ نُفاسيّ
psychosensory = **psychosensorial** حِسِّيّ عَقْليّ ـ مُتعَلِّق بالإدراكِ العَقْليّ للإحْساسات
psychoses; pl. of psychosis نُفاسات
psychosexual جِنْسيّ نَفْسانيّ
psychosis ذُهان ، نُفاس ، تشَوُّش نَفْسانيّ
  affective ~ ذُهانٌ عاطِفي ، نُفاس عاطِفي
  depressive ~ ذُهان اكتِئابي
  manic-depressive ~ ذُهان اكتِئابيّ هَوَسيّ
  paranoic ~ ذُهانٌ زَوَريّ
  senile ~ ذُهان شَيْخوخيّ
psychosomatic نَفْسي بَدَنيّ ، عَقْليّ جُسْمانيّ
psychosurgery, brain surgery الجِراحة النَّفْسيَّة . جِراحةُ الدِّماغ لمُعالَجةِ الأعراضِ النَّفسانيَّة
psychotherapist مُعالِجٌ نَفْسانيّ ، طَبيبٌ نَفْسانيّ
psychotherapy المُعالَجة النَّفْسيَّة
psychotic ذُهانيّ ، نُفاسيّ ، شُواشيّ
psychotogenic مُسَبِّب الذُّهان ، مُثيرُ النُّفاس
psychotomimetic = **psychosomimetic** مُحاكي الذُّهان
psychotonic مُقَوٍّ عَقْليّ
psychotropic مُؤَثِّر عَقْليّ ، مِزاجيُّ الأثَر
psychro- سابِقة بمَعنى «بارِد» أو «بَرْد»

psychro-algia ألَمُ البَرْد
psychro-esthesia الحِسُّ بالبَرْد
psychrometer مِرْطاب ، مِقياسُ الرُّطوبة
psychrophilic قَرِّي ، أليفُ البَرْد
psychrotherapy الاستِبْراد ، المُعالَجة بالبُرودة
ptarmic مُعَطِّس ، عُطاسيّ ، ساعُوط
ptarmus تَعْطيس ، عَطْس
pterin تِرين – مُرَكَّب نِتروجينيّ جَناحيّ
pterion الجُنَيْحَى ، يافُوخ الجُنَيح
pternalgia وَجَعُ العَقِب
pterygium ظُفْرة – في قَرَنيَّة العَيْن
pterygoid جَناحانيّ ، جَناحيُّ الشَّكل · ظَفَرانيّ ، شِبْهُ الظَّفَرة
pterygomandibular جَناحيّ فَكِّيّ سُفْليّ
pterygomaxillary جَناحيّ فَكِّيّ عُلْويّ
pterygopalatine جَناحيّ حَنَكيّ
ptilosis سُقوطُ الأهداب · السُّحار الرِّيشيّ
ptomaine = ptomatine التُّومين ، جيفِين
ptomainemia وُجودُ التُّومين في الدم
ptomatine = ptomaine تُوماتِين – تُومين
ptosis تَدَلٍّ ، هُبوط ، استِرْخاء ، دَحْو · إطْراق ، استِرْخاءُ الجَفْن العُلْويّ
ptotic مُتَدَلٍّ ، استِرْخائيّ
ptyal-, ptyalo- سابِقة بمَعنى «لُعاب» أو «لُعابيّ»
ptyalagogue مُلَعِّب ، مُدِرُّ اللُّعاب
ptyalectasis تَوَسُّع المَسال اللُّعابيّ
ptyalin لُعابِين ، تِيالِين ، خَميرةٌ لُعابيَّة
ptyalism إلْعاب ، كَثْرةُ اللُّعاب ، تَلَعُّب
ptyalocele قِيلةٌ لُعابيَّة ، كِيسٌ لُعابيّ
ptyalogenic لُعابيُّ المَنْشَأ أو التَّكْوين
ptyalography تَصْويرُ مَسالِكِ اللُّعاب
ptyalolith = ptyalith حَصاة لُعابيَّة
ptyalolithiasis تحَصٍّ لُعابيّ
ptyalolithotomy بَضْعُ الحَصاةِ اللُّعابية – شَقُّ الغُدَّة أو المَسالِ اللُّعابيّ لاستِخراجِ الحَصاة
ptyaloreaction تفاعُلٌ لُعابيّ
ptyalorrhea ثَرُّ اللُّعاب ، سَيَلان اللُّعاب
ptyocrinous جارِفُ المُفرَزات

pubarche بَدْءُ نُمُوِّ شَعْرِ العانة
puberal حُلُميّ ، بُلوغيّ
pubertal = puberal بُلُوغيّ ، حُلُميّ
puberty بُلوغ ، حُلُم
pubes; pl. pubes عانة · شِعْرة ، شَعْرُ العانة
pubescence زَبَب أو زُغابة · حُلُم ، بُلُوغ
pubescent زَغِب ، أزَبّ · مُقارِبُ البُلوغ ، بالِغُ الحُلُم
pubic عانيّ ، مُتعَلِّق بالعانة
pubiotomy خَزْعُ العانة
pubis = os pubis العانة ، عَظْمُ العانة
public عُموميّ
~ health الصِّحَّة العامَّة
pubococcygeal عانيّ عُصْعُصيّ
pubofemoral عانِيّ فَخِذيّ
puboprostatic عانيّ مُوثيّ
pubovesical عانيّ مَثانِيّ
pudenda; pl. of pudendum القُبُل – أعضاءُ التناسُل الخارِجيَّة ، الحَياء
pudendal فَرْجيّ ، قُبُليّ حَيائيّ
pudendum عُضْو التناسُل الظاهِر · العَوْرة
pudic فَرْجيّ ، حَيائيّ · عَوْريّ
puericulture رِعايةُ الأولاد ، فَنُّ تَربيةِ الأولاد
puerile صِبيانيّ ، صَبَويّ
puerpera نافِس ، نُفَساء ، نَفَسة
puerperal, puerperous نِفاسيّ
puerperalism نِفاسة
puerperant نافِس ، نَفَسة ، إمرأةٌ نُفَساء
puerperium النِّفاس
puff نَفْخة ، نَفيخ · نَفيش
pulex بُرْغوث
pulicicide مُبيدُ البَراغيث
pullulation تنَبُّت ، تبَرْعم ، تبَرُّض أو بُروض
pulmo-, pulmono- سابِقة بمَعنى «رِئَة» أو «رِئَويّ»
pulmo-aortic رِئَويّ وَتِينيّ
pulmolith حَصاةُ الرِّئة
pulmometer مِقياسُ سَعَة الرِّئة
pulmometry قِياسُ سَعَةِ الرِّئة

pulmonary رِئَوِيّ ، مُتَعَلِّق بالرِّئَتَيْن
pulmonectomy اسْتِئصالُ الرِّئة ، قَطْعُ الرِّئة
pulmonic رِئَوِيّ ، مُتَعَلِّق بالرِّئة أو بالشِّريانِ الرِّئَوِيّ
pulmonitis, pneumonia ذاتُ الرِّئة
pulmonohepatic رِئَوِيّ كَبِدِيّ
pulmonology مَبْحَثُ فِسيولُوجية الرِّئَتَيْنِ وأمراضِهِما
pulmotor مُحَرِّك رِئَوِيّ ، آلةُ تَنَفُّسٍ اصطِناعِيّ
pulp لُبّ
  dental ~ لُبُّ السِّن ، لُبّ سِنِّيّ
pulpa = pulp لُبّ
pulpal لُبِّيّ
pulpalgia وَجَعُ لُبِّ الأسنان ، وَجَعُ اللُّبّ
pulpectomy استِئصالُ اللُّب
pulpefaction تَلَبُّب ، تحوُّل إلى لُبّ
pulpitis التِهابُ اللُّب ، التِهابُ لُبِّ السِّن
pulpodontia = pulpodontics مَبْحَثُ طِبِّ لُبِّ الأسنان
pulpy لُبِّي . ذو لُبّ
pulsate يَنْبِض
pulsatile نابِض
pulsating نابِض
pulsation نَبْض . نَبَضان
pulsator نابِض
pulse نَبْض
  bigeminal ~ نَبْضٌ ثُنائِيّ
  capillary ~ نَبْض شُعَيْرِيّ
  dicrotic ~ نَبْض مُتَرادِف
  filiform ~ نَبْض خَيْطِيّ
  high-tension ~, hard ~ نَبْضٌ عالي التَوَتُّر
  intermittent ~, dropped-beat ~ نَبْض مُتَقَطِّع ، نَبْض مُغِبّ
  irregular ~ نَبْضٌ مُضْطَرِب
  paradoxical ~ نَبْض مُتَناقِض
  plateau ~ نَبْضٌ هَضَبِيّ – بَطيءُ الارتِفاع مَديدُه
  undulating ~ نَبْض مُتَمَوِّج
  venous ~ نَبْضٌ وَرِيدِيّ

pulsimeter مِقياسُ النَّبْض ، مِنْبَض
pulsus = pulse نَبْض
  ~ parvus نَبْضٌ خَفيف
  ~ rarus نَبْض بَطيء
  ~ tardus نَبْض مُتأخِّر
pultaceous لُبِّي . مِثْلُ الضِّمادة
pulverization سَحْق ، سَحْن ، ذَرّ
pulverize يَسْحَق
pulverulent ذَرُورِيّ – كالذَّرُور
pulvinar وِسادة – الحَدَبُ الخَلْفِيُّ للمِهادِ البَصَرِيّ ، أرِيكة
pulvinate وِساديُّ الشَّكْل
pulvis = powder مَسْحُوق ، ذَرُوذ ، سَفُوف
pumex = pumice خَفّاف ، نَشَفة
pump مِضَخَّة ، (طُلُمْبة)
pumpkin القَرْع – نَبات
punch مِخْرَمة ، مِثْقَب ، مِقْرَض . شَرابٌ كُحولِيّ
puncta; pl. of punctum نِقاط ، مُرَقَّطات ورُقَط
punctate مُرَقَّط ، مُنَقَّط . السائلُ المَبْزول
punctiform نُقَطِيّ ، نُقَطِيُّ الشَّكْل
punctum; pl. puncta نُقْطة ، رُقْطة
  ~ proximum نُقْطة الكَثَب
  ~ remotum نُقْطةُ المَدَى
puncture بَزْل ، نَقْب ، خَزْم ، وَخْز
  exploratory ~ بَزْلٌ استِقْصائِيّ
  sternal ~ بَزْلُ القَصّ
  ventricular ~ بَزْلُ البُطَيْنات
pungent لاسِع . لاذِع
pupa خادِرة
pupil = pupilla حَدَقة ، بُؤْبُؤ ، إنسانُ العَيْن
pupillary حَدَقِيّ ، بُؤْبُؤِيّ
pupillatonia وَهَنُ الحَدَقة ، شَلَلُ البُؤْبُؤ
pupillometer مِقياسُ الحَدَقة
pupillomotor مُحَرِّك الحَدَقة . حَرَكِيّ حَدَقِيّ ، مُتَعَلِّق بحَرَكة البُؤْبُؤ
pupilloplegia شَلَلُ الحَدَقة ، وَهَنُ البُؤْبُؤ
pupilloscopy تَنْظيرُ الحَدَقة

pupillostatometer مِقياسُ تَباعُدِ الحَدَقَتَيْن
pure نَقِيّ ، صافٍ
purgation تَسْهيل ، إِسْهال • إفراغٌ بالمُسْهِلات
purgative مُسْهِل
purge شَرْبة ، مُسْهِل • يُسْهِل
puriform شَبيهٌ بالقَيْح ، قَيْحيُّ الشَّكْل
purinemia بُورينيَّةُ الدم
purinometer مِقياسُ كَمِّيَّةِ البُورين – في البَوْل
purohepatitis خُراج كَبِديّ
puromucous صَديديّ مُخاطيّ
purple أَرْجُوانيّ • أُرْجُوانيَّة ، بِرْفير ، فُرْفير
  visual ~ الأُرْجُوان البَصَريّ
purpura فُرْفُريَّة ، بِرْفِريَّة
  allergic ~ فُرْفُريَّة أَرَجيَّة
  idiopathic ~ فُرْفُريَّة ذاتيَّة
  ~ fulminans فُرْفُريَّة خاطِفة
  ~ hemorrhagica فُرْفُريَّة نَزْفيَّة
  ~ rheumatica فُرْفُريَّة رَثَويَّة
  thrombocytopenic ~ فُرْفُريَّةُ نَقْصِ الخَلايا الخَثَريَّة ، فُرْفُريَّةُ قِلَّةِ الصُّفَيحات
purpuric فُرْفُريّ ، مُصابٌ بالفُرْفُريَّة
purpuriferous مُنتِجُ صِبْغٍ أُرْجُوانيّ
purpurin فُرْفورين ، صِبْغ من الفُوَّة
purpuriparous مُنتِجُ صِبْغٍ أُرْجُوانيّ
purr هَرير
purulence, purulency القَيْحيَّة ، التَقَيُّح
purulent مُتَقَيِّح ، قَيْحيّ
puruloid قَيْحانيّ ، نَظيرُ القَيْح ، صَديدانيّ
pus قَيْح ، صَديد
  sanious ~ قَيْح مُدَمًّى
pustula = pustule بَثْرة
pustular بَثْري ، مُتَبَثِّر ، ذو بُثُور
pustulation تَبَثُّر ، تَنَفُّط
pustule بَثْرة ، نافِطة
pustuliform بَثْريُّ الشَّكْل ، يُشْبِه البَثْرة
pustulosis بُثار ، بَثَر ، داءُ البُثُور
putrefaction تَفَسُّخ ، تَدَعُّص
putrefactive مُدَعِّص ، مُفَسِّخ
putrescence انْدِعاص ، تَفَسُّخٌ جُزْئيّ أو كُلِّيّ
putrescent مُتَفَسِّخ ، قابِلُ التَدَعُّص
putrid مُتَفَسِّخ ، عَفِن ، مُتَدَعِّص ، نَتِن
pyaemia = pyemia تَقَيُّح الدم
pyarthrosis تَقَيُّح المَفْصِل
pycnemia = pyknemia تَكَثُّف الدم
pycno-, pyknо- سابِقة بمَعنى «غَليظ» (أُنظُر لهذِه المَداخِل -pykno)
pyel-, pyelo- سابِقة بمَعنى «حُوَيضة» أو «حَوْض الكُلْوة»
pyelectasis = pyelectasia تَوَسُّعُ حَوض الكُلْوة ، تَمَدُّد الحَوض الكُلْويّ
pyelitis التِهابُ حَوضِ الكُلْوة ، التِهابُ الحُوَيضة
pyelocaliectasis تَوَسُّع حَوضِ الكُلْية وكُؤوسِها
pyelocystitis التِهابٌ حُوَيضيّ مَثانيّ
pyelogram = pyelograph صُورةُ الحُوَيضة (والحالِب) – بالرُّونْتجِن
pyelography تَصْوير الحُوَيضة ، تَصْويرُ حَوضِ الكُلْوة والحالِب
  intravenous ~ تَصْويرُ الحُوَيضة الوَريديّ
pyelolithotomy استِخْراجُ حَصاةِ الحُوَيضة
pyelometry قِياسُ الحَوض الكُلْويّ
pyelonephritis التِهابُ الكُلْوة والحُوَيضة
pyelonephrosis داءُ الكُلْوة والحُوَيضة
pyelopathy اعتِلالُ حَوضِ الكُلْية
pyelophlebitis التِهابُ أَوْرِدةِ حَوضِ الكُلْوة
pyeloplasty رَأْبُ الحُوَيضة ، تَقْويمُ حَوضِ الكُلْوة
pyeloscopy تَنْظيرُ حَوضِ الكُلْوة
pyelostomy فَغْر الحُوَيضة ، فَغْرُ حَوضِ الكُلوة
pyelotomy بَضْعُ الحُوَيضة ، شَقُّ الحُوَيضة
pyemesis قُياءٌ صَديديّ ، استِفْراغ قَيْحيّ
pyemia قَيْحمِيَّة ، تَقَيُّح الدم
pyemic قَيْحَميّ ، مُتَقَيِّحُ الدم
pyencephalus خُراجُ الدِّماغ ، تَقَيُّح في الدِّماغ
pyesis = pyosis تَقَيُّح
pygal رِدْفيّ ، دُبُريّ
pygalgia أَلَمُ الدُّبُر
pygodidymus مَسيخٌ مُزدَوِجُ الوَرِكَيْن والحَوض

pygopagus مَسيخٌ مِن اثنَيْن مُتَّحِدَيْن في العَجُز
pyknic غَليظ ، كَثيف
pykno- سابِقة بمَعنى «غَليظ» ، «كَثيف» أو «مُتكرِّرُ التَّواتُر»
pyknolepsy = **pykno-epilepsy, petit mal** الصَّرْع الخَفيف ، الداءُ الصَّغير
pyknometer مِقياسُ الكَثافة (لِلسوائل)
pyknometry قِياسُ كَثافةِ الدم
pyknomorphic = **pyknomorphous** غَليظُ الشَّكْل
pyknosis تغَلُّظ (خَلَويّ)
pyknotic تغَلُّظيّ · مَدّادُ المَسام
pylephlebectasis تمَدُّدُ الوَريدِ البابيّ
pylephlebitis التِهابُ الوَريدِ البابيّ
pylethrombophlebitis تجَلُّط مع التِهابِ الوَريد البابيّ ، التِهابُ الوَريدِ البابيّ التجَلُّطيّ
pylethrombosis تجَلُّط أو خَثَرُ الوَريد البابيّ
pylic وَريديّ بابيّ ، مُتعَلِّق بالوَريدِ البابيّ
pylon رِجْلٌ صِناعيّة مُؤَقَّتة
pyloralgia أَلَمُ البَوّاب
pylorectomy استِئصالُ البَوّاب
pyloric بَوّابيّ
pyloristenosis ضِيقُ البَوّاب
pyloritis التِهابُ البَوّاب
pylorodiosis توسيعُ مَضيقِ البَوّاب
pyloroduodenitis التِهابُ البَوّاب والعَفَج
pylorogastrectomy استِئصالُ بَوّاب المَعِدة
pyloromyotomy خَزْعُ عَضَلِ البَوّاب
pyloroplasty رَأْبُ البَوّاب ، تَقويمُ البَوّاب
pyloroscopy تَنْظيرُ البَوّاب
pylorospasm تَشَنُّج البَوّاب
pylorostenosis ضِيقُ البَوّاب
pylorostomy فَغْرُ البَوّاب ، مُفاغَمةُ البَوّاب
pylorotomy بَضْعُ البَوّاب
pylorus البَوّاب – فَمُ المَعِدة التَّحْتاني
pyo- سابِقة بمعنى «قَيْح» أو «صَديد»
pyoarthrosis فُصالٌ قَيْحيّ ، قُياحٌ مَفصِليّ
pyocalyx = **pyocalix** كأسٌ مُتقَيِّح
pyocele قِيلةٌ قَيْحيّة ، كِيسٌ مُتقَيِّح
pyocelia قَيْحٌ جَوْفيّ
pyocephalus صَديدُ الرَّأس
pyochezia غائِطٌ صَديديّ
pyococcus مُكوَّر قَيْحيّ ، مُكَوَّرة قَيْحيّة
pyocolpocele وَرَم مَهْبِليّ صَديديّ
pyocolpos تقَيُّح المَهْبِل
pyoculture استِنْباتُ القَيْح
pyocyanin پيُوسَيانين
pyocyst كِيسٌ مُتقَيِّح
pyoderma = **pyodermia** تقَيُّحُ الجِلْد
pyodermatitis تقَيُّح الجِلْد
pyodermia تقَيُّحٌ جِلْديّ – داءٌ جِلْديّ قَيْحيّ
pyofecia غائِطٌ قَيْحيّ
pyogenesis تقَيُّح . تكَوُّنُ الصَّديد أو القَيْح
pyogenic مُقَيِّح . مُكَوِّن القَيْح
pyogenous قَيْحيُّ المَنْشأ ، قَيْحيُّ السَّبَب
pyohemia = **pyemia** تقَيُّحُ الدم
pyohemothorax صَدْر مُدَمّى قَيْحيّ
pyoid قَيْحانيّ . صَديدانيّ . نَظيرُ الصَّديد
pyolabyrinthitis تقَيُّحُ التِّيه
pyometra تقَيُّح الرَّحِم ، مَجْمَعُ صَديدٍ في الرَّحِم
pyometritis التِهابُ الرَّحِم الصَّديديّ
pyomyositis التِهابُ العَضَلة المُتقَيِّح
pyonephritis التِهابُ الكُلْوة القَيْحيّ
pyonephrolithiasis داءُ الحَصى الكُلْوِيَّةِ المُتقَيِّح
pyonephrosis كُلاءٌ قَيْحيّ . استِسْقاءُ الكُلْية المُتقَيِّح
pyonychia تقَيُّح الأظافِر
pyo-ovarium خُراجُ المَبيض
pyopericarditis التِهابُ التأمورِ المُتقَيِّح
pyopericardium تقَيُّحُ التأمور
pyoperitoneum تقَيُّح الصِّفاق . تقَيُّح البَريتون
pyoperitonitis التِهابُ البَريتون القَيْحيّ
pyophagia ابتِلاعُ القَيْح
pyophthalmia = **pyophthalmitis** تقَيُّحُ العَيْن ، رَمَد صَديديّ . التِهابُ العَيْن القَيْحيّ
pyophysometra تقَيُّحٌ رَحِميّ غازيّ
pyoplania جَوَلانُ القَيْح

pyopneumocholecystitis تمدُّد المَرارةِ القَيْحيّ الغازيّ
pyopneumopericardium تقيُّح التأمورِ الغازيّ ، استِرْواحُ التأمورِ القَيْحيّ
pyopneumoperitoneum استِرْواحُ الصِّفاقِ القَيْحيّ ، تجمُّعُ صَديدٍ وهواءٍ في البَريتون
pyopneumoperitonitis التِهابُ الصِّفاقِ الاستِرْواحيّ القَيْحيّ
pyopneumothorax استِرْواحُ الصَّدْرِ القَيْحيّ
pyopoiesis تقيُّح ، تكوُّن الصَّديد
pyoptysis بَصْقٌ صَديديّ ، تنخُّم قَيْحيّ
pyopyelectasis توسُّعٌ حُوَيضيّ قَيْحيّ
pyorrhea, pyorrhoea نَزٌّ قَيْحيّ
~ alveolaris تقيُّح اللِّثة السِّنْخيّ
pyorrheal تقيُّحي لِثَويّ ، نَجيجيّ
pyosalpingitis التِهابُ البُوقِ القَيْحيّ · التِهابُ النَّفيرِ الصَّديديّ
pyosalpingo-oophoritis = pyosalpingo-oothecitis التِهابُ المَبيضِ والبُوقِ القَيْحيّ ، التِهابٌ مَبيضيّ بُوقيّ مُتقيِّح
pyosalpinx تقيُّح البُوق ـ قَناة البَيْض
pyosapremia إنتانُ الدمِ القَيْحيّ
pyosepticemia تقيُّح الدمِ وتعفُّنُه
pyosis تقيُّح ، قُياح
pyostatic مُوقِفُ التقيُّح ، عائقُ التقيُّح
pyostomatitis تقيُّح الفَم ، التِهابُ الفَمِ القَيْحيّ
pyothorax تقيُّحُ الصَّدْر . دَبْلة . دُبْلة
pyoureter تقيُّح الحالِب
pyovesiculosis قُياحٌ حُوَيصِليّ ، مَجْمَعٌ صَديديّ حُوَيصِليّ ـ في الحُوَيصِلات المَنَويّة
pyramid هَرَم
renal ~ هَرَمٌ كُلْويّ
pyramidal هَرَميّ
pyramidale العَظْم الهَرَميّ ـ العَظْمُ السَّفينيُّ في الرُّسْغ
pyramidalis (muscle) العَضَلة الهَرَميّة
pyramidotomy خَزْعُ مَجرى العَصَبِ الهَرَميّ
pyramis = pyramid هَرَم
pyrectic مُتعلِّق بالحُمَّى ، حُمَّويّ
pyrenoid نَوَوانيّ ، شِبْهُ الفَصاة
pyrethrum بيرَثْرُم ، عُودُ القَرْح ـ أُقحُوان
pyretic حُمَّويّ ، سُخونيّ
pyreticosis حُمَّى ، داءٌ حُمَّويّ
pyretogen مُوَلِّد حَرارة ، مُحِمّ
pyretogenesis توَلُّد الحَرارة
pyretogenetic = pyretogenic = pyretogenous مُسبِّب الحُمَّى ، مُحِمّ
pyretogenous مُسبِّب الحُمَّى · حُمَّويُّ السَّبَب
pyretology مَبْحَث الحُمَّيات
pyretolysis تَخْفيفُ الحُمَّى ، إقلاعُ الحُمَّى
pyretotherapy الاستِحْرار ، المُداواةُ بالحُمَّى · مُداواةُ الحَرارة
pyrexia = pyrexy حُمَّى ، سُخونة
pyrexial حُمَّويّ ، حُمِّيّ ، سُخُونيّ
pyriform = piriform كُمَّثْريُّ الشَّكل
pyro- سابِقة بمَعنى «نار» أو «حَراريّ» ، «حُمَّويّ» ، «سُخونيّ»
pyrogen مَحَمَّة ، مُحِمّ ، مُوَلِّد الحُمَّى ، مِسْخان
pyrogenic مُسبِّب الحُمَّى
pyrogenous مِسْخاني ، مُوَلِّدُ حَرارة · سُخونيُّ المَنْشأ ـ ناشِئٌ عن حَرارةِ الجِسْم العالية
pyroglobulin كُرَيِّين سُخونيُّ المَنْشأ
pyroligneous ناريّ خَشَبيّ
pyrolysis الانحِلالُ بالحَرارة
pyromania هَوَسُ الحَريق ، غَيَّةُ الحَريق
pyrometer مِضْرَم ، مِقياسُ شِدَّة الحَرارة
pyrophobia رَهْبةُ النّار ، رَهْبةُ الحَريق
pyrophosphate بيروفُسفات
pyroscope مِكْشافُ الحَرارة ـ مِقياسُ شِدَّةِ الإشعاعات الحَراريّة
pyrosis, heartburn حُرْقة الفُؤاد
pyrotic كاوٍ ، مُحْرِق ، حارِق
pyrotoxin تُكْسين حُمَّويّ · سُمٌّ مُحِمّ
pyroxylin قُطْنُ البارود · البارودُ الأبيَض
pythogenesis التكوُّن العَفَنيّ
pythogenic مُسبِّب التعفُّن
pythogenous عَفَنيُّ المَصْدَر
pyuria بِيلةٌ قَيْحيّة ، بَوْلُ القَيْح

Q, q

Q fever حُمَّى كيُو – التِهابٌ قَصَبيٌّ رِئَويٌّ شَتَويٌّ رَبيعيّ

q.i.d. (quater in die) أربَعَ مَرّاتٍ يَوميّاً

q.s. (quantum satis) كَمّيَّة كافِية

quack دَجّال ، مُخاتِل

quackery دَجَل أو دَجْل • مُخاتَلة

quadrangular ذو أربَعِ زَوايا ، مُرَبَّع

quadrantanopia = **quadrantanopsia** عَمًى رُبْعيّ

quadri- سابِقة بمَعنى «رُباعيّ» أو «أربَعة»

quadriceps (**muscle**) (العَضَلة) الرُّباعيَّةُ الرُّؤوس

quadricuspid رُباعيُّ الشُّرَف

quadrigeminal رُباعيّ ، مُتَعَلِّقٌ بالتَّوائِمِ الأربَعة

quadrilateral رُباعيُّ الجَوانِب ، رُباعيُّ الأضلاع

quadripara, para IV مُرِبعة ، حُبْلى للمَرَّةِ الرابِعة ، رابِعةُ الحَمْل (أو الوِلادة)

quadriplegia = **tetraplegia** شَلَلٌ رُباعيّ ، شَلَلُ الأطرافِ الأربَعة

quadritubercular رُباعيُّ الحَدَب

quadrivalent رُباعيُّ التَّكافؤ ، رُباعيُّ المُكافِيء

quadruplet الرَّبَع – رابِعُ حَمْل ، مُكَرَّرٌ أربَعةَ أضعاف أو أحَدُ التَّوائِمِ الأربَعة

quake رَجْفة ، ارتِعاش

qualitative = **qualitive** نَوْعيّ ، كَيْفيّ

quality نَوْعيَّة ، كَيفيَّة • صِفة ، خاصِّيَّة

quantimeter مِقياسُ الكَمِّيَّة

quantitative كَمِّيّ ، مِقْداريّ

quantity كَمِّيَّة

quantum الكَمّ – وَحْدةُ الطّاقة

quarantine حَجْرٌ صِحّيّ ، مَحْجَر • يَحْجُر

quartan الرِّبْع ، يَعودُ كُلَّ رابِعِ يَوم

~ fever حُمّى الرِّبْع

quarter رُبْع

quartipara = **quadripara** حُبْلى للمَرَّةِ الرابِعة ، رابِعةُ الحَمْل ، (مُرِبعة)

Quassia كُواسيا ، خَشَبُ المُرّ

quater in die أربَعَ مَرّاتٍ باليَوم

quaternary رابِع • رُباع ، رُباعيٌّ (المُقَوِّمات)

quenching إخماد • بِقاية

quick سَريع • حَيّ • حُبْلَى

quickening الارتِكاض – أوَّلُ التَحَسُّسِ بتَحَرُّكِ الجَنين

quicklime جِيرٌ حَيّ – كِلْسٌ غيرُ مُطْفأ

quiescent هامِد ، ساكِن

quina, quinaquina كِينا أو قِشْرُ السِّنكونا

quinidine كِينيدين – قِلْوانيّ سِنْكونيّ

quinine كِينا ، كِينين

quininism التَسَمُّم بالكِينا ، الانسِمامُ بالكِينين

quinquecuspid خُماسِيُّ الشُّرَف أو الشُّرَفات

quinquetubercular خُماسيُّ الحَدَب

quinquevalent خُماسيّ التَّكافؤ

quinsy شاكَّة – خُراجُ اللَّوزة ، العُذْرَةُ أو العاذُوراء أو العاذُور

quintan	خُماس ، خُماسِيّ ، خُمْس ، خِمْس ، حُمَّى الخِمْس	quoad vitam	ما دامَت الحَياة ، ما دامَ فيها حَياة
quintessence	جَوْهَر ، خُلاصة مُكَثَّفة	quotidian	يَومِيّ ، الوِرْد ـ حُمَّى يَومِيَّة
quintipara	مُخِيسة ، ذاتُ خَمْسِ وِلادات	~ fever	حُمَّى الوِرْد ـ مَلاريا مُياوِمة
quintuplet	تَوأمٌ خُماسِيّ ، أَحَدُ المَولودينَ الخَمْسة	quotient	حامِل
		intelligence ~	حامِلُ الذَّكاء
quittor	عَقَرُ الخَيل الناسُورِيّ	respiratory ~	الحامِلُ التَّنَفُّسيّ

R, r

R رُونتجن

rabbetting تَعْشيق ـ وَصْلُ طَرَفَي العَظْمِ المَكْسور

rabbit fever, tularaemia حُمّى الأرانِب

rabic كَلِبيّ

rabid كَلِب (للحَيَوان) ، مَكْلُوب (للمَعْضوض)

rabies = rabbia الكَلَب ، السُّعار

rabiform كَلْبيُّ الشَّكْل ، يُشبِهُ الكَلَب

racemic = racemate رَزيم ، مُرازِم عِنَبيّ

racemization تَرازُم

racemose عُنقُوديُّ الشَّكْل . عِنَبيّ

rachial = rachidial سِيسائي . صُلْبيّ ـ مُختَصٌّ بِسِلْسِلة الظَّهْر أو العَمود الفِقَريّ

rachialgia أَلَم سِيسائيّ . خَزْرة . أَلَمٌ ظَهْريّ

rachianesthesia التَّخْديرُ النُّخاعيّ الشَّوكيّ

rachicentesis بَزْلُ القَناة الشَّوكيّة

rachilysis حَلٌّ أو تَقْويمُ العَمود الفِقَريّ

rachio-, rachi- سابِقة للدَّلالة على العَلاقة بِـ «العَمُود الشَّوكيّ» أو «الصُّلْب» أو «السِّيساء»

rachiocampsis تَقَوُّسُ السِّيساء . تَقَوُّسُ العَمود الفِقَريّ

rachiocentesis بَزْلُ القَناة الشَّوكيّة

rachiochysis اسْتِسْقاءُ النُّخاع الشَّوكيّ

rachiometer مِقياسُ تَقَوُّساتِ السِّيساء

rachiomyelitis التِهابُ الحَبْل الشَّوكيّ

rachiopathy اعتِلالٌ شَوكيّ ـ عِلّة شَوكيّة

rachioplegia الشَّلَلُ الشَّوكيّ

rachioscoliosis انحِرافُ العَمودِ الفَقاريّ ، الجَنَف

rachi(o)tomy بَضْعُ السِّيساء ، شَقُّ العَمودِ الشَّوكيّ

rachiresistance مُقاوَمةُ التَّخديرِ الشَّوكيّ

rachis, spine السِّيساء ، العَمودُ الفِقَريّ

rachischisis انشِقاقُ السِّيساء

rachisensible شَديدُ الحَساسيّة للتَّخْدير الشَّوكيّ

rachitic رَخَديّ ، كُساحيّ ، مُخرَّع

rachitis = rickets الرَّخَد ، الكُساح

rachitogenic مُرْخِد ، مُسَبِّب أو مُولِّدُ الرَّخَد

rachitomy فَتْحُ أو شَقُّ القَناةِ الشَّوكيّة ، بَضْعُ السِّيساء

racial سُلاليّ ، عِرْقيّ ، رَسّيّ

rack رَفْرَف . رَفُّ أنابيب

rad راد ـ وَحْدةُ الإشعاع

radectomy قَطْعُ الجَذْر

radiability شُعُوعيّة

radiable شَعُوع ـ يُمكِنُ فَحصُه شُعاعيّاً

radiad صَوبَ الجانِبِ الكُعبُريّ

radial = radialis كُعْبُريّ . شاعّ

radiant مُشِعّ ، شَعّاع ، شُعّيّ

radiate يُشِعّ . مُشَعَّع

radiatio = radiation شُعّ ـ حُزْمَةُ أليافٍ تَربِطُ بَعضَ أقسامِ الدِّماغ

radiation إشعاع ، شَعّ ـ المُعالَجةُ بالراديُوم

acoustic ~ الشَّعّ السَّمْعيّ

corpuscular ~ إشعاعٌ جُسَيْميّ - كإشعاعاتِ ألفا وَبيتا والجُسَيْمات النَوويَّة
electromagnetic ~ إشعاعٌ كَهْرَمِغْنَيطيّ
thalamic ~ الشّعّ المِهاديّ
radical جَذْر ، أُساس - مَجْموعةُ ذَرّات • جَذْريّ ، جوهَريّ ، أَصْليّ
acid ~ جَذْر حَمْضيّ
~ treatment عِلاج جَذْريّ
radicle جُذَير - لِعَصَبٍ أو لِوِعاء دَمَويّ
radicotomy قَطْعُ الجَذْر
radicula جُذَيْر
radiculalgia وَجَعُ جُذورِ الأعصاب
radicular جُذَيريّ ، جَذْريّ
radiculectomy قَطْعُ أو خَزْع جُذورِ الأعصاب
radiculitis التِهابُ جُذورِ الأعصاب
radiculoganglionitis التِهابُ جُذورِ الأعصابِ وعُقَدِها ، التِهابُ الجُذورِ والعُقَد
radiculomyelopathy اعتِلالُ الحَبْلِ الشَّوكيّ وجُذورِ الأعصاب
radiculoneuritis التِهابُ الأعصابِ وجُذورِها
radiculoneuropathy اعتِلالٌ عَصَبيّ جَذْريّ
radiculopathy اعتِلالُ جُذورِ الأعصاب
radiectomy استِئصالُ جَذْرِ السِّن ، قَطْعُ الجَذْر
radiferous حاوٍ الراديُوم ، مُحتَوي الراديُوم
radio- سابِقة بمَعنى «شُعاعيّ» ، «إشعاعيّ» ، «مُشِعّ» أو «كُعْبُريّ»
radioactive مُشِعّ ، شَعّاع • ذو نَشاطٍ إشعاعيّ • ناشِط شُعاعيّاً ، فَعّالٌ شُعاعيّاً
radioactivity الفاعِليّة الإشعاعيّة ، نَشاطٌ إشعاعيّ • الإشعاعيّة
radioautography تَصْويرٌ بالإشعاعِ الذاتيّ
radiobicipital خاصٌّ بالكُعْبُرة وذاتِ الرأسَيْن
radiobiology عِلْمُ الأحياء الإشعاعيّ
radiocalcium كَلْسيُوم مُشِعّ
radiocarbon كَرْبونٌ مُشِعّ
radiocardiogram مُخَطَّطُ القَلْب الإشعاعيّ
radiocardiography تَخطيطُ القَلْب الإشعاعيّ
radiocarpal كُعْبُريّ رُسْغيّ
radiochemistry الكيمياءُ الإشعاعيّة
radiocurable يُشْفَى بالتشَعُّع ، بَروءٌ بالأشِعَّة
radiode راديُودة - جِهازٌ راديُوميّ
radiodermatitis التِهابُ الجِلْدِ الإشعاعيّ
radiodiagnosis التَّشْخيصُ الإشعاعيّ ، التَّشْخيص الشُّعاعيّ
radiodigital كُعْبُريّ إصبَعيّ
radiodontics طِبُّ الأسنانِ الإشعاعيّ
radioelectrocardiogram مُخَطَّطُ القَلْبِ الكَهرَباويّ الإشعاعيّ
radioelectrocardiography تَخطيطُ القَلْبِ الكَهرَباويّ الإشعاعيّ
radio-element عُنْصُر مُشِعّ ، عُنصُر إشعاعيّ
radioencephalogram مُخَطَّطُ الدِّماغ الإشعاعيّ
radioencephalography تَخْطيطُ الدِّماغِ الإشعاعيّ
radio-epidermitis التِهابُ البَشَرة الإشعاعيّ
radio-epithelitis إتلافُ الظِّهارة الإشعاعيّ
radiogenic إشعاعيُّ السَّبَب أو راديُوميُّ السَّبَب
radiogram صُورةٌ إشعاعيّة أو شُعاعيّة
radiograph صُورةٌ إشعاعيّة ، صُورة شُعاعيّة
radiography التَّصويرُ الشُّعاعيّ ، التَّصويرُ بالأشِعَّة ، تَصْويرٌ إشعاعيّ
radiohumeral كُعْبُريّ عَضُديّ
radio-immunity المَناعةُ الإشعاعيّة
radioiodine يُودٌ مُشِعّ ، يُودٌ إشعاعيّ
radioiron حَديدٌ مُشِعّ
radioisotope نَظيرٌ مُشِعّ
radiologic = **radiological** إشعاعيّ ، مُتَعَلِّقٌ بالإشعاع
radiologist طَبيبُ الأشِعَّة ، خَبيرٌ بالإشعاع
radiology عِلْم الأشِعَّة ، الطِّبُّ الإشعاعيّ
radiolucency الشَّفافيّة لِلأشِعَّة
radiolucent شَفيفٌ لِلأشِعَّة ، شافٌّ لِلأشِعَّة
radiolus مِسْبار ، مِجَسّ
radiometer المِشَعّ ، مِقياسُ الإشعاع
radiomimetic مُحاكي الإشعاع - في إحداثِ التأيُّن
radiomuscular كُعْبُريّ عَضَليّ
radionecrosis النَّكْروزُ الشُّعاعيّ • نَخَر إشعاعيّ

radioneuritis التِهابُ العَصَبِ الشُّعاعيّ
radiopacity = **radio-opacity**
ظَلالةٌ شُعاعيَّة ، عَتامةٌ شُعاعيَّة ، ظَليليَّة إشعاعيَّة
radiopaque ظَليلٌ لِلأشِعَّة ، ظَليلٌ على الإشعاع ، عَتيمٌ لِلأشِعَّة
radioparent شَفّاف للأشِعَّة ، شافٌّ للإشعاع
radiopathology عِلْمُ الأمراضِ الشُّعاعيَّة ، المَرَضيّات الإشعاعيَّة
radiopelvimetry القِياسُ الشُّعاعيّ للحَوض
radiophobia رُهابُ الإشعاع
radiophosphorus فُسْفور مُشِعّ
radiophylaxis تأَقٌ شُعاعيّ – أثَرُ الجُرعةِ الشُّعاعيَّة الصَّغيرة على جُرعاتٍ لاحِقةٍ أكبَر
radiopulmonography التَّصويرُ الرِّئَويُّ الإشعاعيّ
radioreceptor مُستَقْبِلة شُعاعيَّة ، مُتقبِّل إشعاعيّ
radioresistance مُقاوَمةُ الأشِعَّة
radioresistant مُقاوِمٌ لِلأشِعَّة ، مُقاوِمُ الإشعاع
radioscope مِنظارٌ إشعاعيّ
radioscopy تَنْظير إشعاعيّ ، تَنْظيرٌ شُعاعيّ
radiosensibility الحَساسيَةُ الإشعاعيَّة
radiosensitive حَسّاسٌ لِلأشِعَّة
radiosensitiveness, radiosensitivity حَساسيَة لِلأشِعَّة ، تحَسُّس بالإشعاع
radiosodium صُوديُوم مُشِعّ
radiostereoscopy تَنْظيرٌ إشعاعيّ مُجَسِّم
radiosurgery جِراحةٌ إشعاعيَّة
radiotelemetry القِياساتُ اللاسِلْكيَّة
radiotherapy استِشْعاع . المُداواةُ بالأشِعَّة
radiothermy المُداواةُ بالحَرارةِ المُشِعَّة . تَسْخينٌ إشعاعيّ – بالأمواجِ القَصيرة
radiotoxemia سَمْدَميَّة شُعاعيَّة ، تَسَمُّمٌ دَمَويّ إشعاعيّ
radiotransparent شَفّاف لِلأشِعَّة ، شافٌّ لِلأشِعَّة
radiotropic مُتأثِّر بالإشعاع
radio-ulnar كُعْبُريّ زَنْديّ
radium الراديُوم
radius الكُعْبُرة . شُعاع – نِصفُ قُطرِ الدائرة
radix; pl. radices جَذْر – جُذور بالجَمْع
 ~ dentis جَذْرُ السِّنّ
 ~ linguae جَذْرُ اللِّسان
 ~ penis جَذْر القَضيب
 ~ pili جَذْر الشَّعْرة
 ~ unguis جَذْرُ الظُّفْر
radon الرّادون
raffinose رافينُوز – سُكَّرٌ ثُلاثيّ
rage, sham ~ حَنَق ، غَيْظ ، غَضَب ، هَيَجان
rale; pl. rales خَرْخَرة ، هَسَّة
 amphoric ~ خَرْخَرة قِدْريَّة أو جَرِّيَّة
 crackling ~ خَرْخَرةٌ مُكَركِرة
 crepitant ~ خَرْخَرة فَرقَعيَّة
 dry ~ خَرْخَرةٌ جافَّة
 gurgling ~ خَرْخَرة غَرْغَريَّة
 moist ~ خَرْخَرة رَطْبة
 sibilant ~ خَرْخَرةٌ صَفيريَّة
ramal مُتفرِّع ، مُتشَعِّب
ramex فَتْق أو أُدْرة . دَوالي الحَبْلِ المَنَويّ
rami فُروع ، شُعَب
ramicotomy = **ramisection** خَزْعٌ أو قَطْعُ الجُذور ، قَطْعُ الفُروع
ramification تَفرُّع ، تَشعُّب
ramify يَتفرَّعُ ، يتشَعَّبُ
ramisectomy = **ramisection** قَطْعُ الفُروع
ramitis التِهابُ الفُروع ، التِهابُ جَذْر العَصَب
ramose = **ramous** مُتفرِّع ، مُتشَعِّب ، كَثيرُ الفُروع
ramulus فُرَيْع ، غُصَيْن
ramus فَرْع ، غُصْن
 ~ communicans الفَرْعُ الاتِّصالي
 ~ dexter venae portae الفَرْعُ الأيمَنُ للوَريدِ البابيّ
 ~ sinister venae portae الفَرْعُ الأيسَرُ للوَريدِ البابيّ
rancid حَمِت ، زَنِخ
rancidify يَزْنَخُ – الدُّهْنُ
rancidity حَمَت ، زَنَخ ، زَناخة
random sample عَيِّنةٌ عَشوائيَّة
range مَدى ، مَجال . النِّطاقُ البيئيّ

~ of accommodation مَدى التَكَيُّف
~ of audibility مَدى المَسْموعيَّة
ranine ضِفْدَعيّ · ضُفَيدِعيّ · تَحْتَ اللِّسان
ranula ضُفَيدِعة ، شُرْغوف ، وَرَمٌ كيسيٌّ تحتَ اللِّسان
rape اغتِصاب ، فَضْح
raphania الانسِمامُ ببِزْرِ الفُجْل الأسوَد
raphe رِفاء – حافَةٌ أو خَطُّ المُلتَقى ، حِتار ، دَرْز
~ penis رِفاءُ القَضيب
~ perinei رِفاءُ العِجان
~ scroti رِفاءُ الصَّفَن
raptus مُفاجِئة ، هَجْمة مَرَضيَّة
~ haemorrhagicus نَزْفٌ فُجائيّ
rarefaction تخَلْخُل ، تَرَقيق
rash طَفْح – تَنَفُّط جِلْديّ
diaper ~ طَفْحُ الحِفاظ
drug ~, medicinal ~ طَفْحٌ دَوائيّ
serum ~ طَفْحٌ مَصْليّ
rasion بَرْد ، جَرْش (العَقّار)
raspatory مِسْحاة ، جاروف
rate مُعَدَّل ، دَرَجة ، نِسْبة · سُرْعة
basal metabolic ~ مُعَدَّلُ الأيْض (أو الاستِقْلاب) الأساسيّ
birth ~ مُعَدَّلُ المَواليد
death ~ مُعَدَّلُ الوَفَيات
fatality ~ مُعَدَّلُ الوَفاة . مُعَدَّل الإماتة (لمَرَضٍ مُعَيَّن)
growth ~ مُعَدَّل النمُوّ
heart ~ سُرْعة القَلْب
morbidity ~ مُعَدَّلُ المَراضة
pulse ~ سُرْعة النَّبْض
respiration ~ سُرعةُ التَنَفُّس
sedimentation ~ سُرعةُ التثَفُّل
ratio نِسْبة . دَرَجة
ration رَشْن ، حِصَّة ، قِسْط
rational عَقْلانيّ . مُوافِق للعَقْل
rationalization تَبْرير ، تَعْليل
rausch خَدَر خَفيف – بالأثير
Rauwolfia راوُلفيا – جِنْسُ نَباتاتٍ طِبيَّة

ray; pl. rays شُعاع ، شُعاعة – ج· أشِعَّة
cathode ~s أشِعَّة مَهبطيَّة أو كاثوديَّة
gamma ~s أشِعَّة غاما
hard ~s أشِعَّة قاسية – عاليةُ الاختِراقيَّة
infrared ~s أشِعَّةٌ تَحْتَ الحَمْراء
medullary ~s أشِعَّة لُبِّيَّة – في هَرَمٍ كُلْويّ
roentgen ~s = x-~s أشِعَّة رُونْتجِن ، أشِعَّة إكْس ، الأشِعَّة السِّينيَّة
soft ~s أشِعَّةٌ لَيِّنة – ضَعيفةُ الاختِراقيَّة
ultraviolet ~s أشِعَّة فوقَ البَنَفْسَجيَّة
x-~s أشِعَّةُ إكْس ، الأشِعَّةُ السِّينيَّة
Raynaud's disease داءُ رينُو
react يَتفاعَلُ ، يستَجيبُ
reactant مُفاعِل ، مُتَفاعِل
reaction تَفاعُل · رَدُّ الفِعْل ، ارتِكاس
allergic ~ تَفاعُلٌ أرَجيّ
chain ~ تَفاعُل تَسَلْسُليّ
cross ~ تَفاعُل مُتَصالِب
cutaneous ~ تَفاعُلٌ جِلْديّ
delayed ~ تَفاعُل آجِل
immediate ~ تَفاعُل عاجِل
immune ~ تَفاعُلٌ مَناعيّ
local ~ تَفاعُل مَوضِعيّ
~ of degeneration تَفاعُلُ التَنَكُّس ، تَفاعُل الحُؤول
reversible ~ تَفاعُلٌ عَكُوس
serum ~ تَفاعُلٌ مَصْليّ
tuberculin ~ تَفاعُلُ السُّلِّين
Wasserman ~ تَفاعُل واسَرْمان – للكَشْفِ عَن السِّفلِس (الإفرَنْجي)
reactivation تَنْشيط ، تَنشُّط
reactivity تَنَشُّطيَّة
reactor مُفاعِل
reagent كاشِف ، مُفاعِل
chemical ~s كَواشِفُ أو مفاعِلاتٌ كيميائيَّة
reagin راجِنة ، عامِلٌ ضِدِّيّ
reamer مُقَوِّر ، مُجَوِّب – مُوَسِّع الثُّقوب
reanimation إنْعاش ، بَعْث
reasoning الاستِدْلال ، الحُجَّة ، الإقناع

rebound ارتداد
recalcification عَودةُ أو إعادةُ التَكَلُّس
receptacle, receptaculum مُستوعِب ، وِعاء
receptor; pl. receptors مُستَقبِلة ، مُتَقَبِّلة
adrenergic ~s مُستَقبِلاتُ الفِعل الأدريناليّ
cholinergic ~s مُستَقبِلاتُ الفِعل الكُولينيّ
recess = recessus رَدْب ، فُرْجة ، تَجْويفٌ صَغير ، فَجْوة
recession تَنَحٍّ ، تَقَهْقُر
recessive مُتَنَحٍ ، صاغِر ، مُتَنَحٍّ
~ characteristic الصِّفةُ الصاغِرةُ أو المُتَنَحِّية
recessus رَدْب ، فُرْجة ، فَجْوة ، جَيْب صَغير
hepatorenal ~ الرَّدْب الكَبِدي الكُلْوي
inferior omental ~ الرَّدْبُ الثَّرْبيّ السُّفْليّ
infundibular ~ الرَّدْب القِمْعيّ
pleural ~ الرَّدْب الجَنْبَويّ
recidivation, relapse نُكْس ، مُعاوَدة
recidivism نُكاس ، تنَكُّس ، مُعاوَدةُ المَرَض • تَكْرارُ الجَريمة
recidivist ناكِس ، نَكِيس • مُكَرِّرُ الجَريمة
recipe خُذْ • وَصْفة
recipient مُتَلَقٍّ ، مُستَلِم • نائِل
recipiomotor مُستَلِمٌ حَرَكيّ
reciprocal مُتَبادَل
reciprocation تَبادُل
reclination إمالة ، اِلتِواء • اضطِجاع
recombination تَأَشُّب ، تَأشيب
reconstitution إعادةُ البِنْية ، تَرْميم
record سِجِلّ • يُسَجِّل
recovery اسْتِردادُ العافية ، شِفاء • استِعادة
~ room غُرفةُ الإفاقة
recrement حُثالة
recrudescence نَكْسة ، مُعاوَدة – عَوْدُ أو رُجُوع أعراضِ المَرَض بعدَ اختِفائِها
recrudescent مُعاوِد ، نَكْسيّ
rectal مُستَقيميّ ، سُرْميّ
rectalgia أَلَمُ المُستَقيم ، سَرَم
rectectomy قَطْعُ المُستَقيم ، خَزْعُ المُستَقيم
rectification تَكْرير • تَقْويم ، إصلاح
rectified مُكَرَّر • مُقَوَّم
rectitis = proctitis التِهابُ المُستَقيم
recto- سابِقة بمَعنى «مُستَقيم»
rectoabdominal مُستَقيميّ بَطْنيّ
rectocele = proctocele قِيلةُ المُستَقيم ، العَفَل ، فَرْوةٌ أو فَتْقُ المُستَقيم
rectoclysis = proctoclysis حُقنة شَرَجيّة
rectococcygeal مُستَقيميّ عُصْعُصيّ
rectocolitis التِهابُ القُولون والمُستَقيم
rectoperineorrhaphy رَفْوُ المُستَقيم والعِجان
rectopexy تَثْبيتُ المُستَقيم
rectoplasty رَأْبُ المُستَقيم ، تَقْويمُ المُستَقيم
rectoromanoscope مِنظارُ المُستَقيم والسِّجْمي
rectorrhaphy رَفْوُ المُستَقيم ، خِياطةُ المُستَقيم
rectoscope مِنظارُ المُستَقيم
rectoscopy تَنظيرُ المُستَقيم ، تَنْظيرُ الدُّبُر
rectosigmoid المُستَقيمُ السِّجْميّ
rectostenosis تَضَيُّق المُستَقيم ، ضِيقُ المُستَقيم
rectostomy فَغْرُ المُستَقيم
rectotomy = proctotomy بَضْعُ المُستَقيم
recto-urethral مُستَقيميّ إحليليّ
recto-uterine مُستَقيميّ رَحِميّ
rectovaginal مُستَقيميّ مَهبِليّ
rectovesical مُستَقيميّ مَثانيّ
rectum المُستَقيم ، السُّرْم
rectus المُستَقيمة ، عَضَلةٌ مُستَقيمة
recumbent مُستَلْقٍ ، مُضطَجِع ، مُتَّكِىء
recuperation استِعادة ، استِعادةُ العافية
recurrence رَجْعة ، مُعاوَدة ، رُجوع ، انتِكاس
recurrent, relapsing مُعاوِد ، راجِع ، ناكِس
recurvation تَقَوُّسٌ للخَلْف ، تَحَجُّن أو تَحْجين
red أحمَر
~ blood cell كُرَيَّةُ دَمٍ حَمْراء
redifferentiation إعادةُ التَّفْريق أو التَّمايُز ، عَودُ التَّمايُز
redintegration تَعويض ، تَرْميم ، إصلاح
redislocation كَرُّ الخَلْع ، خَلْعٌ ثانٍ
redox أَكْسَدة – اختِزالٌ وتأكْسُد

redressement إعادةُ التَّضميد ، غِيارٌ ثانٍ • تَقْويمُ أو تَصْليحُ التشوُّه
reduce يُرجِعُ ، يَرُدّ • يُقلِّل ، يُنقِص • يَختَزِل
reducible رَدُود ، قابِلُ الرَّد ، رَجُوع
reductant مُرجِع ، رادّ • مُختَزِل
reductase خَميرةٌ مُرجِعة ، أنْزيمٌ مُختَزِل
reduction إرجاع ، رَدّ • اختِزال • إنقاص
closed ~ رَدٌّ مُغلَق
open ~ رَدٌّ مَفْتوح
~ division انقِسامٌ اختِزاليّ
redundant فائض ، أكثَر مِن اللازِم
reduplication تَضاعُف ، انطِواء ، تَثْنية
re-education تَأهيل ، إعادةُ التَّدريب
refection إنْداث ، إنْعاش
referral إحالة ، تَحْويلُ المَريض
referred مُحَوَّل • رَجيع
~ pain الألَم المُحَوَّل
refine يُصَفِّي ، يُنَقِّي ، يُكرِّر
reflected مُنعَكِس
reflection انعِكاس ، انثِناء ، انعِطاف
reflector عاكِس ، مِرآة
reflex مُنعَكِس
accommodation ~ مُنعَكِسُ التكيُّف
ankle ~ مُنعَكِس العُرقوب
Babinski's ~ مُنعَكِسُ بابِنسكي
biceps ~ مُنعَكِسُ ذاتِ الرأسَيْن
conditional or conditioned ~ مُنعَكِسٌ مَشروط أو شَرْطيّ
delayed ~ مُنعَكِس آجِل
grasp ~ مُنعَكِسُ القَبْض
knee-jerk ~ مُنعَكِسُ نَفْضةِ الرُّكبة
patellar ~ مُنعَكِس الرَّضَفة
pilomotor ~ مُنعَكِسٌ اقشِعراريّ
psychic ~ مُنعَكِسٌ نَفسانيّ
pupillary ~ مُنعَكِسُ الحَدَقة
radial ~ مُنعَكِس الكُعْبُرة
triceps ~ مُنعَكِسُ مُثَلَّثةِ الرُّؤوس
unconditioned ~ مُنعَكِسٌ عَفويّ
vagus ~ مُنعَكِس مُبْهَميّ
reflexogenic مُسَبِّبُ الانعِكاسِ أو باعِثُه
reflexograph مِخطاطُ المُنعَكَسات
reflexometer مِقياسُ المُنعَكَسات
reflexotherapy المُداواةُ المُنعَكَسيَّة
reflux جَزْر ، ارتِداد ، تَرْجيع
reformatory مَصْلَح ، إصلاحيَّة
refract يَكْسِرُ ، يُغَيِّرُ الاتِّجاه
refracta dosi بمقاديرَ مُتكرِّرةٍ ومُقسَّمة
refraction انكِسار ، انعِطاف
refractionist فاحِصُ النَّظَر ، مُصَحِّح البَصَر
refractive كاسِر ، مُكَسِّر – كاسِرةٌ للضَّوء
refractometer مِكْسار ، مِقياسُ الانكِسار
refractometry قِياسُ الانكِسار – قِياسُ انكِسارِ الضَّوء
refractory حَرُون ، عاصٍ ، عَصِيّ
~ period فَتْرةُ الحُرون – فَتْرةُ عَدَمِ الاستِجابة
refracture كَسْرُ العَظْم ثانياً ، هَيْض
refrangible كَسُور
refresh يُجَدِّد ، يُنْعِش
refrigerant مُبَرِّد
refrigeration تَبْريد
refringent = **refractive** كاسِرٌ للنُّور
refuse قُمامة ، نُفاية
refusion إعْراق – إخراجُ الدمِ من دورَتِه وإعادَتُه
regel الحَيْض ، الطَّمْث
regeneration تَجَدُّد ، تَجْديد ، تَرْميم
regimen حِمْيَة ، أُسلوبُ التَّغذِية أو تَدْبيرُها
regio = **region** ناحِيَة
~ frontalis الناحيةُ الجَبْهيَّة
~ occipitalis الناحيةُ القَذاليَّة
~ temporalis الناحيةُ الصُّدغيَّة
region ناحِيَة ، مِنطَقة ، جِهة
anal ~ الدُّبُر – الناحيةُ الشَّرَجيَّة
axillary ~ ناحِيةُ الإبْط
perineal ~ الناحيةُ العِجانيَّة
regional ناحِيّ
~ ileitis التِهابُ لَفائفيّ ناحِيّ
regiones; pl. of regio نَواحٍ

registrant مُمَرِّضة مُسَجَّلة
registration تَسْجيل
regression تَراجُع ، نُكُوص ، تَقَهْقُر
regressive مُتَراجِع ، مُتَقَهْقِر ، ناكِص ، مُرتَدّ
regulation تَنْظيم ، نَظْم ، نِظام
regurgitant قالِس ، مُنبَجِس (ارتِدادًا)
regurgitation قَلْس ، قَلَس · تجَشُّؤ · جُشاء
aortic ~ قَلَسُ الأبهَر
mitral ~ قَلَسُ التاجِيّ
rehabilitation تأهيل – إعادةُ الأهليَّة
rehabilitee الخاضِعُ لِلتأهيل
rehydration إعادةُ التَمَيُّه أو الإمهاء
reimplantation إعادةُ الغَرْز ، الغَرْسُ ثانياً
reinfection خَمَجٌ مُعاوِد ، تَجَدُّدُ العَدْوى
reinforcement تَعْزيز ، تَقْوِية
~ of reflex تَعْزيزُ المُنعَكَس
reinfusion إعادةُ التَّشْريب – إعادةُ حَقْنِ السائلِ المَسْحوب
reinnervation إعادةُ التَّعْصيب ، تَطْعيمُ العَصَب
reinoculation إعادة التَّلْقيح ، تَلْقيحٌ ثانٍ
reiterature تَكْرارُ الوَصْفة
rejection رَفْض – رَفْضُ البَدَن لِلأجسامِ الغَريبة
rejuvenescence عَودةُ الشَّباب ، إصْباء
relapse نُكْس ، نَكْسَة ، رَجْعة
relapsing fever الحُمَّى الراجِعة
relation عَلاقة ، قُرْبى · نِسْبة
relative نِسْبيّ · نَسيبٌ أو قَريب
relaxant مُخَفِّف التَوَتُّر · مُرْخٍ
muscle ~ مُرْخٍ عَضَليّ
relaxation استِرْخاء ، إرْخاء ، ارتِخاء · إراحة ، فَرَج ، تخْفيفُ الألَم
relaxin مُرخين ، ريلاكسين
reliability مُعَوَّليَّة ، مَوثُوقيَّة
reliable مَوثُوق ، يُعَوَّل علَيْه
relief تَفْريج (الكَرْب) ، تخْفيفُ الألَم · إسعاف ، نَجْدة ، إغاثة
relieve يُخَفِّف الألَم ، يُفَرِّجُ الكَرْب · يُغيث
reline تَرْميم البِذْلة – بالتَّبْطين أو التَّضْبيط

REM (rapid eye movements) حَرَكاتُ العَيْنِ السَّريعة – أثناءَ النَّومِ المَصْحوبِ بالأحلام
remedial عِلاجيّ ، شِفائيّ
remedy دَواء ، عِلاج · يَأسُو ، يُعالِج
remineralization إعادةُ التَمَعْدُن ، استِردادُ المَعادِنِ – إلى الجِسم
remission هَدْأة ، خُمود · هَوادة
remittent مُهادِن ، ذو فَتَرات ، مُهاوِد ، مُتَرَدِّد
~ fever حُمَّى مُتَرَدِّدة
remnant فَضْلة ، بَقيَّة
ren = **kidney** كُلْوة ، كُلْيَة
renal كُلْويّ
~ pelvis حُوَيضة ، حَوضُ الكُلْيَة
reni-, reno- سابِقة بمَعْنى «كُلْويّ»
renicapsule الكُظْر ، المِحفَظة فوقَ الكُلْوة
reniculus = **renculus** فُصَيْصٌ كُلْويّ
reniform كُلْويُّ الشَّكْل
renin رِينين ، كُلْوين ، خَميرةٌ كُلْويَّة
reniportal كُلْويٌّ بابيّ
rennet مِنفَحة ، إنْفَحة ، ضَوْن – خُلاصةُ مَعِدة العِجْل
rennin = **renninum** رِينِن ، رَوبة ، مِنْفَحين ، خَميرةُ مَعِدة العِجْل
renogastric كُلْويٌّ مَعِديّ
renography تَصْويرُ الكُلْيَة – بالأشِعَّة
renopathy اعتِلالُ الكُلْوة
renunculus = **reniculus** فُصَيْصٌ كُلْويّ
reovirus حُمَة رِيَويَّة – حُمَة تَنَفُّسيَّة مِعَويَّة
repair تَصْليح ، إصلاح ، تَرْميم · يُصلِحُ
repellent مُنفِّر ، طارِد ، دافِع
repercussion ارتِداد ، رَجْع · نَهْز
replacement استِبْدال · بَديل
replantation إعادةُ الغَرْس ، غَرْزٌ ثانٍ
repletion امتِلاء
replication غَبْن ، انطِواء · إعادة ، تَكْرار
repolarization عَودةُ الاستِقْطاب
reposition تَوْضيع ، إعادةُ الوَضْع
repositioning تَوْضِعة – إعادةٌ إلى الوَضْعِ الطَّبيعيّ

repositor وَضّاع ، مُوَضِّع ، مِرْداد
repression كَبْت ، كَبْح ، كَظْم ، قَهْر
repressor كاظِم ، كابِت
reproduction توالُد ، تناسُل ، تكاثُر
asexual ~ تناسُلٌ لا جِنْسيّ
reproductive تَوالُدي ، نَسُول ، مُتَنايِل
~ system جِهازُ التناسُل
repulsion تَنافُر ، رَدّ ، طَرْد ، دَفْع
resection قَطْع ، جَذْم ، اسْتِئْصالٌ جُزْئيّ
resectoscope مِنظارُ القَطْع
resectoscopy القَطْعُ التَّنْظيري – قَطْعٌ بطَريق المَبال
resemblance مُشابَهة ، تَشابُه
resentment حِقْد ، امتِعاض
reserpine رِيسِربين – قِلْوانيٌّ خافِضٌ للضَّغْط من نَباتِ الراوُلفيا
reserve مُدَّخَر ، مِيرَة ، مَحْفوظ ، احتِياط
alkali or alkaline ~ مُدَّخَر قِلْوي
cardiac ~ المُدَّخَر القَلْبي
reservoir مُسْتَودَع ، مَخزَن · حَوض ، صِهْريج
resident ساكِن ، مُقيم – طَبيبٌ مُقيمٌ في المُستشفى
residual ثُمالي ، مُتخَلِّف ، باقٍ ، فاضِل
residue ثُمالَة ، فُضالَة ، قُرارة ، خُشارة ، بَقيَّة
residuum قُرارة ، فُضالة ، خُشارة ، بَقيَّة
resilience رَجوعيَّة ، مَطاطيَّة ، مُرونة
resin = resina راتِنج ، صُعرور ، راتين
resinous راتِنْجي ، رَتْني ، صُعروري
resistance مُقاوَمة · مَتانة
drug ~ مُقاوَمةُ العَقّار
peripheral ~ المُقاوَمة المُحيطيَّة
vital ~ المُقاومةُ الحَيَويَّة
resolution مَيْز ، تَفْريق · انصِراف · عَزْم
abscess ~ انصِرافُ الخُراج
resolvent مُبَدِّد · مُصَرِّف · حالّ ، مُذيب ، مُحَلِّل
resolving power قُدْرةُ المَيْز (في المِجْهَر)
resonance رَنين ، رَدُّ الصَّوت ، رَنّة ، طَنين
resonant رَنّان
resonator مِرَنه ، مِرْنان
resorb يمتَصُّ مُجَدَّدًا
resorption ارتِشاف · غُؤُور
respirable نَشُوق ، صالِحٌ للتنَفُّس
respiration تَنَفُّس
abdominal ~ تَنَفُّسٌ بَطْني
aerobic ~ تَنَفُّس حَيَواني ، تنَفُّس هَوائي
artificial ~ تَنَفُّس صِناعي أو اصطِناعي
cogwheel ~ تَنَفُّسٌ مُتَقَطِّع
forced ~ تَنَفُّس قَسْري
periodical ~ تَنَفُّسٌ دَوْريّ
respirator جِهازٌ للتنَفُّس ، مِنْفَسة ، مِنْفاس
respiratory تَنَفُّسيّ
~ insufficiency, ~ failure قُصور تَنَفُّسي
respire يتَنَفَّسُ
respirometer مِقياسُ التنَفُّس ، مُسْتَنْفِس
response استِجابة ، جَواب ، تَلْبِية
delayed ~ استِجابةٌ آجِلة
immune ~ استِجابة مَناعيَّة
rest استِراحة · بَقيَّة
bed ~ راحةٌ في الفِراش · مُتَّكأ
restenosis عَوْدُ أو مُعاوَدة التضَيُّق
restiform حَبْليُّ الشَّكل ، مَرَسيُّ الشَّكل
restitution = restitutio استِرْجاع ، استِرْداد ، إعادة ، تَعْويض · تَدْويرُ (مَجيءِ الجَنين)
restlessness تَمَلْمُل ، عَدَمُ الرّاحة
restoration تَرْميم ، إصحاح · استِرْدادُ العافية ، استِعادةُ الصِّحَّة
restorative مُصِحّ ، مُرجِع للصِّحَّة · مُعيدٌ للوَعْي · عَقّارٌ مُعيدٌ للصِّحَّة أو الوَعْي
restraint حَجْر ، قَمْع ، مَنْع ، حَجْز ، كَبْح
resultant حاصِل ، نَتيجة ، مُحَصِّلَة
resuscitation إنعاش ، رَدُّ الحَياة ، إفاقة
resuscitator جِهازٌ للإنعاش ، مِنْعاش
retainer أداةٌ تَثْبيت الوَضْع ، ضابِطٌ أو ماسِك
retardate مُتخَلِّف عَقْليّاً
retardation تَأْخير ، إعاقة ، تَعْويق · تخَلُّف
mental ~ تخَلُّف عَقْليّ

retching غَثَيان ، تقرُّث ، تهوُّع (للقَيْء)
rete; pl. retia شَبَكة ، ضَفيرة
~ testis الشَّبَكة الخُصْويَّة ـ شَبَكةُ القَنواتِ المُستَقيمة في المِخْزَم الخُصْيَويّ
retention احتِباس ، حَصْر ، إمساك ، حَجْز
~ of feces الأُطام
~ of urine الأُسْر ، احتِباسُ البَول
retethelioma وَرَمٌ شَبَكيّ بِطانيّ
retial مُشَبَّك ، شَبَكيّ
reticular شِبْه الشبكة ، مُتَشَبِّك ، شَبَكيّ
reticulated = reticular مُشَبَّك ، شُبَيكيّ
reticulation تشَبُّك ، تَشبيك
reticulin شَبَكين ـ بُروتينُ الأليافِ الشَبَكيَّة
reticulitis التِهابُ الشَبَكيَّة
reticulocyte كُرَيَّة شَبَكيَّة ، خَليَّة شَبَكيَّة
reticulocytopenia قِلَّة الخَلايا الشَبَكيَّة
reticulocytosis, reticulosis داءُ الخَلايا الشَّبَكيَّة ، داءُ الشبَكيات ، شُباك
reticuloendothelial شَبَكيّ بِطانيّ
~ system الجُملةُ الشبَكيَّة البِطانيَّة
reticuloendothelioma وَرَمٌ شَبَكيّ بِطانيّ
reticuloendotheliosis البُطان الشبَكيّ
reticuloendothelium البِطانة الشبَكيَّة
reticuloma وَرَمٌ شَبَكيّ ، شَبَكوم
reticulopenia قِلَّةُ الشبَكيات
reticulosarcoma غَرَنٌ شَبَكيّ ، وَرَمٌ سَرْكوميٌّ شَبَكيّ ، وَرَم عَفَليّ شَبَكيّ
reticulosis شُباك · الداءُ الشبَكيّ ـ تكثُّرُ الخَلايا الشبَكيَّة في الدَّم
reticulum شُبَيكة ، شَبَكة · نَسيجٌ شَبَكيّ · قلنْسُوة ـ القِسمُ الثاني لمَعِدة المُجتَرّات
endoplasmic ~ الشُّبَيكة الهَيُوليَّة الباطِنة
retiform شَبَكيُّ الشَّكل
retin-, retino- سابِقة بمعنى «شَبَكيّ»
retina الشبَكيَّة ـ الطَبَقةُ الباطِنيَّة من الجُزءِ المُتحَسِّسِ في العَين
retinaculum قَيْد ، ضابِطةٌ قَيْد ـ الخُيوطُ والرِّباطاتُ التي تَثبِّتُ العُضْوَ في مَوضِعِه
retinal شَبَكويّ ، شَبَكيّ . مُتعلِّق بالشبَكيَّة
retinene رَتِنين ، خِضابٌ شَبَكيّ أصفر
retinitis التِهابُ الشبَكيَّة
exudative ~ التِهابُ الشبَكيَّة النَّضْحيّ
leukemic ~, splenic ~ شُحوبُ الشبَكيَّة
punctate ~ التِهابُ الشبَكيَّة المُرَقَّط
~ proliferans التِهابُ الشبَكيَّة المُتشَعِّب
retinoblastoma وَرَمُ أرومةِ الشبَكيَّة
retinochoroiditis التِهابُ الشبَكيَّة والمَشيميَّة
retinodialysis انفِصالُ الشَّبَكيَّة
retinography تَصْوير الشبَكيَّة ـ شُعاعيّاً
retinoid شَبَكانيّ ، نَظيرُ الشبَكيَّة · راتِنْجانيّ
retinol رَتينول ، فيتامين أ
retinomalacia تلَيُّن الشبَكيَّة ، رَخْوَمةُ الشبَكيَّة
retinopapillitis التِهابُ الشبَكيَّة والحُلَيمة ـ البَصَريَّة
retinopathy اعتِلالُ الشبَكيَّة
retinoschisis انشِقاقُ الشبَكيَّة ، شُقاقُ الشبَكيَّة
retinoscope مِنظارُ الشبَكيَّة
retinoscopy تَنْظيرُ الشبَكيَّة
retinosis تَنَكُّس شَبَكيّ
retort إنبيق ـ وِعاءٌ للتَّقْطير
retothelioma وَرَمُ بَرّانيَّةِ النَّسيج الشبَكيّ
retothelium بَرّانيَّةُ النَّسيجِ الشبَكيّ
retracted مُنكَمِش ، خَميص
retractile كَمُوش ، قابِلُ الانكِماش ، خَمُوص
retraction انكِماش · تَبْعيد
clot ~ انكِماش الجُلْطة
retractor مُبعِدة ، مُرجِع ، مِبْعاد
retrad خَلْفيّاً ، صَوبَ الوَراء ، إلى الوَراء
retreat انزِواء ، انعِزال
retro- سابِقة بمعنى «خَلْف» أو «خَلْفيّ»
retrobuccal مُتعلِّق بمُؤَخَّر الفَم ، صامِغيّ
retrobulbar خَلْفَ المُقلة · خَلْفَ البَصَلة
retrocecal خَلفَ الأعوَر
retrocervical وَراءَ عُنُق الرَّحِم
retrocession تَراجُع ، قُبوع ، انتِقالٌ خَلْفيّ
retrocolic خَلفَ القُولون
retrocollic قَفائيّ عُنُقيّ
retrocollis إجْلٌ خَلْفيّ ، صَعَرٌ خَلْفيّ تشَنُّجيّ

retrocursive مُتخَطٍّ إلى وَراء
retrodeviation انحِرافٌ خَلْفيّ
retrodisplacement اِنزياحٌ خَلْفيّ
retroesophageal خَلْفَ المَريء
retroflexed مُنكَفِىء ، مُنثَنٍ إلى خَلْف
retroflexion انكِفاء ، انثِناءٌ خَلْفيّ
retrognathia تَراجُعُ الفَكّ ، ارتِدادُ الفَكّ
retrograde رُجوعيّ ، مُتَقَهْقِر
retrography, mirror writing الكِتابةُ المَقْلوبة ، كِتابةُ المِرآة
retrogression تَقَهْقُر ، تَراجُع
retrolingual خَلْفَ اللِّسان
retromorphosis انسِلاخٌ مُتقَهْقِر
retronasal خَلْفَ الأنف
retro-ocular خَلْفَ العَين
retroperitoneal خَلْفَ الصِّفاق ، وَراءَ البَريتون
retroperitonitis التِهابُ الفُسحةِ خَلفَ الصِّفاق
retropharyngeal خَلفَ البُلْعوم
retropharynx البُلْعوم الخَلْفيّ
retroplasia تَنَسُّج مُتقَهْقِر
retroposed مُنتَقِلٌ إلى خَلْف
retroposition إزاحةٌ خَلْفيَّة ، انتِقالٌ خَلْفيّ
retropulsion تَراجُع ، اندِفاعٌ خَلْفيّ
retrospondylolisthesis هُبوطُ العَجُزِ الخَلْفيّ ، عَجُزٌ هابِط
retrosternal خَلْفَ القَصّ
retrotarsal خَلفَ الرُّسْغ
retro-uterine خَلفَ الرَّحِم
retroversion مَيْل أو انقِلابٌ خَلْفيّ
retroverted مائلٌ إلى خَلْف
retrusion نُكوصٌ فَكِّيّ ـ تَراجُعُ أحَدِ الفَكَّيْن بالنِّسبةِ للآخَر
reunient مُعيدُ الاتِّصال ، مُعيدُ الالتِحام
revaccination إعادةُ التَّلْقيح ، تَكرارُ التَّلْقيح
reversal قَلْب ، عَكْس ، انعِكاس
reversible عَكُوس ، قَلُوب ، رَدُود إلى الأصل
reversion تَراجُع ، تأسُّل ، ارتِكاس ـ ارتِدادٌ إلى حالةٍ سابِقة
revitalization إعادةُ الحَيَويَّة
revivescence إحياء ، إعادةُ النَّشاط ، بَعْث ، انبِعاث
revivification إعادةُ الحَياة ، إنعاش • تَجْديدٌ لتَنْشيط الالتِحام
revolute مُلتَفّ إلى الوَراء
revulsant = revulsive مُصَرِّف ، مُحَوِّل
revulseur مُحَوِّلة ، مُصَرِّفة ـ جِهازٌ للتَّحْويل
revulsion تَصْريف ، تَحْويل
revulsive مُصَرِّف ، مُحَوِّل
Rh. factor = Rhesus factor ع•ر• ، العامِلُ الرِّيصيّ
rhabditiform عَصَويُّ الشَّكْل
Rhabditis = Rhabdonema العَصَويّات ، الدِّيدانُ العَصَويَّة ـ جِنسٌ من الدِّيدان الخَيطيَّة
rhabdium لِيفةٌ مُخَطَّطة ، لِيفةُ العَضَلةِ المُخَطَّطة ـ الإراديَّة
rhabdo- سابِقة بمَعنى «عَصَويّ» أو «مُخَطَّط»
rhabdocyte خَليَّة عَصَويَّة
rhabdoid نَظيرُ العَصا ، عَصَويُّ الشَّكْل ، عَصَوانيّ
rhabdomyoblastoma غَرَنٌ عَضَليّ مُخَطَّط ، وَرَمٌ أروميّ عَضَليّ مُخَطَّط
rhabdomyochondroma وَرَمُ اللُّحمةِ المُتوَسِّطة الحَميد ، مُتوَسِّطوم حَميد
rhabdomyoma عَضَلوم مُخَطَّط ، وَرَمٌ عَضَليٌّ مُخَطَّط ، وَرَمُ العَضَلة المُخَطَّطة
rhabdomyosarcoma غَرَنُ العَضَل المُخَطَّط
rhabdosarcoma غَرَنُ العَضَل المُخَطَّط
rhabdovirus حُمَة عَصَويَّة
rhacoma صَفَنٌ مُدَلًّى أو مُنسَدِل
rhagades فُلوعٌ أو شُقوق جِلديَّة
rhaphania = raphania التَسَمُّمُ بالفُجلِ الأسوَد أو بالتُّوت الفَرَنْجيّ
rhaphe = raphe رَفْو ، رِفاية ، دَرْز
rhegma شَرْم ، فَتْق • كَسْر
rhein رايِن ، راوَنْدين
rhembasmus شَتاتُ العَقْل ، الطَّيْش ، التَرَدُّد
rheo- بادِئة تَعني «تيّار»
rheobase قَرارةُ التَّيّار ـ التيّار الأدْنَى لإحداثِ تأثير

rheometer مِقياسُ التَّيّار (الكَهرَبائيّ أو الدمَويّ)
rheonome مُوزِّعةُ التيّار ــ جهازٌ يدُلُّ على تأثيرِ التهيُّج العَصَبيّ
rheostat رِيُوستات ، مُعَدِّلة التيّار ، ناظِمُ التيّار
rheostosis تعظُّم مُخطَّط
rheotaxis = rheotropism ارتِدادُ التيّار
rheotrope عاكِسةُ أو مِعْكَسةُ التيّار
rhestocythemia تَلَف دَمَويّ دَخيل ــ لوُجودِ كُرَيّاتٍ حُمْر مُنحَلّة
Rhesus factor, Rh factor العامِلُ الرِّيصيّ
rheum, rheuma رَشْح ، زُكْمة ، نَزْلة
rheumapyra الرَّثْية الحادَّة ، حُمّى الرُّوماتِزْم
rheumarthritis رَثْية المَفاصِل ، رُوماتِزْمُ المَفاصِل أو التِهابُ المَفاصِل الحادّ
rheumatalgia أَلَم روماتِزْمي ، أَلَمُ الرَّثْية
rheumatic رَثَويّ ، روماتِزْميّ ، رَثْيِيّ
~ arthritis التِهابُ المَفصِل الرَّثَويّ
rheumatid جِلْديَّة روماتِزميَّة ، آفةٌ جِلديَّة روماتِزميَّة
rheumatism الرَّثْيَة ، الروماتِزْم
acute articular ~ الرَّثْيةُ المَفصِليَّة الحادَّة
lumbar ~, lumbago قُطان ، عُناج
muscular ~ رَثْيةٌ عَضَليَّة
rheumatismal رَثَويّ ، رَثْيِيّ ، روماتِزْميّ
rheumatoid رَثَوانيّ ، رَثَيانيّ ، شَبيهٌ بالرَّثْية
rheumatologist طَبيبُ الرَّثْية
rheumatology مَبْحَثُ الرثَويّات
rheumatopyra حُمّى الروماتِزْم
rheumatosis داءٌ روماتِزْميُّ الأصلِ أو المَنْشأ
rheumic زُكاميّ
rhexis تمزُّق
Rh factor, Rhesus factor العامِلُ الرِّيصيّ
rhigosis حِسُّ البَرْد ، إحساسٌ بالبَرْد
rhigotic بُروديّ
rhin-, rhino- بادِئة بمَعنى «أنْف» أو «أنْفيّ»
rhinal أنْفيّ
rhinalgia أَلَمُ الأنف ، أَلَمٌ أنفيّ
rhinedema أُوذيما الأنف
rhinencephalon الدِّماغُ الشَّمّي ، فَصٌّ الدِّماغ الشَّمّي
rhinenchysis نُطولُ الأنف ، بَخُّ الأنفِ بدَواء
rhinesthesia حاسَّة الشَّمّ ، حِسُّ الشَّمّ ، الشَّمّ
rhineurynter مَفْامُ الأنف ، مُوسِّع المَنْخِر
rhinion المَخْرِم ، نُقطةُ النُّخْرة
rhinism خَنْخَنة أو خَمْخَمة ، أنفيَّةُ الصَّوت
rhinitis التِهابُ الأنف
acute catarrhal ~ التِهابُ الأنفِ النَّزْليُّ الحادّ
allergic ~ التِهابُ الأنفِ الأَرَجيّ
atrophic ~, ozena التِهابُ الأنفِ الضُّموري ، الخَشَم
hypertrophic ~ التِهابُ الأنفِ الضَّخاميّ
~ sicca التِهابُ الأنفِ الجافّ
rhino-, rhin- بادِئة تَعني «الأنف»
rhino-antritis التِهابُ الأنفِ والغار
rhinocele = rhinocoelc بُطَيْن الفَصِّ الشَّمّي
rhinocephalus فِنْطيسيّ ــ مَسيخٌ ذو أنفٍ طَويل مُوَحَّد ، مَسيخٌ مُؤَنَّف الرأس
rhinocephaly تأنُّفُ الرأس
rhinocheiloplasty رَأْبُ الأنفِ والشَّفة
rhinocleisis انسِدادٌ أنفيّ
rhinodacryolith حَصاةٌ دَمْعيَّة أنفيَّة
rhinodynia أَلَمُ الأنف
rhinogenous مُسَبَّبٌ عن الأنف ، أنفيُّ المَنْشأ
rhinokyphosis حَدَبُ الأنف
rhinolalia خَنْخَنة ، خَنّ ، خَنَف
rhinolaryngitis التِهابُ الأنفِ والحَنْجَرة
rhinolith حَصاةٌ أنفيَّة
rhinolithiasis داءُ حَصَى الأنف
rhinologist طَبيبُ أنف ، خَبيرٌ بأمراضِ الأنف
rhinology طِبُّ الأنف ، مَبْحَث الأنفِ وأمراضِهِ
rhinomycosis فَطَر أنفيّ ، داءٌ أنفيّ فُطْريّ
rhinonecrosis نَخَرُ عِظامِ الأنف
rhinopathy = rhinopathia اعتِلالُ الأنف
rhinopharyngeal بُلعوميّ أنفيّ ، خَيْشوميّ
rhinopharyngitis التِهابُ الخَيْشوم ، التِهابُ الأنفِ والحَلْق ، التِهابُ الحَرْقَوة

rhinopharynx = **nasopharynx**
الخَيْشوم ، الحَرْقوة ، بُلْعُومُ الأنف
rhinophonia خَنَن ، خَنْخَنَةُ الصَّوت
rhinophyma خَتَمُ الأنف ، تَعَجُّر الأنف
rhinoplasty رَأْبُ الأنف ، تَقْويمُ الأنف
rhinopolypus مُرَجَّل أنفيّ ، بُوليبٌ أنفيّ
rhinorrhagia نَزْفٌ أنفي ، الرُّعاف
rhinorrh(o)ea ثَرٌّ أنفي ، سَيَلانُ الأنف ، ذُنان ، ذَنَن
rhinosalpingitis التِهابُ الأنفِ والنَّفير
rhinoscleroma وَرَمٌ أنفيّ صُلْب
rhinoscope مِنظارُ الأنف
rhinoscopy تَنْظيرُ الأنف
rhinostegnosis انسِدادُ الأنف ، انسِدادٌ أنفيّ
rhinostenosis الخَنَم ، ضِيقٌ أنفي
rhinotomy شَقُّ الأنف ، بَضْعُ الأنف
rhinovirus الحُمَة الأنفيَّة
rhizo- بادِئة بمعنى «جَذْريّ» أو «جَذْر»
rhizodontropy تَثْبيتُ تاجٍ على جَذْرِ سِنّ
rhizodontrypy ثَقْبُ جَذْرِ السِّن ــ لتَصْريفِ المادَّة المُمْرِضة
rhizoid, rhizoidal جَذْرانيّ ، نَظيرُ الجَذْر
rhizome جُذْمور ، جِذمار
rhizomelic مُتَعلِّق بمَفْصِل الوَرِك ومَفْصِل الكَتِف
rhizomeningomyelitis التِهابُ الجُذورِ والسَّحايا والنُّخاعِ الشَّوكيّ
rhizoneure خَليَّة عَصَبيَّة جَذْريَّة
Rhizopoda الجَواذِر ــ أوالٍ جَذْريّاتُ الأقدام
rhizotomy بَضْعُ الجَذْر ، شَقُّ الجَذْر
rhodogenesis تَوَلُّد الاحمِرار ، إرجاعُ لَونِ الأُرجُوانِ البَصَريّ
rhodopsin = **the visual purple**
الأُرجُوان البَصَريّ ، رُودُوبْسين ــ حُمْرة العَين
rhombencephalon الدِّماغُ المُؤَخَّر ، الدِّماغُ الخَلْفيّ (المُعَيَّنيّ)
rhombocele جَيْبٌ مُعَيَّنيّ ، الجَيْبُ المُعَيَّن ــ التَّمْديدُ الانتِهائيّ لقَناةِ الحَبْل الشَّوكيّ
rhomboid شِبْهُ المُعَيَّن ، مُعَيَّنيّ
rhonchus غَطيط ، خَرْخَر ، خَرْخَرة

rhubarb الراوَنْد ــ نَبات
Rhus فَصيلةُ الأنَقْرديا ــ السُّمّاق
rhyparia أوساخ ، بُقَع بِنِّيَّة بَيضاء
rhythm نَظْم ، نَسَق ، حَرَكة مُنتَظَمة
gallop ~, cantering ~ نَظْمُ أو نَسَق الخَبَب
idioventricular ~ نَظْمٌ بُطَينيّ خاصّ (مُخالِف للأُذَينيّ)
nodal ~ نَظْم عُقديّ
pendulum ~ نَسَقٌ أو نَظْم نُواسيّ
~ method, calendar method
الطَّريقةُ النَّظْميَّة ــ في مَنْعِ الحَمْل
sinus ~ نَسَقٌ أو نَظْمٌ جَيْبيّ
ventricular ~ نَظْم بُطَينيّ (إحصاريّ)
rhythmicity النَّظْميَّة ، النَّسَقيَّة
rhytidosis تَغَضُّن ، غَضَن ، غُضان
rib ضِلْع
cervical ~ ضِلْعٌ رَقَبيَّة
false ~, abdominal ~, asternal ~
ضِلْعٌ كاذِبة ، ضِلْعٌ لا قَصِّيَّة
floating ~ ضِلْعٌ سائبة ، خِلْف
sternal ~s, true ~s الأضلاعُ القَصِّيَّة ، الأضلاعُ الحَقيقيَّة
ribbon شَريط
ribonucleic acid (RNA) الحامِضُ النَّوَويُّ الرِّيبيّ (رنأ)
ribonucleoprotein بُروتين نَوَويّ رِيبيّ
ribose رايْبُوز
ribosome جُسَيْمٌ رِيباسيّ ، رِيباسة
rice أرُزّ ، رُزّ
ricin خِرْوَع
Ricinus نَباتُ الخِرْوَع ، الخِرْوَع
rickets الرَّخَد ، الخَرَع ، كُساح
rickettsemia وُجودُ الريكِتْسِيّات في الدم
Rickettsia الرِّيكِتْسِيَّة ــ جِنْسُ جَراثيمَ دَقيقة
rickettsial رِيكِتْسِيُّ السَّبَب ، رِيكِتْسيّ
rickettsiosis داءُ الرِّيكِتْسِيّات
rickettsiostatic مُوقِفُ نَشاطِ الريكِتْسِيّات
rictal فَلْعيّ ، نَقْبيّ
rictus فَلْع ، نَقْب

ridge حَيْد ، حَرْف
ridgling = ridgel = ridgeling ذو خُصْيةٍ واحِدة ، أشْرَجُ
Riedel's struma (or disease) سِلعَةُ رَيْدِل ، دُراق رَيْدِل
right يَمين · مُستَقيم · حَقّ · مُصيب
rigidity صَمَل ، تصَلُّب ، تيَبُّس · كَزازة ، صَلابة
  cadaveric ~ صَمَلٌ رِمِّيّ ، تيَبُّس جُثّيّ
  post-mortem ~, rigor mortis صَمَل رِمِّيّ
rigor رِعْدة ، عُرَواء ، قُشَعْريرة · صَمَل ، تيَبُّس
  ~ mortis الصَّمَلُ الرِّمِّيّ ، التيَبُّس المَيْتيّ
  ~ nervorum تيَبُّس عَضَليّ مُستَمِرّ
rim حِتار ، حافَة – ج· حُتُر
rima; pl. rimae مَشَقّ ، فُتْحة ، شَقّ
  ~ glottidis مَشَقُّ المِزمار ، فُتْحةُ المِزمار
  ~ oris مَشَقُّ الفَم
  ~ palpebrarum مَشَقُّ الأجْفان
  ~ pudendi, ~ vulvae مَشَقُّ الفَرْج
rimose = rimous مُشَقَّق ، مُفَلَّع
rimula شُقَيق
rinderpest طاعُونُ المَواشي
ring حَلْقة ، خاتَم · رَنين
  abdominal ~, inguinal ~ حَلْقةٌ أُربيَّة ، حَلْقة بَطْنيَّة
  vascular ~ حَلْقةٌ وِعائيَّة
Ringer's solution مَحْلولُ رِينْغَر – لِمُقاوَمَةِ التَّجْفاف
ringworm سَعْفة ، قُوباء
risorius (muscle) العَضَلةُ المُضْحِكة
risus ضِحْكة ، كِلْحة ، كِشْرة ، ابتِسامة
  ~ sardonicus كِشرةٌ سَرْدونيَّة، تَضاحُكٌ تَشَنّجيّ
rivus سَرِيّ ، جَدْوَل ، تُرعة
  ~ lacrimalis تُرْعةُ الدَّمْع
riziform رُزِّيُّ الشَّكْل
RNA = ribonucleic acid رنأ – الحَمْضُ النَّوَويّ الرِّيبيّ
roborant مُقَوٍّ
rod عود ، عُصَيَّة ، عَصا
  muscle ~ لُيَيْفة عَضَليَّة
  retinal ~s نَبابيتُ الشَبَكيَّة
rodent قارِض ، قاضِم ، قَرّاض
rodenticide مُبيدُ القَوارِض ، قاتِلُ القَواضِم
roentgen رُنْتجِن ، رونْتجِن – وَحدةُ إشعاع
  ~ rays أشِعَّة رُنْتجِن ، أشِعَّةُ إكْس
roentgenogram, roentgenograph صُورةٌ رُنْتجينيَّة – صُورةٌ شُعاعيَّة
roentgenography = rontgenography التَّصْويرُ الرُّنْتجينيّ ، التَّصْويرُ الشُّعاعيّ
  serial ~ التَّصْويرُ الشُّعاعيّ المُسَلْسَل
  spot-film ~ التَّصْويرُ الشُّعاعيّ الخَطْفيّ
roentgenologist طَبيبُ الأشِعَّة ، اختِصاصيٌّ بأشِعَّة رُنْتجِن
roentgenology عِلْمُ الأشِعَّة ، عِلْمُ أشِعَّة رُونْتجِن
roentgenometry قِياسُ الرونْتجِن – قِياسُ فاعِليَّةِ أشِعَّة إكْس
roentgenoscopy = fluoroscopy التَّنْظيرُ الرونْتجينيّ ، تنَظُّر وَمَضانيّ
roentgenotherapy المُداواةُ الرونْتجينيَّة ، المُعالَجة بأشِعَّة رُنْتجِن
role playing تَمْثيلُ الدَّور ، لَعِبُ الدَّورِ – في العِلاجِ النَّفسانيّ
roller; pl. rollers عِصابة ، رِفادة
rombergism, Romberg's sign الرُّمْبرِيَّة – تَمايُلُ المُصابِ بالخُراع عندَ جَمْعِ القدَمَيْن وقَفْلِ العَيْنَيْن
rongeur مِقْراض ، قَرّاضةُ عَظْم
roof سَقْف ، سَطْح
room حُجْرة ، غُرْفة · مَكان ، فَراغ
  delivery ~ غُرفةُ الوِلادة
  intensive therapy ~, intensive care unit غُرفةُ العِنايةِ المُشَدَّدة
  operating ~ غُرفةُ العَمَليّات
  recovery ~ غُرفةُ الإفاقة
root جَذْر ، جُذْمور
  facial ~ جَذْرُ (العَصَب) الوَجْهيّ
  motor ~ جَذْر حَرَكيّ

sensory ~ جَذْرٌ حِسِّي

ropy حَبْلِيّ ، خَيْطِيّ · لَزِج ، دَبِق

rosacea وَرْدِيَّة ، عُدّ وَرْدِيّ

roseola وُرَيْدة ، طَفْحٌ وَرْدِيّ

epidemic ~ = rubeola وُرَيدة وَبائيَّة ، وَرْديَّة وَبائيَّة ـ حُمَيْراء

roseolous وُرَيديّ

roset = rosette زُهَيرة ، وَرْدة

rostellum مِنْقاف ، مِنْقارٌ صَغير · خَطْمٌ صَغير

rostrum حَيْزوم ، مِنْقار ، خَطْم ، مِنْقاف

rot تعَفُّن ، اهتِراء · عَفَن

rotation تَدْوير ، دَوَران · تَناوُب

rotator; pl. rotatores مُدَوِّر ، مُدير · مُدَوِّرة

rotatory تَدْويريّ ، دَوَرانيّ

rotula = the patella الرَّضَفة ، الداغِصة

rotular رَضَفي ، داغِصي

rough خَشِن ، أَحْرَش أو حَرِش

roughage خَشائن ، مُخَشِّنات ـ مَوادُّ سِلُلوزيَّة

roundworm, ascaris الدُّودةُ المُستَديرة

-rrhagia لاحِقة تَعني «فَرْط السَّيَلان» أو «نَزّ»

-rrhaphy لاحِقة بمعنى «رَفْو» أو «خِياطة»

-rrhexis لاحِقة بمعنى «تَمَزُّق» أو «تقَلُّع»

-rrh(o)ea لاحِقة بمعنى «سَيَلان» أو «نَزّ»

rub يَفْرُك ، يَحُكّ · احتِكاك

rubber مَطّاط

~ glove قُفّاز مَطّاطي

rubedo احمِرارٌ أو حُمْرةُ الجِلْد

rubefacient مُحَمِّرُ الجِلْد

rubella, German measles الحُمَيْراء ، الحَصْبةُ الألمانيَّة

rubeola = rubella الحُمَيْراء · الحَصْبة

rubeosis الاحمِرار ، التحَمُّر

~ iridis احمِرارُ القُزَحيَّة ـ السُّكَّري

rubescent مِحمار ، مُحَمِّر

rubor احمِرار ـ إحدى عَلاماتِ الالتِهابِ الرَّئيسيَّة

rubricyte المُضَرَّجة

rubrospinal حَمْراويّ نُخاعيّ ، مُتعَلِّقٌ بالنَّواة الحَمْراء والحَبْلِ (النُّخاعِ) الشَّوكيّ

Rubus عُلَّيق ، تُوتٌ بَرِّي

ructus تجَشُّؤ ، جُشاء

rudiment أَثَر ، عُضْو بَدْئيّ

rudimentary رَديم ، أثَري ، مُتخَلِّف · بَدْئيّ

rudimentum عُضْو بَدْئيّ · رَديم ، أَثَرٌ أو بَقيَّةُ عُضْو

ruga; pl. rugae تَجْعيدة ، غَضْنة ، ثَنْية

~ gastrica غَضْنة مَعِديَّة

~e vaginales غَضَناتٌ أو غُضُون مَهبِليَّة

rugitus قَرْقَعة ، جَخيف

rugose, rugous خَشِن ، كَرِش ، مُتغَضِّن

rule مَنْهَج ، نِظام ، قاعِدة ، حُكْم ، قانُون

rumble, rumbling جَخيف ، خَرْخَرةُ البَطْن ، قَرْقَرة

rump كَفَل ، أَلْيَة ، دُبُر

running ear أُذُنٌ سَيّالة

rupia رُوبِياء ، بَثْرةُ السِّفْلِس الوَسِخة

rupophobia = rhypophobia رَهْبةُ الأوساخ ، الخَوفُ الجُنونيُّ مِن الأوساخ

rupture تمَزُّق · فَتْق ، انشِقاق

defense ~ انهِيارُ المُقاوَمة (أو المَناعة)

rust صَدَأ

rut وِداق ، ضَبَع ، نَزْو

rutherford رُوذَرْفورد ـ وَحدةُ قِياسٍ إشعاعيّ

rutidosis = rhytidosis تغَضُّن ، غُضان ـ تغَضُّن القَرْنيَّة قبلَ الوَفاة

rutilism احمِرارُ الرأس

rye شَيْلَم ، سُلْت

S, s

Sabin's vaccine لَقاحُ سابين – ضِدّ التِهابِ سِنْجابيّةِ الدِّماغ (شَلَلِ الأطفال)
sabulous رَمْليّ ، مُرَمَّل
saburra كَنَن ، مَذَرُ الفَمِ أو المَعِدة
saburral كَنِن ، مَذِر
sac كِيس ، جِراب ، كِيسة
allantoic ~ كِيسُ السِّقاء
amniotic ~ السَّلَى
chorionic ~ كِيسُ المَشيماء ، كِيسُ المَشيمة
hernial ~ جِرابٌ فَتْقيّ
lacrimal ~ كِيسُ الدَّمع
saccate = saccated على شَكْل الجِراب ، مُكَيَّس
saccharide سَكَريد ، مُرَكَّب سُكَّريّ
sacchariferous مُنتِجُ السُّكَّر ، حامِلُ سُكَّر
saccharimeter مِقياسُ السُّكَّر
saccharine سُكَّريّ
saccharometer مِقياسُ السُّكَّر
Saccharomyces الفُطريّةُ السُّكَّريّة – خَمائرُ آحاديّةُ الخَلِيّة
saccharomyces فُطريّةٌ سُكَّريّة ، فُطْر سُكَّريّ
saccharomycosis فُطارٌ سُكَّريّ . فَطَرٌ خَميريّ – داءٌ مُسَبَّب عن الفُطور السُّكَّريّة
saccharorrhea الداءُ السُّكَّريّ
saccharose = sucrose سُكْروز ، سُكَّرُ القَصَب
saccharum السُّكَّر – قَصَبُ السُّكَّر المُتَبَلْوِر
~ lactis = lactose سُكَّر اللبَن ، لَكْتوز
saccharuria بَوْلٌ سُكَّريّ
saccular كِيسيّ ، جِرابيّ
sacculated مُتكَيِّس ، مُكَيَّس
saccule كُيَيْس ، جُرَيِّب ، جُرَيْبة ، قُرَيْبة
sacculus كُيَيْس
saccus كِيس ، جِراب ، كِيسة
sacrad باتجاه العَجُز ، صَوبَ العَجُز
sacral تابِعٌ للعَجُز ، صَوبَ العَجُز ، عَجُزيّ
sacralgia وَجَعُ العَجُز ، أَلَمُ العَجُز
sacralization تعَجُّز – تعَجُّزُ الفِقْرة
sacrectomy قَطْعُ العَجُز
sacro- سابِقة بِمَعنى «عَجُزيّ»
sacroanterior عَجُزيّ أماميّ
sacrococcygeal عَجُزيّ عُصْعُصيّ
sacrococcyx العَجُص ، العَجُز والعُصْعُص
sacrodynia أَلَمُ العَجُز ، وَجَع عَجُزيّ
sacro-iliac عَجُزيّ حَرْقَفيّ
sacro-iliitis التِهابُ المَفصِل العَجُزيّ الحَرقَفيّ
sacrolumbar عَجُزيّ قَطَنيّ
sacrosciatic عَجُزيّ وَرِكيّ
sacrospinal عَجُزيّ سِيسائيّ ، عَجُزيّ شَوكيّ
sacrovertebral عَجُزيّ سِيسائيّ ، عَجُزيّ فِقْريّ
sacrum = os sacrum عَجُز – عَظْمُ العَجُز
sactosalpinx تَوَسُّع البُوق
saddle سَرْج
saddle-nose قَعَم الأنف ، أنفٌ سَرْجيّ
sadism ساديّة ، صاديّة – انحِرافٌ جِنْسيّ

sadist سادِيّ ، صادِيّ
sadomasochism السادِيَّة المازوخيَّة
safe period فَتْرةُ الأمان
safety سَلامة ، أمان
safflower عُصْفُر ، قُرْطُم
saffron الزَّعْفَران
sage-femme قابِلة ، دايَة
sagittal, sagittalis سَهْميّ
~ suture الدَّرْزُ السَّهْميّ
sago ساغُو ، نَشا النَّخِيل
sal مِلْح
~ ammoniac كلُوريد النُّشادر
~ volatile كَرْبونات النُّشادر
salicylate سالِيسِيلات ، صَفْصافات – مِلْحُ حَمْض الصَّفْصاف أو حامِض السالِيسِيليك
salicylated مُعالَج بالسالِيسِيلات ، مُصَفَّف
salicylic acid حامِضُ السالِيسِيليك ، حَمْضُ الصَّفْصاف
salicylism التَسَمُّمُ بالسالِيسِيلات ، الصَّفْصافيَّة ، الانسِمامُ الصَّفصافيّ
salicyltherapy المُداواةُ الصَّفْصافيَّة ، المُداواةُ بالسالِيسِيلات أو بحامِضِ السالِيسِيليك
salifiable قابِلُ التَّمْلِيح . مُسْتَمْلِح
salimeter = **salinometer** المُسْتَمْلِح ، مِقياسُ المُلُوحة
saline مِلْحيّ . مالِح
saliva لُعاب . رِيالة . رِيق
salivant مُلَعِّب ، مُدِرُّ اللُّعاب ، مُرَيِّل
salivary لُعابيّ
~ gland غُدَّة لُعابيَّة
salivate يُلَعِّب . يُكثِرُ اللُّعاب . يُرَيِّل
salivation تَلَعُّب . إلْعاب
salivolithiasis التَحَصِّي اللُّعابيّ
Salmonella السَّلْمونِيلّات
~ enteritidis السَّلْمونِيلَّةُ مُلهِبةُ الأمعاء
salmonellosis داءُ السَّلْمونِيلّات
salpingectomy استِئصالُ البُوق
salpingemphraxis انسِدادُ النَّفير
salpingian نَفيريّ . بُوقيّ
salpingitis التِهابُ النَّفير (السَّمْعيّ) . التِهابُ البُوق (الرَّحِميّ)
salpingo- بادِئة بمعنى «بُوقيّ» أو «نَفيريّ»
salpingocele قِيلة بُوقيَّة ، فَتْق بُوقيّ
salpingography تَصْويرُ البُوق – رُونْتجينيّاً
salpingolysis تَحْريرُ البُوق
salpingo-oophorectomy استِئصالُ البُوقِ والمَبِيض
salpingo-oophoritis = **salpingo-oothecitis** التِهابُ البُوق والمَبِيض
salpingo-oothecocele = **salpingo-oophorocele** فَتْقُ البُوق والمَبِيض
salpingo-ovariectomy = **salpingo-oophorectomy** استِئصالُ البُوق والمَبِيض
salpingopexy تَثْبيتُ البُوق
salpingoplasty رَأبُ البُوق
salpingorrhaphy رَفْوُ البُوق
salpingoscope مِنظارُ النَّفير – أُنبوبِ السَّمْع
salpingostomatoplasty = **salpingostomatomy** رَأبُ البُوق ومُفاغَرَتُه
salpingostomy فَغْرُ البُوق
salpingotomy بَضْعُ البُوق ، شَقُّ البُوق
salpinx نَفير . بُوق – قَناة أو أُنْبوب
~ auditiva, Eustachian tube النَّفير ، قَناةُ السَّمْع ، أُنْبوبُ يوستاخيُوس
~ uterina, oviduct البُوق ، قَناةُ الرَّحِم
salt مِلْح
Epsom ~, magnesium sulfate مِلْح إنكليزيّ ، كِبريتاتُ المَغْنِيسيُوم
Glauber's ~ كِبريتاتُ الصوديُوم
smelling ~s كَرْبوناتُ النُّشادر (المُنعِشة)
table ~ مِلْحُ الطَّعام
saltation قَفْز ، وَثْب
salubrious عَذِيّ . مُلائِمٌ للصِّحَّة
saluresis إدرارُ المِلْح . مِلْحِيَّةُ البَول
saluretic مُدِرُّ المِلح . مُمَلِّح البَول
salutarium مَصَحّ
salutary شافٍ ، نافِعٌ للصِّحَّة
salve طِلاء ، مَرْهَم كَثيف

sample عَيِّنة ، نَمُوذَج
random ~ عَيِّنة عَشْوائيّة
sanative صِحّيّ ، شافٍ
sanatorium مَصَحّ
sanatory مُعافٍ ، شافٍ ، مُؤَدٍّ لِلعافية
sand رَمْل
brain ~, acervulus رَمْلُ الدِّماغ
sane عاقِل ، سَليمُ العَقْل
sangui-, sanguino- سابِقة بمعنى «دَم» أو «دَمَويّ»
sanguicolous مُسْتَوطِنُ الدَّم
sanguifacient مُكَوِّنُ الدم
sanguine دَمَويّ ، كَثيرُ الدم · آمِل ، واثِق
sanguineous = sanguinous دَمَويّ ، غَنيٌّ بالدّم
sanguinolent مُدَمًّى ، مُشَحَّطٌ بالدّم
sanguinopoietic مُكَوِّنُ الدم
sanguis = blood الدّم
sanguivorous شارِبُ أو ماصُّ الدم
sanies جايِئة ، مُهْل
saniopurulent جايِئيّ قَيْحيّ
sanioserous جايِئيّ مَصْليّ
sanious جايِئيّ ، مُهْليّ
sanitarium مَصَحّ
sanitary صِحّيّ
sanitation تَصْحاح ، تَطْبيقُ القَوانينِ الصِّحِّيَّة
sanitization تَصَحُّح ـ تَنْظيفٌ وتَعْقيم
sanity صِحّةُ العَقْل . سَلامةُ العَقْل
santonin السانتُونين ـ خُلاصةُ حَشيشةِ الشِّيحِ الخُراسانيّ
sap عُصارة ـ سائلُ الأنسِجة · نُسْغ
nuclear ~ لِنْفا النَّواة
saphena الصافِن ـ الوَريدُ الصافِن
saphenectomy استِئصالُ الصافِن
saphenous صافِن ، صافِنيّ
sapid لَذيذُ الطَّعْم . طَيِّبُ النَّكْهة
sapo = soap صابُون
saponaceous صابُونيّ . صابُونيُّ النَّوعيّة
saponification تَصَبُّن
saponin صابُونين
sapophore ناقِلُ الذَّوق ، مُؤَثِّر على الذَّوق
sapphism, lesbianism سِحاق ، مُساحَقة
sapremia تَعَفُّن دَمَويّ ، تَسَمُّم دَمَوي
sapro- سابِقة بمعنى «رِمِّيّ»
saprophilous مائلٌ لِلبِلَى ، مُعتاشٌ على المُبْلَيات
saprophyte رَمّام ، جُرْثومٌ أو كائنٌ رِمِّيّ
saprophytic رِمِّيّ ، رَمّام
saprozoic حَيَوانيّ رِمِّيّ ـ عائشٌ على الرِّمَمِ أو المَوادِّ المائتة
Sarcina الرُّزْمِيّات ، المُكَوَّراتُ الرُّزْمِيَّة
sarcitis, myositis التِهابٌ لَحْميّ ، التِهابُ العَضَل
sarco- سابِقة بمَعنى «لَحْميّ» أو «غَرَنيّ»
sarcoblast أرومةُ العَضَليّة ، أرومةُ العَضَل
sarcocarcinoma سَرَطانة غَرَنيّة
sarcocele قِيلة لَحْمِيّة ، القَرْو ، وَرَمٌ لَحْميّ خُصْويّ
Sarcocystis المُكَيَّسات اللحمِيّة ـ طُفَيليّاتٌ حَيَوانيّة غيرُ مُؤذية
sarcode لُحَيمَة ، هَيُولَى الخَلايا الحَيَوانيّة
sarcogenic مُكَوِّنُ اللَّحم ، مُلْحِم
sarcoid لَحْمانيّ ، نَظيرُ اللَّحم · غَرَناويّ
sarcoidosis, Boeck's disease الغَرَناويّة ، اللَّحمانيّة ، السَّركويديّة ، داءُ بُوِك
sarcolemma غِمْدُ الليفِ العَضَليّ
sarcolemmic, sarcolemmous غِمْديّ لِيفيّ عَضَليّ
sarcolysin سَرْكُولَيسين ـ حالُّ الأنسِجة الرِّخْوة
sarcolysis انحِلالُ اللَّحْم ، انحِلالُ الأنسِجةِ الرِّخْوة
sarcolyte حالَّةُ اللَّحْم · لِيفةٌ عَضَليّة مُنحَلّة
sarcolytic حالُّ اللَّحْم
sarcoma غَرَن ، سَرْكوما ، وَرَمٌ لَحْميّ
giant cell ~ غَرَنُ الخَلايا العِمْلاقة
reticulocytic ~ غَرَن شَبَكيّ
sarcomatoid غَرَنانيّ ، نَظيرُ الغَرَن
sarcomatosis غُران ، السَّرْكَمة ، داءُ الأورامِ اللَّحميّة

sarcomatous غَرَنيّ ، سَرْكوميّ ، مُتَعَلِّقٌ بالوَرَم اللَّحْميّ
sarcomere قُسَيْم عَضَليّ
sarcomphalocele سَرْكوما السُّرَّة ، وَرَمٌ سُرِّيّ لَحْميّ
Sarcophaga القارِمات – الذُّبابُ اللاحِمة
sarcoplasm, myoplasm الهَيُولَى العَضَليَّة ، جِبْلة العَضَل أو اللَّحْم
sarcoplast أرومةُ العَضَليَّة ، بانيةٌ عَضَليَّة
sarcopoietic مُوَلِّد اللَّحْم ، مُكَوِّنُ العَضَل
sarcosis التَلَحُّم · داءُ الأورامِ اللَّحميَّة
sarcosome جُسَيْم عَضَليّ ، جِسْمٌ لَحْميّ
sarcosporidiasis = **sarcosporidiosis** (داءُ) البُواغ اللَّحميّ ، السَّرْكُوسْبُوريدية
sarcostosis تعَظُّم اللَّحم
sarcostyle لُيَيْفة عَضَليَّة
sarcotic مُلْحِم ، مُنَمٍّ اللَّحمَ ، مُرَوِّجُ نُمُوِّ اللَّحم
sarcous لَحْميّ ، عَضَليّ
sardonic تهَكُّميّ ، استِهزائيّ ، سَرْدونيّ
sarsaparilla جُذورُ الفُشاغ
Sassafras ساسَفْراس – شَجَر من الفَصيلة الغاريَّة
satellite ساتِل ، تابِع ، رِدْف
satellitosis تُتال ، داءُ الرِّدفيَّة – تجَمُّعُ الخَلايا حولَ العَصَبوناتِ التالِفة
satiety شَبَع
saturated مُتَشبِّع ، مُشْبَع
saturation تشَبُّع ، إشباع
saturnine رَصاصيُّ المَنْشأ ، رَصاصيّ
saturnism تسَمُّم رَصاصيّ
satyriasis شَبَق ، غُلْمة ، قُساح ، قُسُوح
satyromania = **satyriasis** شَبَق ، قُسُوح ، نُعوظٌ دائم ، غُلْمة
saucerization تَصْحين · تصَحُّن – انخِفاضٌ على سَطح فِقْرة
sauriosis تقَرُّن الجِلْد الجُرَيْبيّ
saw مِنشار
scab جُلْبة ، قِرْفة ، قِشْرة
scabicide مُبيدُ حَمَكِ الجَرَب
scabies جَرَب ، نَفْس ، كَلَع
scabious أجْرَبُ ، جَرِبٌ ، جَرْبانُ
scabrities حَرَش ، خُشُونة
scala بِقالة ، سُلَّم – إحدى مَراقي القَوْقَعة الثَّلاث
~ **tympani** بِقالةُ الطَّبْلة ، السُّلَّم الطَّبْليّ
~ **vestibuli** بِقالةُ الدِّهليز ، المُنحَدَرُ الدِّهْليزيّ
scald سَمْط – حَرْقٌ بالماء السامِط أو السُّخْن
scale سُلَّم · قِياس ، مِيزان · قِشْرة ، فَلْس ، حَرْشَف ، وَسَف ، حَسَف
centigrade ~ المِيزانُ المِئَويّ
scalenectomy = **scalenotomy** استِئصالُ الأخمَعيَّة ، بَضْعُ الأخْمَعيَّة
scalenus (muscle) أخمَعيَّة ، عَضَلةٌ أخْمَعيَّة
scaler مِقْشَرة – آلةٌ لتَنْظيفِ الأسنان · مِعْداد
scaling قَشْرُ (الأسنان) · جَلْف ، سَحْج ، تقَشُّر ، تحَرْشُف
scall قُراع · جِلْديَّة وَسَفيَّة أو جِلديَّة حَرْشَفيَّة
scalp فَرْوةُ الرأس ، الشَّواة
scalpel مِشْرَط ، مِبْضَع
scalprum مِكْشَط مُسَنَّن ، صُلْت
scaly مُتَحَسِّف ، ذو قُشور ، حَرْشَفيّ ، مُتفَلِّس
scan = **scintiscan** تَفْريسة
scanner = **scintiscanner** مِفْراس
scanning = **scansion** التَفَرُّس ، إنعامُ النَّظَر · تلَفُّظٌ مُتَتَظَم التقَطُّع
~ **speech** نُطقٌ مُتَقَطِّع – مُختَلّ المَقاطِع ومُتَساوي النَّبْر
scapha المِصْباب · حُفرةٌ زَورَقيَّة
scapho- سابِقة بمَعنى «قارِبيّ» أو «زَورَقيُّ الشَّكْل»
scaphocephalic = **scaphocephalous** زَورَقيُّ الرأس
scaphocephaly = **scaphocephalism** الجُمْجُمة الزَّورقيَّة
scaphoid زَوْرَقيّ ، شِبْهُ الزَّوْرَق ، زَوْرَقانيّ · العَظْمُ الزَّوْرَقيّ
scapul-, scapulo- سابِقة بمعنى «كَتِف»
scapula لَوحُ الكَتِف ، عَظْمُ الكَتِف
scapulalgia ألَمٌ كَتِفيّ

scapular كَتِفيّ ، لَوْحيّ
scapulary كَتِفيّة ـ رِباطٌ للكَتِف
scapulectomy خَزْعُ الكَتِف أو بَضْعُها
scapulo-clavicular كَتِفيٌّ تَرْقُويّ . لَوْحيٌّ تَرْقُويّ
scapulodynia وَجَعُ الكَتِف
scar; pl. scars نَدَب ، نَدْبة
scarf رِباط
scarification تَخْديش ، تَبْزيغ ، تَشْطيب
scarificator = **scarifier** مِخْدَشة ، مِبْزَغة
scarlatina, scarlet fever الحُمّى القِرْمِزيّة ، القِرْمِزيّة
scarlatiniform, scarlatinoid قِرمِزيُّ الشَّكْل ، نَظيرُ القِرمِزيّة
scarlet أحمَرُ قِرْمِزيّ . صِبْغٌ قِرمِزيّ
~ fever الحُمّى القِرمِزيّة
scat(o)-, skato- سابِقة بمَعنى «بِرازيّ» أو «غائطيّ»
scatemia, intestinal toxemia انسِمامٌ مِعَويّ
scatology مَبْحَثُ الغائط
scatoma, stercoroma وَرَم بِرازيّ
scatophagy أكْلُ البِراز
scatoscopy فَحْصُ البِراز
scatter استِطارة ، تَشْتيت
scatula عُلْبة
scelalgia وَجَعُ الرِّجْل
scelotyrbe شَلَلُ الرِّجلَيْن التَشَنُّجيّ
schema = **scheme** تَرْسيم ، مُخَطَّط . خُطّة
schematic تَرْسيميّ
schindylesis اللِّحام ، مَفْصِل مِيزابيّ . مَفصِلٌ شَقّيّ أو فَلْقيّ
schisto- سابِقةٌ مَعناها «شَقّ» أو «فَلْق»
schistocelia فَلْقُ البَطْن
schistocephalus مَفْلوقُ أو مُنفَلِقُ الرأس ـ عاهةٌ خِلْقيّة
schistocormia فَلْقٌ بَدَنيّ ، انفِلاقُ البَطْنِ والصَّدْر
schistocormus مُنفَلِقُ البَدَن
schistocyte كُرَيّة مُنفَلِقة
schistocytosis تَكَثُّرُ الكُرَيّاتِ المُنفَلِقة في الدّم
schistoglossia شَقُّ اللِّسان
schistomelus مَفلوقُ النِّهايات
schistoprosopus مَفْلوقُ الوَجْه
Schistosoma = **Schistosomatium** المُنْشَقّة ، المُنشَقّاتُ الجِسْم ـ جِنْسٌ من الطُّفَيلِيّاتِ المَثْقوبة
~ haematobium المُنشَقّة الدمَويّة ـ البِلْهارسيّة
~ mansoni المُنشَقّة المَنْسُونيّة
schistosome المُنشَقّة ـ جُرثومةٌ من المُنشَقّات
schistosomia انشِقاقُ الجِسْم
schistosomiasis داءُ الشِّسْتوسوما ، داءُ المُنشَقّات
Schistosomum = **Schistosoma** الشِّسْتوسوما ، المُنشَقّة
schistosomus المُنفَلِقُ الجِسم ـ مَسيخٌ مُنشَقُّ الجِسم
schistothorax = **schistosternia** انفِلاقُ الصَّدْر
schizencephaly انفِلاقُ الرأس
schizo- سابِقة بمَعنى «تَفَلُّق» أو «انشِقاق» أو «انقِسام» أو «انفِصام»
schizocyte كُرَيّة تشَقُّقيّة ، كُرَيّة فَلْقيّة
schizocytosis = **schistocytosis** تَكَثُّرُ الكُرَيّاتِ التَشَقُّقيّة في الدم
schizogenesis التكاثُر بالتَشَقُّق أو بالانفِلاق
schizogony التكاثُر الانفِلاقيّ ، التَبَزُّر الفَلْقيّ
schizogyria تَفَلُّقُ التَّلافيف
schizoid فُصامانيّ ، نَظيرُ الفُصام . فَصيم
schizoidism = **schizoidia, schizophrenia** فُصاميّة ، فُصام
schizomycete فُطْرٌ مُجَزّأ أو فَليق
Schizomycetes المُجَزّآت ، الفُطورُ الفَليقة
schizont مُتَقَسِّمة ، أُقسُومة ـ طَورٌ في نُموٍّ طُفَيليِّ المَلاريا ، مَفْلوقة
schizonticide مُبيدُ المُتَقَسِّمات
schizonychia تَشَقُّق الأظافِر
schizophasia لَجْلَجة فُصاميّة

schizophrenia, dementia praecox الفُصام ، التفَكُّك أو الفُصام العَقْليّ ، العَتَهُ الباسِر
schizophrenic مَفْصوم ، مُصابٌ بالفُصامِ العَقْليّ . فُصاميّ . فَصيميّ ، مُتعَلِّق بالفُصام
schizophrenosis داءُ الفُصام العَقْليّ ، الفُصاميَّة
schizotonia تبَدُّد التقوّي ، فُصام التوَتُّر
Schwann cells خَلايا شُفان ـ حَولَ الغِلافِ النُّخاعينيّ لِمِحْوارِ الليفةِ العَصَبيَّة
Schwann's sheath غِمْدُ شُفان ، غِمْدُ الليفِ العَصَبيّ
schwannoma شُفانوم ، وَرَمٌ شُفانيّ ـ وَرَمُ غِمْدِ شُفان
sciage دَلْك ، نَشْر ـ دَلْكٌ بحَرَكةِ إدبارٍ وإقبال
sciatic وَرِكيّ ، إنْكيّ
  ~ nerve العَصَبُ الوَرِكيّ
sciatica النَّسا ، عِرْقُ النَّسا ، أَلَمُ العَصَبِ الوَرِكيّ
science عِلْم
  applied ~ عِلْمٌ تَطْبيقيّ
  pure ~ عِلْمٌ بَحْت ، عِلْمٌ صِرْف
scientist عالِم
scieropia السَّدَر ، رُؤية ظِلِّيَّة
scilla = squill العُنْصُل ، بَصَلُ الفَأْر
scintigram مُخَطَّطُ الوَمَضان ، تَفْريسة وَمَضانيَّة
scintillascope مِنظارُ الوَمَضان
scintillation وَمَضان ، لَمَعان ، وَمْضٌ بَصَريّ
scintiscan تَفْريسة وَمَضانيَّة ، مُخَطَّطُ الوَمَضان
scintiscanner مِفْراسٌ وَمَضانيّ ، جهازُ مَسْح وَمَضانيّ
scirrho- سابِقة بمَعنى «صَلْد» أو «جُرَذ صَلْد» أو «سَرَطانيّ صَلْد»
scirrhoid صَلْدانيّ أو جُرَذانيُّ التَّسَرْطُن
scirrhophthalmia جُرَذُ المُقْلة
scirrhous صَلْد ، صَلْديّ ، جُرَذيّ
scirrhus سَرَطانٌ صَلْد ، جُرَذ
scission, cleavage انشِقاق ، انفِساخ
scissors مِقَصّ
scissura, scissure فَلْق ، شَقّ ، فُرْجة
scler-, sclero- سابِقة بمَعنى «صُلْب» أو «صُلْبَويّ» أو «تصَلُّب»

sclera الصُّلْبة ـ إحدى طَبَقاتِ العَيْن
scleradenitis التِهابٌ غُدِّيّ تَصَلُّبيّ
scleral صُلْبَويّ ، مُتعَلِّق بالطبَقةِ الصُّلْبة
sclerectasia عَنَبةُ الصُّلْبة ـ بُروزُ الصُّلْبة
sclerectomy استِئْصالُ الصُّلْبة • قَطْعُ الأجزاءِ المتصَلِّبة في الأُذُن الوُسطى
scleredema وَذَمة صُلْبة ، خَزَب مُتصَلِّب
sclerema التصَلُّبيَّة ، تصَلُّبٌ دُهْنيّ تَحت جِلْديّ
scleriasis داءُ الصُّلْبة ، تصَلُّبُ الجِلْد
scleriritomy شَقُّ الصُّلْبة والقُزَحيَّة
scleritis التِهابُ الصُّلْبة
sclero- سابِقة بمَعنى «صُلْب» أو «صُلْبَويّ»
scleroblastema الأرومةُ الصُّلْبة ـ نَسيجٌ جَنينيّ يُكوِّنُ العِظام
sclerocataracta السادَّة الصُّلْبة
sclerochoroiditis التِهابُ الصُّلْبة والمَشيميَّة
scleroconjunctivitis التِهابُ الصُّلْبةِ والمُلتَحِمة
sclerocorneal صُلْبَويّ قَرْنَويّ ، صُلْبيّ قَرْنيّ
sclerodactylia, sclerodactyly تصَلُّب الأصابِع
scleroderma تصَلُّبُ الجِلْد ، الجُسْوء
  circumscribed superficial ~ تصَلُّبُ الجِلْدِ المَحْدود السَّطحيّ
sclerogenous مُصَلِّبة ، مُسَبِّبة التصَلُّب
sclero-iritis التِهابُ الصُّلْبة والقُزَحيَّة
sclerokeratitis التِهابُ الصُّلْبة والقَرْنيَّة • التِهابُ القَرْنيَّة الصُّلْب
sclerokeratoiritis التِهابُ الصُّلْبةِ والقَرْنيَّةِ والقُزَحيَّة
sclerokeratosis التِهابُ القَرْنيَّة والصُّلْبة • التِهابُ القَرْنيَّة المُصَلِّب
scleroma وَرَمٌ صُلْب (في النَّسيج الحَنْجَريّ أو الأنفيّ)
scleromalacia تَلَيُّن الصُّلْبة
scleromere قُسَيْمة صُلْبة أو صَلْدة
sclerometer مِقياسُ التصَلُّب ، مِصْلاب
scleronychia تصَلُّب الأظافِر
scleronyxis بَضْعُ أو بَزْلُ الصُّلْبة

sclero-oophoritis = sclero-oothecitis التِهابُ المَبيضِ الصُّلْبيّ
sclerophthalmia صَوْلَبَةُ (حَوافّ) القَرْنِيَّة
scleroplasty رَأْبُ الصُّلْبة ، تَقْويمُ الصُّلْبة
scleroproteins البرُوتينات الصُّلْبة
sclerosarcoma, hard epulis سَرْكوما صُلْبة ، بَثْعة صُلْبة
sclerose يتصلَّبُ • يَصْلَبُ
sclerosis تَصَلُّب ، تصَلُّد ، صُلابٌ (الأوعية والأعصاب)
arterial ~ تَصَلُّبٌ شِرْيانيّ
disseminated ~, multiple ~ تَصَلُّبٌ مُنتَشِر أو مُتعَدِّد
tuberous ~, ~ tuberosa تَصَلُّب دَرَنيّ ، صُلابٌ دَرَنيّ
vascular ~, arteriosclerosis تَصَلُّب شَرَيني
scleroskeleton الصَّقَلُ الصُّلْب ، الصَّميمُ الصُّلْب
sclerostenosis ضِيقٌ وتَصَلُّب
sclerostomy فَغْرُ الصُّلْبة
sclerotherapy المُعالَجة التَصَلُّبيَّة
sclerotic مُتَصَلِّب • الصُّلْبة
sclerotica = sclera الصُّلْبة
scleroticochoroiditis = sclerochoroiditis التِهابُ الصُّلْبة والمَشيميَّة
sclerotitis = scleritis التِهابُ الصُّلْبة
sclerotome مِبْضَع الصُّلْبة • القُسَيْمة الصُّلْبة
sclerotomy بَضْعُ الصُّلْبة ، شَقُّ الصُّلْبة
sclerous صُلْب ، مُتَصَلِّب
scoleciasis الدَّوَد
scoleciform دُوديُّ الشَّكل ، شِبْهُ رَأسِ الشَّريطيَّة
scolecitis = appendicitis التِهابُ الزائدةِ الدُّوديَّة
scolecology مَبْحَثُ الدِّيدان
scolex رُؤَيس ـ رَأسُ الشَّريطيَّة ، رَأسُ الدُّودة
scoliokyphosis جَنَف ، حَدَبٌ وجَنَف
scoliosis الجَنَف • انحِناءُ الصُّلبِ إلى جانِب
scoliotic أجْنَف ، جَنِف ، جَنَفيّ
scoliotone مُقَوِّمُ الجَنَف ـ جِهاز
scoop مِجْرَف ، مِغْرَفة
-scope لاحِقة بمعنى «مِنْظار»
scopolagnia . غُلْمةُ الرُّؤية • تَلَذُّذ الاستِعْراء
scopometer مِقياسُ كُدورةِ المَحاليل
scopophilia التَلَذُّذ الرُّؤيي ـ لَذَّةُ مُشاهَدةِ أعضاءِ التناسُل • تَلَذُّذ الاستِعْراء
scopophobia رَهْبة المُشاهَدة
scoptolagnia غُلْمة المُشاهَدة
scoptophilia لَذَّة المُشاهَدة • وَلَع الرُّؤية
scorbutic بَثْعيّ ، حَفَريّ
scorbutigenic مُبَثِّع ـ مُسَبِّب البَثَع أو الحَفَر
scorbutus = scurvy البَثَع ، الحَفَر ، الإسقَرْبوط
scordinema تَمَطٍّ ، تَثاؤُب مَع فَغْر
score حَزٌ ، مُحَزّ ـ العَدَدُ المُحرَز
scoto- سابِقة بمعنى «ظَلاميّ» أو «عَتَميّ»
scotodinia دُوارٌ عَتَميّ
scotogram, scotograph صُورة شُعاعيَّة • انطِباعُ الصَّفيحةِ الفوتوغرافيَّة
scotoma عُتْمة ـ بُقعةٌ مُظلِمة ثابِتة في مَسْرَح البَصَر
annular ~ عُتْمة حَلَقيَّة
central ~ عُتْمة مَركَزيَّة
scotomatous عُتْميّ ، مُعْتِم
scotometer = scotomameter مِقياسُ العُتْمة
scotometry قِياسُ العُتمات ـ البُقَع العُتميَّة
scotophilia الوَلَع بالظَّلام ـ تَفْضيلُ اللَّيلِ على النَّهار
scotophobia رُهابُ الظَّلام ، رَهْبة الظُّلْمة
scotopia الرُّؤيةُ في الظَّلام ، التكَيُّف لِلعَتَمة
scotopic مُتَكَيِّفٌ للعَتَمة
scours إسهالُ المَواشي ، زُحارُ الغَنَم
scratch يَخْدِش • خَدْش
screatus تَنَخُّم ، شَنّ
screen دَريئة ، سِتار ، سِتارة • شاشة
fluorescent ~ شاشةٌ مُتألِّقة ، سِتار تألُّقيّ
screening تَقَصٍّ ، فَحْصٌ جَماعيّ ، كَشْفٌ مَسْحيّ • تَنظيرُ التألُّق
screw لَوْلَب • مِسمارٌ لَوْلَبيّ

scrobiculate ذو حُفَيْرات ، مُجَوَّف
scrobiculus وَقْرة ، حُفَيرة
~ cordis الشُّرْسُوف
scrofula خَنازيريَّة ، خِنَّوصيَّة ـ سُلُّ العُقَد اللِّنفاويَّة
scrofulous خَنازيريّ ، مُبْتَلى بالسُّلِّ العُقَديّ
scrotal صَفَنيّ
scrotectomy خَزْعٌ صَفَنيّ ، قَطْعُ جُزءٍ من الصَّفَن
scrotitis التِهابُ الصَّفَن
scrotocele قِيلةٌ صَفَنيَّة ، فَتْقٌ صَفَنيّ
scrotoplasty رَأْبُ الصَّفَن أو تَقْويمُه
scrotum الصَّفَن ، الخُصْيان
scruple سكْرُوبل : ١،٢٩٦ غراماً • رِيبة ، حَيْرة
scurf هِبْرِيَة ، قُشار ، نُخاليَّة
scurvy = **scorbutus** البَثَع ، الحَفَر . داءُ الحَفَر ، الإسقَرْبوط
scute تُرْس ، دَرَقة
scutiform تُرْسيُّ الشَّكْل ، دَرَقيُّ الشَّكْل
scutulum تُرْس صَغير ، قِشْرة ، دُرَيْقة
scutum دَرَقة ، قِشْرة • الداغِصة • الغُضْروفُ الدَّرَقيّ • تُرْسُ الأُذُن
scybala; pl. of scybalum بَعْر ، أبْعار
scybalum بَعْرة
scyphoid شِبْهُ الفِنْجان ، قُمَيع
scytitis التِهابُ الجِلْد
scytoblastema جُرثُومةُ الجِلْد (الجَنينيّ)
seam رِفاء ، مَرْفى ، لَفْق ، خَطُّ الالتِحام
searcher مِكْشاف ، مِسْبار
seasickness هُدام ، دُوارُ البَحْر
seatworm دُودة المَقْعَدة
seaweed عُشْبة بَحْريَّة • طُحْلُب
sebaceous دُهْنيّ ، زُهْميّ
~ cyst كِيسة زُهْميَّة
~ gland غُدَّة دُهْنيَّة أو زُهْميَّة
sebiferous = **sebiparous** دُهنيُّ الإفراز ، مُوَلِّد الدُّهْن
sebiparous مُوَلِّد أو مُكَوِّن الدُّهْن ، دُهْنيُّ الإفراز
sebolith حَصاة دُهنيَّة ، حَصاةُ الغُدَّة الدُّهنيَّة

seborrhea مَثٌّ ، زُهام ـ سَيَلانٌ دُهْني تَقَشُّري
~ oleosa مَثٌّ دُهْني ـ سَيَلانٌ دُهْني زَيْتي
~ sicca مَثٌّ جافّ
seborrheal ذو سَيَلان دُهْني ، زُهامي
seborrheic مَثِّي ، مَمْثوث ، زُهامي
seborrhoea = **seborrhea** سَيَلان دُهْني
seborrhoeic = **seborrheic** مُتعَلِّق بالسَّيَلانِ الدُّهني ، مُدْهِن ، زُهامي ، مَزْهُوم
sebum دُهْن ، زُهْم
secondary ثانَويّ
~ sexual characteristics الخَصائصُ الجِنْسيَّة الثانَويَّة
second intention المَقْصَدُ الثاني ، القَصْدُ الثاني
secreta مُفرَزات ، إفرازات
secretagogue حاثُّ الإفراز ، مُثيرُ الإفراز
secrete يُفْرِزُ
secretin مُفرِزين ، سِكْرِتين
secretion إفراز • مُفْرَز
external ~ إفرازٌ خارِجي
internal ~ إفرازٌ باطِني
secretogogue = **secretagogue** مُثيرُ الإفراز
secreto-inhibitory مانِعُ الإفراز
scretomotor = **secretomotory** مُحَرِّكُ الإفراز ـ عَصَبٌ مُثيرُ الإفراز
secretor مُفْرِز
secretory مُفرِز • إفرازيّ
sectio; pl. sectiones قَطْع • مَقْطَع ، تَقْطِيعة
~ alta فَتْحُ المَثانة الثَّنِّي
~ cadaveris فَتْحُ الجُثَّة
section مَقطَع • قِطْع . قِطْعة • قَطع • يَقْطَعُ
abdominal ~ فَتْحُ البَطْن
cesarean ~ العَمَليَّة القَيْصَريَّة
frozen ~ مَقْطَع جَمَديّ
perineal ~ بَضْعُ العِجان
sagittal ~ قِطْعة سَهْميَّة
serial ~ قَطْعٌ مُسَلْسَل
sector قِطاع ـ قَوْسٌ أو قِطْعة من دائرة

sectorial قَوْسيّ ، قِطاعيّ
secundigravida ثانَويَّةُ الوِلادة ، ثانَوِيَّةُ الحَمْل ، ثَنِيّ
secundinae; pl. of secundina الخَلاص ـ التَّوابِع أو اللَّواحِق أو الأَسْلاء أو السَّلَى
secundipara ثانَويَّة الوِلادة ، ثانَوِيةُ الحَمْل ، ثَنِيّ
secundiparity الوِلادةُ الثانَويَّة
sedation تَرْكين ، تَسْكين ، تَرْنيق
sedative مُرَكِّن ، مُسَكِّن ، مُرَنِّق
sedentary قَعيد ، قُعَدة
sediment ثُفْل ، ثُفالة ، رُسابة ، راسِب
sedimentation تَثَفُّل ، تَرَسُّب
erythrocyte ~ تَثَفُّلُ الكُرَيّاتِ الحُمْر
sedimentator مُثَفِّلة ، مُرَسِّبة
seed بِذرة ، بِزْرة ، نُطْفة
segment = **segmentum** شُدْفة ، قِطْعة
segmental قِطَعي ، شُدَفي ، قِسْمي
segmentation تَشَدُّف ، تَقَطُّع ، تجَزُّؤ ، تَفَلُّق
segmentum; pl. segmenta قِطْعة ، شُدْفة
segregation عَزْل ، فَصْل
seismesthesia تَحَسُّسٌ لَمْسيّ بالاهتِزازات
seismocardiogram مُخَطَّطُ القَلْب الاهتِزازيّ
seismocardiography تَخْطيطُ القَلْبِ الاهتِزازيّ
seismotherapy, sismotherapy المُداواةُ بالاهتِزازاتِ الآليَّة
seizure نَوْبة ، اعتِراء ، نَوْبةُ صَرْع
cerebral ~ نَوبةُ صَرْع
psychic ~ نَوبةُ صَرْع نَفسانيَّة
psychomotor ~ نَوْبةٌ صَرْعيَّة نَفْسيَّة حَرَكيَّة
sejunction تعطُّلُ تعاوُنِ المُشترِكات
selection انتِقاء ، اختِيار ، انتِخاب
selenium السِّلينيوم ـ عُنصُرٌ سامّ يُشبِهُ الكِبْريت
selenodont هِلاليُّ الأَسنان
self ذات ، نَفس
self-differentiation التَّفْريقُ الذاتيّ
self-hypnosis التَّنْويمُ الذاتيّ
self-infection إنتانٌ ذاتيّ ، إنتانٌ ذَوَويّ
self-limited مَحْدودٌ ذاتيّاً
sella سَرْج ـ حُفْرةٌ بشَكْل سَرْج
~ turcica ~ السَّرْجُ التُّرْكيّ ـ الحُفْرةُ النُّخاميَّة في العَظْم الإسفينيّ
sellar سَرْجيّ
semantic دَلاليّ
semeiography وَصْفُ أعراضِ المَرَض
semeiology مَبْحَثُ الأَعراض
semeiotic عَرَضيّ ـ لَهُ عَلاقةٌ بالعَلاماتِ أو الإشارات ، واسِمٌ مَرَضيّ
semeiotics = **semeiology** مَبْحَثُ الأعراض ، عِلْمُ أعراضِ المَرَض
semelincident يَنْتابُ مَرَّةً فَقَط ـ بفِعْل المَناعة
semen مَنِيّ ، نُطْفة ، بِزْرة ، ثَمرة بِزْريَّة
semenuria = **seminuria** بِيلةٌ مَنَويَّة
semi- سابِقة بمَعنى «نِصْف» أو «شِبْه»
semicanal = **semicanalis** مِيزابة ، قَناةٌ رَدْبيَّة ـ قَناةٌ مَفْتوحةٌ من جانِبٍ واحِد
semicartilaginous شِبْهُ غُضْروفيّ
semicircular نِصْف دائريّ
~ canals القَنَواتُ النِّصْفُ الدائريَّة
semicoma سُبات جُزْئيّ ، غَيْبوبة نِصْفيَّة
semicomatose مَسْبوتٌ جُزْئيّاً
semiflexion ثَنْيٌ جُزْئيّ ، ثَنْيٌ نِصْفيّ
semilunar هِلاليّ
~ cartilage الغُضْروف الهِلاليّ
semilunare العَظْمُ الهِلاليّ ـ أَحَدُ عِظامِ رُسْغِ اليَد
semiluxation = **subluxation** خَلْعٌ جُزْئيّ ، خَلْع نِصْفيّ ، الوَثْي
semimembranous نِصْفُ غِشائيّ
seminal مَنَويّ ، نُطْفيّ
~ fluid, semen السائلُ المَنَويّ
~ vesicle حُوَيصِلة مَنَويَّة ـ إحدى اثنَتَيْنِ خَلْفَ المَثانة
seminarcosis نِصفُ خُدار ، التَّخْديرُ الغَسَقيّ
semination تَمْنِية ، بَذْرُ النُّطْفة
seminiferous ناقِلُ المَنِيّ ، ناقِلُ النُّطْفة
seminology مَبْحَث المَنِيّ

seminoma مَنِيُّوم ، وَرَمٌ مَنَوِيّ خُصْوِيّ
seminormal نِصْفُ سَوِيّ ، نِصْفُ نِظاميّ
seminuria بِيلةٌ مَنَوِيَّة ، بَوْل مَنَوِيّ
semiography = **semeiography**
وَصْفُ أعراضِ المَرَض
semiology, symptomatology
مَبْحَثُ أعراضِ المَرَض
semiotic = **semeiotic** مُتَعَلِّقٌ بأعراضِ المَرَض ، عَرَضيّ
semipermeable شِبْهُ نَفيذ . نِصْفُ نَفُوذ
~ membrane غِشاءٌ نِصْفُ نَفيذ
semiprone مَكْبوبٌ نَوعاً ، مُنكَبٌّ قَليلاً
semisideratio = **semisideration** = **hemiplegia** شَلَل نِصْفيّ
semisomnus = **semicoma** نِصْفُ غَيْبوبة
semisupine مُنبَسِط جُزئيّاً ، نِصْفُ مُنبَطِح
semitertian نِصفُ مُثَلَّثة ، شِبْهُ ثلاثيَّة
Senecio زَهْرةُ الشَّيخ ، شَيْخة
senega سِينِكا ، جَذْر المُستَدِرَّة
senescence تَشَيُّخ ، شَيْخوخة ، هَرَم
senescent شَيْخ ، شايخ ، مُسِنّ
senile شَيْخوخيّ ، شَيْخيّ ، مَشْبُوه
senilism شَيْخوخة باكِرة ، هَرَم مُبَكِّر
senility شَيْخوخة ، سَنَه ، هَرَم
senna السَّنا ، سَنا مَكَّة
senopia بَصَرٌ شَيْخوخيّ
sensation إحساس ، حِسّ ، شُعور
concomitant ~ إحساسٌ مُرافِق ، حِسٌّ مُرافِق
cutaneous ~, dermal or skin ~ إحساسٌ جِلْديّ
delayed ~ إحساسٌ آجل
light ~ إحساسٌ ضَوْئيّ
referred ~ إحساسٌ رَجيع - في غَير مَوقِعِه
sense حِسّ ، حاسَّة
color ~ حِسُّ الألوان
equilibrium ~ حِسُّ التَّوازُن
light ~ حِسُّ (شِدَّة) الإضاءة
muscle (or muscular) ~ الحِسُّ العَضَليّ
pain ~ حِسُّ الألَم
posture ~ حِسُّ الوَضْعة
pressure ~ حِسُّ الضَّغْط
sixth ~ الحاسَّة السادِسة - الحِسُّ العامُّ أو المُشتَرَك
space ~ حِسُّ الحَيِّز - أساسُهُ حِسّا البَصَر واللَّمْس
stereognostic ~ حاسَّةُ مَعرِفةِ الأشياءِ باللَّمْس
temperature ~ حِسُّ (دَرَجة) الحَرارة
sensibility حِسّ ، إحساس ، تحَسُّس ، حَسّاسِيَّة
bone ~ = pallesthesia حِسُّ الاهتِزاز
epicritic ~ حِسُّ دِقَّةِ التَّمْييز - في الجِلْد
vibratory ~ حِسُّ الاهتِزاز
sensibilization تَحْسيس ، تحَسُّس
sensibilizer مُحَسِّسة - اِسْمٌ قَديمٌ للجِسمِ المُضادّ
sensible مَحْسوس ، حَسّاس
sensiferous ناقِلُ الحِسّ ، ناقِلُ الإحساس
sensitive حَسّاس ، حِسِّيّ
sensitivity حَسّاسِيَّة ، تحَسُّس
sensitization تَحْسيس ، تَأَقّ ، تَحْساس
sensitized مُحَسَّس
sensitizer مُحَسِّس - اِسمٌ قَديمٌ للجِسم المُضادّ
sensomobile مُتحَرِّك حِسِّيّاً
sensorimotor حِسِّيّ حَرَكيّ
sensorium مَحَسّ ، مَرْكَزُ الإحساسات ، جِهازُ الإحساسِ العامّ
sensorivascular, sensorivasomotor
حِسِّيّ وِعائيّ ، حِسِّيّ حَرَكيّ وِعائيّ
sensory حِسِّيّ
~ nerve عَصَبٌ حِسِّيّ
sensualism شَهْوانيَّة ، حُبُّ الشَّهَوات
sentient شَعُور ، حَسّاس
separation فَصْل ، انفِصال ، افتِراق
separator فاصِل ، مُفَرِّق
sepedogenesis تَوَلُّد العُفونة
sepedonogenesis تَوَلُّد العُفونة
sepsis إنتان ، خَمَج ، تعَفُّن
puerperal ~ إنتانٌ نِفاسيّ
sept-, septi- سابِقة بِمَعنى «سَبْعة» أو «خَمَج» ، «إنْتان»

septa; pl. of septum فَواصِل ، حَواجِز
septal فاصِل ، حاجِزيّ
septan سُباعيّ ، يَعودُ سابعَ يَومٍ
septate مُحوجَز ، مُحَجَّز ، ذو فَواصِل
septectomy قَطْعُ الوَتيرة ، خَزْعُ الحاجِز الأنفيّ
septemia إنْتانَمِيَّة ، إنتانُ الدم
septic إنتانيّ ، نَتِن ، خَمِج
septicemia = **septicaemia** إنتانَمِيَّة ، إنتانُ الدمِ وعُفونَتُه
cryptogenic ~ إنتانُ الدمِ الخَفيُّ المَنْشأ
puerperal ~ إنتانُ الدمِ النِّفاسيّ
septicophlebitis التِهابُ الأوردة الإنتانيّ
septicopyemia قَيْحَمِيَّة إنتانيَّة ، تقيُّحُ الدمِ وإنتانُه
septigravida سُباعيَّةُ الحَمْل ، حامِلٌ لسابعِ مَرَّة
septimetritis التِهابُ الرَّحِم الإنتانيّ
septipara سُباعيَّةُ الوِلادة ـ وَلَدت مَرّاتٍ سَبْعاً
septivalent سُباعيُّ التكافُؤ
septonasal وَتيريّ ، مُتعَلِّق بحاجِز الأنف
septulum; pl. septula حُوَيْجِز
septum حاجِز ، مَأْصِر ، فاصِل
~ nasi, nasal ~ الحاجِزُ الأنفيّ ، الوَتيرة
septuplet أحَدُ السَّبْعة ـ في الحَمْل الواحِد
sequela; pl. sequelae عُقْبول
sequence تَسَلْسُل ، تَتابُع ، مُتَوالِيَة
sequester = **sequestrum** وَشيظ ، شَظِيَّة ، نَقَفة ـ قِسمٌ من العَظْم المَيْت الذي ينفصِلُ عن العَظْمِ الحَيّ
sequestral وَشيظيّ ، نَقَفيّ ، شَظويّ
sequestration تَوَشُّظ ، تَشَظٍّ ، عَزْلُ المَريض
sequestrectomy = **sequestrotomy** استِئصالُ الشَّظِيَّة أو الوَشيظ
squestrotomy استِئصالُ الوَشيظ ، خَزْعُ الشَّظِيَّة
sequestrum; pl. sequestra وَشيظ ، شَظِيَّة
ser-, sero- سابِقة بمَعنى «مَصْل» أو «مَصْليّ»
sera; pl. of serum مُصُول ، أمصال
seralbumin زُلالُ المَصْل ، ألْبُومين المَصْل
serangitis التِهابُ الكَهْف
serialograph جِهازٌ للتَّصوير السِّلْسِليّ
series سِلْسِلة ، مُتَتالِيَة
homologous ~ سِلْسِلة مُتَجانِسة
seriflux نَفضٌ مَصْليّ
serioscopy التَّنظيرُ المُتَتالي ، تَنْظيرٌ مُتَسَلْسِل
seriscission القَطْعُ الحَريري ـ قَطْعُ الأنسِجةِ الرِّخْوَة بخُيوطِ الحَرير
sero-albuminous مَصْليّ زُلاليّ
sero-albuminuria بِيلة زُلاليَّة مَصْليَّة
serocolitis التِهابُ غِشاءِ القُولون المَصْليّ
seroculture زَرْع مَصْليّ ، زَريعة مَصْليَّة
serocystic كِيسيّ مَصْليّ
serodiagnosis التَّشْخيصُ المَصْليّ
sero-enteritis التِهابُ غِشاءِ المِعَى المَصْليّ
seroepidemiology مَبْحَثُ الوَبَئيّات المَصْليَّة
serofibrinous مَصْليّ لِيفينيّ
serofibrous مَصْليّ لِيفيّ
serohemorrhagic مَصْليّ دَمَويّ
serohepatitis التِهابُ الغِشاءِ البَريتُوني للكَبِد
sero-immunity مَناعة مَصْليَّة ، مَناعة سَلْبيَّة
serolipase أنْزيم مَصْليّ ، خَميرةٌ مَصْليَّة
serologic, serological مَصْليّ ، مُصُوليّ
serologist أمْصاليّ ، خَبيرٌ بالمُصُول ، عالِمٌ بالأمصال
serology مَبْحَثُ الأمصال ، عِلْمُ المُصول
serolysin حالُّ المُصُول
seroma مَصْلُوم ، وَرَم مَصْليّ
seromembranous مَصْليّ غِشائيّ
seromucoid مَصْليّ مُخاطانيّ ، مَصْليّ مُخاطيّ
seromucous مَصْليّ مُخاطيّ
seroperitoneum بِقْيٌ ـ مَصْلٌ صِفاقيّ ، استِسْقاء
seropositive إيجابيُّ المَصْل ، إيجابيٌّ للمَصْل
seroprognosis الإنذارُ المَصْليّ
seroprophylaxis الوِقايةُ المَصْليَّة
seropurulent مَصْليّ قَيْحيّ
seropus قَيْحٌ مَصْليّ ، مَصْلٌ مَعَ قَيْح
seroreaction تَفاعلٌ مَصْليّ
seroresistance المُقاوَمة المَصْليَّة
serosa المَصْليَّة ، الطَّبَقة المَصْليَّة ، غِشاءٌ مَصْليّ ، مَشيماء

serosanguineous مَصْليّ دَمَويّ ، مَصْليّ مُدَمًّى
seroscopy تَنْظيرٌ مَصْليّ
seroserous تابِعٌ لِغِشاءَيْن مَصْلِيَّيْن أو أكثَر
serositis التِهابُ المصْلِيَّة ، التِهابُ الغِشاءِ المَصْليّ
serosity مُصالة · مُصُولة
serosynovial مَصْليّ زَليليّ
serosynovitis التِهابٌ زَليليّ مَصْليّ
serotherapy المُداواةُ المَصْليَّة
serothorax مَصْلُ الصَّدْر ، استِسقاءُ الصَّدْر
serotoxin تُكْسِين مَصْليّ ، ذِيفانٌ مَصْليّ
serotype نَمَط مَصْليّ
serotyping تَنْميط مَصْليّ
serous مَصْليّ · مُمَصَّل
~ membrane مَصْلِيَّة · غِشاءٌ مَصْليّ
serovaccination التَّلْقيح المَصْليّ
serpiginous ساعِيَة ، مُمَوَّجةُ الحَواف
serrate مُحَزَّز ، مُشَرْشَر (كالمِنْشار)
serrated مِنْشاري ، مُسَنَّن · مُشَرْشَر
serration تَشَرْشُر ، تَحَزُّز
serrefine مِكْرَبة دَقيقة ــ مِلْقَطٌ نابِضيٌّ دَقيق لِضَغْطِ الأوعِيةِ النازِفة
serrulate مُشَرْشَر ، ذو سِنّات
serum مَصْل
allergenic or allergic ~ مَصْلٌ مُؤَرِّج
antidiphtheric ~ مَصْل ضِدَّ الخُناق
antirabies ~ مَصْل ضِدّ الكَلَب
antitoxic ~ مَصْلٌ تِرْياقيّ
antivenomous ~ مَصْل ضِدّ سُمِّ الحَيَّة
blood ~ مَصْلُ الدَّم
heterologous ~ مَصْلٌ غَيْريّ
homologous ~ مَصْل مُماثِل
immune ~ مَصْل مَناعيّ
inactivated ~ مَصْلٌ مُعَطَّل ــ بالتَّسْخين
pooled ~ مَصْل مُجَمَّع ــ مِن عِدَّة أشخاص
specific ~ مَصْل نَوْعيّ ــ مُضادٌّ لِنَوعٍ مُعَيَّنٍ من المتعَضِّيات
serumal مَصْليّ
serum-fast صامِدٌ لِلمَصْل
serumuria = **albuminuria** بَوْلٌ زُلاليّ

sesame سِمْسِم
sesamoid سِمْسِماني ، سِمْسِميُّ الشَّكْل
sesamoiditis التِهابُ العَظْم السِّمْسِميّ
sesqui- سابِقة مَعناها «مَرَّة ونِصْف»
sessile لاطِيء ــ عَديمُ السّاق أو العُنُق
set يُجَبِّر (العَظْمَ) · يتقَلَّب · يُنَضَّد · وَضْعة نَفْسِيَّة ، نَزْعة · مَجْموعة
setaceous أهلَب ، هُلْبيّ
setiferous ذو هُلْب ، أهلَب أو مُهَلَّب
seton خِزامة ، خِزام ، فَتيلة
sevum = **suet** خِلْم ، شَحْم الثَّرْب
sex جِنْس ، شِقّ
chromosomal ~ الجِنْسُ الصِّبْغيّ
psychological ~ الجِنسُ النَّفْسانيّ
sex-conditioned, sex-influenced مُتأثِّر بالجِنْس
sexdigital, sexdigitate(d) أعْنَش ، سُداسيُّ الأصابِع
sex-limited مَحْصورٌ بِجِنْس واحِد ، مُحَدَّدٌ بالجِنس
sex-linked مُرتَبِطٌ بالجِنس ، مُرتَبِطٌ بالصِّبغيّات الجِنسيَّة
sexology مَبْحَثُ الجِنْس
sexopathy اعتِلالٌ جِنسيّ
sextan سُداسِيّ ، يَعُودُ كُلَّ سِتَّة أيام
sextigravida, gravida VI سادِسةُ الحَمْل ، حامِلٌ للمَرَّة السادِسة ، مُسْدِسةُ الحَمْل
sextipara, VI-para, para VI سُداسِيَّةُ الوِلادة ، وَلودٌ للمَرَّة السادِسة ، مُسدِسَة
sextuplet أحَدُ السِّتَّة في الوِلادة السُّداسيَّة
sexual جِنْسيّ · شِقِّيّ ، تَناسُليّ
~ deviation, ~ perversion انحِرافٌ جِنسيّ
sexuality جِنْسانيَّة · الخاصِّيَّةُ الجِنسيَّة
shadow-casting تَظْليل
shaft جِذْل ، ساق ، عَمَد
hair ~ عَمَدُ الشَّعْرة ، نَقيبةُ الشَّعْرة
~ of femur, corpus femoris جِسمُ الفَخِذ
shakes انتِيابٌ باردٌ لِلحُمّى المُتقَطِّعة

sham-feeding إطعامٌ خادِع ـ لا يَنتهي الطعامُ فيهِ إلى المَعِدة
shank رِجْل ، قَصَبةُ الرِّجْل
sheath غِمْد ، غِلاف
bulbar ~ غِمْدُ المُقْلة
carotid ~ غِمْد السُّباتي
crural ~ غِمْد الساق
femoral ~ الغِمْدُ الفَخِذيّ
medullary or myelin ~ غِمْد النُّخاعِين
synovial ~ غِمْدٌ زَليليّ
tendinous ~ غِمْد وَتَريّ
sheet مُلاءَة ، شَرْشَف · صَفْحة
draw ~ مُلاءةٌ سَحْب
shelf رَفّ
shellac صَمْغُ اللَّكّ
shield دِرْع ، تُرْس ، واقِيَة ، مِجَنّ
nipple ~ دِرعُ الحَلَمة ، وِقاء الحَلَمة
shift تحَوُّل ، تغيُّر · زَيَحان · نَوْبة ، مُناوَبة · ينتَقِل ، يغيِّر
Shigella الشُّيغِلَّة ، الشيغِلّات ـ جِنْسٌ مِن الفُطُور المُجَزَّأة
shigellosis داءُ الشيغِلّات ، الشُّيغِلِّيَّة
shin حَرْفُ الظُّنْبوب ، عُرْفُ أو حافةُ القَصَبة
shingles, herpes zoster حَلأٌ نِطاقيّ
shivering قُشَعْريرة ، رَعْشة ، ارتِعاش
shock صَدْمة
allergic ~ صَدْمةٌ أليرجيَّة ، صَدْمة تأَقِّيَّة
anesthesia ~ صَدْمةُ التَّبْنيج ، صَدْمة التَّخْدير
cardiac ~ صَدْمةٌ قلبيَّة
deferred or delayed ~ صَدْمةٌ آجِلة
hypoglycemic ~ صَدْمةُ نَقْصِ سُكَّر الدم
shell ~ صَدْمة القُنْبُلة ، عُصابُ الحَرْب
spinal ~ صَدْمةٌ نُخاعيَّة
traumatic ~ صَدْمةٌ رَضْحيَّة
short-sightedness قِصَرُ النَّظَر ، خَفَش
shoulder مَنْكِب ، كَتِف
~-blade لَوْحُ الكَتِف ، عَظْمُ اللَّوح
show تَرِيَّة ـ نَجيجٌ دَمَويّ مُخاطيّ يَسبِقُ الوِلادةَ أو الحَيْض

shunt تَحْويلة ، مُفَرِّع
arteriovenous ~ تَحْويلةٌ شِريانيَّة وَريديَّة
portacaval ~ تَحْويلةٌ بابيَّة أجوَفيَّة
siagantritis, siagonantritis التِهابُ غارِ الفَكّ ، التِهابُ جَيْبِ هَيْمور
sial-, sialo- سابِقة بمَعنى «لُعابيّ»
sialadenitis التِهابُ الغُدَّة اللُّعابيَّة
sialagogue مُرَيِّل ، مُدِرُّ اللُّعاب
sialaporia نَقْص اللُّعاب ، نَقْصُ الرِّيق
sialectasia تَوَسُّع القَناةِ اللُّعابيَّة
sialemesis قُياء لُعابيّ ، قَيْء لُعابيّ
sialic = sialine لُعابيّ
sialism, sialismus تلَعُّب ، إلْعاب ، تَرَيُّل
sialitis التِهابُ الغُدَّةِ اللُّعابية · التِهابُ القَناة اللُّعابيَّة
sialoadenectomy استِئصالُ الغُدَّة اللُّعابيَّة
sialoadenitis التِهابُ الغُدَّة اللُّعابيَّة
sialoadenotomy بَضْعُ الغُدَّةِ اللُّعابيَّة
sialoangiectasis تَمَدُّد الأقنيةِ اللُّعابيَّة
sialoangitis = sialoangiitis التِهابُ الأقنيةِ اللُّعابيَّة
sialocele قِيلةٌ لُعابيَّة
sialodochitis التِهابُ الأقنيةِ اللُّعابيَّة
sialodochoplasty رَأبُ الأقنيةِ اللُّعابيَّة
sialoductilitis = sialoductitis = sialoangiitis التِهابُ الأقنية اللُّعابيَّة
sialogenous = sialogenic مُكَوِّنُ اللُّعاب · مُلَعِّب
sialogogue = sialagogue مُدِرُّ اللُّعاب
sialography التَّصويرُ السِّينيّ لِلقَنَواتِ اللُّعابيَّة
sialolith حَصاةٌ لُعابيَّة
sialolithiasis التَحَصِّي اللُّعابيّ
sialolithotomy استِخْراجُ الحَصاةِ اللُّعابيَّة
sialology مَبْحَث اللُّعاب
sialoma لُعابُوم ، وَرَمٌ لُعابيّ
sialorrhea إلْعاب ، رُواليَّة ـ فَرْطُ إفرازِ اللُّعاب
sialoschesis احتِباسُ اللُّعاب ، توَقُّفُ اللُّعاب
sialosemeiology مَبْحَثُ عَلاماتِ اللُّعابِ التَّشخيصيَّة

sialosis إلْعاب ، سَيَلانُ اللُّعاب ، تلعُّب ، إرالة
sialostenosis ضِيقُ قَناةِ اللُّعاب
sialosyrinx ناسُور لُعابيّ · مِحقَنة لُعابيَّة
sib قريب ، قَرابةُ الدّم · شَقيق
sibilant صافِر ، صَفيريّ
sibling شَقيق · أخٌ أو أُخْت
sibship قَرابةُ الدم · أشِقّاء
siccant, siccative جَفوف ، مُجَفِّف
sicchasia غَثَيان · (لَعَيانُ النَّفس)
siccus جافّ ، ناشِف
sick عَليل ، سَقيم ، مَريض · غَثِيّ
sickle cell, drepanocyte كُرَيَّة مِنْجَلِيَّة
~-cell anemia, sicklemia فَقْرُ الدَّم المِنْجَليّ
sicklemia فَقْرُ الدمِ المِنْجَلي ، أنيميَّةٌ مِنْجَلِيَّة
sickling وُجودُ المِنْجَليّات في الدّم
sickness داء ، مَرَض ، سُقْم ، سُقام
altitude ~ داءُ المُرتَفَعات
falling ~ = epilepsy مَرَضُ الصَّرْع
morning ~ غَثَيانُ الصَّباح في أوائلِ الحَمْل
motion ~ داءُ الحَرَكة ـ في أيِّ وَسيلةِ سَفَر
mountain ~ داءُ المُرتَفَعات
sea ~ دُوارُ البَحْر . هُدام
sleeping ~ مَرَضُ النَّوم
side جَنْب . جانِب
~ effect تأثيرٌ جانِبيّ . مَفْعولٌ جانِبيّ
sideration صَعْقة · عَطْبة فُجائيَّة ـ تعطُّلٌ فُجائيّ لِلقُوى الحَيَويَّة
siderism المُداواةُ الحَديديَّة
sidero- سابِقة بمَعنى «حَديديّ»
sideroblast أرومةٌ حَديديَّة
siderocyte كُرَيَّة حَديديَّة ـ كُرَيَّةٌ حَمْراءُ مُحتَوِية حَديدًا لا يَحْموريًّا
sideroderma حُدادُ الجِلْد . حَدَدُ الجِلْد
siderofibrosis تلَيُّف حَديديّ
siderogenous مُنتِجُ أو مُكَوِّنُ الحَديد
sideropenia قِلَّةُ الحَديد . نَقصُ الحَديد ـ في الجِسم
sideropenic مُتعلِّق بقِلّة الحَديد . ناقِصُ الحَديد

siderophilous = **siderophil** أليفُ الحَديد ، مَيّالٌ لِلحَديد ـ يمتَصُّ الحَديد
siderophore حامِلةُ الحَديد
siderosilicosis السُّحارُ الحَديديّ الصَّوّانيّ
siderosis السُّحار الحَديدي ، الحُداد
sight حاسَّةُ البَصَر ، النَّظَر · مَنْظَر · رُؤيَة
day ~ جَهَر ، خَفَش ، عَشا ، عَمَى اللَّيل
near ~ = myopia حَسَر ، قِصَرُ البَصَر
short ~ = myopia قِصَرُ البَصَر ، حَسَر
sigmasism = **sigmatism** أسَليَّة ، لُكْنةٌ سِينيَّة
sigmoid السِّجْميّ ، السِّينيّ ، سِينيُّ الشَّكل ـ يُشبِهُ حَرْفَ C أو S
sigmoidectomy استِئصالُ السِّينيّ
sigmoiditis التِهابُ السِّينيّ ، التِهابُ السِّجْميّ
sigmoidopexy تَثْبيتُ السِّينيّ
sigmoidoproctostomy, sigmoidorectostomy مُفاغَرةُ السِّينيّ والمُستَقيم
sigmoidoscope مِنظارُ السِّجميّ ، مِنظارُ السِّينيّ
sigmoidoscopy تَنْظيرُ السِّيني ، التَّنْظيرُ السِّجْمي
sigmoidostomy فَغْرُ السِّينيّ
sigmoidotomy بَضْعُ السِّيني
sigmoidovesical سِينيٌّ مَثانيّ
sign عَلامة . إشارة ، دَليلٌ مَرَضيّ
characteristic ~ عَلامة مُمَيِّزة
precursor ~ عَلامةٌ سابِقة . عَلامة مُتقَدِّمة
signature تَوقيع · دَلالة . إرشاداتُ الوَصْفة الطبيَّة
significance اعتِداد ـ أهَميَّة · دِلالة
level of ~ مُستَوى الاعتِداد
significant مُعتَدّ . يُعتَدُّ به
silent صامِت · لاعَرَضيّ ، عَديمُ الأعراض
silica سِليكا ، سيليكا ـ فِلِزُّ الصَّوّان
silicate سِيليكات ـ مِلْح حَمْضِ السِّيليسيك
silicatosis السُّحارُ السِّليكاتيّ
silicious سيليسيّ ، سِليكونيّ
silicon السِّليكون . السيليسيُوم
silicone سيليكون ـ مُرَكَّبٌ عُضويّ سِليكونيّ
silicosiderosis سُحار سيليسيّ حَديديّ

silicosis, grinders' disease السُّليكيَّة ، السُّحار السُّليكونيّ ، الصَّوّانيَّة
silicotic سُحاريّ سِليكونيّ
silicotuberculosis التَدَرُّنُ الرِّئَويّ السُّليكونيّ
silver فِضَّة ، لُجَين
~ nitrate نِتْراتُ الفِضَّة
similia similibus curantur المُتَشابِهاتُ تُشفَى بِمِثلِها
simple بَسيط • مُفرَدة – عَقّار نَباتيّ
simples مُفرَدات – حَشائشُ أو نباتاتٌ طِبِّيَّة
simplification تَبْسيط
Simpson's splint جَبيرةُ سِمْبسون
Sims' position وَضْعة (أو وَضْع) سِمْز
simul في الوَقتِ نَفسِه (مَع)
simulation تَشَبُّه ، مُحاكاة • تَمارُض
sinal = sinusal جَيْبيّ ، مُتَعلِّق بالجُيُوب
Sinapis خَرْدَل
sinapism خَرْدَليَّة ، لَصْقةُ خَرْدَل
sinciput = bregma هامة ، قِمَّةٌ مُقَدَّم الرأس
sinew وَتَر ، طُنُب
singultation = hiccup فُواق
singultus فُواق
sinister يَساريّ ، أيْسَر
sinistr-, sinistro- سابِقة بمعنى «يَسار» أو «أيْسَر»
sinistrad صَوْبَ اليَسار
sinistral يَساريّ ، أيْسَر • أعْسَرُ
sinistrality عُسَرَويَّة ، يَساريَّة
sinistrocardia مُياسَرةُ القَلْب – انزِياحُ القَلْبِ يَسارًا
sinistrocerebral مُتَعلِّقٌ بمُيَسْرةِ المُخّ
sinistrocular يَساريُّ البَصَر – يَرى أحْسَنَ بالعَيْن اليُسرى
sinistrogyration اللَّفُّ لِليَسار
sinistromanual يَساريُّ الذِّراع ، أيْسَرُ اليَد
sinistropedal يَساريُّ القَدَم
sinistrotorsion انفِتالٌ يَساريّ ، الفَتْلُ أو الحَوَلُ اليَساريّ

sinoatrial جَيْبيّ أُذَينيّ – مُتَعلِّقٌ بالجَيْبِ الوَريديّ وأُذَينةِ القَلْب
sinoauricular جَيْبيّ أُذَينيّ
sinography تَصويرُ الجُيوب – شُعاعيًّا
sinoventricular جَيْبيّ بُطَينيّ
sinuitis = sinusitis التِهابُ الجَيْب
sinuotomy بَضْعُ الجَيْب ، شَقُّ الجَيْب
sinuous مُلتَوٍ ، مُتَعَوِّج
sinus; pl. sinus or sinuses جَيْب ، تَجْويف • قَناةٌ وَريديَّة • مِشْبَرُ تَصْريفٍ شاذّ
lymphatic ~es جُيوب لِمفيَّة
pleural ~ الرَّدْبُ الجَنْبيّ
~ anales الجُيوب الشَّرجيَّة
~ aortae, ~ of Valsalva الجَيْبُ الأبهَريّ
~ cavernosus الجَيْب الكَهْفيّ
~ coronarius الجَيْبُ الإكليليّ
~ frontalis جَيْبٌ جَبْهيّ
~ prostaticus الجَيْبُ المُوثيّ
~ venosus جَيْب وَريديّ
sinusal جَيْبيّ
sinusitis التِهابُ الجَيْب
sinusoid جُيَيْبانيّ ، شِبْهُ الجَيْب • مُتَعَرِّج
sinusoidalization التَجَيُّب ، التَعَرُّج
sinusotomy بَضْعُ الجَيْب ، شَقُّ الجَيْب
siphon مَثْعَب ، سَحّارة • يَثْعَبُ
siphonage ثَعْب ، تَفريغٌ بالمَثْعَب ، تَثْعيب
Siphonaptera رُتبةُ البُرغوثيّات
siphonoma = cylindroma وَرَمٌ أُسطُوانيّ
sirenomelus مَسِخٌ مُتَّحِدُ الطرفَين السُّفليَّيْن
siriasis الرَّعْن ، لَفْحَةُ الشَّمْس
sirup = syrup شَراب
sismotherapy المُداواةُ الاهتِزازيَّة
sister أُخت • مُمَرِّضة
site مَوْضِع ، مَوْقِع ، مَقَرّ
active ~ مَقَرٌّ فَعّال
sitfast عَقْرُ الضَّغْط – في حَيَواناتِ الجَرّ
sitieirgia نَبْذُ الطَّعامِ الهِستيريائيُّ
sitiology = sitology مَبْحَثُ الأغذِيَةِ والأطعِمة

sitiomania = **sitomania** هَوَسُ الأكل · فَرْطُ الجُوع ، نُهام ، جُوعٌ كَلْبي
sitology مَبْحَثُ الأغذِية والأطعِمة
sitotherapy, dietotherapy المُعالَجةُ بالغِذاء · المُداواةُ بالحِمْيَة
sitotoxism الانسِمامُ من الطَّعام ، التَسَمُّم بالأكل
sitotropism استِجابةٌ للغِذاء ، التجاوُبُ الاغتِذائي
sitting جُلُوس · جَلْسة
situation حالٌ · مَوقِف
situs مَوقِع ، مَوضِع
~ inversus viscerum أحشاءٌ مَقْلوبةُ المَوضِع
~ transversus أحشاءٌ مَعْكوسةُ المَوضِع
sitz-bath حَمّامُ قُعود
skatole سكاتُول ـ أمينٌ غائطيٌّ أو بَوليّ
skein خُصْلة ، شِلَّة خَيْطيَّة
skelalgia ألَمُ الرِّجْل
skelasthenia وَهَنُ الرِّجلَيْن
skeletal هَيْكلِيّ ـ مُتعَلّقٌ بالهَيْكل العَظْمي
~ muscle عَضَلٌ هَيكَلي ـ عَضَلٌ مُخطَّطٌ يتَّصِلُ بالهَيكَل العَظْمي · عَضَلة هَيْكَليَّة
skeletization هُزالٌ مُفرِط · صَقْلة ـ تَجْريدُ الهَيكَلِ من النَّسيج الرِّخْو ، اعتِراقُ العِظام
skeletogenous مُكَوِّنٌ صَقَلي . مُكَوِّنُ العَظْم
skeletography تَصْويرُ الهَيكَل العَظْميّ
skeletology مَبْحَثُ الهَيْكَل العَظْمي
skeleton الهَيكَلُ العَظْمي ، الصَّميم ، الصَّقَل
appendicular ~ هَيْكَلُ الأطراف
axial ~ الهَيكَل المِحوَريّ
visceral ~ هَيكَلُ الأحشاء
skeptophylaxis وِقايةٌ مَناعيَّة (داعِمة)
skew تَخالُف · تَخالُف مِزاجيّ
skia- سابِقة بمعنى «ظِلّ» أو «ظِلّيّ»
skiagram = **skiagraph, roentgenogram** صُورةٌ شُعاعيَّة ، صُورةٌ رُونْتجينيَّة
skiagraphy التَّصويرُ الشُّعاعي ، التَّصويرُ الظِّلّي
skiascope = **retinoscope** مِنظارُ الشَّبَكيَّة ، مِنظارٌ ظِلّي
skiascopy تَنْظيرُ الشَّبَكيَّة · الفَحْصُ الرونْتجينيّ

skimmed milk لَبَنٌ مَقْشود
skin جِلْد ، إهاب
~ bank بَنْكُ الجِلْد
~ graft رَقْعُ الجِلْد . طُعْم جِلْديّ
skull جُمْجُمة ، قِحْف
slant مُستَنْبَتٌ مائل . مَمال
sleep نَوْم ، رُقاد
REM (rapid eye movement) ~, dreaming ~ نَومُ الرِّيم ، نَومُ الأحلام ـ يتَمَيَّزُ بتحَرُّكاتِ العَيْن السَّريعة
~walking, somnambulism سَيْرٌ نَوميّ
synchronized ~, NREM (non-rapid eye movement) ~, orthodox ~ نَومٌ مُتَزامِن ، نَومٌ قَويم ـ نَومٌ عَميق (لاأحلاميّ)
sleeping sickness نُوام . مَرَضُ النَّوم
slide شَريحة (زُجاجيَّة) · انزِلاق · مُنزَلَق
sling مِعْلاق ، مُعَلَّقة ، وِشاحُ تَعْليق
slipped disc قُرْصٌ مُنزَلِق
slit شَقّ ، فَلْعة ، شَرْخ · يَشْرُخ
slough خُشارة ، خَشْكَريشة ، نَغْفة
sloughing تخَشُّر ، تنَغُّف
sludge كُدارة ، حَمْأة ، رَدَغة
slurry مُستَعْلَق ، رَوْبة
smallpox جُدَري
bovine ~ = vaccinia جُدَري البَقَر
ovine ~ = ovinia جُدَري الغَنَم
~ vaccination التَّلْقيحُ ضِدَّ الجُدَري
smart أليم ، مُؤلِم · ألَمٌ مَوضِعيٌّ حادّ
smear مَسْحة ، لُطاخة
~ culture زَرْع مَسْحيّ
smegma لَخَن ـ المُفرَزُ الشَّحْميّ من القُلْفة
smell الشَّمّ · رائحة
smog ضُخان ، ضَبابٌ ودُخان ، ضَبابٌ دُخانيّ
smoking تَدْخين
smothering كَتْمُ النَّفَس · إخْماد
smudging لُكْنة ـ حَذْفُ السَّواكِنِ الصَّعْبةِ النُّطْق
snail حَلَزون ، قَوْقَع ، بَزّاقة
snap مَكَّة ، قَصْفة

~ opening — صَكَّةُ الانفِتاح

snare — أُنشُوطة ، سِنار ـ أُنشُوطةُ انتِزاعِ (الأورام)

hot ~ — سِنارٌ حارٌّ

sneeze — عُطاس ، عَطْس • يَعْطِسُ

snore — شَخير ، غَطيط • يَشْخِرُ

snow — ثَلج

snowblind — أعمَى الثَّلج ، قَمِر

snowblindness — عَمَى الثَّلج ، القَمَر

snuff — نَشُوق ، سَعُوط

snuffles — ذُنان ـ سَيَلانُ الأنفِ في الأطفال

soap — صابُون

sociable — أَلُوف

social — اجتِماعيّ

~ medicine — الطِّبُّ الاجتِماعيّ

sociology — عِلمُ الاجتِماع

sociometry — قِياسُ السُّلوكِ الاجتِماعيّ

sociopath — لا أَلُوف

sociopathy — اللاأَلُوفيَّة ـ نُفورٌ من المُجتَمَع

socket — وَقْب ، بِنْخ ، نُقْرة ، حُقّ ، تَجْويف

soda — الصُّودا ، صُودا الغَسْل أو صُودا الخَبْز

sodium — صُوديُوم

~ bicarbonate — ثاني كَرْبُونات الصُّوديُوم

~ chloride — مِلْحُ الطَّعام ، كلُوريد الصُّوديُوم

~ hydroxide — هَيْدروكسيد الصُّوديُوم

sodomist = **sodomite** — سَدُوميّ ، أُبْنَةُ ، لُوطِيّ ، مُنْحَرِفٌ جِنسِيّاً

sodomy — انحِرافٌ جِنْسيّ ، سَدوميَّة • لَوط ، لِواط

softening — تَلَيُّن ، تَلْيين

soja bean — فُولُ الصُّويا

sol — صُلّ ـ مَحْلولٌ غَرَوانيّ • حُلالَة ، مَحْلول

solanoma — سَرَطانَةٌ صَلْدة ـ وَرَمٌ سَرَطانيٌّ بَطاطِيُّ الشَّكل

solar — شَمسيّ

~ plexus — الضَّفيرةُ الشَّمسيَّة

solarium — مَشْمَسة ، قاعةُ تَشَمُّس أو تَشْميس

solation — تَسَيُّل الهُلام

sole — أَخمَصُ القَدَم

solenonychia — ظُفر مَخْدود ، ظُفر مُثَلَّم

solid — صُلْب ، جامِد • مُصْمَت

solitary — وَحيد ، مُعتَزِل ، مُنفَرِد

solitude — عُزْلة

solubility — ذَوُوبِيَّة ، ذَوَبانيَّة ، ذَوَبان

soluble — ذَوُوب ، ذَوّاب ، قابِلُ الحَلّ

solum — قَعْر

solute — الذائب ، المُذاب ، المُنحَلّ

solution — مَحْلول ، ذَوْب

colloid(al) ~ — مَحْلولٌ غَرَوانيّ

decimolar ~ — مَحْلول عُشْر مُوليّ

decinormal ~ — مَحْلول عُشْر عِياريّ

disclosing ~ — مَحْلولٌ كاشِف

ethereal ~ — مَحْلول أثيريّ ـ الأثيرُ فيهِ هُوَ المُذيب

Fehling's ~ — مَحْلولُ فِهْلِنغ

hypertonic ~ — مَحْلولٌ مُفرِطُ التَوَتُّر

hypotonic ~ — مَحْلول ناقِصُ التَوَتُّر

isotonic ~ — مَحْلول إسْويُّ التَوَتُّر

molar ~ — مَحْلولٌ مُوليّ

normal ~ — مَحْلولٌ عِياريّ أو نِظاميّ

standard ~ — مَحْلول مِعْياريّ

solvate — مَحْلول ، مُنْحَلّ

solvation — تَحَلُّل ، تَذَوُّب

solvent — مُذيب ، مُذَوِّب

solvolysis — حَلْحَلة ، انحِلالٌ تَبادُليّ ذَوَبانيّ

soma — جَسَد ، بَدَن (مُمَيَّزًا عَن العَقْل)

somasthenia — وَهَنٌ بَدَنيّ

somatalgia — وَجَعٌ بَدَنيّ

somatasthenia = **somasthenia** — نَهْكٌ بَدَنيّ ، وَهَنٌ بَدَني

somatesthesia — إحساسٌ بَدَنيّ ، إحساسٌ بالجَسَد

somatesthetic — جَسَديُّ الحِسّ

somatic — جَسَديّ ، بَدَنيّ

somatization — تَجْسيد ـ تَجْسيدُ الاختِباراتِ النَّفسانيَّة

somato- — سابِقة بِمَعنى «جَسَديّ» أو «بَدَنيّ»

somatogenic — مُوَلَّد في البَدَن ، بَدَنيُّ المَنشأ

somatogram — صُورةُ الجَسَد ـ شُعاعيّاً

somatology عِلْمُ الجَسَد ، مَبْحَثُ الأَبْدان ـ دِراسةُ تَشْريحِ ووَظيفةِ الأعضاء
somatome قِطَاعٌ جَسَديّ ، مِقْطَع بَدَنيّ
somatomegaly ضَخامةُ الجَسَد
somatometry قِياسُ الجَسَد ، قِياسُ البَدَن
somatopathy اعتِلالٌ جَسَديّ ، اعتِلالٌ بَدَنيّ
somatoplasm هَيُولَى الجَسَد ـ بِرُوتُوبلازم خَلايا البَدَن
somatopleure غِشاءٌ بَدَنيّ جَنينيّ
somatopsychic جَسَديّ نَفْسانيّ ، بَدَنيّ عَقْليّ
somatopsychosis نُفاسٌ بَدَنيّ
somatoscopy تَنْظيرُ البَدَن أو فَحْصُ البَدَن
somatosexual بَدَنيّ جِنْسيّ
somatotherapy المُداواةُ البَدَنيّة
somatotonia تَوَتُّرات بَدَنيّة
somatotrop(h)in مُوَجِّهٌ جَسَديّ ـ هُرْمون نَمائيّ
somatotype نَمط جَسَديّ
somesthesia = **somatesthesia** الإحساسُ الجَسَديّ
somesthetic = **somatesthetic** مُتَحَسِّسٌ جَسَدِيّاً
somite جُسَيْدة ، بُدَيْنة ، بُدَيْن
somnambulance سَرْنَمة ، سَيْرَنوميّ
somnambulation = **somnambulism** سَيْرنَوميّ ، سَرْنَمة ـ المَشْيُ أثناءَ النَّوم
somnambulist سَرْنَميّ ـ شَخْصٌ يَسيرُ في المَنام
somni- سابِقة بمَعنى «نَوميّ»
somnifacient مُنَوِّم ، مُرَقِّد
somniferous مُنَوِّم ، مُرَقِّد
somnifugous طارِدُ النَّوم ، مُسْهِد
somniloquence التَكَلُّم النَّوميّ
somniloquism = **somniloquence** التَكَلُّمُ في المَنام . تَكَلُّمٌ نَوميّ
somniloquist المُتَكَلِّمُ في النَّوم
somniloquy التَكَلُّم النَّوميّ
somnipathy اعتِلالُ النَّوم . غَيبوبةُ نَوْم
somnolence وَسَن ، نُعاس
somnolent وَسِن ، نَعْسان
somnolentia وَسَن ، نُعاس
somnolism تَنْويم ، رَقْدةٌ تَنْويميّة ، غَيْبة تَنْويميّة
sone صُن ، صَوْتة ، وَحْدةُ الجَهارة الصَّوتيّة
sonometer مِقياسُ حِدَّةِ السَّمْع
sonorous طَنّان ، رَنّان
soot سُخام ، هَباب
sophistication زَغَل ، غِشّ . تكَلُّف ، سَفْسَطة
sopor سَبَخ ، نَومٌ عَميق
soporiferous مُنَوِّم ، مُرَقِّد
soporific مُنَوِّم
sorbefacient حافِزُ الامتِصاص
sorbitol سُوربِيتول ـ سُكَّرٌ كَرْبوهَيْدراتي
sordes طُرامة ـ المادَّةُ القَذِرة المُتَجَمِّعةُ على الأسنان ، كَمْخَة
sore قَرْحَة ، عُقْر . مُؤلِم . مُلتَهِب
bed ~ النافِقة، قَرْحةُ الفِراش، قَرْحة الاستِلقاء
oriental ~ القَرْحة الشَّرقيّة ، حَبَّةٌ لِيَشْمانيّة
~ throat التِهابُ الحَلْق
sororiation نمُوُّ الثَّدْي ، كِبَرُ الثَّدْي عندَ البُلوغ
sorption اشتِراب ـ امتِصاصٌ أو امتِزاز
souffle نَفْخة ، خَرْو
amphoric ~ نَفْخةٌ خَزَفيّة
cardiac ~ نَفْخة قَلْبيّة
fetal ~ نَفْخة حَميليّة
funic ~, funicular ~ نَفْخةُ السَّرَر
placental ~ نَفْخةٌ مَشيميّة
uterine ~ نَفْخة رَحِميّة
sound صَوْت . مِسْبار ، مِجَسّ . يَسْبُر
auscultatory ~ صَوتٌ تَسَمُّعيّ
cardiac ~, heart ~ صَوتٌ قَلْبيّ
friction ~ صَوتٌ احتِكاكيّ
gallop ~, bruit de galop صَوتُ العَدْو
percussion ~ صَوْتٌ قَرْعيّ
respiratory ~ صَوتٌ تَنَفُّسي
to and fro ~, pericardial rub صَوتٌ رَوّاذي ، احتِكاكٌ تَأموريّ
urethral ~ مِسْبارٌ إحليليّ ، مِيْل
sounding سَبْر

sour حامِض ٠ مُتخَمِّر
space حَيِّز ، فُسْحة ٠ فَضاء
  apical ~ حَيِّزٌ قِمِّي
  intercostal ~ حَيِّزٌ وَرْبِيّ ـ ما بينَ الضِّلعَيْن
  lymph ~ حَيِّزٌ لِمفيّ
  medullary ~ حَيِّزٌ نِقْوِيّ أو نِقَيِيّ
  palmar ~ حَيْز راحِيّ
  ~ medicine طِبُّ الفَضاء
  subphrenic ~ حَيِّزٌ تحتَ الحِجاب
spallation تَشْظِيَة ، تَشَظٍّ
span شِبْر ٠ باع
  life ~ مَدى العُمْر
spano- سابِقة بمعنى «ضَئيل» ، «قَليل» أو «نادِر»
spanopnea عُسْرُ التَنَفُّس ، ضِيقُ التنفُّس
sparer مُيَسِّر ، مُوَفِّر
spargosis تَوَرُّم ، تَنَفُّخ (الثَّدْي باللَّبَن)
spark شَرَرة ، شَرارة ، وَمْضة
spasm تَشَنُّج ، شَنَج ، تَقَلُّص
  bronchial ~ تَشَنُّجٌ قَصَبيّ
  cadaveric ~ تَشَنُّج رِمِّيّ
  clonic ~ تَشَنُّج رَمَعِيّ ، تَشَنُّجٌ مُتَواتِر
  cynic ~ تَضاحُك شَنَجِيّ ، كِشْرة سَرْدونِيَّة
  esophageal ~ تَشَنُّجٌ مَرِيئِيّ
  facial ~ تَشَنُّج وَجْهِي
  habit ~, tic عُرَّة
  nictitating ~, winking ~ تَشَنُّجٌ غَمْزِيّ
  saltatory ~ تَشَنُّج قَفْزِي
  tonic ~ تَشَنُّج تَوَتُّري
  toxic ~ تَشَنُّجٌ سُمِّي
  writers' ~ تَشَنُّجُ الكَتَبة ، شَنَجُ الكُتّاب
spasmo- بادِئة بمَعنى «تَشَنُّجيّ» أو «شَنَجيّ»
spasmodic تَشَنُّجي ، شَنَجي ، تَقَلُّصي
spasmogen مُشَنِّج ، مُحدِثُ التَشَنُّج
spasmology مَبْحَثُ التَشَنُّج
spasmolysis حَلُّ التَشَنُّج
spasmolytic حالُّ التَشَنُّج ، مُضادُّ التَشَنُّج
spasmophilia شَنَج ، شَنَجيَّة ، المِزاجُ التَشَنُّجيّ
spasmophilic شَنِج ، تَشَنُّجِيُّ المِزاج
spasmus تَشَنُّج ، تَقَلُّص مُباغِت
spastic تَشَنُّجيّ ، تَقَبُّضيّ ، شُناجيّ
spasticity شُناج ، تَشَنُّج
spatial حَيِّزيّ ، فَضائيّ
spatium = space حَيِّز ، فُسْحة ، فَضاء
  ~ intercostalia حَيِّزٌ وَرْبِيّ ، حَيِّزٌ بَين ضِلْعيّ
spatula مِلْوَق ـ مِبْسَطُ الصَّيدَليّ ، مِسْواط
spatulate مِلْوَقيُّ الانبِساط ، مِسْواطِيُّ الشَّكْل
spatulation التَبَسُّط ، المِراسُ المِلْوَقيّ
spay خِصاء ، جَبُّ المَبيضَيْن
spearmint نَعْناع أخضَر
specialist اختِصاصيّ ، أخِصّائيّ ، مُختَصّ
specialization تخَصُّص ، تَخْصيص
specialty اختِصاص ، مَجالُ أو حَقْلُ التخَصُّص
species نَوْع
specific نَوعيّ ، خاصٌّ بنَوع ٠ عِلاجٌ نَوعيّ
specificity نَوْعيَّة ٠ مُناوَعة
specimen عَيِّنة ٠ نَمُوذَج
spectacles نَظّارة (نَظّارات ٠ عُوَينات)
  bifocal ~, divided ~ نَظّارةٌ ذاتُ بُؤرَتَيْن
spectra; pl. of spectrum أطياف ، طُيوف
spectrocolorimeter مِلْوان طَيْفيّ ـ لِكَشْفِ العَمَى اللَّونيّ
spectrograph مِخطاطُ الطَّيف
spectrometer مِقياسُ الطَّيف ٠ مِطْياف
spectrometry قِياسٌ طَيْفيّ ، قِياسُ الطَّيف
spectrophobia رَهْبة الطَّيف ٠ رَهْبة المَرايا
spectrophotometer مِقياسُ الضَّوءِ الطَّيفيّ
spectrophotometry قِياسُ الضَّوءِ الطَّيفيّ
spectroscope المِطْياف ، مِنظارُ الطَّيف
spectroscopic مِطْيافيّ
spectroscopy التَّنَظُّرُ الطَّيفيّ ، المِطيافيَّة
spectrum طَيْف
  absorption ~ طَيفُ الامتِصاص
  chromatic or color ~ طَيْفٌ لَونيّ
  invisible ~ طَيفٌ لا مَرْئيّ
  solar ~ طَيْف شَمْسيّ
  visible ~ طَيْف مَرْئيّ
speculum مِنْظارٌ جَوفيّ
speech كَلام ، تكَلُّم ، نُطْق

clipped ~, slurred ~ كَلامٌ مَقْطوطٌ مُتَداخِل
explosive ~ كَلامٌ تفَجُّريّ
incoherent ~ كَلامٌ لا مُتَرابِط ، إهتار
~ therapy عِلاجُ النُّطْق
staccato ~ نُطْقٌ مُفَكَّك
sperm, semen حُبَيّ مَنَوِيّ ، نُطْفة · مَنِيّ
sperm-, spermio-, spermo- سابِقة بمَعنى «مَنِيّ» ، «نُطْفة» أو «مَنَوِيّ» ، «نُطْفيّ»
spermaceti ناطِفُ الحُوت ـ دُهْنٌ مُطَرٍّ
spermacrasia نُقصانُ المَنِيّ
spermagglutination تَراصُّ النِّطاف
spermatemphraxis تَوَقُّفُ المَنِيّ
spermatic مَنَوِيّ ، نُطْفيّ
~ cord الحَبْلُ المَنَوِي ، الأسْهَر
spermaticide مُبيدُ النِّطاف
spermatid أرومةٌ نُطْفيَّة ، نُطَيْفة
spermatin مَنَوِين ـ مادَّةٌ زُلالانيَّة مَنَوِيَّة
spermatitis التِهابُ الأسْهَر
spermato- سابِقة بمعنى «مَنَوِيّ» أو «نُطْفيّ»
spermatoblast أرومةٌ نُطفيَّة . أرومةُ النُّطْفة
spermatocele قِيلةٌ نُطفيَّة . قِيلةٌ مَنَوِيَّة
spermatocidal مُبيدُ النِّطاف
spermatocyst حُوَيصِلة مَنَوِيَّة · قِيلةٌ مَنَوِيَّة
spermatocystectomy استِئْصالُ الحُوَيصِلاتِ المَنَوِيَّة
spermatocystitis التِهابُ الحُوَيصِلاتِ المَنَوِيَّة
spermatocystotomy بَضْعُ الحُوَيصِلاتِ المَنَوِيَّة
spermatocyte خَليَّة نُطْفيَّة ، خَليَّة مَنَوِيَّة
spermatocytogenesis تَكَوُّن الخَلايا النُّطفيَّة
spermatogenesis الإنْطاف . تَكَوُّن النِّطاف
spermatogenic, spermatogenous مُنَطِّف ـ مُوَلِّدُ المَنِيّ والخَلايا النُّطفيَّة
spermatogone, spermatogonium سَليفةُ الخَليَّة النُّطفيَّة . حامِلةُ المَنِيّ
spermatoid مَنَوانيّ . نَظيرُ المَنِيّ . نُطْفانيّ
spermatology مَبْحَثُ المَنِيّ
spermatolysin حالَّةُ النِّطاف
spermatolysis انحِلالُ النِّطاف
spermatolytic مُتعَلِّقٌ بانحِلالِ النِّطاف
spermatomere = spermatomerite قُسَيْم نُطْفيّ ، قُسَيْمة مَنَوِيَّة
spermatopathia, spermatopathy اعتِلالٌ مَنَوِيّ ، اعتِلالُ النُّطفة
spermatophore حامِلُ المَنِيّ ، ناقِلةُ المَنِيّ
spermatorrhea نَزٌّ مَنَوِيّ ، نَجَس مَنَوِيّ
spermatoschesis انقِطاعُ المَنِيّ
spermatospore = spermatogonium بِزْرةُ النُّطفة ، سَليفةُ الخَليَّةِ النُّطفيَّة
spermatovum بَيْضة مُلَقَّحة
spermatoxin تُكْسين المَنِيّ ، سُمٌّ نُطفي
spermatozoa; pl. of spermatozoon نِطاف ، حُبَيّات مَنَوِيَّة
spermatozoal نُطْفيّ ، مُتعَلِّق بالحُبَيّاتِ المَنَوِيَّة ، خاصٌّ بالحُبَي المَنَوِيّ
spermatozoicide مُبيدُ النِّطاف
spermatozoon نُطْفة ، حُبَي مَنَوِيّ
spermaturia بِيلةٌ مَنَوِيَّة ، بَوْلُ المَنِيّ
spermectomy استِئْصالُ الحَبْلِ المَنَوِيّ ـ أو جُزءٍ مِنه
spermiation تنَطُّف ، إطلاقُ النِّطاف
spermicidal, spermicide مُبيدُ النِّطاف
spermid = spermatid أرومةٌ نُطفيَّة
spermiduct القَناةُ المَنَوِيَّة ، المَسيلُ النُّطْفي
spermiocyte خَليَّةٌ نُطْفيَّة أوَّليَّة
spermiogenesis إنْطاف ، تَكَوُّنُ الحُبَيّاتِ المَنَوِيَّة
spermo- سابِقة بمَعنى «نُطْفيّ» أو «مَنَوِيّ»
spermoblast = a spermatid أرومةُ النُّطْفة ، سَليفةُ الخَليَّةِ النُّطفيَّة
spermolith حَصاةٌ مَنَوِيَّة ـ حَصاةٌ في قَناةِ المَنِيّ
spermolysis انحِلالُ النِّطاف
spermoneuralgia وَجَعُ الحَبْلِ المَنَوِيّ العَصَبيّ
spermophlebectasia دَوالِي الحَبْلِ المَنَوِيّ
spermoplasm جِبْلةُ النِّطاف
spermospore = spermatogonium بِزْرةُ النُّطفة
sphacelate مُواتِيّ · يُصابُ بالمُوات
sphacelation مُواتيَّة ، تمَوُّت · تخَشُّر

sphacelism مَوَتان ، تخَشُّر

sphaceloderma مُواتُ الجِلْد

sphacelous, gangrenous مُواتيّ ، غَنْغَرينيّ

sphacelus خُشارة ، مُوات ، تخَشُّر

sphenion وُتَيْدة – نُقطةُ الزاويةِ الوَتِدِيَّةِ للعَظْم الجِداريّ

spheno- سابِقة بمَعنى «وَتَديّ» أو «إسفينيّ»

sphenobasilar وَتَديّ قاعِديّ

sphenofrontal وَتَديّ جَبْهيّ ، إسفينيّ جَبْهيّ

sphenoid وَتَديّ ، وَتِدانيّ ، الوَتِديّ – العَظْمُ الوَتِديّ أو الإسفينيّ

sphenoiditis التِهابُ الجَيْب الوَتِديّ

sphenoidostomy فَغْرُ (الجَيْب) الوَتِديّ

sphenoidotomy بَضْعُ الوَتِديّ

sphenomalar وَتِديّ وَجْنيّ

sphenomaxillary وَتِديّ فَكّيّ

spheno-occipital وَتِديّ قَذاليّ

sphenopalatine وَتِديّ حَنَكيّ

sphenoparietal وَتِديّ جِداري

sphenorbital وَتِديّ حَجاجيّ

sphenosquamosal وَتِديّ صَدَفيّ

sphenotemporal وَتِديّ صُدْغيّ

sphenotresia الثَّقْبُ الوَتِديّ – في حَجِّ القِحْف

sphenotribe مِهْرَس وَتِديّ ، مِفْدَغ إسفينيّ

sphenoturbinal وَتِديّ انفِتاليّ

sphenozygomatic وَتِديّ وَجْنيّ

sphere كُرَة

spherical كُرَويّ ، كُرَويُّ الشَّكْل

sphero- سابِقة بمَعنى «كُرَة» أو «كُرَويّ»

spherocylinder (عَدَسة) كُرَويَّة أُسطُوانيَّة

spherocyte كُرَيَّةٌ حَمْراءُ كُرَويَّة

spherocytosis وُجودُ الحُمْر الكُرَويَّة – في الدَّم

hereditary ~ وُجودُ الحُمْر الكُرَويَّة الوِراثيّ

spheroid, spheroidal كُرَوانيّ ، كُرَويُّ الشَّكْل ، شِبْهُ الكُرة

spheroma وَرَمٌ كُرَويّ

spherospermia نُطفة كُرَويَّة

spherule كُرَيَّة ، كُرةٌ صَغيرة

sphincter مَصَرَّة ، صارَّة ، عاصِرة

cardiac ~ مَصَرَّةُ الفُؤاد

~ ani مَصَرَّة الشَّرْج

~ pylori, pyloric ~ مَصَرَّة البَوّاب

sphincteral مَصَرِّيّ

sphincteralgia أَلَمُ المَصَرَّة

sphincterectomy خَزْعُ المَصَرَّة

sphincterismus تشَنُّج المَصَرة – مَصَرَّة الشَّرْج

sphincteritis التِهابُ المَصَرَّة ، التِهابٌ مَصَرِّيّ

sphincteroplasty رَأْبُ المَصَرَّة

sphincteroscope مِنظارُ المَصَرَّة – مَصَرَّة الشَّرج

sphincteroscopy تَنْظيرُ المَصَرَّة (الشَّرَجيَّة)

sphincterotomy بَضْعُ المَصَرَّة ، شَقُّ المَصَرَّة

sphingolipidosis شُحام سَفَنْغوليّ

sphygmic نَبْضيّ ، نَبَضانيّ

sphygmo- سابِقة بمَعنى «نَبْضيّ»

sphygmobolometer مِقياسٌ مُسَجِّلٌ لِطاقةِ النَّبْض – شِدَّة انقِباضاتِ القَلْب

sphygmocardiograph مِخْطاطُ النَّبْض والقَلْب

sphygmochronograph مِخطاطُ النَّبْضِ المُوَقِّت

sphygmodynamometer مِقياسُ طاقةِ النَّبْض

sphygmogram مُخَطَّط النَّبْض

sphygmograph مِخطاطُ النَّبْض، مِرسَمةُ النَّبْض

sphygmography تَخْطيطُ النَّبْض

sphygmoid نَظيرُ النَّبْض ، نَبَضانيّ

sphygmology مَبْحَثُ النَّبْض

sphygmomanometer مِقياسُ ضَغْطِ الدم

sphygmometer مِقياسُ النَّبْض ، مِنْباض

sphygmopalpation جَسُّ النَّبْض

sphygmophone مِصْواتُ النَّبْض

sphygmoscope مِنظارُ النَّبْض

sphygmoscopy فَحْصُ النَّبْض

sphygmotonogram مُخَطَّطُ تَوَتُّر النَّبْض

sphygmotonograph مِخطاطُ تَوَتُّر النَّبْض

sphygmotonometer مِقياسُ تَوَتُّر النَّبْض

sphygmoviscosimetry قِياسُ ضَغْطِ الدمِ ولُزوجَتِه

sphyrectomy اسْتِئْصالُ العَظْمِ المِطرَقيّ

sphyrotomy قَطْعُ المِطرَقة جُزْئيّاً
spica, spica bandage رِباطٌ سُنْبُليّ ، رِباطٌ مُتصالِب (بشَكل 8)
spices بَهارات ، تَوابِل ، أفاوِيه
spicule = **spiculum** شُوَيكة ، سُنَيلة
spiculum سُنَيلة ، شُوَيكة
spicy مُتَبَّل
spider عَنْكَبُوت ـ وَحْمة عَنْكَبوتيّة
arterial ~ عَنكبوتٌ شِريانيّة
vascular ~ عَنكَبوت وِعائيّة
spiloma = **nevus** وَحْمة ، خال ، شامَة
spina شَوْكة ، سِنْسِنة · العَمُود الفِقَريّ أو الصُّلْب
~ bifida السِّنْسِنةُ المَشْقُوقة
~ mentalis الشَّوكةُ الذقَنيّة
~ scapulae شَوكةُ الكَتِف
~ ventosa تَنَفُّخُ الرَّواجِب
spinal شَوْكيّ · نُخاعيّ · صُلْبيّ ، مُتَعَلِّقٌ بالعَمودِ الفِقَريّ
~ analgesia, ~ anaesthesia تَخديرٌ شَوكيّ ، تَبْنيجٌ نُخاعيّ
~ column العَمُودُ الفِقَريّ
~ cord, ~ medulla الحَبْلُ الشَّوكيّ ، النُّخاعُ الشَّوكي
spinalgia أَلَمُ الصُّلْب
spinalis شَوْكيّ · نُخاعيّ
spinant مُشَوِّك ـ مُنَبِّهٌ مُنعَكَساتِ الحَبْل الشَّوكيّ
spinate ذو شَوك ، مُشوِك ، ذو سَناسِن
spindle مِغْزَل ، مِرْدَن
spine الشِّيساء ، الصُّلْب ، العَمُود الفِقَريّ
~ of vertebra سِنْسِنة ، شَوْكة فِقْريّة
spinifugal صادِرٌ عَن الحَبْلِ الشَّوكيّ
spinipetal وارِدٌ نحوَ الحَبْلِ الشَّوكي
spinitis, myelitis التِهابٌ شَوكيّ
spinnbarkeit تمَطُّل مُخاطيّ ـ يَسْبِقُ الإباضة
spino- سابِقة بمَعنى «الصُّلْب» أو «الحَبْل الشَّوكيّ» أو «شَوْكيّ» أو «نُخاعيّ»
spinobulbar نُخاعيّ بَصَليّ ، شَوْكيّ بَصَليّ
spinocerebellar شَوكيّ مُخَيخيّ
spinocortical نُخاعيّ قِشْريّ
spinoglenoid شَوكيّ حُقّيّ
spinoneural شَوكيّ عَصَبيّ
spinous = **spinose** شَوكيّ ، شَوكيُّ الشَّكل
~ processes النَّواتِئُ الشَّوكيّة ، الشَّواخِصُ الفَقاريّة
spinthariscope مِنظارُ الشَّرار
spintherism, photopsia الشَّرَرُ البَصَريّ
spintheropia = **spintherism** تَخَيُّلٌ بَصَريّ شَرَريّ ، شَرَرٌ بَصَريّ
spiradenoma غُدُوم عَرَقيّ ، وَرَمُ غُدَد العَرَق
spiral حَلَزونيّ ، لَوْلَبيّ
spireme = **spirem** شَبيخة ـ شَبَكةُ الانقِسامِ الخُيَاطيّ (أو الفَتيليّ)
spirilla; pl. of spirillum الحُلَيْزينات ، المُتَمَعِّجات
Spirillaceae الحَلَزونيّات أو الحُلَيْزينات ، المُتَمَعِّجات
spirillicidal مُتْلِفُ الحَلَزونيّات
spirillicide مُبيدُ الحَلَزونيّات
spirillolysis انحِلالُ الحَلَزونيّات
spirillosis داءُ الحُلَيْزينات ، داءُ الحَلَزونيّات
spirillotropism الانحِيازُ لِلحَلَزونيّات
Spirillum حُلَيزِنة ، حُلَيْزِين
spirit رُوح ـ سائلٌ مُقطَّر أو طَيّار
(aromatic) ammonia ~ رُوحُ النُّشادِر (العِطْريّ)
rectified ~ كُحُول (مُكَرَّر)
spiro- سابِقة بمَعنى «لَوْلَبيّ» أو «تَنَفُّسيّ»
Spiroch(a)eta المُلْتَوِية ، اللَّولَبيّة
~ pallidula = ~ pallida المُلتَويةُ (اللَّولَبيّة) الشاحِبة
Spirochaetaceae المُلْتَوِيات ـ فَصيلةٌ مِنَ الجَراثيم اللَّولَبيّة
spirochetal مُلْتَوٍ ، لَوْلَبيّ
spirochete مُلتَوِية ـ جُرثومةٌ لَولَبيّة
spirocheticidal مُبيدُ المُلتَوِيات
spirocheticide مُبيدُ المُلتَوِيات ـ عَقّار
spirochetolysis انحِلالُ المُلتَوِيات ـ إتلافُها بالانحِلال

spirochetosis داءُ المُلتَويات ، داءُ اللّولَبيّات
spirocheturia بِيلةٌ لولَبيّة ـ تَحوي المُلتَويات
spirogram مُخطَّط التنفُّس
spirograph مِخطاطُ التنَفُّس
spirography تَخْطيطُ التنَفُّس
spiro-index مُشعِر تنَفُّسيّ ـ مَنسوبُ السَّعةِ الحَيَويَّة في الشَّخصِ إلى طُولِه
spiroma غُدُّوم عَرَقيّ
spirometer مِقياسُ النَّفَس
spirometry قِياسُ النَّفَس ـ قِياسُ هَواءِ التنَفُّس
spissated مُثَخَّن ، مُغلَّظٌ أو مُكَثَّف بالتَّبْخير
spissitude تثَخُّن ـ غِلَظُ القَوام
splanchnapophysis ناتِئٌ حَشَويّ
splanchnectopia انزِياحُ الحَشا
splanchnemphraxis انسِدادٌ حَشَويّ
splanchnesthesia حِسٌّ حَشَويّ
splanchnic حَشَويّ ، تابِعٌ للأحشاء
splanchnicectomy قَطعُ الحَشَويّ ـ قَطْعُ أو خَزْعُ جُزءٍ من العَصَب الحَشَويّ
splanchnicotomy بَضْعُ العَصَب الحَشَويّ
splanchno- سابِقة بمَعنى «حَشَويّ» ، «خاصّ بالحَشا أو بالعَصَب الحَشَويّ»
splanchnoblast أَرومةٌ حَشَويّة
splanchnocele قِيلةٌ حَشَويّة ، فَتْق حَشَويّ
splanchnocoele الجَوفُ الأحشائيّ
splanchnodiastasis انزِياحٌ حَشَويّ
splanchnodynia أَلَمٌ أو وَجَع حَشَويّ
splanchnography تَصْويرُ الأحشاء
splanchnolith حَصاةٌ حَشَويّة أو مِعَويّة
splanchnology مَبْحَثُ الأحشاء
splanchnomegalia = splanchnomegaly ضَخامةُ الأحشاء
splanchnomicria صِغَرُ الأُحشاء
splanchnopathy اعتِلالُ الأحشاء
splanchnopleural جِداريّ حَشَويّ
splanchnopleure جِدارٌ حَشَويّ جَنينيّ
splanchnoptosis تَدَلّي الأحشاء
splanchnosclerosis تَصَلُّبُ الأحشاء
splanchnoscopy تَنْظيرُ الأحشاء
splanchnoskeleton الهَيْكَلُ الحَشَويّ
splanchnosomatic أحشائيّ جَسَديّ
splanchnotomy تَشْريحُ الأحشاء
splanchnotribe مِرْهَس حَشَويّ
splayfoot = flatfoot قَدَمٌ رَحّاء
spleen = lien الطِّحال
  accessory ~ طِحالٌ إضافيّ
  floating ~ طِحالٌ عائم أو جَوّال
splen = spleen الطِّحال
splen-, spleno- سابِقة بمَعنى «طِحال» أو «طِحاليّ»
splenadenoma غُدُّوم طِحاليّ ، وَرَمٌ غُدّيٌّ طِحاليّ ـ فَرْطُ التنَسُّج الطِّحاليّ
splenalgia أَلَمٌ طِحاليّ ، وَجَعُ الطِّحال
splenauxe ضِخَمُ الطِّحال ، الطَّحَل
splenculus طِحالٌ إضافيّ ، طِحالٌ صَغير
splenectasis الطَّحَل ، تَضَخُّم الطِّحال
splenectomy استِئصالُ الطِّحال
splenectopy زَحلُ الطِّحال أو انزِياحُه
splenelcosis تَقَرُّح الطِّحال
splenemia طِحالٌ مُدَمّى
splenetic مَطْحُول ، مُصابٌ بعِلَّةٍ طِحاليّة · سَيِّئُ المِزاج
splenic طِحاليّ
splenicterus التِهابٌ طِحاليّ يَرَقانيّ
splenification = splenization تطَحُّل
splenitis التِهابُ الطِّحال
splenium ضِمادة
  ~ corporis callosi طَرَفُ الجِسمِ الجاسِىءِ ـ الأشَدُّ جُسوءًا
splenization تطَحُّل
splenocele فَتْقُ الطِّحال . قِيلةٌ طِحاليّة
splenocyte كُرَيّة طِحاليّة ، خَليّة طِحاليّة
splenodynia وَجَعُ الطِّحال ، أَلَمُ الطِّحال
splenography تَصْويرُ الطِّحال· وَصْفُ الطِّحال
splenohepatomegalia = splenohepatomegaly تَضَخُّمُ الطِّحال والكَبِد
splenoid طِحْلانيّ ، شَبيهُ الطِّحال
splenolysin حالُّ الطِّحال

splenolysis انحِلالُ الطِّحال ، تَلَفُ الطِّحال
splenoma طِحالُوم ، وَرَمُ الطِّحال
splenomalacia تَلَيُّنُ الطِّحال
splenomedullary طِحاليّ نُخاعيّ
splenomegalia = splenomegaly ضَخامةُ الطِّحال ، الطَّحَل
splenomegaly الطَّحَل ، ضَخامةُ الطِّحال
splenomyelogenous طِحاليّ نِقْيِيّ
splenomyelomalacia تَلَيُّن الطِّحالِ والنُّخاع
splenoncus وَرَمٌ طِحاليّ ، تورُّم طِحاليّ
splenonephric طِحاليّ كُلْويّ
splenonephroptosis تدلٍّ طِحاليّ كُلْويّ
splenopancreatic طِحاليّ بَنْكِرِياسيّ
splenopathy اعتِلالُ الطِّحال
splenopexia, splenopexis, splenopexy تَثْبيتُ الطِّحال
splenoportography تَصْويرُ الطِّحالِ البابيّ
splenoptosia = splenoptosis تَدَلِّي الطِّحال ، هُبوطُ الطِّحال
splenorenal anastomosis مُفاغَرةُ الكُلْويّ والطِّحاليّ – مُفاغَمةُ الوَريدِ الكُلْويّ الأيسَرِ والوَريدِ الطِّحاليّ
splenorrhagia نَزْفٌ طِحاليّ
splenorrhaphy رَفْوُ الطِّحال ، خِياطةُ الطِّحال
splenosis طُحال ، طَحَل ، داءُ الطِّحال
splenulus طِحالٌ صَغير ، طِحالٌ إضافيّ
splenunculus = lienunculus طِحالٌ إضافيّ
splint جَبيرة • مَشَش
plaster ~ جَبيرةٌ جِبْسيّة
splinter شَظيّة • يُشظّي
splinting تَجْبير
spodiomyelitis التِهابٌ نُخاعيّ سِنْجابيّ حادّ
spodogenous مُسَبَّب عن الفَضَلات أو النُّفايات
spondyl-, spondylo- سابِقة بمَعنى «فَقاريّ» أو «فِقْريّ»
spondylalgia وَجَعُ الفِقْرات ، أَلَمُ الفِقْرة
spondylarthritis التِهابُ المَفاصِلِ الفَقاريّة
spondylarthrocace سُلُّ الصُّلْب ، نَخَرُ الفَقار
spondylexarthrosis خَلْعُ فِقْرة ، الخَزَل

spondylitic التِهابيّ فَقاريّ
spondylitis التِهابُ الفَقار ، التِهابُ الصُّلْب
ankylosing ~ التِهابُ الفَقار الرَّثْيانيّ
rheumatoid ~, ~ deformans التِهابُ الفَقار الرَّثْيانيّ ، التِهابُ الفَقار المُشَوِّه
tuberculous ~ التِهابُ الفَقار التَدَرُّنيّ
spondylizema هُبوطُ الفِقْرة
spondylocace سُلُّ الصُّلْب ، نَخَرُ الفَقار
spondylodesis إيثاقُ الفَقار
spondylodynia وَجَعُ الفَقار ، أَلَم فَقاريّ
spondylolisthesis انزِلاقُ الفَقار
spondylolisthetic مُتعلِّق بالانزِلاقِ الفَقاريّ
spondylolysis انحِلالُ الفَقار
spondylomalacia تَلَيُّن فَقاريّ
spondylopathy اعتِلالٌ فَقاريّ ، اعتِلالُ الفَقار
spondyloptosis انزِلاقُ الفَقار
spondylopyosis تَقَيُّح الفَقار ، قُياحٌ فَقاريّ
spondyloschisis انشِقاقُ الفَقار
spondylosis قَسَط فَقاريّ ، قَسَطُ المَفصِلِ الفِقَريّ • فُقار
spondylosyndesis دَمْجُ الفَقَرات ، قَسْطُ الصُّلْب ، جُسْأةُ الصُّلْب – جِراحيّاً
spondylotherapy المُداواةُ الفَقاريّة
spondylous فِقريّ ، فَقاريّ
sponge إسفَنج ، إسفَنْجة
spongia = sponge إسفَنج ، إسفَنْجة
spongiform إسفَنْجيُّ الشَّكل
spongin إسفَنْجين
spongioblast أرومةٌ الإسفَنْجيّة
spongioblastoma, glioblastoma غَرَنٌ دِبقيّ ، وَرَمُ الأرومةِ الإسفَنْجيّة
spongiocyte, a neuroglia cell خَليّة إسفَنْجيّة ، خَليّةُ الدِّبْق العَصَبيّ
spongioid إسفَنْجانيّ ، إسفَنْجيُّ الشَّكل
spongioplasm جِبْلة إسفَنْجيّة ، إسفَنْجيّةُ الخَليّة
spongiosa النَّسيجُ الإسفَنْجيّ
spongiositis التِهابُ الجِسم الإسفَنْجيّ
spongy إسفَنْجيّ • كَثيرُ المَسامّ
spontaneous عَفويّ ، تِلقائيّ

~ fracture كَسْرٌ تِلقائيّ – لِمَرَضِ العَظْم
spoon مِلْعَقة
sporadic فُراديّ · غيرُ واسِعِ الانتِشار
sporangium مَباغ ، حافِظَةُ الأبواغ
spore; pl. spores بَوْغ ، بُزَيْرة
sporicidal مُبيدُ الأبواغ ، مُتلِفُ البُزَيرات
sporicide مُبيدُ الأبواغ ، قاتِلُ البُزَيرات – عَقّار
sporidium بُوَيغة ، بَوْغ صَغير
sporo- سابِقة بمَعنى «بَوْغيّ»
sporoblast أرومةٌ بَوغيّة ، بِدائيّة بَوغيّة
sporocyst كِيسةُ الأبواغ ، جِرابٌ بَوغيّ
sporogenesis التوَلُّد البَوغيّ · التكاثُر البَوغيّ
sporogenous مُتكاثِرٌ بالأبواغ ، بَوغيُّ المَنْشأ
sporogeny نُمُوٌّ أو تَكاثُر الأبواغ
sporont بائغٌ مُتَكامِل
sporophore حامِلةُ البَوغ ، حامِلُ البَوغ
sporoplasm جِبْلةُ البَوغ ، جِبْلةٌ بَوغيّة
Sporothrix = **Sporotrichum**
الشَّعْريَّة المُبَوَّغة ، فُطْر شَعْريّ بَوْغيّ
sporotrichosis داءُ الشَّعْريّات المُبَوَّغة
Sporozoa البَوْغيّات ، الأوالي البَوغيّة
sporozoan بائغ ، حُيَيٌّ بَوْغيّ
sporozoite حُيَوانٌ بَوغيّ
sporozoon بائغ ، حُيَيّ بَوغيّ
sport شُذوذ ، فَلْتة · لَعِب
sporular بَوْغيّ ، بُوَيغيّ
sporulation تبَوُّغ
sporule بُوَيغ ، بَوْغٌ صَغير
spot بُقْعة
blind ~ البُقْعةُ العَمْياء
yellow ~ البُقْعةُ الصَّفْراء
sprain وَثْء ، وِثاء ، وَثْي ، مَلْخ – لَيٌّ
المَفصِلِ دونَ خَلْعِه ، (فَكْش)
spray رَذّ ، رَذاذ ، رَشاش
spring يَنْبوع · نابِض ، رَفّاز
sprue ذَرَب ، إسْبرو – إسهالُ البِلادِ الحارَّة
spur نُتوءٌ عَظْميّ ، دابِرة ، مِهْماز · يَحُثُّ
spurious زائف ، كاذِب · عَرَضيّ ، غيرُ أصيل
~ pains طَلْقٌ كاذِب

sputum; pl. sputa قَشْع – ج· قُشوع
cruentum ~ قَشْع مُدَمًّى
nummular ~ قَشْع مُدَنَّر
rusty ~ قَشْع صَدِيء
squama حَرْشَفة ، صَدَفة ، قِشْرة ، وَسَفة
~ frontalis صَدَفةُ (العَظْم) الجَبْهيّ
~ occipitalis صَدَفةُ (العَظْم) القَذاليّ
~ temporalis صَدَفةُ (العَظْم) الصُّدْغيّ
squame حَرْشَفة ، صَدَفة ، وَسَفة
squamocellular صَدَفيُّ الخَلايا
squamofrontal صَدَفيٌّ جَبْهيّ
squamomastoid صَدَفيّ خُشّائيّ
squamo-occipital صَدَفيٌّ قَذاليّ
squamoparietal صَدَفيّ جِداريّ
squamopetrosal صَدَفيّ صَخْريّ
squamosal صَدَفيّ ، حَرْشَفيّ
squamotemporal صَدَفيّ صُدْغيّ
squamous صَدَفيّ · حَرْشَفيّ ، قِشْريّ ، مُتوَسِّف
squamozygomatic صَدَفيّ وَجْنيّ
squatting إقْعاء ، قُرْفُصاء · قَرْفَصة
squeeze يَكْبِسُ ، يَضْغَط · يَعْصِرُ · ضَغْط ، كَبْس
squill العُنْصُل
squint, strabismus حَوَل
convergent ~, esotropia قَبَل ، حَوَلٌ إنسيّ
divergent ~, exotropia خَزَر ، حَوَلٌ وَحْشيّ
stab يَطْعَنُ · طَعْنة
stability, stabilization استِقْرار ، تَوْطيد
stable مُستَقِرّ ، ثابِت
staccato نُطْق مُتقَطِّع · (نَقْنَقة)
stactometer مِقياسُ القَطَرات ، نَقّاطة
stadium دَوْر ، مَرْحَلة ، طَوْرٌ مَرَضيّ
~ augmenti, ~ incrementi
دَوْرُ تَفاقُمِ المَرَض
~ caloris دَوْرُ الحُمَّى
~ decrementi, ~ defervescentiae
دَوْرُ انحِسارِ المَرَض
~ invasionis دَوْرُ الحَضانة
~ sudoris دَوْرُ التعَرُّق
staff عَصا · مِجَسّ · أركانُ المُستَشْفى

consulting ~ الأطِبّاءُ الاستِشاريُّون
house ~ الأطِبّاءُ المُقِيمون ـ في المُستَشفى
stage طَوْر ، مَرْحلة • مِنَصَّة أو رَفُّ المِجْهَر
amphibolic ~ طَورُ التِباسيّ ـ بينَ ذُروةِ النَّوبة وانحِسارِها
eruptive ~ دَورُ الطَّفح
staggers سَدَر ، داءُ التَّمايُل والسُّقُوط
staging تَحْديدُ المَراحِل
stagnation, stasis سُكُون ، رُكُود
stain صِباغ ، صِبْغ ، مُلَوِّن • انصِباغ ، تلَوُّن • بُقْعةٌ مُتَباينةُ التلَوُّن
acid ~ صِبْغٌ حامِضيّ ، مُلَوِّن حَمْضيّ
basic ~ صِبْغ قاعِديّ
contrast ~, counterstain, afterstain صِبْغٌ مُباين (تِلْويّ)
differential ~ صِبْغ تَفاضُليّ أو تَفْريقيّ
neutral ~ صِبْغٌ مُتَعادِل
nuclear ~ صِبْغ نَوَويّ
selective ~ صِبْغ انتِقائيّ
staining اصطِباغ ، صِبْغ ، تَلْوين
differential ~ صِبْغ تَفاضُليّ ، تَلْوين تَفْريقيّ
stalagmometer مِقياسُ التوَتُّر السَّطحيّ
stalk سُوَيقة ، ساق
abdominal ~, belly ~ السَّرَر ، الحَبْلُ السُّرِّيّ
hypophyseal ~ سُوَيقة النُّخامَى
stamina هِمَّة ، عَزْم
stammerer مُتَأْتِئ ، أرَتّ ، ألْكَنُ
stammering تأتأة ، تَهْتَهة ، لُكْنة ، رُتَّة
stanch وَثيق • مانِعٌ لِنُفوذِ الماء • يَرْقَأُ (الدَّم)
standard عِياريّ ، مُعاير ، قِياسيّ • مِعْيار
standardization تَعْيير ، مُعايَرة • مُقايَسة ، تَقْييس
standardize يُعَيِّر ، يُعايِرُ • يُقَيِّس
standstill توَقُّف • تعطُّل
atrial ~, auricular ~ توَقُّفُ الأُذَيْن
cardiac ~ توَقُّف القَلْب
respiratory ~ توَقُّف التنَفُّس
stannic قَصْديريك ـ حاوٍ قَصْديرًا رُباعِيَّ التكافُؤ

stannum قَصْدير ، تَنَك
stapedectomy استِئصالُ الرِّكاب
stapedial مُتعَلِّق بالرِّكاب
stapedioplasty رَأبُ الرِّكاب
stapediotenotomy بَضْعُ وَتَرِ (العَضَلة) الرِّكابيَّة
stapediovestibular رِكابيٌّ دِهْليزيّ
stapes الرِّكاب ، العَظْمُ الرِّكابيّ
staphyl-, staphylo- سابِقة بمَعنى «لَهاتيّ» ، «لَهَويّ» أو «عُنقُوديّ»
staphylectomy = **uvulectomy** قَطْعُ اللَّهاة
staphyledema وَذَمةُ اللَّهاة
staphyline لَهَويّ ، مُتعَلِّق باللَّهاة • عُنقُوديُّ الشَّكل
staphylinus لَهاتيّ ، لَهَويّ
staphylion لُهَيَّة ، نُقطةُ اللَّهاة • سَعْدانة ، حَلَمة • اللَّهاة
staphylitis التِهابُ اللَّهاة
staphylo-, staphyl- سابِقة بمَعنى «لَهاتيّ» أو «عُنقُوديّ»
staphyloangina التِهابٌ زَلْعوميّ لَهاتيّ
staphylocide مُبيدُ المُكَوَّراتِ العُنقُوديَّة
staphylococcal عُنقُوديّ ، مُكَوَّريّ عُنقُوديّ
staphylococcemia عُنقُوديَّةُ الدَّم ـ إنتانُ الدمِ بالمُكَوَّرات العُنقُوديَّة ، تعَنْقُد الدم
staphylococci العُنقُوديّات، المُكَوّراتُ العُنقُوديَّة
staphylococcic عُنقُوديّ ، مُكَوَّريّ عُنقُوديّ
Staphylococcus العُنقُوديَّة ـ جِنسُ المُكَوَّرةِ العُنقُوديَّة من رُتْبة الجَراثيم الحَقيقيَّة
staphylococcus; pl. staphylococci عُنقُوديَّة ، مُكَوَّرة عُنقُوديَّة
staphyloderma إنتانُ الجِلْدِ بالمُكَوَّراتِ العُنقُوديَّة
staphylodialysis استِرْخاءُ اللَّهاة
staphyloedema = **staphyledema** وَذَمةُ اللَّهاة ، أوذيما اللَّهاة
staphylolysin حالَّةٌ عُنقُوديَّة
staphyloma عِنَبة ـ بَرْزةٌ في القَرْنيَّة أو الصُّلْبة
annular ~ عِنَبةٌ حلَقيَّة

anterior or corneal ~ عِنَبة أماميَّة أو قَرْنيَّة
posterior ~, Scarpa's ~ عِنَبة خَلْفيَّة
staphylomatous عِنَبيّ ، شِبْهُ العِنَبة
staphyloncus وَرَمٌ لَهويّ ، تورُّم اللَّهاة
staphylopharyngorrhaphy رَفْوُ اللَّهاة بالبُلْعوم
staphyloplasty رَأْبُ اللَّهاة ، تَقْويم اللَّهاة
staphyloptosia = staphyloptosis تدلّي اللَّهاة ، استِرخاء اللَّهاة
staphylorrhaphy رَفو اللَّهاة ، خِياطةُ اللَّهاة
staphyloschisis انشِقاقُ اللَّهاة ، شَرْمُ اللَّهاة
staphylotome مِشْرَم اللَّهاة ، مِبْضَع اللَّهاة
staphylotomy بَضْعُ اللَّهاة • بَتْرُ العِنَبة
staphylotoxin تُكْسينٌ عُنْقوديّ – ذِيفانُ المُكَوَّرات العُنْقوديَّة
starch نَشا
starvation سَغَب ، مَسْغَبة ، مَخْمَصة
stasimorphia = stasimorphy شَوَهٌ رُكوديّ ، شَوَه أو شُذوذ بسَبَب توقُّف النمُوّ
stasis رُكود – توقُّف أو تَضاؤُلُ الإنْسِياب • توازُن تَضادّيّ
papillary ~, papilledema وَذَمةُ الحُلَيمةِ البَصَريَّة ، رُكودٌ حَلَميّ
urinary ~ رُكودٌ بَوْليّ
venous ~ رُكودٌ وَريديّ
-stat لاحِقة بمعنى «ناظِم» أو «مُثَبِّت»
state حالَة • وَضْعُ البُحْران – نُقْطةُ التحَوُّلِ المَرَضيّ
anxiety tension ~ فَرْطُ ضَغْطِ الدمِ العَصَبيّ العَضَليّ
ground ~ وَضْعُ الطاقةِ الأدنى
refractory ~ حالةٌ مُسْتَعْصية
steady ~, dynamic equilibrium حالةٌ مُسْتَتِبَّة ، تَوازُنٌ ديناميّ
static ساكِن • رُكودي • مُتوازِن
statics عِلْمُ السُّكون • عِلْمُ القُوى المُتَوازِنة
statim حالاً • سَريعاً
station وَقْفة • مَوقِعُ الجَنْة الوِلاديّ • مَوقِف ، مَحطَّةُ إسعاف
stationary ثابِت ، مُسْتَقِرّ ، ساكِن ، مُسْتَتِبّ
statistics الإحصاء ، إحصاءات
vital ~ الإحصاءاتُ الحَيَويَّة – إحصاءاتُ الأحوالِ المَدَنيَّة
statoacoustic تَوازُنيّ سَمْعيّ
statoconia غُبارُ التوازُن
statocyst كِيسةُ تَوازُن – في تيهِ الأُذُن
statolith غَبَرة أو حُبَيبةُ تَوازُن ، حَصاةٌ أُذُنيَّة
statometer مِقياسُ جُحوظِ العَيْن
stature قامة ، قَوام ، قَدّ
status حالَة
~ asthmaticus حالَةُ رَبْوٍ مُسْتَمِرّ • نَوْبةُ رَبْوٍ فُجائيَّة حادَّة ومُتَفاقِمة
~ epilepticus حالةُ صَرْعٍ مُسْتَمِرّ
~ lymphaticus مِزاجٌ لِمفيّ ، بَلادةُ الطَّبْع • فَرْط التنَسُّج اللِّمفيّ
statuvolent = statuvolic ذاتيُّ التَّنْويم ، مُتَعَلِّقٌ بالإلهامِ الذاتيّ
sta(u)nch يَرْقَأُ (الدمَ)
stauroplegia فالِجٌ مُتَصالِب
staxis, hemorrhage نَزْف
steapsin اِسْتيبْسين – لِيباز عُصارةِ البَنْكرياس
stearic acid حامِضُ الستياريك
stearin سِتيارين ، دُهْنين أو شَحْمين
stearo-, steato- سابِقة بمَعنى «دُهْنيّ» أو «شَحْميّ» أو «زُهْميّ»
stearodermia داءُ غُدَدِ الجِلْد الدُّهْنيَّة
stearrhea = steatorrhea إسهالٌ دُهنيّ
steatitis التِهابُ النَّسيج الشَّحميّ
steatocele تورُّمٌ شَحْميّ في الصَّفَن
steatocystoma كِيسة زُهْميَّة ، كِيسٌ شَحْميّ
steatogenous مُوَلِّدُ الشَّحم
steatolysis استِحْلابُ الأدهان – قبلَ الامتِصاص
steatolytic مُسْتَحْلِبُ الأدهان ، حالُّ الشُّحوم
steatoma شُحموم ، وَرَمٌ شَحْميّ
steatomatosis كُياسٌ زُهْميّ ، داءُ الكُيَيْسات الشَّحْميَّة
steatomosis = steatomatosis شُحام كُيَيْسيّ ، وُرامٌ زُهْميّ مُتَعَدِّد

steatonecrosis نَخَرٌ شَحْميّ أو دُهْنيّ

steatopathy اعتِلالُ الغُدَد الشَّحميَّة

steatopygia رَداحة ، كِبَرُ الكَفَل

steatopygous كَفْلاء ، كَبيرةُ الكَفَل ، رَداحٌ

steatorrhea إسهالٌ دُهْنيّ ، تَغوُّط زُهْميّ

steatosis تَنَكُّس دُهْنيّ ، حُؤولٌ شَحْميّ • داءُ الغُدَد الدُّهنيَّة ، شُحامُ الغُدَدِ الدُّهنيَّة

steel الصُّلْب ، الفُولاذ

stegnosis تضَيُّق ، انقِباض

stella كَوْكَب ، نَجْم

stellate كَوكَبيّ ، نَجْميّ

stellectomy استِئصالُ العُقدة النَّجْميَّة ، قَطْعُ النَّجميَّة ـ لإزالةِ الألَم

stellula نَجْمة صَغيرة ، كُوَيكِب

~e verheyenii ضَفائرُ الأوردةِ النَّجميَّةِ الكُلْويَّة

stem جِذْع ، ساق

steno- سابِقة بمَعنى «ضَيِّق» أو «تَضَيُّق»

stenobregmatic ضَيِّقُ الهامة

stenocardia ذَبْحة صَدْريَّة ، تَضَيُّق القَلْب

stenocephalia تَسَنُّم الرأس

stenocephalous ضَيِّقُ الرأس ، مُسَنَّم الرأس

stenocephaly تَسَنُّم الرأس، ضِيقُ الرأسِ المُفرِط

stenochoria ضِيق ، تَضَيُّق

stenocoriasis ضِيقُ البُؤْبؤ • تَضَيُّق الحَدَقة

stenocrotaphia = **stenocrotaphy** ضِيقُ الصُّدْغَيْن ، ضِيقُ الناحيةِ الصُّدغيَّة

stenopeic ضَيِّق الثَّقب ، ضَيِّق الشَّقّ

stenosed مُتضَيِّق ، مُضَيَّق ، ضائق

stenosis تَضَيُّق • ضِيق

aortic ~ تَضَيُّق الأبهَر

mitral ~ تَضَيُّقٌ إكليليّ أو تاجيّ

pyloric ~ تَضَيُّقُ البَوّاب

tricuspid ~ تَضَيُّقُ الثُّلاثيّ الشُّرَف

stenostomia ضِيقُ الفَم

stenothermal = **stenothermic** قَليلُ احتِمالِ الحَرارة

stenothorax تَضَيُّق الصَّدْر ، ضِيقُ الزَّوْر

stenotic مُتضَيِّق

stent قالَب

stephanion نُقْطة التاج ـ نُقطة الجُمْجُمة

sterco- سابِقة بمَعنى «بِرازيّ»

stercolith حَصاةٌ بِرازيَّة

stercoraceous بِرازيّ ، غائطيّ

stercoral غائطيّ ، بِرازيّ

stercoroma وَرَمٌ بِرازيّ ، وَرَمٌ غائطيّ

stercorous بِرازيّ ، غائطيّ

stercus بِراز ، غائط ، عَذِرة

stereo- بادِئة بمعنى «مُجَسَّم» أو «فَراغيّ»

stereoagnosis = **astereognosis** عَمَهُ التَّجْسيم ، عَدَمُ إدراكِ الأشياءِ باللَّمْس

stereoarthrolysis فَكُّ القَسْط المَفْصِليّ ، تحَرُّك المَفصِل المَجْسوء

stereoauscultation تَسَمُّع مُجَسَّم

stereochemistry الكيمياءُ الفَراغيَّة

stereoencephalotomy خَزْعٌ دِماغيّ مُجَسَّم ـ يُحَدِّدُ مَكانَه مِجْسامِيّاً

stereognosis مَعرِفةُ التَّجْسيم ، مَعرِفةُ الأجرامِ باللَّمْس

stereogram, stereograph صُورة مُجَسَّمة

stereoisomer زَمير فَراغيّ

stereoisomeric تَزامُريّ فَراغيّ

stereoisomerism تَزامُر فَراغيّ

stereophoroscope مِنظارٌ مُجَسِّمُ الحَرَكة

stereoplasm الجِبْلة الصُّلْبة

stereopsis الرُّؤْية المُجَسَّمة

stereoscope مِجْسام ، مِنظارٌ مُجَسِّم

stereoscopic مِجْساميّ ، مُجَسِّم ، مُجَسَّم

stereotaxis = **stereotropism** الانحِيازُ المُجَسَّم ـ الانحِيازُ نحوَ المُجَسَّم المُماسّ

stereotypy النَّمَطيَّة

sterid = **steroid** سَتيريد ، سِتيرُويد ، شَحْمانيّ

sterile عَقيم ، مُعَقَّم • عَقيم ، عاقِر

sterility عُقْم • عَقامة

sterilization تَعقيم • إعْقام ـ خِصاء

fractional ~ التَّنْدلة ، التَّعقيمُ المُجَزَّأ

sterilize يُعَقِّمُ

sterilizer مُعَقِّمة

sternad صَوْبَ القَصّ
sternal قَصّي ، مُتعلّق بالقَصّ
sternalgia أَلَمُ القَصّ
sternebra فِقْرة قَصّيّة ، قِطْعةُ قَصّ
sterno- بادِئة بمَعنى «قَصّيّ»
sternoclavicular = sternocleidal قَصّيّ تَرْقُويّ
sternocleidomastoid قَصّيّ تَرْقُويّ خُشّائيّ
sternocostal قَصّيّ ضِلْعيّ
sternohyoid قَصّيّ لاميّ
sternoid قَصّانيّ ، شَبيهٌ بالقَصّ
sternomastoid قَصّيّ خُشّائيّ
sternopericardial قَصّيّ تامُوريّ
sternoscapular قَصّيّ لَوْحيّ ، قَصّيّ كَتِفيّ
sternoschisis انشِقاقُ القَصّ ، شَقُّ القَصّ
sternotomy بَضْعُ القَصّ
sternotracheal قَصّيّ رُغامَويّ
sternum القَصّ ، الجَنْجَن
sternutation عَطْس ، تَعْطيس
sternutator مُعطِّس ، عَقّار مُعطِّس
sternutatory مُعطِّس ، نَعُوط ، عاطُوس
steroid سْتيرُوئِيد ـ مُرَكَّبٌ من الشَّحمانيّاتِ الشَّبيهةِ بالكولِسْترول
sterol سْتيرُول
stertor شَخير
stertorous شَخيريّ
steth-, stetho- بادِئة بمَعنى «صَدْريّ»
stethalgia أَلَمُ الصَّدْر
stethemia احتِقانُ الرِّئة
stethograph مِخطاطُ حَرَكاتِ الصَّدْر
stethometer مِقياسُ الصَّدر
stethomyositis = stethomyitis التِهابُ عَضَلاتِ الصَّدْر
stethoparalysis شَلَلُ عَضَلاتِ الصَّدْر
stethophone مِسْماعٌ صَدْريّ ، سَمّاعة
stethoscope سَمّاعة ، مِسْمَع ، مِسْماعُ الصَّدْر
stethoscopy الفَحْص بالسَّمّاعة ، التَسَمُّع
stethospasm تَشَنُّجُ عَضَلاتِ الصَّدْر
sthenic نَشيط ، ذو بَأْس

sthenometer مِقياسُ النَّشاط
stibialism التَسَمُّم بالأَنتيمُون ، الانسِمامُ بالإثْمِد
stibium = antimony إثْمِد ـ الأَنتيمُون
stiff مُتيَبِّس ، جاسِىء
stifle يُخمِدُ ، يَكبِت • يَخْنُق
stigma سِمَة
stigmata; pl. of stigma سِمات
stigmatization تَوَسُّم ، تَكْوينُ السِّمات
stigmatometer مِقياسُ التَوَسُّم
stilet = stylet مِرْوَد ، إبْرة ، زُبانَى
still مِقْطَر ، مِقْطَرة
stillbirth إملاص ، مِلاص ، وِلادةُ الحَميلِ مَيْتاً
stillborn مَليص ، مَولودٌ مَيْت ، جَهيض ، سُقْط
Still's disease داءُ سْتِلّ ـ التِهابُ المَفاصِلِ المُزمِن في الأَطفال
stilus = stylus إبْرة
stimulant, analeptic مُنَبِّه ، حاثّ ، مُنعِش أو ناعِش
  cardiac ~ مُنَبِّهٌ قَلْبيّ
  diffusable ~ مُنَبِّهٌ سَريعُ الانتِشار
  general ~ مُنَبِّه عامّ
  local ~, topical ~ مُنَبِّهٌ مَوضِعيّ
stimulate يُنَبِّهُ ، يَحُثُّ ، يُثير ، يُنعِش
stimulation, excitation تَنْبيه ، حَثّ ، إثارة ، تَحْريض
stimulator مِنْباه ، مُنَبِّه
stimulin حاثّة ـ عُنْصُر مُنَبِّه
stimulus; pl. stimuli مُنَبِّه ، مُحَرِّض ، حاثّ
  adequate ~, homologous ~ مُنَبِّهٌ وافٍ
  conditioned ~ مُنَبِّهٌ مَشروط
  liminal ~ مُنَبِّهٌ حَدّيٌّ عَتَبيّ
  threshold ~ مُنَبِّه عَتَبيّ أو مَشْرِفيّ
sting يَلْدَغُ ، يَلْسَع • لَدْغ ، لَسْعة • زُبانَى
stippling تَرَقُّط ، تَنَمُّش
stirrup, the stapes رِكاب ، العَظْمُ الرِّكابيّ
stitch يَدْرُز ، يَخيط • غُرْزة ، قُطْبة • وَخْزة ، شَكَّة
stock خَزين ، مَخْزون ، مُختَزَن • أَصْليّ ، مَصْدَريّ

stoichiometry, stoechiometry الرِّياضيّاتُ الكيميائيَّة ، قِياسُ العَناصِرِ ونَواميسها
stoke سْتوك ـ وَحْدةُ اللُّزوجة
stoma فُوَهة ، فَم ، ثَغر ، فُغْرَة
stomach مَعِدَة
bilocular ~, hour-glass ~ مَعِدةٌ ذاتُ فَصَّين ، المَعِدةُ المُخَصَّرة (كالسّاعةِ الرَّمْليَّة)
leather bottle ~, linitis plastica, sclerotic ~ مَعِدةٌ كَقارورةِ الجِلْد ، تَصَلُّب المَعِدة
stomachal مَعِديّ
stomachalgia أَلَمُ المَعِدة
stomachic مَعِديّ • هاضُوم ، مُقَوٍّ مَعِديّ
stomachodynia وَجَعُ المَعِدة ، أَلَمُ المَعِدة
stomal فُغريّ ، فُوهيّ ، فَمّيّ
stomalgia = stomatalgia أَلَمُ الفَم
stomatal فَمويّ ، فُوهيّ
stomatitis; pl. stomatitides التِهابُ الفَم
allergic ~ التِهابُ الفَمِ الأَرَجيّ
angular ~ صُماغ ـ التِهابُ زاوِيَتَي الفَم
aphthous ~, ~ aphthosa التِهابُ الفَمِ القُلاعيّ
stomato-, stomo- بادِئة بمَعنى «فَم» أو «فَمويّ» أو «فُوهيّ»
stomatodynia أَلَمُ الفَم
stomatodysodia نَتانةُ الفَم
stomatogastric فَمويّ مَعِديّ
stomatognathic فَمويّ فَكّيّ
stomatography وَصْفُ الفَم
stomatologist طَبيبُ الفَم . اختِصاصيٌّ بأمراضِ الفَم
stomatology طِبُّ الفَم . مَبْحَثُ الفَمِ وأمراضِه
stomatomalacia لَدانةُ تَراكيبِ الفَم
stomatomy, stomatotomy بَضْعُ فُوهةِ الرَّحِم
stomatomycosis التِهابُ الفَمِ الفُطريّ
stomatonecrosis, stomatitis gangrenosa نَخَرُ الفَم ، التِهابُ الفَمِ الغَنغَريّ
stomatopathy اعتِلالُ الفَم
stomatophylaxis وِقايةُ الفَم
stomatoplasty رَأبُ الفَم ـ جِراحةُ تَقويمِ الفَم • رَأبُ فُوهةِ الرَّحِم
stomatorrhagia نَزفٌ فَمويّ
stomatoscope مِنظارُ الفَم
stomatosis داءُ الفَم ، اعتِلالُ الفَم
stomatotomy, stomatomy شَقُّ عُنُقِ الرَّحِم ، بَضْعُ فُوهةِ الرَّحِم
stomodeal مُتَعلِّقٌ بالفَمِ الأَوَّليّ
stomodeum الفَمُ البِدائيّ ـ تَجْويفُ الفَمِ الأَوَّليّ في الجَنين
-stomy لاحِقة بمَعنى «فَغْر» أو «مُفاغَرة»
stone حَصاة • حَجَر
stool بِراز ، غائط
stopper سِداد أو سِدادة
storax مَيْعة ، بَلْسَمُ الأَصْطُرَك
stosstherapy = stoss ـ المُداواةُ الخَبْطيَّة ـ المُعالَجةُ بجُرعةِ دواءٍ كَبيرة
strabismal, strabismic حَوَليّ
strabismometer = strabometer مِقياسُ الحَوَل
strabismus الحَوَل ، الخَزَر
accommodative ~ حَوَل تَكَيُّفيّ
concomitant ~ الحَوَل المُرافِق
divergent ~, external ~, exotropia الخَزَر ، الحَوَل الوَحْشيّ
strabometer مِقياسُ الحَوَل
strabotome مِبْضَع الحَوَل
strabotomy عَمَليَّةُ إصلاحِ الحَوَل
straggling التَطَوُّح
strain يُجْهِد ، يُرْهِق • يُصَفّي • إجهاد • إرهاق • انفِعال ، وَثْء ، وَثْي • سُلالة ، عِتْرَة
strainer مِصْفاة
strait مَضيق
strand خَيْط ، لِيفة • طاق
strangalesthesia حِسٌّ اختِناقيّ
strangle يَخْنُق ، يَخْتَنِق
strangles الخُنَّاق ـ نَزلةٌ صَدَريَّة في الخَيْل
strangulated مُختَنِق ، مَخْنُوق ، مَزْرُود
strangulation خَنْق ، اختِناق ، زَرْد

stranguria = **strangury** الثَّغَى ، الثَّغْيَةُ المُؤْلِمة ، عُسْرُ البَول المُؤلِم
strap يَحْزِمُ • سَيْر ، إسار
strapping إيسار ، حَزْم ، تَأْسير
stratified مُطَبَّق ، مُنَضَّد
stratiform طِباقيّ ، طَبَقيُّ الشَّكْل
stratigraphy, planigraphy, tomography التَّصْويرُ الطَّبَقيّ ، تَصْويرٌ طِباقيّ
stratum طَبَقة
streak تَلَم ، خَطّ
stream تَيّار ، جَرَيان • مَجْرى ، جَدْوَل
streaming مُنْسابٌ ، جارٍ • انْسِياب
stremma = **sprain** وَثْء ، وَثَأ ، «فَكْش»
strephosymbolia إبصارٌ مَقْلوب
strepticemia, streptococcemia عِقْدِيَّةُ الدم ، التَسَمُّم بالمُكَوَّرات العِقْدِيَّة
strepto- سابِقة بمَعنى «عِقْديّ» أو «سِلْسِليّ» أو «سُبْحيّ»
Streptobacillus السِّلْسِلِيَّة – جِنسُ العُصَيّاتِ السِّلسِلِيَّة
streptobacillus سِلْسِلِيَّة – عُصَيَّة سِلسِلِيَّة
Streptococcaceae العِقْدِيّات – المُكَوَّراتُ العِقْدِيَّة
streptococcal عِقْديّ ، مُكَوَّر عِقْديّ
streptococcemia عِقْدِيَّةُ الدم – وُجودُ المُكَوَّراتِ العِقْدِيَّة في الدم
streptococci; pl. of streptococcus عِقْدِيّات – مُكَوَّراتٌ عِقْدِيَّة
Streptococcus العِقْدِيَّة ، المُكَوَّرة العِقدِيَّة ، المُكَوَّرُ السُّبْحيّ أو العِقْديّ
~ faecalis العِقْدِيَّة البِرازِيَّة
~ pyogenes العِقْدِيَّة المُقَيِّحة
streptococcus عِقْدِيَّة – مُكَوَّرةٌ عِقْدِيَّةٌ أو سُبْحِيَّة
streptolysin سْترِبْتُولَيسين – الحالَّةُ العِقدِيَّة
Streptomyces المُتَسَلْسِلة – جُرْثومةٌ فُطْرِيَّة
Streptomycetaceae المُتَسَلْسِلات – جُبَيّاتٌ جَراثيمِيَّة فُطْرِيَّة
streptomycin السترِبْتُوميسين – مُضادٌّ حَيَويّ
streptomycosis داءُ المُتَسَلْسِلات ، الإنتانُ بالمُتَسَلْسِلات الفُطرِيَّة
streptosepticemia عِقْدِيَّةُ الدم ، تَسَمُّمُ الدمِ بالمُكَوَّرات العِقدِيَّة
streptothricosis داءُ الشَّعرِيّات المُتَسَلسِلة
streptotrichosis = **streptothricosis** فُطارُ الشَّعرِيّاتِ المُتَسَلسِلة
stress كَرْب ، ضائقة • إجهاد ، جُهْد ، ضَغْط
stretch مَدّ ، مَطّ • شَدّ
stretcher نَقّالة ، حَمّالة • مَحْمِل ، حَرَج
stria سَطْر ، خَطّ ، تَلَم
striae; pl. of stria خُطوط ، أَتْلام
~ of pregnancy = ~ gravidarum خُطوطُ الحَمْل
striated مُخَطَّط ، مُتَلَّم ، مُحَزَّز
~ muscles عَضَلات مُخَطَّطة
striation تَخَطُّط ، تَخْطيط • خَطّ
stricture تَضَيُّق ، ضِيق
annular ~ تَضَيُّقٌ حَلَقيّ
cicatricial ~ تَضَيُّق نَدْبيّ
contractile ~ تَضَيُّقٌ قَلوص
stricturotome مِبْضَعُ التَضَيُّق
stricturotomy بَضْعُ التَضَيُّق
strident صَريريّ ، صَرّار ، صارِف ، أَجَشّ
stridor صَرير ، صَرْصَرة ، كَرير ، أُحاح
~ dentium صَريرُ الأَسنان
stridulous صَريريّ ، صَرْصَريّ ، كَريريّ
striocerebellar مُخَطَّطيّ مُخَيْخيّ
strip يَسْلُت ، يَنْزِع ، يَقْشُر • قِدّة ، شَريطة ، قِطْعة
stripe خَطّ ، تَلَم ، حَبِكة
stripping سَلْت ، نَزْع ، قَشْر
strobila الدُّودة الشَّريطيَّة
stroboscope مُضطَرِبة – مِنظارٌ دَوّاميّ • سْترُوبُوسكوب
stroboscopic إصطِرابيّ
stroke ضَرْبة • سَكْتة دِماغيَّة
apoplectic ~ سَكْتة ، سَكْتة دِماغيَّة
heat ~ ضَرْبةُ الحَرارة

sun ~	الرَّعْن ، ضَرْبةُ الشَّمْس
stroma	السَّدى ، السَّداة
stromatic	سَدَويّ
stromatolysis	انحِلالُ السَّدى (وبخاصَّةٍ سَدى كُرَيَّةِ دَمٍ حَمْراء)
stromuhr, rheometer	ساعةُ الجَرَيان ـ مِقياسُ سُرعةِ التيّار
Strongyloidea	الأُسطُوانيّات ـ الدِّيدانُ الأُسطُوانيَّة أو المُستَديرة
Strongyloides	الأُسطُوانيَّة ـ جِنسُ الدُّودةِ الأُسطوانيَّة
~ stercoralis	الأُسطُوانيَّة البِرازيَّة
strongyloidosis = strongyloidiasis	داءُ الأُسطُوانيّات (أو المُستَديرات)
strongylosis	داءُ الأُسطُوانيّات أو (المُستَديرات)
Strongylus	الأَسْطُونيَّة ـ جِنسُ دُودٍ منَ الأُسطُوانيّات
strophocephaly	انفِتالُ الرأس
strophulus	شَرًى حَطاطيّ ـ طَفْحٌ حَطاطيٌّ في الأطفال
structural	بِنْيَويّ ، تَرْكيبيّ ، بُنْيانيّ
~ functional	بِنْيَويّ وَظيفيّ
structure	بِنْيَة ، بُنيان ، تَرْكيب
struma, goiter, scrofula	سِلْعة · وَرَمٌ خَنازيريّ · اِستِرُومة
strumectomy	استِئصالُ السِّلْعة
strumiprival, strumiprivic	سِلْعيُّ الافتِقاد ـ مُسَبَّب عن استِئصالِ الدَّرَقيَّة
strumitis	سَلَع ، التِهابُ الدَّرَقيَّة
strychnine	ستريكْنين ـ مادَّةٌ قِلْوانيَّة سامَّة
strychninism	التَسَمُّم بالستركْنين
stump	جَدَعة . قُرْمة . جُذامة . جُذْمور
stun	يَصْرَعُ . يَصْعَق · يُذْهِل
stunt	مَقْصوع . قَصيع ـ مُعاقُ النُمُوّ
stupe	كِمادة
stupefacient, stupefactive	مُخَدِّر · مُذْهِل
stupor	ذُهول ، انشِداه · فُتورُ الوَعْي
stuporose = stuporous	ذُهوليّ · ذاهِل
stuttering = stutter	تَأْتَأة ، فَأْفَأة
urinary ~	تَقَطُّعُ البَوْل
St Vitus' dance, Sydenham's chorea	رَقصُ سَيْدِنهام ، رَقصُ سانْت فيتُوس
sty	شَعيرة ، دُمَّلُ الجَفْن ، جُنْجُد ، وَدَقة
stye = sty	شَعيرةُ الجَفْن ، وَدَقة
meibomian ~	وَدَقة باطِنة ـ وَدَقةُ غُدَّةٍ مَيبوميَّة
zeisian ~	وَدَقة ظاهِرة ـ وَدقةُ غُدَّةٍ زَيسِيَّة
style	عِبارة ، أُسْلوب · مِرْوَد ، مِسْبَر
stylet	مِرْوَد ، مِسْبَر ، مِجَسٌّ رَفيع
styliform	إبْريُّ الشَّكْل
stylo-	سابِقة بِمَعنى «خابُوريّ» أو «إبْريّ»
stylohyoid	إبْريّ لاميّ ـ مُتَعلِّقٌ بالنُّتوءِ الإبْريّ والعَظْمِ اللاميّ
styloid	مِرْوَدانيّ ، إبْرانيّ ، إبْريُّ الشَّكل
~ process of the ulna	النُّتوءُ الإبْريّ ، الشاخِصةُ الإبريَّة لِلزَّنْد ، الكُرْسُوع
styloiditis	التِهابُ الكُرْسُوع
stylomandibular	إبْريّ فَكِّيّ سُفليّ
stylomastoid	إبْريّ خُشّائيّ
stylomaxillary	إبْريّ فَكِّيّ عُلْويّ
stylostaphyline	إبْريّ لَهَويّ ، ابْريّ لَهاتيّ
stylosteophyte	نابِتةٌ عَظْميَّة إبْريَّة
stylus, a stilet	مِرْوَد ، إبْرة · قُلَيْم
stymatosis	نُعوظٌ دَمَويّ ، قُسوحٌ دَمَويّ
stype	قَطيلة ، سِدادة
stypsis	إرقاء ، تَقَبُّض · المُعالَجةُ بالرَّقُوءات
styptic	رَقُوء ، عَقُول · (مُقَبِّض)
sub-	سابِقة بِمَعنى «تَحْت» ، «دُون»
subabdominal	تَحْت بَطْنيّ
subacid	مُزّ ، حامِضٌ خَفيف
subacromial	تَحْتَ الأَخْرَم
subacute	شِبْهُ الحادّ ، تَحْتَ الحادّ
subalimentation	تَحْت التَّغذِية ، تَغْذِية ناقِصة
subarachnoid	تَحْتَ العَنكَبوتيَّة ، تَحْتَ العَنكَبوتيّ ـ بينَ العَنكَبوتيَّة والأُمِّ الحَنُون
~ hemorrhage	نَزْف تَحْتَ العَنكَبوتيَّة
subaural	تَحْتَ الأُذُن
subaxillary	تَحْتَ الإبْط
subcapsular	تَحْتَ المِحفَظة

subcarbonate كَرْبُونات مُتَعادِلة أو قاعِديَّة
subcartilaginous غُضروفيٌّ قليلاً
subchondral تَحتَ الغُضْروف
subchronic مُزمِنٌ نوعاً
sub-class طُوَيْئفة
subclavian = **subclavicular** تَحتَ التَّرْقُوَة
~ artery الشِّريانُ تَحتَ التَّرقُوة
subclinical دُونَ السَّريريّ ، غيرُ بادي الأعراض
subconjunctival تَحْتَ المُلتَحِمة
subconscious واعٍ جُزئيّاً · دونَ الوَعْي
subconsciousness وَعْيٌ جُزئيّ ، إدراكٌ جُزئيّ
subcortical تَحْتَ القِشرة
subcostal تحتَ الضِّلْع
subculture زُرَيعة ، مُستَنبَتٌ ثانَويّ
subcutaneous = **subdermal** تَحْتَ الجِلْد
subdelirium هَذَيان خَفيف
subdental تَحْتَ الأسنان
subdiaphragmatic تَحْتَ الحِجاب
subdural تَحْتَ الأمّ الجافية
subendothelial تَحْت بِطانيّ
subepidermic تَحْتَ البَشَرة
subepithelial تَحْتَ الظِّهارة
subfamily فُصيلة
subfascial تَحْتَ اللِّفافة
subfebrile حَرارةٌ خَفيفة
sub-genus جُنَيس
subgingival تَحْتَ اللِّثَة
subglenoid تَحْتَ الحُقَّة
subglossal تَحْتَ اللِّسان
subhepatic تَحْتَ الكَبِد
subicteric يَرَقان خَفيف
subiliac تَحْتَ الحَرْقَفيّ
subinfection خَمَجٌ خَفيف
subinvolution أَوْبٌ جُزئيّ · نُكوصٌ خَفيف
subjacent تَحْتانيّ
subject يُعَرِّض ، يُخضِع · شَخصٌ أو حَيوانٌ لِلاختِبار أو المُعالَجة · جُثّةُ التَّشريح
subjective شَخصيّ ، شَخْصانيّ

subjugal تَحْتَ الخَدّ
sublatio = **sublation** إزالة ، نَزْع ، انفِصال
~ retinae انفِصالُ الشَّبَكيَّة
sublation إزالة ، نَزْع ، انفِصال
sublethal دُونَ المُميت
sublimate مُصَعَّد
sublimation تَصْعيد ، تَسامٍ
subliminal تَحْتَ العَتَبة ، دُونَ الأدنى
sublimis سَطْحيّ
sublingual تَحْتَ اللِّسان
sublinguitis التِهابُ غُدَّةٍ تَحْتَ اللِّسان
subluxation فَكَك ، خَلْعٌ جُزئيّ ، وَثْي
submammary تَحْتَ الثَّدْي
submandibular تَحْتَ الفَكِّ السُّفْليّ
submaxillary تَحْتَ الفَكِّ العُلْويّ
submembranous غِشائيّ نَوعاً
submental تَحْتَ الذَّقَن
submucosa تَحْت المُخاطيَّة
subnarcotic dose جُرْعةٌ دونَ المُخَدِّرة
subnormal دُونَ السَّويّ ، دُونَ المُعَدَّل
subnucleus نَواةٌ جُزئيَّة
subnutrition تَغْذية ناقِصة
suboccipital تَحْتَ القَذال
suboptimum دُونَ الأمْثَل
suborbital تَحْتَ الحَجاج
subperiosteal تَحْتَ السِّمحاق
subpharyngeal تَحْتَ البُلْعوم
subphrenic تَحْتَ الحِجاب (الحاجِز)
subphylum شُعَيْبة
subpial تَحْتَ الأمّ الحَنون
subpleural تَحْتَ الجَنْبة
subpreputial تَحْتَ القُلْفة
subpubic تَحْتَ العانة
subscapular تَحْتَ (لَوْح) الكَتِف
subscleral تَحْتَ الصُّلْبة
subsclerotic تَحْتَ الصُّلْبة · مُتَصَلِّب نَوعاً
subscription وَصْفة ، تَعليماتُ الوَصْفة الطبيَّة · اشتِراك ، اكتِتاب
subserous تَحْتَ الغِشاءِ المَصْليّ

subside يَخْمُد

subsidence هُبوط ، هُمود

substage تَحتَ مِنَصَّةِ المِجْهَر

substance مادَّة

gray ~ المادَّةُ السِّنجابيَّة

ground ~ مادَّة أرْضِيَّة ، مادَّة استِناديَّة

immunizing ~ مادَّةٌ مُحَصِّنة

white ~ المادَّة البَيْضاء

substandard دُونَ القِياسيّ ، دُونَ المِعياريّ

substantia = substance مادَّة

~ alba, white substance المادَّةُ البَيْضاء – في النَّسيجِ العَصَبيّ

~ grisea المادَّة السِّنْجابيَّة

~ nigra, black substance المادَّة السَّوداء

substernal تَحتَ القَصّ

substitute بَديل ، بَدَل

blood ~ بَديلُ الدَّم

plasma ~ بَديلُ البلازما ، بَديلُ المُصَوَّرة

substitution إبْدال ، استِبْدال

substrate = substratum رَكيزة – المادَّةُ المُخَمَّرة أو الحَليلة

substructure بِنْيَةٌ تَحْتيَّة

subsultus انتِفاضة – حَرَكة تَشَنُّجيَّة

subthalamic تَحتَ المِهاد البَصَريّ

subthalamus المِهادُ السُّفْليّ

subtle = subtile رَقيق ، دَقيق • حاذِق

subtrochanteric تَحتَ المَدْوَر

subtrochlear تَحْتَ البَكَرة

subtuberal تَحْتَ الحَدَبة

subtympanic تَحْتَ الطَّبْلة • طَبْليّ خَفيف

sububeres الأطفالُ الرُّضَّع

subumbilical تَحْتَ السُّرَّة

subungual = subunguial تَحتَ الظُّفر

subvaginal تَحتَ الغِمْد • تَحتَ المَهْبِل

subvertebral تَحتَ العَمودِ الفِقَريّ

subvirile رُجوليّ ضَعيف ، ضَعيفُ الرُّجولة

subvolution كَبْن • خَبْن

subwaking يَقَظة جُزئيَّة – بينَ اليَقَظة والمَنام

subzonal تَحْتَ المِنطَقة

succagogue مُفرِزٌ غُدّيّ • مُنَبِّهُ الإفراز الغُدّيّ

succedaneum بَديل ، عَقّار بَديل

succinous عَنْبَريّ ، كَهْرَمانيّ

succorrhea فَيَضانُ العُصارة ، ثَرُّ العُصارة

succus عُصارة ، عَصير

~ entericus عُصارةُ المِعَى

~ gastricus عُصارة المَعِدة

succussion رَجّ ، هَزّ

suck يَرْضَعُ ، يَمُصُّ منَ الثَّدْي ، يَرتَشِف

sucker مِحْجَم • مَصّاص

thumb ~ ماصُّ الإبهام

suckle يَمْغَدُ ، يَرضَعُ • يُرْضِع

suckling رَضاع • رَضيع • مُرضِع

sucrase مائزُ السُّكَّر – أنزيمٌ سُكَّريّ

sucrose سُكروز – سُكَّرُ القَصَب

sucrosemia سُكَّريَّة الدم

sucrosuria بِيلة سُكَّريَّة ، بَوْل سُكروزيّ

suction مَصّ ، ارتِشاف

sudamen حُوَيصِلة عَرَقيَّة ، هَرَضة

sudamina; pl. of sudamen هَرَض ، طَفْحٌ أو حَصَف عَرَقيّ

sudarium حَمّام الاستِعراق ، حَمّام التَّعْريق

sudation تَعَرُّق ، رَشْحُ العَرَق

sudatorium مَعْرَقة • حَمّام مُعَرِّق • حَمّامُ الهَواءِ الحارّ

sudomotor مُحَرِّك أو حاثٌّ إفرازِ العَرَق

sudor عَرَق

~ cruentis, ~ sanguineus عَرَق مُدَمّى

sudoresis عَرَقٌ غَزير ، تَعَرُّق زائد

sudoriferous مُعَرِّق ، مُفرِزُ العَرَق • ناقِلُ العَرَق

sudorific مُعَرِّق • دَواءٌ مُعَرِّق

sudoriparous مُفرِزُ العَرَق ، مُكَوِّن العَرَق

suet خِلْم • شَحْمُ الثَّرْب

suffocant خانِق • عامِلُ اختِناق

suffocation اختِناق ، خَنْق

suffused مُحتَقِن ، مُحتَقِنٌ بالدَّم

suffusion انصِباب ، انسِكاب ، طُفُوح

sugar سُكَّر

blood ~ سُكَّرُ الدَّم
fruit ~ = levulose سُكَّر الفَواكِه
grape ~ = glucose سُكَّر العِنَب
milk ~ = lactose سُكَّرُ اللَّبَن
suggestibility قابِليَّةُ الإيحاء ، تَقَبُّلِيَّةُ الإيحاء
suggestible قابِلٌ لِلإيحاء ، مُتقَبِّل لِلإيحاء
suggestion إيحاء · اقتِراح
suggillation كَدْم ، قَرْت خَفيف
suicide انتِحار ، قَتْلُ النَّفس
sulcate, sulcated مُخَدَّد ، مُتَلَّم ، مُثَلَّم
sulcifòrm أُخْدوديُّ الشَّكْل
sulculus تُلَيْم ، تَلَمٌ صَغير ، أُخْدودٌ صَغير
sulcus; pl. sulci تَلَم ، ثَلْم ، أُخْدود
sulfa or **sulpha drug** عَقّارُ السَّلْفا
sulfacetamide سَلْفاسِتاميد
sulfate, sulphate كِبْرِيتات ، سُلْفات
sulfhemoglobin خِضابٌ كِبْرِيتيّ – هيموغلُوبين كِبْرِيتيّ
sulfhemoglobinemia وُجودُ الهيمُوغلُوبين الكِبْرِيتيّ في الدم
sulfide, sulphide كِبْرِيتيد ، سُلْفيد
sulfite, sulphite كِبْرِيتيت ، سُلْفيت
sulfmethemoglobin = **sulfhemoglobin** خِضابُ الدمِ المُكَبْرَت ، خِضابٌ كِبْرِيتيّ
sulfonamide سَلْفونامِيد ، سَلْفاميد
sulfone سَلْفون
sulfur = **sulphur** كِبْرِيت
sulfurated, sulfureted مُكَبْرَت
sulfuret = **sulfide** كِبْرِيتيد
sulfuric acid حامِضُ الكِبْرِيتيك
sulfurize يُكَبْرِتُ
sulph- كِبْرِيتيّ ، كِبْرِيت (لِلمَداخِل البادِئة بِـ sulph- أُنظُر البادِئة بِـ sulf-)
sumac, sumach سُمّاق
summation تَرَكُّم ، تَراكُم · أَثَرٌ مُتَجَمِّع
summit قِمَّة ، ذُرْوة
sunburn وَمْحة ، حَرْقُ الشَّمس ، مَهْدة
sunstroke رَعْن ، ضَرْبةُ الشَّمس

super- سابِقة بِمَعنى «فَوق» ، «أعلى» أو «زائد»
superacidity حُموضةٌ زائدة
superactivity نَشاطٌ زائد
superalimentation, gavage تَغْذِية زائدة – إكْثارُ الأكل
superalkalinity قِلْويَّة زائدة
superciliary حاجِبيّ ، مُتعَلِّقٌ بالحاجِب
supercilium الحاجِب ، حاجِبُ العَيْن
superdistention تمَدُّد زائد
super-ego الأنا العُلْيا
superexcitation إثارةٌ فائقة ، فَرْطُ الإثارة
superfecundation إلقاحٌ إضافيّ
superfetation حَمْلٌ على حَمْل
superficial سَطْحيّ
superficies السَّطْحُ الخارِجيّ
superflexion ثَنْيٌ مُفرِط
supergenual فَوقَ الرُّكْبة
superimpregnation إلقاحٌ إضافيّ
superinfection خَمَج إضافي
superinvolution نُكوصٌ شَديد، انحِطاطٌ فائق
superiority complex مُرَكَّبُ الاستِعلاء
superlactation إرضاعٌ مُضاعَف ، فَرْطُ الدرّ
superlethal مُميتٌ حَتْماً
supermotility تحَرُّك زائد ، شِدَّةُ الحَرَكة
supernatant عائمٌ ، طافٍ · العائم ، الطافي
supernormal فَوقَ السَّوِيّ
supernumerary زائدٌ عن العَدَد السَّوِيّ
supernutrition تَغْذِيةٌ مُفرِطة
superscription عُنْوان – الكِتابةُ في أعلى الوَصْفةِ مُمَيَّزةً عن الوَصْفة ذاتِها والتَّوقيع
supersecretion فَرْطُ الإفراز
supersoft فائق اللِّين – ضَعيفُ الاختِراقيَّة (في وَصْفِ الأشِعَّةِ الرُّونْتجِنيَّة)
supersonic = **ultrasonic** فَوْقَ الصَّوتيّ
superstructure بِنْيَة فَوقيَّة
supervenosity فَرْطُ الوَريديَّة
supervirulent فائقُ الفَوعيَّة
supervisor مُشرِف ، مُراقِب ، ناظِر

supinate يَبْسُطُ ، ينبَطِح ، يَبْطَح
supination بَسْط ، انبساط ، بَطْح ، انبِطاح
supine مُسْتَلْقٍ ، مُنبَطِح
support دِعامة ، مِسْنَد • يَدعَمُ ، يَسْنُد
suppository حَمُول ، تَحْميلة ، فَتيلة
suppressant كابِت ، كابِحُ الإفراز
suppression كَبْت • انقِطاع
suppurant مُتقَيِّح • عامِلٌ مُقَيِّح
suppuration تَقَيُّح
suppurative مُقَيِّح ، قَيْحيّ
supra- سابِقة بمَعنى «فَوْق»
supra-acromial فَوْقَ الأَخْرَم
supra-auricular فَوقَ الأُذُن ، أعلى الأُذُن
suprachoroid فَوْقَ المَشيمِيَّة
supraclavicular فَوْقَ التَّرْقُوة
supracostal فَوْقَ الضِّلْع
supradiaphragmatic فَوقَ الحِجاب
supraliminal فَوقَ عَتَبة الإدراك
supramammary فَوْقَ الثَّدْي
supramastoid فَوْقَ الخُشّاء
supraoccipital فوقَ القَذال
supra-orbital فوقَ الحَجاج
suprapubic فَوْقَ العانة
suprarenal, suprarenal gland فوقَ الكُلْوة . الكُظْر
suprarenalectomy استِئصالُ الكُظْر
suprarenalism شُذوذُ النَّشاطِ الكُظْرِيّ
suprascapular فَوْقَ اللَّوح ، فَوقَ الكَتِف
supraspinal فَوقَ الشَّوكة
suprasternal فَوقَ القَصّ
sura الرَّبْلة ، بَطْنُ السّاق ، حَماة
sural رَبْلي ـ خاصٌّ بِبَطْنِ السّاق
suralimentation فَرْطُ التَّغذية
surdimutism البَكَم ، صَمَمٌ وبَكَم
surdimutitas صَمَمٌ وبَكَم . صَمَمٌ وخَرَس
surditas, surdity صَمَم ـ فُقدانُ حاسَّةِ السَّمْع
surdity صَمَم
surexcitation فَرْطُ الإثارة ، الإثارةُ الشَّديدة
surface سَطْح ، وَجْه

surfactant فاعِلٌ سَطْحيّ ـ خافِضٌ للتَوَتُّرِ السَّطْحيّ ، يُحَفِّزُ البَلَل
surgeon جَرّاح
  house ~ جَرّاحٌ مُقيم
surgery جِراحة
  aseptic ~ جِراحةٌ مُطَهَّرة
  cardiac ~ جِراحةُ القَلْب
  clinical ~ الجِراحة السَّريريَّة
  cosmetic ~ جِراحةُ التَّجْميل
  dental ~ جِراحة الأسنان
  general ~ جِراحةٌ عامَّة
  major ~ جِراحة كُبْرى ـ مُهِمَّة وخَطِرة
  minor ~ جِراحة صُغْرى
  open heart ~ جِراحةُ القَلْبِ المَفْتوح
  orthopedic ~ جِراحة التَّجْبير
  plastic ~, reconstructive ~ جِراحةُ الرَّأب ، الجِراحة التَّقويميَّة
surgical جِراحيّ • يُعالَجُ بالجِراحة
surrenal = suprarenal كُظْري • فَوْقَ الكُلْوة
surrogate بَديل
sursumvergence تَحْريكٌ إلى فَوق
surveillance رَقابة ، تَرَصُّد
survival بُقيا ، بَقاءٌ على قَيْد الحَياة
susceptibility استِعداد ، قابِليَّة
susceptible مُستَعِدّ ، قَبُول . قابِل
suscitate يُنَشِّطُ ، يُنْعِش
suscitation تَنْشيط ، إنعاش
suspension مُعَلَّق ، مُسْتَعْلَق • تَوَقُّف . تَعْليق
  colloid ~ مُسْتَعْلَق غَرَوانيّ
suspensoid غَرَوانيّ مُسْتَعْلَق
suspensory = suspensorius مُعَلِّق ، رِباطٌ مُعَلِّق . عِلاقة
suspirious مُتَنَهِّد ، ناحِط • تَنَهُّديّ
sustentacular سانِد ، داعِم
sustentaculum مِعْلاق ، مِسْنَد . حامِل
susurrus = murmur نَفْخة ، لَغَط
sutura, suture دَرْز ـ وُصْلةٌ لِيفيَّة بينَ عِظامِ الجُمْجُمة

sutural دَرْزِيّ

suturation تَدْرِيز

suture دَرْز ـ مَفْصِل جُمْجُمِيّ ثابِت · دَرْز ـ خِياطة · غُرْزة · يَدْرُزُ أو يَخِيط · خَيْط ـ خُيوط الدَّرْز بالغُرَز

absorbable ~ خَيْطٌ مَصُوص ـ يَذوبُ في سَوائِلِ الأنسِجة

atraumatic ~ دَرْزٌ رَفِيق ـ مُدْمَجٌ في طَرَفِ إبْرةٍ صَغيرة لا رَدِّيّة

catgut ~ قَصّابة

continuous ~ خِياطةٌ مُتَّصِلة

hemostatic ~ خِياطة مُرْقِئة

interrupted ~, loop ~ خِياطة مُتَقَطِّعة

nonabsorbable ~ خَيْطٌ لا مَصُوص

uninterrupted ~ خِياطةٌ مُسْتَمِرَّة أو مُتَّصِلة

swab فَطِيلة ، ماسِحة ، رِبْدة

swallowing بَلْع ، ازدِراد

swarming تَنَوُّل ، انثِيال · مُحتَشِد ، مُتَنَوِّل

sweat عَرَق

~ gland غُدَّة عَرَقِيَّة

sweeny انزِلاقُ اللَّوح ـ انزِلاقُ الكَتِف

swelling انتِفاخ ، تَوَرُّم

~ of joints تَوَرُّمُ المَفاصِل

swing مِعْلاق ، تَعْلِيقة ـ وِشاحُ تَعْليق

swoon = syncope إغماء ، غَشْيَة

sycoma وَرَمٌ تِينِيّ ، وَرَمٌ قِتْبِيطِيّ ، ثُؤلُولٌ

sycosiform قُوبائِيُّ الشَّكْل ، تِينِيّ

sycosis تِينة ، قُوباء ، الداءُ التِّينِيّ

lupoid ~ تِينة ذَأبانِيَّة

parasitic ~ تِينةٌ طُفَيلِيَّة ، قُوباءُ اللِّحْيَة

~ barbae تِينةُ اللِّحْيَة ، قُوباءُ اللِّحية

~ vulgaris تِينةُ اللِّحية

syllepsiology مَبْحَثُ الحَمْل

syllepsis حَبَل ، حَمْل

symballophone مِسْماعٌ اتِّجاهِيّ مُزدَوِج

symbion مُعايِش ، مُكافِل

symbiont مُعايِش ، مُكافِل

symbiosis مُعايَشة ، تَكافُل

symbiotic مُتَعايِش ، مُتَكافِل ، تَكافُلِيّ

symblepharon التِصاقٌ مُلتَحِمِيّ ـ التِصاقُ الجَفْنِ بالمُقْلة ، الحَوَص ، الرَّمَع

symblepharopterygium التِصاقٌ مُلتَحِمِيٌّ مُجَنَّح

symbolia الاستِدْلالُ باللَّمْس ، استِرْماز

symbolism الرَّمْزِيَّة

symbolophobia رَهْبةُ الرَّمْز

symmelia التِصاقُ الطرَفَيْنِ السُّفْلِيَّيْن

symmetrical = symmetric مُتَماثِل ، مُتَناظِر ، مُتَناسِق

symmetry تَناظُر ، تَماثُل ، تَناسُق

sympathectomize يَقْطَعُ السِّمْبَثاوِي

sympathectomy قَطْعُ الوُدِّيّ

chemical ~ قَطْعُ الوُدِّيّ كيميائيًّا ـ خَفْضُ نَشاطِ الوُدِّيّ بالعَقاقيرِ المُناسِبة

sympathetic وُدِّيّ ، سِمْبَثاوِيّ ، شَنْبَثِيّ

~ nervous system الجُمْلة العَصَبِيَّة الوُدِّيَّة

sympatheticomimetic مُحاكِي الوُدِّيّ

sympatheticoparalytic مَشْلُولُ الوُدِّي

sympatheticotonia = sympathicotonia تَغَلُّبُ الوُدِّيّ ، تَوَتُّرٌ وُدِّيُّ المَنْشأ

sympathic = sympathetic وُدِّيّ ، سِمْبَثاوِيّ ، شَنْبَثِيّ

sympathicectomy قَطْعُ الوُدِّيّ

sympathicoblast أرومةُ الوُدِّيَّة

sympathicoblastoma وَرَمُ أرومةِ الوُدِّيَّة (وَرَمٌ خَبيث يَحْوي أروماتِ الوُدِّيَّة)

sympathicolytic شالُّ الوُدِّيّ

sympathiconeuritis التِهابُ العَصَبِ الوُدِّي

sympathicopathy اعتِلالُ الجُمْلة الوُدِّيَّة

sympathicotherapy المُداواةُ الوُدِّيَّة

sympathicotonia = sympatheticotonia تَغَلُّبُ الوُدِّيّ ـ سِيادةُ الجُمْلةِ الوُدِّيَّة

sympathicotonic مُوَتِّرُ الوُدِّي ـ مُشَنِّجُ الأوعِيةِ وعالي الضَّغْطِ بالتَوَتُّرِ الوُدِّي

sympathicotripsy هَرْسُ عُنْصُرٍ وُدِّيّ ـ عَصَبٍ أو عُقْدة أو ضَفِيرة

sympathicotrope = sympathicotropic مُنحازٌ وُدِّيّ ـ أليفُ الجُمْلة الوُدِّيَّة

sympathicus الجُمْلةُ الوُدِّيَّة ، جِهازُ العَصَبِ السِّمْبَثاوي
sympathism قابليَّةُ الإيحاء
sympathoblast أرومةُ الوُدِّيَّة ، جَذَعة وُدِّيَّة
sympathoblastoma وَرَمُ أرومةِ الوُدِّيَّة
sympathogonioma وَرَمُ أرومةِ الوُدِّيَّة
sympatholytic حالٌّ الوُدِّيّ
sympathomimetic مُحاكي الوُدِّي
sympathy تَوادٌّ ، وُدّ ، عطف • تَأثيرٌ تواديّ
symperitoneal ارتِفاقيٌّ صِفاقيّ
symphalangism = symphalangia
قَسطُ أو جُسْأَةُ المَفاصِل السُّلاميَّة• ارتِفاقُ الاصابِع
symphyogenetic بِيئيّ وِراثيّ – نِتاجُ ارتِفاقِ العَوامِلِ الوِراثيَّة والبيئيَّة
symphyseal, symphesial ارتِفاقيّ
symphyseorrhaphy رَفْوُ الارتِفاق
symphysial ارتِفاقيّ
symphysiectomy قَطْعُ الارتِفاقِ العانيّ
symphysiolysis انحِلالُ الارتِفاق
symphysiorrhaphy رَفْوُ الارتِفاق
symphysiotomy بَضْعُ الارتِفاقِ العانيّ – لِتَيْسيرِ الوِلادة
symphysis; pl. symphyses ارتِفاق – مَوْصِلٌ مُوَثَّق بالتَغضُرُف اللِّيفيّ
~ pubica, ~ pubis الارتِفاقُ العانيّ
symphysodactylia ارتِفاقُ الأصابع
sympodia ارتِفاقُ الرِّجْلَيْن ، التِصاقُ الرِّجلَيْن
symptom عَرَض – عَرَضٌ يُحِسُّ بهِ المَريضُ
accessory ~s, assident ~s أعراضٌ إضافيَّة
cardinal ~s أعراضٌ أصليَّة • تغيُّراتُ النَّبْضِ والتَنَفُّسِ ودَرَجةِ الحَرارة
concomitant ~s أعراضٌ مُرافِقة
equivocal ~ عَرَض مُلتَبِس
induced ~ عَرَض مُحْدَث
objective ~ عَرَضٌ مَوضُوعيّ – ظاهِرٌ لِحَواسِّ المُراقِب
reflex ~ عَرَض مُنعَكِسيّ – مُنعَكِسٌ مِن عُضوٍ بَعيدٍ عن العُضوِ المَريض
subjective ~ عَرَضٌ شَخْصيّ أو شَخْصانيّ

symptomatic عَرَضيّ
symptomatology مَبْحَثُ الأعراض • مَجمُوعةُ أعراضِ المَرَض
symptomatolytic = symptomolytic
مُخْفي الأعراض ، مُزيلُ الأعراض
symptosis ضُمُور ، هُبُوط
sympus مَسيخٌ مُندَمِجُ الرِّجْلَيْن ، مُتَّحِدُ الرِّجلَيْن
syn- سابِقة بمَعنى «اتِّحاد» ، «التِحام» أو «مَع» ، «مَعاً»
synadelphus مَسيخٌ بثَمانيةِ أطراف
synalgia أَلَمٌ اتِّصاليّ ، أَلَمٌ بَعيدُ المَنْشأ
synalgic مُتعَلِّق بأَلَمٍ اتِّصاليّ
synanastomosis مُفاغَرة مُشتَرَكة
synanche التِهابُ الحَلْق الخانِق
synanthema طَفْح مُشَبَّك
synapse مَشْبَك ، اشتِباك ، اتِّصال
synapsis تَشابُك ، اقتِرانٌ صِبْغيّ
synaptic مَشْبَكيّ – خاصٌّ بمَشْبَك • مُوجَزيّ – خاصٌّ بمُوجَزٍ أو خُلاصة
synarthrodia مَفصِل ثابِت . مَفصِل مُوَثَّق
synarthrodial مُثَبِّت المَفصِل ، ثابِتُ المَفصِل
synarthrophysis قَسْطُ المَفاصِل
synarthrosis = synarthrodia
مَفصِل لِيفيُّ التَّشابُك
syncanthus التِصاقٌ مُوقيّ – التِصاقُ كُرَةِ العَيْن مَعَ التَّراكيبِ الحَجاجيَّة •
syncaryon نُوَيَّة التِصاقيَّة ، التِصاقُ النُّوَيَّتَيْن
synchilia التِصاقُ الشفَتَيْن
synchondroseotomy قَطْعُ الغُضْروفِ العانيّ
synchondrosis التِحامٌ غُضْروفيّ
synchondrotomy بَضْعُ الارتِفاق العانيّ • بَضْعُ الالتِحامِ الغُضْرُوفيّ
synchronia = synchronism تَزامُن ، تَوافُقُ الحَوادِث
synchronization مُزامَنة ، تزامُن
synchronous مُزامِن ، مُتَزامِن ، مُوافِق
synchysis تَميُّع الجِسْم الزُّجاجيّ
synclinal مُنحَنٍ مَع ، مُتَماثِلُ المَيْل
synclitic مُتَزامِل ، مُتَوازي السُّطوح

synclitism = **syncliticism** التّزامُل ، توازي السُّطوح
synclonus رَمعٌ مُتزامِن ، رَجفانٌ عَضَليٌ مُتزامِن
syncopal غَشِيّ ، غَشَيانيّ ، إغمائيّ
syncope غَشي ، غَشَيان أو غَشْية ، إغماء
syncytial مَخلويّ ، مُكَوّنٌ مَخلاة أو مُختَصٌّ بها
syncytiolysin حالُّ المَخْلاة
syncytioma وَرَمُ المَخلاة ، وَرَمٌ مَخلاويّ
~ malignum وَرَمٌ ظِهاري مَشيمانيّ
syncytiotoxin = **syncytotoxin** تُكسين سُخْديّ
syncytium مَخلى ، مَخلاة ـ كُتلةٌ جِبْلِيَّةٌ مُتعَدِّدة النَّوى بتدمُّج الخَلايا
syndactylism = **syndactylia** ارتِفاق الأصابع ، تكَفُّف الأصابع
syndactyly ارتِفاقُ الأصابِع
syndectomy خَزعُ الالتِصاق ـ قَطعُ شَريطٍ مِن المُلتَحِمة لشِفاءِ السَّبَل ، خِتانُ القَرنيَّة
syndesis إيثاقٌ مَفصِليّ ، تشابُك
syndesmectomy قَطعُ الرِّباط
syndesmectopia رِباط مُنتَبِذ ، انتِقالُ الرِّباط
syndesmitis التِهابُ الرِّباط ، التِهابُ الأربِطة ، التِهابُ المُلتَحِمة
syndesmo- سابِقة بمَعنى «رِباطيّ» أو «ضامّ»
syndesmology = **syndesmologia** مَبْحَث الأربِطة ، مَبْحَث المَفاصِل
syndesmoma وَرَمُ النَّسيج الضامّ
syndesmoplasty رَأبُ الرِّباط ، تَقويمُ الأربِطة
syndesmorrhaphy رَفْوُ الأربِطة
syndesmosis مُرتَبَط ، اتّحادٌ رِباطيّ مَفصِليّ
syndesmotomy بَضْعُ الرِّباط ، شَقُّ الرِّباط
syndrome مُتَلازِمة ، تناذُر
syndromic مُتَلازِميّ ، تناذُريّ
synechia التِصاقُ القُزَحيَّة ، التِصاقُ الأجزاء
~ vulvae التِصاقٌ فَرْجيّ
total ~ التِصاقُ القُزَحيَّة الحَلْقيّ
synechotome مِبضَع الالتِصاق
synechotomy قَطعُ التِصاقِ القُزَحيَّة
synecology عِلْمُ التَّبيُّؤ الجَماعيّ
synencephalocele قِيلةٌ دِماغيَّة التِصاقيَّة
syneresis تَساحُب ـ تكَتُّلٌ بفُقدانِ السائلِ الهُلاميّ
synergetic مُتآزِر ، تآزُريُّ العَمَل
synergic مُتآزِر ، تآزُريّ
synergism المُؤازَرة ، التآزُر ـ تأثيرٌ مُتَبادَلٌ بينَ عامِلَين يَزيدُ أحدُهُما مِن مَفعولِ الآخَر
synergist مُؤزِر ، عِلاجٌ مُؤازِر ، عُضوٌ مُؤازِر ـ يعمَلُ بانسِجامٍ معَ آخَر
synergy تآزُريَّة ، تآزُر
synesthesia حِسٌّ مُشترَك ، حِسٌّ مُشارِك
syngamy الاقتِران ـ اتّحادُ الأعراسِ أو الأمشاج ، تناسُل بِثقّيّ
syngenesis تَسانُج ـ تماثُلُ الأنسِجة ، بِثقّيَّة التناسُل ـ التوَلُّد مِن والِدَيْن
syngenetic مُتَماثِلُ السَّلَف ، بِثقّيّ التناسُل
synidrosis عَرَق مُشتَرَك ، تعرُّق مُشتَرَك
synizesis انسِداد
synkaryon النَّواةُ المُلَقَّحة ، النَّواةُ المُندَمِجة
synkinesia = **synkinesis** حَرَكة مُشارِكة ، حَرَكة (غيرُ إراديَّة) مُرتَبِطة بحَرَكةٍ إراديَّة
synkinetic مُشتَرِكُ الحَرَكة ، مُترابِط الحَرَكة
synneurosis ارتِباطُ الأعصاب ، اتّحادٌ رِباطيّ
synonychia التِصاقُ الأظافِر
synonym مُرادِف
synophrys = **synophridia** التِصاقُ الحاجِبَيْن ، اتّصالُ الحاجِبَيْن
synophthalmus = **cyclops** مُتَّصِلُ العَيْنَيْن
synopsis مُجْمَل ، خُلاصة
synoptophore مِقياسُ الخَزَر
synorchidism = **synorchism** اتّحادُ الخُصْيَتَيْن
synoscheos التِصاقُ القَضيبِ بالصَّفَن
synosteology مَبْحَث المَفاصِل
synosteosis اتّحادٌ عَظْميّ ، قَسَط عَظْميّ
synosteotomy تَشريحُ المَفاصِل
synostosis = **synosteosis** التِحامٌ عَظْميّ ، قُسوط عَظْميّ ، اتّحادٌ عَظْميّ
synotia التِصاقٌ أُذُنيّ

synotus مُلتَصِقُ الأُذُنَيْن ـ مَسيخ
synousiology مَبْحَثُ الجماع
synovectomy اسْتِئصالُ الغِشاء الزَّليليّ
synovia = synovial fluid الزَّليل ، السائلُ الزَّليليّ ، السائلُ المُزَلِّق
synovial = synovialis زَليليّ ، مُتَعَلِّقٌ بالسائلِ الزَّليليّ أو مُفرِزٌ لَه
~ membrane الغِشاءُ الزَّليليّ
synovialoma = synovioma وَرَمٌ زَليليّ ـ وَرَمُ الغِشاء الزَّليليّ
synovianalysis تَحْليلُ الزَّليل
synovioma وَرَمٌ زَليليّ ـ وَرَمُ الغِشاء الزَّليليّ
synoviparous مُفرِزُ السائلِ الزَّليليّ
synovitis التِهابُ الزَّليليّ ، التِهابُ الغِشاءِ الزَّليليّ
synovium الغِشاءُ الزَّليليّ
syntaxis مَفصِل ، تمَفْصُل
syntectic ضامِر ، هَزيل ، نَحيل
synteresis وِقاية ، تجَنُّبُ المَرَض ، المُعالَجة الوِقائيّة
syntexis هُزال ، ضُمور
synthermal مُتَساوي الحَرارة
synthesis تَخليق ، صَوْغ ، تَأْليف ، تَرْكيب ، اصطِناع
synthesize يُرَكِّبُ ، يَصُوغ ، يُؤَلِّف
synthetic اصطِناعيّ ، تَرْكيبيّ ، تَأْليفيّ
syntonic عاطِفيُّ التَكَيُّف لِلبيئة
syntripsis كَسْرٌ مُفَتَّت ، سَحْق أو تَفْتيتُ العَظْم
syntrophism اغتِذاءٌ مُتَشابِه
syntrophus مَرَضٌ خِلْقيّ أو وِراثيّ
syntropic مُتَشابِه الاتِّجاه ، مُنسَجِم التوَجُّه
syntropy تَشابُه الاتِّجاهات ، مُناسَبة التَوَجُّه
synulosis التِئام ، نَدَبٌ كامِل
synulotic مُنَدِّب
synxenic مُشتَرِك دَخيل
syphilid(e) سِفْلِس جِلْديّ ، طَفْحة إفرَنجيّة
syphilis السِّفْلِس ، داءُ الزُّهريّ ، الإفرَنْجيّ
acquired ~ السِّفلِس المُكتَسَب
congenital ~ السِّفلِس الوِلاديّ

syphilitic سِفْلِسيّ ، مُصابٌ بالسِّفِلْس
syphilization التَّلْقيحُ بالسِّفلِس ـ وِقايةٌ
syphiloderm(a) سِفلِس جِلْديّ
syphilogenesis, syphilogeny تَوَلُّد السِّفلِس
syphilography = syphilidography وَصْف السِّفلِس ، مَبْحَثُ مَصادِرِ السِّفلِس العِلْميَّة
syphiloid سِفْلِسانيّ ، نَظيرُ السِّفلِس
syphilologist = syphilidologist خَبيرٌ بمَرَض السِّفلِس
syphilology مَبْحَثُ السِّفلِس ، عِلْمُ أمراضِ الزُّهريّ
syphiloma, gumma وَرَمٌ سِفلِسيّ ، صَمَغة
syphilopathy اعتِلالٌ سِفلِسيّ
syphilophobia رُهابُ السِّفلِس
syphilophobic رُهابيّ سِفْلِسيّ
syphilophyma دُبَيْلة جِلْديّة سِفلِسيّة
syrigmophonia صَوتٌ صافِر
syrigmus تَرْنان ، وَشٌّ أو طَنينُ الآذان
syringadenoma وَرَمُ مَسايِلِ غُدَدِ العَرَق
syringadeno(s)us مُتَعَلِّق بغُدَد العَرَق
syringe مِحقَنة ، زَرّاقة
dental ~ زَرّاقة سِنّيّة ـ لِحَقْنِ المُخَدِّر
hypodermic ~ زَرّاقة تَحْت جِلديّة
syringectomy استِئصالُ النّاسُور ، خَزْعُ النّاسُور
syringitis التِهابُ النَّفير ، التِهابُ قَناةِ أُوستاخيُوس
syringo- سابِقة بمَعنى «أُنبُوبيّ» أو «ناسُوريّ»
syringobulbia تكَهُّفُ البَصَلة ، تكَهُّف أو تجَوُّف النُّخاع المُستَطيل
syringocele قِيلةُ الحَبْل الشَّوكيّ
syringocoele قَناةُ الحَبْل الشَّوكيّ
syringocystadenoma غُدُّومُ الغُدَدِ العَرَقيّة ، وَرَمُ غُدَدِ العَرَق الحَطاطيّ
syringocystoma وَرَمُ الغُدَد العَرَقيّة الكِيسيّ
syringo-encephalomyelia تكَهُّفُ الدِّماغ والحَبْلِ الشَّوكيّ ، تكَهُّفٌ دِماغيّ نُخاعيّ
syringoid ناسُورانيّ ، نَظيرُ النّاسُور ، ناسُوريّ
syringoma وَرَمُ غُدَدِ العَرَق
syringomeningocele قِيلَةٌ سِحائيّة تكَهُّفيّة

syringomyelia تَكَهُّفُ النُّخاعِ الشَّوكيِّ
syringomyelitis التِهابُ النُّخاعِ التَكَهُّفيِّ
syringomyelocele قِيلةٌ نُخاعيَّة تَكَهُّفِيَّة
syringomyelus تَمَدُّد قَناةِ الحَبْلِ الشَّوكيِّ
syringosystrophy انفِتالُ البُوق
syringotome مِبْضَع الناسُور
syringotomy بَضْعُ الناسُور ، شَقُّ الناسُور
syrinx أُنبُوب • ناسُور
syrup = syrupus = sharab شَراب
syrupus, syrup شَراب
syssarcosic = syssarcotic مُتعَلِّقٌ بالالتِحامِ العَظْميِّ اللَّحْميِّ
syssarcosis التِحامٌ عَظْميٌّ لَحْميٌّ
systaltic تَقَلُّصيّ وتَمَدُّديّ ، قَلُوصٌ ومَدُود
system جُمْلة ، جِهاز • نِظام أو مَنْهَج
  autonomic nervous ~ الجُمْلةُ العَصَبيَّة المُستَقِلَّة
  central nervous ~ الجُملةُ العَصَبيَّةُ المَركَزيَّة
  circulatory ~ الجُمْلة الدوَرانيَّة
  digestive ~ الجُمْلة الهَضْميَّة ، جِهازُ الهَضْم
  lymphatic ~ الجُمْلة اللِّمفيَّة
  nervous ~ الجُمْلة العَصَبيَّة
  parasympathetic nervous ~ الجِهازُ العَصَبيُّ نَظيرُ الوُدِّيِّ
  respiratory ~ جِهازُ التَنَفُّس
  reticulo-endothelial ~ الجُمْلةُ الشَبَكيَّةُ البِطانيَّة
  sympathetic nervous ~ الجُمْلَةُ العَصَبيَّةُ الوُدِّيَّة
  urogenital ~ الجِهازُ البَوْليّ التناسُليّ
  vascular ~ الجُمْلة الوِعائيَّة
systema = system جُمْلة ، جِهاز
systematic جِهازيّ • مَنْهَجيّ ، نِظاميّ
systematization تَنْسيق ، تَنْظيم
systemic مَجْموعيّ ، بَدَنيّ ، مُتَعَلِّقٌ بالجِسْم كَكُلٍّ
systole انقِباض
  aborted ~ انقِباضةٌ مُبتَسَرة
  arterial ~ انقِباضٌ شِريانيّ
  atrial ~, auricular ~ انقِباضٌ أُذَينيّ
  extra ~, extrasystole انقِباضةٌ خارِجة
  ventricular ~ انقِباضٌ بُطَينيّ
systolic انقِباضيّ
  ~ blood pressure ضَغْطُ الدَّمِ الانقِباضيّ
systolometer مِقياسُ الانقِباض
systremma مَعَصُ السّاق
syzygiology مَبْحَثُ الالتِئام • دِراسةُ عَلاقاتِ أجزاءِ الكِيانِ كَكُلٍّ لا كَأَجزاء
syzygium = syzygy التِحام ، التِئام • اقتِرانٌ بَوغيّ – قبلَ التكَيُّسِ وإنتاجِ الأمشاج

T,t

TAB لقاحٌ ثلاثيّ ـ ضِدّ التيفوئيد ونَظيرَيْه أ وَ ب

tabacosis, tabacosis pulmonum السُّحارُ التَّبغيّ ، التِهابُ الرِّئة التَّبغيّ

tabacum = tobacco تَبْغ ، طُبّاق

Tabanus ذُبابُ الخَيْل ، النُّعَرة ـ جِنسُ ذُبابِ الخَيل

tabardillo تِيفُوس وَبائيّ ـ ينتشِرُ في المَكْسيك

tabefaction ضَنًى ، هُزال

tabella قُرْص أو قُرَيْص

tabes ضَنًى ، تابِس ، سُهام ٠ ضَنًى ظَهْريّ

cerebral ~ شَلَل عامّ ، ضَنًى مُخّيّ

~ dorsalis, locomotor ataxia التابِسُ الظَّهريّ ، الخَلَجانُ الحَرَكيّ ، الأتاكْسيا الحَرَكيّة ، سُهام ظَهْريّ

~ mesenterica تابِس مَساريقيّ ، سُهامُ المَساريقا

tabescent أقْحَلُ ، دَنِف

tabetic تابِسيّ ، سُهاميّ ، مُضْنًى ، مَسْهوم

tabetiform تابِسيُّ الشَّكْل ، شَبيهٌ بالسُّهام

tabid = tabetic مُصاب بالتابِس ، مُضْنًى

tablature الانفِصالُ اللَّوحيّ

table لَوْح ، لَوْحة ، صَفيحةٌ عَظْميَّة ٠ مِنْضَدة ٠ جَدْوَل

operating ~ مِنضَدة العَمَليّات

vitreous ~ الصَّفيحةُ الزُّجاجيّة ـ الطبَقةُ الباطِنة من قِحْف الجُمْجُمة

tablet قُرَيْصة ، قُرْص ، مَضْغُوطة

taboparesis شَلَلٌ عَتَهيّ تابِسيّ

tabula لَوْح ، صَفيحة

tabular لَوْحيّ ، لَوحيُّ الشَّكل

tache بُقْعة ، رُقْطة

~ blanche البُقعةُ البَيضاء ـ في الكَبِد

tachistoscope مِنظارٌ مُجَسِّم سَريع

tacho-, tachy- سابِقة بمَعنى «سُرْعة» ، «سَريع» أو «تسَرُّع» ، «إسراع»

tachogram مُخَطَّطُ السُّرعة ـ مُخَطَّطُ سُرعةِ حَرَكةِ تيّار الدم

tachography تَخْطيطُ السُّرعة ـ تَخْطيطُ سُرعةِ التيّارِ الدمَويّ

tachyarrhythmia تسَرُّعُ القَلْب اللانَظْميّ

tachycardia تسَرُّع القَلْب ، إسراعُ القَلْب ، خَفْقة

atrial ~, auricular ~ تسَرُّعُ القَلْبِ الأُذَينيّ المَصْدر

ectopic ~ تسَرُّعُ القَلْب الانتِياذيّ ـ استِجابةً لدَوافِعَ خارِجَ العُقدة الجَيْبية الأُذَينيّة

paroxysmal ~ تسَرُّع القَلْب الانتِيابيّ

ventricular ~ تسَرُّع القَلْب البُطَينيّ

tachylalia سُرعةُ التكَلُّم ، سَرَعُ الكَلام

tachymeter مِقياسُ السُّرعة

tachyphasia = tachyphrasia =

tachyphemia تسَرُّع النُّطْق ، سَرَعُ التكَلُّم

tachyphrenia سَرَعُ التَّفْكير

tachyphylaxis إسراعُ التَّمْنيع ، تبرُّع المَناعة
tachypnea نَهيج ، إسراعُ التنفُّس
tachyrhythmia, tachycardia إسراعُ النَّظم
tachysystole خَفْقة انقِباضيَّة ، إسراعُ الانقِباض
tactile لَمْسيّ ، مَسّيّ
taction اللَّمْس ، الإدراكُ باللَّمْس ، مَسّ
tactometer مِقياسُ اللَّمْس أو الحِسّ
tactual مُتعلِّقٌ أو مُنجَزٌ باللَّمْس
tactus لَمْس ، مَسّ
~ eruditus, ~ expertus خِبْرةُ اللَّمْس
Taenia الشَّريطيَّة · الشَّريطيّات ـ دِيدانٌ عَريضة طُفَيليَّة
~ saginata الشَّريطيَّة الجَرْداء ، الشَّريطيَّةُ المُنجِعة أو العَزْلاء
~ solium الشَّريطيَّة الوَحيدة أو المُسَلَّحة
taenia, flat band سَبِية ، شَريطةٌ عَريضة
taeni(a)cide مُبيدُ الشَّريطيّات ، قاتِلُ الشريطيَّة
taeniafuge طارِدُ الشريطيّات
taeniasis = teniasis داءُ الشَّريطيّات
tail = cauda ذَيْل ، ذَنَب
tailgut المِعَى المُذَنَّب
tal-, talo- سابِقة بمَعنى «عُرْقوب» أو «كاحِل»
talalgia وَجَع العُرقوب ، ألَم العَقِب أو الكاحِل
talc الطَّلْق ، سِليكاتُ المانيزا
talcosis السُّحار الطَّلْقيّ ، تَرَبُّ الرِّئة الطَّلْقيّ
talcum = talc الطالِقون ، الطَّلْق
taliped, clubfooted أحنَفُ ، مُدَبَّسُ القَدَم
talipes, clubfoot الحَنَف ، فَدَعُ القَدَم ، وَكَع
~ calcaneovalgus الحَنَفُ العَقِبيّ الرَّوَحيّ
~ calcaneovarus الحَنَف العَقِبيّ الفَحَجيّ
~ equinus الحَنَف الأبْخَسيّ ، قَفَد
~ valgus الحَنَفُ الرَّوَحيّ
~ varus الحَنَف الفَحَجيّ
talipomanus حَنَفُ اليَد ، الكَوَع
talocalcaneal قَعْبيّ عَقِبيّ ، كَعْبويّ عَقِبيّ
talocrural قَعْبيّ ساقيّ ، كَعْبويّ ساقيّ
talon شَرَفةُ السِّنِّ الخَلْفيَّة في رَحَى عُلْويَّة
talonid شَرَفةُ السِّنِّ الخَلْفيَّة في رَحَى سُفليَّة
talotibial قَعْبيّ ظُنْبوبيّ ، كَعْبويّ ظُنْبوبيّ
talus القَعْب ، الكَعْبي ، المُخَلْخَل ـ أعلى عِظامِ القَدَم · الكاحِل
tampon دَحْسة ، حَشْوة ، قَطيلة
tamponade, tamponage اندِحاس ، انحِشاء · دَحْس ، دَكّ ، الحَشْوُ بقَطيلة
cardiac ~, heart ~ اندِحاسٌ قَلْبيّ ـ اندِحاسُ التأمورِ بسائلٍ ضاغِط
tamponing الدَّحْس ، الدَّكّ ، الحَشْوُ بقَطيلة
tannin عَفْص ، حامِضُ التَّنِّيك
tantrum سَوْرة ، شَراسة
tap بَزْل ـ تَصْريفُ السوائل · صُنْبور ، حَنَفيَّة · رَبْتة ، قَرْعة أو دَقَّة خَفيفة · يَبْزُل
heel ~ نَقْرُ العَقِب ـ يصحَبُهُ مُنعَكَسُ حَرَكةِ أصابِع القَدَم
tape شَريط
adhesive ~ شَريطٌ لاصِق
sterile adhesive ~ شَريطٌ لاصِقٌ مُعَقَّم
tapeinocephalic مُسَطَّح الرأس
tapeinocephaly تَسَطُّح الرأس
tapering مُسْتَدِقّ
tapetum بِساط ـ حُزمةُ أليافٍ من الجِسْمِ الثَّفَنيّ تُغَطّي البُطَينَ الجانِبي · طَبَقة بِساطيَّة
tapeworm الدُّودةُ الشَّريطيَّة ، الشَّريطيَّة ، (الدُّودةُ الوَحيدة)
taphophobia رَهْبةُ الاندِفانِ حَيّاً ، رَهْبةُ الدَّفْن
tapinocephaly = tapeinocephaly انبِساطُ قِمَّةِ الرأس ، استِواءُ سَطْحِ الرأس
tapioca تَبْيُوكة
tapotage نَقْر ، قَرْع ـ سُعالٌ وتَنَخُّم يتبَعانِ القَرْعَ على الصَّدْر
tapotement نَقْر ، قَرْع ، طَبْطَبة
tar قَطِران
juniper ~ قَطِرانُ العَرْعَر
pine ~ قَطِرانُ الصَّنَوبَر
tarantula رُتَيلاء ، رُتَيلة ـ عَنكَبوتٌ سامّ
Taraxacum طَرَخْشَقون ، هِنْدِباءُ البَرّ
tardive آجِل ، مُتأخِّر
tare فِراغة ، وَزْنُ الفارِغ
target هَدَف · شَيءٌ مُستَهْدَف ـ خَليَّة أو عُضْو

tars-, tarso- سابِقة بمعنى «رُصْغيّ» أو «حافّيّ جَفْنيّ»

tarsadenitis التِهابُ غُضروفِ الجَفْن وغُدَدِه

tarsal مُتَعلِّقٌ بغُضْروفِ الجَفْن • رُسْغيٌّ قَدَميّ ، رُصْغيّ

~ glands الغُدَد الجَفْنيّة ، غُدَد مِيبُوم

tarsalgia أَلَم الرُّصْغ

tarsalis رُصْغيّ ، رُسْغيّ قَدَميّ

tarsectomy استِئصالُ عِظامِ الرُّصْغ • استِئصالُ غُضْروفِ الجَفْن

tarsitis التِهابُ حافةِ الجَفْن ، التِهابُ غُضْروف الجَفْن • التِهابُ الرُّصْغ

tarsoclasis تَكسيرُ الرُّصْغ

tarsomalacia لَدانةُ شَفْر الجَفْن

tarsometatarsal رُصْغيّ وَظيفيّ ، رُصْغيّ مُشْطيّ

tarso-orbital جَفْنيّ حَجاجيّ

tarsophalangeal رُصْغيّ سُلاميّ

tarsophyma وَرَم الرُّصْغ ، وَرَم رُصْغيّ إطلاقاً

tarsoplasty = tarsoplasia رَأْبُ الجَفْن

tarsoptosis, flat foot هُبوطُ الرُّصْغ ، قَدَمٌ رَحّاء أو مَسْحاء ، رَحَح

tarsorrhaphy = blepharorrhaphy خِياطةُ أو رَفْو الجَفْن

tarsotomy شَقُّ غُضْروفِ الجَفْن • خَزْعُ الرُّسْغ

tarsus غُضْروف الجَفْن • الرُّصْغ ، رُصْغُ القَدَم

tartar دُرْديّ ، طَرْطَر أو طَرْطير • القَلَح ، طَرامةُ الأسنان

dental ~ قَلَحُ الأسنان

~ emetic طَرْطَرٌ مُقَيِّىء ، دُرْديٌّ مُقَيِّىء

tartrate طَرْطَرات ــ مِلْحُ حامِض الطرطَريك

tasikinesia حَرَكة متوَتِّرة ــ مَلَلُ الجُلوس

taste الذَّوْق ، مَذاق ، طَعْم

~ bud بُرْعُم ذَوقيّ

tattooing وَشْم ، تَوْشيم ، الدَّقّ

tautomenial مُتعلِّقٌ بالحَيْض ذاتِه

tautomer صِنْو ــ مُماثِل كيماويّ

tautomeral صِنْويّ ــ في الجانِب نَفسِه

tautomerism مُماثَلة التَّرْكيب

taxis رَدّ • انجِذاب ، انتِحاء ، انحِياز

taxon أُصْنوفة ــ فِئةُ تَصْنيف

taxonomic تَصْنيفيّ ، مُنَسِّق

taxonomy = taxology عِلْمُ التَّصْنيف

T.b. السُّلّ • عُصَيَّة السُّلّ

tea شاي

tear دَمْعة • مَزْقة • يمَزِّقُ

~ gas غازٌ مُسيلٌ لِلدُّموع

tears دُمُوع • صَمْغ (على شَكْلِ نُقَط)

tease يَنْدِفُ ، يمشِّق

teat نَغْدانة ، حَلَمةُ الثَّدْي • بِزُّ الحَيَوان

technic = technique صَنْعة ، أُسلوبٌ تِقْنيّ

technical تِقْنيّ ، صَناعيّ ، صنعيّ

technician تِقْن ، صَناع ــ فَنِّيّ ، (صَنائعيّ)

technique طَريقةُ العَمَل ، تِقْنِية

technocausis الكَيّ ، استِعمالُ الكَيّ

technologist تِقانيّ ، تَقين ــ عالِمُ تِقْنيّات

technology التِّقانة ، عِلْمُ الصِّناعة ، عِلْمُ التِّقْنيّات

tectocephaly رَأْسٌ زَوْرَقيّ

tectology مَبْحَث التَّرْكيب

tectorial سَقْفيّ ، غِطائيّ

tectorium, the membrane of Corti الغِشاءُ السَّقْفي لِلقَناة القَوقَعيّة ، غِشاءُ كُورتي

tectospinal سَقْفيّ نُخاعيّ

tectum سَقْف ، سَطْح ، غِطاء

teeth أَسْنان ، أَضْراس

incisor ~ القَواطِع

milk ~ الرَّواضِع ، أَسنانُ الحَليب

molar ~, wang ~ الطَّواحِن ، الأَرْحاء

permanent ~ الأسنانُ الدائمة

premolar ~, bicuspid ~ الضَّواحِك

temporary ~, milk ~ الرَّواضِع ــ الأسنانُ المُؤَقَّتة

wisdom ~ النَّواجِذ ، أسنانُ العَقْل

teething تَسَنُّن ، إثْغار • (شَقُّ الأسنان)

tegmen تَقيف ، غِطاء

tegmental تَقيفيّ ، غِطائيّ

tegmentum تَقيفة ، غِطاء ، غِشاء

tegument جِلْد • غِطاء ، غِشاء

tegumental جِلْديّ ، غِطائيّ
tegumentary مُتَعلِّق بالجِلْد أو بالغِطاء
teichopsia, scintillating scotoma عُتْمة مُتَلألِئة
teinodynia = **tenodynia** أَلَمُ الوَتَر
tela; pl. telae نَسيجة ، هَلَل ، تَرْكيبٌ شَبَكيّ
telalgia أَلَمٌ رَجيع – بَعيدٌ عن الآفة
telangiectasia تَوَسُّع الشَّعْريّات ، تَوَسُّعُ الأوعيةِ الشَّعريّة
telangiectasis تَبَقُّع الشَّعْريّات المُتَوسِّعة
telangiitis التِهابُ الشَّعريّات
telangiosis داءُ الأوعيةِ الشَّعْريّة
tele- سابِقة بمَعنى «انتِهائيّ» ، «بَعيد» أو «عَن بُعْد» أو «بُعاديّ»
telecardiogram مُخَطَّط قَلْبيّ بُعاديّ
telecardiophone مِسْماعٌ قَلْبيّ بُعاديّ
teleceptor مُقتَبِلٌ بُعاديّ ، مُتقَبِّلٌ حِسِّيّ بُعاديّ
telecinesia = **telekinesis** تَحْريك بُعاديّ – التَّحْريكُ عَن بُعْد
telecurietherapy المُداواةُ البُعاديّة بالأشِعَّة
telelectrocardiogram مُخَطَّطٌ قَلْبيّ كَهرَبيٌّ بُعاديّ – مُخَطَّطُ القَلْب الكَهرَبيّ عَن بُعد
telemetry قِياسٌ بُعاديّ – القِياسُ عَن بُعد
telencephalon الدِّماغُ الانتِهائيّ
teleology مَذهَبُ الأسبابِ النِّهائيّة ، مَبْحَثُ الأسبابِ الأصليّة
teleomitosis الانقِسامُ الفَتيليّ النِّهائيّ
teleonomy القانُون النِّهائيّ
teleopsia إبْصارٌ مُبْعِد
teleorganic ضَروريٌّ للحَياة
telepathist قارِئُ الأفكار
telepathy التَّخاطر – اتِّفاقُ الخَواطِر . قِراءةُ الأفكار
teleradiography التَّصْويرُ الشُّعاعيّ البُعاديّ
telergy, automatism الاشتِغالُ أو العَمَلُ البُعاديّ · تِلْقائيّة العَمَل
teleroentgenogram صُورةٌ إشعاعيّة بُعاديّة
teleroentgenography التَّصْويرُ الشُّعاعيُّ البُعاديّ
teleroentgenotherapy المُعالَجةُ الإشعاعيّةُ البُعاديّة
telescopic مُتَداخِلُ الأجزاء
telescopy التَّنْظيرُ البُعاديّ ، التَّنْظير المِرقابيّ
telesthesia الحِسُّ البُعاديّ ، الإدراكُ القَصِيّ
teletherapy المُعالَجة البُعاديّة · المُعالَجةُ الإيحائيّة
tellurism داءٌ أرضيّ أو تُرابيّ
telo- سابِقة بمَعنى «نِهائيّ» أو «انتِهائيّ»
telocentric صِبْغيٌّ طَرَفيُّ القُسَيم المَركزيّ – أو خاصٌّ بهذا الصِّبْغيّ
telodendrion = **telodendron** غُصْن انتِهائيّ – عَصَبونيّ ، تَغَصُّن انتِهائيّ
telognosis التَّشْخيص البُعاديّ – بالرّاديُو أو بالتِلِفون عن بُعْد
telokinesis = **telophase** الطَّور الأخير
telolecithal ذاتُ صَفارٍ طَرَفيّ
telophase, telokinesis الطَّور الانتِهائيّ – الطَّورُ الأخيرُ في الانقِسامِ الخُياطيّ
telson لاسِعةُ العَقْرَب
temper طَبْع ، مِزاج
~ tantrums نَوباتٌ عَصَبيّة مِزاجيّة
temperament مِزاج
melancholic ~ مِزاجٌ سَوْداويّ
phlegmatic ~, lymphatic ~ مِزاجٌ بَلْغَميّ (لِمْفاويّ)
temperature دَرَجة الحَرارة
absolute ~ دَرَجةُ الحَرارةِ المُطلَقة
ambient ~ دَرَجة الحَرارة المُكتَنِفة
basal body ~ دَرَجةُ حَرارةِ الجِسمِ الأساسيّة – في وَضْعِ الراحةِ التامّة
body ~ دَرَجةُ حَرارةِ الجِسم
critical ~ دَرَجة الحَرارة الحَرِجة
normal ~ دَرَجة الحَرارة السَّويّة
optimum ~ دَرَجةُ الحَرارة المُثْلَى
room ~ دَرَجة حَرارةِ الغُرفة
temple الصُّدْغ ، الفَوْد
tempolabile مُتَغيِّرٌ معَ الوَقْت
tempora; pl. of tempus صُدْغان ، أصْداغ

temporal صُدْغيّ ٠ وَقْتيّ ، زَمَنيّ
~ bone العَظْمُ الصُّدْغيّ
temporary مُؤقَّت ، وَقْتيّ
temporo- سابِقة تدُلُّ على «الصُّدْغ» أو «القَصّ الصُّدْغيّ»
temporo-auricular صُدغيّ أُذُنيّ
temporohyoid صُدغيّ لاميّ
temporomalar صُدْغيّ وَجْنيّ
temporo-occipital صُدْغيّ قَذاليّ
temporoparietal صُدْغيّ جِداريّ
tempostabile صامِدٌ للزَّمَن ، ثابِتٌ على الزَّمَن
tenacious مُستَمْسِك ، مُستَعْصٍ ٠ لَزِج
tenacity تَمَسُّك ، استِعْصاء
tenaculum خُطّاف ، مِشْبَكُ أنسِجة ٠ قَيْد ، حِزامُ تَثْبيت
tenalgia أَلَمُ الوَتَر ، وَجَع الوَتَر
tendency مَيْل ، نَزْعة
tender طَريّ ٠ حَسّاسٌ لِلألم
tenderness إيلام ، التألُّمُ باللَّمْس
rebound ~ إيلامٌ ارتِداديّ – عندَ زَوالِ الضَّغْط
tendinitis التِهابُ الوَتَر أو الأوتار
tendinoplasty رَأبُ الأوتار ، تَقْويمُ الأوتار
tendinosus العَضَلة شِبْهُ الوَتَريّة
tendinosuture دَرْزُ الوَتَر ، خِياطةُ الأَوتار
tendinous وَتَريّ
tendo = tendon وَتَر
~ Achilles, ~ calcaneus العُرْقُوب ٠ وَتَرُ أُخِلّس ، وَتَرُ العُرقُوب
tendolysis تَحريرُ الوَتَر – من الالتِصاقات
tendon وَتَر
Achilles ~ وَتَرُ أخِلّس ، العُرْقوب
membranaceous ~ صِفاق ٠ صِفاق
tendoplasty رَأبُ الأوتار – جِراحيّاً
tendosynovitis التِهابُ الغِمْد الزُّلالي لِلوَتَر
tendotomy = tenotomy قَطْعُ الوَتَر
tendovaginal وَتَريّ غِمْديّ
tenectomy قَطْعُ الوَتَر ، خَزْعُ الوَتَر
tenesmus زَحِير

tenia = taenia شَريطة ، رِباطٌ شَريطيّ ٠ شَريطيّة ، الدُّودةُ الشَّريطيّة
~e coli شَرائطُ قُولونيّة
~ libera الشَّريطةُ الحُرَّة
~ mesocolica شَريطةُ مِسْراقِ القُولون
~ omentalis الشَّريطةُ الثَّرْبيّة
teniacide قاتِلُ الشَّريطيّات
teniafuge طارِدُ الشريطيّات
tenial شَريطيّ ، خاصٌّ بالشَّريطيّات
teniasis = taeniasis داءُ الشريطيّات
tenicide = teniacide قاتِلُ الشريطيّات
tenifugal طارِدُ الشَّريطيّات
tenifuge = teniafuge طارِدُ الشريطيّات
tenioid شَريطانيّ ، نَظيرُ الشَّريطيّة
tennis elbow مِرْفَقُ التَّنّاسين – أَلَمُ وَتَر المِرْفَق
teno-, tenonto- سابِقة بمَعنى «وَتَر» أو «وَتَريّ»
tenodesis إيثاقُ الوَتَر
tenodynia وَجَعُ الوَتَر
tenomyoplasty رَأبٌ وَتَريّ عَضَليّ
tenomyotomy خَزْعٌ وَتَريّ عَضَليّ
tenonectomy خَزْعُ الوَتَر ، اقتِطاعُ الوَتَر
tenonitis التِهابُ الوَتَر ٠ التِهابُ مِحفَظةِ تِنُون
tenonometer مِقياسُ ضَغْط المُقْلة
tenontitis, tendinitis التِهابُ الوَتَر
tenontodynia أَلَمُ الأوتار ، وَجَعُ الأوتار
tenontography وَصْفُ الأوتار ، رَسْمُ الأوتار
tenontolemmitis التِهابُ غِمْدِ الأوتار
tenontology مَبْحَثُ الأوتار
tenontothecitis التِهابُ غِمْدِ الوَتَر
tenophyte نَبْتة أو نامِيةٌ وَتَريّة ، رُسوبٌ وَتَريّ
tenoplasty رَأبُ الوَتَر ، تَقْويمُ الأوتار
tenorrhaphy رَفْوُ الوَتَر
tenositis التِهابُ الوَتَر
tenostosis تَعَظُّمٌ وَتَريّ ، اعتِظامُ الوَتَر
tenosuspension التَّعْليق بالوَتَر
tenosuture خِياطةُ وَتَر
tenosynovectomy خَزْعُ غِمْدِ الوَتَر
tenosynovitis التِهابُ غِمْدِ الوَتَر ، المَعَص
villous ~ التِهابُ غِمْدِ الوَتَر الزُّغابيّ

tenotome مِبْضَع الوَتَر ، مِقْطَع الوَتَر
tenotomize يَبْضَعُ الوَتَر ، يَقْطَعُ الوَتَر
tenotomy بَضْع الوَتَر ، قَطْع الوَتَر
graduated ~ قَطْعُ الوَتَر المُتَدَرِّج
tenovaginitis التِهابُ الوَتَر وغِمْدِه · التِهابُ غِمْدِ الوَتَر
tense مُتَوَتِّر ، مَشْدود · قاسٍ
tension تَوَتُّر · تَوْتير · جُهْدٌ كَهرَبائيّ · الضَّغْط الجُزْئيّ (لغازٍ في سائل)
interfacial surface ~ التَوَتُّر السَّطْحيّ البَيْنيّ
intraocular ~ تَوَتُّرُ المُقْلة
muscular ~ تَوَتُّرٌ عَضَليّ
premenstrual ~ تَوَتُّر قَبْل حَيْضيّ ـ نَفْسانيّ
surface ~ تَوَتُّر سَطْحيّ
tensor مُوَتِّرة ، شادَّة ، مُوَتِّر ، مُمَدِّد ، شادّ
tent خَيْمة · فَتيل ، مِفْأَم ، ذُبالة
oxygen ~ خَيْمة الأُكسِجين
tentacle = **tentaculum** مِجَسّ ، لامِسة ـ قَرْنُ الحَشَرة الحَسّاس
tentative تَجْريبيّ قابِلٌ للتَّبْديل ، مُؤَقَّت
tentigo غُلْمة ـ شَهْوة الجِماع ، هَوَسٌ غُلْميّ
tentorial خَيْمي ـ مُتَعَلِّق بخَيْمة المُخَيْخ
tentorium خَيْمة
~ cerebelli خَيْمةُ المُخَيْخ
~ of the hypophysis خَيْمةُ النُّخامِيَّة
tephromalacia تَلَيُّن سِنْجابِيَّة النُّخاع
tephromyelitis التِهابُ سِنْجابِيَّةِ النُّخاع
tephrylometer مِقياسُ كَثافةِ المادَّة السِّنجابِيَّة
tepid فاتِر ، سَخين
ter- سابِقة بمَعنى «ثَلاثة» أو «ثُلاثيّ»
tera- سابِقة بمَعنى «تريليُون» أو «مِليُون مِليُون» أو «10^{12}»
teras مِسْخ ، مَسيخ ، هُولَة
terata; pl. of teras مُسوخ
teratic مِسْخيّ ، هُوليّ ، عَجيبُ الخِلْقة
teratism مُساخ ، مِسْخِيَّة
terato- سابِقة بمَعنى «مِسْخ» أو «مِسْخيّ»
teratoblastoma وَرَمٌ أروميّ مِسْخيّ
teratogen مايِخ ، مُوَلِّد مِسْخي
teratogenesis تَكْوينُ المَسخِيَّة ، تَوَلُّد المِسخِيَّة
teratogenous مِسْخيُّ المَنْشأ
teratogeny تَوَلُّد المُسوخ ، تَكْوين المِسْخِيَّة
teratoid مِسْخانيّ ، نَظيرُ المِسْخ ، شِبْه الهُولة
teratology مَبْحَث المِسْخِيّات ـ عِلْمُ المُسوخ والتَشَوُّهات
teratoma مِسْخوم ، وَرَم مِسْخيّ
teratophobia رَهْبةُ المُسوخ ، رَهْبةُ وِلادةِ مَسيخ
teratosis = **teratism** مُساخ ، مِسْخِيَّة ، خَلْقٌ عَجيب أو مُشَوَّه
terebinthina = **turpentine** تِرْبَنْتين
terebrant, terebrating ثاقِب ، ناقِب
terebration ثَقْب ، نَقْب
teres مُدَوَّر مُتَطاوِل ، مُدَمْلَج ، مُدَمْلَك
tergal ظَهْريّ
ter in die ثَلاثَ مَرّاتٍ باليَوم
term مُصطَلَح · أجَل · حَدّ
terminad صَوْب النِّهاية
terminal انتِهائيّ ، نِهائيّ · مِطْراف
terminatio; pl. terminationes نِهاية ، مُنتَهى
termination نِهاية ، انتِهاء ، مُنتَهى · إنْهاء
terminology عِلْمُ المُصطَلَحات · مُصطَلَحات
terminus نِهاية
ternary ثُلاثيّ ، مُثَلَّث ، ثالِثيّ
teroxide, trioxide أُكسيد ثُلاثيّ
terpene تِرْبين
terra أرْض ، تُرْبة
Terramycin تيرامايسين
terror ذُعْر ، رُعْب ، فَزَع
night ~s المَخاوِفُ الليلِيَّة
tertian ثِلْث ، ثالِثيّ ، ثُلاثيّ
double ~ الحُمَّى الثِّلْث المُضاعَفة
tertiarism السِّفْلِس الثُّلاثيّ
tertiary ثالِث ، ثُلاثيّ ، ثالِثيّ
tertigravida, gravida III ثُلاثِيَّة الحَمْل
tertipara, para III, III-para مُثْلِثة ، ثُلاثِيَّةُ الوِلادة
tessellated فُسَيفِسائيّ ، مُقَسَّم أشكالاً مُرَبَّعة

test; pl. tests اختبار ، رائز ، تَجْرِبة
aptitude ~ اختِبارُ اللِّياقة
double-blind ~ اختِبارُ التَّعْمية المُزدَوجة – دُونَ مَعرِفةِ المُعالِج أو المُعالَج
intelligence ~ اختِبارُ الذَّكاء
patch ~ اختِبارُ الرُّقعة – لاختِبارِ الحَسّاسيَّة المُفرِطة
precipitation ~ اختِبار التَرسُّب
serologic ~ اختِبار مَصْليّ
~ tube أُنبوبُ الاختِبار
~ types, ~ letters حُروفُ الاختِبار – حُروفُ اختِبارِ حِدَّة البَصَر
tolerance ~ اختِبارُ التحمُّل
tourniquet ~ اختِبارُ العاصِبة – لِهَشاشَةِ الأوعِية الشَّعريَّة
tuberculin ~ اختِبار السُّلِّين
testa صَدَفة ، قِشْرة
testalgia أَلَمُ الخُصْيَة ، وَجَعُ الخُصْية
testectomy خِصاء
testes; pl. of testis الخُصَى . الخُصْيَتان
testicle = **testis** الخُصْيَة
retained or undescended ~ خُصْية مُحتَجَزة أو مُحتَبَسة أو غيرُ نازِلة
testicond مُخْتَفي الخُصْيَتَيْن
testicular خُصْويّ
testis الخُصْيَة
testitis = **orchitis** التِهابُ الخُصْية
testoid خُصْوانيّ . خُصْويّ . خُصْية بَدْئيَّة
testopathy اعتِلالُ الخُصْيَة . اعتِلالٌ خُصْويّ
testosterone تِسْتُوستيرون – الهُرمونُ الذكَريّ الرَّئيسيّ
test-tube baby طِفْلُ أُنبوب الاختِبار
tetan- , **tetano-** سابِقة بِمَعنى «كُزاز»
tetania = **tetany** تَكَزُّز
tetanic مُكَزِّز . مُسَبِّب الكُزاز
tetaniform كُزازيُّ الشَّكل . شِبْهُ الكُزاز
tetanism تَكزاز . إكْزاز
tetanization تَكْزيز
tetanize يُكَزِّزُ
tetanode هَدْأة كُزازيَّة
tetanoid كُزازانيّ ، كُزازيُّ الشَّكل
tetanolysin حالَّةٌ كُزازيَّة
tetanospasmin مُشَنِّج كُزازيّ
tetanus كُزاز ، تكَزُّز – تَقَلُّصٌ عَضَليٌّ مُستَمِرّ
chronic ~ تَكَزُّزٌ مُزمِن
traumatic ~ تَكَزُّز رَضْحيّ ، كُزاز جَرْحيّ
tetany تَكَزُّز
gastric ~ تَكَزُّز مَعِديّ
hyperventilation ~ تَكَزُّزُ فَرْط التَّهْوية
parathyroid ~, parathyroprival ~ تَكَزُّزٌ دُرَيقيّ ، تكَزُّزُ حِرْمان الدُّرَيقات
tetartanopia عَمَى الأصفَر والأزرَق ، عَمًى لَونيٌّ رُبْعيّ
tetra- سابِقة بمَعنى «رُباعيّ» أو «أربَعة»
tetrabasic رُباعيُّ القاعِدة ، ذو أربَع قَواعِد
tetrabrachius رُباعيُّ الأذرُع
tetrachirus رُباعيُّ الأيدي
tetrachloroethylene رابِعُ كلُور الإيثيلين
tetrachromic رُباعيُّ الألوان
tetracrotic رُباعيّ الضَّرَبات
tetracycline تِتراسِكْلين
tetrad رُباعيَّة ، رُباعيّ
tetradactyly رُباعيَّة الأصابِع
tetragonum المُرَبَّعة – فُسْحة مُرَبَّعة
tetragonus العَضَلة الجِلْديَّة للعُنق
tetrahydrozoline رُباعيُّ الهَيْدرُوزولين
tetralogy الرُّباعيَّة – رُباعيَّة العَناصِر أو الأعراض
~ of Fallot رُباعيَّة فالُو – عُيوبُ القَلْب الوِلاديَّةُ الأربَعة
tetrameric = **tetramerous** رُباعيُّ الأقسام، ذو أربَعةِ أقسام
tetranopsia ضَعْفُ النَّظَر . عَمًى رُبْعيّ
tetraplegia شَلَلٌ رُباعيّ ، شَلَلُ الأطرافِ الأربَعة
tetraploid رُباعيُّ الصِّبْغيّات
tetraploidy رُباعيَّة الصِّبْغيّات
tetrapus رُباعيُّ الأقدام ، ذو أربَع أقدام
tetrascelus رُباعيُّ الأرجُل ، ذو أربَع أرجُل

tetratomic رُباعيُّ الذرّات ، ذو أربعِ ذرّات
tetravaccine لَقاحٌ رُباعيّ
tetravalent رُباعيُّ التكافؤ
tetrophthalmos رُباعيُّ الأعْيُن ، ذو أربعِ عُيون
tetter نَتَض ونُتوض ، طَفْح ، هَرَص
texis حَمْل ، حَبَل
textiform شِبْه النَّسيج ، نَسيجيُّ الشَّكل
textoma وَرَمٌ نَسيجيّ
textural نَسيجيّ
texture نَسيجة ، نَسيج ، مَنْسوجٌ عُضويّ
textus نَسيج ، نَسْج
thalam-, thalamo- سابِقة بمَعنى «مِهاد» أو «مِهاديّ»
thalamencephalic دِماغيّ مِهاديّ
thalamencephalon الدِّماغُ المِهاديّ
thalamic مِهاديّ ، سَريريّ
thalamocele تَجْويفُ المِهاد
thalamocortical مِهاديّ قِشْريّ
thalamolenticular مِهادي عُدَيسيّ
thalamotomy بَضْعُ المِهاد ، شَقُّ المِهاد
thalamus المِهاد ، السَّرير البَصَريّ
thalassemia فَقْرُ الدَّم البَحْريّ ، ثَلاسيمِيَّة
~ major الثَّلاسيمِيَّة الكُبْرى ، ثَلاسيمِيَّةُ البَحْر المتوسِّط ، داءُ كُولي
~ minor الثَّلاسيمِيَّة الصُّغْرى
thalassophobia رَهْبةُ البِحار
thalassoposia شُرْبُ ماءِ البَحْر
thalassotherapy الاستِبْحار ـ المُداواةُ بالأسفارِ والحَمّاماتِ البَحْرِيَّة ، المُداواةُ بالتَبَحُّر
thalidomide ثالِدُميد
thallophyte ثالُوفيت ، نَباتٌ مَشَريّ
thallus ثالُّوس ، مَشَرة ـ نَباتٌ لا تتميَّزُ أقسامُه
thamuria بُوال ، كَثْرةُ التَبَوُّل
thanato- سابِقة بمَعنى «مَوْت» أو «مَوتيّ»
thanatobiologic مَوْتيّ حَياتيّ
thanatognomonic واسِمٌ مَوتيّ ، مُشيرٌ بالمَوت
thanatoid مَوتانيّ ، نَظيرُ المَوت ، يُشبِهُ المَوت
thanatology مَبْحَث المَوت
thanatomania هَوَس القَتْل ، جُنونُ الانتِحار
thanatometer تِرْمومِتْر المَوت ـ مِحْرارُ أو مِحَرُّ التحقُّق من الوَفاة
thanatophobia رَهْبة المَوت
thanatopsia, thanatopsy تَشْريحُ المَيْت
thanatosis مُوات ، مَوَتان ، نُخْرة
thebaic أفْيُونيّ ، مُتعلِّق بالأفيون
thebaine أفيُونين ، ثِيبَين
thebaism الانسِمامُ بالأفيون ، ثِيبيَّة
theca قِراب ، غِمْد ، غِلاف
~ cordis التأمور ـ شَغافُ القَلْب
~ folliculi قِرابٌ جُرَيبيّ
thecal قِرابيّ ، غِلافيّ ، غِمْديّ
~ whitlow داحِس غِمْديّ
thecitis التِهابُ القِراب ، التِهابٌ غِمْديّ
thecodont سِنْخيُّ الأسنان
thecoma وَرَم قِرابيّ ـ وَرَمُ خَلايا القِراب
thecostegnosis انقِباضُ غِمْد الوَتَر
theine شايِين ـ كافِيينُ الشاي
theinism, theaism الانسِمامُ بالشاي
thelalgia ألَمُ الحَلَمة ، وَجَع الحَلَمة
thelarche نُهود ، كُعوب ـ بَدءُ نَماءِ الثَّدْي
theleplasty رَأبُ الحَلَمة ، تَقْويمُ الحَلَمة
thelerethism انتِصابُ الحَلَمة ، بُروزُ الحَلَمة
thelitis التِهابُ الحَلَمة
thelium حَلَمة ، حَلَمة الثَّدْي
thelorrhagia نَزْف حَلَميّ
thelygenic مُؤنِث ، مِئْناث ـ تَلِدُ إناثاً فَقَط
thelyplasty = **theleplasty** رَأبُ الحَلَمة
thelytocia = **thelytoky** وِلادةُ إناث ، إيناث
thenad صَوْبَ الرانِفة ـ صَوبَ ألْيَة اليَد
thenal رانِفيّ ، راحِيّ ، فَقْحانيّ
thenar الرانِفة ـ ألْيَة الكَفّ ، راحِيّ
~ eminence ألْيَةُ راحَةِ اليَد
theobromine ثِيُوبْرُومين
theomania هَوَس دِينيّ ، جُنونُ الأُلوهيَّة
theophobia مَخافةُ الله ، رَهْبةُ غَضَب الخالِق
theophylline ثِيُوفِلِّين
theoretical نَظَريّ
theory نَظَرِيَّة ، رَأي

theotherapy الطِّبابةُ الدِّينيّة ـ بالصَّلَواتِ والأدعية

therapeusis = therapeutics عِلْمُ المُداواة

therapeutic, therapeutical طِبابيّ ، عِلاجيّ ، مُداوٍ ، شافٍ

therapeutics فَنُّ المُداواة ، الدَّوائيّات

alimentary ~ مُداواةٌ غذائيّة

empiric ~ دَوائيّات عُرفيّة ، مُداواةٌ تَجْريبيّة أو تَخَبُّرِيّة

ray ~ مُداواة شُعاعيّة

specific ~ مُداواةٌ نَوعيّة

suggestive ~ مُداواة إيحائيّة

therapeutist خَبيرٌ بالمُداواة ، خَبيرٌ بالطِّبابة

therapist = therapeutist مُداوٍ ، مُعالِج ، خَبيرٌ بالمُداواة ، عالِمٌ بالطِّبابة

physical ~ مُعالِج فِيزيائيّ

speech ~ مُعالِجُ النُّطْق

therapy مُداواة ، مُعالَجة ، طِبابة

anticoagulant ~ مُعالَجةٌ مُضادَّة للتخَثُّر

behaviour ~ مُعالَجة سُلوكيّة

curie-~ مُعالَجةٌ شُعاعيّة

electroconvulsive ~ (E.C.T.),
electroshock ~ (E.S.T.) مُعالَجةٌ بالصَّدمة الكَهرَبائيّة

fever ~ مُعالَجة حُمَّويّة ـ بإحداثِ الحُمَّى

hunger ~ مُعالَجة بالصَّوم ـ مُعالَجة بالتَّجْويع

occupational ~ مُعالَجةٌ إشغاليّة

physical ~ مُعالَجة فِزيائيّة ـ مُعالَجة طَبيعيّة

play ~ مُعالَجة باللَّعِب

replacement ~ مُعالَجةٌ مُعَوِّضة

serum ~ مُعالَجة مَصْليّة

shock ~ مُعالَجة صَدْميّة ـ بالصَّدمةِ الكَهرَبائيّة

solar ~ مُعالَجةٌ شَمْسيّة

specific ~ مُعالَجة نَوعيّة

substitution or substitutive ~ مُعالَجة استِبْداليّة أو إعاضيّة

suggestion or suggestive ~ مُعالَجةٌ إيحائيّة

vaccine ~ مُعالَجة لَقاحيّة

theriaca = theriac تِرْياق

theriotherapy مُعالَجةُ الحَيَوانات

therm-, thermo- سابِقة بمَعنى «حَرارة» أو «حَراريّ»

therm ثِيرم ـ وَحدةٌ حَراريّة

thermae حَمّاماتٌ ساخِنة ، حَمّامات الحَمّات

thermaerotherapy المُعالَجة بالهَواء الساخِن

thermal حارّ ، حَراريّ ، سُخونيّ

thermalgesia إيلامٌ حَراريّ

thermalgia أَلَم حَرّاق ، حُراق

thermanalgesia فَقْدُ حِسِّ الأَلَم بالحَرارة

thermanesthesia فَقْدُ حِسِّ الحَرارة

thermatology مَبْحَث المُعالَجة بالحَرارة

thermelometer مِيزانُ حَرارةٍ كَهرَبائيّ

thermesthesia حِسُّ الحَرارة

thermesthesiometer مِقياسُ حِسِّ الحَرارة

thermhyperesthesia فَرْطُ حِسِّ الحَرراة

thermhypesthesia نَقْصُ حِسِّ الحَرارة

thermic حَراريّ ، حَرُوريّ

thermo-aesthesia حِسُّ الحَرارة

thermo-algesia إيلامٌ حَراريّ

thermo-analgesia فَقْدُ حِسِّ الحَرارة

thermo-anesthesia فَقْدُ حِسِّ الحَرارة

thermobiotic عَيُوش بالحَرارة

thermocauterectomy القَطْعُ بالكَيِّ الحَراريّ

thermocautery مِكْواة ، مِيسَمٌ حَراريّ ، كَيٌّ حَراريّ

thermochemistry الكِيمياءُ الحَراريّة

thermoclimatism المُداواةُ بالحَمّاتِ والمُناخ ـ المُداواةُ بالمُناخ الحَراريّ

thermocoagulation التَّخْثيرُ الحَراريّ

thermocouple مُزدَوِجة حَراريّة

thermodiffusion انتِشارٌ حَرُوريّ

thermoduric صامِدٌ لِلحَرارة العالية

thermodynamics الدِّيناميّات الحَراريّة

thermo-electricity الكَهرَبائيّة الحَراريّة

thermo-esthesia حِسُّ الحَرارة

thermo-excitory مُستَثيرُ الحَرارة

thermogenesis تَوْليدُ الحَرارة

thermogenetic مُوَلِّد حَرارة
thermogenic مُوَلِّد حَرارة ، حَرُور
thermogenics عِلْمُ تَوليد الحَرارة
thermogenous حَراريُّ المَنْشأ
thermogram مُخَطَّط الحَرارة ، مُخَطَّط حَراريّ
thermograph مِخْطاطُ الحَرارة
thermography تَخْطيط حَراريّ
thermohyperalgesia فَرْطُ التألُّم بالحَرارة
thermohyperesthesia فَرْطُ حِسِّ الحَرارة
thermohypo-esthesia نَقْصُ حِسِّ الحَرارة
thermo-inhibitory مُثَبِّط الحَرارة ، كابِحُ الحَرارة ـ مُعيقُ تَوَلُّد حَرارةِ الجِسم
thermo-integrator مُسَجِّل الحَرارة البِيئيَّة
thermolabile عَطُوب بالحَرارة
thermology عِلْمُ الحَرارة ، مَبْحَث الحَرارة
thermolysis تَحَلُّل حَراريّ
thermolytic مُنحَلٌّ بالحَرارة • مُبَدِّد الحَرارة
thermomassage الدَّلْك الحَراريّ
thermomastography تَخْطيطُ الثَّدْي الحَراريّ
thermometer تِرمُومِتر ، مِحْرار ، مِحَرّ ـ مِقياسُ الحَرارة ، مِيزانُ الحَرارة
Celsius ~, centigrade ~ تِرمُومِتر سِلْزيوس ، مِقياسُ الحَرارةِ المِئَويّ
clinical ~, fever ~ تِرمُومِترٌ طِبِّيّ
Fahrenheit ~ تِرمُومِتر فِرِنْهَيتيّ
maximum ~ تِرمُومِتر الحَرارة القُصْوى
minimum ~ تِرمُومِتر الحَرارة الدُّنيا
recording ~ تِرمُومِتر مُسَجِّل
thermometric تِرمُومِتريّ • مُتَعَلِّقٌ بقِياسِ أو بمِقياسِ الحَرارة
thermometry قِياسُ الحَرارة
thermoneurosis عُصاب حَرُوريّ
thermophile, thermophilic إلْفُ الحَرارة
thermophobia رُهابُ الحَرّ ، رَهْبة الحَرارة
thermophore ناقِلُ الحَرارة ، حامِلُ السُّخونة
thermopile عَمُود الحَرارة
thermoplegia, heatstroke الرَّعْن • حُمَّى حَرُوريَّة
thermopolypnea وَشْكُ النَّفَس الحَرُوريّ ، بُهْر الحُمَّى ـ سُرعةُ التنفُّس مِن ارتِفاعِ الحَرارة
thermoreceptor مُستَقبِلة حَراريَّة ، مُتَقَبِّلٌ حَراريّ ـ نِهايةُ عَصَب تتَقَبَّلُ حِسَّ الحَرارة
thermoregulation تَنْظيم (أو ضَبْط) الحَرارة
thermoregulator مُنَظِّمُ الحَرارة
thermoresistant مُقاوِمٌ لِلحَرارة
thermoscope مِكشافُ الحَرارة
thermostabile صامِدٌ لِلحَرارة ، ثابِتٌ على الحَرارة
thermostasis الاستِقْرار الحَراريّ ـ ثَباتُ دَرَجة الحَرارة في ذَواتِ الدمِ الحارّ
thermostat ناظِمُ الحَرارة ، مُنَظِّم الحَرارة
thermosteresis حِرْمان الحَرارة
thermosystaltic متقَبِّض بالحَرارة
thermotactic = thermotaxic مُنَظِّمُ الحَرارة • مُنحازٌ لِلحَرارة
thermotaxis انتِظامُ الحَرارة • الانتِحاء الحَراريّ ، الانحِياز الحَرُوريّ
thermotherapy المُداواةُ بالحَرارة ، المُعالَجة الحَرُوريَّة ، الاستِحْرار
thermotics عِلْمُ الحَرارة • الحَراريّات
thermotolerant يَحْتَمِلُ الحَرارة
thermotonometer مِقياسُ التَوَتُّر الحَرُوريّ ـ مِقدارُ انقِباضِ العَضَل بالحَرارة
thermotracheotomy بَضْعُ الرُّغامَى بالكَيّ
thermotropism التَوَجُّه الحَراريّ ، الانتِحاءُ الحَراريّ ـ الاتِّجاهُ أو الابتِعادُ عن الحَرارة
thesaurismosis كُناز ، داءُ الاختِزان ـ تجَمُّعُ مَوادّ دُهنيَّة وغيرِها لِعِلَّة استِقْلابيَّة
thesaurosis كُناز ، داءُ الاختِزان ، الكَنْز
thesis أُطْروحة
thiamin(e) ثيامين
thiazole ثيازول
thiemia دَمٌ كِبريتيّ ـ دَمٌ مُكَبْرَت
thigh الفَخِذ ـ ما بينَ الوَرِك والرُّكْبة
thigmesthesia إحساسٌ لَمْسيّ
thigmocyte خَليَّة لَمْسيَّة ـ اِسمٌ لِلُوَيحة الدم

thigmotaxis = **thigmotropism** تَوَجُّه لَمْسيّ ، انحِيازٌ لَمْسيّ
thinking الفِكْر ، تَفْكير
thio- ثِيُو ـ سابِقة تدُلُّ على وُجود «الكِبْريت»
thiocarbamide كَرْباميد كِبْريتي
thiocyanate ثِيُوسِيانات
thioether أثيرٌ كِبْريتي
thioguanine ثِيُوغوانين ـ عَقّار مُضادٌ للتَسَرْطُنِ وابيضاضِ الدم
thionic كِبْريتي
thiopexy تَثْبيتُ الكِبريت
thiophilic أليفُ الكِبْريت
thiourea بَوْلة كِبْريتيَّة ، ثِيُوكَرْباميد
third intention القَصْد الثالِث . المَقْصَدُ الثالِث ـ التِئامُ الجُرحِ بالتحَبُّب
thirst ظَمَأ ، عَطَش
thixolabile عَطُوبٌ بالرَّج
thixotropism = **thixotropy** تَمَيُّعٌ (هُلامي) بالرَّج أو التَّقْليب
thoracalgia أَلَمُ الصَّدْر ، أَلَم صَدْري
thoracectomy بَضْعُ الصَّدْر وجُزْء من ضِلَع
thoracentesis بَزْلُ الصَّدْر ، بَزْلُ الجَنْبة
thoracic صَدْري
 ~ cavity التَّجْويفُ الصَّدْري
 ~ duct قَناةٌ صَدْريَّة ـ إحدى اثنتَيْنِ رَئيسيَّتَيْن في الجُمْلة اللِّمفيَّة
thoraco- سابِقة بمعنى «صَدْريّ»
thoracoceloschisis, thoracogastroschisis شَقٌ صَدْري بَطْني
thoracocentesis بَزْلٌ صَدْري ، بَزْلُ الصَّدْر
thoracocyllosis تَشَوُّهُ الصَّدْر ، اعوِجاجُ الصَّدْر
thoracocyrtosis تَقَوُّس الصَّدْر ، نُشوز الصَّدر
thoracodelphus مَسيخانِ مُتَّحِدان بالصَّدر
thoracodynia وَجَعٌ صَدريّ ، صُدار
thoracograph مِخطاطُ الصَّدر ، مِخطاطُ التَنَفُّس الصَّدري
thoracolaparotomy بَضْعٌ صَدْري بَطْني
thoracolumbar صَدْري قَطَني
thoracolysis تَحْريرُ الصَّدر
thoracomelus مَسيخٌ بطَرَفٍ إضافيّ صَدْريّ
thoracometer مِقياسُ الصَّدْر
thoracomyodynia وَجَعُ عَضَلات الصَّدر
thoracopagus مُندَمِجا الصَّدرَيْن ـ توأمان
thoracopathy اعتِلال صَدْريّ
thoracoplasty رَأبٌ صَدْريّ ، تَقْويمُ الصَّدر
thoracopneumograph مِخطاطُ التنَفُّسِ الصَّدريّ
thoracopneumoplasty رَأبُ الصَّدر والرِّئة
thoracoschisis انشِقاقُ الصَّدر
thoracoscope مِنْظارُ الصَّدْر . مِسماعُ الصَّدر
thoracoscopy تَنْظيرُ الصَّدْر
thoracostenosis تَضَيُّق الصَّدر
thoracostomy فَغْرُ الصَّدر . فَغْرٌ صَدْريّ
thoracotomy بَضْعُ الصَّدْر ، شَقُّ الصَّدر
thoradelphus مَسيخانِ مُتَّحِدانِ بالصَّدر
thorax الصَّدْر
thoron ثُورُون ـ إشعاعُ الثُّوريُوم
thread خَيْط . سِنّ لَولَبة
threadworm, pinworm دُودة خَيطيَّة ، دُودة دَبُّوسيَّة ـ وبخاصَّةٍ السُّرميَّة الدُّوَيديَّة
thremmatology مَبْحَثُ قَوانين الوِراثة والتغَيُّر
threpsology مَبْحَث التَّغْذِية ، عِلْمُ التَّغْذِية
threshold = **schwelle** عَتَبة ، مَبْدى ، مَشْرِف ، حَدّ
 auditory ~ عَتَبة السَّمْع ـ حَدُّ السَّمْع الأدنى
 sensitivity ~ عَتَبة الحَساسيَة ، عَتَبة المُؤثِّر
 ~ of consciousness عَتَبة الوَعْي
 visual sensation ~ عَتَبة الحِسِّ البَصَريّ
thrill هَرير ، حِسٌّ بالاهتِزاز
 aortic ~ هَريرٌ أبهَريّ
 diastolic ~ هَريرٌ انبِساطيّ
 hydatid ~ هَريرٌ عُداريّ
 presystolic ~ هَريرٌ قَبْل انقِباضيّ
 systolic ~ هَرير انقِباضيّ
thrix = **hair** شَعْرة
throat الحَلْق . البُلْعُوم
throb نَبضة ، أزَّة ، رَفَّة ، خَفْقة
thrombase, thrombin خَثْراز ، خَثْرين

thrombasthenia وَهَنُ الصُّفَيحات
thrombectomy استِئصالُ الخَثْرة ـ نَزْعُ جُلْطة الوَريد
thrombin خَثَرين ، ثرُومبين ، ثرُومباز ، خَثَراز ـ خَميرةُ اللِّيفين
thrombinogen مُوَلِّد الثرُومبين
thrombo- سابِقة بمَعنى «خَثْرة» ، «جُلْطة» أو «صُفَيحة»
thromboangiitis التِهابٌ وِعائيٌ خُثاريّ
~ obliterans التِهابٌ وِعائيٌ خُثاريّ سادّ
thromboarteritis التِهاب شِريانيّ خُثاريّ
thromboblast أرومة صُفَيحيّة
thromboclasis انتِقاضُ الخَثْرة
thromboclastic فالِقُ الخَثْرة
thrombocyst = **thrombocystis** كِيسةُ الخَثْرة ، كُيَيْس الجُلْطة
thrombocyte = **a blood platelet** صُفَيحة ـ لُوَيحة أو صُفَيحة دَمَويّة
thrombocythemia كَثْرة الصُّفَيحات
thrombocytocrit كَدْسُ الصُّفَيحات • مِكْداسُ الصُّفَيحات ـ مِقياسُ حَجْم الصُّفَيحات المُكَدَّسة
thrombocytolysis انحِلالُ الصُّفَيحات
thrombocytopathy اعتِلالُ الصُّفَيحات
thrombocytopenia, thrombopenia قِلَّةُ الصُّفَيحات الدَمَويّة ، فاقةُ خَلايا الخَثَرين
thrombocytopoiesis تَكَوُّن الصُّفَيحات
thrombocytosis كَثْرة الصُّفَيحات ، تَكَثُّرُ خَلايا التَجَلُّط أو التخَثُّر
thromboelastogram مُخَطَّط المُرونةِ الخَثَريّة
thromboembolia = **thrombo-embolism** انصِمامٌ خُثاريّ ، سُدادٌ تجَلُّطيّ
thromboendarterectomy استِئصالُ الخَثْرةِ وبِطانةِ الشِّريان
thromboendarteritis التِهابُ بِطانةِ الشِّريان الخُثاريّ
thromboendocarditis شُغافٌ خُثاريّ
thrombogenesis تَكَوُّن الخَثَرات
thrombogenic مُخَثِّر ، مُوَلِّد الخَثْرة
thromboid خَثْرانيّ ، نَظيرُ الخَثْرة أو الجُلْطة
thrombokinase خَميرةُ الخَثْرة
thrombokinesis تخَثُّر أو تجَلُّط الدم
thrombolymphangitis التِهابُ الأوعيةِ اللِّمفاويّة الخُثاريّ
thrombolysis انحِلالُ الخَثْرة ، انحِلالُ الجُلْطة
thrombolytic حالٌّ الخَثْرة
thrombon ثرُومبون ، خَثَرون ـ المادّة المُخَثِّرة
thrombopathia = **thrombopathy** اعتِلالُ التخَثُّر
thrombopenia = **thrombopeny** قِلّةُ الصُّفَيحات ، نَقْص الصُّفَيحات الدمَويّة
thrombophilia أُهْبَةٌ تخَثُّريّة ، المَيْلُ لِلتجَلُّط
thrombophlebitis التِهابُ الوريدِ الخُثاريّ
~ migrans التِهابُ الوَريد الخُثاريّ الهاجِر
thromboplastic مُسَبِّبٌ أو مُعجِّل التخَثُّر
thromboplastid صُفَيحة دَمَويّة
thromboplastin ثرُومبُوبلاستين
thromboplastinogen مُكَوِّن الثرُومبُوبلاستين
thrombopoiesis تكَوُّنُ الصُّفَيحات الدمَويّة • تكَوُّن الخَثَرات
thrombopoietic مُكَوِّن الصُّفَيحات الدمَويّة • مُكَوِّن الخَثَرات
thrombosed مَخْثور ، مُتجَلِّط
thrombosinusitis خُثار جَيْبيّ
thrombosis خُثار ، تجَلُّط ، خَثَر
atrophic ~ خُثارٌ ضُموريّ
cerebral ~ خُثار دِماغيّ
coronary ~ خُثار إكليليّ
creeping ~ خُثارٌ ساعٍ
platelet ~ خُثار صُفَيحيّ
traumatic ~ خُثار رَضْحيّ
venous ~ خُثارٌ وَريديّ ، تجَلُّط وَريديّ
thrombostasis رُكودٌ خَثَريّ
thrombosthenin مُنَشِّطةٌ أو مُقَوِّيةُ التخَثُّر
thrombotic خُثاريّ • مُتخَثِّر ، مَخْثور
thrombus خَثْرة ، جُلْطة ، دَمَة
agonal (or agony) ~ خَثْرة احتِضاريّة
antemortem ~ خَثْرةٌ قَبْل مَوتيّة
bile ~ خَثْرةٌ صَفْراويّة ـ تُسَبِّبُ رُكودًا صَفْراويًّا

laminated ~ خَثْرةٌ طِباقيّة
marantic (or marasmic) ~ خَثْرة نَغَليّة
mural ~ خَثْرة حائطيّة ، جُلْطة جِداريّة
obstructive ~ خَثْرةٌ سادَّة
stratified ~ خَثْرة مُطَبَّقة أو طِباقيّة
valvular ~ خَثْرةٌ مِصراعيّة
thrush سُلاق ، قُلاع
thrust دَسْر ، دَفْعة أماميّة
thrypsis كَسْرٌ مُفَتِّت
thumb ; pl. thumbs الإبهام
thumb-sucking مَصُّ الإبهام
thylacitis التِهابُ غُدَد الجِلْد الزَّيتيّة
thymasma رَبْوٌ تُوتيّ (تَيْمُوسيّ)
thyme = thymian سَعْتَر ، صَعْتَر
thymectomize يستأصِلُ التُّوتة
thymectomy استِئصالُ التُّوتة ، خَزْعُ التَّيمُوس
thymelcosis تقرُّحُ التُّوتة
thymergasia اضطِرابُ التَّفْكير
thymic سَعْتَريّ · تُوتيّ
thymin تَيْمين ، هُورمونُ التُّوتة
thymion ثُؤلُول جِلْديّ
thymiosis = yaws الداءُ العُلَّيقي ، المَصَع
thymitis التِهابُ التُّوتة ، التِهابُ التَّيْمُوس
thymo- سابِقة بمَعنى «تُوتيّ» ، «التُّوتة» أو «نَفسيّ» أو «عَواطِفيّ»
thymocyte خَليّة تُوتيّة
thymogenic نَفسانيّ أو هِستِريانيُّ المَنْشأ
thymokinetic مُنَبِّه التُّوتة
thymol تَيْمُول ، زَيتُ السَّعتَر ، زَيْتُ النَّدغ
thymolysis انحِلالُ التُّوتة
thymoma وَرَمٌ تُوتيّ
thymopathy اعتِلال تُوتيّ · اعتِلالٌ نَفسانيّ
thymoprivous = thymoprivic مَحرومُ التُّوتة · حاصِلٌ عن عَوَز التُّوتة
thymopsyche نَفسانيّاتُ العَواطِف
thymosin تَيْمُوسين
thymotoxin ذِيفانٌ تُوتيّ
thymus التُّوتة ، الغُدّة السَّعتَريّة ، التَّيْمُوس
thymusectomy استِئصالُ التُّوتة

thyremphraxis انسِدادُ الدَّرَقيّة
thyreo-, thyro- سابِقة بمَعنى «دَرَقيّ»
thyroactive دَرَقيّ المَفْعول
thyroadenitis التِهابُ الغُدّة الدرَقيّة
thyroaplasia اللاتنَسُّج الدرَقيّ
thyroarytenoid دَرَقيّ طِرْجِهاريّ
thyrocardiac دَرَقيّ قَلْبيّ
thyrocarditis قُلابٌ دَرَقيّ
thyrocele, goitre دُراق ، وَرَمُ الدرَقيّة
thyrochondrotomy بَضْع الغُضْروف الدرَقيّ
thyrocricotomy بَضْعٌ حِلْقيّ دَرَقيّ
thyrodesmic, thyrotropic مُنْحازٌ لِلغُدّةِ الدرَقيّة · يُؤَثِّر في الغُدّة الدرَقيّة
thyroepiglottic دَرَقيّ فَلْكيّ
thyrogenic = thyrogenous دَرَقيّ المَنْشأ
thyroglobulin غلُوبلين الدرَقيّة
thyroglossal دَرَقيّ لِسانيّ
thyrohyoid, thyrohyal دَرَقيّ لاميّ
thyroid دَرَقانيّ · الدرَقيّة ، الغُدّة الدرَقيّة · الدَّرَق – إفرازُ الدرَقيّة
~ cartilage الغُضْروفُ الدرَقيّ
~ gland الغُدّة الدرَقيّة
~ hormone هُرمونٌ دَرَقيّ
thyroidea الغُدّة الدرَقيّة ، الدرَقيّة
thyroidectomize يستأصِلُ الغُدّة الدرَقيّة
thyroidectomy استِئصالُ (أو قَطْع) الدرَقيّة
thyroidism التَدرُّق ، التدَرْقُن
thyroiditis دُراق ، التِهابُ (الغُدّة) الدرَقيّة
acute ~ دُراقٌ حادّ
chronic ~ دُراق مُزمِن
lymphocytic (or lymphoid) ~ سِلْعة لِمفاويّة ، التِهابُ الدرَقيّة اللِّمفاويّ
parasitic ~ دُراق طُفَيليّ ، داءُ شاغاس
thyroidization المُعالَجة الدرَقيّة
thyroidomania مَسٌّ دَرَقيّ – جِنَّةُ فَرْطِ إفرازِ الدرَقيّة
thyroidotomy بَضْع الدرَقيّة ، شَقُّ الدرَقيّة
thyrolytic حالٌّ دَرَقيّ ، مُتلِفُ النَّسيج الدرَقيّ
thyromegaly ضَخامةُ الدرَقيّة ، تضَخُّم الدرَقيّة

thyromimetic مُحاكي الدَّرَقيّة. مُحاكي الدَّرَق
thyroncus, goiter سِلْعة
thyroparathyroidectomy استئصالُ الدَّرَقيّة والدُّرَيقات ، استئصالُ الدرقيّة ومُجاوِراتِها
thyropathy اعتِلالُ الغُدَّة الدرَقيّة
thyropenia قُصورٌ دَرَقيّ ـ نُدْرة مُفْرَز الدرَقيّة
thyrophyma وَرَم الغُدَّة الدرَقيّة
thyroprival مَحْروم دَرَقيّ
thyroprivia قُصورُ الدرَقيّة ، الحِرمانُ الدرَقيّ
thyroprivic = **thyroprivous** = **thyroprival** قاصِرُ الدرَقيّة ، مَحْروم دَرَقيّ
thyroptosis تَدَلّي الدرَقيّة ، هُبوط الدرَقيّة
thyrosis داءٌ دَرَقيّ ، دُراق
thyrotherapy المُعالَجة الدرَقيّة
thyrotomy شَقُّ الغُضْروف الدرَقيّ
thyrotoxia انسِمامٌ دَرَقيّ
thyrotoxic انسِماميّ دَرَقيّ ، سُمّيّ دَرَقيّ
thyrotoxicosis الانسِمامُ الدرَقيّ
thyrotoxin = **thyroxinum** ذِيفانٌ دَرَقيّ ، سُمّ دَرَقيّ ، تُكْسين دَرَقيّ
thyrotrophic = **thyrotropic** مُدرِق . دَرَقيُّ الانحِياز أو التَّأثير
thyrotrophin, thyrotropin ثَيْروتْرُوفين . ثَيْروتْرُوبين ـ مُوَجِّهة الدرَقيّة
thyrotropism دَرَقيّة ، انحِيازٌ دَرَقيّ
thyroxin = **thyroxine** = **thyroxinum** خُلاصة دَرَقيّة ، دَرَقين
tibia الظُّنْبوب ، عَظْمُ الساق ، عَظْمُ القَصَبة
~ valga ظُنْبوبٌ أرْوَحُ
~ vara ظُنْبوب أفحَجُ
tibiad صَوْبَ الظُّنْبوب
tibial ظُنْبوبيّ
tibialgia أَلَمٌ ظُنبوبيّ
tibialis ظُنْبوبيّ ، قَصَبيّ
tibiofemoral ظُنْبوبيّ فَخِذيّ . قَصَبيّ فَخِذيّ
tibiofibular ظُنْبوبي شَظَوي . قَصَبي شَظِيّ
tibioperoneal ظُنْبوبي شَظَوي . قَصَبي شَظِيّ
tibiotarsal ظُنْبوبيّ رُصْغيّ
tic عَرَّة ، أرَضٌ
convulsive ~ عَرَّةٌ اختِلاجيّة (وَجْهيّة)
facial ~ عَرَّةُ الوَجْه ، عَرَّة وَجْهيّة
rotatory ~, cervical torticollis عَرَّة تَدْويريّة ، تَصَعُّر العُنق
spasmodic ~ عَرَّة تشنُّجيّة
~ douloureux عَرَّة مُؤلِمة
tick; pl. ticks قُرادة ، قُراشِمة
tickling دَغْدَغة ، زَغْزَغة
tictology قِبالة ، طِبُّ التَّوليد
t.i.d. (ter in die) ثَلاثَ مَرّاتٍ يَوميّاً
tigrolysis انحِلالٌ بَبْريّ ـ انحِلالُ الخَلايا النَّمْراء في العَصَب
tilmus, carphology عَبَث يَدَويّ ، نَتْفُ الفِراش ـ في الحُمَّياتِ الحادَّة
timbre طابَع . جَرْس ، رَنَّة
time زَمَن ، وَقْت ، حِين
bleeding ~ زَمَنُ النَّزْف ، زَمَنُ الإدماء
circulation ~ زَمَن الدَّوَران
clotting ~, coagulation ~ زَمَن التَخَثُّر
reaction ~ زَمَنُ رَدِّ الفِعْل
sedimentation ~ زَمَن التثَفُّل
timer مُوَقِّت
timopathy رَهْبة الاعتِلال
tin التِّنك ، القَصْدير . عُلْبة
tinctable صَبُوغ
tinction اصطِباغ ، تَلْوين
tinctorial مُصَبِّغ ، مُلَوِّن ، اصطِباغيّ
tinctura = **tincture** صِبْغة ، صِبْغ
tincture صِبْغة ، صِبْغ
iodine ~ صِبْغةُ اليُود
tinea سَعْفة ـ خَمَجُ الجِلْد الفُطْريّ
~ axillaris سَعْفةٌ إبْطيّة
~ barbae سَعْفةُ الذَّقَن أو اللِّحْيَة
~ capitis سَعْفة الرأس
~ circinata سَعْفةٌ حَلْقية أو مُتَحَلِّقة
~ cruris سَعْفةُ الأرفاغ
~ pedis سَعْفة القَدَم
~ sycosis سَعْفةٌ تِينيّة ، قُوباءُ الذَّقَن
~ tonsurans سَعْفةٌ جازَّة

~ unguium سَعْفةٌ ظُفْرِيَّة ، سَعْفةُ الظُّفْر
~ versicolor سَعْفة مُبَرقَشة
tingible صَبُوغ ، يَصْطَبِغ
tingling نَخْز ، وَخْز ـ إحساسٌ بوَخْزٍ خَفيف
tinnitus طَنين ، دَوِيّ
tintometer مِقياسُ اللَّون
tintometry قِياسُ اللَّون ، استِعمالُ مِقياسِ اللَّون
tip ذُرْوة ، قِمَّة ٠ طَرَف
tirebal كَمّاشةُ (استِخراجِ) الرَّصاص
tirefond سَحّابةُ الغارِزِ من العَظْم
tiring تَطْويق ـ إحاطةٌ بطَوق ٠ مُتْعِب ، مُرْهِق
tisic = phthisic مَصْدور ، مَسْلول
tisis = phthisis سُلّ ، سُحاف
tissue نَسيج
adenoid ~, lymphoid ~ نَسيجٌ غُدانيّ ، نَسيجٌ لِمفيّ
adipose or fatty ~ نَسيج شَحْميّ
areolar ~ نَسيج هَلَليّ
bony ~ نَسيجٌ عَظْميّ
cancellous ~ نَسيجٌ إسفَنْجيّ
cartilaginous ~ نَسيج غُضْروفيّ
cavernous ~ نَسيج كَهْفيّ
connective ~ نَسيجٌ ضامّ
elastic ~ نَسيج مَرِن
epithelial ~ نَسيج ظِهاريّ
erectile ~ نَسيجٌ نُعوظيّ . نَسيجٌ ناعِظ
fatty ~ نَسيج دُهْنيّ أو شَحْميّ
fibrous ~ نَسيجٌ لِيفيّ
glandular ~ نَسيجٌ غُدّيّ
interstitial ~ نَسيج خِلاليّ أو هَلَليّ
muscular ~ نَسيج عَضَليّ
myeloid ~ نَسيجٌ نِقْويّ
nerve (or nervous) ~ نَسيج عَصَبيّ
osseous ~ نَسيجُ العِظام
osteoid ~ نَسيجٌ عَظْمانيّ
parenchymatous ~ نَسيج مَتْنيّ
reticular or reticulated ~ نَسيج شَبَكيّ
subcutaneous ~ نَسيجٌ تَحْتَ جِلْديّ
tissular نَسيجيّ

titer عِيار
titillation زَغْزَغة ، دَغْدَغة
titrant مَحْلول المُعايَرة
titrate يُحَدِّد أو يُعَيِّن بالمُعايرة ، يُعايِرُ
titration مُعايَرة
titre = titer عِيار
titrimetry القِياسُ بالمُعايَرة ، التَّحْليل بالمُعايَرة
titubation تَرَنُّح ، تَمايُل ، تَطَوُّح
toadstool فُطْر غاريقونيّ سامّ
tobacco التَّبْغ ، (الطُّبّاق)
toco- سابِقة بمعنى «وِلاديّ» أو «مَخاضيّ»
tocodynagraph مُخَطِّط قُوَّة المَخاض
tocodynamometer مِقياسُ قُوَّة المَخاض
tocography تَخْطيطُ قُوَّة المَخاض
tocology طِبُّ التَّوليد ، قِبالة
tocomania رُهابُ المَخاض ، رَهْبة الوِلادة
tocometer مِقياسُ قُوَّة المَخاض
tocopherol توكُوفيرُول ـ كُحول لَهُ خَصائصُ فيتامين «إي»
tocophobia رُهابُ المَخاض ، رَهْبة الوِلادة
toe أبْخَس ، إصبَعُ القَدَم
great ~ إبهام القَدَم
toenail ظُفْر الأبْخَس
ingrowing ~ ظُفْرُ الأبْخَس الغارِز
toilet هَنْدَمة ـ هَنْدَمة الجَريح أو الماخِض
toko-, toco- سابِقة بمعنى «مَخاضيّ» أو «وِلاديّ»
tokodynagraph مُخَطِّطُ قُوَّة المَخاض
tokodynamometer مِقياسُ قُوَّة المَخاض
tolerance تَحَمُّل . إطاقة
acquired ~ تَحَمُّل مُكتَسَب ، إطاقة مُكتَسَبة
drug ~ تَحَمُّلُ العَقّار ـ وقِلَّة التأثُّرِ بِه
immunologic(al) ~ تَحَمُّل مَناعيّ
tolerant مُطيق ، مُتَحَمِّل ، مُحتَمِل
tolerogen مُوَلِّد التَحَمُّل
tolerogenic مُوَلِّد التَحَمُّل المَناعيّ
toluidine blue O = tolonium chloride أزرَقُ التولُويدين ـ صِبْغ مِجْهَريّ لأليفاتِ الأساس
-tome لاحِقة بمعنى «مِبْضَع»
tomentum لِبْدةُ المُخّ ـ شَبَكة وِعائيّة دِماغيّة

tomogram صُورة مَقطَعِيّة ، صُورة طَبَقِيّة ـ بالأشِعّة
tomography تَصْوير طَبَقِيّ ، تَصْوير مَقْطَعِيّ
tomomania هَوَس جِراحِيّ
-tomy لاحِقة بمعنى «بَضْع» أو «شَقّ»
tonaphasia حُبْسة نَغَمِيّة ، حُبْسة مُوسِيقِيّة
tone نَغْمة ، لَحْن ٠ تَوَتُّر ، تَقَوٍّ
tongue لِسان
bifid ~, cleft ~, split ~ لِسانٌ أفْلَحُ
coated ~ لِسان مَطلِيّ أو مُغَشّى
fissured ~ لِسان مُشَقَّق
furred ~ لِسانٌ فِرائيّ
geographic(al) ~ لِسان جُغْرافِيّ
stippled ~, dotted ~ لِسان مُرَقَّط أو مُنَقَّط
tongue-tie انشِكالُ اللِّسان ، قَيْدُ اللِّسان
tonic مُقَوٍّ ، مُنعِش ٠ تَوَتُّرِيّ ٠ مُوَتِّر ، مُتَوَتِّر
cardiac ~ مُقَوٍّ قَلْبِيّ
general ~ مُقَوٍّ عامّ
tonicity تَوَتُّرِيّة
tono- سابِقة بمَعنى «تَوَتُّرِيّ» ، «ضَغْطِيّ» أو «نَغَمِيّ»
tonoclonic = **tonicoclonic** تَوَتُّرِي رَمَعِي، مُتَوَتِّر ومُختَلِج
tonofibrils لُيَيْفاتٌ مُوَتِّرة
tonogram مُخَطَّط التَوَتُّر
tonograph مِخْطاطُ التَوَتُّر ، مُخَطَّط التَوَتُّر
tonography تَخْطِيط التَوَتُّر ـ في المُقْلة
tonometer مِقياسُ التَوَتُّر
tonometry قِياسُ التَوَتُّر ، قِياسُ الضَّغط
tonoplast غِشاء الفَجْوة
tonoscope مِكشافُ التَوَتُّر ٠ مِنظارُ التَّخطِيطِ الصَّوتي ٠ مِقياسُ التَوَتُّر
tonsil لَوْزة ، لُغْد ، (بِنتُ الأُذُن)
palatine ~ لَوزةٌ حَنَكِيّة ، لَوزة الحَنَك
pharyngeal ~ لَوزة بُلْعُومِيّة ، لَوزةُ البُلْعوم
tonsilla = **a tonsil** اللَّوزة ٠ اللُّغْد
~ cerebelli لَوزة المُخَيْخ ، قُصَيص مُخَيْخي
tonsillar لَوْزِيّ ٠ لُغْدِيّ
tonsillectomy استِئصالُ اللَّوزة أو اللوزَتَيْن
tonsillitis التِهابُ اللوزَتَيْن ، لُواز
catarrhal ~ التِهابُ اللوزَتَيْن النَّزْلِيّ
pustular ~ التِهابُ اللوزَتَيْن البَثْرِيّ
suppurative ~ التِهابُ اللوزَتَيْن القَيْحِيّ
tonsilloadenoidectomy قَطْعُ اللوزَتَيْنِ والغُدّانيّات
tonsillolith حَصاةٌ لَوزِيّة ، حَصاةُ اللَّوزة
tonsillomycosis فُطار لَوزِيّ
tonsillopathy اعتِلال لَوزِيّ
tonsilloprive فاقِدُ اللوزَتَيْن ، مُنتَزَع اللوزَتَيْن
tonsilloscope مِنظارُ اللوزَتَيْن
tonsillotome مِبْضَع اللوزة
tonus تَقَوٍّ ٠ تَوَتُّر
tooth; pl. teeth سِنّ ، ضِرْس
eye ~ نابٌ ـ في الفَكّ العُلْوي
impacted ~ سِنّ مُنحَشِرة
molar ~, wang ~ سِنّ طاحِنة
premolar ~ الطاحِنة الأمامِيّة ـ إحدى الضَّواحِك
toothache وَجَعُ الأسنان
topagnosis عَمَهُ اللَّمْس ـ فَقْدُ التَوَضُّع اللَّمْسِيّ
topalgia ألَم مُوَضَّع ، ألَم مُتَوَضِّع
topectomy استِئصالٌ مَوضِعِيّ ، اجتِثاثٌ مَوضِعي
topesthesia تَوضيعُ حِسّ اللَّمْس ، إدراكُ مَوضِع اللَّمْس
tophaceous جَنَدِيّ ، تُوفِيّ
topholipoma شَحموم تُوفِيّ ، وَرَمٌ شَحْمي جَنَدِيّ
tophus تُوفة ، جَنَد ، حُصَيّة
topica دَواءٌ مَوضِعِيّ
topical مَوضِعِيّ ، مَحَلِّي
topo- سابِقة بمَعنى «مَكان» أو «مَوضِع»
topoalgia = **topalgia** ألَم مَوضِعِيّ
topo-anesthesia عَمَهُ مَوضِعِ اللَّمْس
topognosis إدراكٌ مَوضِعِيّ ٠ حَسّاسِيّة مَوضِعِيّة
topography الطُّبُغرافية ٠ الوَصْفُ أو التَّخطِيطُ السَّطحِيّ أو المَوضِعِيّ
topology عَلاقةُ وَضْع الجَنين المُتَطَرِّق بالحَوض
toponarcosis خَدَر مُوَضَّع
toponeurosis عُصاب مُوَضَّع

toponym اِسْمٌ مُوَضَّع
toponymy التَّسْمية المَوضِعيَّة
topophylaxis الوِقاية المَوضِعيَّة
topovaccinotherapy الاستِلْقاح المَوضِعيّ
toric حَيْديّ · نُتونيّ ، عُجريّ
tormina قُولَنج ، قُداد ، مَغْص
torose, torous حَيْديّ ، ناتِىء ، مُعَجْرم
torpent خادِر ، فاتِرٌ عن العَمَل · مُلَطِّفُ التهيُّج
torpid فاتِر ، راكِد ، خادِر
torpor فُتور ، خُدار ، خَدَل
~ retinae فُتورُ الشَبَكيَّة
torrefy يُحَمِّرُ ، يُحَمِّص
torsiometer مِقياسُ الالتِواء – مِقياسُ دَوَرانِ المُقْلة على مِحوَر البَصَر
torsion انفِتال ، لَيّ ، التِواء
torsionometer مِفْتال ، مِقياسُ الانفِتال في العَمُود الفَقاريّ
torsiversion فَتْلُ السِّنّ في مَوضِعه
torso جِذْع – البَدَنُ بدونِ الرأس أو الأطراف
torsoclusion الغَلْق الفَتْلي – لِوَقْف النَّزْف · فَتْلُ السِّن في مَوضِعه – طُوليّاً
torticollar أصْعَر ، مُصابٌ بالإجْل · صَعَريّ
torticollis صَعَر ، إجْل – انفِتالُ العُنُق
dermatogenic ~ صَعَرٌ جِلْديّ – بتَقَلُّصِ جِلْد العُنق
myogenic ~ صَعَر عَضَليُّ المَنْشأ
neurogenic ~ صَعَرٌ عَصَبيُّ المَنْشأ
ocular ~ صَعَر عَيْنيّ
spasmodic ~ صَعَر تشَنُّجيّ
symptomatic ~ صَعَرٌ أعراضيّ ، صَعَرٌ زَنْيانيّ
tortipelvis حَوْض مُنفَتِل
tortuous مُتعَرِّج ، كَثيرُ اللَيّات
toruli; pl. of torulus حُيَيْدات ، حُلَيْمات
toruloma وَرَم حُيَيْدي ، عُجْرة سُبْحيَّة
torulosis, cryptococcosis التوريُوليَّة ، داءُ المُسْتَخْفِيات ، الفُطارُ الجُرثوميّ الأوروبي
torulus حُيَيْد ، حُلَيْمة ، حُيَيْدة
torus حَيْد ، حَيْدة ، نُتوء مُستَدير
totipotency شُموليَّةُ الوُسْع
totipotential = **totipotent** – شامِلُ الوُسْع بوُسعِهِ النمُوّ أو التطوُّر في أيِّ اتِّجاه
touch اللَّمْس ، حاسَّة اللَّمْس · مَسّ
tour, tour de maître – دَوْرة ، بَرْمَةُ المُعَلِّم طَريقةُ قَثْطَرةِ المَثانة ، كَوْر
tourniquet عاصِبة – مِلْوًى لِوَقْف النَّزْف
tow نُسالة – نُسالةُ مَسْحٍ أو قَطْل
tox-, toxi-, toxico-, toxo- سابِقة بمَعنى «سامّ» أو «سُمِّيّ» ، «ذِيفانيّ»
toxanemia فَقْرُ الدمِ الانسِماميّ ، أنيميا التَسَمُّم
toxemia = **toxaemia** سَمْدَميَّة ، انسِمامُ الدم
eclampt(ogen)ic ~ سَمْدَميَّة حَمْليَّة
toxemic سَمْدَميّ ، مُتعَلِّق بانسِمامِ الدم
toxenzyme أنْزيم سامّ أو سُمِّيّ
toxic سُمِّي ، تُكْسينيّ
toxicant سامّ
toxicemia = **toxemia** سَمْدَميَّة ، انسِمامُ الدم
toxicity سُمِّيَّة – دَرَجة السُّمِّيَّة
toxico- سابِقة بمَعنى «سامّ» أو «سُمِّيّ»
toxicoderma = **toxicodermia** مَرَضُ الجِلْد السُّمِّي ، انسِمامٌ جِلْدي
toxicogenic مُوَلِّد السُّمّ ، مُذَيْفِن
toxicohemia = **toxemia** سَمْدَميَّة ، انسِمامُ الدَّم
toxicoid سُمّانيّ ، نَظيرُ السُّمّ
toxicologic سُموميّ ، مُتعَلِّق بعِلْم السُّموم
toxicologist اختِصاصيُّ السُّموم
toxicology السُّموميّات ، عِلْمُ السُّموم
toxicomania الوَلَع بالسُّموم
toxicomaniac مُدْمِن السُّموم أو المُخَدِّرات
toxicopathy اعتِلال سُمِّي
toxicopectic = **toxicopexic** مُبْطِل السُّمّ
toxicopexis إبْطال السُّم ، تَثْبيتُ السُّموم أو مُقاوَمة مَفْعولِها
toxicophobia رُهاب السُّم ، رَهْبة السُّموم
toxicophylaxin تِرْياق ، رادِعُ السُّمّ
toxicosis انسِمام ، تَسَمُّم
endogenous ~, auto-intoxication انسِمامٌ داخِليّ ، تَسَمُّم ذاتيّ

toxiferous ناقِلُ السُّمّ أو حامِلُ السُّمّ
toxigenic = toxicogenic مُوَلِّد السُّمّ
toxigenicity ذَيْفَنَة ، تَوليدُ السُّموم
toxi-infection = toxinfection انسِمامٌ إتانيّ ، إتانٌ انسِماميّ ، انسِمامٌ خَمَجيّ
toxin ذِيفان ، سُمِّين ، تُكْسين ، سُمّ
animal ~ ذِيفانٌ حَيَوانيّ
bacterial ~ ذِيفان جُرْثوميّ
botulinus or botulism ~ ذِيفان وَشيقيّ
diphtheria ~ ذِيفانٌ خُناقيّ
toxin-antitoxin ذِيفانٌ تِرياق – للتَّمْنيع ضِدّ الخُناق
toxinemia ذِيفانَمِيَّة ، تذَيْفُن الدم ، انسِمامُ الدم
toxinfection انسِمامٌ إتانيّ
toxinosis داءٌ ذِيفانيّ ، التَسَمُّمِيَّة ، التُّكْسينِيَّة
toxipathic ذِيفانيّ أو تُكْسينيُّ الاعتِلال
toxipathy اعتِلالٌ ذِيفانيّ أو تُكْسيني
toxiphobia = toxicophobia رَهْبة الذِّيفان
toxis التُّكسينِيَّة ، الذِّيفانيَّة
toxitherapy المُداواة بالتُّكْسينات
toxo- سابِقة بمَعنى «سُمّيّ» أو «ذِيفانيّ» و «قَوْسيّ» أو «مُقَوَّس» أو «سَهْميّ»
toxocariasis, visceral larva migrans داءُ السَّهْمِيّات – يَرَقانةُ الأحشاء الجَوّالة
toxogen = toxogenin مُوَلِّد السُّمّ
toxoid ذُوفان – ذِيفانٌ مُعطَّل مَناعيّ
alum precipitated ~ (A.P.T.) ذُوفانٌ مُرَسَّبٌ بالشَّبّ
toxonosis انسِمام ، سُمام ، ذُياف
toxopexic مُثَبِّتُ الذِّيفان ، مُبْطِلُ فِعْلِ السُّمّ
toxophilic = toxophilous أليفُ الذِّيفان
toxophore ناقِلة السُّمّ ، مَجْموعةٌ ناقِلة للسُّمّ
toxophorous حامِلُ السُّمِّيَّة ، ناقِلُ الذِّيفان
toxophylaxin تِرْياق ، دافِعُ الذِّيفان
toxoplasmosis داءُ المُقَوَّسات
toxuria, uremia تَسَمُّمٌ بَوْليّ ، تبَوْلُنُ الدم
trabecula تَرْبيق ، حُوَيجِز ، جُوَيْئِز ، دُوَيْعِمة
trabecular تَرْبيقيّ ، حُوَيجِزيّ ، جُوَيْئِزيّ
trabeculate تَرْبيقيُّ البِنْية
trabs; pl. trabes دِعْمة • لِيفةُ تَثْبيت
trace أثَر ، رَشْم
tracer قائِف ، مُتتَبِّع ، مُقتَفٍ • قَصيصةُ العُروق
trache-, tracheo- سابِقة بمَعنى «رُغاميّ»
trachea الرُّغامَى
tracheaectasy تمَدُّد الرُّغامَى
tracheal رُغاميّ ، رُغامَويّ
trachealgia ألَم رُغاميّ ، وَجَع الرُّغامَى
tracheitis التِهابُ الرُّغامَى
trachelagra نِقْرِس الرَّقَبة
trachelectomy خَزْع عُنُق الرَّحِم
trachelism, trachelismus القَصَر ، تشَنُّجُ عَضَلات العُنق
trachelitis التِهابُ العُنق – عُنق الرَّحِم
trachelo- سابِقة بمَعنى «عُنُقيّ» أو «رَقَبيّ»
trachelocele قِيلة رُغامِيَّة ، فَتْق رُغامَويّ
trachelocyllosis الصَّعَر ، الإجْل
trachelocyrtosis = trachelokyphosis جَنَأُ العُنُق ، تقَوُّس العُنق لِلأمام
trachelocystitis التِهابُ عُنُق المَثانة
trachelodynia وَجَعُ العُنق ، ألَمُ الرَّقَبة
trachelology مَبْحَث العُنق وأمراضِه
trachelomyitis التِهابُ عَضَلاتِ العُنق
trachelopexy تَثْبيتُ عُنق الرَّحِم
tracheloplasty رَأبُ عُنقِ الرَّحِم
trachelorrhaphy رَفْوُ عُنق الرَّحِم
trachelotomy بَضْعُ عُنق الرَّحِم
tracheo- سابِقة بمَعنى «رُغاميّ» أو «رُغامَويّ»
tracheo-aerocele قِيلة هَوائِيَّة رُغامِيَّة
tracheobronchial رُغاميّ قَصَبيّ
tracheobronchitis التِهابُ الرُّغامى والقَصَبات
tracheobronchoscopy تَنْظيرُ الرُّغامَى والقَصَبات
tracheocele قِيلة رُغامِيَّة ، فَتْق رُغامَوي
tracheo-esophageal رُغامَويّ مَريئيّ
tracheofissure شَقُّ الرُّغامَى
tracheolaryngeal رُغاميّ حَنْجَريّ
tracheolaryngotomy بَضْعُ الرُّغامى والحَنْجَرة
tracheomalacia تلَيُّن الرُّغامَى

tracheopathia = **tracheopathy** اعتِلالُ الرُّغامَى ، اعتِلالٌ رُغامَويّ
tracheopharyngeal رُغامَويّ بُلعُوميّ
tracheophonesis صَوتُ التسمُّع الرُّغاميّ
tracheophony صَوتُ الرُّغامَى ، صَوتٌ رُغامَويّ
tracheoplasty رَأبُ الرُّغامَى ، تَقْويمُ الرُّغامى
tracheopyosis تقيُّح الرُّغامَى
tracheorrhagia نَزْف رُغاميّ أو رُغامَوي
tracheorrhaphy رَفو الرُّغامَى، خِياطةُ الرُّغامى
tracheoschisis انشِقاقُ الرُّغامى ، شَقٌّ الرُّغامى
tracheoscopy تَنْظير الرُّغامَى
tracheostenosis تَضَيُّق الرُّغامى
tracheostoma فَغْرة رُغاميَّة
tracheostomize يَفْغَرُ الرُّغامَى
tracheostomy فَغْرُ الرُّغامى
tracheotome مِبْضَعُ أو مِشْرَط الرُّغامَى
tracheotomy بَضع الرُّغامَى ، شَقٌّ الرُّغامى
trachitis = **tracheitis** التِهابُ الرُّغامَى
trachoma خَتَر ، خُتار ، تراخُوما
trachomatous تراخُوميّ ، خُتاريّ • خَتِر
trachyphonia جُشْرة الصَّوت ، خُشونةَ الصَّوت ، الجَشَر
tracing مُرتَسَم • مُخطَّط اقتِفائيّ
tract سَبيل . مَسْلَك • قَناة • جِهاز • حُزْمة
alimentary ~ القَناةُ الهَضميَّة، السَّبيل الهَضميّ
genito-urinary ~ السَّبيل البَوْليّ التناسُليّ
motor ~ سَبيلٌ حَرَكيّ . حُزْمة حَرَكيَّة
olfactory ~ السَّبيل الشَّمّي
pyramidal ~ السَّبيلُ الهَرَميّ
respiratory ~ سَبيلُ التنفُّس
sensory ~ حُزمةٌ حِسّيَّة
urinary ~ السَّبيل البَوليّ . جِهازُ البَول
traction جَرّ . سَحْب . جَذْب
axis ~ جَرٌّ مِحوَريّ
skeletal ~ جَرٌّ هَيكَلي
tractor جَرّار . جارّ • جَرّارة
tractotomy بَضْعُ السَّبيل ، قَطعُ المَسْلَك
tractus = **tract** سَبيل ، مَسْلَك • قَناة • حُزْمة

tragacanth كُثَيراء ، صَمْغُ القَتاد
tragal زَنَميّ ، مُتعلِّق بوَتَدة الأُذُن
tragi وَتَدتا الأُذُن • شَعْرُ (صِيوان) الأُذُن ، غَفيرة
tragomaschalia عَرَقٌ إبطيّ مُصِنّ
tragophonia = **tragophony** ثُغاء ، ثُغائيَّة
tragopodia رُكْبة رَوْحاء • صَكَكُ الرُّكبَتَيْن
tragus زَنَمة ، وَتَدة الأُذُن ، وَتَدة • شَعْرة صِماخيَّة
train يدَرِّبُ ، يُمَرِّن
training تَدْريب ، تَمْرين
trait خَلَّة ، سَجِيَّة ، خاصَّيَّة طَبيعيَّة
trance غَيْبة ، غَيْبوبة
tranquilizer مُهَدِّىء ، مُسَكِّن
trans- سابِقة بمعنى «خِلال» ، «عَبْر» ، «ما وَراء» أو «نَقْل» ، «إنفاذ»
transabdominal عَبْرَ جِدارِ البَطْن
transanimation الإنعاشُ فَماً لِفَم
transaortic عَبْرَ (جِدار) الأبهَر
transaudient مُنفِذُ الاهتِزازاتِ الصَّوتيَّة
transcalent مُنفِذُ الحَرارةِ المُشِعَّة
transcortical عَبْرَ القِشْرة ، خِلالَ القِشْرة
transcription انتِساخ (جِينيّ)
transducer تِرْجام ، مُحَوِّل طاقيّ
transduction تَنْبيغ ، تحَوُّل عَبْري (جِينيّ)
transduodenal عَبْرَ العَفَج
transection, cross section قَطٌّ . قَطْعٌ مُعتَرِض
transfer يَنْقُل • نَقْل . انتِقال ، تحَوُّل
transference انتِقال . تَحْويل ، نَقْل ، تحَوُّل
transfix يَخُلّ – يَثْقُب عَبْر
transfixion الخَلّ . الثَّقْب الخِلاليّ
transforation التَّقْوير ، ثَقْب الجُمْجُمة
transformation استِحالة ، تحَوُّل
transformer مُحَوِّل . مُحَوِّلة
transfusion نَقْلُ الدم . إصْفاق
arterial ~ إصفاقٌ شِريانيّ
direct ~ إصفاقٌ مُباشِر
transient عابِر ، مُؤَقَّت ، زائِل

transiliac بَيْنَ الحَرقفَتَيْن ، عَبْرَ الحَرقفَتَيْن

transilient عابِر ، مُنتَقِلٌ عَبْر

transillumination إنارة خِلاليَّة ، تَضَوُّء

transischiac بينَ الإسكَيْن ، عَبْرَ الوَرِكَيْن

transition تَحَوُّل ، انتِقال

transitional مُتَحَوِّل ، انتِقالي ، مُتَدَرِّج

translation نَقْل ، انتِقال ، تَبْديل • تَرْجَمة

translocation إزْفاء ، نَقْلُ أو انتِقال المَوْضِع

translucent شافّ ، شَفيف

transmigration اهتِجار ، نُزوح أو تِرْحال

transmissibility سِراية ، نَقوليَّة

transmissible مُنتَقِل ، سارٍ ، قابِلُ الانتِقال

transmission انتِقال ، سَرَيان • سِراية • مُروق

transmittance إنْفاذ ، إمْراق ، امتِراق

transmutation تَطافُر ، طَفْر (تَطَوُّري) • تَحَوُّل أو استِحالة (عُنصُريَّة)

transocular عَبْرَ العَيْن

transonance تَصَوُّت عَبْرِيّ ، نَقْلُ الصَّوتِ أو انتِقالُه من عُضْوٍ لآخَر

transparency شَفّافيَّة • شَريحة شَفّافة

transparent شَفّاف

transperitoneal عَبْرَ البَريتون

transpirable نَتُوح ، رَشيح

transpiration نَتْح ، نَضْح ، تَفَصُّد

transplacental خِلالَ المَشيمة ، عَبْرَ السُّخْد

transplant غَريسَة ، مَطْعوم • يَغْرِس

transplantar عَبْرَ أُخمَصِ القَدَم

transplantation اغتِراس ، غَرْس

tendon ~ غَرْسٌ وَتَري

transpleural خِلالَ الجَنْبة

transport يَنقُل . يَنْدُل . نَقْل ، نَدْل ، مُنادَلة

transposition تَغْييرُ الوَضْع ، تَبَدُّل الوَضْع

transsection = transection قَطْعٌ مُعتَرِض

transsexualism تَبَدُّليَّة الجِنس – شُعورٌ بالانتِماء إلى الجِنس الآخَر

transthoracic خِلالَ الصَّدْر ، عَبْرَ الصَّدْر

transubstantiation إبدالُ نَسيجٍ بآخَر • استِحالة إلى جَوهَر آخَر

transudate رَشْحة ، نَتْحة ، رُشاحة ، نُتاحة

transudation رَشْح ، ارتِشاح • رُشاحة

transureteroureterostomy مُفاغَرةُ أحَدِ الحالِبَيْن بالآخَر

transurethral خِلالَ الإحليل ، عَبْرَ المَبال

transvaginal خِلالَ المَهبِل

transvector ناقِلٌ عَبْريّ – يَنقُل سُمَّ غَيرِه

transventricular خِلالَ البُطَين ، عَبْرَ البُطَيْن

transversalis عَرْضانيّ ، مُعتَرِض

transverse, transversus مُستَعْرِض ، مُعتَرِض

transversectomy قَطْعُ الناتِىء المُعتَرِض – لِلفَقَرة

transversion انتِقال

transversocostal مُستَعرِضيّ ضِلْعيّ

transversourethralis المُستَعرِضة الإحليليَّة

transversus (**muscle**) العَضَلة المُعتَرِضة

transvestism انحِرافُ المَلْبَس ، التَزَيِّي المُغايِر

transvestite مُنحَرِفُ المَلْبَس ، مُتَزَيٍّ مُغايِر – بزِيِّ الجِنْس الآخَر

trapezial مُرَبَّعي مُنحَرِف

trapeziform, trapezoid مُنْحَرِف ، شِبْهُ المُنحَرِف

trapezium المُرَبَّع المُنحَرِف ، شَكْلٌ مُنحَرِف

trapezius (**muscle**) العَضَلة شِبْه المُنحَرِفة

trapezoid مُرَبَّعيّ مُنْحَرِف ، شِبْه المُنحَرِف • العَظْم المُنحَرِفيّ

trauma; pl. traumata رَضْح ، كَلْم – جَرْح جَسَديّ أو نَفْسانيّ

traumasthenia وَهَن رَضْحيّ عَصَبيّ

traumatherapy مُعالَجةُ الجُروح والرُّضوح

traumatic رَضْحيّ ، جَرْحيّ ، كَلْميّ

traumatism, traumatosis الرَّضْح ، الجَرْح • التَّرْضيح ، حالةٌ رَضْحيَّة

traumatogenic راضِح • رَضْحيُّ السَّبَب

traumatology مَبْحَث الرُّضوح ، الرَّضْحيّات

traumatonesis خِياطةُ الجُرْح

traumatopathy اعتِلالٌ رَضْحيّ

traumatophilia وَلَعٌ رَضْحيّ ، الانشِراحُ بالجُروح أو الإصابات

traumatopnea اختِناقٌ رَضْحيّ
traumatopyra حُمَّى رَضْحِيَّة
traumatotherapy مُداواةُ الرُّضوح ، مُعالَجةُ الجُروح والإصابات
travail, labor, childbirth المَخاض ، الوَضْع ، الوِلادة
travel sickness دُوارُ السَّفَر
tray صِينيَّة ، صَحْفة
treacle دِبْسُ السُّكَّر ، عَسَل أسْوَد
treatment, therapy مُعالَجة ، مُداواة ، عِلاج
active ~ مُعالَجة فَعّالة
causal ~ مُعالَجةٌ سَبَبيَّة
curative ~ مُعالَجة شافية
palliative ~ مُعالَجة مُلَطِّفة
preventive ~, prophylactic ~ مُعالَجةٌ وِقائيَّة
rational ~ مُعالَجة تَرَشُّديَّة ـ عِمادُها مَعرِفةُ المَرَضِ وفِعْلِ العِلاجاتِ المُستَخدَمة
specific ~ مُعالَجة نَوعيَّة ، طِبابٌ نَوعيّ
supporting ~ مُعالَجةٌ سانِدة أو داعِمة
surgical ~ مُعالَجة جِراحيَّة
symptomatic ~ مُعالَجةُ الأعراض
tonic ~ مُعالَجةٌ بالمُقَوِّيات
Trematoda المَثْقوبات ـ دِيدانٌ مُنبَسِطة ، التريماتُودة
trematodiasis داءُ المَثْقوبات ، التريماتُوديَّة
trembles شَلَل رَجَفانيّ
trembling رَجَفان ، ارتِعاش
tremelloid, tremellose هُلاميّ ، هُلامانيّ
tremogram مُخَطَّط الرُّعاش
tremolabile عَطُوبٌ بالرَّجّ
tremophobia رُهابُ الرُّعاش ، رَهْبة الرَّجَفان
tremor رُعاش ، رَجَفان لا إراديّ ، رَعْشة
action ~ رُعاشُ الحَرَكة
fibrillary ~ رُعاشٌ لُيَيْفيّ ـ عَضَليّ سَريع
intention ~ رُعاش حَرَكيّ أو قَصْديّ
passive ~, rest ~ رُعاشُ الرّاحة
volitional ~ رُعاشٌ إراديّ
tremorgram مُخَطَّط الرُّعاش
tremulor جِهازُ ارتِجافيّ
tremulous, tremular رُعاشيّ ، رَعْشيّ
trench خَنْدَق
~ fever حُمَّى الخَنادِق
~ foot, immersion foot داءُ القَدَم الخَنْدَقيَّة
~ mouth ذُباح فَنْسان ، داءُ الفَمِ الخَنْدَقيّ
trend نَزْعة ، مَيْل ، اتِّجاه
trepan مِثقَب ، مِثْقَبُ الجُمْجُمة
trepanation ثَقْب ، تَقْوير
trephination = trephining ثَقْبُ الجُمْجُمة ، تَرْبَنة ـ حَجُّ الجُمْجُمة
trephine مِثْقَب ، مِنْقَب ، مُقَوِّرة
trephiner ثَقّاب ، نَقّاب ، مُتَرْبِن
trephocyte خَليَّةٌ مُغَذِّية
trepidant راعِش ، ارتِجافيّ
trepidatio, trepidation اهتِزاز ، ارتِعاش
~ cordis خَفَقانُ القَلْب
trepidation اهتِزاز ، ارتِعاش
Treponema اللَّولَبيَّة ـ جِنْسُ عُضَويّاتٍ دِقاقٍ مُمْرِضة
~ pallidum اللَّولَبيَّةُ الشاحِبة
~ pertenue اللَّولَبية الرَّقيقة
treponema لَوْلَبيَّة
treponematosis داءُ اللَّولَبيّات
treponemiasis = syphilis داءُ اللَّولَبيّات ، السِّفْلِس
treponemicidal قاتِلُ أو مُتلِف اللَّولَبيّات
trepopnea سُهولةُ التَنَفُّس في وَضْعِ الاضطِجاع
treppe تَراكُم ـ ظاهِرةُ تَزايُدِ الانكِماشِ العَضَليّ بتَكْرارِ الإثارة
tresis = perforation ثَقْب
tri- بادِئة بمَعنى «ثَلاثة» أو «ثُلاثيّ»
triad مُثَلَّث ، ثالُوث ، مُثَلَّثُ القِيَم
triage فَرْز ـ فَرْزُ الإصاباتِ حَسَب شِدَّتِها
trial امتِحان ، تَجرِبة
triangle مُثَلَّث
sub-occipital ~ المُثَلَّثُ تَحتَ القَذال
triangular مُثَلَّثيّ ، مُثَلَّثُ الشَّكل
triangularis مُثَلَّث ، ثُلاثيُّ الزَّوايا أو القُرَن

tribade مُساحِقة
tribadism = **tribady** سِحاق ٠ السَّهْك بقَضيبٍ صُنْعيّ
tribasic ثُلاثيُّ القاعِدة ، ثُلاثيُّ الأُسُس
tribe قَبيلة ، عَشيرة ، عِمارة
tribology مَبْحَثُ احتِكاك المَفاصِل
triboluminescence لَمعان (حَرَكيّ) احتِكاكيّ
tribrachius مُثلَّثُ الأيدي ، ثُلاثيّ الأذرُع
tributary رافِد ، جَدوَل
tricephalus مُثلَّث الرُّؤوس – مَسيخ
triceps (muscle) ثُلاثيَّة الرُّؤوس ، العَضَلةُ مُثلَّثة الرُّؤوس
trich-, tricho- سابِقة بمَعنى «شَعْر» أو «شَعْريّ»
trichalgia ألَم الشَّعْر
trichangiectasis = **trichangiectasia** تمَدُّد الأوعِية الشَّعْريَّة
trichatrophia ضُمور الشَّعر – ضُمورُ بُصَيلات الشَّعر وتقَصُّفه
trichauxe, trichauxis غِلَظ الشَّعر
tricheiria ثُلاثيّ الأيدي – مَسيخ
trichesthesia حَسُوسيَّة شَعريَّة
trichiasis الشَّعْرة – انغِرازٌ شَعْري ٠ بِيلة شَعريَّة
Trichina الشَّعْرينَة ، التِّريخِينا
trichina شَعْرينة
Trichinella = **Trichina** الشَّعْرينَة
~ spiralis الشَّعْريناتُ الحَلَزونيَّة
trichinosis = **trichinelliasis** = **trichinellosis** = **trichiniasis**
داءُ الشَّعْرينات ٠ (الحَلَزونيَّة) ، داءُ التِّريخِينا
trichinous مُلوَّثٌ أو مُصابٌ بالشَّعرينات ، مُتَرْخَن
trichitis التِهابُ بُصَيلات الشَّعر
trichloride كلُوريدٌ ثُلاثيّ
tricho- سابِقة بمَعنى «شَعْر» أو «شَعْريّ»
trichoanesthesia بُطلانُ الحَساسيَة الشَّعريَّة
trichobezoar بادِزَهْر شَعريّ – كُرةٌ شَعْريَّة تُوجَد في المَعِدة
trichocardia قَلْبٌ أشعَرانيّ – تامورٌ أشعَراني
trichocephaliasis = **trichocephalosis** داءُ المُسَلَّكات ، داءُ شَعْريَّة الرأس
Trichocephalus = **Trichuris** المُسَلَّكة ، الدودةُ شَعْريَّة الرأس (الشَّعريَّة الذَّيْل)
trichoclasia = **trichoclasis** تقَصُّف الشَّعر ، انحِصاصُ الشَّعر
trichocryptosis داءُ أجرِبة الشَّعر
trichocyst كِيس أشعَرانيّ
trichodophlebitis التِهابُ الأوردة الشَّعريَّة
trichodynia وَجعُ الشَّعْر
trichoepithelioma وَرَمٌ ظِهاريٌّ شَعريّ
trichoesthesia الحِسّ الشَّعريّ ، حَساسيَة شَعريَّة
trichoesthesiometer مِقياسُ الحِسّ الشَّعريّ
trichogen مُقَوّي الشَّعر
trichogenous مُنَمّي الشَّعر
trichoglossia تشَعُّر اللِّسان ، شَعرانيَّة اللِّسان
trichohyalin مادَّةُ الشَّعر الشافَّة
trichoid شَعْرانيّ ، شِبْه شَعْريّ
tricholith حَصاة شَعريَّة
trichologia نَتْفُ الشَّعر أو نَتْشُه
trichology مَبْحَث الشَّعر
trichoma, entropion شَتَر داخِليّ ، داءُ الشَّعر
trichomatosis العَنْوة – داءٌ فُطْريّ
trichomatous مُتلَبِّد الشَّعر ، أعْنَى
trichomonad مُشَعَّرة ، وَحيدة مُشَعَّرة
Trichomonas المُشَعَّرة ، الوَحيداتُ المُشَعَّرة
~ buccalis مُشَعَّرة فَمويَّة – غيرُ مُمْرِضة
~ hominis, ~ intestinalis المُشَعَّرة البَشريَّة – في مِعَى الإنسان
~ vaginalis المُشَعَّرة المَهبِليَّة
trichomoniasis داءُ المُشَعَّرات
trichomycosis = **trichomycetosis** فُطارٌ شَعْريّ ، داءٌ شَعريّ فُطْريّ
trichonodosis فُطار شَعريّ عُقَديّ أو عُجَريّ
trichonosis, trichonosus فُطار شَعريّ
trichopathic شَعْريُّ الاعتِلال
trichopathy اعتِلالُ الشَّعْر
trichophagy أكلُ الشَّعر
trichophobia رَهْبة الشَّعر

trichophytic شَعْرَوِيّ فُطْرِيّ
trichophytid طَفْحة فُطرَوِيَّة ، طَفْحُ الفُطر الشَّعرَوِيّ
trichophytin مَرَقُ الفُطور الشعرَوِيَّة
trichophytobezoar بادِزَهْر شَعرَوِيّ نَباتِيّ
Trichophyton الفُطور الشَّعرَوِيَّة
trichophytosis فَطَر شَعرَوِيّ ، فُطار شَعرَوِيّ
~ barbae سَعْفةُ الذقَن الفُطْرِيَّة
trichoptilosis, trichorrhexis nodosa الحَصَص ـ تَقَصُّف الشَّعر وانتِصاصُه
trichorrhea امِّراطُ الشَّعر ، هَرُّ الشَّعر
trichorrhexis تَقَصُّف الشَّعر ، الحَصَص
~ nodosa تَقَصُّفُ الشَّعر العَقِد
trichoschisis تَشَقُّقُ الشَّعر ، تَفَلُّق الشَّعر
trichoscopy تَنْظير الشَّعر ، فَحْص الشَّعر
trichosis شُعار ، داءُ الشَّعر
Trichosporon الأبواغ أو البَوغِيّات الشَّعرِيَّة
trichosporosis بُواغٌ شَعْرِيّ
trichostasis spinulosa = trichostachis spinosa تَمَكُّثُ العَقيقة ، تَقَفُّفُ الشَّعر الشَّوكِيّ
trichostrongylosis داءُ الأُسطُوانِيّات الشَّعرِيَّة
Trichostrongylus الأُسطُوانِيَّة الشَّعرِيَّة
trichotillomania هَوَس النَّتْف ـ هَوَسُ نَتْفِ الشَّعر ونَتْشِه بدافِعٍ مَرَضِيّ
trichotoxin تُكْسِينٌ شَعرِيّ ، ذِيفانٌ شَعرِيّ
trichroism = trichromatism تَثْليثُ اللَّون
trichromatopsia رُؤية الألوانِ الثَّلاثة ، سَوِيَّةُ رُؤية اللَّون
trichromic ثُلاثِيُّ اللَّون ، ذو ثَلاثةِ ألوان
trichterbrust صَدْرٌ قِمْعِيّ ، زَوْرٌ قِمْعِيّ
trichuriasis داءُ المُسَلَّكات ، داءُ شَعرِيّاتِ الذَّيْل
Trichuris المُسَلَّكة ، شَعرِيَّةُ الذَّيل
tricipital ثُلاثِيُّ الرُّؤوس ، مُتَعَلِّقٌ بمثَلَّثة الرُّؤوس
tricorn البُطَين الجانِبِيّ ـ في الدِّماغ
tricornute ثُلاثِيُّ القُرون ، ذو ثَلاثِ زَوائد
tricrotic ذو ثَلاثِ نَبَضات
tricrotism ثُلاثِيَّةُ النَّبْضات ، تَثْليثُ الدَّقّات
tricuspid ثُلاثِيُّ الشُّرَف
~ valve الصِّمامُ المُثَلَّث الشُّرَف
tridactylism, tridactyly ثُلاثِيَّة الأصابِع
tridactylous ثُلاثِيّ الأصابِع ، ذو ثَلاثِ أصابِع
tridermic ثُلاثِيّ الأدَمة ـ مُشتَقٌّ من الأدَماتِ الثَّلاث
tridermoma وَرَم ثُلاثِيّ الأدَمات
trielcon مِنْتاش ، مِنّارة مُثَلَّثة ـ لِسَحبِ الرَّصاصة مِن الجُرح
trifacial مُثَلَّث الوُجوه
trifid مُثَلَّث الشُّقوق ، ثُلاثِيُّ الشُّقوق
trifluoperazine بِيرازِين ثُلاثِيّ الفلُور
trifoliosis ثُلاثِيَّة الأوراق
trifurcation ثُلاثِيَّة الشِّعاب ، التَشَعُّب المُثَلَّث
trigastric ثُلاثِيّ البُطون ـ مِثْل بَعض العَضَلات
trigeminal ثُلاثِيّ · ثُلاثِيُّ التَّوائم ، تَوأمِيٌّ ثُلاثِيّ ـ خاصٌّ بالعَصَب الجُمْجُمِيّ الخامِس
~ nerve العَصَبُ المُثَلَّث (أو الثُّلاثِيّ) التَّوائم
~ neuralgia أَلَمُ العَصَب الثُّلاثِيّ التَّوائم
trigeminus ثُلاثِيُّ التَّوائم · مُثَلَّث التَّوائم · ثُلاثِيّ · خاصٌّ بالعَصَبِ المُثَلَّثِ التَّوائم
trigeminy تَثلاث ، الثُّلاثِيَّة أو التَّثْلِيثِيَّة
triglyceride ثُلاثِيّ الغليسريد
trigocephalus مُثَلَّث الرأس
trigonal مُثَلَّثِيّ ، مُثَلَّث
trigone مُثَلَّث الزَّوايا ، ذو ثَلاثِ زَوايا
trigonectomy خَزْعُ المُثَلَّث الزَّوايا ـ قاعِدة المَثانة
trigonid الشَّرَفاتُ الثَّلاثُ الأولى لِلطّاحِنِ السُّفلِيّ
trigonitis التِهابُ المُثَلَّث ـ مُثَلَّثُ المَثانة
trigonocephalia = trigonocephaly تَثَلُّث الرأس
trigonocephalic مُثَلَّث الرأس ـ ذو رَأسٍ مُثَلَّث
trigonocephalus = trigocephalus ذو رَأسٍ مُثَلَّث ، مُثَلَّث الرأس
trigonum = trigone مُثَلَّث . ذو ثَلاثِ زَوايا
~ vesicae المُثَلَّث المَثانِيّ
trihybrid مُثَلَّثُ الإِنْغال

trihydric ثُلاثيُّ الهَيدرُوجين
triiodothyronine ثايرُونين ثُلاثيُّ اليُود ـ مِن هُرموناتِ الدَّرَق
trilabe كُلّاب ثُلاثيّ
trilaminar ثُلاثيُّ الطَبقات ، ذو ثَلاثِ طَبَقات
trilateral ثُلاثيُّ الجَوانِب ، ذو ثَلاثةِ جَوانِب
trilobate ثُلاثيُّ الفُصوص ، ذو ثَلاثةِ فُصوص
trilocular ثُلاثيُّ المَساكِن ، ذو ثَلاثِ غُرَف
trilogy ثُلاثيّةَ العَناصِر أو الأعراض ـ تَثَلُّث
trim يُشَذِّب ، يُهَذِّب
trimanual ثُلاثيُّ الأيدي ـ مُنجَزٌ بثَلاثِ أيدٍ
trimastigote ثُلاثيُّ السِّياط • ذو ثَلاثةِ سِياط
trimensual كُلّ ثَلاثةِ شُهور
trimer مَثْلوث ـ مِن ثَلاثِ وَحَدات أو جُزَيئات
trimester ثَلاثةُ شُهور ، فَصْلٌ ثُلاثيّ الأشهُر
trimorphism ثُلاثيّ التشَكُّل ، تَثَلُّث الشَّكْل
trimorphous ثُلاثيُّ الشَّكْل ، ذو ثَلاثةِ أشكال
trinitrophenol فِينول ثُلاثيُّ النِّتريت ، حامِضُ البِكْريك
trinucleotide مُثلَّث النّوكلِيُوتيد
triophthalmos مَسيخٌ مُزدَوِجٌ بثَلاثِ عُيون
triorchidism = **triorchism** ثُلاثيّةَ الخُصَى ، تَثَلُّث الخُصى
triorchism تَثَلُّث (أو ثُلاثيّة) الخُصى
triose ترايُوز ـ سُكَّرٌ ثُلاثيُّ الذرّات الكَربُونيّة
triotus مُثلَّثُ الآذان ، ذو ثَلاثِ آذان
trioxide مُثلَّث الأُكسِجين ، ثالِث أُكسِيد
tripara مُثلِثة ، ثُلاثيّةُ الحَمْل
triphalangia ثُلاثيّةَ السُّلامَيات ـ شُذوذٌ خِلْقيٌّ يتميَّزُ بوُجودِ ثَلاثِ سُلامَيات في الإبهام
triphasic ثُلاثيّ الطَّور • مُثلَّث الصفَحات
triphthemia احتِباسُ الفَضَلات في الدَّم
triple ثالُوث ، ثُلاثيّ ، مُثلَّث
~ **vaccine** اللَّقاحُ الثُّلاثي ـ ضِدَّ الخُناقِ والكُزاز والسُّعال الدِّيكي
triplegia شَلَلٌ مُثلَّث ، شَلَل ثُلاثي
triplet ثُلاثيّ ، مَثْلوث ، ثَلُوث
triplets التَّوائمُ الثَّلاثة
triplex مُثلَّث ، ثَلاثةُ أضعاف
triploid مُثَلَّثُ الصِّبغيّات ، ذو ثَلاثِ صِبْغيّات • ثُلاثيُّ الصِّيغة الصِّبغيّة
triploidy تَثَلُّث الصِّيغة الصِّبغيّة ، تَثَلُّث الصِّبْغيّات
triplokoria مُثلَّث البَآبِىء ، ذو ثَلاثِ حَدَقات
triplopia ثُلاثيّة الرُّؤية ، تَثَلُّث النَّظَر
tripod مِنْصَب • مُثلَّث القَوائم ، حامِلٌ ثُلاثي
vital ~ مُثلَّثُ القَوائم الحَيَويَّة ـ الدِّماغُ والقَلْب والرِّئتان
tripsis سَحْن ، دَلْك
tripus مُثلَّث القَوائم أو الأقدام
triquetrum ثُلاثيُّ الزَّوايا
os ~ العَظْم المُثلَّثي ـ عَظْم رُسْغي
trisaccharide ثُلاثيُّ السَّكَريد ـ سَكَريدٌ مُثلَّث أو ثُلاثيّ
trismic ضَزَزيّ ، شَكَبيّ ، أضَزّ
trismoid ضَزَزانيّ ، نَظيرُ الضَّزَز ، شَكَبانيّ
trismus ضَزَز ، شَكَب ، كَزَز
~ nascentium = ~ neonatorum ضَزَز الوِلْدان ، كَزَز الوِلْدان
trisplanchnic ثُلاثيُّ الأحشاء ، ، مُتعَلِّقٌ بالتَّجاويف الثَّلاثة
tristichia تَثَلُّث الأهداب
tristimania اكتِئاب ، مالَنخُوليا
trisulcate مُثلَّث الأخاديد ، ثُلاثيُّ الأتلام
tritanope أعمَى الأزرَق
tritanopia, tritanopsia عَمَى الأزرَق • رُؤيةُ لَونَيْن فَقط ـ الأحمَر والأخضَر
tritanopic أعمَى الأزرَق
triticeum العُجَيرة القَمْحيّة ـ عُجْرةٌ في رِباط الدَّرَق اللاميّ
tritium التريتيُوم ـ نَظيرُ الهَيدروجين الثُّلاثي
tritocone شَرَفةُ الضِّرسِ الطاحِن الأمامي العُلْوي
tritoconid شَرَفةُ الضِّرسِ الطاحِنِ الأماميِّ السُّفليّ
triturable سَحُوق ، سَحُون
triturate يَسْحَنُ ، يَسْحَق • مَسْحوق ، مَسْحون
trituration سَحْن ، سَحْق
triturator مِسْحان
trivalence ثُلاثيّةُ التكافؤ ، تَثَلُّثُ المُكافِىء

trivalent ثلاثيّ التكافُؤ · مُثَلَّثُ المُكافِيء
trivalve ثلاثيّ المَصاريع ، ثلاثيّ الأصِمَّة
trixenic ثلاثيّ الدُّخَلاء
trizonal مُثلَّث المِنطَقة
trocar مِبْزَل ، مِبْزَلة ، بِزال
trochanter مَدْوَر ، مَدْوَرة ، حُرْكُك
greater ~ = ~ major المَدْوَر الأكبَر
lesser ~, ~ minor المَدْوَر الأصغَر
trochanterian = **trochanteric** مَدْوَريّ ، حُرْكُكيّ
trochanterplasty رَأبُ المَدْوَر
trochantin المَدْوَر الأصغَر
troche قُرْص
trochiscus = **troche** قُرْص
trochlea بَكَرة
~ humeri, ~ of humerus البَكَرةُ العَضُديَّة
~ muscularis, muscular ~ البَكَرة العَضَليَّة
~ peronealis (or fibularis) calcanei البَكَرة العَقِبيَّة لِلشَّظَويَّة
~ tali, ~ of talus البَكَرةُ القَعْبيّة
trochlear بَكَريّ
trochleariform بَكَريُّ الشَّكل ، شَبيهٌ بالبَكَرة
trochlearis = **trochlear** بَكَريّ
trochocardia قَلْبٌ مَدْوَريّ ــ انزياحُ القَلْبِ الدَّوَرانيّ
trochocephalia = **trochocephaly** تَدَوُّر الرأس
trochoid مَدْوَريّ ، نَظيرُ البَكَرة ، بَكَرانيّ
trochorizocardia قَلْبٌ مَدْوَري أُفُقي
Trombicula الخَطْماء ــ جِنسٌ من القُمَّليّات
trombiculiasis = **trombidiiasis** = **trombidiosis** داءُ الخَطْماوات
tromomania هَذَيانٌ ارتِعاشي
tropesis اتِّجاه ، نَزعةُ الفِعْل
trophectoderm الأدَمة البَرّانيّة الاغتِذائيّة
trophedema الوَذَمةُ الاغتِذائيّة
trophema الدمُ الاغتِذائي
trophesy نَقْصُ الاغتِذاء ــ مِن عِلَّةٍ عَصَبيّة
trophic غِذائيّ ، اغتِذائيّ ، نَمائيّ

-trophic, -trophin لاحِقة تَدُلُّ على العَلاقة بـ «التَّغْذِية»
trophicity الاغتِذائيّة ــ وَظيفةٌ أو عَلاقة غِذائيّة
trophism تَأثيرٌ اغتِذائيّ مُباشِر ، الاغتِذائيّة
tropho- سابِقة بمَعنى «اغتِذائيّ» أو «غِذائيّ»
trophoblast أرومةٌ غاذِية
trophoblastic أروميّ اغتِذائيّ
trophoblastoma وَرَمُ الأرومة الغاذِية
trophochromatin الصِّبْغين الاغتِذائي
trophocyte خَليّة غاذِية
trophoderm أدَمة اغتِذائيّة ، أرومة غاذِية
trophodermatoneurosis الشُّواشُ العَصَبيُّ الجِلْديّ الاغتِذائيّ
trophodynamics ديناميّات الاغتِذاء
trophoedema الوَذَمة الاغتِذائيّة
tropholecithus الصُّفارُ الغاذِي أو الاغتِذائي
trophology مَبْحَث الاغتِذاء أو التغذِية
trophoneurosis عُصابٌ اغتِذائيّ
trophoneurotic عُصابي اغتِذائي
trophonosis داءٌ اغتِذائي
trophonucleus نَواة اغتِذائيّة ، نَواةٌ كَبيرة
trophopathia = **trophopathy** اعتِلال اغتِذائيّ ــ اعتِلالُ التغذِية
trophoplasm الجِبْلة الاغتِذائيّة
trophoplast حُبَيْبة اغتِذائيّة ، جِبْلة
trophospongium شَبكة اغتِذائيّة
trophotaxis انجِذابٌ غِذائي ، انتِحاءٌ اغتِذائي
trophotherapy المُداواةُ الاغتِذائيّة
trophotropism انتِحاءٌ غِذائي ، تَوَجُّه اغتِذائي
trophozoite أُتْرُوفَة ــ المَرحَلةُ الناشِطةُ لِطُفَيليّات الأوالي
tropia حَوَل ، شَتَر
-tropic لاحِقة بمعنى «مُنْتَحٍ» أو «مُوَجَّه»
-tropin لاحِقة بمَعنى «مُوَجِّه»
tropism انحِياز ، تَوَجُّه ، انتِحاء
tropocollagen مِغْرائيّة جُزَيئيّة
tropometer مِقياسُ الانفِتال ــ في العَيْن
trouble اضطِراب ، انزِعاج
trough حَوْض ، طَسْت · أُخدودٌ ضَحْل

troy نِظامُ «تْرُوي» - في الأوزان
true حَقيقيّ ، أصيل
truncal جِذْعيّ ، بَدَنيّ
truncate مَبْتور ، مَقطوعُ الأطراف ، أَقْطع · يَبْتُر
truncus = trunk جِذْع
~ arteriosus الجِذْعُ الأبْهَرِيّ
~ corporus callosi جِذْعُ الجِسم الثَّفَني
~ lumbosacralis الجِذْع القَطَني العَجُزي
~ pulmonalis الجِذْعُ الرِّئوي
trunk جِذْع
celiac ~, truncus celiacus الجِذْعُ البَطْني
trusion انِدفاع أو بُروزُ السِّن ، شَخَس
truss مِحْزَم ، حِزامُ الفَتْق
try-in تَجْريبُ الجِهاز السِّنّي
trypanid طَفْحٌ مِثقَبيّ - سبَبُهُ أَوالٍ مِثقَبيَّة
trypanocidal مُهلِك أو مُتلِف المِثْقَبيّات
trypanocide مُبيدُ المِثقَبيّات
trypanolysis إتلافُ المِثقَبيّات
Trypanosoma المِثْقَبيَّة - جِنْسُ أوالٍ مِثقَبيَّة طُفَيليَّة
trypanosomal مِثْقَبيّ
Trypanosomatidae (فَصيلة) المِثقَبيّات
trypanosomatosis = trypanosomiasis داءُ المِثقَبيّات
Trypanosome المِثقَبيَّة - جِنسٌ من الأوالي الطُّفَيليَّة في الدمِ واللِّمف
trypanosome حُيَيّ ، حُيَيٌّ مِثقَبيّ
trypanosomiasis داءُ المِثقَبيّات
trypanosomid(e) طَفْحٌ مِثقَبيّ
trypanosomosis داءُ المِثقَبيّات
trypanozoon أَوَّليٌّ أو حُيَيْوانٌ مِثقَبيّ
trypesis, trephination نَقب ، تَرْبَنة
trypomastigote السائطُ المِثقَبيّ
trypsin تِربْسين - خَميرةٌ بِرُوتينيَّة مِعَويَّة
trypsinize يُخضِعُ لتأثيرِ التربْسين
trypsinogen = trypsogen مُوَلِّدُ التربْسين
trypsogen مُوَلِّد التربْسين
tryptic تِربْسينيّ

tsetse تْسِي تْسِي - ذُبابةٌ افريقيَّة مِنْ ذَواتِ اللَّسين
TSH = thyroid-stimulating hormone الهُرمون مُثيرُ الدَّرَقيَّة
tuba = a tube أُنْبوب
~ acustica, ~ auditiva النَّفير
~ uterina البُوق
tubal أُنبُوبي · بُوقي
~ legation رَبْطُ البُوق - لإعقامِ المَرأة
~ pregnancy حَمْل بُوقيّ - في قَناةِ فالُوب
tubatorsion انفِتالُ البُوق - بُوق فالُوب
tube أُنبُوب ، قَناة
auditory ~ النَّفير
digestive ~ أُنبُوبُ الهَضْم
drainage ~ أُنبوبُ نَزْح أو تَصْريف
eustachian ~ قَناةُ أُستاكيوس ، النَّفير
fallopian ~ البُوق - بُوق فالُوب
graduated ~ أُنبُوبٌ مُدَرَّج
ovarian ~s الأنابيبُ المَبيضيَّة
test ~ أنبوبُ اختِبار
tracheostomy ~ أُنبوبُ فَغْرِ الرُّغامَى
tubectomy قَطْع البُوق - بُوق فالُوب
tuber حَدَبة ، دَرَنة
~ frontale, frontal ~ حَدَبةٌ جَبْهيَّة
~ parietale حَدَبة جِداريَّة
~ vermis حَدَبةُ الدودة - دُودة المُخَيخ
tubercle حُدَيبة ، دَرَنة ، دُرَينة
anatomical ~ حُدَيبةٌ تَشريحيَّة
carotid ~ الحُدَيبة السُّباتيَّة
miliary ~s الحُديباتُ الدُّخْنيَّة
tubercula; pl. of tuberculum حُدَيبات ، دَرَنات ، دُرَينات
tubercular دَرَنيّ ، حَدَبيّ
tuberculated ذو دَرَنات ، مُتَدَرِّن
tuberculation تدَرُّن ، تحَدُّب
tuberculid طَفْحة سُلِّيَّة ، طَفْحة تدَرُّنيَّة
papulonecrotic ~ طَفْحةٌ سُلِّيَّةٌ حطاطيَّةٌ ناخِرة
tuberculigenous مُدَرِّن ، مُسبِّبُ التدَرُّن

tuberculin تُوبِركُولين ، سُلِّين
tuberculinotherapy المُداواةُ بالسُّلِّين
tuberculitis التِهابٌ دَرَنيّ
tuberculization التدرُّنيّة – تكوُّنُ الدَّرَن أو التَّحَوُّل إلى دَرَنات · المُداواةُ بالسُّلِّين
tuberculocele, tuberculosis of the testicle قِيلة تدرُّنيّة ، تدرُّن الخُصْيَة
tuberculocide مُتلِف دَرَني – عَقّارٌ قاتِلٌ لِلمُتَفطِّرات السُّلِّيّة
tuberculofibroid دَرَنيّ مُتليِّف
tuberculoid دَرَنانيّ ، نَظيرُ الدَّرَن ، سُلانيّ
tuberculoma تورُّم دَرَنيّ
tuberculophobia رُهابُ السُّل ، رَهْبة التدرُّن
tuberculoprotein برُوتين دَرَني
tuberculosarium مَصَحُّ التدرُّن
tuberculosilicosis تَصَوُّن رِئوي تدرُّني
tuberculosis التدرُّن ، السُّلّ
acute miliary ~ التدرُّن الدُّخْني الحادّ
bovine ~ تدرُّن بَقَري
miliary ~ تدرُّن دُخْني
pulmonary ~ تدرُّن رِئوي ، السُّلّ
~ cutis تدرُّن جِلْدي
tuberculostatic كابِحُ السُّلّ
tuberculotherapy مُعالَجةُ السُّلّ
tuberculotic مُتدرِّن ، سُلِّيّ ، مُصابٌ بالسُّلّ
tuberculous سُلِّي ، تدرُّني · مَسْلُول
tuberculum حُدَيبة ، دُرَينة
tuberose عُجَري ، مُعجَّر ، دَرَني
tuberosis التعَجُّر
tuberositas = tuberosity أُحْدُوبة ، حَدَبة ، نَشَز
tuberositates; pl. of tuberositas أحاديب ، حَدَبات ، أنْ
tuberosity أُحدُوبة ، حَدَبة ، نَشَز
tuberous مُعجَّر ، ذو حَدَبات
tubiferous مُعجَّر ، ذو حَدَبات
tubo-abdominal بُوقِيٌّ بَطْني
tuboligamentous بُوقي رِباطي
tubo-ovarian بُوقي مَبيضي
tubo-ovariotomy خَزْعُ المَبيضَيْن والبُوقَيْن
tubo-ovaritis التِهابُ المَبيضَيْن والبُوقَيْن
tuboperitoneal بُوقي بَريتوني ، بُوقي خِلْبي
tuborrhea سَيَلان نَفيري
tubotorsion لَيُّ النَّفير ، فَتْلُ أُنبُوبيّ – نَفيريّ خاصَّةً
tubotympanal نَفيري طَبْلي
tubo-uterine بُوقي رَحِمي
tubovaginal بُوقي مَهبِلي
tubular أُنبُوبي ، أُنبُوبي الشَّكل ، نُبَيبي
tubule نُبَيب – أُنبُوب صَغير
seminiferous ~s النُّبَيباتُ ناقِلةُ المَنِيّ
tubuli; pl. of tubulus نُبَيبات ، أنابيبُ صَغيرة
tubulization تَنْبيب – تَقْنيةُ الأعصاب
tubulocyst كِيسة نُبَيبيّة
tubuloracemose نُبَيبيّ عُنقُودي
tubulorrhexis تمزُّق النُّبَيبات (الكُلْويّة)
tubulous مُنَبَّب ، ذو أنابيب دَقيقة
tubulus = a tubule نُبَيب ، أُنبوبة دَقيقة
tuft لِمَّة ، خُصْلة ، جُمَّة ، غُسْنة
tugging جَبْذ ، حِسٌّ جَبْذي
tracheal ~ الجَبْذ الرُّغامَوي
tularemia, rabbit fever تُولارِمية ، الداءُ التولاري ، حُمّى الأرانِب
tumefacient مُوَرِّم ، مُنَفِّخ
tumefaction تَوَرُّم ، تَنَفُّخ
tumescence, swelling تَوَرُّم ، تَنَفُّخ ، انتِباج · وَرَم
tumid مُتَوَرِّم ، مُنتَفِخ ، مُنتَبِج · مُتَوَذِّم
tumidity تَوَرُّم · وَرَم
tumor = tumour وَرَم ، نامِيَة وَرَميَّة
adenoid ~ وَرَمٌ غُدِّي
adipose ~, fatty ~ وَرَم شَحْمي
benign ~, innocent ~ وَرَم حَميد
blood ~ وَرَمٌ دَمَويّ · أُمُّ الدَّم
heterologous ~ وَرَم مُغايِر – مُغايِرٌ لِلنَّسيج حَولَه
homologous ~, homoiotypic ~ وَرَمٌ مُماثِل – لِما حَولَه مِن أجزاء

infiltrating ~ وَرَمٌ ارتِشاحيّ – لا يتميَّز عمّا حولَه
malignant ~ وَرَم خَبيث
mixed ~ وَرَم مُختَلِط
villous ~, papilloma وَرَمٌ حُلَيمي
tumoricidal مُتلِفُ الأورام
tumorigenesis تَوليدُ الأورام · تَكوينُ الأورام
tumorigenic مُوَلِّد الأورام ، مُكوِّن الأورام
tumorous وَرَميّ
tumultus صَخَب عُضوي
tunic غِلالة ، غِشاء مُغَلِّف
tunica = **tunic** غِلالة
~ adnata oculi غِلالة ضامَّة (للمُقْلة)
~ adventitia غِلالة بَرّانيّة
~ albuginea الغِلالة البَيضاء
~ media غِلالة وُسْطى
~ vaginalis testis الغِلالةُ الغِمْدية للخُصْية
~ vasculosa الغِلالة الوِعائيّة
tunicate مُغَلَّف – صِنفٌ من الحَيَوانات
tunnel نَفَق
carpal ~, flexor ~ النَفَقُ الرُّسْغي
Corti's ~, inner ~ نَفَقُ كورتي – على طُولِ القَوقَعة
tuntun = **ancylostomiasis** داءُ الأنكِلوستوما
turbid عَكِر ، كَدِر ، رَنِق
turbidimeter مِقياسُ العَكَر
turbidimetric مُتعلِّقٌ بِقِياسِ العَكَر
turbidimetry قِياسُ العَكَر
turbidity عَكَر ، كُدورة ، رَنَق
turbinal, turbinate خُذروفيّ الشَّكْل · قُرَين – عَظْم قُرَيني
turbinated خُذروفيّ الشَّكْل
turbinectomy استِئصالُ القُرَينات – استِئصالُ عَظمٍ قُرَيني
turbinotome مِقطَع القُرَينات
turbinotomy بَضْع أو شَقُّ القُرَينات
turgescence انتِفاخ ، تَنَفُّخ ، تَوَرُّم
turgescent مُنتَفِخ ، مُنتَبِج ، مُكتَنِز
turgid مُكتَنِز ، مُتَوَرِّمٌ مُحتَقِن
turgidization نَفْخٌ بالحَقْن
turgometer مِقياسُ الانتِفاخ
turgor تَوَرُّم ، احتِقان ، اكتِناز
~ vitalis اكتِناز حَيَوي
turgoscope مِنظارُ التَنَفُّخ ، مِكشافُ التَنَفُّخ
turmeric كُرْكُم – نَبات
turnsick = **turnsickness, staggers** داءُ السَّدَر ، التَرَنُّح
turricephaly = **oxycephaly** تأنُّفُ الرأس
turunda خَيمةُ الجَرّاح · فَتيل ، شِياف
tus. = **tussis** سَعْلة ، سُعال
tussal سُعالي
tussicular سُعالي ، مُتَعلِّق بالسُّعال
tussis سُعال ، سَعْلة
~ convulsiva = whooping cough الشاهُوق ، الشُّهاق ، السُّعال الدِّيكي
tussive سُعالي
tutamen; pl. tutamina صائن ، واقِيَة
tween-brain الدِّماغ البَيْني
tweezers مِلْقَط ، مِلْقاط
twig عُسْلُوج · غُصْنة
twilight state حالةُ ضَياع – اضطِرابُ الوَعْي المُؤقَّت
twin; pl. twins تَوْأم ، تَوْأمة ؛ تَوأمان ، تَوائم
binovular ~s, dizygotic ~s, unlike ~s تَوأما بَيضَتَيْن
conjoined ~s تَوأمانِ مُلتَصِقان
monovular ~s, monozygotic ~s, similar ~s, uniovular ~s تَوأما بَيْضة
twinge أَلَمٌ خاطِف ، أَلَم حادّ
twinning إتْئام ، تَوْأمة
twitch نَفْضة ، انتِفاضة عَضَلية · قامِطةٌ أُنشوطيّة
twitching نَفَضان ، ارتِعاص
tychastics مَبحَثُ الحَوادِثِ الصِّناعيّة
tylion الوِسادة – نُقطةٌ على الحافةِ الأماميّةِ لِلقَوْب البَصَري
tyloma ثَفَن ، ثَفَن ، دُشْبُذ ، وَرَم ثَفَني

tylosis ثُفان ، تَفَنُّن ، جُسْأة . عَسْو
tylotic مُتَفَنِّن ، ثَفَنيّ ، جَسْئيّ
tympanal طَبْلي ، مُتَعَلِّق بطَبْلَةِ الأُذُنِ أو تَجْويفِها
tympanectomy اسْتِئْصالُ طَبْلَةِ الأُذُن
tympanic طَبْلي . جَرَسي ، رَنّان
~ membrane الغِشاء الطَّبْلي ـ طَبْلَة الأُذُن
tympanicity التَطَبُّل
tympanism الطَّبَلِيَّة ، التَطَبُّل بالغاز ، الحَبَج
tympanites حُباج ، تَطَبُّل ، انتِفاخُ البَطْن
tympanitic مُتَطَبِّل ، تَطَبُّلي
tympanitis التِهابُ طَبْلَةِ الأُذُن . التِهابُ الأُذُن المُتَوَسِّطة
tympanoeustachian طَبْلي نَفيري
tympanohyal طَبْليّ لاميّ
tympanomalleal طَبْلي مِطرَقي
tympanomandibular طَبْلي فَكّي
tympanomastoiditis التِهابُ الأُذُنِ المتوَسِّطةِ والخُشّاء ، التِهابُ الطَّبْل والخُشّاء
tympanoplasty رَأْبُ الطَّبْلة
tympanosclerosis تَصَلُّبُ الطَّبْلة
tympanotomy بَضْعُ الطَّبْلة ، ثَقْبُ الطَّبْلة
tympanous مُتَطَبِّل
tympanum الأُذُن المُتَوَسِّطة ، (الطَّبْل)
tyndallization تَعْقيم مُتَقَطِّع ، تَعْقيم تَفاضُليّ
type نَموذَج ، نَمَط
blood ~ فِئَةُ الدَّم
typembryo جَنينٌ نَمَطي
typhlectasis تَوَسُّع الأَعْوَر
typhlectomy = **cecectomy** اسْتِئْصالُ الأَعوَر
typhlenteritis التِهابُ الأَعوَر
typhlitis التِهابُ الأَعوَر
typhlo- سابِقة بمعنى «أَعْوَر» ، «أَعْوَريّ» أو «أَعْمَى»
typhlocele قِيلة أعوَريَّة ، فَتْق أعوَريّ
typhlocolitis التِهابُ القُولون والأَعوَر
typhlodicliditis التِهابُ المِصراع اللَّفائفيّ الأعوَريّ
typhloempyema تَقَيُّحٌ أَعوَري ، خُراجٌ زائدي
typhlolexia عَمَى الكَلِم ـ عَدَمُ تَمْييزِها
typhlolithiasis تَحَصّي الأعوَر
typhlology مَبْحَثُ العَمَى
typhlomegaly ضِخَمُ الأَعوَر
typhlon = **the cecum** الأَعْوَر
typhlopexy = **typhlopexia** تَثْبيتُ الأَعوَر
typhloptosis تَدَلّي الأَعوَر ، هُبوطُ الأَعوَر
typhlorrhaphy رَفْو الأعوَر ، خِياطةُ الأعوَر
typhlosis = **blindness** العَمَى
typhlostomy فَغْرُ الأعوَر
typhlotomy بَضْعُ الأعوَر ، شَقُّ الأعوَر
typhlo-ureterostomy مُفاغَرةُ الأعوَر بالحالِب ، مُفاغَمة الأعوَر بالحالِب
typhobacterin لَقاحٌ أو مَطعومُ التِّيفوئيد
typhogenic مُسَبِّب التِّيفوئيد ؛ مُسَبِّبُ التِّيفوس
typhoid التِّيفيَّة ، التِّيفوئيد . نَظيرُ التِّيفوس
~ fever حُمَّى التِّيفوئيد
typhoidal تِيفيّ ، تِيفوئيديّ ، نَظيرُ التِّيفوئيد
typholysin حالٌّ تِيفيّ
typhomania هَوَس تِيفي أو تِيفوسي
typhopaludism بُرَداءُ تِيفِيَّة ، مَلاريا مع تِيفوئيد
typhopneumonia ذاتُ الرِّئة التِّيفِيَّة
typhos خَوَر ، فُتورُ الوَعْي ، غَفْوة
typhose شِبْهُ الحُمَّى التِّيفوئيدِيَّة
typhosepsis تَسَمُّم تِيفيّ ، تَسَمُّم تِيفوئيديّ
typhotoxin ذِيفان تِيفي
typhous تِيفُوسيّ ، مُتَعَلِّق بحُمَّى التِّيفوس
typhus التِّيفوس ، حُمَّى التِّيفوس
murine ~ التِّيفوس الجُرَذِيَّة
petechial ~ = exanthematous ~ التِّيفوس الحَبَرِيَّة ، التِّيفوس الطَّفْحِيَّة
typical نَموذَجيّ ، نَمَطيّ
typing تَنْميط ، تَصْنيف
~ of blood, blood ~ تَصْنيفُ الدَّم
tyramine تَيْرامِين ـ أَمينٌ جُبْنيّ
tyrannism تَعَسُّفٌ نَفاسيّ المَنْشأ ، ظُلْمٌ ساديّ . سادِيَّة
tyremesis قَيْءٌ مُتَجَبِّن ـ قَيْءُ اللَّبَن المُتَخَثِّر
tyro- سابِقة بمعنى «جُبْنيّ»

tyrogenous جُبْنِيُّ المَنْشأ
tyroid مُجَبَّن ، نَظيرُ الجُبْن
tyroma جُبْنوم ، وَرَمٌ جُبْنِيّ
tyromatosis = **caseation** تَجَبُّن ، داءُ التَجَبُّن ، فَسادٌ جُبْنِيّ
tyrosine تَيْروسين ـ حَمْض أمينيّ
tyrosinosis التَّيْروسِنيَّة ، الداءُ التَّيْروسِنيّ
tyrosinuria بِيلةٌ تَيْروسِنيَّة
tyrosis حُؤولٌ جُبْنِيّ ، تَجَبُّن
tyrotoxin ذِيفانٌ جُبْنِيّ ، تُكْسين جُبْنِيّ
tyrotoxism تَسَمُّمٌ جُبْنِيّ ، الانسِمامُ بالجُبْن
Tyson's glands غُدَدُ طَيْسون ـ غُدَدٌ تُفرِزُ اللَّخَن
tzetze = **tsetse** تْسِي تْسِي ـ ذُبابةٌ إفريقيَّة

U, u

uberous خَصيب ، مُثْمِر · نَثُور
uberty خِصْب
udder ضَرْع – الماشِيَة
ula لِثَة
ulalgia وَجَعُ اللِّثة ، أَلَمُ اللِّثة
ulatrophia = ulatrophy ضُمورُ اللِّثة
ulcer قَرْحة ، قَرْح · حَبَّةُ حَلَب أو حَبَّةُ الشَّرْق
amoebic ~ قَرْحةٌ أميبيَّة
chronic ~ قَرحةٌ مُزمِنة
corrosive ~ قَرْحة أكّالة
dendritic ~ قَرْحة مُتشَجِّرة
diabetic ~ قَرحة سُكَّرِيَّة
duodenal ~ قَرْحةٌ عَفَجِيَّة
gastric ~ قَرحة مَعِديَّة
gummatous ~ قَرحة صَمْغِيَّة
indolent ~ قَرْحةٌ قليلةُ الإيلام – بَطيئةُ النمُوّ
marginal ~ قَرحة هامِشيَّة
peptic ~ قَرْحة هَضْمِيَّة
perforating ~ قَرْحة ثاقِبة
rodent ~ قَرْحةٌ قارِضة
round ~ قَرحةٌ دائرِيَّةٌ مَعِديَّة
serpiginous ~ قَرحة ساعِيَة
soft ~ قَرْحة لَيِّنة
Syrian ~ خُناق · حَبَّةُ حَلَب
varicose ~ قَرْحَةٌ دوالِيَّة
venereal ~ قَرْحة زُهْرِيَّة
ulcerate يتقَرَّحُ ، يُقَرِّح
ulceration تقَرُّح · قَرَح ، ثأف
ulcerative مُقَرِّح ، قَرِح ، قَرْحِيّ
ulcerogenic مُقَرِّح ، مُسَبِّبُ التقَرُّح
ulcerous مُتقَرِّح ، قَرْحِيّ
ulcus = ulcer قَرْحة ، قَرْح
~ molle قَرْحة رِخْوة
~ rodens = rodent ulcer قَرْحةٌ قارِضة
ule-, ulo- سابِقة بمَعنى «نَدَب» ، «نَدَبِيّ» أو «لِثة» ، «لِثَوِيّ»
ulectomy خَزْعُ النَّدْبة · جَذُّ اللِّثة
ulegyria تنَدُّبُ التَّلافيف
ulemorrhagia نَزْف لِثَوِيّ
ulerythema حُمامَى نَدَبِيَّة ، طَفْح تَنَدُّبِيّ
uletic لِثَوي ، مُتعَلِّق باللِّثة
ulitis التِهابُ اللِّثة ، بَثَع اللِّثة
aphthous ~ التِهابُ اللِّثة القُلاعيّ
ulcerative ~ التِهابُ اللِّثة التقَرُّحيّ
ulna عَظْمُ الزَّنْد
ulnad صَوْبَ الزَّنْد
ulnar = ulnaris زَنْدِيّ
ulnocarpal زَنْدِيّ رُسْغِيّ
ulnoradial زَنْدِيّ كُعْبُرِيّ
ulocace تقَرُّح اللِّثة
ulocarcinoma سَرَطانةُ اللِّثة
ulodermatitis التِهابُ الجِلْد المُنَدَّب
uloglossitis التِهابُ اللِّثة واللِّسان

uloid نَدبةٌ كاذِبة · نَدبانيّ ، نظيرُ النَّدبة
uloncus تورُّم اللِّثة
ulorrhagia نَزفُ اللِّثة
ulorrhea نَزٌّ لِثَويّ ، نزز لِثَويّ
ulosis = cicatrization نَدَب ، تندُّب
ulotomy بَضعُ النَّدبة · شَقُّ اللِّثة
ultimum moriens المائتةُ أخيرًا ـ الأُذَينةُ اليُمنَى لِلقلْب
ultra- سابِقة بمَعنى «فائق» ، «فَوق» ، «ما فَوق» ، «فوت» أو «مُستَدِق»
ultrabrachycephalic أَضْعَلُ بالِغ ـ قَصيرُ الرأسِ كثيرًا
ultracentrifugation تَنبيذٌ فائق
ultrafilter مِرْشَحة مُستَدِقَّة ، مِصْفاةٌ فائقةُ التَّرشيح
ultrafiltration تَرْشيحٌ مُستَدِقّ ، تَرشيحٌ فائق
ultramicrobe مِكْروب فائقُ الدِّقَّة
ultramicropipet(te) ماصَّة مُستَدِقَّة
ultramicroscope مِجْهَر فَوقي ـ مُظلِمُ الساحة
ultramicroscopic ما فوقَ قُدرةِ المِكْرُسكوب العاديّ ، فائقُ الدِّقَّة ، مُستَدِقّ
ultramicrotome مِشْراحٌ مُستَدِقّ ـ مِقْطاعٌ فائقُ الدِّقَّة
ultra-red = infrared ما تَحتَ الأحمَر
ultrasonic فوق سَمْعيّ ، فوق صَوْتيّ
ultrasonics الفوق صَوتيّات ، فَوق السَّمْعيّات
ultrasonography تَصْويرٌ فَوق صَوتيّ ـ تَخْطيطٌ بالمَوجاتِ فَوق السَّمْعيَّة
ultrasound صَوتٌ فَوق سَمْعيّ
ultrastructure بِنْيةٌ مُستَدِقَّة
ultraviolet فوق البَنفْسَجيّ
~ radiation الإشعاعُ فَوق البَنفْسَجيّ
ultravirus حُمَة فائقةُ الدِّقَّة
ultromotivity قُدرةُ التحرُّك العَفْويّ
ululation وَلْوَلة ـ عَويلٌ هَرَعيّ
umber عَنْبَر ـ صِبْغٌ تُرابي مَعدِنيّ
umbilectomy قَطعُ السُّرَّة · خَزْعُ السُّرَّة
umbilical سُرِّيّ
~ cord السُّرّ ، السَّرَر ، الحَبْلُ السُّرِّيّ
~ hernia فَتْقٌ سُرِّيّ
umbilicated مُسَرَّر ، أَسَرّ ، ذو سُرَّة
umbilication تَسَرُّر · هَزْمَةٌ سُرِّيَّة · إستِسْرار
umbilicus السُّرَّة ، المَأْنة
umbo بُجْرة ، حَيْدة ، كُعْبُرة ، نَشْزة
~ membranae tympani بُجْرةُ غِشاء الطَّبْلة
unbalance اللاتوازُن ، خَلَلُ التوازُن
unciform شِصّي ، مَعْقوف ، كُلّابيّ
unciforme العَظْمُ الكُلّابيّ ، العَظْمُ الشِّصّيّ
Uncinaria الشِّصّيات ـ المِحْجَنيّات أو المَلْقُوّات
uncinariasis, ancylostomiasis داءُ الشِّصّيات ، داءُ المَلْقُوّات
uncinate أَحْجَنُ ، مَعْقوف ، خُطّافيّ
uncinatum العَظْمُ الشِّصّيّ ، العَظْمُ الخُطّافيّ
uncipressure ضَغْطٌ خُطّافي ـ لِوَقْف النَّزف
uncircumcised أَبْظَر ، غُلامٌ مُعْبَر
unconscious فاقِدُ الوَعْي ، لا شُعوري · اللاشُعور
unconsciousness فَقْدُ الوَعْي ، عَدَمُ الحِسّ أو الدِّراية ، اللاشُعوريَّة ، إغماء
unco-ossified غيرُ مُتَعَظِّمٍ بعَظْمٍ واحِد
unction مَرْهَم · تَدْهين
unctuous دَسِم ، دُهْنيّ
uncus مِعْقَف ، خُطّاف
undergrowth الحَجَن ، قُصورُ النُمُوّ
undernutrition قُصورُ التَّغذِية ، نَقْصُ التَّغذِية
undine مَقْطَرة ـ كأسُ إرواءِ العَين
undinism غُلْمة الماء (والبَول والتبَوُّل)
undulant مُتموِّر ، مُتموِّج
~ fever الحُمَّى المُتَموِّجة
undulation تَمَوُّر ، تموُّج
Undulina, Trypanosoma المُتَموِّرات ، المِثقَبيّات
ungual ظُفريّ ، مُتعلِّق بالأظفار
unguent مَرْهَم ، مَرُوخ ، دِمام
unguentum مَرْهَم ، مَرُوخ ، دِمام
unguiculate ذو مَخالِب
unguiculus ظُفَير ، ظُفْر صَغير · أُظَيفير
unguinal ظُفريّ ، شِبْهُ الظُّفْر

unguis ظُفر ، مِخْلَب · خُراجُ القَرْنيَّة
~ incarnatus ظُفْر ناشِب
ungula حافِر ، ظِلْف
ungulate ذو حَوافِر
uni- سابِقة بمعنى «وَحيد» أو «أُحاديّ»
uniarticular أُحاديُّ المَفصِل ، وَحيدُ المَفصِل
uniaxial وَحيدُ المِحوَر ، أُحاديُّ المِحوَر
unibasal وَحيدُ القاعِدة ، ذو قاعِدةٍ واحِدة
unicameral أُحاديُّ القَمْرة
unicellular وَحيدُ الخَليَّة ، ذو خَليَّةٍ واحِدة
unicentral = **unicentric** وَحيدُ المَركَز
unicornous وَحيدُ القَرْن ، أُحاديُّ القَرْن
unicuspidate = **unicuspid** أُحاديُّ الشَّرَفة
unidirectional وَحيدُ الاتِّجاه
unifocal أُحاديُّ البُؤرة ، وَحيدُ البُؤْرة
uniforate أُحاديُّ الفُتْحة ، وَحيدُ الفُتحة
uniform مُتَشابِهُ الشَّكْل ، ذو شَكْلٍ واحِد
unigerminal وَحيدُ الجُرثومة
uniglandular ذو غُدَّةٍ واحِدة . وَحيدُ الغُدَّة
unigravida أُحاديَّة الحَمْل ، بِكْريَّة الحَمْل
unilaminar وَحيدُ الطبَقة ، أُحاديُّ الطبَقة
unilateral وَحيدُ الجانِب ـ مُتوحِّد الجانِب
unilobar وَحيدُ الفَصّ ، أُحاديُّ الفَصّ
unilocular أُحاديُّ المَسْكَن ، وَحيدُ المَسْكَن
uninephrectomized مُستأصَلُ إحدى الكُلْيَتَيْن
uninuclear, uninucleated وَحيدُ النَّواة
uniocular وَحيدُ العَين ، أُحاديُّ العَيْن
union انجِبار ، التِئام ، التِحام ، تآزُر ، جُبُور
uniovular وَحيدُ البُوَيضة ، أُحاديُّ البَيْضة
unipara البِكْر ، الجَليلة . أوَّليَّةُ الوِلادة
uniparous واحِدةُ الوِلادة · أوَّليَّة الوِلادة
unipolar أُحاديُّ القُطْب ، وَحيدُ القُطْب
unipotent = **unipotential** أُحاديُّ الكامِن
uniseptate وَحيدُ الحاجِز ، ذو حاجِزٍ واحِد
unit وَحْدة · كَمِّيَّة مُعايَرة القِياس · جِينة
C.G.S. ~ وَحْدةُ السم غم ثانية
(وَحْدةٌ في نِظام السَّنتيمِتر غرام ثانية)
complement ~ وَحْدة مُتَمِّمة
coronary care ~ وَحْدةُ العِناية القَلْبيَّة
intensive care ~ وَحْدةُ العِنايةِ المُشَدَّدة
أو الفائقة
toxic (or toxin) ~ وَحْدة سُمِّيَّة
unitary وَحْدَوي ، مُتعلِّقٌ بالوَحْدة
uniterminal أُحاديُّ الطَّرَف
univalence أحاديَّةُ التكافؤ
univalent أُحاديُّ التكافؤ
universal جامِع ، شامِل · عامّ
~ donor مُعطٍ عامّ ـ ذو فِئة الدَّم O
unmedullated عَديمُ النُّخاعِين ، غيرُ نُخاعيّ
unmyelinated عَديمُ الغِمْد النُّخاعيني
unofficial غيرُ مُصَرَّحٍ بِه ، غيرُ مُرَخَّصٍ بِه
unorganized غيرُ عُضْوي · غيرُ مُتعضٍّ
unoriented تائه ، تَيْهان
unrest عَدَمُ استِقرار ، قَلَق ، عَلَز
unsaturated غيرُ مُشْبَع ، لا مُشْبَع
unsex يَخْصي ، يَنْزِعُ الخُصْيةَ أو المَبيض
unstriated, unstriped غيرُ مُخَطَّط
unwell مُعْتلُّ الصِّحَّة · حائض ـ في الطَّمْث
uptake قَبْط ، امتِصاصٌ وتَمثُّل
ur-, uro- سابِقة بمَعنى «بَوْليّ» أو «تبَوُّليّ»
urachal مُرَيطائيّ
urachus المُرَيطاء ، السَّرَر المَثانيّ
uracrasia خَلَلٌ بَوليّ
uracratia سَلَسٌ بَوْليّ . عَدَمُ ضَبْطِ البَول
ur(a)emia تَبَوْلُن الدَّم · يُوريمِيَة
uragogue مُدِرٌّ لِلبَوْل
uranisco- سابِقة بمَعنى «حَنَكيّ»
uraniscolalia نَخيف ، خُنَّة
uraniscoritis التِهابُ الحَنَك
uraniscoplasty رَأْبُ الحَنَك ، تَقْويمُ الحَنَك
uraniscorrhaphy خِياطةُ الحَنَك
uraniscus, palate الحَنَك ، سَقْفُ الفَم
uranism = **uranianism, homosexuality** جُنُوسة . نِكاحُ الجِنْس
uranium يُورانيُوم ـ عُنْصُر مَعدِني مُشِعّ
urano- سابِقة بمَعنى «حَنَك» . «حَنَكيّ»
أو «سَماء»
uranoplasty رَأْبُ الحَنَك . تَقْويمُ الحَنَك

uranorrhaphy = palatorrhaphy رَفْوُ الحَنَك ، خِياطةُ الحَنَك
uranoschisis انشِقاقُ الحَنَك ، شَرْمُ الحَنَك
uranostaphyloplasty رَأْبُ الحَنَكَيْن
uranostaphylorrhaphy رَفْو الحَنَكَيْن
uranostaphyloschisis انشِقاقُ الحَنَكَيْن
uranosteoplasty رَأْبُ الحَنَك
urarthritis التِهابٌ مَفصِلي نِقْرِسي
urate, urates يُورات ، بَولات
uratemia يُوراتَمِيَّة – وُجودُ اليُوراتِ في الدم ، دَمٌ يُوراتيّ
uratic يُوراتيّ ، مُتَعَلِّق باليُورات ، بَولاتيّ
uratolysis تحَلُّل اليُورات ، انحِلالُ البَولات
uratoma جَنَد يُوراتيّ ، راسِبٌ بَولاتيّ
uratosis تَرَسُّب يُواراتي – تَرَسُّبُ اليُوراتِ في الأنسِجة
uraturia بِيلَةٌ بَولاتيَّة ، بَوْلٌ يُوراتيّ
urceolate = urceiform إبْريقيُّ الشَّكْل
ur-defense الاستِعلاءُ الأقصى . تَسامٍ عَقائديّ
urea, carbamide بَوْلَة ، يُورْيا ، كَرْباميد
ureagenetic مُوَلِّد البَولة . مُكَوِّن اليُوريا
ureametry قِياسُ البَولة
ureapoiesis تَكَوُّنُ البَولة
urease أنزيمُ أو خَميرة البَولة
urecchysis تَنَضاحٌ بَوليّ – انسِكابُ البَولِ في الأنسِجة
uredema وَذَمة بَوليَّة ، أوذِيما بَوليَّة
uredo, urticaria حُكاكٌ جِلْديّ ، شَرَى
ureide يُوريد ، بَوليد
urelcosis تَقَرُّحُ مَجاري البَول ، تَقَرُّحٌ بَوليّ
uremia تبَوْلُنُ الدم
uremigenic مُسَبِّب أو مُوَلِّد اليُوريمِيَة . يُوريمِيُّ السَّبَب
ureolysis انحِلالُ البَولة ، انحِلالُ اليُوريا
ureometry قِياسُ البَولة ، قِياسُ اليُوريا
uresis تبَوُّل . تَبْويل ، بُوال ، بِيلَة
ureter الحالِب
ureteral حالِبيّ
ureteralgia وَجَعُ الحالِب
ureterectasia = ureterectasis تَوَسُّع الحالِب ، تمَدُّد الحالِب
ureterectomy استِئصالُ الحالِب ، قَطْعُ الحالِب
ureteritis التِهابُ الحالِب
uretero- سابِقة بمَعنى «الحالِب» أو «حالِبيّ»
ureterocele قِيلةٌ حالِبيَّة ، تكَيُّسُ الحالِب
ureterocolostomy مُفاغَرة حالِبيَّة قُولونيَّة
ureterocystanastomosis مُفاغَرةٌ حالِبيَّة مَثانيَّة
ureterocystoscope مِنظارُ المَثانة والحالِب
ureterocystostomy مُفاغَرة حالِبيَّة مثانيَّة
ureterodialysis تمَزُّق الحالِب
ureteroenterostomy = uretero-entro-anastomosis مُفاغَرةٌ حالِبيَّة مِعَويَّة
ureterogram صُورة الحالِب – الشُّعاعيَّة
ureterography تَصْويرُ الحالِب – بعدَ حَقْنِه بمادَّةٍ ظَليلة
ureteroileostomy مُفاغَرةٌ حالِبيَّة لَفائفيَّة
ureterolith حَصاةٌ حالِبيَّة ، حَصاةُ الحالِب
ureterolithiasis تحَصٍّ حالِبيّ
ureterolithotomy استِخْراجُ حَصاةِ الحالِب
ureterolysis تمَزُّقُ الحالِب . شَلَلُ الحالِب . تَحْريرُ الحالِب
ureteroneocystostomy مُفاغَرةٌ حالِبيَّةٌ مَثانيَّةٌ جَديدة ، غَرْزُ الحالِب بِمَوضِعٍ جَديد في المَثانة
ureteroneopyelostomy مُفاغَرةٌ حالِبيَّةٌ حُوَيضيَّة جَديدة
ureteronephrectomy استِئصالُ الحالِبِ والكُلْوة ، استِئصالُ الكُلْوة معَ حالِبِها
ureteropathy اعتِلالٌ كُلْوي
ureteropelvioplasty رَأْبُ الحالِب والحُوَيضة
ureterophlegma بَلْغَم الحالِب ، مُخاطُ الحالِب
ureteroplasty رَأْبُ الحالِب ، تَقْويمُ الحالِب
ureteroproctostomy مُفاغَرةٌ حالِبيَّة مُستَقيميَّة
ureteropyelitis التِهابُ الحالِب والحُوَيضة
ureteropyelography تَصْويرُ الحالِبِ والحُوَيضة – تَصْويرُ الحالِبِ وحَوضِ الكُلْوة – رُونْتجينيّاً
ureteropyeloneostomy = ureteropyelostomy مُفاغَرةٌ حالِبيَّة حُوَيضيَّة جَديدة

ureteropyelonephritis التِهابُ الحالِبِ والحُوَيضة (حَوْضِ الكُلْوة)
ureteropyeloplasty رَأبُ الحالِب والحُوَيضة
ureteropyelostomy مُفاغَرةٌ حالِبيَّة حُوَيضيَّة
ureteropyosis التِهابُ الحالِبِ القُياحيّ
ureterorrhagia نَزْفُ الحالِب ، نَزْفٌ حالِبيّ
ureterorrhaphy رَفْوُ الحالِب ، خِياطةُ الحالِب
ureterosigmoidostomy مُفاغَرة حالِبيَّة سِينيَّة
ureterostegnosis = **ureterostenosis** تَضَيُّق الحالِب – ضِيقُ الحالِبِ أو انقِباضُه
ureterostomy فَغْرُ الحالِب
ureterotomy بَضْعُ الحالِب ، شَقُّ الحالِب
ureterotrigono-enterostomy مُفاغَرةُ الحالِب والمُثَلَّث المِعَويّ ، غَرْزُ الحالِبِ والمُثَلَّث في المِعَى
ureteroureterostomy مُفاغَرةُ طَرَفي الحالِبِ المَقْطوع – وَصْلُ طَرَفي حالِبٍ مَقْطوع
ureterouterine حالِبيٌّ رَحِميّ
ureterovaginal حالِبيّ مَهبِليّ
ureterovesical حالبيّ مَثانيّ
ureterovesicostomy مُفاغَرة حالِبيَّة مَثانيَّة
urethra الإِحْليل ، المَبال
urethral إحليليّ ، مَباليّ
urethralgia أَلَمُ الإحليل ، وَجَعُ المَبال
urethratresia رَتَقُ الإِحْليل ، عَدَمُ انثِقابِ الإحليل ، انسِدادُ الإحليل
urethrectomy قَطْعُ الإحليل ، خَزْعُ المَبال
urethremphraxis رَتَقُ الإحليل ، انسِدادُ المَبال
urethrism تَشَنُّج الإحْليل
urethritis التِهابُ الإحليل ، التِهابُ المَبال
gonococcal or gonorrheal ~ التِهابُ الإحليلِ السَّيَلانيّ – في الذَّكَر
gouty ~ التِهابُ الإحليل النِّقرِسيّ
~ venerea التِهابُ الإحليل الزُّهَريّ
urethro- سابِقة بمَعنى «إحليليّ» أو «مَباليّ»
urethrocele قِيلةٌ إحليليَّة ، فَتَقٌ مَباليّ ، رَدْبٌ إحليليّ ، رَتَجٌ إحليليّ
urethrocystitis التِهابُ الإحليل والمَثانة

urethrocystogram صُورةُ الإِحْليل والمَثانة
urethrodynia وَجَعُ الإحليل ، أَلَم المَبال
urethrography تَصْوير الإحليل
urethrometer مِقياسُ الإحليل ، مِقياسُ المَبال
urethropenile إحليليّ قَضيبيّ
urethrophraxis انسِدادُ الإحليل
urethrophyma نامِيَة إحليليَّة
urethroplasty رَأبُ الإحليل ، تَقْويمُ المَبال
urethroprostatic إحليليّ مُوثيّ
urethrorectal إحليليّ مُستَقيميّ، مَباليّ مُستَقيميّ
urethrorrhagia نَزْف إحليليّ ، نَزْف مَباليّ
urethrorrhaphy رَفْوُ الإحليل
urethrorrhea, urethrorrhoea نَزٌّ إحْليليّ ، سَيَلان مَباليّ
urethroscope مِنظارُ المَبال ، مِنظارُ الإحليل
urethroscopy تَنْظيرُ الإحليل
urethrospasm تَشَنُّج الإحليل ، شَنَج المَبال
urethrostaxis نَزُّ الإحليل الدَمَويّ
urethrostenosis ضِيقُ الإحليل
urethrostomy فَغْرُ الإحليل ، تَفْميمُ المَبال
urethrotome مِبْضَع الإحليل
urethrotomy بَضْعُ الإحليل ، شَقُّ المَبال
urethrovaginal إحليليّ مَهبِليّ ، مَباليّ مَهبِليّ
urethrovesical إحليليّ مَثانيّ
uretic بَوْليّ ، مُدِرٌّ للبَول
urhidrosis عُراقٌ بَوْليّ ، عَرَقٌ بَوليّ
uric acid حَمْضُ البَوليك ، حامِضُ اليُوريك ، حَمْضُ البَول
uricacidemia فَرْطُ حَمْضِ اليُوريك في الدم
uricaciduria فَرْطُ حَمْضِ اليُوريك في البَول
uricemia = **uricacidemia** فَرْطُ حَمْضِ اليُوريك في الدم ، التَبَوْلُن الدمَويّ
uricocholia تَبَوْلُن الصَّفْراء ، وُجودُ حَمْضِ اليُوريك في الصَّفراء
uricolytic حالٌّ اليُوريك ، حالٌّ حَمْضِ البَول
uricometer مِقياسُ حَمْضِ البَول
uricosuria إفرازُ حَمْض البَول في البَول
uricosuric مُدِرٌّ اليُوريك
uridine يُوريدين

uridrosis = **urhidrosis** عُراقٌ بَوْليّ ، تَبَوُّلُن العَرَق ـ وُجودُ البَولة في العَرَق
uriesthesis = **uresiesthesis** أُخْذَةُ البُوال ، تحَسُّسٌ برَغْبةِ التَّبْويل
urinable بَؤُول ـ يُفرَزُ في البَول
urinaccelerator, the bulbocavernosus (muscle) قاذِفةُ البَول ، العَضَلةُ البَصَليّة الكَهْفيّة
urinal مِبْوَلة ، تَفْسِرة ، (وِعاءُ فَحْص البَول)
urinalysis تَحْليل البَول ، التَّفْسِرة
urinary بَوْلي ، مُتعلّق بالبَول
~ bladder المَثانة ـ مَثانةُ البَول
urinate يَبُول ، يَشُخّ
urination تَبَوُّل ، تَبْويل ، بَوْل ، شَخّ
urine بَوْل
urinemia = **uremia** تَبَوْلُنُ الدَّم ، يُوريميا
uriniferous ناقِلُ البَول ، حامِلُ البَول
urinific = **uriniparous** مُفرِز البَول
uriniparous مُفرِزُ البَول ، مُكَوِّنُ البَول
urino- سابِقة بمَعنى «بَوْليّ»
urinogenital = **urogenital** بَوْليّ تَناسُليّ
urinogenous بَوليُّ المَنْشأ ، بَوْليُّ المَصْدر
urinoglucosometer مِقياسُ سُكَّر البَول
urinologist = **urologist** خَبيرٌ بالبَوْلِ وأمراضِ المَسالِك البَوليّة
urinology = **urology** مَبْحَثُ البَول
urinoma كِيسٌ بَوْليّ
urinometer مِكْشافُ البَول ـ مِقياسُ الثِّقْلِ النَّوعيّ للبَول
urinometry قِياسُ البَول ـ قِياسُ الثِّقْلِ النَّوعيِّ للبَول ، استِكْشافُ البَول
urinophil = **urinophilous** مُعتاشٌ في البَول ، أليفُ البَول
urinoscopy = **uroscopy** تَنْظيرُ البَول
urinosexual بَوليّ تَناسُليّ ـ تَناسُليّ بَوليّ
urinous بَوليّ ، مُتعلّق بالبَول
uriposia شُرْب البَول
urisolvent مُذيبُ حَمْضِ البَول
uritis التِهابُ الجِلْد الحَرْقيّ ـ سُخونةٌ أو بُرودةٌ

urningism = **uranism** لِواط ، أُورانيّة
uro-, urono- سابِقة بمَعنى «بَوْليّ» أو «تَبَوُّليّ»
uro-acidimeter مِقياسُ حُموضةِ البَول
uro-azotometer مِقياسُ نِتْروجين البَول
urobilin يُوروبيلين ، صَفْراوِين البَول
urobilinemia دَمٌ صَفْراوينيّ ، يُورُبيلينيّة
urobilinicterus يَرَقان صَفْراوينيّ (يُوروبيلينيّ)
urobilinogen مُوَلِّد اليُوروبيلين ، مُكَوِّنُ الصَّفْراوِين
urobilinuria بِيلةُ اليُوروبيلين ، بِيلةُ صَفْراوِينِ البَول
urocele قِيلةٌ بَوليّة ، أُدْرة بَوليّة
urocheras = **uropsammus** رَمْلُ البَول
urochezia تبرُّز البَول ، تغَوُّط بَوليّ
urochrome صِبْغٌ بَوليّ ، صِباغُ البَول
urochromogen مُوَلِّدُ صِباغِ البَول
uroclepsia بَوْلٌ بدونِ وَعْي ، انسِياقُ البَول
urocrisia التَّشْخيص البَوليّ
urocrisis بُحْرانٌ بَوليّ
urocriterion دَلالةٌ بَوليّة
urocyanogen مُزَرِّقُ البَول
urocyanosis ازرِقاقُ البَول ، زُراقُ البَول
urocyst = **the urinary bladder** المَثانة
urocystis = **urocyst** المَثانة
urocystitis التِهابُ المَثانة ، المَثَن
urodialysis زُرامُ البَول ـ الجُزْئيّ أو الكُلِّيّ
urodochium مِبْوَلة
urodynia أَلَمُ البَول ، أَلَمُ التبَوُّل
uroedema أُوذيما البَول
uroenterone يُوروإنتَرون ، رادِعٌ بَوليّ
uroerythrin حُمْرةُ البَول
urogastrone يُوروغَسْترون ، رادِعٌ بَوليّ مَعِديّ
urogenital بَوْليّ تَناسُليّ
urogenous مُوَلِّدُ البَول ، مُفرِزُ البَول ، بَوليُّ المَنْشأ ، مُسَبَّب عَن البَول
urogram صُورةُ قَناةِ البَول ـ شُعاعيّاً
urography تَصْويرُ قَناةِ البَول
urogravimeter مِكْثافُ البَول
urohematin هِماتين البَول ، خِضابُ البَول

urohematoporphyrin بِيلةٌ دَمَويَّة بُورفيرينيَّة
urokinase يُوروكِيْناز
urolagnia غُلْمَةُ البَول
urolith حَصاةٌ بَوليَّة ، حَصاةُ البَول
urolithiasis التحَصِّي البَوليّ ، داءُ حَصَى البَول
urolithic مُتعَلِّق بحَصَى البَول
urolithology مَبْحَث الحَصَى البَوليَّة
urologic, urological بَوْلَويّ
urologist طَبيبُ الجِهازِ البَوليّ
urology البَوليّات ، مَبْحَثُ الجِهازِ البَوليّ
urolutein صَفارُ البَول
uromancy الإنذارُ من التَّفْسِرة ، التَكَهُّنُ بفَحْص البَول
uromelanin قَتامينُ البَول
urometer = urinometer مِكثافُ البَول · مِقياسُ الوَزْنِ النَّوعيّ للبَول
uroncus تَوَرُّم بَوليّ ، وَرَمٌ بَوليّ
uronephrosis كُلاءٌ بَوليّ
uronology = urology البَوْليّات ، مَبْحَثُ البَول
uronophile يَعتاشُ في البَول ، مُحِبٌّ للبَول
uropathogen مُمْرِضٌ بَوليّ
uropathy اعتِلالٌ بَوليّ
uropenia قِلَّةُ البَوْل ، شُحُّ البَول
urophanic ظاهِرٌ في البَول ، بائنٌ في البَول
urophobia رَهْبة التَّبْويل ، رُهابُ التَبَوُّل
uroplania تَجوالُ البَول
uropoiesis إفرازُ البَول ، تَكَوُّن البَول
uropoietic بَوّال ، مُفرِزُ البَول
uroporphyrin يُوروبرفيرين ـ بِرْفِرين بَوليّ
uropsammus رَمْلُ البَول
uropyonephrosis كُلاءٌ قَيْحيّ بَوليّ
uropyoureter تَجَمُّعُ بَولٍ وقَيْحٍ في الحالِب
urorrhagia نَزٌّ بَوليّ ، كَثْرةُ البَول · الداءُ السُّكَّريّ
urorrhea سَلَسُ البَول · بَولُ الفِراش
urorubin حُمْرَةُ البَول ، وَرْديَّة البَول
urorubrohematin هِماتينٌ بَوليّ أحْمَر
urosaccharometry قِياسُ سُكَّر البَول
uroscheocele = urocele قِيلة بَوليَّة
uroschesis احتِباسُ البَول ، زُرام
uroscopy فَحْصُ البَولِ التَّشْخيصيّ ، التَّفْسِرة
urosemiology مَبْحَثُ البَول التَّشْخيصيّ
urosepsin مُسَمِّمٌ بَوليّ ، تَسَمُّمي بَوليّ
urosepsis تَسَمُّمٌ بَوليّ
urosis داءٌ بَوليّ ـ داءٌ في الجِهازِ البَوليّ
urostealith حَصاةٌ بَوليَّة دُهنيَّة
urotoxia = urotoxy تَسَمُّمٌ بَوليّ
urotoxic سُمِّي بَوليّ
urotoxin تُكسين بَوليّ ، ذِيفان بَوليّ
urotoxy = urotoxia تَسَمُّم بَوليّ
uroureter تَمَدُّد الحالِب بالبَول
uroxanthin خِضابٌ بَوليّ أصفَر ، زانثينُ البَول
urtica قُرّاعة ، لَوحةُ الشَّرى
urticant شارٍ ، مُقَرِّص
urticaria الشَّرَى
urticarial شَرَويّ ، مُقَرِّص
urticate يُقَرِّص ، يَلْطِمُ بالأنْجرة ، يَضْرِبُ بالقُرّاص · مُقَرَّص
urtication التَشَرِّي · تَقَرُّص
usage عُرْف · استِعمال
ustilaginism الانسِمامُ بالأُسْتيلاجو ، أُسْتيلاجيَّة
ustion إحراقٌ أو حَرْق ، كَيّ
ustulation تَجْفيف ، تَنْشيف
ustus مُكَلَّس ـ جُرِّدَ من الماء بالحَرارة
uta الأوتا ـ اللايشمانيا الأنفيَّة الفَمَويَّة
Ut dict. = ut dictum حَسَب الإرشادات
uter-, utero- سابِقة بمعنى «رَحِم» أو «رَحِميّ»
uteralgia أَلَمُ الرَّحِم
uterectomy = hysterectomy استِئصالُ الرَّحِم
uterine رَحِميّ ـ مُتَعلِّق بالرَّحِم.
~ tube أُنبوبُ فالوب ، البُوق
uterismus أَلَمٌ (تَقَلُّصيّ) رَحِميّ
uteritis = metritis التِهابُ الرَّحِم
uteroabdominal رَحِميّ بَطْنيّ
uterocervical رَحِميّ عُنُقيّ
uterodynia وَجَعٌ رَحِميّ ، أَلَمُ الرَّحِم

uterofixation تَثْبيتُ الرَّحِم
uterogestation حَمْلٌ رَحِميّ ، حَبَل ؛ مُدَّةُ الحَمْل
uterography تَصْويرُ الرَّحِم - شُعاعيّاً
uterolith حَصاةٌ رَحِميَّة
uteromania غُلْمة ، شَبَق
uterometer مِقياسُ الرَّحِم
utero-ovarian رَحِميٌّ مَبيضيّ
uteropexy تَثْبيتُ الرَّحِم
uteroplacental رَحِميّ مَشيميّ ، رَحِميّ سُخْديّ
uteroplasty رَأْبُ الرَّحِم ، تَقْويمُ الرَّحِم
uterosalpingography تَصْويرُ الرَّحِم والبُوق
uteroscope مِنظارُ الرَّحِم
uterotomy بَضْعُ الرَّحِم ، شَقُّ الرَّحِم
uterotonic مُوَتِّر (عَضَلات) الرَّحِم
uterotropic مُنحازٌ للرَّحِم
uterotubal رَحِميّ بُوقيّ ، رَحِميّ أُنبوبيّ
uterovaginal رَحِميّ مَهبِليّ
uteroventral رَحِميٌّ بَطْنيّ
uterovesical رَحِميّ مَثانيّ
uterus الرَّحِم ، الرِّحْم
gravid ~ رَحِمٌ حامِل
~ bicornis رَحِمٌ ذاتُ قَرْنَيْن - وعُنُقَيْن
~ cordiformis رَحِمٌ قَلبيَّةُ الشَّكْل
~ parvicollis رَحِمٌ ضَيِّقةُ العُنُق
~ unicornis رَحِمٌ وَحيدةُ القَرْن
utricle قُرَيبة ، عُيَيْنة ، شَكْوةٌ دِهليزيَّة
utricular قُرَيبيّ ، عُيَيبيّ ، حُوَيصِليّ
utriculitis التِهابُ القُرَيْبَة
utriculosaccular عُيَيْبيّ جِرابيّ ، قُرَيْبيّ كِيسيّ
utriculus = utricle قُرَيبة ، شَكْوة صَغيرة
utriform قُرَيبيُّ الشَّكْل ، بشَكْلِ القُرَيْبة
uvaeformis الطبَقةُ المُتوسِّطة لِلمَشيميَّة
uvea العِنَبيَّة ، الغِلالةُ الوِعائيَّة لِلمُقْلة
uveal عِنَبويّ - مُتعلِّق بالغِشاءِ العِنَبيّ في العَيْن
uveitic مُتَعَلِّقٌ بالتِهابِ العِنَبيَّة
uveitis التِهابُ العِنَبيَّة - التِهابُ الطَّبَقةِ الوِعائيَّة البَصَليَّة
anterior ~ التِهابُ العِنَبيَّة الأماميّ
posterior ~ التِهابُ العِنَبيَّة الخَلْفيّ
sympathetic ~ التِهابُ العِنَبيَّة الوُدِّيّ
uveomeningitis التِهابُ العِنَبيَّة والسَّحايا
uveoparotid عُنَيْبيّ نَكَفيّ
uveoplasty رَأْبُ العِنَبيَّة
uveoscleritis التِهابُ العِنَبيَّة والصُّلبة
uviform عِنَبيُّ الشَّكْل
uviofast صامِدٌ للأشِعَّة فَوق البَنَفسَجيَّة
uviometer مِقياسُ الأشِعَّة فَوق البَنَفْسَجيَّة
uvioresistant = uviofast صامِدٌ لِلأشِعَّةِ فَوقَ البَنَفْسَجيَّة ، مُقاوِمٌ لِلأشِعَّة فَوق البَنَفْسَجيَّة
uviosensitive حَسّاسٌ لِلأشِعَّة فَوق البَنَفْسَجيَّة
uvula اللَّهاة ، المُرَيْطَى
uvular = uvularis لَهَويّ ، لَهاتيّ
uvulectomy استِئصالُ اللَّهاة ، قَطْعُ اللَّهاة
uvulitis التِهابُ اللَّهاة
uvuloptosis تَدَلّي اللَّهاة ، استِرْخاءُ اللَّهاة
uvulotome مِبْضَعُ اللَّهاة
uvulotomy بَضْعُ اللَّهاة

V, v

vaccigenous مُوَلِّدٌ لَقاح ، مُكَوِّن اللَّقاح
vaccina = vaccinia الجُدَري البَقَرِيّ
vaccinal تَلْقِيحِيّ ، لَقاحِيّ · مُتَعَلِّق باللَّقاح
vaccinate يُلَقِّح ، يُطَعِّم
vaccination لَقْح ، تَلْقِيح ، تَطْعِيم
vaccinator مُلَقِّح ، مُطَعِّم · مُلَقِّحة : آلةٌ للتَّلْقِيح
vaccine لَقاح ، طُعْم
autogenous ~ لَقاحٌ ذاتِيّ
cholera ~ لَقاحُ الكُولِيرا
diphtheria ~ لَقاح الخُناق
inactivated ~ لَقاحٌ مُعَطَّل
live ~ لَقاحٌ حَيٌّ الحُمَات أو المُتَعَضِّيات
Salk ~ لَقاحُ سالْك ـ ضِدّ التِهابِ سِنْجابِيّة الدِّماغ
smallpox ~ لَقاح (ضِدّ) الجُدَري
typhoid ~, antityphoid ~ لَقاح (ضِدّ) التيفوئيد
vaccinia جُدَري البَقَر ، الوَقْس
generalized ~ طَفْحٌ لَقاحِيّ ثانَوِيّ ، الوَقيس
vacciniform شِبْهُ جُدَري البَقَر ، وَقْسِيُّ الشَّكْل
vacciniola طَفْحٌ لَقاحي ثانوي
vaccinization تَلْقاح ، تَلْقِيح مُتَكَرِّر
vaccinogen مَنْشأ اللَّقاح ، مَصْدَر اللَّقاح
vaccinogenous مُوَلِّد اللَّقاح
vaccinotherapy المُعالَجة باللَّقاح ، الاستِلْقاح
vaccinum = vaccine لَقاح ، طُعْم
vacuolar فَجْوي ، جُوَيفي
vacuolation تَفَجٌّ ـ تَكَوُّنُ فَجَوات
vacuole فَجْوة ، جُوَيف
vacuolization, vacuolation تَفَجٌّ
vacuum خَلاء ، فَراغ ، خَواء
vadum مَضْحَل ، ضَحْل
vagal مُبْهَمِي ، مُتَعَلِّقٌ بالعَصَب المُبْهَم أو التائِه
vagi; pl. of vagus المُبْهَمان ، العَصَبانِ التائِهان
vagina مَهْبِل · غِمْد ، قَمِيص ، غِلاف
~ bulbi, ~ oculi غِمْدُ المُقْلة
~ tendinis الغِمْد الوَتَري
vaginal مَهْبِلِي · غِمْدي
vaginalectomy استِئْصالُ المَهبِل · استِئْصالُ غِمْد الخُصْية
vaginalitis التِهابُ الطَبَقة الغِمْدِيّة للخُصْية
vaginapexy = colpopexy تَثْبيتُ المَهبِل
vaginate مُغَمَّد ، مُغَلَّف
vaginismus تَشَنُّج المَهبِل المُؤلِم
vaginitis التِهابُ المَهبِل · التِهابُ الغِمْد
vaginoabdominal مَهبِلي بَطْني
vaginocele قِيلة مَهبِلِيّة · تَدَلِّي المَهبِل
vaginodynia أَلَمُ المَهبِل ، وَجَعُ المَهبِل
vaginofixation تَثْبيتُ المَهبِل الرَّحِمي
vaginogenic مَهبِلِيُّ المَنْشأ ، مُوَلَّد في المَهبِل
vaginography تَصْويرُ المَهبِل ـ رُونْتجينِيّاً
vaginolabial مَهبِلي شُفْري
vaginometer مِقياسُ المَهبِل

vaginomycosis فطَرُ مَهبِليّ ، فُطار مَهبِليّ
vaginopathy اعتِلالُ المَهبِل ، اعتِلالٌ مَهبِليّ
vaginoperineal مَهبِليّ عِجانيّ
vaginoperineorrhaphy رَفْوُ المَهبِل والعِجان
vaginoperitoneal مَهبِليّ صِفاقيّ ، مَهبِليّ خِلْبيّ
vaginopexy تَثْبيتُ المَهبِل – بالجِدار البَطْنيّ
vaginoplasty رَأبُ المَهبِل ، تَقْويمُ المَهبِل
vaginoscopy تَنْظيرُ المَهبِل
vaginotomy بَضْعُ المَهبِل ، شَقُّ المَهبِل
vaginovesical مَهبِليّ مَثانيّ
vaginovulvar مَهبِليّ فَرْجيّ
vagitis التِهابُ العَصَبِ المُبْهَم
vagitus استِهلالُ الوَليد ، صُراخُ الوَليد
vagolysis تَحْريرُ (العَصَب) المُبْهَم ، حَلُّ التائِه
vagomimetic مُحاكي المُبْهَم
vagotomy قَطْعُ (العَصَب) المُبْهَم
vagotonia تَوتُّر (العَصَب) المُبْهَم ، هَيْمَنة المُبْهَم
(يصحَبُه تعرُّقٌ وتشنُّجاتٌ لاإراديَّة مُؤلِمة)
vagotonic مُتَعلِّق بتَوتُّر المُبهَم
vagotonin مُوَتِّر المُبْهَم
vagotrope = **vagotropic** مُوَجِّهٌ للمُبْهَم ،
مُنحازٌ للجَوّال أو لِلعَصَب المُبهَم
vagotropism الانحِيازُ لِلمُبهَم
vagovagal مُبْهَميّ مُبْهَميّ
vagus العَصَبُ المُبْهَم
valence = **valency** تَكافؤ ، قُوَّةُ التكافؤ
valency قيمةُ التكافؤ ، تَكافؤ
valerian النارِدين ، فالِرْيان ، حَشيشةُ الهِرّ
valetudinarian مُقْعَد ، عاجِز ، زَمِن • وَهِن
valgus أرْوَح ، رَوَحيّ
validity صِحَّة ، مَشْروعيَّة
valine فالين – حَمْضٌ أمينيّ أساسيّ
vallate مُحَوَّط ، مُسَيَّج • كأسيُّ الشَّكل
vallecula أُخدودٌ ، مِيزاب
~ epiglottica أُخدودُ المِزْمار
vallum حِتار ، حاجِب
value قِيمة
valva = **valve** صِمام
valval = **valvar** صِماميّ ، دِساميّ ، مِصْراعيّ
valvate ذو صِمام ، ذو مِصْراع
valve صِمام ، دِسام ، مِصْراع
anal ~s الدِّسامات الشَّرَجيَّة
artificial ~ صِمام (قَلْبيّ) صُنْعيّ
bicuspid ~ الصِّمامُ ذو الشَّرَفتَيْن
cardiac ~s الصِّماماتُ القَلْبيَّة
caval ~ دِسامُ الوَريدِ الأجوَف السُّفْليّ
ileocecal ~ الصِّمام (أو المِصْراع)
اللِّفائفيُّ الأعوَريّ
mitral ~ الصِّمام الإكْليليّ
pulmonary ~ صِمامٌ رِئَويّ
semilunar ~ دِسامٌ هِلاليّ
spiral ~ الدِّسام اللَّوْلَبيّ ، الثَّنْية الحَلَزونيَّة
tricuspid ~ الصِّمامُ الثُّلاثيُّ الشُّرَف
valviform صِماميُّ الشَّكْل ، مِصراعيُّ الشَّكْل
valvotome مِبْضَعُ الصِّمامات
valvotomy بَضْعُ الصِّمام ، شَقُّ مِصراعٍ قَلْبيّ
valvula صُمَيْم ، صُفَيق • مِصْراع ، دِسام
~ sinus coronarii صِمامُ الجَيْب الإكليليّ
~ venosa دِسامٌ وَريديّ
valvular صِماميّ ، مِصْراعيّ ، دِساميّ
valvulitis التِهابُ الصِّمامِ أو الدِّسام
valvuloplasty رَأبُ الصِّمام
valvulotome مِبْضَعُ الصِّمام
valvulotomy = **valvotomy** بَضْعُ الصِّمام
vanadium الفاناديُوم – عُنْصُر فِلِزّيّ
Vanilla وَنيلة أو فانيلا – خَرْنوب عِطْريّ
vapor = **vapour** بُخار
vaporarium مَبْخَرة ، حَمّامُ بُخار
vaporization تَبَخُّر ، تَبْخير
vaporizer مِبْخار ، مِبْخَرة ، مُبَخِّرة
vapors اكتِئاب ، غَمٌّ هِسْتيريائيّ
vapotherapy الاستِبْخار ، المُداواةُ بالبُخار
variation تَغيُّر ، تبدُّل ، اختِلاف
varication دَواليَّة ، تكَوُّنُ الدَّوالي
varicella الحُماق ، جُدَري الماء
varicellation تَلْقيحٌ حُماقيّ
varicelliform حُماقيُّ الشَّكل ، شِبْهُ الحُماق
varicelloid حُماقانيّ ، نَظيرُ الحُماق

varices; pl. of varix الدَّوالي ؛ ج. داليَة
variciform دَواليُّ الشَّكْل ، شِبْهُ الدَّوالي
varico- سابِقة بمَعنى «دَوالٍ» أو «مُلتَفّ ومُنْتَفِخ»
varicoblepharon دَوالي الجَفْن
varicocele قِيلة دَواليَّة
varicocelectomy قَطْعُ القِيلة الدَّواليَّة
varicography تَصْويرُ الدَّوالي
varicoid داليانيّ ، نَظيرُ الدَّوالي
varicole = **varicocele** قِيلة دَواليَّة
varicomphalus دَواليُّ السُّرَّة
varicophlebitis التِهابُ الدَّوالي
varicose دَواليّ ، داليّ ، مُصابٌ بالدَّوالي
~ ulcer البَطْم ، قَرْحة دَواليَّة
~ veins أوردة دَواليَّة
varicosis داءُ الدَّوالي ، الدَّواليَّة
varicosity الدَّواليَّة ، الداليَة ، داءُ الدَّوالي
varicotomy استِئصالُ الدَّوالي ، قَطْعُ الدَّوالي
varicula داليَةُ المُلتَحِمة
variola الجُدَري
~ major الجُدَري الكَبير
~ miliaris الجُدَري الدُّخْنيّ ـ الطَّفْحيّ
~ minor الجُدَري الصَّغير ، النَّبْخ
variolar = **variolic** جُدَريّ ، مَجْدور
variolate مُجَدَّر ، مُتجَدِّر • يُلقِّح بالجُدَري
variolation = **variolization** التَّجْدير ، التَّلْقيح بحُمَة الجُدَري ، التَّلْقيح بالجُدَري
variolic = **variolar** جُدَريّ ، مَجْدور
varioliform جُدَريُّ الشَّكْل ، شِبْهُ الجُدَري
variolization التَّجْدير ، التَّلْقيح بالجُدَري
varioloid جُدَرانيّ ، جُدَيْريّ ، جُدَري خَفيف
variolous جُدَريّ
variolovaccine لَقاحُ الجُدَري ، طُعْم الجُدَري
variolovaccinia جُدَري البَقَر
varix داليَة ـ تَوَسُّعُ وَريدٍ أو شِرْيان
anastomotic ~ داليَةٌ تَفاغُريَّة
aneurysmal ~ داليَة أُمَّدَميَّة
arterial ~ داليَةٌ شِريانيَّة
lymph ~, ~ lymphaticus داليَة لِمْفيَّة
varus أفْحج ـ مُنحَرِف إلى الإنْسيّ

vas = **vessel** وِعاء • قَناة
~ aberrans الوِعاءُ الزائغ
~ deferens الوِعاءُ الناقِل ، الأسْهَر
vasa; pl. of vas أوعِيَة • قَنَوات
~ afferentia أوعيَةٌ وارِدة
~ efferentia أوعيَةٌ صادِرة
~ vasorum أوعِيَةُ العُروق
vasal وِعائيّ
vascular وِعائيّ ، عِرْقيّ ، كَثيرُ الأوعية
~ system الجِهازُ الوِعائيّ ، الجُمْلة الوِعائيَّة
vascularity الوِعائيَّة
vascularization التَّوعِيَة ، تكَوُّن الأوعية
vasculature الجُمْلة الوِعائيَّة
vasculitis التِهابٌ وِعائيّ ، التِهابُ الوِعاء
vasculogenesis تَكْوينُ الجِهازِ الوِعائيّ
vasculomotor مُحَرِّك الأوعية ـ أي جُدرانِها (ضِيقاً أو تَوَسُّعاً)
vasculum وِعاءٌ صَغير
vasectomized مَقْطوعُ الأسْهَر أو الأسهَرَيْن
vasectomy إزالةُ الأسهَرَيْن ، قَطْعُ قَناةِ المَنِيّ
vaseline فازِلين
vasifactive مُنَشِّطٌ لِتَكْوينِ الأوعية
vasiform وِعائيُّ الشَّكْل ، شِبْهُ الوِعاء
vasitis التِهابُ الأسْهَر ، التِهابُ قَناةِ المَنيّ
vaso- سابِقة بمَعنى «وِعاء» أو «وِعائيّ»
vasoactive فَعّالٌ في الأوعية
vasoconstriction تَضَيُّقُ الأوعِيَة
vasoconstrictive مُضَيِّقُ الأوعية
vasoconstrictor مُضَيِّقُ الأوعية
vasocorona الإكليلُ الوِعائيّ
vasodepression خُمودٌ وِعائيّ
vasodepressor مُخَمِّدٌ وِعائيّ
vasodilatation تَوَسُّعُ الأوعية ، اتِّساعُ الأوعية
vasodilatin مُوَسِّعٌ وِعائيّ ، مُوَسِّعةُ الأوعية
vasodilation تَوَسُّعُ الأوعية ، تَوَسُّع العُروق
vasodilative مُوَسِّعُ الأوعية
vasodilator مُوَسِّعُ الأوعية ، مُمَدِّد الأوعية
vaso-epididymostomy مُفاغَرةٌ أسهَريَّة بَرْبَخيَّة ـ مُفاغَرةُ الأسهَر بالبَرْبَخ

vasofactive مُنَشِّطٌ لتكَوُّنِ الأوعية
vasoganglion عُقْدةٌ وِعائيَّة
vasography تَصْويرُ الأوعِيَة ـ شُعاعِيّاً
vasohypertonic مُوَتِّرُ الأوعية
vasohypotonic مُوَسِّعُ الأوعية
vasoinert غيرُ فَعّالٍ في الأوعية
vaso-inhibitory مُثَبِّطٌ وِعائيّ ـ يُعيقُ عَمَلَ الأعصابِ مُحَرِّكةِ الأوعية
vasoligation = **vasoligature** رَبْطُ الأسَهر ، رَبْطُ قَناة المَنِيّ
vasomotion حَرَكةُ الأوعية
vasomotor مُحَرِّك وِعائيّ ، مُحَرِّك الأوعية (يضَيِّقُها أو يُوَسِّعُها)
~ nerves الأعصابُ المُحَرِّكة للأوعية
vasoneuropathy اعتِلالٌ وِعائيّ عَصَبيّ
vasoneurosis تُواشٌ عَصَبيّ وِعائيّ
vaso-orchidostomy مُفاغَرةٌ أسَهريَّة خُصَويَّة
vasoparesis خَزَل وِعائيّ ، خَذَلُ الأوعية ، شَلَلٌ جُزْئيّ في الأعصابِ مُحَرِّكة الأوعية
vasopressin, vasopressor مُقَبِّضُ الأوعية (و بالتالي رافِعُ ضَغْطِ الدم) ـ هُورمون نُخاميّ
vasopuncture بَزْلُ الأسَهر ، نَخْزُ القَناةِ الناقِلة
vasoreflex مُنعَكِسٌ وِعائيّ
vasorelaxation ارتِخاءٌ وِعائيّ
vasorrhaphy رَفْوُ الأسَهر ، خِياطةُ الأسَهر
vasosection خَزْعُ الأسَهر ـ قَطْعُ ناقِلةِ المَنِيّ
vasosensory إحساسيّ وِعائيّ
vasospasm تَشَنُّجٌ وِعائيّ ، تَشَنُّج العُروق
vasospastic مُتَشَنِّج وِعائيّ ، مُتَشَنِّج الأوعية
vasostimulant مُنَبِّه الأوعية ، مُنَشِّطٌ مُحَرِّكةِ الأوعية
vasostomy فَغْرُ الأسَهر ـ فَغْرُ قَناةِ المَنِيّ
vasotomy بَضْعُ الأسَهر ، شَقُّ قَناةِ المَنِيّ
vasotonia تَوَتُّرٌ وِعائيّ ، تَوَتُّر الأوعية
vasotonic مُوَتِّرٌ وِعائيّ
vasotribe = **angiotribe** مِرهاسُ الأوعية
vasotripsy رَهْسُ الأوعية
vasotrophic مُغَذٍّ وِعائيّ
vasotropic مُنْحازٌ وِعائيّ

vasovagal وِعائيّ مُبْهَميّ
vasovasostomy مُفاغَرةُ الأسَهر بالأسَهر
vasovesiculectomy قَطْعُ الأسَهر والحُوَيصِلتَيْن (المَنَويَّتَيْن)
vastus مُتَّسِع ـ في وَصْفِ العَضَلات
vault قَبْوة ، قَبْو ، قِنْس ، قَوْنَس
~ of skull قَبْو القِحْف
vection نَقْل
vector ناقِل ـ ناقِلُ الجُرثوم • مُتَّجِه
biological ~ ناقِلٌ حَيَويّ
mechanical ~ ناقِلٌ آليّ
spatial ~ مُتَّجِهٌ فَراغيّ
vectorcardiogram مُخَطَّطُ القَلْب الاتِّجاهيّ
vectorcardiography تَخْطيطُ القَلْب الاتِّجاهيّ
spatial ~ تَخْطيطُ القَلْب الاتِّجاهيّ الفَراغيّ
vectorial مُتَعَلِّق بالناقِل أو المُتَّجِه
vegan نَباتيّ مُتَشَدِّد ـ مَنْ يَعتاشُ على النَّبات فحَسْب
vegetable نَبْت ، نَباتٌ من الخُضَر • نَباتيّ
vegetal نَباتيّ ، إنباتيّ
vegetarian نَباتيّ ، نَباتيّ الاغتِذاء
vegetarianism الاغتِذاءُ بالنَّبات
vegetation نامِيَة • نَبْت ، نَبيت ، نابِتة
vegetative نَباتيّ ، إنباتيّ • خُضَريّ
vegeto-animal نَبْتيّ حَيَوانيّ
vehicle سِواغ • ناقِل ، وَسيلةُ نَقْل
veil, velum, caul نِقاب ، بُرْقُع ، حِجاب
vein = **vena** وَريد
cephalic ~ القِيفال ، الوَريدُ الرأسيّ
common iliac ~ الوَريدُ الحَرْقَفيّ المُشتَرَك
jugular ~ الوَريدُ الوِداجيّ
portal ~ الوَريدُ البابيّ
vorticose ~s الأوردةُ الدَّوّامة
veinography تَصْويرُ الأوردة ـ شُعاعيّاً
velamen بُرْقُع ، غِشاء ، سُدافة
~ cerebri = the meninges السَّحايا ، الأغشيةُ الدِّماغيَّة
velamentous بُرْقُعيّ ، غِشائيّ ، مُنْتَقِب
velamentum بُرْقُع ، سُدافة ، غِشاء

velar سُدْليّ ، بُرْقُعيّ · شِراعيّ – خاصٌّ بشِراعِ الحَنَك
vellication اختِلاج ، نَفْضة أو انتِفاضة عَضَليّة
vellus زَغَب ، شَعْرُ الجَسَد ، سَبَد
velopharyngeal حَفّافيّ بُلعوميّ
velosynthesis رَفْوُ اللَّهاة
velum بُرْقُع ، سُدْل ، شِراع
~ medullare شِراعُ البَصَلة
~ palatinum حَفّاف ، شِراعُ الحَنَك
vena = a vein; pl. venae وَرِيد
~ axillaris الوَرِيدُ الإبْطيّ
~ cava الأبْهَر ، الوَرِيدُ الأجْوَف
~ cava inferior الأبهَر السُّفليّ
~ facialis الوَرِيدُ الوَجْهيّ
~ jugularis الوَرِيدُ الوِداجيّ
~ portae الوَرِيد البابيّ
venacavography تَصْويرُ الوَرِيد الأجوَف
venation تعرُّق – نِظامُ توزيعِ الأوردةِ في الجِسم
venectasia دَوالٍ ، تمَدُّد الأوردة
venectomy = phlebectomy قَطْعُ الوَرِيد
venenation تسَمُّم ، إزعاف ، انسِمام
veneniferous حامِلُ السُّمّ ، حامِلُ الزُّعاف
venenific مُوَلِّد السُّمّ ، زاعِف ، مُسَمِّم
venenosalivary = venomosalivary سُمّيُّ اللُّعاب ، ذو لُعابٍ سامّ
venenosity السُّمّيّة
venenous, toxic زُعافيّ ، سامّ
venenum, a poison سُمّ ، زُعاف ، زَبيب
venepuncture بَزْلُ الوَرِيد ، نَخْزُ الوَرِيد
venereal زُهْريّ · جِماعيُّ الانتِشار
~ disease مَرَضٌ زُهْريّ
venereologist مُتخَصِّصٌ في الأمراضِ الزُّهْريّة
venereology مَبْحَثُ الأمراضِ الزُّهْريّة
venereophobia رُهابُ الزُّهَريّ
venerology مَبْحَثُ الأمراضِ الزُّهْريّة
venery جِماع
venesection فَصْد ، إفراء ، خَزْعُ الوَرِيد
venesuture رَفْوُ الوَرِيد ، خِياطةُ الوَرِيد
venin = venine = venene زُعاف ، زَبيب – سُمُّ الأفاعي
venipuncture بَزْلُ الوَرِيد ، وَخْزُ الوَرِيد
venisection فَصْد ، إفراء ، خَزْعُ الوَرِيد
venisuture = venesuture رَفْوُ الوَرِيد
veno- سابِقة بمَعنى «وَرِيديّ» (أُنظُر أيضاً المَداخِلَ التي تَبدَأ بِ -phlebo)
venoclysis حَقْنٌ وَرِيديّ ، الحَقْنُ في الوَرِيد
venofibrosis لُيافٌ وَرِيديّ ، تلَيُّف الأوردة
venography تَصْوير الوَرِيد – شُعاعيّاً
venom, toxin زُعاف ، سُمّ ، ذِيفان ، زَبيبُ (الأفاعي) ، تُكْسين ، سَمَم
venomization المُداواةُ الزَّبيبيّة – المُداواةُ بزُعافِ الحَيّة
venomosalivary زَبيبيُّ اللُّعاب
venomotor حَرَكيّ وَرِيديّ ، مُحَرِّكٌ وَرِيديّ – مُقَبِّضٌ أو مُمَدِّد الوَرِيد
venomous سَمّام ، زُعافيّ ، زَبيبيّ ، سامّ
veno-occlusive مُسِدُّ الوَرِيد
venoperitoneostomy مُفاغَرة صافِنيّة صِفاقيّة
venopressor قابِضٌ وَرِيديّ ، مُوَتِّر وَرِيديّ
venosclerosis تَصَلُّب وَرِيديّ ، تَصَلُّب الأوردة
venose ذو أوردة
venosity التَّجيع ، احتِقانٌ وَرِيديّ
venostasis رُكودٌ وَرِيديّ
venotomy بَضْعُ الوَرِيد ، فَصْدُ الوَرِيد
venous وَرِيديّ
venovenostomy مُفاغَرةٌ وَرِيديّة وَرِيديّة
vent مَخْرَج ، مَنْفَذ (صَديد) · فُتْحة الشَّرَج
venter بَطْن – جُزْءٌ بَطْنيُّ الشَّكل
ventilation تَهْوية ، التَّرْويح
ventouse مِحْجَم ، حَجّامة
ventrad = ventralward صَوْبَ البَطْن
ventral = ventralis بَطْنيّ ، بَطْنيُّ الاتِّجاه
ventri-, ventro- سابِقة بمَعنى «بَطْن» أو «بَطْنيّ»
ventricle بُطَيْن
cerebral ~ بُطَيْن دِماغيّ
heart ~s بُطَينا القَلْب

ventricular بُطَيْنِيّ
ventriculitis التِهابُ البُطَين ـ وبخاصّةٍ بُطَين الدِّماغ
ventriculo- سابِقة بمَعنى «بُطَينِيّ»
ventriculoatriostomy مُفاغَرة بُطَينيّة أُذَينيّة
ventriculocisternostomy مُفاغَرةٌ بُطَينيّةٌ صِهْريجيّة ـ وَصْلُ البُطَين الدِّماغيّ الثالِثِ بالصِّهْريج (تَحْت العَنكَبوتيّة)
ventriculocordectomy خَزْعٌ بُطَينيّ حَبْليّ
ventriculogram صُورة البُطَينات ـ بُطَينات المُخّ
ventriculography تَصْويرُ البُطَينات ـ شُعاعيّاً
ventriculometry قِياسُ ضَغْطِ البُطَين ، قِياسُ الضَّغْطِ داخِلَ بُطَيناتِ الدِّماغ
ventriculonector البُطَينيّة الضامّة ، الحُزْمةُ الأُذَينيّة البُطَينيّة
ventriculopuncture بَزْلُ البُطَيْن ـ البُطَيْن الجانِبيّ للدِّماغ
ventriculoscope مِنظارُ البُطَينات
ventriculoscopy تَنْظيرُ البُطَينات
ventriculotomy بَضْعُ البُطَين ، شَقُّ البُطَين ـ بُطَين القَلْب
ventriculus = **ventricle** بُطَيْن
~ cordis بُطَينُ قَلْبيّ
~ laryngis بُطَينُ الحَنْجَرة
~ lateralis cerebri البُطَين المُخّيّ الجانِبيّ
ventriduct يَجُرُّ أو يَنْقُلُ صَوبَ البَطْن
ventro-, ventri- سابِقة بمَعنى «بَطْنيّ»
ventrocystorrhaphy خِياطةُ كُيَيْس (أو تَقْطيبُ المَثانة) إلى الجِدار البَطْنيّ
ventrofixation = **ventrifixation** تَثْبيتٌ بَطْنيّ ـ تَثْبيتُ الرَّحِمِ البَطْنيّ
ventrohysteropexy تَثْبيتُ الرَّحِم البَطْنيّ
ventrolateral بَطْنيّ جانِبيّ
ventromedian بَطْنيّ ناصِف
ventroptosis = **ventroptosia** تَدَلّي البَطْن ، هُبوطُ المَعِدة
ventroscopy تَنْظيرُ البَطْن
ventrose بَطْنيُّ التمدُّد • ذو بَطْن ، أكْرَش
ventrotomy بَضْعُ البَطْن ، شَقٌّ أو فَتْحُ البَطْن

venula = **venule** وُرَيد ، وَريدٌ صَغير
venular وُرَيديّ • ذو أوردة صَغيرة
venule وُرَيد ، وَريدٌ صَغير
verbal لَفظيّ • شَفَهيّ
verbigeration لَغْط ، ثَرْثَرة
verbomania هَوَسُ الثَّرثَرة ، مَسٌّ لَفظيّ
verdigris زِنجارُ النُّحاس ، صَدأُ النُّحاس
verge حِتار ، شَفير ، حُوق
anal ~ حِتارُ الشَّرَج ، حُوقُ الشَّرج
vermicidal مُبيدُ الدُّود ، قاتِلُ الدِّيدان
vermicide عَقّار مُبيد للدُّود ، قَتّالُ الدُّود
vermicular دُودانيّ ، دُوديُّ الشَّكْل أو المَظْهَر
vermiculation تمعُّج ، حَرَكة دُوديّة ، تَحَوٍّ
vermicule دُوَيدة • دُوديُّ الشَّكْل
vermiculose مُدَوَّد • شِبْهُ الدُّودة
vermiculous مُدَوَّد ، دائِد • دُوديُّ الشَّكْل
vermiform دُوديُّ الشَّكْل
~ appendix الزائدةُ الدُّوديّة
vermifugal طارِدُ الدُّود
vermifuge عَقّارٌ طارِد لِلدُّود
vermin دُوَيبّة • هَوام
verminal هَواميّ ، دُوَيبيّ
vermination دُواد ، تدَوُّد
verminosis دُواد ، داءُ الدُّود ، دَوَد ، تدَوُّد
verminous = **verminotic** دُوديّ ، مُدَوَّد
vermis دُودة • دُودةُ المُخَيخ
vernix طِلاء ، دِمام ، بَرْنيق
~ caseosa طِلاءٌ دُهنيّ ـ يُغَطّي جِلْدَ الجَنين
verruca = **wart** ثُؤلول ، بَرُّوقة ، وَذَم
~ acuminata ثُؤلولٌ مُؤَنَّف أو مُستَدِقّ
~ necrogenica بَرُّوقةُ المُشَرِّحين
~ plana بَرُّوقةٌ مُسطَّحة
~ plantaris بَرُّوقة أخمَصيّة
~ vulgaris الثُّؤلولُ الشائع
verruciform ثُؤلوليُّ الشَّكْل ، شِبْهُ البَرُّوقة
verrucose ذو ثآليل ، ثُؤلوليّ ، مُبَرَّق
verrucosis داءُ الثآليل ، تبَرُّق
verrucous ذو ثآليل ، ثُؤلوليّ ، مُبَرَّق
verruga = **verruca** ثُؤلول ، بَرُّوقة

~ peruana = verrugas داءُ الثآليل العُلَّيقيّ
versicolor مُبَرْقَش ، مُخَيَّف ، مُختَلِفُ الألوان
version تَحْويل ، قَلْبُ الوَضْعة
cephalic ~ تَحْويل رَأْسيّ
podalic ~ تَحْويل قَدَميّ
spontaneous ~ تَحَوُّل تِلقائيّ
vertebra فِقْرة ، فَقارة
cervical ~ فِقْرة عُنُقيَّة
coccygeal ~ فِقْرةٌ عُصْعُصيَّة
lumbar ~ فِقْرة قَطَنيَّة
sacral ~ فِقْرةٌ عَجُزيَّة
thoracic ~ فِقْرة صَدْريَّة
vertebral فِقْريّ ، فَقاريّ
~ column العَمُودُ الفَقاريّ ، الصُّلْب ، السِّيساء
Vertebrata الفَقاريّات ، ذَواتُ الفَقار
vertebrate فَقاريّ ، ذو فَقار
vertebrectomy اسْتِئصالُ فِقْرة
vertebro- سابِقة بمَعنى «فِقْرة» أو «فَقاريّ»
vertebroarterial, vertebrarterial شِريانيّ فَقاريّ – خاصٌّ بالشِّريان الفَقاريّ
vertebrochondral فَقاريٌّ غُضْروفيّ
vertebrocostal فَقاريّ ضِلَعيّ
vertebrofemoral فَقاريّ فَخِذيّ
vertebro-iliac فَقاريٌّ حَرْقَفيّ
vertebrosacral فَقاريّ عَجُزيّ
vertebrosternal فَقاريّ قَصّيّ
vertex سَمْت ، قِمَّة · قُرصُ الرأس ، قِمَّةُ الرأس · دُوّارة
vertical عَمُوديّ ، رَأسيّ ، قائم
verticalis عَمُوديّ ، رأسيّ
verticillate دُوّاميّ ، دَوَرانيّ
vertiginous دُواريّ ، مُصابٌ بالدُّوار · باعِثُ الدُّوار
vertigo دُوار ، سَدَر ، رَنَح
aural ~, auditory ~ دُوارٌ أُذُنيّ ، دُوارٌ سَمْعيّ
height ~ دُوارُ المُرتَفَعات

verumontanitis التِهابُ الشُّنْخوب
verumontanum الشُّنْخوب ، الأُكَيْمة المَنَويَّة
vesania خَبال
vesica حُوَيصِل · مَثانة · نَفْطة
~ fellea الحُوَيصِل الصَّفْراويّ – المَرارة
~ urinaria المَثانة
vesical مَثانيّ ، مُتَعَلِّق بالمَثانة
vesicant نَفّاط ، مُنَفِّط
vesication تَنَفُّط · نَفْطة ، مَجْلة
vesicle حُوَيصِلة ، حُوَيصِل
blastodermic ~ حُوَيصِل أُروميّ
seminal ~s الحُوَيصِلات المَنَويَّة
vesico- سابِقة بمَعنى «مَثانيّ»
vesico-abdominal مَثانيّ بَطْنيّ
vesicocele فَتْقُ المَثانة ، قِيلةٌ مَثانيَّة
vesicocervical مَثانيّ عُنُقيّ – عُنُق الرَّحِم
vesicoenteric, vesicointestinal مَثانيّ مِعَويّ
vesicofixation تَثْبيتُ المَثانة
vesicoprostatic مَثانيّ مُوثيّ ، مَثانيّ بَرُوستاتيّ
vesicorectal مَثانيّ شَرجيّ أو مُستَقيميّ
vesicosigmoidostomy مفاغَرة مَثانيَّة سِينيَّة
vesicospinal مَثانيّ شَوكيّ
vesicotomy بَضْعُ المَثانة
vesicoureteral, vesicoureteric مَثانيٌّ حالِبيّ
vesicourethral مَثانيّ مَباليّ ، مَثانيّ إحليليّ
vesicouteric, vesicouterine مَثانيّ رَحِميّ
vesicouterovaginal مَثانيّ رَحِميّ مَهبِليّ
vesicovaginal مَثانيّ مَهبِليّ
vesicovaginorectal مَثانيّ مَهبِليّ مُستَقيميّ
vesicula حُوَيصِلة
~ seminalis الحُوَيصِلةُ المَنَويَّة
vesicular حُوَيصِليّ ، مُحَوصَل ، نَفْطيّ
vesiculate حُوَيصِليّ ، مُحَوْصَل ، نافِط
vesiculation التَحَوْصُل ، الإنْفاط ، التَنَفُّط
vesiculectomy اسْتِئصالُ الحُوَيصِلة المَنَويَّة
vesiculiform حُوَيصِليُّ الشَّكْل
vesiculitis التِهابُ الحُوَيصِلة – المَنَويَّة

vesiculobronchial حُوَيصِليّ قَصَبيّ
vesiculocavernous حُوَيصِليّ كَهْفيّ
vesiculography – تَصْويرُ الحُوَيصِلات المَنَويَّة بالرُّونْتجِن
vesiculopapular حُوَيصِليّ حَطاطيّ
vesiculopustular حُوَيصِليّ بَثْريّ
vesiculotomy بَضْعُ الحُوَيصِلة (المَنَويَّة)
vesiculotympanic حُوَيصِليّ طَبْليّ
vesperal مَسائيّ
vessel وِعاء ، عِرْق ، إناء
afferent ~ وِعاءٌ وارِد
blood ~ وِعاءُ الدم
efferent ~ وِعاءٌ صادِر
lymphatic ~s الأوعية اللِّمفيَّة
vestibular دِهْليزيّ
vestibule دِهْليز ، إيوان
~ of aorta دِهليزُ الأَبْهَر
~ of larynx دِهليزُ الحَنْجَرة
~ of mouth دِهليزُ الفَم
~ of vagina, ~ of vulva دِهليزُ الفَرْج
vestibulotomy بَضْعُ الدِّهليز – دِهليزِ الأُذُن الباطِنة
vestibulo-urethral دِهليزيّ إحليليّ
vestibulum = **vestibule** دِهْليز
vestige أثارة ، أثَر ، عَسَن
vestigia; pl. of vestigium آثار ، أعْسان
vestigial أثاريّ ، أثَريّ ، عَسَنيّ
vestigium = **vestige** أثارة ، أثَر ، عَسَن
veterinarian طَبيبٌ بَيْطريّ ، بَيْطار
veterinary بَيْطريّ ، مُتَعَلِّق بالطِّبِّ البَيْطريّ
via; pl. viae مَمَرّ ، طَريق
viability عَيُوشيَّة ، عَيشُوشة ، حَيَويَّة
viable عَيُوش ، قادِرٌ على العَيْش
vial قارُورة
vibex غَضَن – أثَر على شَكْلِ خُطوط
vibratile هَزوز ، مُهْتَزّ
vibration اهتِزاز
vibrator, vibratode هَزّاز ، مِهْزاز ، مِهَزّة
vibratory مُهتَزّ ، هازّ ، مُسَبِّبُ الاهتِزاز
Vibrio شَوْلات ، ضَمّات – جِنْسُ مُتَعَضِّياتٍ مِجهَريَّة من طائفةِ اللَّوَلَبيّات
~ cholerae, ~ comma ضَمّاتُ الهَيْضة
vibrio; pl. vibriones ضَمَّة ، ذَبّ ، ذابّ ، شَوْلة
cholera ~ الضَّمَّة الهَيْضيَّة
vibriocidal مُبيدُ الضمّات ، مُتلِفُ الشَّولات
vibrion = **a vibrio** ضَمَّة ، شَوْلة ، ذَبّ
vibriones; pl. of vibrio شَوْلات ، ضَمّات
vibrissa; pl. vibrissae خَطّارة – زَبَبة أو شَعْرة أنفيَّة
vibrocardiogram مُخَطَّطُ القَلْبِ الاهتِزازيّ
vibrocardiography تَخْطيطُ القَلْبِ الاهتِزازيّ
vibromasseur مِدْلَكة اهتِزازيَّة
vibrotherapeutics المُداواةُ الاهتِزازيَّة
vicarious بَدَل ، بَديل ، عِوَض ، قائم مَقام
~ menstruation حَيْضٌ مُنتَبِذ ، طَمْثٌ بَديل
videognosis التَّشْخيصُ بالمُشاهدة
vigilambulism المَشْيُ التِّلقائيّ ، الشَّخْصيَّةُ المُزدَوِجة أو المُتَعَدِّدة ، نامِيَة جَوّالة
vigilance توَجُّس ، تَرَقُّبٌ حَذِر ، تيَقُّظ
vigor هِمَّة ، نَشاط ، عَزيمة
villi; pl. of villus زُغابات ، خَمَل ، زَغَب
chorionic ~ خَمَل مَشيميّ
intestinal ~ زُغابات مِعَويَّة
villiferous ذو زُغابات ، حامِلُ زُغابات
villikinin مُحَرِّك الزُّغابات – هُورمون عَفَجيّ
villitis التِهابُ الزُّغابات
villoma = **villioma** وَرَم حُلَيميّ ، وَرَمٌ زُغابيّ ، وَرَم خَمَليّ
villose ذو خَمَل ، وَبِر
villositis التِهابٌ زُغابيّ ، التِهابُ الخَمَل
villosity زُغابيَّة ، تَزَغّب ، زَغَب ، خَمَل ، زُغابة
villous = **villose** زَغَبيّ ، خَمَليّ ، زُغابيّ
villus زُغابة ، زَغَبة ، خَمْلة ، زِئْبَر
anchoring ~ زُغاباتُ إرساء – مَشيمائيَّة
villusectomy استِئصالُ الغِشاء الزَّليليّ ، استِئصالُ الزُّغاب الزَّليليَّة
Vinca فِنْكة ، عِناقيَّة

Vincent's angina = Vincent's infection = trench mouth ذُباحُ فَنْسان ، التِهابُ اللِّثة التَقَرُّحيّ

vinculum; pl. vincula قِياد ، رِباط · قَيْد

~ linguae قِيادُ اللِّسان

vinegar خَلّ

vinum = wine خَمْر ، نَبيذ

vinyl فِينيل

violet بَنَفْسَج · بَنَفْسَجيّ

crystal ~, gentian ~ بَنَفْسَجيّ الجَنْطيانا

viper صِلّ ، أفعى

viraginity الاستِرْجال – تَرَجُّلُ المَرأةِ فِكْرًا ومُيولًا جِنْسيَّة

viral حُمَويّ · فَوْعيّ

viremia حُمَويَّةُ الدم ، فِيرُوسيَّةُ الدم ، حُماتِيَّة

virgin بَتُول ، عَذْراء

virginity عُذْريَّة ، بَتُوليَّة ، بَكارة

viricide = virucide عَقّار مُبيد لِلحُمَات

virile رُجُوليّ · فَحْل

virilescence تَرَجُّل ، استِرْجال ، تَراجُل – ظُهورُ صِفاتِ الرُّجوليَّة في المَرأة

virilia مَذاكير – أعضاءُ تَناسُلِ الذكَر

virilism, masculism تَراجُل ، تَرَجُّل ، استِرْجال – ظُهورُ أعراضِ الذُّكورة في الأُنثى

virility رُجولة ، رُجوليَّة · فُحولة

virilization تَراجُل ، استِرجال · إرجال

virion, viral particle جُسَيم حُمَويّ

viripotent بالِغٌ جِنْسيًّا أو تَناسُليًّا · صالِحٌ لِلزَّواج (لِلذَّكَرِ والأُنثى)

virologist اختِصاصيُّ الحُمَات ، خَبيرٌ بالحُمَات

virology مَبْحَثُ الحُمَات

virosis داءٌ حُمَويّ أو فيرُوسيّ ، داءُ الحُمَات

virtual وَهْميّ ، افتِراضيّ ، تَقْديريّ · فِعْليّ

virucidal مُبيدُ الحُمَات ، مُبيدُ الفيرُوسات

virucide عَقّار مُبيد لِلحُمَات ، قاتِلُ الفيرُوس

virulence, toxicity فَوْعيَّة ، سُمِّيَّة

viruliferous ناقِلُ الحُمَات · مُوَلِّد الحُمَات

viruria بِيلةٌ فيرُوسيَّة

virus حُمَة ، فِيرُوس

attenuated ~ حُمَةٌ مُوَهَّنة

enteric ~ حُمَة مِعَويَّة

filterable ~, filtrable ~ حُمَة راشِحة

fixed ~, ~ fixé حُمَة مُثَبَّتة – لِتَلْقيحِ حَيَواناتِ لِقاحِ الكَلَب

latent ~, masked ~ حُمَة كامِنة ، حُمَة مُقَنَّعة

vis قُوَّة ، طاقة

viscera; pl. of viscus أحْشاء – ج· حَشْو

viscerad صَوْبَ الأحشاء

visceral حَشَويّ

visceralgia ألَم الأحشاء ، وَجَع حَشَويّ

viscerimotor = visceromotor مُحَرِّكُ الأحشاء ، مُحَرِّكٌ حَشَويّ

viscero- سابِقة بمَعنى «حَشَويّ»

viscerography تَصْويرُ الأحشاء – شُعاعيًّا

viscero-inhibitory مُثَبِّط حَشَويّ

visceroperitoneal حَشَويّ صِفاقيّ

visceropleural حَشَويّ جَنْبَويّ

visceroptosis تَدَلِّي الأحشاء ، الثَّجَل

viscerosensory حِسِّيّ حَشَويّ

visceroskeletal حَشَويّ هَيْكَليّ

viscerosomatic حَشَويّ بَدَنيّ

viscerotome مِقْطَع حَشَويّ ، مِخْزَع حَشَويّ

viscerotomy بَضْعٌ حَشَويّ

viscerotonia خَصائِصُ الاستِمْتاع بالعَيْش

viscerotrophic حَشَويّ اغتِذائيّ

viscerotropic مُنحازٌ لِلأحشاء ، مُوَجَّهٌ للأحشاء

viscid لَزِج ، دَبِق

viscidity لُزوجة ، تَدَبُّق

viscosimeter مِقياسُ اللُّزوجة ، مِلْزَج ، مِلْزاج

viscosimetry = viscometry قِياسُ اللُّزوجة

viscosity لُزوجة ، تَلَزُّج ، تَدَبُّق

viscous لَزِج ، دَبِق

viscus حَشًى ، حَشا ، حَشْو

vision رُؤْية ، بَصَر · تَخَيُّل بَصَريّ · حِدَّة البَصَر

achromatic ~ رُؤْية لا لَونيَّة

binocular ~ إبصارٌ بالعينَيْن
colo(u)r ~ رُؤية مُلوَّنة
double ~, diplopia شَفَع ، ازدِواجُ الرُّؤية
indirect ~ رُؤية مُعتنِفة
solid ~, stereoscopic ~ رُؤية مُجَسَّمة
visual بَصَريّ ، يتعَلَّقُ بالرُّؤية • إبصاريّ
~ field حَقل البَصَر ، مَجالُ البَصَر
visuo-auditory إبصاريّ سَمْعيّ ، بَصَريّ سَمْعيّ
visuognosis إدراكٌ بالرُّؤية
visuometer مِقياسُ الإبصار
visuosensory حِسّيّ إبصاريّ ، حِسّيّ بَصَريّ
vita حَياة
vital حَياتيّ ، حَيَويّ ، ما يتعَلّقُ بالحَياة
~ capacity السَّعة الحَيَويّة ، الوُسْعُ الحَيَويّ
vitalism النَّظَريّة الحَيَويّة – رُوحانيّة الحَيَويّة ، الرُّوحانيّة
vitalist قائلٌ بروحانيّةِ الحيويّة ، رُوحانيّ
vitalistic حَيَويّ رُوحانيّ – مُتعلّقٌ بنَظَريّةِ رُوحانيّة الحَيَويّة
vitality حَيَويّة • جَوْهَر الحَياة – الرُّوح
vitamer حاوي الفِيتامين
vitamin فِيتامين ، حَيَمين
fat-soluble ~s فِيتاميناتٌ ذَوُوبةٌ في الدُّهْن
vitaminogenic فِيتامينيُّ المَنْشأ
vitaminoid فِيتَمينانيّ ، نَظيرُ الفِيتامين
vitaminology مَبْحَث الفِيتامينات
vitellicle, the yolk sac كِيسُ المُحّ
vitellin مُحّ ، مُحُّ البُيَيْضات ، صَفارُ البَيْض
vitelline صَفارِيّ ، مُحِّيّ ، مُتعَلّقٌ بالمُحّ ، مُحّينيّ
vitellogenesis تَكوينُ المُحّ ، تَوَلُّدُ المُحّ
vitellolutein صِبْغٌ أصفرُ مُحّيّ ، صُفْرةُ اللُّوتين
vitellus مُحّ – مُحّ البَيْضة أو البُوَيضة
vitiation إفساد ، تَعطيل ، تَلَف
vitiliginous مَبْروص ، أبْهَق
vitiligo البَهَق ، الوَضَح أو البَرَص
vitiligoidea قَمَعُ الجَفْن ، وَرَمٌ أصفر
vitium عَيْب ، شائبة ، نَقْص
~ cordis عَيْبٌ قَلْبيّ عُضْويّ
vitrectomy استِئصالُ الزُّجاجيّة
vitreocapsulitis التِهابُ الزُّجاجيّة
vitreous زُجاجيّ
~ chamber الخِزانةُ الزُّجاجيّة
~ humor الزُّجاجيّة ، الرُّطوبة الزُّجاجيّة
vitreum الزُّجاجيّة – الجِسمُ الزُّجاجيّ (للمُقْلة)
vitriol فِتريُول ، زَيْتُ الزاج
blue ~ الزاجُ الأزرَق – كِبريتاتُ النُّحاسِ المائيّة
green ~ الزاجُ الأخضَر – كِبريتاتُ الحَديدوز المائيّة
white ~ الزاجُ الأبيَض – كِبريتاتُ الزِّنك المائيّة
vitrum = glass زُجاج
vivarium مَحْياة ؛ ج. مَحايِيّ – مَرْبًى بَرّيّ أو مائيّ
vivi- سابِقة بمَعنى «حَيّ» أو «حَياتيّ» أو «حَيَويّ»
vividialysis دَيالٌ حَيَويّ ، الدَّيْلَزة الحَيَويّة
vividiffusion انتِشارٌ حَيَويّ
vivification إحياء ، تمثُّل إحيائيّ
viviparity وِلادةُ أحياء ، الوَلوديّة
viviparous وَلود ، مُنجِبةُ أحياء
viviperception دَرْسُ الظَّواهِر الحَيّة
vivisection تَشريحُ الأحياء – تَشريحُ الحَيَواناتِ الحَيّة
vivisectionist مُشَرِّحُ الأحياء
vocal صَوْتيّ
~ cords الأوتارُ الصَّوتيّة
voice = voix صَوْت
amphoric ~ صَوتٌ جَرّيّ ، صَوتٌ خَزَفيّ
eunuchoid ~ صَوتُ الخَصِيّ – أشبَهُ بصَوتِ النِّساء
void يَطْرَحُ ، يُفرِغ
vola سَطْحٌ مُقعَّر أو ضَحْل
volar, volaris راحِيّ ، أخْمَصيّ
volatile مُتطايِر ، طَيّار ، مُتصَعِّد ، مُتبخِّر
volatilization تَطايُر ، تَبخُّر سَريع • تَطْيير
volatilize يُطايرُ ، يُحَوِّلُ إلى بُخار
volition إرادة ، مَشيئة ، خِيار

volitional إراديّ ، مُتعَلّق بالإرادة ، خِياريّ
volley انطِلاقٌ نَظْميّ ـ اختِلاجٌ أو ارتِعاصٌ عَضَليّ مُحَرَّض
volt فُلْط ـ وَحْدة الكَهرَبائيّة المُحَرِّكة
voltage فُلْطيّة
voltaic فُلْطائيّ ـ خاصٌّ بالكَهرَبائيّة الغَلْفانيّة
voltmeter فُلْطمِتْر ـ مِقياسُ الفُلْطيّة
volume حَجْم ، كَمّيّة
blood ~ حَجْمُ الدَّم
residulal ~ الحَجْمُ المُتبَقّي
stroke ~ حَجْمُ النَّبْضة ـ ما يدفَعُه البُطَيْنُ في نَبْضةٍ واحِدة
tidal ~ الحَجْمُ المَدّيّ ـ الحَجْمُ المَشْهُوقُ والمَزْفورُ في دَورةٍ تَنَفُّسيَّة
volumetric حَجْميّ ، مُتعَلّقٌ بِقياسِ الحَجْم
volumometer = **volumenometer** مِقياسُ حُجوم
voluntary إراديّ ، طَوْعيّ
~ muscle عَضَلة إراديّة
voluptuous شَهْوانيّ ، مُثيرٌ للحَواسّ (الجِنْسيّة بخاصّةٍ) • رَفاهيّ
volute مُلْتَفّ ، حَلَزونيّ • حَلَزون ، لِفافة
volvulosis داءُ الدِّيدان الحَلَزونيّة المُلتَحِيَة
volvulus انفِتال ، التِفافٌ مِعَويّ
vomer عَظْمُ المِيكَعة ، المِيكَعة
vomerine مِيكَعيّ
vomeronasal مِيكَعيّ أنْفيّ
vomica نَفْثٌ صَديديّ مُباغِت • خُراجٌ قَيْئيّ ، كَهْفٌ رِئَويّ قَيْحيّ
vomit يَقيءُ ، يتَقيّأُ ، يستَفرِغ • قَيْء ، طُلَعاء • قَيُوء ، مُقَيِّىء
black ~ قُياءٌ أسوَد
vomiting تَقَيُّؤ ، قَيْء ، قُياء ، قَلْس
cyclic ~, periodic ~, recurrent ~ قُياءٌ دَوْريّ
dry ~ قَيْءٌ جافّ
stercoraceous ~ قُياءٌ بِرازيّ
~ of pregnancy قُياءُ الحَمْل
vomitive مُقَيّء ، قَيُوء ـ ج • مُقَيِّئات
vomitory مُقَيِّىء ، مُقِيء ، قَيُوء
vomiturition غَثَيان ، تهَوُّع
vomitus = **vomiting** قَيْء ، قُياء
~ matutinus قُياء صَباحيّ
vortex دُرْدور ، دُوّامة ـ نَمَط دُوّاميّ
vox = **voice** صَوْت
voyeur شَكّاز ، بَصْباص ، نَظّار جِنْسيّ
voyeurism بَصْبصة ، شِكازة ، التَنَظُّرُ الجِنْسيّ ، التَلَذُّذُ الجِنْسيّ بالمُشاهَدة
vulcanite فَلْكَنايْت ، مَطّاطٌ مُصَلَّدٌ بالكِبْريت
vulgaris الشّائع ، الدارِج ، العادي
vulnerability قابليّة التعَرُّض للإصابة
vulnerable مُعَرَّض لِلإصابة (بِ)
vulnerary جَرْحيّ • مُفيدٌ لِلجُروح
vulnus = **a wound** جُرْح
vulsella = **vulsellum** المِنْتاش ـ جَفْتٌ ذو مِشبَكَيْن
vulva الفَرْج
vulval, vulvar فَرْجيّ
vulvectomy استِئصالُ الفَرْج ، خَزْعُ الفَرْج
vulvismus = **vaginismus** تَشَنُّجُ الفَرْج
vulvitis التِهابُ الفَرْج
vulvocrural فَرْجيٌّ فَخِذيّ
vulvopathy اعتِلالُ الفَرْج
vulvouterine فَرْجيّ رَحِميّ
vulvovaginal فَرْجيٌّ مَهْبِليّ
vulvovaginitis التِهابُ الفَرْجِ والمَهْبِل

W, w

wafer بُرشانة
waist خَصْر ، حُجْزَة ، إطْل
wakefulness سُهاد ، أرَق ، تَيَقُّظ
walking مَشْي ، سَيْر
sleep ~ سَرْنَمة – سَيْرٌ نَوْميّ
wall جِدار ، حائط
cell ~ جِدارُ الخَلِيَّة
nail ~ جِتارُ الظُّفْر ، الإستارة
wandering جَوّال ، مُتَجَوِّل ٠ حائر
~ nerve = the vagus العَصَبُ الجَوّال
warbles نَغَف ٠ ذُبابُ النَّغَف
ward قاعة ، قاعةُ المَرضى (في المُسْتَشْفَى)
wart ثُؤْلول ، ثُؤْلولة ، بَرُّوقة
necrogenic ~ ثُؤلولٌ ناخِر
pointed ~, acuminate ~ ثُؤْلول مُؤَنَّف
tuberculous ~ بَرُّوقة تَدَرُّنِيَّة
venereal ~ ثُؤْلول زُهريّ
warty مُثَآلَل ، ثُؤْلولي ، مُتَثَآلِل
wash غَسُول
eye ~ غَسُولُ العَيْن ، قَطُور
mouth ~ غَسُول الفَم
Wassermann reaction (or test) تفاعُل (أو اختِبار) وَسِرمان – للكَشْف عن السِّفِلِس
waste ذُبول ، تَلَف ٠ فَضْلة ، حُثالة ٠ إسراف ٠ يَذْبُل
wasting = macies هُزال ، ضُمور
water ماء
ammonia ~ مَحْلولُ الأمونيا المُخَفَّف
chlorine ~ ماءُ الكلُور
distilled ~ ماءٌ مُقَطَّر
lime ~ ماء الجِير
mineral ~ ماء مَعْدِنيّ
potable ~ ماءٌ شَرُوب
rose ~ ماءُ الوَرْد
water-borne مَنْقولٌ بالماء ، مُنتَقِل بالماء
waterproof صامِدٌ لِلماء ، كَتيم
waters الصاء ، النُّخْط – سائلُ السَّلَى
watt واط – وَحْدةُ القُدرة الكَهرَبائيّة
wattmeter واطيمتر – مِقياسُ الواط
wave مَوْجة
brain ~s مَوْجاتٌ دِماغيّة
electromagnetic ~s مَوْجاتٌ كَهرَمِغنَطِيّة
excitation ~s مَوجاتُ الإثارة – العَضَليّة
pulse ~ مَوْجةٌ نَبْضِيّة
supersonic ~s أمواجٌ فَوْق صَوتِيّة
ultrasonic ~ مَوْجة فَوق سَمْعِيّة
wavelength طُولُ المَوْجة ، طُولٌ مَوجيّ
wax شَمْع
boxing ~ شَمْعُ قَوْلَبة
ear ~ صِمْلاخ
waxing (up) تَهذيبُ القالَب الشَّمْعي – لِلبِذْلةِ السِّنّيّة
waxy شَمْعِيّ ٠ مِثْل الشَّمْع
wean يَفطِمُ

weanling	الفِطيم ، المَفْطوم
web	وَتَرة ، كِفاف
webbed	أوْتَرُ ، ذو وَتَرة ، مُكَفَّف
wedge	سَفين ، إسْفين
weight	وَزْن ، ثِقَل
atomic ~	وَزْن ذَرّيّ
equivalent ~	وَزْن مُكافِئ
gram molecular ~	وَزْن جُزَيْئِيّ غِرامِيّ
molecular ~	وَزْن جُزَيْئِيّ
weightlessness	انْعِدام الوَزْن
well	بِئر ، وِعاءٌ لِلسَّوائِل
wen	كِيسٌ دُهْنِيّ
wet-nurse	مُرضِع ، ظِئر ، مُرضِعة
wheal	لُخْنة ، انْتِبار شَرَوِيّ
wheeze	أزِيز – أزِيزٌ تَنَفُّسِيّ
whey	مُصالة ، مَصْل اللبَن ، ماءُ الجُبْن
whiplash	مَصْع ، وَثْءٌ عُنْقِيّ
whipworm, trichuris trichiura	الدُّودة السَّوْطيّة ، شَعْرِيَّةُ الذَّيْل الدَّقيقة
whirlbone	الوابِلة ، الرَّفْنة · رَأسُ عَظْم الفَخِذ
whisper	هَمَسَ · يَهمِسُ
whistle	صَفَرَ · صَفّارة · يَصْفِرُ
white	أبْيَض
~ blood cell	كُرَيْفة ، كُرَيَّةُ دم بَيْضاء
~ matter	المادَّة البَيْضاء
whitepox	الجُدَري الصَّغير ، النَّبْح
whites	ثَرٌّ مَهْبِلِيّ ، السَّيَلان الأبْيَض
whitlow	داحِس
whoop	شَهْقة ، شَهيقٌ اخْتِلاجِيّ ، نَشيج
whooping cough	السُّعال الشّاهُوق ، السُّعال الدِّيكِيّ ، الشُّهاق (الشَّهْقة)
whorl	دُوّارة · سِوار · دُوّامة
Widal's test	اخْتِبار فِيدال – لِتَشْخيص التيفوئيد
willow	صَفْصاف
windburn	حَرْق الرِّيح
window	نافِذة ، كُوَّة ، شُبّاك ، نافِذة
aortic ~	نافِذةُ الأبَهر
oval ~ = fenestra ovalis	النافِذة البَيْضيّة ، النافِذة الدِّهليزيّة
round ~ = fenestra rotunda	النافِذة المُسْتَديرة ، النافِذة القَوْقَعيَّة
windpipe = the trachea	الرُّغامَى
wing	جَناح
wire	سِلْك ، يُسَلِّك – يَثْبُتُ بِسِلْك
wiring	إسْلاك ، الحَبْكُ بِسِلْك
wisdom teeth	أضْراسُ العَقْل ، النَّواجِذ
withdrawal	انْسِحاب – انْزِلاق انطِوائيّ ، انْقِطاع – امْتِناع عن المُخَدِّرات المُدْمَنة
Wohlfahrtia	الفُلَفرِتيَة – جِنْسُ ذُباب من اللاحِمات
wolfsbane	خانِق الذِّئب ، زَهرة العُطاس
woman	إمْرأة
womanhood	نِسْويّة – خَصائصُ المَرأة المُمَيِّزة
womb = the uterus	رَحِم – أرْحام بالجَمْع
wool	صُوف
styptic ~	صُوفٌ رَقوء
~-sorters' disease, pulmonary anthrax	الخَمْرةُ الخَبيثة الرِّثويّة ، مَرَضُ فَرّازي الصُّوف
word	كَلِمة
~ blindness	عَمَهُ الكَلِمات
~ deafness	صَمَم الكَلِمات ، خُنْبة سَمعيّة
worm; pl. worms	دُودة – ج – دُود ودِيدان
flat ~	دُودة مُسَطَّحة
trichina ~	شَعْرينة ، شَعْرِيّة ، تَرِخينا
wound	جُرْح ، كَلْم
contused ~	جُرْح رَضِّيّ
gunshot ~	جُرْح بِمَقْذوفٍ ناريّ
incised ~	جُرْح قَطْعِيّ
lacerated ~	جُرْح مُمَزَّق
nonpenetrating ~	جُرْح غَير نافِذ
open ~	جُرْح مَفْتوح – مَكْشوفٌ لِهَواء الجَوّ
penetrating ~	جُرْح نافِذ
poisoned ~	جُرْح مُسَمَّم
puncture ~	جُرْح وَخْزِيّ أو بَزْلِيّ
tangential ~	جُرْح مُماسّ
wreath	إكْليل · جَديلة ، ضَفير

wriggle (يَتَلَوَّى ، يَتَمَعَّج (في حَرَكِيه كالدُّودة)   writing   كِتابة

wrist, the carpus   مِعْصَم ، رُسْغ   wryneck = torticollis   صَعَر ـ صَعَرُ العُنق

tennis ~   رُسْغُ التَّنِّيِسِين   Wuchereria   الفُوكَرِيرِيَة ـ جِنسُ دِيدانٍ

wristdrop   تَدَلِّي الرُّسْغ   مَنسودةٍ خَبْلِيَّة

wristjoint   الرُّسْغ ، السِّنْط ، مَفْصِلُ اليَد   wuchereriasis   داءُ الفُوكَرِيرِيَة ـ إِصابةٌ

writers' cramp   مَعَصُ الكُتّاب   بالدُّود الفُوكَرِيرِيَّة

X, x

X س ، إكْس

xanchromatic مُصْفَرّ ، ذو لَوْن أصفر

xanthelasma صَفار مُبَقَّع أو لَوْحي

xanthelasmatosis = xanthomatosis
وُرام أصفَر ، داءُ الأورامِ الشَّحميَّة أو الصَّفْراء

xanthemia, carotenemia صَفْرَميَّة ، اصفِرارُ الدَّم ، تجزُرُنُ الدم

xanthene زانْثِين ـ مُرَكَّب الصِّباغات الصُّفْر

xanthic أصفَر ، زانْثيك ، زانْثينيّ

xanthin صِبْغ زانْثينيّ ، زَنْثين

xanthine زانْثين ، صَفارِين

xanthinuria بِيلة زانْثينيَّة ، بَوْل أصفَر

xanthiuria = xanthinuria
بَولُ الزانْثين ، بَوْل أصفَر

xantho- بادِئة بمعنى «أصفَر»

xanthochromatic مُصْفَرّ ، أصفَر

xanthochromia الاصفِرار ، التلَوُّن الأصفَر

xanthochromic مُصْفَرّ ، مُتعَلِّق باصفِرارِ الجِلْد

xanthocyanopsia رُؤيةٌ صَفْراءُ وزَرْقاء

xanthocyte خَليَّةٌ صَفْراء

xanthoderma, xanthodermia
اصفِرارُ الجِلْد ، صُفْرة الجِلْد

xanthodontous أصْفَرُ الأَسنان ، أقْلَح

xanthogranuloma حُبَيْبومٌ أصفَر ـ وَرَمٌ حُبَيْبيّ أصفَر

xanthogranulomatosis داءُ الأورامِ الصُّفْرِ المُحبَّبة ـ وُرامُ الحُبَيْبات الصُّفْر

xanthoma صُفْروم ، وَرَمٌ أصفَر ، زانْثُوما

∼ planum وَرَمٌ أصْفَرُ لَوْحيّ

∼ tuberosum صُفْرومٌ حَدَبيّ ، وَرَمٌ أصفَرُ حَدَبيّ

xanthomatosis وُرامٌ أصفَر ، داءُ الأورامِ الصَّفْراء (الشَّحْميَّة)

xanthomatous صُفْرومي ، وَرَميّ أصفَر

xanthomyeloma وَرَم عَضَليّ أصفَر

xanthophane أصفَرُ الشبَكيَّة

xanthophyll يَصْفور ـ صِبْغ نَباتيّ أصفَر

xanthopia رُؤيةٌ صَفراء ، صُفْرة المَرْئيّات

xanthoplasty = xanthoderma
صُفْرةُ التكَوُّن ، صُفْرة الجِلْد

xanthoprotein بْرُوتين أصفَر ـ حاصِلٌ بْرُوتينيّ بفِعْل حَمْض النِّتريك

xanthop(s)ia رُؤيةٌ صَفْراء ، صُفْرةُ المَرْئيّات

xanthopsydracia تَبَثُّر أصفَر

xanthopterin صَفارُ الجانِح ـ صِبْغٌ أصفَر من جِلْد الزَّنابير والدَّبابير والفَراش

xanthosarcoma غَرَن أصفَر ، سَرْكومة صَفْراء

xanthosis التصَفُّر ، تبَدُّل اصفِراريّ تَلَفي

xanthous مَصْفُور ، أصْفَر

xanthuria = xanthinuria صُفْرة البَوْل

xeno- سابِقة بمعنى «دَخيل» ، «غَريب» ، «أجنَبي» أو «غَيْري»

xenodiagnosis التَّشْخيصُ الثَّوائيّ

xenogeneic غَيْريّ ـ مِن ضَرْبٍ مُغايِر

xenogenesis تَناوُب الأجيال
xenogenous مُختَلِفُ المَنْشأ ، أجنَبيُّ المَنْشأ
xenograft طُعْمٌ غَيْرِيّ ، طُعْم مُغايِر
xenomenia حَيْضٌ بَديل
xenon الزِّنون – عُنْصُرٌ غازيّ في الجَوّ
xenoparasite طُفَيليّ غَريب
xenophobia كُرْهُ الأجانِب · رُهابُ الأجانب
xenophonia غَرابةُ الصَّوت ، تبَدُّلُ الصَّوت
xenophthalmia جَفَفُ العَيْن
Xenopsylla الأصْلَم – البُرغوثُ الغَريب
xenorexia شُذوذُ الاشتِهاء (الشهيّة)
xeransis تَنْشيف ، نُشوفة ، جَفاف
xerantic مُنَشِّف ، مُجَفِّف
xerasia جُفافُ الشَّعْر – داءُ جُفوفِ الشَّعْر وصُمولِه
xero- سابِقة بمَعنى «جافّ» أو «ناشِف»
xerocheilia جَفافُ الشَّفة ، نُشوفةُ الشفتَيْن
xerocollyrium قَطْرة مُنَشِّفة ، كُحْل
xeroderma جُفافُ الجِلْد ، صَوْمَلة
xeroma, xerophthalmia رَمَدٌ جافّ ، جُفافُ المُلتَحِمة
xeromenia حَيْض جافّ – أعراضٌ طَمْثيّةٌ دونَ الطَّمْث
xerophagia = xerophagy أكْلُ الطَّعامِ الجافّ ، أكلُ النَّواشِف
xerophobia جَفافُ الرِّيق – احتِباسُ اللُّعابِ بسَبَب خَوفٍ أو كَدَر ، نُشوفةُ الرِّيق
xerophthalmia جُفافُ المُلتَحِمة ، جَفَفُ العَيْن · جَفافُ أو صُمول المُلتَحمة ، السُّلاق
xeroradiography التَّصويرُ الشُّعاعيّ الجافّ
xerosis جُفاف ، صُمال (الجِلْد أو المُلتَحِمة)
xerostomia جُفاف الفَم ، نَشَفان الرِّيق
xerotic جافّ ، صامِل ، ناشِف ، جُفافيّ
xerotocia وِلادة ناشِفة
xerotripsis دَلْكٌ جافّ ، احتِكاكٌ جافّ
xiphi-, xipho- سابِقة بمَعنى «خِنْجَر» ، «خِنْجَريّ» أو «رُهابويّ»
xiphisternum الرُّهابة ، القَصُّ الخِنْجَريّ
xiphocostal رَهابَويّ ضِلْعيّ ، خِنْجَريّ ضِلْعيّ
xiphoid الرَّهابة · خِنْجَرانيّ ، سَيْفيُّ الشَّكل
xiphoiditis التِهابُ الرُّهابة
xiphopagus = xiphodidymus = xiphodymus تَوأمانِ مُتَّحِدان بالرُّهابة
x-rays = roentgen rays أشِعَّة إكْس ، أشِعَّة رُونْتجِن ، الأشِعَّة السِّينيَّة
xylene زايْلين
xylo- سابِقة بمَعنى «خَشَبيّ»
xylol = xylene زَيْلول ، زَيتُ الخَشَب
xylose زَيْلوس ، سُكَّرُ الخَشَب
xylosuria بِيلةُ الزَّيْلوس ، بيلةُ سُكَّر الخَشَب
xylulose زَيْلولوز – سُكَّرٌ خُماسيّ
xyphoid = xiphoid الرُّهابة · خِنْجَرانيّ
xysma حُتاتة ، حُكاكة ، جُراشة
xyster مِحَكَّة ، مِبْرَدُ الجَرّاح

Y, y

yaw	بَثْرَةُ الداءِ العُلَّيقِي ، بَثْرَةٌ مَضِيَّة
yawning	تَثاؤُب
yaws	الدّاءُ العُلَّيقِي ، قَرْصاديَّة ، مَضِيَّة
yeast	خَميرة
yellow	أَصْفَر
~ fever	الحُمَّى الصَّفْراء

~ spot	البُقْعة الصَّفْراء - في الشَّبَكِيَّة
yoghurt yogurt	يَغُورْت ، لَبَنُ رائب
yoke jugum	نِيْر ، مِقْرَن
yolk	مُحّ ، مُحّة ، صَفارُ البَيْض
young	فَتى ، غُلام
youth	فُتُوَّة ، رَوْنَقُ الشَّباب

Z, z

Zea الذُّرَة ، ذُرَة صَفْراء
zeiosis بَقْبَقة ، غَلَيان
zeism, zeismus داءُ الذُّرة · بِلّاغْرا الذُّرة
zeolite زَيُوليت
zeoscope = zeescope مِكشافٌ غَلَيانيّ – يُحدِّدُ التَّركيزَ الكُحوليّ بدَرَجة الغَلَيان
zero صِفْر
absolute ~ دَرَجةُ الصِّفر المُطْلَق
zinc = zincum الزِّنْك ، خارِصِين ، تُوتياء
~ oxide أُكسيد الزِّنك
~ sulphate كِبريتاتُ الزِّنك
zincalism الانسِمامُ بالزِّنك
zincum = zinc الزِّنْك ، تُوتْياء
zingiber = ginger زَنْجَبيل
zoanthropy جُنونُ التَلَبُّس الحَيَواني
zoescope مِنظارُ الحَرَكات الحَيَوانيّة
zoetic حَيَويّ ، حَياتيّ
zoetrope مُحرِّكةُ الحَياة ، مِنْظَرةُ الأَزْوال
zoic حَيَوانيّ ، مُتعَلِّق بالحَياة الحَيَوانيّة
zona مِنْطَقة ، نِطاق · حَلأٌ نِطاقيّ
~ ciliaris المِنطَقة الهُدْبيّة
~ hemorrhoidalis المِنطَقة الباسُوريّة
zonal = zonary مِنطَقيّ ، مُتعَلِّق بِمِنْطَقة
zonary مِنْطَقيّ ، ذو مِنْطَقة
zone = zona مِنطَقة ، نِطاق ، زُنّار
epileptogenic or epileptogenous ~ المِنطَقةُ المُثيرةُ للصَّرْع
erogenous or erotogenic ~ المِنطَقةُ المُثيرةُ للجِنْس ، المِنطَقة المُشبِقة
transition(al) ~ المِنطَقة الانتِقاليّة – في عَدَسة العَيْن
zonesthesia حِسُّ التَمَنْطُق ، حِسٌّ زُنّاري
zonifugal صادِرٌ عن المِنطَقة
zonipetal وارِد نحوَ المِنطَقة
zonula = zonule نُطَيْقة ، مِنطَقة صَغيرة
zonular نُطَيْقيّ ، مُتعَلِّقٌ بِمِنطَقة صَغيرة
zonule نُطَيْقة ، مِنطَقة صَغيرة ، زُنّار صَغير
ciliary ~ النُّطَيْقة الهُدْبيّة ، زُنّارٌ هُدْبيّ
zonulitis الِتهابُ النُّطَيْقة الهُدْبيّة
zonulotomy بَضْعُ النُّطَيقة الهُدْبيّة
zonulysis = zonulolysis انحِلالُ مِنطَقة زِن
zoo-, zo- سابِقة بمعنى «حَيَوان» أو «حَيَوانيّ»
zoobiology عِلْمُ الأحياء الحَيَوانيّة
zooblast أرومة حَيَوانية ، خَليّة حَيَوانيّة
zoochemistry الكِيمياءُ الحَيَوانيّة – كِيمياءُ الأنسِجة الحَيّة
zoodermic حَيَوانيُّ الجِلْد – (رُقْعة) من جِلْد حَيَوانٍ غيرِ الإنسان
zoogenesis = zoogeny نَشْأة وتطوُّر الحَيَوانات
zoogenous حَيَوانيُّ المَنْشأ · وَلُود
zoogeny مَبْحَث التطوُّر الحَيَواني
zoogeography جُغْرافية الحَيَوانات – عِلْمُ انتِشارِ الحَيَوانات جُغرافيّاً
zooglea = zoogloea هُلامٌ أو دابُوقٌ حَيَواني

zoogonous مُنجِبةُ أحياء ، مُوَلِّدة أحياء
zoogony تناسُل أحياء ، وِلادةُ أحياء
zoograft طُعْم حَيَوانيّ ، غَرْز حَيَوانيّ
zoografting التَّطْعيم الحَيَوانيّ
zoography وَصْف الحَيَوانات
zoohormone هُورمون حَيَوانيّ
zooid نَظيرُ الحَيَوان · كائِنٌ حَيَوانيّ أو شِبْهُ حَيَوانيّ
zoology عِلْمُ الحَيَوان
zoomania الهَوَس بالحَيَوانات
zoonomy, zoobiology عِلْمُ أصولِ الحَياةِ الحَيَوانيّة ، مَبْحَثُ الكائناتِ الحَيَوانيّة
zoonosis داءٌ حَيَوانيّ ـ يُصيبُ الإنسان
zoonosology تَصْنيفُ أمراضِ الحَيَوانات ، مَبْحَث الأمراض الحَيَوانيّة
zoonotic حَيَوانيُّ الداء ، حَيَوانيُّ المَصْدَر
zooparasite حَيَوان طُفَيليّ ، طُفَيليّ حَيَوانيّ
zooparasitic طُفَيليّ حَيَوانيّ
zoopathology مَبْحَثُ أمراضِ الحَيَوانات
zoophagous آكِلُ الحَيَوانات
zoopharmacology أقرَباذينُ الحَيَوانات
zoopharmacy صَيْدَليّةٌ بَيْطَرِيّة
zoophile = zoophilic = zoophilous وَلُوعٌ بالحَيَوانات · مِنْ مُعارِضِي تَشْريحِ الحَيَوانات الحَيّة
zoophilism حُبُّ الحَيَوانات ، الوَلَعُ بالحَيَوانات · مُعارَضةُ تَشْريحِ الحَيَواناتِ الحَيّة
zoophobia رُهاب الحَيَوانات ، رَهْبةُ الحَيَوانات ـ الخَوفُ المُفرِط من الحَيَوانات
zoophyte حَيَوانٌ نَباتيّ ـ حَيَوانٌ بشَكْلِ النَّبات مِثْل المَرْجان والإسفَنْج
zooplankton عَوالِقُ حَيَوانيّة
zooplasty, zoografting تَطْعيمٌ حَيَوانيّ ، غَرْزٌ أو تَرْقيع حَيَوانيّ
zoopsia تَرائي الحَيَوانات ـ هَلَساً ، هَتَر
zoopsychology عِلْمُ النَّفْس الحَيَوانيّ
zoosadism السادِيّةُ الحَيَوانيّة
zooscopy تَرائي الحَيَواناتِ هَلَساً
zoosis داءٌ حَيَوانيّ
zoosmosis تَحالّ حَيَوانيّ ، تناضُح حَيَوانيّ
zoosperm = spermatozoon نُطْفة ، حَيَوان مَنَويّ
zoospermia حَيَويّةٌ نِطافِ المَنِيّ
zoospore بَوْغ حَرِك ـ بَوْغ حَيَوانيّ الحَرَكة
zootechnics = zootechny عِلْمُ تَربيةِ الحَيَوانات ، فَنُّ تأنيس الحَيَوانات
zootic حَيَوانيّ
zootomy تَشْريحُ الحَيَوانات ، سَلْخُ الحَيَوانات
zootoxin تُكْسين أو سُمٌّ حَيَوانيّ
zootrophic مُتعَلِّق بتَغذِية الحَيَوانات
zoster = a girdle نِطاق ، مِنطَقة ، زُنّار
herpes ~ حَلأ نِطاقيّ ، هَرَص
zosteriform نِطاقيُّ الشَّكْل ، شِبْهُ الحَلأ النِّطاقيّ
zosteroid نِطاقانيّ ـ نَظيرُ الحَلأ النِّطاقيّ
zygal مِقْرَنيّ ، نِيْريّ
zygapophysial مُتعَلِّقٌ بالناتِىء المَفصِليّ الفِقَريّ
zygapophysis ناتِىءٌ مَفصِليّ فِقَريّ
zygion وُجَيْنة ، نُقطةُ المِقْرَن
zygo- سابِقة بمَعنى «اقتِرانيّ» ، «مَقْرون» أو «زَيْجيّ»
zygocyte, zygote الخَليّة اللاقِحة
zygodactyly = syndactyly ارتِفاقُ الأصابِع ، التِصاقُ الأصابِع ، إيلافُ الأصابِع
zygoma الناتِىءُ الوَجْنيّ الصُّدْغيّ · العارِضة ـ القَوْس الوَجْنيّة · عَظْم الوَجْنة
zygomatic وَجْنيّ ، مُتعَلِّق بالعارِضة
~ arch القَوسُ الوَجْنيّة
~ bone العَظْم الوَجْنيّ
zygomaticofacial وَجْنيّ وَجْهيّ
zygomaticofrontal وَجْنيّ جَبْهيّ
zygomaticomaxillary وَجْنيّ فَكّيّ عُلْويّ
zygomatico-orbital وَجْنيّ حَجاجيّ
zygomaticotemporal وَجْنيّ صُدغيّ
zygomaxillary عارِضيّ فَكّيّ ، وَجْنيّ فَقْميّ
Zygomycetes الفُطورُ المُقتَرِنة
zygon مِقْرَن ، نِيْر

zygosity الزَّيْجيَّة ، الاقترانيَّة ، اللاقِحيَّة
zygosperm = zygospore بَوْغٌ زَيْجيّ
zygospore بَوْغ زَيْجيّ ، بَوْغُ الاقتِران
zygote اللاقِحة ، زَيْجوت ، البَيْضة المُلَقَّحة
zygotic زَيْجيّ ، لاقِحيّ ، مُتعَلّق باللاقِحة
zygotoblast, sporozoite حَيوان بَوْغيّ ، أُرومةُ اللاقِحة
zygotomere = sporoblast أُرومةٌ بوغيَّة
zymase خَميرة ، أنْزيم ، زَيْماز
zyme خَميرة ، زَيْم – عامِلٌ اختِماريّ مُمرِض
zymic خَميريّ ، أنْزيميّ
zymo- سابِقة بمَعنى «خَميريّ» أو «اختِماريّ»
zymochemistry كِيمياءُ الاختِمار
zymocyte خَليَّةٌ مُخَمِّرة
zymogen مُوَلِّدُ الخَمير (الأنْزيم)
zymogenesis تولُّدُ الأنْزيم ، تولُّد الخَمير
zymogenic مُخَمِّر ، مُتعَلّق بالاختِمار
zymogenous مُخَمِّر ، تخَمُّريّ
zymohydrolysis حَلْمَهة ، تخَمُّرٌ أنْزيميّ
zymoid خَميرانيّ ، زَيْمانيّ ، سُمُّ الأنسِجة البالية
zymologist خَبيرٌ بالتخَمُّر
zymology مَبْحَثُ التخَمُّر والخَمائر
zymolysis اختِمار ، انحِلال خَميريّ
zymolytic اختِماريّ ، مُسَبِّبُ الاختِمار
zymometer = zymosimeter مِقياسُ الاختِمار ، مِخْمار
zymonematosis, blastomycosis داءُ الخُيوط الاختِماريَّة ، فَطَر جُرثوميّ
zymophore حامِلُ العَناصِر المُخَمِّرة
zymophyte جُرْثومٌ مُخَمِّر ، أنْزيمٌ نَباتيّ مُخَمِّر
zymoplastic مُوَلِّدُ خَميرة ، مُخَمِّر
zymoprotein بُروتينٌ خَميريّ
zymoscope مِعيارُ قُوَّة الاختِمار ، مِعيارُ الخَميرة
zymosimeter = zymometer = zimosiometer مِقياسُ دَرَجةِ الاختِمار ، المُستَخْمِرة ، مِخْمار
zymosis اختِمار ، تخَمُّر ، داءٌ إنتانيّ
zymosthenic مُقَوّي الإختِمار ، مُنَشِّطُ فِعْلِ الأنْزيم
zymotechny = zymurgy صِناعةُ التَّخمير
zymotic اختِماريّ ، خَميريّ
~ disease مَرَضٌ اختِماريّ أو مُعْدٍ

COMBINING FORMS
IN
MEDICAL TERMINOLOGY

Greek or Latin Root	English Meaning	Arabic Meaning	Example
a-	without, not	بدون ، لا ، بلا	ametria
ab-	away from, off	بعيدًا ، بعيدًا عن	abducent
abdomin(o)-	abdomen	بطن ، بطنيّ	abdominoscopy
ac-	to	إلى	accretion
acet-	vinegar	خلّ ، خلّي	acetometer
acid-	sour	حامض ، حامضيّ	aciduric
acou-	hear	سمَع	acoumeter
acr-	extremity, peak	طَرف ، نِهاية	acromegalia
act-	do, drive, act	عمِل ، فَعَلَ	reaction
actin-	ray, radius	شُعاع ، شُعاعي	actinogenesis
acu, acou	hear	سمِع	osteoacusis
ad-	to	إلى ، نحو	adrenal
aden-	gland	غُدّة ، غُدّيّ	adenoma
adip-	fat	شَحم ، شحمي ، دُهني ، زَهمي	adipocellular
aer-	air	هواء ، هوائي	anaerobiosis
aesthe-, esthe-	perceive, feel	حِسّي	(a)esthesioneurosis
af-	to	إلى	afferent
ag-	to	إلى ، لِـ	agglutinant
-agogue	leading, inducing	مُسبِّب	galactagogue
-agra	catching, seizure	قبض	podagra
alb-	white	أبيض	albocinereous

Greek or Latin Root	English Meaning	Arabic Meaning	Example
alg-, algia	pain	ألم	neuralgia
all-	other, different	مختلِف	allergy
alve-	trough, channel, cavity	فجوة ، قُنيَّة	alveolar
amb-, ambi	both, on both sides	كلا ؛ على جانبي	ambidextrous
amph-, amphi	both, doubly, around	حوالَي ، كِلا ، ازدواجي	ampheclexis, amphicelous
amyl-	starch	نشاء ، نِشويّ	amylosynthesis
an-, a-	without, not	بدون ، بلا	anomalous
an-, ana	up, positive	صعودي ، موجب	anaphoresis
ancyl-	crooked, looped	مُعوج	ancylostomiasis
andr-, andro	man	ذكَر ، رجُل ، ذكوري	gynandroid
angi-	vessel	وعائي	angiemphraxis
ankyl-	crooked, looped	مُعَوَّج	ankylodactylia
ant-, anti	against, counter	ضِدّ ، مُضاد	antipyogenic
ante-, antero	before	قبل ، أمام ، قُدَّام	anteflexion
antr-	cavern, antrum	كَهف ، تجويف	antrodynia
ap-, ad-	to	إلى	appendage
ap-, apo-	away from, detached	بعيدًا (او منفصلا) عن	apophysis
-aph-	touch	حِس ، لَمس	dysaphia
arachn-	spider	عنكبوتي	arachnodactylia
arch-	beginning, origin	بدائي ، أوَّليّ	archenteron
arter(i)-	artery	شرياني	arteriosclerosis
arthr-	joint	مفصل ، مفصلي	synarthrosis
articul-	joint	مفصلي ـ	disarticulation
as-, at-	to	إلى ، لِـ	assimilation, attrition
aur-	ear	أذني ، سمعي	aurinasal
auto-	self	ذاتي ، تلقائي	autotrophic
aux-, auxo-	increase	زيادة ، تضخُّم	auxocardia
ax-, axono-	axis	محوريّ	axofugal, axoneuron

470

Greek or Latin Root	English Meaning	Arabic Meaning	Example
bacill-	small staff, rod	عُصَيَّة ، عَصَوِيّ	bacilliform
bacter-	small staff	عُصَيَّة ، جرثومة	bacteriophage
ball-	throw	قَذف ، رَمَى ، قَذْفِيّ	ballistics
bar-	weight	ثِقل ، ضَغط	pedobaromacro-meter
bi-	two	اثنان ، ثُنائيّ	bilobate
bi-, bio	life	حياة ، حَيَوِيّ	aerobic
bil-, bili	bile	صفراء ، صفراوي	biliary
blast-	bud, a growing thing in its early stages	أرومة ، بُرعُمة	blastoma
blenno	mucus	مُخاطي	blennostasis
blep-	look, see	نَظر ، رأى	hemiablepsia
bleph-, blephar-	eyelid	جَفْني ، جَفْن	blepharoncus
bol-, ball-	throw	قَذَف ، قذفيّ	embolism
brachi-, brachio-	arm	ذِراع ، ذراعي	brachiocephalic
brachy-	short	قَصير ، قِصَر	brachycephalic
brady-	slow	بطيْ ، بُطء	bradycardia
brom-	stench	نَتِن ، مُنتِن	podobromidrosis
bronch(o)-	windpipe	قَصَبي	bronchoscopy
bry-	be full of life	حَيَوِيّ	embryonic
bucc-	cheek	وَجنِيّ ، خَدِّي	buccilingual
cac-	bad, abnormal	سوء ، سيِّئ ، شاذ	arthrocace
calc-	(1) stone (cf. lith-), limestone, lime	حَصوي ، جيري	calcipexy
	(2) heel	كَعبي ، عَقِبيّ	calcanodynia
calor-	heat	حرارة ، حراريّ	calorimeter
cancr-	crab, cancer	سرطان ، سرطانيّ	cancrology
capit-	head	رأس ، رأسي	decapitator
caps-	container	عُلبة ، عُلَيبيّ	encapsulation
carbo(n)-	coal, charcoal	كربون ، كربونيّ	carbohydrate

Greek or Latin Root	English Meaning	Arabic Meaning	Example
carcin-	crab, cancer	سرطان ، سرطاني	carcinoma
cardi-, cardio-	heart	قلب ، قلبي ، فؤادي	lipocardiac
carpo-	wrist	رسغي	carpectomy
cary-, kary-	nut, kernel, nucleus	نَوويّ ، نَواة	caryokinesis
cat-, cata-	down, negative	هُبوط ، رجع ، سلبيّ	cathode, catabat
caud-	tail	ذَيل ، ذَيليّ	caudad
cav-	hollow	أجوف ، مُقَعَّر	concave
cec-	blind	أعمى ، أعور	cecoplication
cel-, -cele	tumor, hernia	قِيلة ، تورُّم	celectome, gastrocele
cel-, coel-	hollow	تجويف ، أجوف	amphicelous
cell-	room, cell	حُجيرة ، خليَّة	celliferous
cen-	common	عامّ	cenesthesia
cent-	hundred	مئة ، مئوي	centimeter
cente-	puncture	بَزْل ، شق	enterocentesis
centr-	point, center	مَركز	centripetal
cephal-, cephalo-	head	رأس ، رأسيّ	encephalitides
cept-	take, receive	تقبّل ، استقبَل	receptor
cer-	wax	شمع ، شمعيّ	ceroplasty
cerat-; kerat-	horn	قَرن ، قَرنيّ	aceratosis
cerebr-	cerebrum	مُخّي ، مُخّ	cerebrospinal
cervic-	neck	عُنق ، عنقيّ ، رَقَبي	cervicitis
chancr-, cancr-	crab, cancer	سَرطان ، سَرَطانيّ	chancriform
cheil-, cheilo	lip	شَفة ، شَفَويّ	cheiloschisis
cheir-, chiro-	hand	يَد ، يَدَويّ	macrocheiria, chiromegali
chlor-	green	أخضر	achloroblepsia
chol-, chole-	bile	صفراوي ، صفراء	hepatocholangeitis
chondr-	cartilage	غُضروفي ، غُضروف	chondromalacia
chord-	string, cord	حَبْليّ	perichord

GREEK OR LATIN ROOT	ENGLISH MEANING	ARABIC MEANING	EXAMPLE
hori-, chorio-	protective fetal membrane	مَشيمي	endochorion
hro-, chromato, chromo	color	لَون ، لونيّ ، صِبْغي	polychromatic
hron-	time	زَمن ، وَقت	synchronous
hy-	pour	سكَب ، صَبّ	ecchymosis
id(e)	cut, kill	قَتَل ، أباد	infanticide
li-	eyelid	هُدْب ، هُدبيّ	superciliary
ine-, kine-	move	حَرَك ، حَرَكيّ	autocinesis
ipient	take, receive	تقبَّل ، استقبل	incipient
ircum-	around	دائري ، حَول	circumferential
is-	cut	شَقّ	excision
last	break	شَدْخ ، كَسر	cranioclast
lin-, clino-	bend, incline, make lie down	مَيْل ، مائل ، مُنحرف	clinoscope
inic-	bed	سريري	clinicopathologic
us-	shut	سَدّ ، مسدود	malocclusion
o-, con-	with, together	مع ، مُنضَمّ	cohesion
occ-	seed, pill	بَوغة ، بَوغيّ ، مُكَوَّرة	gonococcus
oel-	hollow	جَوف ، جَوفي	coelenteron
ol-, colon-	lower intestine	قُولوني	colic; colonic
ol-, con-	with, together	مُنضم ، مع	collapse
olp-, colpo,	hollow, vagina	مَهْبِل ، مَهْبِليّ	endocolpitis
om-, con-	with, together	مَع ، منضَمّ	commasculation, contraction
ontra-	against, counter	مُضاد ، مُقابِل	contraindication
opr-, copro-	dung	براز ، بِرازي	coproma
or-	little image, pupil	بُؤبؤ	isocoria
or-, con-	with, together	مع ، معًا	corrugator
orpor-	body	جسد ، جَسَديّ ، جِسم	intracorporal
ortic-	bark, rind	قِشري ، لحائي	corticocerebral
ost-	rib	ضِلع ، ضلعيّ	intercostal

Greek or Latin Root	English Meaning	Arabic Meaning	Example
crani-	skull	جُمجمي ، قحفيّ ، قحف	pericranium
creat-	meat, flesh	لحميّ	creatorrhea
-cret-, -crescent	grow	نمائي	accretion, excrescent
-crin-	separate off	أفرز	endocrinology
crur-, cruro-	shin, leg	فَخِذيّ ، ساقيّ	brachiocrural
cry-	cold	بارد ، تبريديّ ، قَرّي	cryesthesia
crypt-	hide, conceal	خَفِيٌّ ، خبيْ	cryptorchidism
cult-	tend, cultivate	زرَع ، استَنْبَت	culture
cune-	wedge	اسفيني	cuneiform
cut-, cutaneo-	skin	جلدي ، جِلد	cutaneous
cyan-, cyano-	blue	أزرق	cyanuria
cycl-, cyclo-	circle, cycle	دَوري ، دائري	cyclophoria
cyst-	bladder	مَثاني ، كيسيّ	nephrocystitis
-cyt-	cell	خلية ، خلَويّ	plasmocyte
dacry-, dacryo-	tear	دَمع ، دمعيّ	dacryocyst
dactyl-	finger, toe	اصبع ، اصبعيّ	hexadactylia
de-	down from	اِزالة ، نَزع	decomposition
deca	ten	عَشرة	decameter
deci-	tenth	عُشر	decipara
dendr-	tree	شجرة ، شجريّ	neurodendrite
dent-	tooth	سِنّ ، سِنِّيّ	interdental
derm(at)-	skin	جِلد ، جلدي	dermatitis
desm-	band, ligament	رِباط ، ليفيّ	desmopexia
dextr-	right-hand	أيمن ، يمينيّ	dextrotorsion
di-	two	ثنائي	dimorphous
di-, dia-	through	نافِذ ، خِلال	diuresis
dia-	through, apart	خِلال ، عَبر ، فيما بين	diagnosis
didym-	twin	ثنائي	didymus, epididymal

Greek or Latin Root	English Meaning	Arabic Meaning	Example
digit-	finger, toe	إصبع	digitigrade
diplo-	double	مُزدوج . مضاعف	diplophonia
dis-	apart, away from	بعيدا عن	dislocation
disc-	disk	قرص . قُرصي	discoplacenta
dors-, dorso-	back	ظهر	dorsiflexion
drom-	course	سير ، سريع السَّير	hemodromometer
ducent, duct-	lead, conduct	مُوصِل	adducent
duct-	lead, conduct	مُوصل ، قَناة توصيل	oviduct
dur-	hard	صُلب ، قاسٍ	induration
dynam(i)-	power	قويّ . حركيّ	neurodynamic
dynia	pain	ألم	pododynia
dys-	bad, improper	عُسْر ، سوء ، خَلَل	dystrophic
-	out from	مِن	emission
c-	out of	من ، خارجًا من	eccentric
ct-	outside	خارجي ، ظاهِر	ectoplasm
ectasia	dilation	تَوَسُّع	angiectasia
ectomy	cutting	خَزْع ، قَطع	nymphectomy
de-	swell	ورَم ، تورُّمي	edematous
f-, ex-	out of	مِن ، خارج من	efflorescent
elc-	sore, ulcer	قَرحة ، تقرحيّ	enterelcosis
lectr-, electro-	amber	كهربا ، كهربيّ	electrotherapy
m-, en-	in, on	في ، الى داخل	embolism
em-, -emia	blood	دَم ، دمويّ	anemia
n-	in, on	في داخل ، في	encelitis
nd-, endo-	inside	داخلي ، باطني	endangium
nter-	intestine	مِعاء ، مِعويّ	dysentery
p-, epi-	upon, after, in addition	فوق ، اضافي	epaxial, epiglottis
rg-	work, deed	عَمل ، طاقة شُغل	energy
rythr-	red	أحمر	erythrochromia
so-	inside	باطني ، داخلي	esophylactic
sthe-	perceive, feel	حِسّ ، حِسّي	anesthesia

Greek or Latin Root	English Meaning	Arabic Meaning	Example
eu-	good, normal	سَوِيّ ، اعتيادي	eupepsia
ex-, exo-	out of	خارجي ، خارج من	excretion, extropia
extra-	outside of, beyond	اضافي ، خارجي	extracellular
faci-	face	وجه ، وجهيّ	facioplasty
-facient, -fact-	make	يُسَبِّب ، يجعل ، يعمل	calefacient, artefact
fasci-	band	حُزمة ، حُزمي	fasciorrhaphy
febr-	fever	حُمّى	febricide
-ferent	bear, carry	ينقل ، يَحمل	efferent
ferr-, ferro-	iron	حديد ، حديديّ	ferropexy
fibr-, fibro-	fibre	ليفة ، لِيفيّ	chondrofibroma
fil-	thread	خيط ، خيطيّ	filiform
fiss-	split	يشَقّ ، يشطُر	fission
flagell-	whip	سَوط	flagellation
flav-	yellow	أصفر	flavedo
-flect-, flex-	bend, divert	ميل ، انحراف	deflection, reflexometer
flu-, flux-	flow	يسيل ، يتدفق ، سائل ، سائلي	fluid, fluxion, affluxion
for-, -for-	door, opening	فُتحة ، ثقب	foramin, perforated
-form	shape	شكل ، هيئة	ossiform
fract-	break	كَسر	refraction
front-	forehead, front	جَبهة ، جبهيّ	nasofrontal
-fug(e)	flee, avoid	نابذ ، طارِد	centrifugal
funct-	perform, serve	يخدم ، عمل ، وظيفة	function
fund-, -fus	pour	يَصُب	infundibulum, diffusible
galact-	milk	لَبن ، حليب	dysgalactia

Greek or Latin Root	English Meaning	Arabic Meaning	Example
gam-	marriage, reproductive union	زواجي ، مشيجي	agamont
gangli-	swelling, plexus	عُقدة ، عُقديّ	neurogangliitis
gastr-	stomach	مَعدي ، مَعدة	gastrojejunostomy
gelat-	freeze, congeal	تجَمَّد ، تَهَلّم ، هُلاميّ	gelatin
gemin-	twin, double	توأم ، توأميّ	quadrigeminal
gen-, -gen-	become, be produced, originate or produce, originate	يولِّد ، يتوَلَّد ، ينشأ	cytogenous
germ-	bud, a growing thing in its early stages	جُرثومة ، بزرة	germinal
gest-	bear, carry	يَحمل ، حَمْل ، حَبَل	gestation, congestion
gland-	acorn	غُدّة ، بلُّوطة	intraglandular
-glia	glue	دبق ، دبقي ، غرويّ	neuroglia
gloss-	tongue	لِسان ، لِسانيّ	trichoglossia
gluc-, glyc(y)-	sweet	سُكَّريّ	glucose
glutin-	glue	غَروي ، لزِج	agglutination
glyc(y)-	sweet	سُكَّريّ	glycemia
gnath-	jaw	فك ، فكّي	orthognathous
gno-	know, discern	يتبيَّن ، يَعرف	diagnosis
gon-, gen-	become, be produced, originate, or produce, originate	يُولِّد ، يتوَلَّد ، يَنْشأ	amphigony
grad-	walk, take steps	يَخطُو	retrograde
-gram	write, record	صورة ، مُخَطَّط	cardiogram
gran-	grain, particle	حبيبة ، حُبيبيّ	lipogranuloma
graph-, -graph	write, record	صورة ، مُخطط	histography
grav-	heavy	ثقيل ، مُثقَل	multigravida
gyn(ec)-	woman, wife	نِسائي ، أُنثيّ	gynecologic
gyr-	ring, circle	دُوّاميّ ، دَوّار	gyrospasm

Greek or Latin Root	English Meaning	Arabic Meaning	Example
haem(at)-, hem(at)-	blood	دم ، دَمَوي	haemorrhagia
hapt-	touch	لَمْس	haptometer
hect-	hundred	مئة	hectometer
helc-	sore, ulcer	قَرحة ، تقَرُّح	helcosis
hem(at)-, hemato-	blood	دم ، دموي	hematocyturia
hemi-	half	نصف ، نِصفي	hemiageusia
hepat-	liver	كَبِد ، كَبِديّ	gastrohepatic
hept(a)-	seven	سبعة	heptatomic
hered-	heir	وراثي	heredo-immunity
hex-, hexa-	six	سِتّة	hexhydric
hidr-	sweat	عَرَق ، عَرَقيّ	hyperhidrosis
hist-, histo-	web, tissue	نَسْج ، نسجي	histodialysis
hod-	road, path	سبيل ، مَسلك	hodology
hom-, homo-	common, same	شبيه ، مُجانِس	homomorphic
horm-	impetus, impulse	حَثّ ، حَفز	hormone
hydat-, hydr-	water	مائي ، مَوهي . استسقائي	hydatism, achlorhydria
hygro-	moisture	رُطوبة	hygroma
hyp-, hypo-	under, below	تحت ، هَبْط ، نقص	hypacidity
hyper-	above, beyond, extreme	فَرْط ، فوق	hypertrophy
hypn-	sleep	نَوم . تنويمي	hypnotic
hypo-	under, below	هَبط ، نَقص ، ضعف	hypometabolism
hyster-	womb	رَحِم ، رحِميّ	colpohysteropexy
iatr-	physician	طِبابيّ ، طبيّ	iatrogenic, pediatrics
idi-, idio-,	peculiar, separate, distinct	مُعَيَّن ، ذاتيّ	idiosyncrasy
il-, in-	negative prefix	غير ، لا	illegal

Greek or Latin Root	English Meaning	Arabic Meaning	Example
ile-, ili-, ilio-	lower abdomen, intestines	حرقفي	ileostomy, iliosacral
im-, in-	in, on	في ، إلى داخل	immersion, insersion
in-, im-,	negative prefix	غير . لا	invalid, imperforation
in-, ino-	fiber	لِيفِيّ ، نسجيّ	inosteatuma
infra-	beneath	تحت ، دون	infra-orbital
insul-	island	جَزيرة ، جزيري	insulin
inter-	among, between	بين ، ما بين	intermetacarpal
intra-	inside	داخل ، في داخل	intravenous
ir-	(1) in, on	في ، على	irradiation
	(2) negative prefix	غير ، لا	irreducible
irid-	rainbow, colored circle	قُزَحي	iridiopathy
is-, iso-	equal	مُساوٍ ، متساوٍ	isotope
ischi-	hip, haunch	وَرِك ، وركيّ	ischiopubic
-itıs	inflammation	التهاب	appendicitis
jact-, ject-	throw	يَقذف	jactation, injection
jejun-	hungry, not partaking of food	صائم ، صائمي	jejunostomy
jug-, junct-	yoke	قَرْن ، وَصل ، التحام	conjugation, conjunctiva
kary-	nut, kernel, nucleus	نواة ، نوويّ	megakaryocyte
kerat-	horn	قرني	keratolysis
kil-, kilo-	one thousand	ألف	kilogram
kine-, kineto	move	حركة ، حركي	kinematograph
-kinesis	motion	حركة . حركيّة	hemokinesis
labi-	lip	شفة ، شفوي	gingivolabial

Greek or Latin Root	English Meaning	Arabic Meaning	Example
lact-, lacto-	milk	لبن ، حليب	lactovegetarian
lal-	talk, babble	كلام ، لجلجة	glossolalia
lapar-, laparo-	flank	خصر ، جَنْب	laparotomy
laryng-	windpipe	حَنْجرة	laryngendoscope
later-, latero	side	جانب ، جانبي	ventrolateral
lent-	lentil	عدسة	lenticonus
lep-	take, seize	قبضَ ، قبضي	cataleptic
lept-, lepto-	thin, small, weak	رفيع ، نحيف ، رقيق	leptonema
leuc-, leuk(o)-	white	أبيض	leucinuria, leukorrhea
lien-	spleen	طحال	lienocele
lig-	tie, bind	رِباط	ligate
lingu-	tongue	لِسان ، لسانيّ	sublingual
lip-, lipo-	fat	شحمي ، دهني	lipemia
lith-	stone	حصًى ، حَصَوي	nephrolithotomy
loc-	place	مكان ، موضع	localizer, locomotion
-logy	study, account	مبحث ، علم	embryology
lumb-	loin	قَطَن ، قَطَنيّ	dorsolumbar
-lysis	loose, dissolve	ينحل ، انحلال	keratolysis
lute-	yellow	أصفر	luteoma
lymph-	water	لِف ، لنفاوي	lymphadenosis
macr-, macro-	long, large	كبير ، طويل	macrosomatia
mal-	bad, abnormal	سيئ ، سُوء	malfunction
malac-, -malacia	soft	لين ، تلَيُّن	malacoma, osteomalacia
mamm-	breast	ثَدي ، ثديّ	submammary
man-	hand	يد ، يدوي	maniphalanx
mani-, -mania	mental aberration	هَوَس	kleptomania
mast-	breast	ثدي	hypermastia
medi-, medio-	middle	وَسَط ، متوسِّط	mediscalenous

Greek or Latin Root	English Meaning	Arabic Meaning	Example
mega-	great, large – Also indicates multiple (1,000,000) in metric system	كبير ، ضخم وفي النظام العشري «مليون»	megacolon, megacycle
megalo-, megaly	great, large	ضِخَم ضخامة	acromegaly
mel-	limb, member	طرَف	melalgia, symmelia
melan-, melano-	black	أسود	melanodermic
men-	month	شهر ، شهري	dysmenorrhoea
mening-	membrane	سَحايا ، سحائي	encephalomeningitis
ment-	mind	عقل ، ذِهن	dementia
mer-, -mer	part	جُزء ، قِسم	polymeric
mes-, meso-	middle	وسَط ، متوسِّط	mesoderm
met-, meta-	after, beyond, accompanying	بعد ، وراء ، تبدُّل	metacarpal, metallergy
-meter, -metry	measure	قياس	stereometry
metr-	womb	رحِم	endometritis
micr-, micro-	small	صغير ، دقيق	photomicrograph
milli-	one thousand	جزء من ألف	milligram
mis-	wrong	خطأ	miscarriage
miss-, -mittent	send	يصدر ، ينبعِث	intromission, intermittent
mne-	remember	يتذكَّر ، ذاكرةَ	amnesia
mon-, mono-	only, sole	وحيد ، أحادي	monoplegia
morph-	form, shape	شكل ، هيئة	metamorphosis
mot-	move	حركة ، حركي	vasomotor
my-, myo-	muscle	عضلة ، عضلي	inoleiomyoma
-myces, myco-	fungus	فُطر ، فُطري	myelomyces, mycosis
myel-, myelo-	marrow	نُخاعي ، نِقيّ	poliomyelitis
myx-	mucus	مخاط ، مخاطي	myxedema

Greek or Latin Root	English Meaning	Arabic Meaning	Example
narc-	numbness	تخدير ، خُدار	toponarcosis, narcomania
nas-, naso-	nose	أنف ، أنفي	palatonasal, nasoseptal
ne-, neo-	new, young	جديد ، حديث	neocyte
necr-, necro-	corpse	مائت ، ميت	necrocytosis
nem-	thread	خيط	nematoblast
nephr-	kidney	كلوة ، كُلوي	nephrogenic, paranephric
neur-, neuro-	nerve	عصب ، عصبي	neuralgia, esthesioneure
nod-	knot	عُقدة	nodosity
non-	nine	تسعة	nonigravida
nos-, noso-	disease	مَرض ، مرضيّ	nosology
nucle-	kernel	نواة ، نُوَيَّة	nucleide
nutri-	nourish	غذاء ، غذائي	nutrient, malnutrition
ob-, oc-	against, toward, etc.	ضِدّ ، مُقابل	obturate, occlude
ocul-	eye	عين ، عيني ، مُقليّ	oculomotor
-od-, ode-	road, path	مسلك	periodic, cathode
-ode, -oid	form, resembling	شِبه ، (– اني)	nematode, alkaloid
odont-	tooth	سِنّ ، سِنّي	orthodontia
-odyn-	pain, distress	ألم	gastrodynia
-oid	form	شكل ، هيئة	hyoid
-ol, ole-	oil	زيت	cholesterol, oleoresin
olig-	few, small	قليل ، نَزر ، قِلّة	oligospermia
omphal-	navel	سُرَّة ، سُرِّي	periomphalic
onc-, onco-	bulk, mass	ورم ، انتفاخ	oncoma, hematoncometry

Greek or Latin Root	English Meaning	Arabic Meaning	Example
onych-	claw, nail	ظُفر ، ظفريّ	anonychia
oo-	egg	بيضة ، بيضي	ooblast, perioothecitis
op-	see	يرى	erythropsia
ophthalm-	eye	عَين ، عيني	ophthalmic, exophthalmic
or-	mouth	فم ، فَمّي ، فوهي	intra-oral
orb-	circle	كُرة العين ، دائرة	suborbital, orbicularis
orchi-	testicle	خُصية ، خصوي	orchiocele, orchiopathy
organ-	implement, instrument	عُضو ، عضوي	organoleptic
orth-, -ortho-	straight, right, normal	قَويم ، تقويمي ، سَويّ	orthopedics
oss-, ost(e)o-	bone	عَظم ، عظميّ	ossiphone, osteanaphysis
ot-, oto-	ear	أذن ، أذني	otoconia, parotid
ov-, ovo-	egg	بيضي ، بيضوي ، بيضة	ovocyte, synovia
oxy-	sharp	حاد ، دقيق	oxycephalic, oxyblepsia
pachy-	thicken	كثيف ، ثخين ، ثِخن	pachyderma
par-	bear, give birth to	حَمل ، حملي	primiparous
para-	beside, beyond	بجانب ، نظير	paramastoid
part-	bear, give birth to	تلِدُ ، ولادة	parturition
path-, -pathy	that which one undergoes, sickness	اعتلال	pathology, psychopathic
ped-, pedo-	(1) child (2) foot	(١) ولد (٢) قدم	pedophilia, pedopathy
pell-	skin, hide	جلد	pellagra
pellent	drive	يطرد ، طارد	repellent,
pen-, -penia	need, lack	قِلّة	erythrocytopenia

Greek or Latin Root	English Meaning	Arabic Meaning	Example
pend-	hand down	تدَلّى ، متدَلٍّ	pendulous, appendix
pent(a)-	five	خمسة	pentaploid
peps-, pept-	digest	هضم ، هضمي	bradypepsia, peptogenic, dyspeptic
per-	through	خلال	pernasal
peri-	around	حول	periphery
petra-, petri, petro	stone	صخر ، حجر ، متحجِّر	petrosphenoid
pex-, -pexy	fix, make fast	ثبت ، تثبيتي	hepatopexy
pha-	say, speak	قول ، كلام ، لفظ	dysphasia
phac-, phak-	lentil, lens	عدسة	phacosclerosis, phakitis
phag-, -phagy	eat	أكل ، بلَع ، بَلْع	phagocyte, lipophagic
phan-, phen-	show, be seen	يظهر ، مظهر ، ظاهر	diaphanoscopy, phaneroplasm
pharmac-	drug	عقّار ، دواء	pharmacognosy
pharyng-	throat	بُلعوم ، حَنْجَرة	phayngalgia, glossopharyn-geal
phen-	show, be	يظهر ، مظهر	phenotype, phosphene
phil-	like, have affinity for	إلف ، حُب	philagrypnia, eosinophilia
phleb-, phlebo-	vein	وريد	phlebitis, periphlebitis
phleg-, phlog-	burn, inflame	يلتهب ، التهاب ، حُمّى	adenophlegmon, phlegmasia, antiphlogistic
phob-, -phobia	fear, dread	خوف ، رهبة ، نُفور	phobic, claustrophobia,

Greek or Latin Root	English Meaning	Arabic Meaning	Example
phon-	sound	صوت	phonoscopy
phor-, pher-	bear, support	يحمل ، حامِل ، ناقل	exophoria, periphery
phos-, phot-, photo-	light	نور ، ضوء	phosphorus, photerythrous, photocatalysis
phrag-, phrax-	fence, wall off, stop up	سَدّ ، حجَزَ	diaphragm, emphraxis
phren-	(1) mind (2) midfiff	(١) عقل (٢) الحجاب الحاجز	metaphrenia, phrenocolic
phthi-	decay, waste away	سُحاف ، سُلّ	phthisis, ophthalmophthisis
-phyll	leaf	ورقة	xanthophyll
phylac-	guard	صان ، حرس ، حراسة	phylactic, prophylactic
phys(a)-, physe-	blow, inflate	ينفخ ، انتفاخ	physalis, emphysema
pil-	hair	شعر ، شَعري	piliation, epilation
placent-	cake	سُخْد ، كتلة كعكيّة	placentoma, extraplacental
plas-, -plasty	mold, shape	هيكل ، شكل ، تقويم	cineplastics, rhinoplasty
platy-	broad, flat	عريض ، مُفلطح	platyrrhine
plet-	fill	امتلأ ، كظّ	depletion
pleur-	rib, side	جَنْب ، ضِلع	pleuroscopy, peripleural
plex-	strike	دق ، قرعَ ، ضربة	pleximeter, apoplexy
plic-	fold	طيَّة ، ثنية	plicate, complication

Greek or Latin Root	English Meaning	Arabic Meaning	Example
pne-, pneo	breathing	نفَس ، تنفُّس	pneogram, traumatopnea
pneum(at)-	breath, air	نفس ، ريح ، هواء	pneumodynamics
pneumo(n)-	lung	رئة	pneumonotomy
pod-	foot	قدم	podiatry
-poie-	make, produce	مكوِّن ، مُوَلِّد	sarcopoietic
poly-	much, many	متعدِّد	polyspermia
pont-	bridge	جسر ، قنطرة	pontocerebellar
post-	after, behind in time or place	بعد ، عقب	postnatal
pre-, pro-	before in time or place	قبل ، أمام ، سابِق	prevesical, proleptic
proct-	anus	المستقيم ، الشَّرج	proctalgia, enteroproctia
prosop-	face	وَجه	prosoposcopy, diprosopus
proto-	first, beginning	بدء ، أوَّل	protogala
pseud-(pseudo-)	false	زائف ، كاذب	pseudoparaplegia
psych-	soul, mind	نَفْس ، عَقْل	psychosomatic
pto-	fall	هُبوط ، سُقوط ، تدلٍّ	ptosis, nephroptosis
pub-, puber-	adult	بالغ ، بُلوغ	ischiopubic, puberty
pulmo(n)-	lung	رئة ، رئوي	pulmometer, cardiopulmonary
puls-	drive	يدفع ، دفع ، نبض	pulsometer, propulsion
punct-	prick, pierce	نُقطة ، نَقْب	punctate, punctiform
pur-, py-, pyo-	pus	قيح ، صَديد	suppuration, pyoderma, neophropyosis

Greek or Latin Root	English Meaning	Arabic Meaning	Example
pyel-	trough, basin, pelvis	حوض ، حوض الكلية	pyelopathy, nephropyelitis
pyl-	door, orifice	باب ، بابي ، فُتحة	pylephlebitis
pyr-, pyro-	fire	حُمَّى ، حرارة ، نار	galactopyra, pyrogenic
quadr-	four	اربعة ، رُباعي	quadrigeminal
quinque-	five	خمسة ، خماسي	quinquecuspid
rachi-, rachio-	spine	العمود الفقري أو الشوكي ، الصُّلب	rachiodynia, encephalorachidian
radi-, radio-	ray	شُعاع ، اشعاع	irradiation, radiograph
re-	back, again	ثانيةً ، عَود	retraction
ren-	kidney	كلوة ، كلوي	renecardiac, adrenal
ret-	net	شبكة ، شبكي	retothelium
retro-	backward	خلفي ، إلى وراء	retrodeviation
rhag-, -rhagia	break, burst	نَزْف ، تمزُّق	hemorrhagic
rhaph-, rhaphy	suture	رَفو ، دَرْز	gastrorrhaphy
rhe-, rheo-	flow	تيّار ، سَيْل ، نَزّ	rheometer, diarrhea
rhex-	break, burst	مَزق ، تمزُّق	metrorrhexis
rhin-, rhino-	nose	أنف ، أنفيّ	rhinoplasty, basirhinal
rub(r)-	red	أحمر	rubrospinal
salping-	tube, trumpet	نَفير ، أُنبُوب	salpingitis
sanguin-	blood	دم ، دَموي	sanguineous
sarc-, sarco-	flesh	لحم ، لحميّ	sarcoma
schis-, schisto-	split	شَقّ ، فَلق	schistorachis

GREEK OR LATIN ROOT	ENGLISH MEANING	ARABIC MEANING	EXAMPLE
scler-, sclero-	hard	قاسٍ ، صُلب	sclerosis
scop-, -scope, -scopy	look at, observe	يَنظُر ، مِنظار ، تنظير	endoscope, gastroscopy
sect-	cut	قَطع	sectile
semi-	half	نصف ، شِبه	semiflexion
sens-	perceive, feel	يَحس ، حِسّ ، حِسِّي	sensory
sep-	rot, decay	عُفونة ، تعفُّن	sepsis
sept-	(1) fence, wall	(١) حاجز ، فاصل	nasoseptal,
	(2) seven	(٢) سبعة ، سُباعيّ	septipara
ser-, sero-	whey, watery substance	مَصل ، مَصليّ	serosynovitis
sial-, sialo-	saliva	لُعاب	sialocele, polysialia
sin-, sino-	hollow, fold	جَيب ، جيبيّ	sinobronchitis
sit-	food	غذاء	sitiomania, parasitic
somat-, somato-, -some	body	جَسَد ، جسم ، جسديّ	psychosomatic, somatopathy, dictyosome
spas-	draw, pull	شَنَج ، تشنُّجي	spastic, spasmogenic
spectr-	appearance, what is seen	مَظهر ، طيف	spectrogram, microspectro-scope
sperm(at)-	seed	نُطفة ، مَنويّ	spermatozoon
-spers-	scatter	يَنشر ، انتشار	dispersion
sphen-	wedge	وتد ، وتدي ، اسفيني	sphenoid
spher-	ball	كُرة ، كُرويّ	spherocyte, hemisphere
sphygm(o)-	pulsation	نبض ، نبضي	sphygmomaro-meter
spin-, spino-	spine	صُلبيّ ، شوكي	cerebrospinal
spirat-	breathe	يتنفس ، تنفُّسي	inspiratory

REEK OR ATIN ROOT	ENGLISH MEANING	ARABIC MEANING	EXAMPLE
planchn-	entrails, viscera	أحشاء ، حَشَوِيّ	neurosplanchnic
plen-	spleen	طحال ، طحالي	splenomegaly
por-	seed	بَوغ ، بوغيّ	zygospore
quam-	scale	حَرشفة ، حَرشفيّ	desquamation
ta-, -stasis	make stand, stop	توقُّف ، ركود	genesistasis
taphyl(o)-	(1) bunch of grapes (2) uvula	عُنقود ، لُهاة	staphylotoxin, staphylectomy
tear-, steat(o)-	fat	شحم ، دهن ، دهنيّ	stearodermia, steatopygous
ten-, steno-	narrow, compressed	ضيق ، تضيُّق	stenocardia
ter-	solid	جامد	cholesterol
terc-	dung	براز ، غائط	stercolith
then-	strength	نشاط ، قوّة	sthenometry, asthenia
tom(at)-	mouth, orifice	فوهة ، فم	anastomosis
trep(h)-	twist	مُنفَتِل ، مَلويّ	strephosymbolia
rict-, -stringent	draw tight, compress, cause pain	تضيُّق ، تقبُّض	constriction, astringent
troph-	twist	يفتُل ، انفتال	strophocephalus
ub- (suf-, sup-)	below, under	تحت ، دون	subglossal, suffusion, suppository
uper-, supra-	above, beyond, extreme	فوق ، زائد	supermotility
-, syl-, sym-, syn-	with, together	مع ، معًا	systole, syllepsiology, symbiosis, myosynizesis
ac-, tax-	order, arrange	نظام ، انتظام ، تنظيم	atactic, ataxia
act-	touch	لمس ، لَمسي	tactile, contact
taxis	bias	انتحاء	geotaxis

Greek or Latin Root	English Meaning	Arabic Meaning	Example
tect-, teg-	cover	غطاء ، غطائي	protective, integument
tel-, telo-	end	نهاية ، طَرَف ، انتهائي	telosynapsis
tele-	at a distance	بعيد ، بُعد ، عن بُعد	teleceptor
tempor-	(1) time, timely	(١) زمن ، وقتي	temporary,
	(2) temple	(٢) صدغ ، صدغي	temporomala
ten(ont)-	tight stretched band	شريط مُوَتِّر ، وَتَر	tenontagra
tens-	stretch	يُوَتِّر ، يَمُط ، توتُّري	tenscophone, extensor
test-	testicle	خُصِيَة	testiculoma
tetra-	four	أربعة ، رباعيّ	tetragenous
thec-	repository, case	غِمد ، غمديّ	thecostegnosis
thel-	teat, nipple	حَلَمة ، حَلَميّ	thelerethism
therap-, -therapy	treatment	علاجي ، مداواة	therapeutic, hydrotherap
therm-, thermo	heat	حرارة ، حراريّ	thermogenic, diatrermia
thi-, thio-	sulphur	كبريت ، كبريتي	thiogenic
thorac-	chest	صَدر ، صدريّ	thoracoplasty
thromb-	lump, clot	جُلطة ، خَثْريّ	thrombopenia
thym-	spirit	نَفْس ، نَفْسيّ	thymopathy, dysthemia
thyr-	shield	دَرَقة ، درقيّ	thyroid
toc-, toco-	childbirth	ولادة ، ولادي ، مَخاضيّ	dystocia
tom-, -tome, -tomy	cut	قَطع ، بَضْع ، شَقّ	appendectomy
ton-	stretch, put under tension	توتر	tonograph, peritoneum
top-	place	موضع ، موضعي	topesthesia
tors-	twist	فتل ، انفتال	extorsion
tox-	arrow poison, poison	سُم	toxemia
trache-	windpipe	رَغامَى ، رغاميّ	tracheotomy
trachel-	neck	عُنُق	trachelopexy

490

Greek or Latin Root	English Meaning	Arabic Meaning	Example
tract-	draw, drag	يجرُ ، يسحب ، سَحب	traction, protraction
traumat-	wound	جُرح ، كَلم	traumatic
tri-	three	ثلاثة ، ثلاثيّ	trigonid
trich-, tricho-	hair	شَعر ، شعريّ	trichoid
trip-	rub	سَحن ، دلك ، فرك	tripsis, entripsis
trop-, -tropism	turn, react	انتحَى ، انتحاء ، توَجُّه	sitotropism
troph-, -trophic	nurture	اغتذاء ، اغتذائي	trophocyte, atrophy
tuber-	swelling, node	دَرَنة ، عُقدة	tubercle
typ-	type	نمط ، نمطي	atypical
typhl-	blind	أعور ، أعمى	typhlectasis
ultra-	above	فوق ، فوت ، فائق	ultrafilter
un-, uni-	one	واحد ، أحاديّ ، وحيد	uniovular
-uria	urine	بول	polyuria
vacc-	cow	(جدري) البَقر ، لَقاح	vaccinial
vagin-	sheath	غِمد ، غلاف ، مهبِل ، مهبليّ	vaginopathy, invaginated
vas-	vessel	وعاء ، وعائي	vascular
vers-, -vert	turn	يدور ، يتحوَّل ، تحوُّل	inversion, diverticulum
vesic-	bladder	مثاني ، حُويصلي	vesicovaginal
vit-, vita-	life	حياتي	vitality, devitalize
vuls-	pull, twitch	اختلاجيّ ، اختلاج	convulsion
xanth-, xantho-	yellow, blond	أصفر	xanthophyll
xero-	dry	جاف ، جفافي	xeroderma
zo-	life, animal	حيوان ، حياة	microzoaria, cenozoic
zyg-	yoke, union	نير ، عارضة ، اقتران	zygodactyly
zym-	ferment	خميرة	zymophore, enzyme

ABBREVIATIONS
FREQUENTLY MET IN
MEDICAL LITERATURE

A.	accommodation, anode, anterior, axial
A°	Angstrom unit
a.	accommodation, ampere, anode, anterior, aqua, arteria
A.A.	achievement age
AA, aa	ana (of each)
A.A.A.S.	American Association for the Advancement of Science
A.A.D.S.	American Association of Dental Schools
A.A.G.P.	American Academy of General Practice
A.A.P.	American Academy of Pediatrics
A.B.	Artium Baccalaureus, Bachelor of Arts
abdom.	abdomen
A.C.	alternating current
a.c.	*an'te ci'bum* (before meals)
Acc.	accommodation
A.C.D.	absolute cardiac dulness
ACE.	adrenocortical extract
ACH.	adrenal cortical hormone
A.C.S.	American Chemical Society
ACTH.	Adrenocorticotropic hormone
ACTP.	Adrenocorticotropic polypeptide
A.D.	*au'ris dex'tra* (right ear), axiodistal
ad.	*ad'de* (add), *adde'tur* (Let there be added)
A.D.A.	American Dental Association, American Diabetic Association, American Dietetic Association,
A.D.H.	antidiuretic hormone
Adhib.	*adhiben'dus* (to be administered)

A.D.P.	adenosine diphosphate
Ad pond. om.	*ad pon'dus om'nium* (to the weight of the whole)
ADS.	antidiuretic substance
Adst. feb.	*adstan'te feb're* (while fever is present)
ADT.	adenosine triphosphate
Ad 2 vic.	*ad du'as vi'ces* (at 2 times, for 2 doses)
Adv.	*adver'sum* (against)
A.E.	antitoxineinheit (antitoxin unit)
Aeg.	aeger or aegra (the patient)
A.H.A.	American Heart Association
AHF.	antihemophilic factor
AHG.	antihemophilic globulin
Alt. dieb.	*alter'nis die'bus* (every other day)
Alt. hor.	*alter'nis ho'ris* (every other hour)
Alv. adst.	*al'vo adstric'ta* (when the bowels are constipated)
A.M.A.	American Medical Association
A.N.A.	American Nurses' Association
A.O.M.	Master of Obstetric Art
A.O.T.A.	American Occupational Therapy Association
A.P.	anterior pituitary
A.P.A.	American Physiotherapy Association
APA.	antipernicious anemia factor
APC.	acetylsalicylic acid, phenacetin & caffeine (in one capsule)
A.P.F.	animal protein factor
A.P.H.A.	American Public Health Association
A.P.I.M.	Association Professionnelle Internationale des Médecins

A.P.T. alum-precipitated toxoid
A.Q. achievement quotient
Aq. *a'qua* (water)
ARD. acute respiratory disease
arg. *argen'tum* (silver)
As. astigmatism
A.S. *au'ris sinis'tra* (left ear)
As. H. hypermetropic astigmatism
As. M. myopic astigmatism
Ast. astigmatism
ATP. adenosine triphosphate
At. wt. atomic weight
A.U. Angstrom unit
A.V. atrioventricular
Av. average, avoirdupois
ax. axis

B.A. *bal'neum are'nae* (sand bath), Bachelor of Arts
B.B.B. blood-brain barrier
BBT. basal body temperature
b.d. *bis di'e* (twice a day)
B.D.A. British Dental Association
B.D.S. Bachelor of Dental Surgery
B.D. Sc. Bachelor of Dental Science
Bev. billion electron volts
b.i.d. *bis in di'e* (twice a day)
B.M.A. British Medical Association
b.m.r. basal metabolic rate
B.M.S. Bachelor of Medical Science
B.N.A. Basle Nomina Anatomica
Bol. *bo'lus* (pill)
B.P. blood pressure, British Pharmacopoeia
b.p. boiling point
B. PH. British Pharmacopoeia
B.S. Bachelor of Surgery, Bachelor of Science, blood sugar
B.T.U., B.Th.U. British thermal unit
B.V. *bal'neum vapo'ris* (vapor bath)

C. cathode, Celsius, centigrade, cervical, clonus
c. contact, curie
Cal. large calorie
cal. small calorie
Cap. *ca'piat* (let him take)
c.b.c. complete blood count
Cd. caudal
c.e.s. central excitatory state
cf. confero (compare)
C.F.T. complement-fixation test
cg., cgm. centigram
C.G.S. centimeter-gram-second
C.I. color index
Cib. *ci'bus* (food)
cl. centiliter
cm. centimeter
C.M.A. Canadian Medical Association
c./min. cycles per minute
c. mm. cubic millimeter
C.M.R. cerebral metabolic rate
c.m.s. *cras ma'ne sumen'dus* (to be taken tomorrow morning)
C.N. *cras noc'te* (tomorrow night)
C.N.S. central nervous system
c.n.s. *cras noc'te sumen'dus* (to be taken tomorrow night)
Coct. *coc'tio* (boiling)
Col. *co'la* (strain)
Collyr. *collyr'ium* (an eye wash)
Concis. *conci'sus* (cut)
Cont. *contu'sus* (bruised)
Cont. rem. *continue'tur reme'dium* (let the medicine be continued)
Coq. *co'que* (boil)
C.P. chemically pure, candle power
C.P.H. Certificate in Public Health
c.p.m. counts per minute
c.p.s. cycles per second
C.S.F. cerebrospinal fluid
CST. convulsive shock therapy
cu. cm. cubic centimeter
Cuj., cuj. *cu'jus* (of which)
cu. mm. cubic millimeter
C.V. *cras ves'pere* (tomorrow evening)
C.V.O. *conjuga'ta ve'ra obstet'rica* (obstetric conjugate diameter of the pelvic inlet)
Cwt. hundredweight
Cx. convex
Cyath. *cy'athus* (a glassful)

D. dosis (dose), da (give), dexter (right), density, died,

	diopter, distal, dorsal
D.A.H.	disordered action of the heart
D.C.	direct current
DCA.	desoxycorticosterone acetate
D. Cc.	double concave
D. Cx.	double convex
D.D.S.	Doctor of Dental Surgery
D.D. Sc.	Doctor of Dental Science
Deb. spis.	*deb'ita spissitu'dine*
	(of the proper consistency)
Dec.	*decan'ta* (pour off)
Decub.	*decu'bitus* (lying down)
de d.in.d.	*de di'e in di'em*
	(from day to day)
Deglut.	*Deglutia'tur*
	(let it be swallowed)
Dep.	*depura'tus* (purified)
D. et s.	*de'tur et signe'tur*
	(let it be given and labeled)
dg.	decigram
D. Hg., D. Hy.	Doctor of Hygiene
Dieb. alt.	*die'bus alter'nis*
	(on alternate days)
Dieb. tert.	*die'bus ter'tiis* (every third day)
dim.	*dimid'ius* (one half)
D.M.D.	Doctor of Dental Medicine
DNA	Deoseyribonucleic acid
D.N.B.	dinitrobenzene
D.N.P.M.	dinitrophenylmorphine
D.O.A.	dead on arrival
D.P.	Doctor of Pharmacy
D.P.H.	Diploma in Public Health
D.P.M.	Diploma in Psychological
	Medicine
DPN.	diphosphopyridine nucleotide
DR.	reaction of degeneration
dr.	dram
D.T.D.	*da'tur ta'lis do'sis*
	(give of such a dose)
D.T.N.	diphtheria toxin normal
D.V.M.	Doctor of Veterinary Medicine
E.	emmetropia, eye,
	electromotive force
e.	electron
ead.	*ea'dem* (the same)
ECG.	electrocardiogram
E.C.T.	electric convulsive therapy
E.D.	effective dose

EEG.	electroencephalogram
E.j.	elbow jerk
EKG.	electrocardiogram
EKY.	electrokymogram
E.M.F.	electromotive force,
	erythrocyte maturation factor
EMG.	electromyogram
E.M.S.	Emergency Medical Service
E.N.T.	ear, nose, and throat
ERG.	electroretinogram
ERV.	expiratory reserve volume
ESP.	extrasensory perception
E.S.R.	erythrocyte sedimentation rate
E.S.T.	elektroshock therapy
e.s.u.	electrostatic unit
Exhib.	*exhibea'tur* (let it be given)
F.	Fahrenheit, field of vision,
	formula
FA.	fatty acid
F.A.	field ambulance
F. and R.	force and rhythm (of pulse)
F.A.C.D.	Fellow of the American College
	of Dentists
F.A.C.P.	Fellow of the American College
	of Physicians
F.A.C.S.	Fellow of the American College
	of Surgeons
Fahr.	Fahrenheit
F.A.M.A.	Fellow of the American
	Medical Association
F.A.P.H.A.	Fellow of the American Public
	Health Association
Fasc.	*fascic'ulus* (bundle)
F.D.	focal distance, fatal dose
F.D.I.	Fédération Dentaire
	Internationale
Feb. dur.	*feb're duran'te*
	(while the fever lasts)
Fem. intern.	*femor'ibus inter'nus*
	(at the inner side of the thighs)
Ferv.	*fer'vens* (boiling)
F.F.A.	free fatty acids
F.I.C.D.	Fellow of the International
	College of Dentists
F.I.C.S.	Fellow of the International
	College of Surgeons
Fl. fld.	fluid
fl. dr.	fluid dram

494

fl. oz. fluid ounce
F.M. *fi'at mistu'ra* (make a mixture)
F.p. freezing point
F.R. flocculation reaction
Fract. dos. *frac'ta do'si* (in divided doses)
FRC. functional residual capacity
F.R.C.P. Fellow of the Royal College of Physicians
F.R.C.S. Fellow of the Royal College of Surgeons
F.R.C.V.S. Fellow of the Royal College of Veterinary Surgeons
F.R.S. Fellow of the Royal Society
FSH. follicle-stimulating hormone
ft. *fi'at* or *fi'ant* (let there be made), foot
F.U.O. fever of undetermined origin
G., g. gram
GC. gonococcus, gonococcal
g.-cal. gram calorie
g-cm. gram-centimeter
G.F.R. glomerular filtration rate
G.I. gastrointestinal
GL. greatest length
gl. *glan'dula* (gland)
Gm. gram
G.M.C. General Medical Council
G.N.C. General Nursing Council
G.P. general practitioner
gr. grain
Grad. *grada'tim* (by degrees)
G.S.W. gunshot wound
gt. *gut'ta* (drop)
g.u. genitourinary
Gutt. quibusd. *gut'tis quibus'dam* (with a few drops)

H. horizontal, *ho'ra* (hour), hypermetropia
H.C. hospital corps
H.D. hearing distance
H.d. *ho'ra decu'bitus* (at bedtime)
HDN. hemolytic disease of the newborn
HEAT. human erythrocyte agglutination test
Hg., Hgb. hemoglobin
HOP. high oxygen pressure
Hor. decub. *ho'ra decu'bitus* (at bedtime)
hpf. high-power field
H.S. house surgeon
h.s. *ho'ra som'ni* (at bedtime)
Hy. hypermetropia

IC. inspiratory capacity
I.C.N. International Council of Nurses
ICSH. interstitial cell-stimulating hormone
I.C.T. inflammation of connective tissue, insulin-coma therapy
ID. intradermal, inside diameter
I.D. infective dose
Id. *i'dem* (the same)
in. inch
in d. *in di'es* (daily)
Inj. injection
IOP. intraocular pressure
I.P. intraperitoneally
IPPB. intermittent positive pressure breathing
I.Q. intelligence quotient
IRV. inspiratory reserve volume
I.S. intercostal space
I.U. immunizing unit, international unit
I.V. intravenously
I.V.T. intravenous transfusion

k. constant
Ka. kathode (cathode)
kc.p.s. kilocycles per second
k.j. knee jerk
k.k. knee kicks
K.U.B. kidney, ureter and bladder
kv. kilovolt
kw. kilowatt

L. left, liter, length
L. & A. light and accommodation
Lag. *lage'na* (a flask)
L.A.O. Licentiate in Obstetric Science
lb. *li'bra* (pound)
L. Ch. Licentiate in Surgery
L.D. lethal dose
L.D.S. Licentiate in Dental Surgery
L.E. left eye
l.e.s. local excitatory state
Lf. limit flocculation

L.F.D. least fatal dose
Lic. Med. Licentiate in Medicine
L.I.F. left iliac fossa
ligg. ligaments
Linim. liniment
Liq. liquor
L.L.L. left lower lobe
L.M. Licentiate in Midwifery
L.M.P. last menstrual period
L.M.S. Licentiate in Medicine and Surgery
Loc. dol. *lo'co dolen'ti* (to the painful spot)
L.P.F. leukocytosis-promoting factor
lpf. low power field
L.R.C.P. Licentiate of the Royal College of Physicians
L.R.C.S. Licentiate of the Royal College of Surgeons
LTH. luteotropic hormone
L.U.L. left upper lobe
L.V.H. left ventricular hypertrophy

M. mil, mille (thousand), mistura (mixture), meter, minim, muscle, myopia
m. meta-, meter
M.A. mental age, Master of Arts
ma. milliampere
M.A.C. maximum allowable concentration
Mag. *mag'nus* (large)
M.A.M. milliampere minute
Man. pr. *ma'ne pri'mo* (early in the morning)
Ma. S. milliampere-second
Matut. *matuti'nus* (in the morning)
M.B. *Medici'nae Baccalau'reus* (Bachelor of Medicine)
m.b. *mis'ce be'ne* (mix well)
M.C. *Magis'ter Chirur'giae* (Master of Surgery), Medical Corps
Mc. millicurie
μc. microcurie
mcg. microgram
μc. h microcurie hour
mc. h. millicurie hour
MCHC. mean corpuscular hemoglobin concentration
Mc.p.s. megacycles per second
MCV. mean corpuscular volume, mean clinical value
M.D. *Medici'nae Doc'tor* (Doctor of Medicine)
M.D.S. Master of Dental Surgery
M.E.D. minimal effective dose
m Eq. milliequivalent
Mev. million electron volts
M. ft. *mistu'ra fi'at* (let a mixture be made)
mg. milligram
μg. microgram
M.H.D. minimum hemolytic dose
M.I.D. minimum infective dose
M.I.O. minimal identifiable odor
M.K.S. meter-kilogram-second
M.L. Licentiate in Medicine, midline
ml. milliliter
M.L.D. minimum lethal dose
M.M. mucous membranes
mM. millimole
mm. millimeter
mm.p.p. millimeters partial pressure
mμ. millimicron
mμg. millimicrogram
M.O. Medical officer
Mod. praesc. *mo'do praescrip'to* (in the way directed)
M.O.H. Medical Officer of Health
Mol. wt. molecular weight
Mor. dict. *mo're dic'to* (in the manner directed)
mp. melting point
M.P.D. maximum permissible dose
M.P.U. Medical Practitioners Union
mr. milliroentgen
μr. microroentgen
M.R.C.P. Member of the Royal College of Physicians
M.R.C.S. Member of the Royal College of Surgeons
M.R.D. minimum reacting dose
M.S. Master of Surgery
msec. millisecond
μsec. microsecond

MSH. melanocyte-stimulating hormone
M.T. Medical Technologist, membrana tympani (tympanic membrane)
mU. milliunit
μU. microunit
M.V. *Med'icus Veterina'rius* (veterinary physician)
mv. millivolt
μv. microvolt
μw. microwatt
My. myopia

N. nasal
n. index of refraction, normal
N.A.D. no appreciable disease
NCI. National Cancer Institute
N.D.A. National Dental Association
NDV. Newcastle disease virus
NEFA. nonesterified fatty acids
ng. nanogram
N.H.I. National Health Insurance, National Heart Institute
N.H.M.R.C. National Health and Medical, Research Council
N.H.S. National Health Service
NIDR. National Institute of Dental Research
NIH. National Institutes of Health
NIMH. National Institute of Mental Health
nn. nervi (nerves)
N.N.D. New and Nonofficial Drugs
Noct. maneq. *noc'te mane'que* (at night & in the morning)
NPN. nonprotein nitrogen
N.R.C. normal retinal correspondence
N.T.P. notmal temperature and pressure
Nv. naked vision
N.Y.D. not yet diagnosed

O. oculus (eye)
o- ortho-
OB. obstetrics
O.D. Doctor of Optometry, *oc'ulus dex'ter* (right eye), outside diameter
Of. official
O.L. *oc'ulus lae'vus* (left eye)
ol. oliv. *o'leum oli'vae* (olive oil)
o.m. *om'ni ma'ne* (every morning)
Omn. bih. *om'ni biho'ra* (every two hours)
Omn. noct. *om'ni noc'te* (every night)
o.n. *om'ni noc'te* (every night)
OPD. outpatient department
o.s. *oc'ulus sinis'ter* (left eye)
OTD. organ tolerance dose
O.U. *oc'uli u'nitas* (both eyes, each eye)
Ov. ovum
oz. ounce

P. position, presbyopia, *prox'imum* (near), pulse, pupil, *pon'dere* (by weight)
P. ae. *par'tes aequa'les* (in equal parts)
Par. aff. *pars affec'ta* (the part affected)
Part. vic. *par'tibus vi'cibus* (in divided doses)
P.B. Pharmacopoeia Britannica
PBI. protein-bound iodine
P.C. *pon'dus civi'le* (avoirdupois weight)
p.c. *post ci'bum* (after meals)
PCG. phonocardiogram
pcpt. perception
Pcs. preconscious
P.D. potential difference
P.E.G. pneumoencephalography
Per. op. emet. *perac'ta operatio'ne emet'ici* (when the action of the emetic is over)
P.G. Pharmacopoeia Germanica
P.H. past history
Ph. Pharmacopoeia, phenyl
phar., pharm. pharmacy, pharmaceutical, pharmacopoeia
Phar. B. Pharmaciae Baccalaureus
Phar. C. Pharmaceutical Chemist
Phar. D. Pharmaciae Doctor
Phar. M. Pharmaciae Magister (Master of pharmacy)
Ph. B. British Pharmacopoeia
Ph. D. Doctor of Philosophy

Ph. G. Graduate in Pharmacy, Pharmacopoeia germanica
P.I. International Protocol
PITR. plasma iron turnover rate
PK. psychokinesis
P.L. light perception
P.M.B. polymorphonuclear basophil leukocytes
P.M.E. polymorphonuclear eosinophil leukocytes
P.M.I. point of maximal inpulse
P.M.N. polymorphonuclear neutrophil leukocytes
P.N. percussion note
P.O. *per os* (by mouth, orally)
Pond. *pon'dere* (by weight)
P.P. *punc'tum prox'imum*
P.p.a. *phi'ala pri'us agita'ta* (the bottle having first been shaken)
ppm. parts per million
Ppt. precipitate, prepared
P.Q. permeability quotient
P.R. *punc'tum remo'tum*
Pr. presbyopia
P. rat. aetat. *pro ratio'ne aeta'tis* (in proportion to age)
p.r.n. *pro rena'ta (*according as circumstances may require)
p.s. per second
p.s.i. pounds per square inch
pt. pint
Px. pneumothorax

Q. electric quantity
q.d. *qua'que di'e* (every day)
q.h. *qua'que ho'ra* (every hour)
q.l. *quan'tum li'bet* (as much as desired)
q.p. *quan'tum pla'ceat* (at will)
Qq. hor. *qua'que ho'ra* (every hour)
q.s. *quan'tum sa'tis* (sufficient quantity)
qt. quart
Quint. *quin'tus* (fifth)
Quotid. *quotid'ie* (daily)
q.v. *quan'tum vis* (as much as you please), *quod vi'de* (which see)

R. organic radical (in chemical formulae), Rankine (scale), Réaumur (scale), respiration, Rickettsia, right, roentgen, regression coefficient
R.B.C. red blood cell, red blood count
RBE. relative biological effectiveness
R.C.D. relative cardiac dullness
R.C.O.G. Royal College of Obstetricians and Gynaecologists
R.C.P. Royal College of Physicians
R.C.S. Royal College of Surgeons
R.D. reaction of degeneration
rd. rutherford
R.E. radium emanation, right eye
R.E.G. radioencephalogram
Reg. umb. *re'gio umbili'ci* (umbilical region)
RES. reticuloendothelial system
R.F.N. Registered Fever Nurse
R.F.P.S. Royal Faculty of Physicians and Surgeons
R.G.N. Registered General Nurse
R.H.D. relative hepatic dullness
R.I.C. Royal Institute of Chemistry
R.I.F. right iliac fossa
R.I.P.H. Royal Institute of Public Health
R.I.P.H.H. Royal Institute of Public Health and Hygiene
RKY. roentgen kymography
R.L.L. right lower lobe
R.M. respiratory movement
R.M.L. right middle lobe
R.M.N. Registered Mental Nurse
R.M.O. Regional Medical Officer
R.N. Registered Nurse
R.N.M.S. Registered Nurse for the Mentally Sub-Normal
RPF. renal plasma flow
rpm. revolutions per minute
RPS. renal pressor substance
R.Q. respiratory quotient
R.S.C.N. Registered Sick Children's Nurse
R.T. reading test
R.U.L. right upper lobe

R.V. residual volume
R.V.H. right ventricular hypertrophy

S. *se'mis* (half), sacral, *sinis'ter* (left),
sat. saturated
S.C. closure of the semilunar valves
s.c. subcutaneously
Sc.D. Doctor of Science
S.C.M. State Certified Midwife
scr. scruple
S.D. standard deviation
S.D.A. specific dynamic action
S.E. standard error
Sed. *se'des* (stool)
Semih. *semiho'ra* (half an hour)
Seq. luce. *sequen'ti lu'ce* (the following day)
S.G.O. Surgeon-General's Office
SH. serum hepatitis
S.I. soluble insulin
Sig. n. pro. *sig'na nom'ine pro'prio* (label with the proper name)
Si op. sit. *si o'pus sit* (if it is necessary)
S.M.O. Senior Medical Officer
Sol. solution
solv. *sol've* (dissolve)
S.op.s., S.O.S. *si o'pus sit* (if it is necessary)
sp. gr. specific gravity
S.Q. subcutaneous
S.R. sedimentation rate
S.R.N. State Registered Nurse
s.s. soapsuds
sss. *stra'tum su'per stra'tum* (layer upon layer)
S.S.V. *sub sig'no vene'ni* (under a poison label)
St. stet (let it stand)
Staph. Staphylococcus
Stat. *sta'tim* (at once, immediately)
STD. skin test dose
STH. somatotropic hormone
Str. Streptococcus
S.T.S. serologic test for syphilis
su. *su'mat* (let him take)
s.v. *spir'itus vi'ni* (alcoholic spirit)
sym. symmetrical

T. temperature, thoracic, tension
t. temporal
TA. alkaline tuberculin
T.A. toxin-antitoxin
T.A.M. toxoid-antitoxin mixture
T.A.T. toxin-antitoxin
T.b. tubercle bacillus, tuberculosis
t.d.s. *ter di'e sumen'dum* (to be taken three times a day)
Te. tetanus
T.F. tuberculin filtrate
t.i.d. *ter in di'e* (three times a day)
tinct. tincture
TKD. tokodynamometer
TKG. tokodynagraph
TLC. total lung capacity
TNT. trinitrotoluene
TPN. triphosphopyridine nucleotide
Tr. tincture
TRU. turbidity reduction unit
T.S. test solution
TSH. thyroid-stimulating hormone
T.U. toxic unit
tus. *tus'sis* (a cough)
Ty. type

U. unit
UFA. unesterified fatty acids
ult., praes. *ul'timum praescriptus* (last prescribed)
ung. *unguen'tum* (ointment)
unof. unofficial
U.S.P.H.S. United States Public Health Service
Ut. dict. *ut dic'tum* (as directed)
Utend. *uten'dus* (to be used)

V. vision
v. vena, volt
VT. tidal volume
Va. visual acuity
V. and T. volume and tension (of pulse)
V.C. vital capacity
V.D. venereal disease
V.D.A. visual discriminatory acuity
V.D.G. venereal disease–gonorrhea
V.D.H. valvular disease of the heart
VDM. vasodepressor material

V.D.S. venereal disease–syphilis
VEM. vasoexciter material
Ves. *vesi'ca* (the bladder)
Vesic. *vesic'ula, vesicato'rium* (a blister)
V.F. vocal fremitus
V.f. field of vision
VIA. virus inactivating agent
vib. vibration
Vitel. *vitel'lus*
V.M. voltmeter
vol. volume
V.R. vocal resonance
V.S. volumetric solution
Vs. *venaesec'tio*
vv. *ve'nae* (veins)
V.W. vessel wall

w. watt
W.B.C. white blood cell, white blood (cell) count
W.H.O. World Health Organization
W.L. wavelength
W.R. Wassermann reaction
wt. weight

y.s. yellow spot

Zz. *Zin'giber* (ginger)